# MONOGRAPHIEN AUS DEM GESAMTGEBIET DER PHYSIOLOGIE DER PFLANZEN UND DER TIERE

HERAUSGEGEBEN VON

M. GILDEMEISTER-LEIPZIG · R. GOLDSCHMIDT-BERLIN
C. NEUBERG-BERLIN · J. PARNAS-LEMBERG · W. RUHLAND-LEIPZIG

ZWANZIGSTER BAND

# HISTAMIN

VON

W. FELDBERG UND E. SCHILF

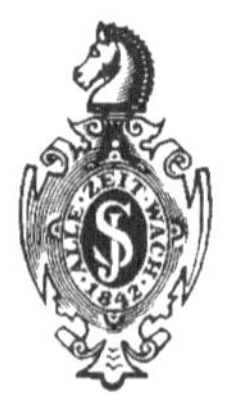


SPRINGER-VERLAG
BERLIN HEIDELBERG GMBH
1930

# HISTAMIN

## SEINE PHARMAKOLOGIE UND BEDEUTUNG FÜR DIE HUMORALPHYSIOLOGIE

VON

W. FELDBERG UND E. SCHILF
AM PHYSIOLOGISCHEN INSTITUT DER UNIVERSITÄT BERLIN

MIT 86 ABBILDUNGEN

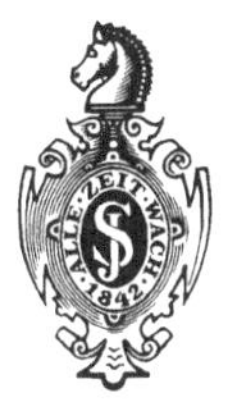


SPRINGER-VERLAG
BERLIN HEIDELBERG GMBH
1930

ISBN 978-3-642-50393-1 ISBN 978-3-642-50702-1 (eBook)
DOI 10.1007/978-3-642-50702-1


URSPRÜNGLICH ERSCHIENEN BEI JULIUS SPRINGER IN BERLIN 1930
SOFTCOVER REPRINT OF THE HARDCOVER 1ST EDITION 1930

H. H. DALE

IN DANKBARKEIT UND VEREHRUNG

# Vorwort.

Dieses Buch beschreibt die Pharmakologie des Histamins. Wir haben dieser die „Physiologie des Histamins und der histaminähnlichen Stoffe“ folgen lassen. Darunter verstehen wir diejenigen Regulationen und Reaktionen des Organismus, von denen wir annehmen müssen, daß sie auf dem Freiwerden solcher Stoffe in den Geweben beruhen. Physiologie und Pharmakologie greifen auf diesem Gebiet, wie so oft in der Humoralphysiologie, ineinander über und befruchten sich gegenseitig.

Wissenschaftliche Forschung ist mehr oder weniger Gemeinschaftsarbeit. Wir hatten den Vorzug mit einer Reihe in- und ausländischer Kollegen zusammen zu arbeiten. Ihnen hier für ihre unentwegte Mitarbeit zu danken, bedeutet gleichzeitig die Erinnerung an gemeinsam erlebtes neues Wissen.

Wir danken weiter der *Notgemeinschaft der deutschen Wissenschaft*, mit deren Unterstützung wir die hier von uns zum erstenmal veröffentlichten Versuche ausführen konnten. Danken möchten wir auch Herrn Dr. FERDINAND SPRINGER für die großzügige Bereitwilligkeit, mit der er allen unseren Wünschen bei der Herstellung des Buches entgegengekommen ist.

Berlin, April 1930.

W. FELDBERG. E. SCHILF.

# Inhaltsverzeichnis.

# Einleitung.

In einem vielzelligen Organismus laufen fortwährend mannigfache Reaktionen ab. Für gewöhnlich machen sich die meisten dieser Reaktionen nach außen hin kaum bemerkbar; sie sind Teile eines Geschehens, das mit dem Ausdruck „vegetativ" bezeichnet wird. Die Regulation solcher vegetativen Vorgänge, deren Ablauf notwendig in einer bestimmten Ordnung und gegenseitigen Abhängigkeit voneinander gedacht werden muß, braucht nicht immer an die Tätigkeit von vegetativen Nerven gebunden zu sein, obwohl die Annahme nahe liegt, daß der Sympathicus und der diesem nebengeordnete Parasympathicus an den vegetativen Funktionen wesentlich Anteil haben. Der „Consensus partium" geschieht nicht immer über Nerven; es gibt im tierischen Organismus sehr viele Regulationen, die gesetzmäßig und unabhängig von einer Nerventätigkeit vor sich gehen.

Die sichere Beobachtung und einwandfreie, objektive Feststellung einer solchen nervenlosen Regulation ist bei Tieren mit einem entwickelten vegetativen Nervensystem nicht leicht auszuführen, weil sich überall vegetative Nerven vorfinden. Nur durch bestimmte, experimentelle Maßnahmen gelingt es, die Tätigkeit von Nerven an derartigen Reaktionen auszuschalten. Spritzt man nämlich in die Blutbahn eines Versuchstieres bestimmte, chemische Stoffe ein, von denen man annehmen muß, daß sie nicht am Nervensystem angreifen, so kann man dieselben Reaktionen erreichen, wie sie bei Reizung von Nerven auftreten. Zunächst könnte man einwenden, daß es sich schließlich in diesem Falle um einen pharmakologischen Versuch handle. Wenn wir aber weiter sehen, daß der chemische Stoff unter physiologischen Bedingungen im Organismus vorkommt, und daß es gelingt, ihn mit bestimmten Methoden in der Blutbahn oder im Gewebe nachzuweisen, so gewinnt die Annahme an Berechtigung, daß dieser Stoff genau so wie die Nerven Anteil an einer Regulation von Teilen des Gesamtorganismus hat.

Es gibt nun eine Reihe solcher chemischen Stoffe, die im Blut oder im Gewebssaft selbst vorkommen. In manchen Fällen kann die Konzentration dieser Substanzen in den Körpersäften so gering sein, daß sie mit den üblichen chemischen Methoden nicht nachweisbar sind. Trotzdem wissen wir, daß diese Stoffe im Organismus vorhanden sein müssen, und daß sie unter bestimmten, uns zum Teil noch nicht bekannten Bedingungen physiologisch wirksam werden können. Solche Bedingungen können in einer geringen Änderung der physiko-chemischen Reaktion der Lösung gegeben sein; „unspezifische" Eiweißkörper, die während des Stoffwechsels in den Kreislauf gelangen, können den Stoff sensibilisieren, so daß jetzt ihre Konzentration genügt, um eine Erregung zu bewirken; in anderen Fällen sind die Substanzen vielleicht in einer inaktiven Vorstufe vorhanden, und werden je nach den auf sie wirkenden Reizbedingungen frei und wirksam. Sie mögen im Zellinnern vorkommen; doch können sie die Zellen nicht verlassen, solange die Zellmembran physiologisch unversehrt ist. Erst wenn letztere durch Reize oder Schädigung durchlässig wird, gelangen die Stoffe in die extrazelluläre Flüssigkeit und werden wirksam. Auf diese Weise wird „außer der nervösen Koordination eine chemische Korrelation der Teile hergestellt", wie EBBECKE[1] sich ausdrückt.

Derartige chemisch bewirkte „Korrelationen" blieben lange Zeit der medizinischen Forschung verborgen. Man stellte sich eben „die Zusammenarbeit aller Teile" in der Hauptsache über Nerven vermittelt vor, ohne die in den „Säften" befindlichen chemischen Stoffe als Regulatoren von Funktionen näher zu berücksichtigen.

Allerdings hatten schon die alten Ärzte bei ihren medizinischen Beobachtungen den Säften eine gebührende Stellung eingeräumt, wenn auch die vier Humores — Blut, Schleim, gelbe und schwarze Galle — für die Hippocratiker von anderer Bedeutung waren, als es heute die Säfte für uns sind; es ist wohl kaum mehr als die Wortbezeichnung übrig geblieben. Wenn der Mediziner unserer Zeit von den im Organismus wirksamen Säften spricht, so verbindet er damit die Vorstellung, daß bestimmte in Gewebsflüssigkeiten vorkommende Stoffe Regulationen bewirken, die für den ganzen Organismus mehr oder weniger wesentlich sind. Die heutige mehr synergische Betrachtung der Tätigkeit von Teilen des Organismus rührt bis zu einem gewissen Grade davon her, daß man den Säften zunehmende Beachtung geschenkt hat; die in diesen

[1] EBBECKE, U.: Pflügers Arch. **169**, 1 (1914).

befindlichen chemischen Stoffe können wegen ihres Lösungszustandes zu allen Teilen des ganzen Organismus gelangen, um auf diese Weise Allgemeinreaktionen auszuüben. Die „Ganzheit" der Regulation wird hiermit verständlich. Der Begriff der „Konstitution" umfaßt letzten Endes solche „Ganzheit"-Reaktionen.

Wenn wir auf die in den Säften befindlichen wirksamen chemischen Körper näher eingehen, so liegt es nahe, zunächst an die innersekretorischen Substanzen zu denken. Es ist sicher, daß die Lehre von diesen Hormonen der „Humoralphysiologie" einen breiten Forschungsweg eröffnet hat. Die chemischen „Sendboten"[1] — so lautete die ursprüngliche Bezeichnung für die Hormone — entfalten auf dem Flüssigkeitswege weit ab von der Zelle, die sie abgibt, ihre häufig lebenswichtigen Funktionen. Wir wissen, daß die Hormone chemische Erreger darstellen, die auf dem Wege über die Blut-, Lymph- oder Cerebrospinalflüssigkeit Erregungen vermitteln und auslösen. In einigen Fällen wirken Hormone wie eine Erregung sympathischer oder parasympathischer Nerven. Für diesen Fall ist der Ablauf der Funktion zweifach gewährleistet, nämlich über Nerven und über Hormone. Solche Beziehungen gelten z. B. für das Adrenalin und den Sympathicus[2].

Ursprünglich hatte der kürzlich verstorbene Londoner Physiologe STARLING, von dem die Bezeichnung „Hormone" stammt, den Begriff der Hormone viel weiter gefaßt und nicht auf die Produkte der Drüsen mit innerer Sekretion beschränkt. Er schrieb: „Unter dem Ausdruck ‚Hormon' verstehe ich jede Substanz, die unter normalen Bedingungen in den Zellen einiger Gewebe des Tieres gebildet und von dem Blutstrom zu entfernt liegenden Organen getragen wird. Hier bewirkt es die Reaktion, wie sie zum besten für den ganzen Organismus notwendig ist"[3]. STARLING führt Beispiele für Stoffe an, die unter den Hormonbegriff fallen. Das Secretin, welches in der Schleimhaut des Darmkanals vorkommt und die Sekretion einiger Verdauungsdrüsen anregt, das Adrenalin und weiter die Kohlensäure, die besonders im Muskelgewebe gebildet wird und das Atemzentrum anregt. Hormonal

---

[1] BAYLISS, W. M. and E. H. STARLING: J. of Physiol. **24**, 325 (1902).

[2] CANNON, W. B.: Die Notfallsfunktionen des sympathico-adrenalen Systems. Erg. Physiol. **24**, 380 (1928).

[3] STARLING, E. H.: Proc. roy. Soc. Med. **7** (1914); Therap. and Pharm. Sect. S. 29.

und humoral ist also im Sinne von STARLING synonym zu gebrauchen.

Eine Reihe der im tierischen Organismus vorhandenen oder unter dem Einfluß mannigfaltiger Reizbedingungen entstehenden „Reizstoffe" dürften daher unter den Begriff des Hormons fallen. So deutet z. B. die Bezeichnung der im Herzen nach Erregung der zugehörigen Nerven entstehenden Reizstoffe als Hormone an, daß man den Hormonbegriff nicht im üblichen Sinne angewendet hat. Man hat hier ganz nach dem Vorgange von STARLING von Herzhormonen gesprochen (O. LOEWI, HABERLANDT). FREUND[1] spricht von „Zellzerfallshormonen", weil er gefunden hat, daß chemische Reizstoffe sich dann im Blute nachweisen lassen, wenn Zellen geschädigt worden sind. Da nach den Untersuchungen von WEILAND[2] und LE HEUX[3] das Vorhandensein von großen Mengen von Cholin im Darm eine der Bedingungen für das Zustandekommen der rhythmischen Bewegungen darstellt, wird „Cholin als Hormon der Darmbewegung" bezeichnet[4]. MAGNUS[4] bezeichnet direkt als Hormone „im Stoffwechsel bestimmter Organe entstehende chemische Verbindungen, welche im Organismus physiologische Wirkungen entfalten".

Es gibt also viele Beispiele dafür, daß man den Begriff hormonal nicht nur auf die Drüsen mit „innerer Sekretion" beschränkt hat, sondern ihn im weiteren Sinne humoral verstanden haben will. Das ist um so berechtigter, als chemische Zusammenhänge zwischen den Hormonen und humoralphysiologischen Stoffen bestehen, worauf PÜTTER[5] in einem geistreichen Aufsatz hingewiesen hat. Andere Autoren[6] sind jedoch der Meinung, man solle den Begriff der Hormone nicht auf diese zuletzt erörterten Stoffe anwenden[7].

Uns erscheint es vor allem notwendig, die verschiedenen Stoffe voneinander zu trennen; doch halten wir es für angebracht, daß

[1] FREUND, H.: Arch. f. exper. Path. **91**, 272 (1921).

[2] WEILAND, W.: Pflügers Arch. **147**, 171 (1912).

[3] LE HEUX, J. W.: Ebenda **179**, 177 (1920).

[4] MAGNUS, R.: Naturwiss. 8, 383 (1920).

[5] PÜTTER, A. Ebenda 8, 88 (1920).

[6] TRENDELENBURG, P.: Die Hormone. Berlin: Julius Springer 1929.

[7] SHARPEY-SCHÄFER ([8]) bezeichnet als Hormone nur erregende Stoffe; die hemmenden Stoffe bezeichnet er als Chalone. Beiden übergeordnet ist der Begriff der autacoiden Substanzen. Diese Einteilung erscheint uns wenig glücklich, da beinahe alle Stoffe einmal als „Hormone" und einmal als „Chalone" wirken können.

[8] SHARPEY-SCHÄFER, E.: The endocrine organs. 2. Aufl. **1**, 7 (1924).

man die Bezeichnung Hormone im Sinne von STARLING für alle diese Stoffe gelten läßt. Wir werden darum die Lehre von den Hormonen unterteilen.

Wir haben einmal die Inkrete, die Produkte der Drüsen mit innerer Sekretion, die wir auch als die *innersekretorischen Hormone* bezeichnen wollen. Diese werden in hoch differenzierten Zellen einzelner Organe gebildet und sind „für den morphologischen Aufbau des Körpers, die psychischen und chemischen Funktionen seiner Organe oder das psychische Verhalten bestimmend"[1]. Die Lehre von diesen Stoffen ist die Endocrinologie.

Wir haben weiter Stoffe, die nicht nur von einzelnen *Organen*, sondern von zahlreichen *Geweben* und in Gewebssäften gebildet werden, für deren Bildung nicht besonders differenzierte Zellen vorhanden sind. Wir schlagen vor, diese Stoffe als *Gewebshormone* oder kurz als *Gewebsstoffe*[2] zu bezeichnen.

Wenn von ihnen auch Fernwirkungen nachgewiesen worden sind, und der Begriff der Hormone oder Sendboten somit auf sie anwendbar ist, so unterscheiden sie sich doch vielfach von den innersekretorischen Hormonen dadurch, daß ihre Haupttätigkeit lokalen Gewebsregulationen dient. Die Fern- oder Allgemeinwirkungen erscheinen zur Zeit vielfach nicht unter dem Bilde einer Regulation, sondern mehr unter dem einer Vergiftung und fallen somit eher ins Gebiet der Pathologie. Da die Lehre von den Gewebshormonen jedoch noch jüngeren Datums ist, können wir nicht mit Sicherheit sagen, ob diese Fernwirkungen nicht teilweise doch „zum besten für den ganzen Organismus wirksam sind".

In einem im Juni 1929 in London gehaltenen Vortrag[4], der uns erst während der Korrektur dieses Buches vorgelegen hat, setzt DALE sich ebenfalls mit dem STARLINGschen Begriff der Hormone auseinander. DALE rechnet Stoffe wie Cholin und Histamin, also die von uns als Gewebshormone oder Gewebsstoffe bezeichneten Substanzen, nicht zu den Hormonen. Den wesentlichen Unterschied sieht er darin, daß Stoffe wie Cholin und Histamin *lokalen Gewebsregulationen* dienen, während die von ihm als

---

[1] TRENDELENBURG, P.: Die Hormone. Berlin: Julius Springer 1929.

[2] Der Ausdruck Gewebsstoffe wurde uns von Herrn Professor H. ARNOLDI vorgeschlagen. Wir fanden einen entsprechenden Ausdruck bereits bei TH. LEWIS ([3]), nämlich „tissue products" (Gewebsprodukte). Die genaue Übersetzung von Gewebsstoffen wäre tissue substances.

[3] LEWIS, TH.: Die Blutgefäße der menschlichen Haut und ihr Verhalten gegen Reize. Aus dem Englischen übertragen von E. SCHILF. Berlin: S. Karger 1928. [4] DALE, H. H.: Lancet **216**, 1179 (1929).

echte Hormone angesehenen Stoffe *auf dem Blutwege an entfernt gelegene Organe* getragen werden.

Dieser Unterschied ist sicherlich ein sehr wesentlicher und physiologisch ein außerordentlich eindrucksvoller. Es scheint uns jedoch aus folgenden Gründen nicht glücklich, ihn zur Grundlage einer Einteilung zu machen. Erstens ist dieser Unterschied nur ein quantitativer, da auch die lokalen Gewebsregulatoren allgemeine Wirkungen auf dem Blutwege ausüben können. Zweitens würde die Einteilung Stoffe wie die Kohlensäure und die Milchsäure zu den Hormonen rechnen, während das Cholin und das Histamin keine wären; dagegen wären die Zellzerfallshormone, die auf dem Blutwege wirken, wieder echte Hormone. Bei dieser Einteilung werden also Stoffe getrennt, die eher zusammengehören.

Wir haben darum als Einteilungsprinzip ein morphologisches Merkmal genommen und unterscheiden zwischen den Stoffen, die in differenzierten Organen, den Drüsen mit innerer Sekretion gebildet werden, und denen die aus zahlreichen Geweben und in Gewebssäften freiwerden.

Bei dieser Einteilung wird der STARLINGsche Begriff der Hormone noch erweitert und auf lokale Gewebsregulatoren ausgedehnt. Dies scheint uns jedoch nicht der STARLINGschen Auffassung zu widersprechen. Liest man nämlich seine Ausführungen hierüber[1], so gewinnt man den Eindruck, daß STARLING hormonal im Sinne von humoral aufgefaßt hat, und daß sich der Begriff der Hormone mit dem der chemischen Regulatoren oder der chemischen Korrelation der Teile untereinander deckt.

Es wäre andererseits natürlich möglich die Bezeichnung Hormone nur auf die Produkte der Drüsen mit innerer Sekretion anzuwenden. In diesem Falle bliebe unsere Einteilung ebenfalls bestehen; die Gewebshormone müßten nur als Gewebsstoffe bezeichnet werden. Zu diesen müßten wir aber die Kohlensäure und die Milchsäure rechnen. In dieser Hinsicht ist die Angabe von STARLING erwähnenswert, die er in der kurz vor seinem Tode herausgegebenen 4. Auflage seines Lehrbuches der Physiologie macht. Danach hält er selber es „vielleicht für zweifelhaft, ob wir die Kohlensäure oder die Milchsäure, die während der Muskelkontraktion gebildet wird, als Hormone im wahren Sinne des Wortes bezeichnen sollen.“ Doch ist ihm der Zweifel nicht so begründet, daß er seine ursprüngliche Stellung zum Hormonbegriff geändert hätte.

In der Lehre von den Gewebsstoffen nimmt das Histamin eine hervorragende Stellung ein. Seitdem die pharmakologischen Eigenschaften des Histamins und der charakteristische Symptomenkomplex der Histaminvergiftung bekannt wurden, hat man immer wieder versucht, gewisse lokale Regulationen und pathologische Zustände auf eine Histaminwirkung zurückzuführen. Endgültige Beweise für diese Theorien konnten jedoch bisher nicht erbracht werden. Sehr wahrscheinlich kann ein Teil dieser Zu-

---

[1] STARLING, E. H.: Principles of Human Physiology. London: J. u. A. Churchill. 4. Aufl. S. 998—1000 (1926).

stände nicht so erklärt werden, bei anderen ist dagegen die Wahrscheinlichkeit, daß sie auf dem Freiwerden von Histamin beruhen, größer geworden. Das gilt besonders für viele lokale Regulationen. Von diesen sind die Reaktionen der Hautgefäße des Menschen am eingehendsten untersucht worden, und zwar hauptsächlich von dem englischen Kliniker und Physiologen Sir THOMAS LEWIS[1]. Nach seinen Untersuchungen besteht die Möglichkeit, daß das Histamin als normales Stoffwechselprodukt fortwährend in der Haut gebildet wird und auf verschiedenste Reize hin in größeren Mengen frei wird. Ob es sich dabei aber wirklich um Histamin oder nur um histaminähnlich wirkende Stoffe handelt, kann noch nicht mit Sicherheit entschieden werden. TH. LEWIS hat darum den Begriff der H-Substanz eingeführt. Diese Bezeichnung für die histaminähnlichen Stoffe hat sich schnell eingebürgert. Die Bedeutung der H-Substanz oder H-Substanzen für die lokalen Regulationen der verschiedensten Gewebe oder Organe wird in letzter Zeit mehr und mehr gewürdigt. Eine Reihe von Gewebshormonen, die bisher als spezifisch für einzelne Organe angesehen wurden, scheint unter den Begriff der H-Substanz zu fallen.

Die Lösung des Problems, ob die H-Substanz — oder, wenn unter dem Begriff der H-Substanz mehrere Stoffe anzunehmen sind, einer desselben — mit dem Histamin identisch ist, löst gleichzeitig auch die Frage, ob Histamin ein Gewebsstoff, also ein Hormon im weiteren Sinne ist. Zur Zeit dient uns das Histamin als Prototyp. Darum lassen sich über die humoralphysiologische Bedeutung desselben heute nur mehr oder minder begründete Vermutungen anstellen.

Bei der Untersuchung der Physiologie des Histamins scheinen sich Ereignisse zu wiederholen, wie sie von der Adrenalinforschung her bekannt sind: Von der Gewinnung eines Nebennierenextraktes mit blutdruckverändernden Eigenschaften durch OLIVER und SCHÄFER (im Jahre 1894) bis zu dem Nachweis, daß Adrenalin aus den Nebennieren in das Blut gelangt und auf diese Weise, weit ab von der Nebennierenzelle, Reaktionen bewirkt, verging eine Reihe von Jahren. Vermutlich wird die Physiologie des Histamins ähnliche Abschnitte durchlaufen. Auf Grund der physiologisch-chemischen Befunde der letzten Jahre, die zeigen, daß Histamin in großen Mengen in den Geweben vorkommt, hat

[1] LEWIS, TH.: Die Blutgefäße der menschlichen Haut. Berlin: S. Karger 1928.

die Physiologie des Histamins einen großen Fortschritt gemacht; die Vorstellung, daß das Histamin mit der H-Substanz identisch sei, erhielt durch diese Arbeiten ihre stärkste Stütze.

Die allgemeine humoralphysiologische Bedeutung der histaminähnlichen Stoffe oder der H-Substanz liegt darin, daß sie uns zeigen, daß zwischen Zellen oder Organteilen nicht nur direkte zelluläre Verbindungen bestehen, sondern daß eine Zelle mit Hilfe der humoralphysiologischen Substanz einer benachbarten oder weitab liegenden anderen Zelle Erregungen vermitteln kann. „Die Kenntnis solcher humoralen Verbindungen, die sich gleichsam als Träger der Erregung zwischen zwei Zellen einschieben, erlaubt die Andeutung, daß sich neben einer mehr morphologischen Auffassung von den Erregungsvorgängen zwischen Zellen auf Grund humoralphysiologischer Vorstellungen dynamische Anschauungen über das Wesen der Erregung von Zelle zu Zelle vertreten lassen"[1].

Wir werden im folgenden die Pharmakologie und Physiologie des Histamins beschreiben. Den größeren Raum wird dabei der pharmakologische Abschnitt einnehmen. Die pharmakologischen Reaktionen sind gerade im letzten Jahrzehnt vor allem durch englische und amerikanische Forscher untersucht worden. Die Klarstellung dieser Reaktionen stellt die Grundlage aller weiteren Forschungen über die Physiologie des Histamins dar. Wir werden sie darum im folgenden auch zuerst besprechen.

Bei der Physiologie des Histamins handelt es sich vorerst um die Physiologie der histaminähnlichen Stoffe oder der H-Substanz, deren Identität mit Histamin nicht in allen Fällen sicher ist. Die Untersuchungen erstrecken sich einmal auf die Reaktionen und Regulationen, von denen man annimmt, daß sie auf histaminähnlichen Stoffen beruhen, und zweitens auf den Gehalt der verschiedenen Gewebe an diesen Stoffen. Die Untersuchungen über den Gehalt der Gewebe an Gewebsstoffen, der sich unter verschiedenen Bedingungen ändern kann, wollen wir als *Gewebspharmakologie* bezeichnen, weil die Bestimmungen vorläufig nicht durch chemische, sondern durch die in der Pharmakologie üblichen biologischen Methoden ausgeführt werden und weil das Gewebe dabei gewissermaßen als Pharmakon aufgefaßt wird. Die Gewebspharmakologie, auf die wir bei der Physiologie des Histamins eingehen, mag vielleicht zu einem Grundpfeiler der Humoralphysiologie überhaupt werden.

[1] SCHILF, E.: Deutsch. Ztschr. f. Nervenheilkunde **106**, 196 (1927).

# A. Chemie, Nachweis und Vorkommen von Histamin.

Histamin, $\beta$-Imidazolyläthylamin, gehört in die große Gruppe der biogenen (oder proteinogenen) Amine[1]. Diese sind Stickstoffprodukte des intermediären Stoffwechsels, denen eine mehr oder minder starke Basicität durch Bindung einer oder mehrerer Aminogruppen an einen Kohlenwasserstoffrest gemeinsam ist. Die biogenen Amine können entweder primärer, sekundärer, tertiärer oder quarternärer Natur sein.

In der Natur entstehen zahlreiche biogene Amine durch Decarboxylierung von Aminosäuren. Durch diese Abspaltung von $CO_2$ entstehen aus pharmakologisch im allgemeinen bedeutungslosen Aminosäuren pharmakologisch hoch wirksame Amine. Der Vorgang stellt sich chemisch folgendermaßen dar:

$$R \cdot CH(NH_2) \cdot CO_2H \rightarrow R \cdot CH_2NH_2 + CO_2.$$

Auf diese Weise wird aus Arginin Agmatin, aus Phenyläthylalanin Phenyläthylamin, aus Ornithin Putrescin, aus Lysin Cadaverin, aus Leucin Isoamylamin, aus Tyrosin Tyramin und aus Histidin Histamin. Die Bezeichnung Histamin für das lange Wort $\beta$-Imidazolyläthylamin, welches der Abkürzung halber auch $\beta$-I benannt wurde, stellt eine einfache Zusammenziehung des Ausdruckes „Amin des Histidins" dar.

Die Decarboxylierung geht in der Natur vor allem durch bakterielle Tätigkeit vor sich. Dieselben Bakterien können jedoch die Aminosäuren auch desaminieren; hierdurch werden sie in die entsprechenden Oxysäuren umgewandelt. So kann aus dem Histidin die Imidazolylpropionsäure[1 2], und aus dem Tyrosin die Oxyphenylessigsäure entstehen[2 3]. Die Oxysäuren werden aus den

---

1 GUGGENHEIM, M.: Die biogenen Amine. 2. Aufl. Berlin: Julius Springer 1924.

2 HIRAI, K.: Acta Scholae med. Kioto **2**, 425 (1918). HANKE, M. T. and K. K. KOESSLER: J. of biol. Chem. **50**, 235 (1922); **39**, 537 (1919).

3 HIRAI, K.: Biochem. Z. **114**, 71 (1920).

Aminosäuren besonders bei schwach alkalischer Reaktion gebildet, die Amine bei saurer Reaktion[1 2 3 4 5]. Die Oxysäuren sind pharmakologisch lange nicht so wirksam wie die Amine. Diese Umwandlung in Oxysäuren (Desaminierung mit nachfolgender Oxydation) ist vielleicht der Weg, den der Organismus bei der Entgiftung solcher Amine einschlägt (s. S. 100).

Wir wollen zunächst auf das Histidin, der natürlichen Vorstufe des Histamins, eingehen.

## I. Histidin (und β-Alanylhistidin).

Das *l-Histidin* gehört mit den beiden Diaminosäuren, dem Arginin und dem Lysin, zu den von KOSSEL als Hexonbasen bezeichneten Körpern. Es wurde zuerst von KOSSEL[6] gefunden; die Konstitutionsformel stellte dann PAULY[7] auf. KNOOP und WINDAUS[8] haben durch weitere Untersuchungen die PAULYsche Formulierung sehr wahrscheinlich gemacht.

```
CH——NH
‖      >CH
C———N
|
CH2          β Imidazolyl- α aminopropionsäure
|                         l Histidin.
CH(NH2)
|
COOH
```

Es färbt sich beim Erhitzen auf 255—260° und zersetzt sich bei 279—280° ohne eigentlichen Schmelzpunkt.

Histidin bildet lange, schmale, sechseckige Tafeln und dreht in $H_2O$ links ($\alpha_D = -39{,}74°$), die salzsaure Lösung dagegen rechts; Schmelzpunkt bei etwa 280° unter Zersetzung. Eine Histidinlösung gibt die Biuretreaktion. Histidin ist in kaltem Wasser schwer löslich, in siedendem etwa im Verhältnis 1 : 20.

---

[1] HIRAI, K.: Acta Scholae med. Kioto 2, 425 (1918). HANKE, M. T. and K. K. KOESSLER: J. of biol. Chem. 50, 235 (1922); 39, 537 (1919).

[2] HIRAI, K.: Biochem. Z. 114, 71 (1920).

[3] ARAI, M.: Ebenda 122, 251 (1921).

[4] AMATSU, H. und M. TSUDJI: Acta Scholae med. Kioto 2, 447 (1918).

[5] SASAKI, T.: Angeführt nach GUGGENHEIM, Die biogenen Amine S. 11.

[6] KOSSEL, A.: Z. physiol. Chem. 22, 177 (1896/97).

[7] PAULY, H.: Ebenda 42, 508 (1904).

[8] KNOOP, F. und A. WINDAUS: Hofmeisters Beitr. 7, 144 (1905); 8, 406 (1906); 10, 111 (1907).

ELLINGER[1] hat die Ultraviolettabsorption von 1proz. Histidinchlorhydratlösung in 1 cm Schicht mit einer photographischen und einer photoelektrischen Meßmethode untersucht. Die Absorptionskurve ist in Abb. 1 Kurve *a* wiedergegeben. Er fand, daß die Absorption wesentlich bei der Linie l = 313 $\mu\mu$ einsetzt, dann steil ansteigt und bei l = 275 $\mu\mu$ ihr Maximum erreicht, von da ab nimmt die Absorption wieder ab und erreicht bei l = 254 $\mu\mu$ ein Minimum und steigt nun wieder nach dem kurzwelligen Ultraviolett hin steil an.

Synthetisch wurde es von PYMAN[2] dargestellt. Man gewinnt Histidin am besten aus dem Hämoglobin, das reich an Eiweiß ist. Zur Darstellung des Histidins hydrolysiert man Rinder- oder Pferdeblut mit Salz- oder Schwefelsäure; es wird dann in schwach alkalischer Lösung als schwer lösliches Quecksilberdoppelsalz gefällt und dieses durch Schwefelwasserstoff zerlegt. Man erhält beim Eindampfen des Filtrates in reichlicher Menge große gelbliche Krystalle von Histidinmonochlorhydrat[3].

Etwas umständlicher und kostspieliger ist das Verfahren von KOSSEL und KUTSCHER[4], deren Methoden jedoch für die Trennung der verschiedenen biogenen Amine grundlegend sind. Diese Trennung beruht auf der fraktionierten Fällung der Aminbasen durch Silbernitrat bei verschiedener Alkalität der Lösung, und zwar fallen die Histidinverbindungen bei einer geringeren Alkalität als zur Fällung der Arginingruppe notwendig ist. (Siehe auch HANKE und KOESSLER[5] und bei HOPPE-SEYLER/THIERFELDER[3] S. 581.)

Der qualitative Nachweis sehr kleiner Mengen von Histidin geschieht durch die PAULYsche Reaktion[6], die wir auf S. 17 beim Histaminnachweis besprechen. Auf dieser Farbenreaktion haben WEISS und SSOBELEW[7], und HANKE und KOESSLER[5] eine colori-

---

[1] ELLINGER, FR.: Biochem. Z. **215**, 219 (1929).

[2] PYMAN, F. L.: J. chem. Soc. Lond. **109**, 186 (1926).

[3] Das Nähere siehe bei HOPPE-SEYLER/THIERFELDER: Physiologisch- und pathologisch-chemische Analyse. 9. Aufl., S. 265. Berlin: Julius Springer 1924.

[4] KOSSEL, A. und F. KUTSCHER: Z. physiol. Chem. **25**, 551 (1898).

[5] HANKE, M. T. and K. K. KOESSLER: J. of biol. Chem. **43**, 543 (1920).

[6] PAULY, H.: Z. physiol. Chem. **94**, 426 (1915).

[7] WEISS, M. und N. SSOBELEW: Biochem. Z. **58**, 119 (1913).

metrische Methode zur quantitativen Histidinbestimmung aufgebaut. (Zur Kritik der PAULYschen Reaktion s. S. 17.)

Das Histidin ist in der Natur weit verbreitet. Eine Zusammenfassung des Vorkommens in pflanzlichen und tierischen Eiweißkörpern findet man in GUGGENHEIMS Buch auf S. 205—207. Neuere Versuche hat HANKE[1] ausgeführt und in seiner Arbeit zu einer Tabelle zusammengestellt. Aus diesen Angaben geht hervor, daß der tierische Organismus Histidin mit der täglichen Nahrung zu sich nimmt; es wird dann resorbiert und als Baustein des Eiweißmoleküls verwendet. So ist es ein wichtiger Bestandteil des Hämoglobins, an dessen Bildung es mitbeteiligt ist[2]. Ernährt man junge Ratten histidinfrei, so tritt schneller Gewichtsverlust ein; wird der Nahrung wieder Histidin zugesetzt, so erfolgt neues Wachstum[3]. Das Histidin der Nahrung kann durch Imidazolmilchsäure ersetzt werden[4]. Während der histidinfreien Fütterungsperiode wird im Harn weniger Allantoin ausgeschieden. Allantoin ist das Endprodukt des Purinstoffwechsels. Es wurde deshalb erörtert, ob Histidin an der Bildung der Purine Anteil habe. Die Hypothese wird aber durch die Versuche von STEUDEL und FREISE[5] nicht gestützt.

Auf die pellagraähnlichen Hauterscheinungen bei Affen, die mit biologisch minderwertigem Eiweiß ernährt werden, hat Histidin kaum einen Einfluß[6].

Im Harn von Pflanzenfressern konnte ENGELAND[7] Histidin nachweisen.

Histidin ist pharmakologisch nicht wirksam[8]. Ein Derivat des Histidins, auf das wir auf S. 42 und 147 zurückkommen, ist das Carnosin oder das $\beta$-Alanylhistidin, das in den Muskeln der meisten Wirbeltiere vorkommt. Es ist pharmakologisch wenig wirksam.

---

[1] HANKE, M. T.: J. of biol. Chem. **66**, 489 (1925).

[2] HOOPER, C. W., ROBSCHEIT, F. S. and G. H. WHIPPLE: Amer. J. Physiol. **53**, 263 (1920).

[3] ACKROYD, H. and F. G. HOPKINS: Biochemic. J. **10**, 551 (1916).

[4] HARROW, B. and C. P. SHERWIN: J. of biol. Chem. **70**, 683 (1926).

[5] STEUDEL, H. und R. FREISE: Z. physiol. Chem. **120**, 244 (1922).

[6] CHICK, H. and E. M. HUME: Biochemic. J. **14**, 135 (1920).

[7] ENGELAND, R.: Z. physiol. Chem. **57**, 49 (1908).

[8] KUTSCHER, F. und A. LOHMANN: Pflügers Arch. **114**, 553 (1906).

## II. Histamin.

Histamin hat folgende Konstitutionsformel:

```
        H
HC——N
||      \
||       >CH
||      //
C——N
|
CH2
|
CH2—NH2
```

Es ist also ein 4 (5) Amino-äthylimidazol. Das Molekulargewicht der Histaminbase ist 111. Es enthält 37,8 vH N.

### a) Eigenschaften.

Histamin krystallisiert in farblosen zerfließlichen Platten. Es schmilzt bei 83—84° C, siedet fast unzersetzt unter 18 mm Druck bei 209—210° C. Es löst sich sehr leicht in Wasser und Alkohol, leicht in heißem Chloroform und ist unlöslich in Äther. Das Chlorhydratsalz des Histamins ist nur wenig löslich in heißem Chloroform. WOHINZ[1] fand eine Löslichkeit von 5 mg in 100 $cm^3$ Chloroform. Das Phosphorwolframat ist in Chloroform unlöslich[2] (vgl. auch S. 32). Die wässerige Lösung von Histamin reagiert alkalisch. Das Pikrat und Pikrolonat ist sehr wenig in Wasser löslich und diese Salze eignen sich deshalb gut zur Isolierung.

Histaminlösungen sind unter nicht sterilen Bedingungen nur kurze Zeit bei Zimmertemperatur haltbar, weil sie leicht durch bakterielle Tätigkeit zersetzt werden und an pharmakologischer Wirksamkeit verlieren. POPIELSKI[3] fand, daß 20stündiges Erwärmen einer Histaminlösung auf 130—150° die pharmakologische Wirkung stark herabsetzt. VAN EWEYK u. TENNENBAUM[4] zeigten, daß nach Eindampfen einer Histaminlösung der Histaminrückstand durch 20-minutenlanges Erhitzen auf 280° zerstört wurde. Niedrigere Temperaturen veränderten die pharmakologische Wirksamkeit (auf die Magendrüsen) nicht. (Vergleiche Entstehen von Histamin durch Erhitzen S. 43.) Erhitzt man eine Lösung von Histaminchlorhydrat in Chloroform, so bildet sich ein gelber schmieriger Rückstand, der pharmakologisch lange

---

[1] WOHINZ, R. (unveröffentlicht).
[2] DRUMMOND, J. C.: Biochemic. J. **12**, 5 (1918).
[3] POPIELSKI, L.: Pflügers Arch. **178**, 214 (1920).
[4] VAN EWEYK, C. und M. TENNENBAUM: Biochem. Z. **125**, 288 (1921).

nicht so wirksam ist wie die ursprüngliche Histaminlösung. Das Histamin ist dabei teilweise zersetzt worden[1]. Stundenlanges Schütteln mit Serum[2], Magensaft[3], Magensaft + Fibrin[3] oder Speichel[4] schwächt die pharmakologische Wirksamkeit einer Histaminlösung nicht ab. BEST, DALE, DUDLEY und THORPE[5] haben darauf hingewiesen, daß das Verhalten von Histamin in Organextrakten den verschiedenen physikalischen und chemischen Eingriffen gegenüber ein anderes ist als das reiner Histaminlösungen (s. chemischer Nachweis und Vorkommen). Histaminlösungen können durch Adsorption an Kohle[2 6] vollständig entgiftet werden, im Gegensatz zu Peptonlösungen, die ihre Wirksamkeit nicht verlieren[2]. Dieses unterschiedliche Verhalten kann vielleicht dazu benutzt werden, um Peptonpräparate auf einfache Weise von Histaminbeimengungen zu befreien.

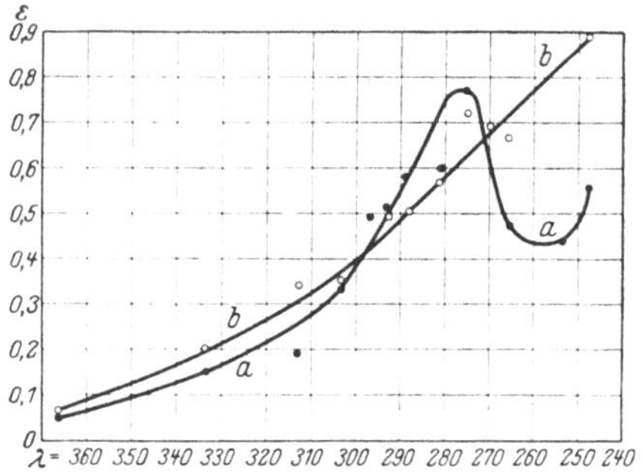


Abb. 1. Kurve *a* Absorptionsverlauf einer 1proz. Lösung von Histidinmonochlorhydrat in 1 cm Schicht im Ultraviolett. Kurve *b* Absorptionsverlauf einer 1 proz. Lösung von Histaminchlorhydrat in 1 cm Schicht im Ultraviolett. Beide Kurven ermittelt durch photoelektrische Messung (Kaliumzelle). (Nach ELLINGER.)

Als Salz kommt Histamin vor allem als Dichlorhydrat ($C_5H_9N_3 \cdot 2\,HCl$) und als Diphosphat ($C_5H_9N_3 \cdot 2\,H_3PO_4$) in den Handel. Das Dichlorid hat ein Molekulargewicht von 184 und enthält somit 60 vH Histaminbase. Das Diphosphat hat den Namen Ergamin und hat ein Molekulargewicht von 307; es enthält 36 vH oder etwa ein Drittel Base. Löst man die Histaminsalze in Ringer oder anderen physiologischen Salzlösungen auf, so wird der $p_H$ der Lösung erniedrigt. Das muß man bei pharmakologischen Versuchen berücksichtigen (s. S. 352).

Über die verschiedenen Krystallformen der einzelnen Histamin-

[1] WOHINZ, R. (unveröffentlicht).
[2] BUSSON, B. und P. KIRSCHBAUM: Zbl. Bakter. Orig. **65**, 507 (1912).
[3] POPIELSKI, L.: Pflügers Arch. **178**, 214 (1920).
[4] KROTO, G. (unveröffentlicht).
[5] BEST, C. H., DALE, H. H., DUDLEY, H. W. and W. V. THORPE: J. of Physiol. **62**, 397 (1927).
[6] KOESSLER, K. K. and M. T. HANKE: J. of biol. Chem. **39**, 497 (1919).

und Tyraminsalze berichten VAN ITALLIE und STEENHAUER[1]. Man kann die Krystallform auch zur mikrochemischen Erkennung der Basen benutzen.

Die Absorption von Histamin (Abb. 1, Kurve *b*) zeigt im Gegensatz zu dem Histidin mit seiner Maximum- und Minimumbewegung der Ultraviolettabsorption einen annähernd geradlinigen ansteigenden Verlauf vom langwelligen zum kurzwelligen Ultraviolett hin. ELLINGER[2] hat die Messungen sowohl mit der photographischen als auch mit der photoelektrischen Meßmethode untersucht. Bei der photographischen Methode war die Streuung aus den bei den einzelnen Untersuchungen gewonnenen Werten sehr beträchtlich[3].

### b) Darstellung.

Das Histamin wird am besten durch bakteriellen Abbau des Histidins dargestellt und ist auf diese Weise von ACKERMANN[5] gewonnen worden. Man verwendet vorteilhaft eine Mischkultur verschiedener Fäulnisbakterien, weil Reinkulturen, die anfänglich reichlich Histamin bilden, diese Fähigkeit beim Aufbewahren und Überimpfen verlieren[6,7]. Auf chemischem Wege gelingt die Decarboxylierung nur in geringem Maße[5,8]. DAKIN[9] konnte durch Einwirkung von Chlor (Toluolsulfosäurechloramid) Histidin in Imidazolacetonitril verwandeln; dieses geht durch Reduktion in Histamin über. Auch auf physikalischem Wege gelingt es, Histidin in ganz geringen Mengen zu decarboxylieren (s. S. 42).

Synthetisch ist Histamin zuerst von WINDAUS und VOGT[10] und später von PYMAN[11] dargestellt worden.

---

[1] ITALLIE, L. VAN und A. J. STEENHAUER: Mikrochem. **3**, 65 (1925).

[2] ELLINGER, FR.: Biochem. Z. **215**, 219 (1929).

[3] KALISCHER hat in unserem Institut mit seiner bekannten Dressurmethode ([4]) an Katzen Versuche ausgeführt, die auf eine besondere optische Aktivität des Histamins hinweisen (unveröffentlichte Versuche). Diese Erscheinung bedarf weiterer Untersuchungen.

[4] KALISCHER, O.: Klin. Wschr. **8**, 905 (1929).

[5] ACKERMANN, D.: Z. physiol. Chem. **65**, 504 (1910).

[6] BERTHELOT, A. et D. M. BERTRAND: C. r. Acad. Sci. Paris **154**, 1643 (1912).

[7] MELLANBY, E. and F. W. TWORT: J. of Physiol. **45**, 53 (1918).

[8] EWINS, A. J. and F. L. PYMAN: J. chem. Soc. Lond. **99**, 339 (1911).

[9] DAKIN, H. D.: Biochemic. J. **10**, 319 (1916).

[10] WINDAUS, A. und W. VOGT: Ber. dtsch. chem. Ges. **40**, 3691 (1907).

[11] PYMAN, F. L.: J. chem. Soc. Lond. **99**, 668 (1911).

### c) Chemischer Nachweis und Isolierung des Histamins.

Der chemische Nachweis des Histamins gestaltet sich aus zwei Gründen schwierig. Erstens gibt es bisher noch kein spezifisches Reagens auf Histamin, und zweitens liegt das zu untersuchende Histamin meist an größere Mengen anderer Stoffe gebunden oder mit ihnen gemischt vor, so daß sein unmittelbarer Nachweis chemisch nicht möglich ist. Gleichgültig, ob man den Nachweis qualitativ, quantitativ oder präparativ führen will, stets ist eine umständliche und peinlich sorgfältige Zerlegung und Säuberung des Ausgangsmaterials erforderlich, bevor man den eigentlichen Nachweis auf Histamin führen kann. Man bedient sich dazu der PAULYschen Reaktion, die aber alle Imidazolkörper anzeigt, so daß auch hier noch eine Fehlerquelle vorliegt. Diese wird um so bedenklicher, als es sich bei dieser Reaktion um eine colorimetrische handelt. Colorimetrische Bestimmungen sind von vornherein dem Nachteil ausgesetzt, dem subjektiven Urteil des Beobachters unterworfen zu sein. Darum erfordern sie eine größere Übung und Erfahrung. Erschwerend kommt hinzu, daß Reaktionen, die man mit reinem Histamin erhält, durchaus nicht immer eintreten, wenn das Histamin wie üblich in kompliziert zusammengesetzten Lösungen vorhanden ist. Dies haben gerade in letzter Zeit englische Forscher[1] nachgewiesen. Sie arbeiteten darum eine neue Isolierungsmethode aus, mit welcher sie mit großer Sicherheit chemisch reines Histamin aus Geweben darstellen konnten.

Im folgenden werden wir die gebräuchlichen Methoden des Nachweises und der Isolierung von Histamin angeben. Für eine auf alle Einzelheiten eingehende Ausführung der Verfahren muß jedoch auf die Originalarbeiten verwiesen werden. Auf die mikrochemische Erkennung an Hand der Krystallbildung haben wir bereits auf S. 15 hingewiesen.

Für den Nachweis des Histamins wird die PAULYsche Reaktion angewendet; sie beruht darauf, daß Imidazolderivate mit einer alkalischen Lösung von diazotierter Sulfanilsäure eine kirschrote Färbung geben. Zu jedem Nachweis muß das Reagens frisch bereitet werden.

---

[1] BEST, C. H., DALE, H. H., DUDLEY, H. W. and W. V. THORPE: J. of Physiol. **62**, 397 (1927).

2 g fein gepulverte Sulfanilsäure werden mit 3 cm³ Wasser und 2 cm³ konzentrierter Salzsäure geschüttelt. Darauf wird 1 g frisches Kaliumnitrit in 1—2 cm³ Wasser in kleinen Portionen innerhalb 1 Minute unter Eiskühlung eingetragen, der ausgeschiedene krystallinische Niederschlag von Diazobenzolsulfosäure wird abgesaugt, mit wenig Wasser gewaschen, sofort in Sodalösung gelöst und zur Prüfung verwendet. Die zu prüfende Lösung wird bis zum Überschuß mit Sodalösung versetzt und 3—5 cm³ der oben angegebenen sodaalkalischen Diazobenzolsulfosäure hinzugegeben. Bei Anwesenheit von Histamin entsteht eine dunkelkirschrote Färbung, die beim Ansäuern orange wird. Die Nachweismöglichkeit ist 1:100000.

Histidin ergibt eine sehr ähnliche, nur etwas anders getönte Rotfärbung. Da man kaum jemals eine reine Histaminlösung vor sich haben wird, sondern fast immer Körper, in denen das Histamin in noch dazu sehr geringen Mengen an tierische oder pflanzliche Stoffe gebunden ist, die das Eintreten der PAULYschen Reaktion verhindern oder verschleiern können, so ist eine umständliche und langdauernde Aufarbeitung erforderlich. Dieser steht wiederum entgegen, daß Histamin bei unsterilen Bedingungen gebildet, sowie bei starker Wärme zersetzt wird, so daß man fast alle zur Isolierung des Histamins nötigen Arbeiten im Vakuum vornehmen muß.

Meist wird man das Histamin aus Organbrei, Extrakten oder trockenen, gemahlenen Körpern zu isolieren haben. Als erstes müssen daraus die Proteinstoffe entfernt werden, wobei man darauf Rücksicht nehmen muß, daß alle Enteiweißungsverfahren, die durch Erzeugung von voluminösen Niederschlägen die Proteine fällen, auch die biogenen Amine aus der Lösung teilweise mitreißen und beim Auswaschen des Niederschlages nicht mehr abgeben. Auch die Behandlung gefärbter Extrakte mit Klärungsmitteln, wie Tierkohle, Kaolin, Talcum usw. führt zu Verlusten an der zu bestimmenden Substanz.

Es wäre also, selbst wenn es sich nur um eine qualitative Bestimmung handelt, völlig zwecklos, wie beim biologischen Nachweis einen Auszug aus dem vorliegenden Ausgangsmaterial herzustellen und etwa mit diesem die PAULYsche Reaktion anzustellen. Wäre er negativ, so könnte das Histamin durch die üblichen Klärungsmethoden mitgerissen worden sein oder an Stoffe gebunden sein, die das Eintreten der PAULYschen Reaktion verschleiern. Im positiven Falle wüßte man nicht, ob nicht andere Imidazolkörper an der Reaktion beteiligt sind. Man muß also alle störenden Stoffe systematisch entfernen und schließlich die biogenen Amine voneinander trennen. Weil man diese Operationen auch für einen qualitativen Nachweis vornehmen muß, ist es günstiger, wenn man von vornherein quantitativ arbeitet. Am besten folgt man der später besprochenen HANKE-KOESSLERschen Methode. Wenn es nur auf den qualitativen Nachweis ankommt und genügend Ausgangsmaterial zur Verfügung steht, kann man andererseits das Histamin präparativ nach der Methode von BEST, DALE, DUDLEY und THORPE als Pikrat darstellen.

Eine gangbare Methode, um Proteinstoffe aus Lösungen, die gleichzeitig biogene Amine enthalten, zu entfernen, haben KUTSCHER und ACKERMANN bei ihren zahlreichen Versuchen angewendet. Diese beiden Autoren benutzen zur Ausflockung eine 50prozentige Tanninlösung, die, wenn sie in schwach saurer Lösung vorgenommen wird, nur sehr geringe Verluste an Aminstoffen zur Folge hat. Auch Bleiacetat in schwach essigsaurer Lösung ist anwendbar (siehe ausführlicher: GUGGENHEIM, Die biogenen Amine S. 21).

*Totalhydrolyse.* Sofern es auf eine quantitative Bestimmung des Histamins ankommt, ist es im allgemeinen ratsamer, die Proteinstoffe durch Hydrolyse, d. h. durch längeres Erhitzen mit Salzsäure zu zerstören; man gibt zu dem in wässeriger Suspension oder als Extrakt vorliegenden Ausgangsmaterial 10—20 Teile 20prozentiger HCl und erhitzt 30 Stunden lang auf einem elektrisch geheizten Sandbad unter Rückflußkühlung. Dies Verfahren ist zwar umständlicher, weil die Salzsäure im Vakuum abdestilliert werden muß, und der Rückstand nach einstündiger Trocknung im gleichen Kolben bei 80° C wiederum in Wasser (10—20 Volumteile) aufgenommen, mit einem Überschuß von Kalk und einem der Hälfte des zugegebenen Wassers gleichen Volumen 95prozentigen Alkohols versetzt und im Vakuum bei 40° bis zur Hälfte eingedampft werden muß, um das Ammoniak zu entfernen, aber man hat die Gewähr, daß dabei keine Verluste an Histamin eintreten und erhält nach dem Absaugen und Auswaschen des Calciumhydroxydniederschlages bis zum Verschwinden der PAULYschen Reaktion, meist ein klares Filtrat, das nach abermaligem Eindampfen einen Rückstand hinterläßt, der frei von Proteinstoffen, von anorganischen und von nicht aminartigen Bestandteilen ist, weil der bei der Zugabe von Kalk gleichzeitig angewandte Alkohol die biogenen Amine herauslöst, während die vorerwähnten Stoffe im Rückstand verbleiben.

*Fällung der Amine.* Hat man die biogenen Amine nach einer dieser Methoden in nunmehr zugänglicherer Form vor sich, so beginnt erst die eigentliche Trennung. Sie beruht darauf, daß die Amine mit verschiedenen Metallsalzen schwer lösliche Doppelsalze bilden; so vor allem mit Platin und Gold, aber auch mit Zink, Cadmium und Silber. Die Amine lagern sich auch an Schwermetalldoppelsalze, wie Kaliumwismutjodid, Quecksilberkaliumjodid und besonders Phosphorwolframsäure an. Da die Bildung von Edelmetalldoppelsalzen je nach den Fällungsbedingungen sehr schwankend ist, mit Phosphorwolframsäure sich jedoch im allgemeinen Verbindungen von konstanter Zusammensetzung nach dem Typus $(\mathrm{Amin})_3\ H_3PO_4 \cdot 12WO_3 \cdot xH_2O$ bilden, so führt man die Fällung im allgemeinen mit Phosphorwolframsäure $24\ WO_3 \cdot P_2O_5 \cdot 46^1/_2\ H_2O$ aus. Man setzt dem in etwa 3,5prozentiger Salzsäure oder Schwefelsäure aufgenommenen Rückstand Phosphorwolframsäure bei Wasserbadtemperatur in geringem Überschuß zu (bei stärkerer P.W.S.-Konzentration können die Niederschläge sich wieder lösen) und läßt 24 Stunden bei $0^0$ stehen, worauf abgesaugt wird. Der Niederschlag wird mit eiskalter 3,5proz. HCl, die 7,5proz. Phosphorwolframsäure enthält, gewaschen. Er enthält Arginin, Lysin, Cystin, Tyramin, Histidin, Histamin und je nach dem Ausgangsmaterial möglicherweise andere Aminokörper (Hypoxanthin, Adenin und andere).

*Zerlegung.* Man zerlegt den Niederschlag durch Barytwasser, entweder indem man ihn in einem großen Volumen heißen Wassers suspensiert, heiße gesättigte Barytlösung zusetzt und eine Stunde auf dem Wasserbad erhitzt, oder aber, indem man die Phosphorwolframate in Acetonwasser (4 Teile Aceton, 3 Teile Wasser) löst, bevor man sie zerlegt. Man hat dabei den Vorteil, die Zersetzung besser beobachten zu können als in der Suspension, bei der man keinerlei Kontrolle darüber hat, wann wirklich alles Phosphorwolframat als Bariumsalz vorliegt. Das Filtrat vom Barytniederschlag wird durch verdünnte Schwefelsäure barytfrei gemacht, filtriert und eingeengt; die Lösung darf nicht sauer reagieren. Zur Bestimmung des Histamins in derselben kann man verschiedene Verfahren anwenden.

**1. Verfahren von Abel und Kubota**[1]. Wenn man einer wässerigen Histaminlösung Natriumcarbonat im Überschuß zusetzt und das

[1] Abel, I. J. and S. Kubota: J. of Pharmacol. **13**, 243 (1919).

Gemisch zur Trockne verdampft, so kann man ihr durch Extraktion mit heißem Chloroform das Histamin fast quantitativ entziehen.

**2. Verfahren von Koessler und Hanke**[1]. HANKE und KOESSLER machen das im vorhergehenden erhaltene, die biogenen Amine als Sulfate enthaltende Produkt stark alkalisch und extrahieren wiederholt mit Amylalkohol, wobei allmählich alles Histamin in den Alkohol gehen soll, während Histidin im alkalischen Anteil verbleibt. Obwohl dieses Verfahren sehr umständlich ist und HANKE und KOESSLER bei positivem Ausfall zur Kontrolle selber auf das nachstehend erwähnte KOSSEL-KUTSCHERsche Verfahren zurückgreifen, so wird es wohl in der Praxis das einzig bisher angewandte sein und soll darum in der Übersetzung aus der Originalarbeit kurz angegeben werden: Ist man also bis zur Neutralisation der die barytfreien Imidazole als Sulfat enthaltenden Lösung gelangt, so wird die Lösung durch ein Faltenfilter gegossen. Das Filtrat, welches eine Spur von Ba enthalten kann, wird dann in einer Glasschale im Vakuum zur Trockne gebracht. Der Rückstand wird im kleinstmöglichen Volumen $H_2O$ gelöst, und die Lösung in einem Meßzylinder auf das kleinste, zwischen 10 und 100 cm³ liegende bequeme Volumen aufgefüllt.

*Colorimetrische Bestimmung.* 10 cm³ der Flüssigkeit werden in eine mit Glasstopfen versehene Flasche gebracht, mit 3 g festem Natriumhydroxyd versetzt und sechsmal mit destilliertem Amylalkohol extrahiert, indem man 20 cm³ für jede Extraktion gebraucht. Die vereinten amylalkoholischen Auszüge werden dann fünfmal mit verdünnter $H_2SO_4$ extrahiert, indem man fürs erste Mal 20 cm³ und für jede der vier folgenden Extraktionen 10 cm³ gebraucht. Der Prozeß wird so lange wiederholt, bis die ganze Flüssigkeit extrahiert ist. Die vereinten sauren Auszüge werden auf dem Wasserbade erhitzt und genau mit Baryt neutralisiert. Das heiße Gemisch wird vom Bariumsulfat filtriert und das Filtrat im Vakuum in einem kleinen Glas zur Trockne verdampft. Dieser Rückstand enthält das gesamte Histamin. Wegen der Konzentration der Flüssigkeit geht eine sehr kleine Menge der Aminosäuren auch als Na-Salz in den Amylalkohol. Eine colorimetrische Bestimmung ist in diesem Stadium immer positiv, wegen der Anwesenheit von Histidin. Um das Histidin vollständig zu entfernen, wird der Rückstand mit 10 cm³ $H_2O$ wieder in die oben erwähnte Flasche gebracht, die Lösung mit 3 g NaOH versetzt und, wie oben, in Amylalkohol extrahiert. Die erhaltenen $H_2SO_4$-Auszüge werden schließlich genau mit Baryt neutralisiert. Es wird vom $BaSO_4$ abfiltriert und das Filtrat, das kein Ba mehr enthalten darf, in einem kleinen Kolben im Vakuum zur Trockne gebracht. Der blaugelbe Rückstand wird in $H_2O$ gelöst, auf 25 oder 50 cm³ verdünnt. Das Histamin wird dann colorimetrisch in dieser Fraktion bestimmt. Besteht der Verdacht, daß wieder etwas Histidin in den Amylalkoholauszug gelangt ist, was sich durch die schneller verschwindende Farbe zu erkennen gibt, so wird eine dritte Amylalkoholextraktion ausgeführt. Wenn diese Extraktionen sorgfältig gemacht werden, geht alles Histamin in den Amylalkohol. Zur Aus-

---

[1] KOESSLER, K. K. and M. T. HANKE: J. of physiol. Chem. **39**, 497, 521 (1919).

führung der colorimetrischen Bestimmung sind folgende Reagenzien erforderlich:

*Lösung 1.* 4,5 g Sulfanilsäure werden in 45 cm³ 37proz. HCl (spez. Gew. 1,19) in einem 500-cm³-Kolben gelöst und mit Wasser zur Marke aufgefüllt.

*Lösung 2.* 25 g 90proz. Natriumnitrit werden in Wasser gelöst und auf 500 cm³ im Meßkolben aufgefüllt.

*Lösung 3.* 5,5 g wasserfreies $Na_2CO_3$ werden in Wasser gelöst und auf 500 cm³ aufgefüllt. (Natriumcarbonat von Merck oder Baker.)

*Lösung 4.* 0,5 g vakuumtrockne Methylorange wird in Wasser gelöst und genau auf 500 cm³ verdünnt. Die Lösung ist unbegrenzt haltbar.

*Lösung 5.* 2,5 g vakuumtrocknes Kongorot werden in 50 cm³ abs. Alkohols in einem 500-cm³-Kolben gemischt und bis zur Marke aufgefüllt. Die Lösung ist unbegrenzt haltbar.

*Standardindicatorlösung.* Für die Bestimmung von Histamin und Histidin läßt man 1 cm³ Kongorot und 1,1 cm³ Methylorange in 250 cm³ Wasser, das sich in einem 500-cm³-Meßkölbchen befindet, fließen und füllt mit Wasser bis zur Marke auf. Man darf die Vorratsindicatorlösung nicht in konzentrierter Form mischen, weil sonst eine schnell eintretende Zwischenreaktion die Farbe zerstört. Wird die Lösung richtig zubereitet und verschlossen, so hält sie sich ohne Gefahr 2 Wochen.

*Reagenslösung.* Je 1,5 ccm von Lösung 1 und 2 in einen 50-ccm-Meßkolben füllen, 5 Min. in Eis kühlen, noch 6 ccm von Lösung 2 zugeben, mischen und wieder 5 Min. in Eis stellen. Dann mit dest. Wasser auffüllen und in Eis stehen lassen. Nicht vor Ablauf von 15 Min. in Gebrauch nehmen. Jedesmal frisch herstellen.

*Imidazolbestimmung.* (1—x) cm³ $H_2O$ und 5 cm³ der 1,1proz. Sodalösung werden genau in den rechten Zylinder eines DUBOSQ-Colorimeters eingemessen. 2 cm³ der Reagenslösung füllt man in eine 5-Sek.-Auslaufzeit-2-cm³-Pipette, stellt die Zeit auf die Sekunde genau fest und läßt das Reagens ins Alkali fließen. Der Inhalt des Zylinders wird dann gründlich gemischt, indem man die Flüssigkeit wiederholt bis zum Verschluß hochlaufen läßt; das Mischen soll nicht länger als 30 Sekunden dauern.

x cm³ der Imidazollösung läßt man in den Zylinder fließen, genau 1 Minute nachdem man begonnen hat, das Reagens mit Alkali zu mischen. Der Inhalt des Zylinders wird, wie oben, gründlich gemischt. Der Testzylinder wird im Colorimeter auf 20 eingestellt. Der rechte Zylinder, welcher die Standardindicatorenlösung enthält, wird dann eingestellt, bis die beste Einstellung erreicht ist. (Das ist die umgekehrte Art der Ausführung, wie sie gewöhnlich angewendet wird, wo die Standardlösung auf einen bestimmten Wert eingestellt wird, und die Einstellung des Testzylinders so lange verändert wird, bis eine Übereinstimmung erreicht ist.) In jedem Falle jedoch wird ein Maximum an Farbintensität im Verlauf von 5—10 Minuten erreicht, und bei diesem Punkt bleibt die Farbe, je nach der Art des angewandten Imidazols, für einen Zeitraum von 1—10 Minuten bestehen. Histamin gibt eine sofort eintretende labile Farbe, die ungefähr 1 Minute intensiv bleibt. In jedem Falle sind die weichen Farben die stabileren. Die genauesten Bestimmungen können erreicht werden, wenn man die Imidazollösungsmenge so wählt, daß der Standardzylinder eine Einstellung von 5—20 mm erhält.

Die beschriebene Methode ist nur für 0,01—1 $cm^3$ der Imidazol enthaltenden Lösung anwendbar. Das Gesamtvolumen von $H_2O$ und Imidazollösung soll immer 1 $cm^3$ betragen, so daß, wenn 0,1 $cm^3$ der Imidazollösung gebraucht werden, 0,9 $cm^3$ $H_2O$ in den Testzylinder gefügt werden. Es wäre dann $x = 0{,}1$ $cm^3$ und $1—x = 0{,}9$ $cm^3$.

**3. Verfahren von Kossel und Kutscher**[1]. Die vorerwähnte Methode kontrollieren HANKE und KÖSSLER durch ein von KOSSEL und KUTSCHER ausgearbeitetes Verfahren, das grundlegend für die Imidazolbestimmung geworden ist. Es beruht darauf, daß Silbernitrat, je nachdem es in neutraler oder stark barytalkalischer Lösung zugesetzt wird, drei Fraktionen ergibt: 1. die Histidin-, 2. die Arginin- und 3. die Lysinfraktion (im Filtrat). Da es hier nur auf den Histaminnachweis ankommt, brauchen wir nur zu sagen, daß man das Histamin ursprünglich in der Histidinfraktion vermutete.

**4. Einwände gegen die bisher angeführten Verfahren.** Schon BARGER und DALE[2] beobachteten, als sie Histamin aus Gewebe isolierten, daß der wirksame Bestandteil nicht völlig in die „Histidin"-Fraktion übergeht, sondern sich auf diese und die „Arginin"-Fraktion verteilt.

Durch diese Beobachtungen, der bald andere von DALE und DUDLEY[3] folgten, wurden die bis dahin für den Histaminnachweis fast als klassisch geltenden Methoden sehr erschüttert. Es zeigte sich nämlich, daß, wie schon eingangs erwähnt, ein strenger Unterschied zwischen reinen, durch Auflösung von synthetischem oder natürlichem Histamin gewonnenen Lösungen zu machen ist und solchen, die Histamin enthalten, das aus Organextrakten gewonnen wird und mit Stoffen verschiedenster Art verunreinigt ist. Eine Zusammenfassung aller Beobachtungen dieser Art liegt in einer Arbeit von BEST, DALE, DUDLEY und THORPE vor[4]. Diese Forscher, die die Versuchsanordnungen der bislang üblichen Methoden des Histaminnachweises sehr genau nachprüften, fanden:

1. Daß Histamin, welches in konzentrierter, ziemlich reiner Lösung, aus Organextrakten gewonnen vorlag, mit heißem Chloroform (ABEL und KUBOTA) bei weitem *nicht quantitativ* extrahiert werden konnte.

---

[1] KOSSEL, A. und F. KUTSCHER, zitiert nach GUGGENHEIM, M.: Die biogenen Amine S. 23.

[2] BARGER, G. and H. H. DALE: J. chem. Soc. Lond. **97**, 2592 (1910).

[3] DALE, H. H. and H. W. DUDLEY: J. of Pharmacol. **18**, 27 (1921).

[4] BEST, C. H., DALE, H. H., DUDLEY, H. W. and W. V. THORPE: J. of Physiol. **62**, 397 (1927).

2. Daß in einer ebensolchen Lösung auch das HANKE-KÖSSLERsche Amylextraktionsverfahren versagte, wenigstens in quantitativer Hinsicht.

3. Daß ein kleiner, aber nachweisbarer Teil sich der Phosphorwolframsäurefällung entzog.

4. Daß die PAULYsche Reaktion in manchen Fällen nicht eintrat, in denen die Anwesenheit von Histamin als unbedingt sicher gelten mußte.

5. Daß das Kochen derartiger, Organstoffreste enthaltende Histaminlösungen mit Alkali schädlich auf das Histamin wirkte, während reine Histaminlösungen eine derartige Behandlung vertrugen.

6. Daß drei Volumina Aceton aus alkoholischen Lösungen von Organextrakten die blutdrucksenkende Substanz fällen, während reine Histaminlösungen nicht gefällt werden.

Diese Befunde sind allerdings immer auf Grund von physiologischen Gegenversuchen aufgestellt worden, doch haben die Verfasser bei negativen Resultaten den Versuchslösungen Histamin in Substanz zugesetzt, ohne daß es ihnen gelang, die zugesetzte Menge wieder zurückzugewinnen. Dies scheint so bedenklich, daß man nicht mehr an der absoluten Richtigkeit der alten Methoden festhalten kann.

**5. Verfahren von Best, Dale, Dudley und Thorpe zur Isolierung von Histamin.** Die englischen Forscher[1 2] haben darum eine andere Methode angewendet, von der sie zwar wissen, daß sie nicht quantitativ ist, die dafür aber ein reines Histaminsalz liefert. Sie halten sich an die vorher ausgeführten Reinigungsmethoden und benutzen die KUTSCHERsche Silbernitratfällungsmethode, wobei sie die Arginin-Histidinfraktion zusammen fällen, diese wieder lösen und daraus das Histamin als Pikrat fällen; auch dabei sind die in dieser Fraktion enthaltenen basischen Salze noch störend. Es galt also, eine Methode zu finden, durch die man die Basen von den basischen Salzen in der Histidin-Argininfraktion trennen konnte. Wenn man die Lösung, die nach Entfernung von Baryt die Imidazole als Sulfate enthält, mit einer Silbernitratlösung, die durch Barytwasser stark alkalisch gemacht ist, fällt, den Niederschlag abfiltriert, auswäscht und wieder löst, so resultiert eine Lösung, die beide Basen und basische Salze enthält. Erfolg oder Mißlingen der Histaminisolierung hängt nun davon ab, bis zu welchem Grade die Verunreinigungen aus der Lösung entfernt werden können, bevor man Pikrinsäure zusetzt, um das Histamin zu fällen. Man konnte häufig noch weitere Histamin-

[1] BEST, C. H., DALE, H. H., DUDLEY, H. W. and W. V. THORPE: J. of Physiol. **62**, 397 (1927).

[2] THORPE, W. V.: Biochemic. J. **22**, 94 (1928).

mengen gewinnen, wenn man die Pikrinsäure aus der Mutterlauge abschied und den Rückstand nochmals der Fraktionierung unterzog.

Die Methode, die sich als die befriedigendste bei den Versuchen von BEST, DALE, DUDLEY und THORPE erwies, war die, daß „man die konzentrierte Lösung mit einem großen Überschuß von Baryt behandelte, zuweilen unter Zusatz von ein wenig Gips und nach sorgfältiger Trocknung und Pulverisierung mit absolutem Äthylalkohol im Soxhletapparat extrahierte. Geringe Verluste an aktivem Material sind dabei unvermeidlich, aber aus dem alkoholischen Extrakt wird durch Fällung mit Pikrinsäure reines Histaminpikrat gewonnen".

Man hat also augenblicklich keine zuverlässige Methode an der Hand, um Histamin quantitativ nachzuweisen. Doch dürfte, da es sich bei Bestimmungen von Histamin in Organen wohl stets um relative Unterschiede handelt, und die Fehlerquellen bei gleicher Aufarbeitung die gleichen sind, die HANKE-KÖSSLERsche Methode immerhin Resultate liefern, die, wenn sie auch den absoluten Histamingehalt nicht gewährleisten, so doch einen gewissen Aufschluß über die Verteilung des Histamins im Körper geben.

### d) Der biologische Nachweis von Histamin.

Die chemischen Methoden zum Nachweis des Histamins sind kompliziert und verlustreich und erfordern verhältnismäßig große Mengen an Ausgangsmaterial; sie sind darum für zahlreiche biologische Fragestellungen ungeeignet. Aus diesem Grunde versucht man, den unbekannten Stoff durch biologische Reaktionen als Histamin zu identifizieren. Mit all diesen Reaktionen können wir jedoch nur nachweisen, daß es sich um histaminähnliche Stoffe handelt. Die Ähnlichkeit wird natürlich um so größer, je mehr Reaktionen wir anwenden. Und es ist darum notwendig, immer mehrere Reaktionen zu benutzen. Handelt es sich um quantitative Versuche, so kann die Ähnlichkeit noch dadurch verstärkt werden, daß wir feststellen, ob sich bei den verschiedenen Reaktionen jedesmal der gleiche Gehalt an histaminähnlichen Stoffen ergibt.

Der seltsame Befund von HARRIS[1], daß reine alkoholische Haut- und Lungenextrakte von Säugetieren einen geringeren Gehalt an Histamin oder histaminähnlichen Stoffen ergaben, wenn an Stelle der Blutdruckwirkung an der Katze die dreifache Reaktion der menschlichen Haut zur Auswertung benutzt wurde, konnte von GRANT und JONES[2] nicht bestätigt werden. Anderer-

[1] HARRIS, K. E.: Heart 14, 161 (1927).
[2] GRANT, R. T. und T. D. JONES: Heart 14, 337 (1929).

seits zeigten sie, daß in der Froschhaut ein Stoff enthalten ist, der nicht Histamin ist, der aber in seiner Wirkung dem Histamin sehr ähnelt. Versucht man eine bestimmte Konzentration dieses Stoffes gegen Histamin auszuwerten, so zeigt sich, daß die Wirkung auf den Blutdruck der Katze einer anderen Histaminkonzentration entsprechen würde als die Wirkung auf den Meerschweinchenuterus oder auf die menschliche Haut (s. S. 462).

Die Amine, die durch Bakterien gebildet werden können, und die glatte Muskulatur und den Blutdruck in ähnlicher Weise wie Histamin beeinflussen können (s. S. 35), sind ein weiteres Beispiel dafür, wie vorsichtig man in der Beurteilung der mit biologischen Methoden gewonnenen Ergebnisse sein muß. (Vergleiche hierzu Vorkommen von Histamin im Organismus.)

Nicht alle Histaminreaktionen eignen sich zum biologischen Nachweis des Histamins. Von einer geeigneten Reaktion verlangen wir, daß sie einmal eine gewisse Spezifität hat, d. h. daß wir die Möglichkeit haben, auf Grund einer positiv ausfallenden Reaktion zahlreiche andere Körper ausschließen zu können. Weiter muß sie empfindlich sein, damit noch geringe Mengen nachweisbar sind, und es muß sich außerdem um eine leicht handliche Methode handeln. Wir haben keine Histaminreaktion, die all diesen Anforderungen gleich gut entspricht. Bei den folgenden Reaktionen, die für den biologischen Nachweis am häufigsten verwendet werden, zeichnet sich eine z. B. mehr durch Empfindlichkeit, eine andere mehr durch ihre Spezifität aus. Es handelt sich um folgende vier Reaktionen:

1. Die Kontraktion der glatten Muskulatur des Meerschweinchendarmes und -Uterus,
2. die blutdrucksenkende Wirkung bei atropinisierten Katzen,
3. die Magensaftsekretion nach subcutaner Injektion.
4. die blutdrucksteigernde Wirkung am ätherisierten und atropinisierten Kaninchen.

*Zu 1.* Als erster verwendete KEHRER[1] den Meerschweinchenuterus als pharmakologisches Untersuchungsobjekt; er wurde dann von DALE und LAIDLAW[2] als Testobjekt zur Untersuchung von Histamin und histaminähnlichen Stoffen benutzt.

Das isolierte, im Bade aufgehängte Uterushorn des Meerschwein-

[1] KEHRER, E.: Arch. f. exper. Path. 58, 366 (1908).

[2] DALE, H. H. and P. P. LAIDLAW: J. of Physiol. 41, 318 (1910/11); J. of Pharmacol. 4, 75 (1912).

chens reagiert verschieden stark auf Histamin. Vergleichende Untersuchungen sind darum nur am gleichen Präparat oder an den beiden Uterushörnern eines Tieres möglich. Am empfindlichsten ist der virginelle Uterus, der darum auch allein zur Auswertung von Präparaten benutzt wird. Um schwangere Meerschweinchen mit Sicherheit auszuschalten, müssen die weiblichen Tiere gleich nach der Entwöhnung von den männlichen isoliert werden. Am brauchbarsten sind Tiere zwischen 230 bis 270 g vor der Geschlechtsreife (vorm ersten Östrus); ungeeignet sind die Meerschweinchen während des Östrus, weil der Uterus dann geschwollen und gestaut ist; wird ein Horn eines solchen Uterus im Bade aufgehängt, so setzen sofort kräftige spontane Rhythmen ein. Während des Dioöstrus können die Tiere benutzt werden; zu dieser Zeit ist die Vaginalöffnung vollständig mit einer Epithelschicht bedeckt; dieses ist (bei Ausschluß der Schwangerschaft) ein Zeichen für die Brauchbarkeit des Tieres.

Über Einzelheiten des Vorgehens bei quantitativen Versuchen s. Burn[1]. Der virginelle Uterus kontrahiert sich noch bei Konzentrationen von 1 : 25000000 und teilweise noch bei Konzentrationen von 1 : 250000000.

Guggenheim und Löffler[2] benutzten nicht den Uterus, sondern den Dünndarm des Meerschweinchens; es ist dies die alte Magnussche Methode[3] am überlebenden Darm. Sie hat vor der Uterusmethode den Vorteil, daß man von einem Darm zahlreiche Kurven erhalten kann. Man braucht nämlich jedesmal nur Stücke von $1^1/_2$—2 cm Länge und kann den Darm vom Duodenum bis zum Cöcum benutzen. Weiter ist der Darm mindestens ebenso empfindlich wie der Uterus, er reagiert noch gut auf Konzentrationen von 1:250000000 Histaminchlorhydrat. Watanabe[4] fand in unserem Institut meist noch 1:1000000000 gut wirksam.

Eine Histaminkonzentration von 1:1000000000 bedeutet bei einem Badeinhalt von 10 cm³ — mit welcher Flüssigkeitsmenge sich bei einiger Übung gut arbeiten läßt — den Nachweis von 0,00001 mg Histamin. Die absolute Empfindlichkeit ist aber nicht allein ausschlaggebend. Wichtiger für zahlreiche biologische Fragestellungen ist die Feststellung von Konzentrationsunterschieden. Nach El-

[1] Burn, J. H.: Methods of Biological Assay. Oxford. Univ. Press 1928.
[2] Guggenheim, M. und W. Löffler: Biochem. Z. **72**, 303 (1916).
[3] Magnus, R.: Pflügers Arch. **102**, 123 (1904).
[4] Watanabe (unveröffentlichte Versuche).

LINGER[1] lassen sich aber ebenso wie beim Blutdruckversuch der Katze „mit Sicherheit nur gröbere Konzentrationsänderungen, nämlich $^1/_{100}$, $^1/_{300}$, $^1/_{500}$, $^1/_{1000}$ mg voneinander" unterscheiden.

Beim Auswerten von Gewebsextrakten am in Tyrodelösung aufgehängten Meerschweinchendarm muß man die zu prüfende Flüssigkeit auf Badtemperatur bringen, weil die Kontraktion schwächer ausfällt, wenn die Temperatur der zugefügten Flüssigkeit niedriger ist[2] (vgl. S. 158 und Abb. 21 auf S. 175).

*Zu 2.* Nach BURN[3] lassen sich an der mit Äther narkotisierten Katze Histaminmengen, die um 20 vH differieren, noch an der verschieden stark blutdrucksenkenden Wirkung unterscheiden. Nach BEST[4] lassen sich sogar Unterschiede um 15 vH feststellen. Im Gegensatz hierzu fand ELLINGER bei Auswertung von Histaminmengen, die besonders gering waren, keine so feinen Unterschiede. Er konnte mit Sicherheit nur $^1/_{100}$, $^1/_{300}$, $^1/_{500}$ und $^1/_{1000}$ Histaminchlorhydrat voneinander unterscheiden. Dies sind prozentualiter viel gröbere Unterschiede. Bei dazwischenliegenden Histaminmengen waren die Abweichungen in den Blutdrucksenkungen noch im Bereiche der Fehlergrenze. ELLINGER benutzte nicht in allen Fällen Äther, sondern meistens Urethan als Narkoticum. Es ist vielleicht möglich, daß urethanisierte Katzen gegen verschiedene Histaminkonzentrationen weniger empfindlich sind als Katzen in Äthernarkose. Da die absolute Empfindlichkeit der verschiedenen Katzen gegen Histamin sehr verschieden ist, sind auch die Histaminschwellen, die mit dieser Methode nachgewiesen werden können, verschieden. Bei günstigen Präparaten läßt sich noch 0,000001 mg gelegentlich nachweisen[5].

Um die Wirkung von Cholin- und Acetylcholinbeimengungen auszuschalten, muß man vorher Atropin geben.

*Zu 3.* Besonders geeignet zum Nachweis geringer Histaminmengen ist die Wirkung auf die Magendrüsen. Der Nachweis muß am nicht narkotisierten Tiere ausgeführt werden, weil die Narkose die Histaminmagensaftsekretion abschwächt (s. S. 108). Welche Tiere am empfindlichsten sind, ist bisher noch nicht untersucht worden. Beim Hunde konnte POPIELSKI[6] noch nach 0,0033 mg Histamin

---

[1] ELLINGER, FR.: Arch. f. exper. Path. **136**, 129 (1929); Ebenda **149**, 343 (1930). [2] SCHULTE, H. (unveröffentlicht).

[3] BURN, J. H.: Methods of Biological Assay. Oxford. Univ. Press 1928.

[4] BEST, C. H.: J. of Physiol. **67**, 256 (1929).

[5] ELLINGER, FR. (mündliche Mitteilung).

[6] POPIELSKI, L.: Pflügers Arch. **178**, 214 (1920).

pro Kilogramm Körpergewicht eine Magensaftabsonderung nachweisen.

*Zu 4.* Diese Reaktion hat praktisch eine große Bedeutung, auf die wir beim Vorkommen von Histamin im Organismus noch im einzelnen zu sprechen kommen. Es ist notwendig die Versuche in Äthernarkose auszuführen, weil nur bei dieser Form der Narkose regelmäßig ein Ansteigen des Blutdruckes nach Histamin auftritt. Bei Kaninchen in Urethan- oder Chloralosenarkose kann Histamin den Blutdruck dagegen senken. Hierauf gehen wir auf S. 121 näher ein. Die praktische Bedeutung der blutdrucksteigernden Wirkung liegt darin, daß im Organismus Stoffe vorkommen, die in ihrer Wirkung auf die glatte Muskulatur des Darmes und Uterus sowie auf den Blutdruck der Katze ebenso wie Histamin wirken. Sie unterscheiden sich vom Histamin aber darin, daß sie stets eine Blutdrucksenkung beim Kaninchen hervorrufen, auch in den Fällen, bei denen Histamin ein Ansteigen bewirkt. Mit Recht betonen daher MAJOR und WEBER[1], daß die Blutdruckwirkung beim Kaninchen den „entscheidenden Versuch" für das Problem der in Organextrakten enthaltenen Stoffe darstellt. Dies ist bisher noch nicht genügend berücksichtigt worden, und viele der bisher angestellten Untersuchungen bedürfen darum einer Nachprüfung am Blutdruck des Kaninchens.

Der Blutdruckanstieg beim Kaninchen würde die ideale biologische Methode für das Histamin darstellen, wenn die Reaktion empfindlicher wäre. An dem mit Äther narkotisierten und atropinisierten Kaninchen läßt sich ein deutliches Ansteigen des Blutdruckes aber erst nach 0,1—0,2 mg Histamin beobachten; das bedeutet, daß es sich nur lohnt solche Lösungen zu untersuchen, die den Stoff in verhältnismäßig hoher Konzentration enthalten. Die vorherige Atropinisierung ist notwendig, um Cholin und Acethylcholin auszuschalten.

Außer diesen vier Reaktionen lassen sich natürlich noch andere verwenden. Die Wahl hängt dabei jeweils von den verschiedenen Versuchsbedingungen ab. Eine gute biologische Methode zum Nachweis größerer Mengen Histamin oder histaminähnlicher Substanzen ist z. B. auch die Histaminrektion beim unversehrten Meerschweinchen. Ein 200 g schweres nicht narkotisiertes Tier wird für gewöhnlich bereits durch 0,05 mg Histamin getötet. Das Tier stirbt an der durch Bronchiolenkonstriktion herbeigeführten Asphyxie.

[1] MAJOR, R. H. and C. H. WEBER: J. of Pharmacol. 37, 367 (1929).

Eine ziemlich spezifische Reaktion ist die erschlaffende Wirkung auf den glatten Uterusmuskel der Ratte. Doch eignet sich diese Reaktion weniger zum biologischen Nachweis, da der Uterusmuskel durch geringe Histaminkonzentrationen nicht regelmäßig erschlafft wird (s. S. 169).

Die physiologischen Probleme, die mit den biologischen Methoden des Histaminnachweises gelöst werden sollen, bergen teilweise noch besondere Schwierigkeiten, auf die wir hier eingehen müssen. Zahlreiche physiologische und pathologische Regulationen, die wir im einzelnen ausführlicher besprechen wollen, werden darauf zurückgeführt, daß Histamin oder histaminähnliche Stoffe freiwerden, die die betreffenden Regulationen ausüben.

Um diese Substanzen nachzuweisen, ist man von folgenden Überlegungen ausgegangen.

1. Die freiwerdenden Stoffe diffundieren ins Blut, und man kann sie hier nachweisen.

2. Die Gewebe enthalten normalerweise Histamin in irgendeiner noch unbekannten, vielleicht unwirksamen Form; wird es durch verschiedene Reize frei, so müssen die Gewebsdepots *weniger Histamin* enthalten, folglich müssen Extrakte dieser Gewebe nach den Reaktionen weniger Histamin oder histaminähnliche Stoffe enthalten als vor denselben.

3. Das Histamin wird in den Geweben erst durch die Reizung gebildet. Es müßten demnach Extrakte von Geweben nach der Reizung *größere Mengen Histamin* enthalten als vorher.

Wir wollen diese drei Möglichkeiten, unter denen Histamin frei und nachweisbar werden kann, besprechen.

*Nachweis von Histamin oder histaminähnlichen Substanzen im Blut und in anderen Körperflüssigkeiten.* Eine Schwierigkeit für den biologischen Nachweis von Histamin oder histaminähnlichen Substanzen, die im Gewebe frei werden und ins Blut diffundieren, ist die, daß der Organismus diese Stoffe sehr schnell entgiften kann, wie es vor allem die Versuche von OEHME[1] und von GUGGENHEIM und LÖFFLER[2] zeigen. Man kann einem Kaninchen langsam, d. h. im Laufe von 1 Stunde, das Mehrfache der letalen Dose intravenös infundieren, ohne daß das Blut pharmakologisch wirksam ist, oder daß Symptome einer Histaminwirkung auftreten

[1] OEHME, C.: Arch. f. exper. Path. **72**, 76 (1913).

[2] GUGGENHEIM, M. und W. LÖFFLER: Biochem. Z. **72**, 325 (1916).

(vgl. dazu aber die Versuche von KOSKOWSKI und KUBIKOWSKI auf S. 81).

Diese Versuche zeigen, daß es kaum gelingen wird, Histamin oder histaminähnliche Stoffe im Blut nachzuweisen, wenn die Substanzen nicht in großen Mengen in der Zeiteinheit in das Blut diffundieren; sie zeigen weiter, daß negative Versuchsergebnisse noch nicht beweisen, daß im Blut kein Histamin oder histaminähnliche Substanzen vorhanden sind.

Eine weitere, leichter zu überwindende Schwierigkeit für den Nachweis von Histamin oder histaminähnlichen Substanzen im Blut ist die, daß sich im Blut, das man außerhalb des Organismus aufbewahrt, sehr schnell Stoffe bilden, die pharmakologisch dem Histamin ähneln. Es handelt sich dabei wahrscheinlich auch um Amine. Sie entstehen vor allem bei der Gerinnung und sind darum stets im Serum vorhanden. Will man im Serum Histamin biologisch nachweisen, so darf man nur ganz geringe Mengen verwenden (3—10 Tropfen). Bei Zusatz größerer Mengen, z. B. schon von 3 $cm^3$ zu einem Bade von 90 $cm^3$ Inhalt, bewirkt das Serum selber eine so starke Tonussteigerung des Meerschweinchendarmes oder -uterus, daß die Wirkung nicht stärker wird, wenn man dem Serum 0,001 mg Histamin zusetzt. Selbst ein so hoher Histamingehalt wie 0,0003 mg pro Kubikzentimeter wird also durch die wirksamen Substanzen des Serums verdeckt. Da beim Fällen des Serums mit Alkohol das wirksame Prinzip desselben ebenso wie das Histamin in diesen übergeht, sind auch alkoholische Extrakte für den biologischen Nachweis oft nutzlos. Diese Schwierigkeit ist vor allem von FREUND[1] erkannt worden, der darum zum Nachweis von im Blut kreisenden Substanzen *Frischblutextrakte* anwendete.

Das Blut wird unmittelbar aus der Arterie eines Tieres in Alkohol aufgefangen, das Filtrat eingeengt, zur Trockne verdampft, erneut in Alkohol aufgenommen und wieder zur Trockne verdampft. Der Rückstand wird dann in Ringer aufgenommen (näheres siehe Originalarbeit). Diese *Frischblutextrakte* waren biologisch bei den verschiedensten biologischen Testobjekten unwirksam. Leider wurde der glatte Muskel vom Meerschweinchenuterus oder -darm nicht untersucht. Beim Menschen kann man Blut zur Herstellung von Frischblutextrakten aus den nicht zu stark gestauten Venen nehmen, dabei muß man darauf achten, daß die Blutentnahme möglichst glatt vor sich geht, und daß kein Blut an der Gefäßwand zur Gerinnung kommt, weil dadurch ein Versuchsfehler entsteht. So reagieren zum Beispiel

[1] FREUND, H.: Arch. f. exper. Path. **91**, 272 (1921).

Frischblutextrakte, die aus den Ohrvenen von Kaninchen entnommen werden, stets positiv, weil dabei Gerinnungsmöglichkeiten unvermeidlich sind.

Bei dem Nachweis von Substanzen in Frischblutextrakten ist es weiter notwendig, daß die zur Prüfung verwendeten Extraktmengen nicht einer zu geringen Menge Blut entsprechen. Z. B. benutzte BODENSTAB[1] Mengen, die jeweils 0,5 $cm^3$ Blut entsprachen, es besagt dann natürlich wenig, wenn es nicht gelingt, in diesen geringen Blutmengen Stoffe nachzuweisen.

Wollen wir das Entstehen oder Verschwinden von Histamin oder histaminähnlichen Stoffen in den Geweben selber biologisch nachweisen, so ist auch hier die Schwierigkeit die, daß alle Gewebsextrakte bereits unter gewöhnlichen Umständen Histamin oder histaminähnliche Stoffe enthalten und daß selbst die biologischen Methoden, mit denen sich noch geringe Mengen Histamin nachweisen lassen, wenig empfindlich gegen Konzentrationsunterschiede sind. Handelt es sich darum, nur den Gehalt eines Gewebes an Histamin oder histaminähnlichen Stoffen festzustellen, so ist es unbedingt notwendig, frisches Gewebe zu verwenden, da durch bakterielle Tätigkeit Histamin entstehen kann und durch Autolyse andererseits Histamin zerstört wird (s. S. 104).

Zum biologischen Nachweis des Histamins in den Geweben können verschiedene Extraktionsverfahren angewendet werden, von denen wir einige im folgenden wiedergeben.

Von vielen Autoren[2 3] werden gewöhnliche alkoholische Auszüge des zerkleinerten oder mit Quarzsand verriebenen Gewebes ausgeführt. Der Alkohol wird dann im Vakuum verdampft und der Rückstand mit physiologischer NaCl-Lösung aufgenommen, oder vorher mit Äther ausgeschüttelt, um das Fett zu entfernen.

BEST[4] empfiehlt die von ihm gemeinsam mit MC HENRY ausgearbeitete Methode, nach welcher das klein zerhackte Gewebe mit konzentrierter HCl (50 $cm^3$ HCl für 20 g Gewebe) versetzt und unter einem Rückflußkühler kurz zum Kochen erhitzt wird. Die Flüssigkeit wird dann eine halbe Stunde auf etwa $95^0$ weiter erwärmt und danach im Vakuum bis beinahe zur Trockne eingedickt. Der Rückstand wird 2—3mal mit 95proz. Alkohol behandelt, der durch Vakuumdestillation entfernt wird. Der Rückstand wird dann in destilliertes Wasser gebracht und 40proz. NaOH-Lösung bis zur neutralen Reaktion auf Lackmus zugefügt. Die Mischung wird filtriert. Das klare Filtrat kann 2 vH NaCl enthalten. Diese Mengen stören nicht die physiologische Auswertung am Blutdruck der Katze.

---

1 BODENSTAB, E.: Z. f. exper. Med. **63**, 758 (1928). 2 HARRIS, E. K.: Heart **14**, 161 (1927). 3 GRANT, R. T. und T. D. JONES: Ebenda **14**, 339 (1929). 4 BEST, C. H.: J. of. Physiol. **67**, 256 (1929).

RIGLER[1] fügte dem mit Quarzsand verriebenen Gewebe einfach die gleiche Menge physiologischer NaCl-Lösung zu, säuerte den Brei bis zur lackmussauren Reaktion mit Essigsäure an und kochte ihn im Dampfsterilisator eine Stunde. Das ausgefallene Eiweiß wurde dann abfiltriert.

Das Zufügen von Essigsäure birgt bei der physiologischen Auswertung am Blutdruck der Katze eine Fehlerquelle in sich. BAUER und RICHARDS jr.[2] haben nämlich gezeigt, daß Na-, K- und Ca-Acetate den Blutdruck der atropinisierten Katze ebenfalls senken, während der Blutdruck des Kaninchens sogar etwas erhöht wird, was SCHILF und WOHINZ[3] für Uranylacetat bestätigen konnten.

Auf der Wirkung von Acetaten beruht auch die Beobachtung, daß Gewebsextrakte, die zur chemischen Isolierung des Histamins aufgearbeitet werden, nach der Behandlung mit Bleiacetat (siehe S. 18) den Blutdruck stärker senken als die ursprünglichen Extrakte und so einen zu hohen Histaminwert ergeben[4]. Außer den Acetationen können noch größere Beimengungen von Kaliumsalzen durch ihre schädigende Wirkung auf den Herzmuskel die Histaminblutdrucksenkung verstärken[2].

ELLINGER[5] hat seine Extraktionen mit heißem Chloroform ausgeführt. Wir können dieses Verfahren nicht empfehlen, denn MACHOL und WOHINZ[6] fanden, daß dabei die aus der Meerschweinchenlunge und Leber mit Alkohol extrahierbaren Stoffe nicht in das Chloroform übergehen, und daß auch aus reinen Lösungen von Histaminsalzen das Histamin nicht quantitativ in das Chloroform übergeht. Sie wendeten genau dasselbe Verfahren wie ELLINGER an. (Vergleiche hierzu auch die Bemerkungen von BEST, DALE, DUDLEY und THORPE auf S. 22 über die Möglichkeit Histamin mit Chloroform aus Organextrakten zu extrahieren; siehe auch S. 13.) Zur Entfernung der Fette schüttelt ELLINGER die nach der Vakuumdestillation zurückbleibende ölige Flüssigkeit von etwa 30 cm³ in einem Schütteltrichter 3mal mit je 50 cm³ salzsaurem Wasser (Konz. n/100 HCl) aus. „Es wurde abgewartet bis sich das Fett nach oben abgesetzt hatte und dann die Flüssigkeitsmenge in einen Meßzylinder abgelassen. Hierbei wurde das Fett fest und hielt etwas Wasser zurück. Vor der nächsten Abschüttelung mußte daher das Fett durch Schwenken des Schütteltrichters in warmem Wasser gelöst werden. So gelang es, mit einem durchschnittlichen Fehler von 8,6 vH das zugegebene salzsaure Wasser wiederzugewinnen und den histaminähnlichen Körper aus dem Fett frei zu setzen.“ Die einzelnen Portionen wurden vereinigt und durch Vakuumdestillation eingeengt.

Stellt man die Extrakte mit Amylalkohol her oder will man die Amylfraktion biologisch auf Histamin hin untersuchen[7], so muß man sehr sorgfältig darauf achten, daß der Amylalkohol bei der Vakuumdestillation

---

[1] RIGLER, R.: Wien. klin. Wschr. **41**, 434 (1928). [2] BAUER, W. and W. RICHARDS, jun.: J. of Physiol. **66**, 371 (1928). [3] SCHILF, E. und R. WOHINZ (unveröffentlicht). [4] DALE, H. H. and H. W. DUDLEY: J. of Physiol. **68**, 97 (1929). [5] ELLINGER, FR.: Arch. f. exper. Path. **136**, 129 (1929); Ebenda **149**, 343 1930. [6] MACHOL, G. und R. WOHINZ (unveröffentlicht). [7] KOESSLER, K. K., HANKE, M. T. und SHEPPARD: J. inf. Dis. **43**, 363 (1928).

auch vollständig entfernt wird, da selbst Spuren desselben noch starke pharmakologische Reaktionen auf Gefäße und Blutdruck ausüben[1].

Die bisher besprochenen Möglichkeiten des Nachweises lassen sich in vielen Fällen vereinfachen. Nehmen wir an, daß bei einer örtlich ablaufenden Reaktion Histamin oder histaminähnliche Stoffe in ausreichender Konzentration frei werden und ins Blut diffundieren, so müssen sie allgemeine Histaminreaktionen an den glatten Muskeln, am Blutdruck und an den Magendrüsen auslösen. Diese Reaktionen lassen sich dann am selben Tiere nachweisen. Das Verfahren ist z. B. beim Menschen angewendet worden, an welchem festgestellt wurde, daß mechanische Reizung der Haut Substanzen freimacht, die eine Blutdrucksenkung und Magensaftsekretion bedingen (s. S. 413). Am Tier wurde gezeigt, daß nach lokalen Reaktionen (Anaphylaxie, s. S. 497) Blutdrucksenkung und Kontraktion glatter Muskeln auftreten, ein Zeichen, daß histaminähnliche Substanzen ins Blut gelangt sein müssen. Dieses Verfahren, örtlich freiwerdende Substanzen an Allgemeinreaktionen desselben Tieres nachzuweisen, ist viel feiner als die vorher besprochenen Methoden. Es sollte darum stets zuerst angewendet werden, wenn man überhaupt nachweisen will, ob bei einer lokalen Reaktion Stoffe frei werden. Denn, um diese Stoffe zu isolieren und biologisch an anderen Tieren oder an biologischen Präparaten auszuprobieren, bilden sie sich oft in viel zu kleinen Mengen.

Bei diesen Allgemeinreaktionen kann man weiter gewisse Unterschiede machen. Werden die Stoffe plötzlich in großer Konzentration frei (wie z. B. beim anaphylaktischen Shock), so sind besonders die Reaktionen am Blutdruck und an den glatten Muskeln zu verwenden. Werden die Stoffe dagegen nur ganz allmählich im Laufe eines längeren Zeitraumes frei, so werden wir vor allem die Magensaftsekretion wählen, weil diese Reaktion dann auftritt, wenn die Substanzen über längere Zeit in geringer Konzentration ins Blut gelangen.

Sind die Mengen, die bei einer lokalen Reaktion ins Blut diffundieren, zu gering, um allgemeine Reaktionen auszulösen, so kann uns der Verlauf der lokalen Reaktion selber einen Hinweis geben, ob sie auf dem Freiwerden von histaminähnlichen Stoffen beruht. Diese Möglichkeit hat Th. Lewis bei den Gefäßreaktionen der menschlichen Haut in weitgehender Weise herangezogen. Aus der langen Dauer, dem Ausbreiten der Reaktion in Hautabschnitte,

[1] Heide, E. und E. Schilf: Z. f. Kreislaufforschg **21**, 673 (1929).

die bestimmt nicht von der ursprünglichen Reizung betroffen wurden, konnte LEWIS den Schluß ziehen, daß sie auf dem Freiwerden von (histaminähnlichen) Stoffen beruhen. Wir haben diese Beobachtungen und Methoden ausführlich in dem Kapitel über die Hautreaktionen besprochen, s. S. 409. Über die große Bedeutung der dreifachen Reaktion für das Freiwerden histaminähnlicher Substanzen, siehe auch S. 409.

### e) Entstehen und Vorkommen von Histamin.

**1. Durch bakterielle Decarboxylierung von Histidin.** Das Vorkommen von Histamin in der Natur ist zu einem großen Teil daran gebunden, daß zahlreiche Bakterien Histidin decarboxylieren und so Histamin bilden können. Solche Bakterien wurden zuerst von BERTHELOT und BERTRAND[1] im *Darminhalt* normaler und enteritiskranker Menschen gefunden. Es handelte sich hier um einen Bacillus vom Typus des Pneumococcus FRIEDLAENDER, den sie Bacillus aminophilus nannten. MELLANBY und TWORT[2] fanden in Faeces einen gramnegativen Bacillus der Coligruppe, und O'BRIEN[3] konnte kurze Zeit später bereits 30 verschiedene Bakterienspecies nachweisen, die Histamin bildeten.

Diese Fähigkeit ist auf die Bakterien der Coli-Typhoidgruppe beschränkt[1]. Wir können die Bakterien in drei Klassen[5] einteilen: 1. die, die Histidin decarboxylieren, 2. die, die Tyrosin decarboxylieren und 3. die, die weder Histidin noch Tyrosin decarboxylieren. Diejenigen, die Histidin in Histamin umwandeln, decarboxylieren Tyrosin nicht[4 5 6]. Es besteht somit eine ausgeprägte Spezifität der einzelnen decarboxylierenden Bakterien. Die Fähigkeit der Decarboxylierung kann bei einigen Bakterien anscheinend unbegrenzt erhalten bleiben. Ein Histidindecarboxylator von HANKE und KOESSLER[4] hat diese Fähigkeit bereits seit 10 Jahren. Andere verlieren sie dagegen schnell. Dies gilt z. B. für die grampositiven Bakterien, wenn sie auf künstlichen Nährböden wachsen. Die Bakterien können auch die Fähigkeit der Decarboxylierung erwerben.

---

[1] BERTHELOT, A. et D. M. BERTRAND: C. r. Acad. Sci. Paris **154**, 1643 (1912).

[2] MELLANBY, E. and F. W. TWORT: J. of Physiol. **45**, 53 (1912/13).

[3] O'BRIEN, R. A., angeführt nach BARGER: Abderhaldens Handb. d. biochem. Arbeitsmethoden **8**, 266 (1915).

[4] KOESSLER, K. K., HANKE, M. T. and M. S. SHEPPARD: J. inf. Dis. **43**, 363 (1928).

[5] HANKE, M. T. and K. K. KOESSLER: J. of biol. Chem. **59**, 835, 867 (1924).

[6] HANKE, M. T. and K. K. KOESSLER: Ebenda **50**, 131 (1922).

Die Decarboxylierung des Histidins tritt nur auf, wenn das Nährmedium N und Kohlehydrat enthält. Bei Abwesenheit von N bleibt Histidin unverändert oder wird desaminiert. Bei Abwesenheit von Kohlehydrat wird der Imidazolring zerstört. Zusätze von Leucin, Alanin, Arginin, Glycin oder Pepton vermehren das Wachstum der Colibacillen und die Ausbeute an Histamin. Das Cystin wirkt entgegengesetzt [1]. Im Herbivorendarm scheinen keine Histaminbildner vorzukommen (s. S. 76).

Maßgebend für die Umwandlung des Histidins in Histamin (und ebenso des Tyrosins in Tyramin) ist vor allem die Wasserstoffionenkonzentration des Nährmediums [1 2 3]. Die Decarboxylation findet nur in saurem Medium statt. Das gebildete Histamin erniedrigt dann den $p_H$ der Lösung. HANKE und KOESSLER sehen darum in der Decarboxylation einen Schutz, der dazu dient, die übermäßige Säure zu neutralisieren.

In den letzten Jahren sind vor allem von HANKE und KOESSLER und deren Mitarbeitern Untersuchungen über histaminbildende Bakterien ausgeführt worden. In einer Arbeit vom Jahre 1922 zeigten sie, daß von 29 Colistämmen 6 Histidin in Histamin umwandelten [1]. Es handelte sich um 3 Stämme von Bacillus coli communior und um je einen von Bacillus coli communis, Bacillus aerogenes und Bacillus acidi lactici. Kürzlich haben KOESSLER, HANKE und SHEPPARD [2] ihre Untersuchungen auf zahlreiche reine Laboratoriumsstämme ausgedehnt. Sie geben eine ausführliche tabellarische Übersicht. Aus dieser entnehmen wir, daß von 94 Stämmen der Colon-Typhoidgruppe 9 Histidin in Histamin und keiner Tyrosin in Tyramin umwandelte. Zwei Histidindecarboxylatoren gehörten der Escherichia- und sieben der Salmonellagruppe an. Obgleich somit nur 10 vH Histaminbildner waren, bildeten über 2 Drittel (67) dieser Stämme Stoffe, die ähnlich wie Histamin auch die Bronchien des Meerschweinchens und den isolierten Arterienstreifen zur Kontraktion brachten. Bei einigen von diesen ließ sich nur eine Bronchokonstriktion, bei anderen nur eine Vasokonstriktion in den untersuchten Kon-

---

1 HANKE, M. T. and K. K. KOESSLER: J. of biol. Chem. **50**, 131 (1922); **59**, 855 (1924).

2 KOESSLER, K. K., HANKE, M. T. and M. S. SHEPPARD: J. inf. Dis. **43**, 363 (1928).

3 HANKE, M. T. and K. K. KOESSLER: J. of biol. Chem. **39**, 539 (1919); **59**, 867 (1925).

zentrationen feststellen. Über die Natur dieser Stoffe wissen wir nur, daß sie wahrscheinlich auch Amine sind, da sie in Amylalkohol übergehen. Die chemische Isolierung ist bisher nicht gelungen.

Von den übrigen 129 Stämmen, die nicht zur Colon-Typhoidgruppe gehörten, wurde Histamin nicht gebildet. 5 Streptokokkenstämme waren Tyraminbildner. Es ist bemerkenswert, daß nur ganz wenige dieser Stämme, im Gegensatz zur Colon-Typhoidgruppe, broncho- und arteriospastische Amine bildeten.

Weiter haben KENDALL und SCHMITT [1] gefunden, daß von 72 aus dem Darminhalt isolierten Gasbrandbazillen 66 histaminähnliche Stoffe bildeten, welche in heißem Chloroform nicht löslich sind. Das braucht aber nicht gegen die Identität mit Histamin zu sprechen (s. S. 32). Die Bildung ging nur bei Anwesenheit von Kohlehydraten vor sich, aus denen wahrscheinlich zuerst Carboxylase gebildet wird, welche die Aminosäuren decarboxyliert.

In *menschlichen Faeces* fanden HANKE und KOESSLER [2], daß die Mikroorganismen in 16 von 26 Stühlen Histidin in Histamin umwandelten (vgl. dazu die Befunde von KÄMMERER auf S. 530), in 17 Fällen wurde Tyrosin in Tyramin umgewandelt, und die Mikroorganismen von 12 Stühlen decarboxylierten beide Aminosäuren. Von den im *Sputum* [3] von Patienten mit Pneumonie, Bronchoektasien, Empyem, Tuberculose und Bronchitis vorhandenen Bakterien haben nur wenige die Fähigkeit, Histamin zu bilden. Von 37 Sputa wandelten nur 5 Histidin in Histamin und 5 Tyrosin in Tyramin um. Ein Sputum bildete sowohl Histamin wie Tyramin. In der Hälfte der Sputa waren jedoch Bakterien vorhanden, die broncho- und arteriospastische Amine bildeten. Von mehreren Sputa züchteten sie reine Bakterienstämme. Es gelang ihnen dabei, aus einem Sputum einen grampositiven Histaminbildner zu isolieren.

Die Fähigkeit der Bakterien, Histamin aus Histidin zu bilden, erklärt, warum wir bei den verschiedensten Fäulnisvorgängen Histamin vorfinden. So fand YOSHIMURA [4] Histamin in gefaulten

---

[1] KENDALL, A. J. and F. O. SCHMITT: J. inf. Dis. **39**, 255 (1926); Proc. Soc. exp. Biol. a. Med. **24**, 316 (1927).

[2] HANKE, M. T. and K. K. KOESSLER: J. of biol. Chem. **59**, 835 (1924).

[3] KOESSLER, K. K., LEWIS, I. H. and I. A. WALKER: Arch. int. Med. **39**, 188 (1927).

[4] YOSHIMURA, N.: Biochem. Z. **28**, 16 (1910).

Sojabohnen, SUZUKI und Mitarbeiter[1] im Muskelextrakt von Thynnus thynnus, und MEYERS und VOEGTLIN[2] im Hefeextrakt. Auch im Käse kann Histamin vorkommen[3]. Auf das Vorkommen im Mutterkorn müssen wir wegen der praktischen Bedeutung dieser Droge etwas näher eingehen.

*Vorkommen im Mutterkorn*: Histamin wurde überhaupt zuerst im Mutterkorn und zwar ziemlich gleichzeitig von BARGER und DALE[4] und KUTSCHER[5] gefunden. Es hat dann in den darauffolgenden Jahren eine gewisse Rolle in der Geschichte der Mutterkornwirkung auf den Uterus gespielt. Denn die Erkenntnis, daß die praktisch so wichtige Uteruswirkung dieser Droge auf ihrem Gehalt an den spezifischen Alkaloiden beruht (nämlich dem Ergotoxin, das unter Abgabe von $H_2O$ in Ergotonin übergeht, und dem Ergotamin mit seinem isomeren Ergotaminin[6, 7]), ist erst jüngeren Datums. Eine Zeit lang dachte man vielmehr daran, daß die Wirkung der Mutterkornpräparate auf ihren Gehalt an Histamin und Tyramin beruhte. (Das Tyramin war bereits kurze Zeit vor dem Histamin von BARGER und DALE[8, 9] im Mutterkorn gefunden worden.) Diese Ansicht stützte sich darauf, daß viele Mutterkornpräparate im Handel waren, die keine oder nur Spuren der spezifischen Alkaloide enthielten. Dennoch waren die Ärzte anscheinend mit den Präparaten zufrieden[10, 11]. Z. B. enthielt das nach der englischen Pharmacopoe hergestellte wässerige Extrakt des Mutterkorns nur Spuren von Ergotoxin; dieses ist nämlich in Wasser kaum löslich[12]. Als daher im Kriege die zur Herstellung von Extrakten zur Verfügung stehenden Mengen

[1] SUZUKI, U., MIKATA, M., OTSUKI, S., INOYE, R., BHARATKAR, K. C., OKUDA, Y., YOSHIMURA, K. und G. TANAKA: J. Colleg. Agricult. Tokyo **5**, 1 (1913).

[2] MYERS, C. N. and C. VOEGTLIN: J. of biol. Chem. **42**, 199 (1920).

[3] DALE, H. H. und K. SPIRO: J. of biol. Chem. **95**, 237 (1922).

[4] BARGER, G. and H. H. DALE: J. chem. Soc. Lond. (II) **97**, 2592 (1910); Zbl. Physiol. **24**, 885 (1910); J. of Physiol. **38**, Proc. LXXVII (1909).

[5] KUTSCHER, F.: Zbl. Physiol. **24**, 163 (1910).

[6] ROTHLIN, E.: Arch. f. exper. Path. **138**, 115 (1928).

[7] STOLL, A.: Ebenda **138**, 111 (1928).

[8] BARGER, G.: J. chem. Soc. Lond. (II) **95**, 1123 (1909).

[9] BARGER, G. und H. H. DALE: Arch. f. exper. Path. **61**, 113 (1909).

[10] SPIRO, K. und A. STOLL: Schweiz. med. Wschr. **51**, 525 (1922).

[11] STOLL, A.: Naturwiss. **11**, 697 (1923).

[12] BOURNE, A. and J. H. BURN: J. Obstetr. **34**, 249 (1927).

Mutterkorn knapp wurden, verwendete man die billig und leicht zu gewinnenden Amine Histamin und Tyramin als Mutterkornersatz[1].

Erst durch die Arbeiten von STOLL[2 3] ist die Ansicht, daß das Histamin und das Tyramin die Mutterkornwirkung bedinge, widerlegt worden. (Vergleiche hierzu auch die Zusammenfassungen von BERRI[4].) STOLL ging von folgenden Überlegungen aus. Die Wirkung der Amine ist viel zu kurzdauernd, um den lang anhaltenden Einfluß guter Mutterkornpräparate zu erklären. Weiter verliert die Droge beim Aufbewahren, vor allem im Feuchten, sehr schnell an Wirksamkeit, während hierbei die Amine eher angereichert werden müßten, da sie ja durch Zersetzung entstehen. STOLL zeigte dann, daß ganz frische Sklerocien Histamin (und Tyramin), wenn überhaupt, nur in Spuren enthalten und trotzdem stark wirksam waren, während umgekehrt alte Drogen, die reich an Histamin und Tyramin waren, therapeutisch wenig wirksam waren. Es gelang STOLL, aus dem Mutterkorn ein Alkaloid zu isolieren, welches die typische lang anhaltende Wirkung auf den Uterus ausübte und das er Ergotamin benannte. Dieses ähnelt dem Ergotoxin pharmakologisch in qualitativer und quantitativer Hinsicht, ist jedoch chemisch ein anderer Stoff. Ohne weiter auf die Chemie der Mutterkornalkaloide einzugehen, genügt hier zu sagen, daß die Güte der Mutterkornpräparate auf ihren Gehalt an Ergotoxin und Ergotamin beruht.

Es ist nicht sicher, ob für die geringen Mengen Histamin, die vielleicht in frischem Mutterkorn enthalten sind, auch die bakterielle Decarboxylierung in Frage kommt. Eine fermentative Entstehung brauchte nicht ausgeschlossen zu sein.

Die Mengen von Histamin wechseln in den verschiedenen Drogen. Das ist aus dem vorangehenden leicht verständlich. In 100 g trockenem Mutterkorn fanden FORST und WEESE[5] 1,0—2,6 mg Histamin. In Handelspräparaten aus Secale cornutum schwankte der Histamingehalt pro Kubikzentimeter Lösung zwischen Spuren und 0,4 mg.

---

[1] DALE, H. H. und K. SPIRO: J. of biol. Chem. **95**, 237 (1922).

[2] SPIRO, K. und A. STOLL: Schweiz. med. Wschr. **51**, 525 (1922).

[3] STOLL, A.: Naturwiss. **11**, 697 (1923).

[4] BERRI, P.: Gazzetta Int. Med.-Chir. Nr. 23, 1927; Boll. R. accad. med. d. Genova. Dez. 1927; Jan. 1928.

[5] FORST, A. W. und H. WEESE: Arch. f. exper. Path. **117**, 232 (1926).

Diejenigen Präparate, die, wie z. B. das Clavipurin, nur Spuren von Histamin enthielten, waren reich an spezifischen Alkaloiden, während andererseits das Ergotitrin, welches den höchsten Histamingehalt, nämlich 0,2—0,4 mg pro Kubikzentimeter aufwies, nur Spuren an Alkaloiden enthielt. Der hohe Histamingehalt des Ergotitrins beruht darauf, daß das Präparat durch bakterielle Gärung des in Wasser aufgeschwemmten Drogenpulvers hergestellt wird. Hierdurch nimmt der Gehalt an Histamin, gemessen an der Wirkung auf den Meerschweinchendarm[1], zu, während die spezifischen Alkaloide anscheinend vernichtet werden[2].

Die Histaminbeimengungen haben für den therapeutischen Effekt guter Mutterkornpräparate keine Bedeutung, da einer therapeutischen Dosis höchstens 0,2 mg Histamin entsprechen würden[3], und eine Wirkung auf den menschlichen Uterus erst bei zehnfach so hoher Histamindosis auftritt[4]. Siehe darüber ausführlicher auf S. 162.

*Vorkommen im Darminhalt*: Bei obstipierten Patienten und bei Darmverschluß wurde Histamin verschiedentlich im Darminhalt vom Ileum, Caecum und Colon transversum gefunden[5 6 7 8 9 10 11]. Das Vorkommen ist jedoch nicht an die Darmstörungen gebunden, weil das Histamin auch mehrere Wochen nach dem Anlegen der Darmfisteln erhalten wird. HANKE und KOESSLER[10] fanden pro Liter Darminhalt, der aus der Ileocaecalfistel eines Patienten stammte, 3—6 mg Histamin. Dies sind aber nur Minimalwerte, weil sich nicht alles vorhandene Histamin nachweisen läßt. Im Magen-Darminhalt von Herbivoren, z. B. vom Meerschweinchen, fanden sie kein Histamin, es sei denn, daß es vorher mit der Nahrung zugeführt worden war[10] (siehe darüber ausführlich im Abschnitt Resorption auf S. 74).

---

[1] HALPHEN, H.: Klin. Wschr. **1922**, S. 1149.

[2] FORST, A. W. und H. WEESE: Arch. f. exper. Path. **117**, 232 (1926).

[3] KNAFFL-LENZ, E.: Arch. f. exper. Path. **135**, 259 (1928).

[4] BOURNE, A. and J. H. BURN: J. Obstetr. **34**, 249 (1927).

[5] MELLANBY, E. and T. W. TWORT: J. of Physiol. **45**, 53 (1912/13).

[6] MUTSCH, M.: Quart. J. Med. **7**, 427 (1914).

[7] HOLMES: Lancet **5**, 93 (1916).

[8] MEAKINS, J. and CH. R. HARRINGTON: J. of Pharmacol. **18**, 455 (1921); **20**, 45 (1922).

[9] GERARD, R. W.: J. of biol. Chem. **52**, 111 (1922).

[10] HANKE, M. T. and K. K. KOESSLER: Ebenda **59**, 879 (1924).

[11] INGVALDSEN, T., WHIPPLE, A. D., BAUMANN, L. and B. C. SMITH: J. of exper. Med. **39**, 117 (1924).

In menschlichen *Faeces* von Gesunden und Darmkranken konnten EPPINGER und GUTMANN[1] bereits 1913 Histamin als Pikrat und Platinat isolieren, aber nur wenn die Patienten in den vorausgehenden Tagen täglich 4—5 g Histidin erhalten hatten. MEAKINS und HARRINGTON[2], die kein Histamin fanden, nahmen an, daß es beim Durchtritt durch den Dickdarm oxydiert würde. Diese Annahme ist nicht richtig. Der Histaminnachweis in Faeces gestaltet sich, wie HANKE und KOESSLER[3] zeigten, darum so schwierig, weil das Histamin leicht an den feinverteilten festen Teilchen der Faeces fest adsorbiert wird". MEAKINS und HARRINGTON hatten die Faeces mit $HgCl_2$ in saurer Lösung behandelt, filtriert und das Filtrat auf Histamin untersucht; dieses geht dabei aber gar nicht oder nur zu einem geringen Bruchteil in die Lösung über; es bleibt vielmehr in dem ungelösten (nicht untersuchten) Rückstande, in welchem HANKE und KOESSLER es nachweisen konnten. Pro Kilogramm menschlicher Faeces wiesen sie bis über 30 mg, und pro Kilogramm Hundefaeces bis 45 mg nach. Da sich mit ihrer Methode höchstens 60 vH des vorhandenen Histamins nachweisen lassen, können wir pro Kilogramm Faeces 50—75 mg Histamin annehmen. Aus den Versuchen von MELLANBY[4] können wir folgern, daß das Histamin im Dickdarm einer weiteren bakteriellen Zerstörung und Entgiftung unterliegt. Denn der Histamingehalt einer abgebundenen Dickdarmschlinge nimmt im Laufe von 1 bis 2 Stunden ab. Eine wesentliche Resorption findet vom Dickdarm aus nicht statt. Die Abnahme tritt darum auch ein, wenn das zuführende Gefäß der abgebundenen Darmpartie unterbunden wird.

Auch beim Gasbrand sollen histaminbildende Bakterien vorkommen. Z. B. hat ZUNZ[5] aus den Muskeln eines Gasbrandkranken Histaminpikrat gewonnen. Über Gasbrandbacillen aus dem Darminhalt, die histaminähnliche Stoffe bilden, sind wir auf S. 36 eingegangen.

Die leichte Zersetzbarkeit von histidinhaltigem Eiweiß durch Bakterien muß in allen den Fällen berücksichtigt werden, in denen man Histamin in Geweben und Organextrakten nachweisen will. Aus zahlreichen älteren Versuchen, in denen die bakterielle Ein-

[1] EPPINGER, H. und J. GUTMANN: Z. klin. Med. **78**, 399 (1913).

[2] MEAKINS, J. and CH. R. HARRINGTON: J. of Pharmacol. **18**, 455 (1921); **20**, 45 (1922).

[3] HANKE, M. T. and K. K. KOESSLER: J. of biol. Chem. **59**, 879 (1924).

[4] MELLANBY, E.: Quart. J. Med. **9**, 165 (1915/16).

[5] ZUNZ, E.: C. r. Soc. Biol. Paris **82**, 1078 (1920).

wirkung vor und während der Verarbeitung nicht ausgeschaltet worden war, können wir darum keine sicheren Schlüsse ziehen, ob das nachgewiesene Histamin ein normaler Bestandteil der Organe war. Neuere Versuche, auf die wir im folgenden eingehen werden, haben jedoch gezeigt, daß sich in den Geweben und Organen auch bei Innehaltung der notwendigen Vorsichtsmaßregeln Histamin nachweisen läßt (s. Vorkommen in Organen, Geweben und Blut, S. 45—71). Auf bakterieller Zersetzung beruhen aber die Histaminbeimengungen in Peptonpräparaten.

*Vorkommen im Pepton* WITTE: Zeitweilig wurde sogar angenommen, das pharmakologisch wirksame Prinzip im WITTE-Pepton sei Histamin. Diese Vorstellung fußte auf der pharmakologischen Gleichheit von zahlreichen Reaktionen beider Gifte. Doch bestehen in einzelnen Reaktionen so große Unterschiede, daß eine Identität ausgeschlossen ist. Z. B. beobachtet man nach Pepton einen starken Lymphfluß aus dem Ductus thoracicus und auch die Blutgerinnung bleibt aus. Beide Wirkungen sind beim Histamin nur gering ausgeprägt. Andererseits läßt sich durch subcutane Einführung von Pepton keine Magensaftsekretion wie nach Histamin hervorrufen[1 2]. Nach großen Peptondosen tritt eine Immunität auf, die beim Histamin fehlt.

Den endgültigen Nachweis, daß es sich bei den Peptonwirkungen um genuine Peptonreaktionen handelt, lieferten HANKE und KOESSLER[3]. Sie stellten unter aseptischen Bedingungen Pepton her. Dieses war, trotzdem es histaminfrei war, stark wirksam.

Die gewöhnlichen Peptonpräparate enthalten oft beträchtliche Histaminbeimengungen[4]. HANKE und KOESSLER fanden in einem Präparat auf 100 g Pepton 3,35 mg Histamin. WOHINZ[5] untersuchte in unserem Laboratorium ein Präparat und erhielt in 5 g WITTE-Pepton 0,18 mg Histamin. Diese starken Beimengungen können die pharmakologische Wirkung des Präparates modifizieren (s. FELDBERG, SCHILF und ZERNIK[6]).

[1] TOMASZEWSKI, Z.: Pflügers Arch. **171**, 1 (1918).

[2] POPIELSKI, L.: Ebenda **178**, 214 (1920).

[3] HANKE, M. T. and K. K. KOESSLER: J. of biol. Chem. **43**, 567 (1920).

[4] ABEL, J. J. and S. KUBOTA: J. of Pharmacol. **13**, 243 (1919).

[5] WOHINZ, R., zitiert nach FELDBERG, W., SCHILF, E. und H. ZERNIK: Pflügers Arch. **220**, 738 (1928).

[6] FELDBERG, W., SCHILF, E. und H. ZERNIK: Pflügers Arch. **220**, 738 (1928).

NAGAYAMA[1] zeigte, daß die verschiedenen Peptone einen verschiedenen Histamingehalt aufwiesen und außer Histamin noch einen histaminähnlichen Stoff enthielten.

Um histaminfreies Pepton zu erhalten, muß man unter aseptischen Bedingungen arbeiten, da das Histamin im Pepton nur durch bakterielle Tätigkeit vor und während der Verarbeitung entsteht.

Beim Vorkommen von Histamin in Fleischextrakten müssen wir ebenfalls außer bereits im Muskelgewebe vorhandenem Histamin (vgl. hierzu S. 60 u. S. 147) die Möglichkeit bakterieller Entstehung in Betracht ziehen. Denn MELLANBY und TWORT[2] haben aus dem Darm Bacillen isolieren können, die die Fähigkeit hatten, aus dem Carnosin (Histidylalanin) des Fleischextraktes Histamin zu bilden.

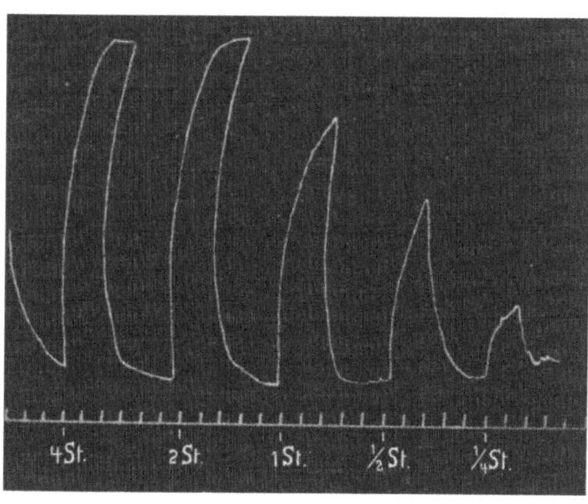


Abb. 2 zeigt den Einfluß der Bestrahlungszeit. Meerschweinchendarm. 1 proz. Lösungen von Histidinchlorhydrat 4, 2, 1, 1/2 und 1/4 Stunden bestrahlt. (Nach ELLINGER.)

**2. Durch chemische und physikalische Decarboxylierung von Histidin.** Wir haben bereits darauf hingewiesen (s. S. 15), daß Histidin chemisch in geringem Ausmaße decarboxyliert werden kann. Doch ist dieser Vorgang für das Vorkommen von Histamin in der Natur wahrscheinlich von geringer Bedeutung.

Auf physikalischem Wege ist die Decarboxylierung von Histidin durch Ultraviolettstrahlung und durch Hitzeeinwirkung (Rösten) gelungen.

ELLINGER[3] bestrahlte Histidinlösungen mit einer Quarzquecksilberdampflampe. Die vor der Bestrahlung pharmakologisch unwirksamen Lösungen bewirkten nach der Bestrahlung eine starke Kontraktion des Meerschweinchendarmes. Wie aus der Abb. 2

[1] NAGAYAMA, T.: J. of Pharmacol. **15**, 401 (1920).
[2] MELLANBY, E. and F. W. TWORT: J. of Physiol. **45**, 53 (1912/13).
[3] ELLINGER, FR.: Arch. f. exper. Path. **136**, 129 (1929).

hervorgeht, nahm die Wirksamkeit mit der Dauer der Bestrahlung zu. Nach 1stündiger Bestrahlung war etwa $^1/_{500}$ der Histidinchlorhydratmenge in Histamin verwandelt. Daß es sich dabei wirklich um eine Bildung von Histamin handelt, zeigte er weiter durch die Herstellung von Chloroformextrakten. Histidinchlorhydrat ist unlöslich in Chloroform, Histamin dagegen in heißem Chloroform löslich (s. aber S. 32). Dieser Unterschied dient zur Trennung beider Substanzen. Die Chloroformextrakte bestrahlter Histidinlösungen waren pharmakologisch wirksam. ELLINGER erhielt mit ihnen an Katzen starke Blutdrucksenkungen. Die Decarboxylierung durch Ultraviolettlicht ist nicht allein auf das Histidin beschränkt, sondern tritt auch bei anderen Säuren ein[1].

Wesentlich ist, daß die Zerstörung des Histidins durch Ultraviolettlicht nicht beim Histamin aufhört. Das Histamin wird vielmehr weiter abgebaut. Dies geht daraus hervor, daß Histaminlösungen durch Bestrahlung unwirksam werden. Aus diesem Grunde ist es nicht ohne weiteres möglich, Histidinlösungen durch langdauernde Bestrahlungen vollständig in Histamin umzuwandeln.

ELLINGER nimmt an, daß das Lichterythem, das nach Bestrahlen der Haut auftritt, ebenfalls dadurch zustande kommt, daß Histidin zu Histamin umgewandelt wird. Auf diese Ansicht kommen wir in dem Abschnitt über das Freiwerden histaminähnlicher Substanzen nach Ultraviolettbestrahlung noch ausführlicher zurück.

Als eine weitere Möglichkeit zur Gewinnung des Histamins aus dem Histidin wird einfaches Erhitzen angegeben. BICKEL, VAN EWEYK und TENNENBAUM[2] [3] hatten gezeigt, daß gewisse Ausgangsmaterialien (Casein und Eidotter), deren Extrakt einem Hunde mit PAWLOWscher Magenfistel subcutan injiziert wurde und keine Magensaftsekretion bewirkte, nach Erhitzen auf 150—170° C sekretinhaltig wurde. BICKEL und VAN EWEYK hatten nur die sekretorische Wirkung der Extrakte untersucht und sprachen daher von Hitzesekretinen. VAN EWEYK und TENNENBAUM[4] nahmen an, daß das wirksame Prinzip derselben wahrscheinlich mit dem Histamin identisch sei. Denn sie konnten zeigen, daß auch Histidin durch einfaches kurzes Erhitzen auf 250—300° C in Histamin um-

---

1 PINCUSSEN, L.: Erg. Physiol. **19**, 166 (1921).
2 BICKEL, A.: Berl. klin. Wschr. **1917**, Nr 23.
3 BICKEL, A. und C. VAN EWEYK: Sitzgsber. Akad. Wiss. **1921**, 325.
4 VAN EWEYK, C. und M. TENNENBAUM: Biochem. Z. **125**, 238 (1921).

gewandelt wird. Lösungen von einfach erhitztem Histidin bewirkten nämlich eine Magensaftsekretion am Hunde mit PAWLOWscher Magenfistel und eine Kontraktion des Meerschweinchenuterus, während gewöhnliche Histidinlösungen wirkungslos sind. In ähnlicher Weise hatten bereits EWINS und PYMAN[1] Histamin aus Histidin dargestellt, nämlich durch Erhitzen von Histidin mit einem großen Überschuß an Schwefel- und Salzsäure im geschlossenen Rohr auf Temperaturen von 250—300° C. VAN EWEYK und TENNENBAUM arbeiteten die Lösungen von erhitztem Histidin nach der von PYMAN und EWINS angegebenen Methode auf und erhielten einige Milligramm eines Pikrates, dessen Lösung die PAULYsche Reaktion gab und das einen Schmelzpunkt von 235° hatte.

VAN EWEYK und TENNENBAUM zeigen dann weiter, daß auch die trocknen Hydrolysate von Casein und Eiereiweiß nach dem Erhitzen auf 280—300° bei subcutaner Injektion am Hunde mit Magenfistel eine Magensaftsekretion verursachen.

Auch für die nach subcutanen und intravenösen Injektionen von Extrakten pflanzlicher Röstprodukte (Zichorienpräparate, Getreidekaffee, Feigen[2, 3]) auftretende sekretorische Wirkung, sowie für die Magensaftbildung von Kaffeeinfusen nehmen BICKEL und VAN EWEYK als wirksame Substanz vor allem das Histamin an. Die magensaftbildende Wirkung beruht nämlich nicht auf dem Coffeingehalt des Kaffees, weil dieselbe Wirkung nach coffeinfreiem Kaffee auftritt. Das gleiche gilt für die nach Kaffeegenuß zu beobachtende Magen-Darmbewegung. Am isolierten Meerschweinchendarm bewirkte Coffein selbst in hohen Konzentrationen nie eine Kontraktion, dagegen gab Zusatz von coffeinhaltigem wie coffeinarmem Kaffee stets eine gleich starke Kontraktion. Die Substanzen im Kaffeeinfus, welche die Magensaftbildung und die Darmbewegung anregen, sind also nicht das Coffein, sondern entstehen wahrscheinlich durch den Röstvorgang. BICKEL und VAN EWEYK nehmen an, daß unter den Röstprodukten „wahrscheinlich Histamin eine wichtige Rolle spielt". Sie erhielten mit Kaffeeinfusen stets einen positiven Ausfall der PAULYschen Reaktion.

Gegen die Ansicht, das Histamin sei die Substanz, die allein

---

[1] EWINS, A. und F. L. PYMAN. J. of chem. Soc. London **99**, 339 (1911).

[2] KISSELEFF: Internat. Beitr. z. Path. u. Therap. d. Ernährungsstörungen **3**, 133. Berlin: Hirschwald.

[3] BICKEL, A.: Arch. Verdgskrkh. **46**, 1 (1929).

die sekretorische und motorische Wirkung des Kaffees und anderer pflanzlicher Röstprodukte bedingt, lassen sich gewisse Einwände machen. Die Wirkung der Kaffeeinfuse tritt nach peroraler Verabreichung auf. Histamin ist aber bei peroraler Verabreichung nahezu unwirksam, da es vom Magen aus kaum resorbiert wird (BICKEL und VAN EWEYK[1] nehmen übrigens selbst auch an, daß die Magensaftbildung nach Kaffeegenuß teilweise auf Reizung der sensiblen Schleimhautnerven durch die Röstprodukte beruhe).

Das Vorkommen von Histamin im Kaffee und dessen Bedeutung für die eben besprochenen Reaktionen bedarf noch weiterer Untersuchungen. Die Gerbstoffe, die im nicht gerösteten Kaffee zu 6 vH vorhanden sind, kommen für die Magensaftsekretion nicht in Betracht[2]. WOHINZ[3] hat nämlich in unserem Laboratorium gezeigt, daß der geröstete Kaffee viel geringere Mengen enthält.

**3. Durch fermentative Decarboxylierung von Histidin.** Es ist nicht sicher bekannt, ob das Histamin auch auf fermentativem Wege aus dem Histidin durch Carboxylasen entsteht. Eine Decarboxylase konnte bisher nicht nachgewiesen werden. Auf die Möglichkeit einer fermentativen Decarboxylierung durch Pilzfermente sind wir beim Vorkommen von Histamin im Mutterkorn eingegangen (s. S. 38).

Inwieweit die Anwesenheit von Histamin im Organismus auf fermentativer Spaltung von Histidin beruht, wissen wir nicht. Die Herkunft des Histamins im Organismus ist noch unklar und soll daher im nächsten Abschnitt gesondert besprochen werden.

**4. Vorkommen im Organismus.** Es ist seit langem bekannt, daß wässerige oder alkoholische Extrakte der verschiedensten Organe, ausgenommen die der Nebenniere und der Hypophyse, den Blutdruck der Katze und des Hundes senken und die glatte Muskulatur des Meerschweinchendarmes und des Uterus zur Kontraktion bringen[4] bis [17]. Diese Wirkung wird außer auf

---

[1] BICKEL, A. und C. VAN EWEYK: Z. exper. Med. **54**, 76 (1926). [2] HEIDE, E. A. und E. SCHILF: Biochem. Z. **293**, 190 (1929). [3] WOHINZ, R. (unveröffentlicht). [4] HEIDENHAIN, R.: Pflügers Arch. **49**, 209 (1881). [5] CLEGHORN: Amer. J. Physiol. **2**, 471 (1899); J. Boston Soc. of med. Sci. **4**, 239 (1900). [6] GULEWITSCH, W.: Z. physiol. Chem. **27**, 50 (1899). [7] SHARPEY-SCHAFER, E. and S. VINCENT: J. of Physiol. **25**, 87 (1899). [8] OSBORNE, W. A. and S. VINCENT: Ebenda **25**, 283 (1899). [9] bis [17] s. S. 46.

*Fortsetzung der Literaturzitate s. folgende Seite!*

Cholin und in geringem Maße vielleicht auch auf den im Blut entstehenden und von O'CONNOR beschriebenen Stoffen (s. S. 245) auf Histamin beruhen. Wir werden aber zeigen, daß außerdem noch andere histaminähnliche Stoffe in verschiedenen Organen vorkommen können.

POPIELSKI[1] nahm an, daß in allen Extrakten eine Substanz vorhanden sei, die er wegen ihrer stark blutdrucksenkenden Eigenschaft Vasodilatin nannte. Als DALE und LAIDLAW[2] die Wirkung des Histamins zuerst untersuchten, wiesen sie darauf hin, daß diese Base nahezu alle charakteristischen Wirkungen des hypothetischen Vasodilatins hervorrief, und daß das Vasodilatin darum wahrscheinlich mit dem Histamin identisch sei. Auch POPIELSKI[3] vertrat später diese Ansicht, obgleich im pharmakologischen und chemisch-physikalischen Verhalten zwischen Histamin und den Organextrakten gewisse Unterschiede bestanden. Es muß z. B. die blutgerinnungshemmende Eigenschaft des Vasodilatins einem anderen Stoff als dem Histamin zukommen. Das ist auch sicher der Fall. Wir finden weiter ein verschiedenes Verhalten gegen Erhitzen. Längerdauerndes Erwärmen schwächt die Wirksamkeit von Histaminlösungen nur stark ab, während ein gleiches Erwärmen die Organextrakte vollständig wirkungslos macht[3]. Weiter zeigten STERN und ROTHLIN[4], daß ein Milzextrakt, der wie Histamin wirkte, durch Erhitzen in alkalischer Lösung größtenteils zerstört wurde, während Histaminlösungen hierdurch nicht verändert werden. Aus den Versuchen von BEST,

*Fortsetzung der Literaturzitate von S. 45.*

9 HALLIBURTON, W. D.: Ebenda **26**, 229 (1900).
10 PICK, E. P. und K. SPIRO: Z. physiol. Chem. **31**, 268 (1900/01).
11 BAYLISS, W. M. and E. H. STARLING: J. of Physiol. **28**, 325 (1902).
12 VINCENT, S. and W. SHEEN: Ebenda **29**, 243 (1903).
13 POPIELSKI, L.: Pflügers Arch. **128**, 191 (1909); **178**, 178 (1920).
14 MILLER, J. L. and E. H. MILLER: J. of Physiol. **43**, 242 (1911/12) (siehe hier auch Übersicht über die ältere Literatur).
15 DODD: Z. Immun.forschg **10**, 53 (1911).
16 ARONSON, H.: Berl. klin. Wschr. **49**, 641 (1912).
17 BACKMANN, E. L.: Pflügers Arch. **189**, 261 (1921).

1 POPIELSKI, L.: Pflügers Arch. **128**, 191 (1909).
2 DALE, H. H. and P. P. LAIDLAW: J. of Physiol. **41**, 318 (1910).
3 POPIELSKI, L.: Pflügers Arch. **178**, 237 (1920).
4 STERN, L. et E. ROTHLIN: J. Physiol. et Path. gén. **18**, 441 (1919).

Dale, Dudley und Thorpe[1] können wir jedoch ersehen, daß diese chemisch-physikalischen Unterschiede nicht gegen die Identität mit Histamin zu sprechen brauchen, weil reine Histaminlösungen ein ganz anderes physikalisch-chemisches Verhalten zeigen als Histamin in Organextrakten (s. chemischer Nachweis S. 22).

Der chemische Nachweis des Histamins in den Organextrakten fehlte lange Zeit. Barger und Dale[2] wiesen zwar schon sehr früh aus einem Extrakt der Darmschleimhaut Histamin chemisch nach, doch war die erhaltene Menge verglichen mit der Wirkungsgröße des Extraktes nur gering; es blieb außerdem zweifelhaft, ob das Histamin aus dem Darminhalt oder wirklich aus den lebenden Zellen stammte. Dasselbe gilt für die geringen Mengen Histamin, die Abel und Kubota[3] in der Magen-Darmschleimhaut fanden. Bei dem aus der Hypophyse gewonnenen Histaminsalz verwendeten sie als Ausgangsmaterial ein getrocknetes im Handel befindliches Präparat, so daß auch hier die Herkunft der gefundenen geringen Histaminmengen nicht einwandfrei war. Bei den anderen Organen konnten Abel und Kubota zwar mit heißem Chloroform einen Stoff extrahieren, der sich pharmakologisch wie Histamin verhielt; der chemische Nachweis wurde aber nicht erbracht.

Der Anlaß für den erneuten chemischen Nachweis des Histamins in den Organen war einmal der, daß für zahlreiche physiologische Reaktionen die Theorie aufgestellt wurde, daß sie auf das Freiwerden von Histamin zurückzuführen seien, und weiter darauf, daß Organextrakte, und zwar besonders Leberextrakte, therapeutisch viel Verwendung fanden. Die Untersuchungen wurden von Best, Dale, Dudley und Thorpe[1 4 5] sowie von Hanke und Koessler[6] ausgeführt. Es gelang aus der Leber, der Lunge, der Milz und der quergestreiften Muskulatur größere Mengen Histamin unter Bedingungen zu isolieren, die die Bildung durch Autolyse oder bakterielle Tätigkeit während der Gewinnung ausschlossen.

---

[1] Best, C. H., Dale, H. H., Dudley, H. W. and W. V. Thorpe: J. of Physiol. **62**, 397 (1927).

[2] Barger, G. and H. H. Dale: Ebenda **41**, 499 (1911).

[3] Abel, J. J. and S. Kubota: J. of Pharmacol. **13**, 243 (1919).

[4] Thorpe, W. V.: Biochemic. J. **22**, 94 (1928).

[5] Dale, H. H. and H. W. Dudley: J. of Physiol. **68**, 97 (1929).

[6] Hanke, M. T and K. K. Koessler: J. of biol. Chem. **59**, 879 (1924).

Dennoch dürfen wir nicht ohne sorgfältige Prüfung jedes einzelnen Falles die histaminähnliche Wirkung von Organextrakten auf ihren Gehalt an Histamin zurückführen. Wir müssen vielmehr, wie bereits BEST, DALE, DUDLEY und THORPE anführen, mit Verallgemeinerungen sehr vorsichtig sein. Z. B. entstehen im Blut bei der Gerinnung und beim Defibrinieren Stoffe, die dem Histamin in zahlreichen Reaktionen gleichen, in anderen aber grundsätzlich verschieden sind, so daß es sich nicht um Histamin handeln kann. Stoffe, die ähnlich wie Histamin wirken, aber nicht Histamin sind, entstehen weiter durch bakterielle Tätigkeit (s. S. 35) und lassen sich in Extrakten der Froschhaut (s. S. 462), der Leber und des Gehirns nachweisen. Die in der Leber und im Gehirn vorkommenden Stoffe unterscheiden sich darin vom Histamin, daß sie den Blutdruck eines mit Äther narkotisierten Kaninchens senken, während Histamin ihn erhöht. Die Blutdruckwirkung beim Kaninchen sollte darum bei der Prüfung von Organextrakten möglichst immer zum biologischen Nachweis mit herangezogen werden.

Sehen wir aber von diesen Ausnahmen ab, so ist es sehr wahrscheinlich, daß die blutdrucksenkende Wirkung alkoholischer Gewebsextrakte an der atropinisierten Katze auf dem Gehalt an Histamin beruht. Die Atropinisierung ist notwendig, um die Wirkung von Acetylcholin und Cholin auszuschalten. Das Vorkommen von Acetylcholin in Organextrakten ist durch neuere Untersuchungen von DALE und DUDLEY[1] erwiesen. Aber auch Beimengungen des wenig wirksamen Cholins sind zu berücksichtigen, weil die blutdrucksenkende Wirkung von Histamin + Cholin nicht auf Summierung, sondern auf einer Potenzierung der beiden Wirkungen beruht, wie BEST, DALE, DUDLEY und THORPE gezeigt haben. In der folgenden Tabelle geben darum die Zahlen, die am Blutdruck der nicht atropinisierten Katze und am Meerschweinchendarm erhalten wurden, teilweise einen viel zu hohen Histamingehalt an.

Die Tabelle stammt von THORPE. Sie ist dadurch erweitert worden, daß wir die Versuche über Lunge und Leber von BEST, DALE, DUDLEY und THORPE und die über Haut, Epidermis, Dermis und Blut von HARRIS mit verwendet haben. Weiter sind die von unsern Mitarbeitern HOSOYA, SCHULTE und WATANABE erhaltenen Werte (eingeklammerte Zahlen) über den Gehalt der Organe an

[1] DALE, H. H. and H. W. DUDLEY: J. of Physiol. 68, 97 (1929).

Tabelle 1. Verteilung der blutdrucksenkenden und darmkontrahierenden[1] Stoffe in Organen, Geweben und Blut verschiedener Tiere.

| Organ (Gewebe) | Tier | Blutdrucksenk. u. darmkontrah. Wirkung alkohol. Extr. ausgedrückt in mg Histamin pro kg frisches Gewebe | Bemerkungen |
|---|---|---|---|
| Lunge | Rind | 44; 75 | Der Wert 75 wurde bei Verarbeitung großer Mengen Ausgangsmaterial erhalten. |
| Lunge | Pferd | 35; 50—59 | — |
| Leber | Hund | (35—61) | Wahrscheinlich große Mengen Cholin und Acetylcholin |
| Lunge | Älteres Meerschweinchen | (10—32) | — |
| Lunge | Hund | (14—30) | — |
| Epidermis | Mensch | 24 | — |
| Haut vom Praeputium und von Feten | Mensch | 16—18 | — |
| Bauchhaut | Kaninchen | (9—15) | — |
| Ovarium | Rind | 9 | Extrakt mußte eine Zeitlang aufbewahrt werden, Werte wahrscheinlich niedrig. |
| Haut vom Oberschenkel | Mensch | 8—9 | — |
| Plazenta | Affe | (7—9) | — |
| Glatte Muskulatur (Blase) | Pferd | 7; 8 | — |
| Milz | Pferd | 7,5; 5 | Die Werte wurden an einer atropinisierten Katze erhalten. Vor Atropin 9 und 17. |
| Milz | Rind | 8 | — |
| Milz | Hund | (0,7—10) | — |
| Herz | Hund | (3—7) | — |
| Haut der Brust | Mensch | etwa 6 | — |
| Parotis | Pferd | 5,3; 6,7 | Die physiologischen Prüfungen wiesen auf Cholin hin. |
| Quergestreifte Muskulatur | Katze | (3,3—7,5) | — |
| Leber | Rind | 5,4; 5,0 | Große Mengen Ausgangsmaterial, Cholin reichlich vorhanden. |

[1] Die Werte, die am Meerschweinchendarm erhalten wurden, sind eingeklammert worden.

Tabelle 1 (Fortsetzung).

| Organ (Gewebe) | Tier | Blutdrucksenk. u. darmkontrah. Wirkung alkohol. Extr. ausgedrückt in mg Histamin pro kg frisches Gewebe | Bemerkungen |
|---|---|---|---|
| Leber | Pferd | 2,5; 6,6 | Cholin reichlich vorhanden. |
| Leber | Meerschweinchen | (0,5—8) | — |
| Dermis | Mensch | etwa 4 | — |
| Niere | Pferd | 2,6; 3,3; 3 | — |
| Pankreas | Pferd | 1,6; 3,0 | Die physiologischen Prüfungen wiesen auf Cholin hin. |
| Fetale Haut | Affe | (2) | — |
| Hoden | Rind | 1,8 | Extrakt mußte eine Zeitlang aufbewahrt werden, Werte wahrscheinlich niedrig. |
| Lunge | Junges Meerschweinchen | (0—4) | — |
| Quergestreifte Muskulatur | Katze | 1,0 | — |
| „ | Hund | 1,0 | Nach Reinigung mit basischem Bleiacetat. |
| „ | Pferd | 1,1; 1,4 | — |
| „ | Rind | 4,0 | Große Mengen Ausgangsmaterial. |
| Fetale Leber | Affe | (0,9) | — |
| Submaxillaris | Pferd | 0,6; 0,5 | |
| Thyreoidea | Pferd | 0,5 | Extrakt mußte eine Zeitlang aufbewahrt werden, Werte wahrscheinlich niedrig. |
| Blut | Mensch | 0,25—0,5 | — |
| Nebennieren | Pferd | 0,3 | Mit Phosphorwolframsäure gereinigt, um Adrenalin zu entfernen. |
| Fetale Lunge | Affe | (0) | — |

darmkontrahierenden Stoffen mit in die Tabelle eingefügt worden; diese soll uns nur einen allgemeinen Überblick über den Gehalt der verschiedenen Gewebe an Histamin oder histaminähnlich wirkenden Stoffen geben.

Während die Anwesenheit von Cholin bereits in den früheren Versuchen berücksichtigt wurde, ist an das Vorkommen von Histamin in Organextrakten erst in den letzten Jahren gedacht worden. Dabei ist die Anwesenheit von Histamin in wässerigen oder alkoholischen Gewebsextrakten wegen der hohen pharmakologischen Wirksamkeit dieses Stoffes von praktischer Bedeutung. ZUELZER[1] hat aus der Milz ein Hormon (Hormonal) hergestellt, das bei intravenöser Einspritzung bei einem Kaninchen starke Peristaltik des Dünndarmes und Injektion der Dünndarmgefäße verursacht. Es ist verschiedentlich darauf hingewiesen worden[2 3 4 5], daß es sich hier möglicherweise um die Mitwirkung von Histamin oder einer verwandten Base handle. ROTHLIN[6], der sein aus der Milz hergestelltes Hormon Lienin genannt hatte, hatte selber die Möglichkeit in Betracht gezogen, daß im Lienin „eventuell β-Imidazolyläthylamin als aktives Prinzip vorkommt". Diese Vermutungen, die durch die Versuche von BERLIN[7], der kein Histamin im Milzextrakt nachweisen konnte, widerlegt schienen, haben durch die kürzlich veröffentlichten Befunde von DALE und DUDLEY[8] eine sichere Grundlage erfahren. Diese Autoren konnten aus 50 kg Rindermilz neben natürlich vorkommendem Acethylcholin 40 mg Histamin als Pikrat isolieren. Nach ihren physiologischen Versuchen enthält 1 kg Milzgewebe 8 mg Histamin. „Es besteht kein Grund anzunehmen, daß die histaminähnliche Wirkung von Milzextrakten auf einem besonderen Prinzip oder einem speziellen Hormon beruht. Es gibt keinen richtigen Grund, sie auf etwas anderes als auf Histamin selber zurückzuführen". Auch das von ZUELZER aus der Leber hergestellte Hormon Eutonon (vgl. S. 59) enthält sicher Beimengungen von Histamin. Es hat natürlich keinen Sinn, derartige Präparate pharmakologisch auf den Blutdruck, auf glattmuskelige Organe, auf das Frosch- oder Säugetierherz, auf den Coronarkreislauf oder auf eine Drüsensekretion hin zu prüfen, solange die Anwesenheit von Histamin nicht ausgeschlossen ist, weil die Histaminwirkung alle anderen Effekte leicht verdecken kann.

Diese Einwände gelten auch für die in letzter Zeit von verschiedenen Seiten aus dem Herzen hergestellten Herzhormone[9 10].

---

[1] ZUELZER, G.: Ther. Gegenw. **1911**, 197. [2] GUGGENHEIM, M.: Ther. Mh. **27**, 508 (1913). [3] ARONSON, H.: Berl. klin. Wschr. **50**, 253 (1913). [4] VANYSEK, F.: Biochem. Z. **67**, 221 (1914). [5] DALE, H. H.: Mündliche Mitteilung. London 1927. [6] ROTHLIN, E.: Pflügers Arch. **185**, 111 (1920). [7] BERLIN, E.: Z. Biol. **68**, 371 (1918). [8] DALE, H. H. and H. W. DUDLEY: J. of Physiol. **68**, 97 (1929). [9] RIGLER, R.: Med. Klin. **24**, 574 (1928); RIGLER, R. und F. TIEMANN: Klin. Wschr. **7**, 553, 1137 (1928). [10] TRIBE OPPENHEIMER, E.: Amer. J. Physiol. **90**, 656 (1929).

(Vergleiche hierzu auch die Ausführungen auf S. 479 u. 480.) RIGLER[1] konnte aus dem Sinusgewebe von Ochsenherzen einen Auszug erhalten, der die gleichen biologischen Eigenschaften aufwies, wie das von HABERLANDT hergestellte Herzhormon aus dem Sinusgewebe des Rinderherzens. Diesen Körper sieht RIGLER als Histamin an. Er hat nicht die Wirkung auf den Blutdruck des Kaninchens untersucht. Im Kilogramm Sinusgewebe waren nach seinen Versuchen 20 mg Histamin enthalten. (Dagegen wird es sich bei dem aus „Sinusringer" und aus Auszügen anderer Organe des Frosches hergestellten, am Froschherzen pulsauslösend und pulsbeschleunigend wirkenden Stoff um Kalium handeln, während die inotrope Wirkung auf einen zweiten stark oberflächenaktiven Stoff, dem CLARKschen Stoff, beruhen soll[2].) Der von ZWARDEMAKER Automatin genannte Erregungsstoff des Herzens sowie die von Sinusknoten erzeugten Substances actives von DEMOOR gleichen in ihrem chemischen, physikalischen und physiologischen Verhalten ebenfalls dem Histamin. ZWARDEMAKER (zitiert nach RIGLER) weist darauf hin, daß das Vitamin B, welches eine auffallende chemische Verwandtschaft mit dem Histamin hat[3], ähnlich wie Histamin auch Automatinwirkung aufweist (vgl. auch S. 151).

Andererseits gibt HABERLANDT[4] an, daß auch histaminfreie Präparate von Rinderherzen die herzfördernde Wirkung zeigen, so daß es sich nicht um Histamin handeln kann. Nach HABERLANDT wird das Herzhormon nur im Herzgewebe gebildet. Vergleiche hierzu auch die neueren Arbeiten von ELDIK[5], von WESTENBRINK[6] und ARONS[6] und von DEMOOR[7].

Die Erforschung derartiger Hormone, die nur in bestimmten Organen vorkommen sollen, wird dadurch erschwert, daß pharmakologisch so hochwirksame Stoffe wie Cholin, Acetylcholin und Histamin in den Geweben vorkommen. Diese Stoffe sind anscheinend in allen Geweben des Organismus mehr oder weniger verbreitet. Sie können die Wirksamkeit der anderen für ein bestimmtes

[1] RIGLER, R.: Med. Klin. **24**, 574 (1928); RIGLER, R. und F. TIEMANN: Klin. Wschr. **7**, 553, 1137 (1928); [2] RIGLER, R. und R. SINGER: Pflügers Arch. **220**, 56 (1928); RIGLER: Ebenda **221**, 509 (1929); RIGLER, R. und F. TIEMANN: Ebenda **222**, 450 (1924). [3] JANSEN, B. C. P. und W. F. DONATH: Versl. Akad. Wetensch. Amsterd., Wissen natuurkd. Afd. 2. Sept. 1926, zitiert nach RIGLER Med. Klin. **24**, 574 (1928). [4] HABERLANDT, L.: Pflügers Arch. **220**, 203 (1928). [5] VAN ELDIK, J. H.: Arch. néerl. Physiol. **14**, 252 (1929). [6] WESTENBRINK, H. G. K. et P. ARONS: Ebenda **14**, 317 (1929). [7] DEMOOR, J.: Presse méd. **1929** II, 973.

Organ spezifischen Hormone vollständig verdecken oder die Anwesenheit spezifischer Stoffe vortäuschen. Dies muß man in all den Versuchen berücksichtigen, in denen aus den Organen spezifische Stoffe mit biologischen Methoden nachgewiesen werden sollen. BAYLISS und STARLING[1] dachten schon 1902 an die Möglichkeit, daß die Stoffwechselprodukte aus bestimmten Geweben nur auf bestimmte Gewebe gefäßerweiternd wirken könnten, oder wenigstens in den jeweiligen Geweben eine besonders starke Erweiterung hervorrufen könnten. Doch sind die von ihnen als Beweis angeführten Versuche nicht sehr überzeugend.

Bevor wir auf den Gehalt der einzelnen Organe an Histamin näher eingehen, wollen wir die Frage erörtern, in welcher Form das Histamin in den lebenden Zellen vorkommt. Bei allen Methoden, Histamin in den Geweben nachzuweisen, arbeiten wir mit toten Zellen. Wie wir bei den Hautreaktionen sehen werden, kommt es bereits nach Unterbrechung der Blutzufuhr von nur einigen Sekunden dazu, daß histaminähnliche Stoffe frei werden, welche die reaktive Hyperämie bedingen. Es ist darum möglich, daß das Histamin erst in den toten Zellen frei wird und in den lebenden Zellen gar nicht vorhanden ist. Es könnte in diesen in einer unwirksamen Vorstufe z. B. als Histidin enthalten sein. Das Histidin würde dann bei jeder Zellschädigung erst decarboxyliert. Diese Annahme setzt eine Decarboxylase in den Zellen voraus, die bei jeder Zellschädigung wirksam wird, was nicht sehr wahrscheinlich ist. Doch ist es denkbar, daß das Histamin in einer unwirksamen, leicht dissoziierbaren Form in den Zellen vorhanden ist und bei Reizung oder Schädigung der Zellen in die wirksame Form übergeht. Auch dafür könnte ein fermentativer Vorgang in Frage kommen. Über Versuche, die in diesem Sinne sprechen, berichten HOGBEN, SCHLAPP und MACDONALD[2]. Gewöhnliche Extrakte der Hypophyse enthalten größere Mengen Histamin (s. Vorkommen in der Hypophyse). Wurden die Drüsen aber so schnell präpariert, daß sie schon einige Minuten nach dem Tode in kaltes Aceton gebracht werden konnten, so enthielten sie keine Depressorsubstanz (Histamin). Auch TRENDELENBURG[3] gibt als einwandfrei nachgewiesen

[1] BAYLISS, W. M. and E. H. STARLING: J. of Physiol. 28, 325 (1902).

[2] HOGBEN, L. T., SCHLAPP, W. and A. D. MACDONALD: Quart. J. exper. Physiol. 14, 301 (1924).

[3] TRENDELENBURG, P.: Die Hormone 1, 133. Berlin: Julius Springer 1929.

an, daß das frische Hinterlappengewebe ganz frei von Histamin sei.

Andererseits finden wir mehrere Angaben darüber, daß die Zeit, die bis zur Herstellung der Gewebsextrakte vergeht, für den Histamingehalt der Gewebe unwesentlich ist[1 2], und BEST[3] hat sogar gezeigt, daß der Histamingehalt der Gewebe während gewöhnlicher Autolyse unter sterilen Bedingungen abnimmt.

Das Histamin kann auch in wirksamer Form in den lebenden Zellen vorhanden sein, aus denen es jedoch nicht herausgelangen kann, solange die Zellmembranen physiologisch unversehrt sind. Eine Zellschädigung macht die Zellmembran erst für das Histamin durchlässig, und es gelangt dann in die extrazelluläre Flüssigkeit[1]. Wir können somit sagen, daß das Histamin entweder bereits in der lebenden Zelle vorhanden ist, oder aus einer unwirksamen Form „im Augenblick des Todes“ gebildet wird[4].

### *Vorkommen in einzelnen Organen.*

*α*) Lunge (vgl. auch Anaphylaxie S. 501): Der Histamingehalt der Lunge ist auffallend hoch. BEST, DALE, DUDLEY und THORPE[1] konnten nahezu 30 mg Histamin pro Kilogramm Rinder- und Pferdelunge im Mittel als Dipikrat isolieren. Der wirkliche Gehalt ist noch höher, da es infolge der großen Menge an Ausgangsmaterial und der physikalischen Eigenschaften einzelner Niederschläge bei der Verarbeitung des Extraktes nicht gelingt, Histamin quantitativ aus dem Extrakt zu isolieren. Nach Ansicht der englischen Autoren beruht die blutdrucksenkende Wirkung der Lungenextrakte wahrscheinlich fast ausschließlich auf Histamin. Eine Beimengung von Cholin kommt für die Blutdruckwirkung der Lungenextrakte nicht in Frage, denn die Blutdrucksenkung fällt nach Atropinisierung nicht geringer aus. Dies hat BEST[5] in einer neuen Arbeit bestätigt und HOSOYA und WATANABE[6] konnten dasselbe für die Meerschweinchen- und Kaninchenlunge zeigen. Der Histamingehalt der Rinderlunge entspricht auf

---

[1] BEST, C. H., DALE, H. H., DUDLEY, H. W. and W. V. THORPE: J. of Physiol. **62**, 397 (1927). [2] HARRIS, K. E.: Heart **13**, 381 (1926). [3] BEST, C. H.: J. of Physiol. **67**, 256 (1929). [4] DALE, H. H.: Lancet **216**, 1233 (1929). [5] BEST, C. H.: J. of Physiol. **67**, 256 (1929). [6] HOSOYA, K. und K. WATANABE (unveröffentlicht).

Grund der mit biologischen Methoden ermittelten Werte bis über 70 mg pro Kilogramm Gewebe. Es läßt sich also nicht ganz die Hälfte des vorhandenen Histamins als Pikrat darstellen.

Den hohen Gehalt der Lunge an histaminähnlichen Stoffen haben verschiedene Autoren ([1 2 3 4]) bestätigt (vgl. aber weiter unten). HARRIS[2] hat einige grobe vergleichende Untersuchungen über den Gehalt der Ochsen- und der Meerschweinchenlunge angestellt. Er prüfte, bei welcher Verdünnung der Extrakte noch eine dreifache Reaktion bei Punktion in die menschliche Haut auftrat. Die Extrakte aus den Lungen beider Tiere waren gleich stark wirksam.

Aus den in unserem Institut angestellten Versuchen geht dagegen hervor, daß die Meerschweinchen- und Hundelunge einen geringeren Gehalt an Stoffen haben, die den Meerschweinchendarm kontrahieren, als die Rinderlunge, und daß außerdem das Alter der Tiere von ausschlaggebender Bedeutung ist. Die darmkontrahierenden Stoffe der Hundelunge entsprachen 14—30 mg Histamin pro Kilogramm Gewebe[5]; MACHOL[6] fand bei einem jungen Hunde sogar nur 5 mg; Lungenextrakte ausgewachsener Meerschweinchen entsprachen in ihrer Wirkung im Mittel 22 mg Histamin pro Kilo-Gewebe[5] (s. Tabelle auf S. 504). Die Lungen jüngerer Meerschweinchen ergaben dagegen viel niedrigere Werte. Bei zwei bis vier Wochen alten Tieren fand WATANABE Werte von 0—4 mg pro kg Gewebe. Wir fanden weiter, daß die fetale Affenlunge keine histaminartigen Stoffe enthielt (FELDBERG, SCHILF, WATANABE).

Wir haben bereits darauf hingewiesen (s. S. 48), daß einige Organe einen Stoff enthalten, der den Blutdruck des mit Äther narkotisierten und atropinisierten Kaninchens senkt. Dieser Stoff kommt nicht in der Lunge vor. Dies konnten MAJOR und WEBER[7] an einem Lungenextrakt zeigen. In diesem Zusammenhang wollen wir erwähnen, daß Extrakte der Hunde-, Meerschweinchen- und Kaninchenlunge den Blutdruck des Kaninchens in Äthernarkose ebenso wie Histamin erhöhen[1].

Der hohe Histamingehalt des Lungengewebes kann nach Ansicht der englischen Autoren nicht ohne physiologische Bedeutung

---

[1] HOSOYA. K. und K. WATANABE (unveröffentlicht). [2] HARRIS, K. E.: Heart 14, 161 (1927). [3] RIGLER, R.: Wien. klin. Wschr. 41, 484 (1928). [4] BOIVIN, G.: C. r. Soc. Biol. Paris 101, 22 (1929). [5] WATANABE, K. (unveröffentlicht). [6] MACHOL, G. (unveröffentlicht). [7] MAJOR, R. H. and C. J. WEBER: J. of Pharmacol. 37, 367 (1929).

sein. Sie denken an die Möglichkeit, daß die Lunge mit bezug auf Histamin ein Organ mit innerer Sekretion sei, oder daß das Histamin, das bei lebhafterem Gewebsstoffwechsel in das venöse Blut gelangt, von den Lungen abgefangen wird. Bisher haben sich jedoch keinerlei Beweise für diese Annahmen ergeben.

$\beta$) Leber: Wie wir bereits ausführten, beruht die blutdrucksenkende Wirkung alkoholischer Leberextrakte auf ihrem Gehalt an Cholin und Histamin. Wie sich bei biologischer und chemischer Untersuchung ergab, kommen auf 0,1 mg Histamin ungefähr 17 mg Cholin. Wir werden aber weiter unten zeigen, daß noch andere Stoffe für die akute blutdrucksenkende Wirkung in Betracht kommen.

Die blutdrucksenkende Wirkung entspricht 2,5—6,6 mg Histamin pro kg Rinder- oder Pferdeleber[1] [2]. THORPE[3] nimmt an, daß infolge des hohen Cholingehaltes der Wert 2,5 dem wahren Histamingehalt am nächsten kommt Dieser Wert ist aber wahrscheinlich zu niedrig, denn es gelang BEST, DALE, DUDLEY und THORPE pro kg Rinderleber im Mittel 1,58 mg Histaminbase als Pikratsalz zu isolieren. Die Ausbeute entsprach nach ihren Angaben ungefähr einem Drittel des Histamingehaltes, den man auf Grund der pharmakologischen Wirksamkeit der Extrakte zu erwarten hätte.

In der Hundeleber fand man nach der Methode von HANKE und KOESSLER einen noch höheren Histamingehalt. So erhielten HANKE und KOESSLER[4] aus einer 475 g schweren Leber 7,25 mg Histamindichlorid. Dies entspricht 15 mg Dichlorid oder 9 mg Histaminbase pro kg Leber. LUKAS[5] hat mit derselben Methode den Histamingehalt von sechs normalen Hundelebern bestimmt. Die Werte schwankten zwischen 12,5—60 mg Histamindichlorid (= 7,5—36 mg Histaminbase) pro kg Leber. Die hohen Werte wurden in Versuchen erhalten, bei denen die Reinigung nicht bis zum Endstadium durchgeführt wurde. Hunde, denen einige Tage vorher beide Nebennieren entfernt worden waren, zeigten einen um 40—50 vH, in einer Leber sogar einen um 200 vH erhöhten Histamingehalt.

Auch die Prüfung am Meerschweinchendarm weist auf einen sehr hohen Gehalt hin[6]; die Werte von 35—61 mg Histaminchlor-

[1] BEST, C. H., DALE, H. H., DUDLEY, H. W. and W. V. THORPE: J. of Physiol. **62**, 397 (1927). [2] BEST, C. H.: J. of Physiol. **67**, 256 (1929).

[3] THORPE, W. V.: Biochemic. J. **22**, 94 (1928).

[4] HANKE, M. T. and K. K. KOESSLER: J. of biol. Chem. **59**, 879 (1924).

[5] LUCAS, G. H. W.: Amer. J. Physiol. **77**, 114 (1926).

[6] WATANABE, K. (unveröffentlicht).

hydrat pro kg Gewebe, wie sie sonst nur von der Lunge erhalten werden, beruhen aber sicherlich teilweise auf der Wirkung von Cholin und Acetylcholin, obwohl LUCAS auch chemisch teilweise so hohe Histaminwerte nachwies.

Der hohe Gehalt der Hundeleber ist von theoretischem Interesse für den anaphylaktischen Shock, der auf Freiwerden von Histamin beruhen soll. Beim Hunde stellt nämlich die Leber das Shockorgan dar (siehe ausführlicher S. 497).

Seltsamerweise konnten HANKE und KOESSLER[1] in der einen von ihnen untersuchten menschlichen Leber mit ihrer Methode kein Histamin nachweisen. Leider wurden keine Versuche am Blutdruck und Darm angestellt.

Wir untersuchten den Extrakt einer fetalen Affenleber am Meerschweinchendarm. Die Wirkung entsprach 0,9 mg pro kg Gewebe.

Interessant ist, daß sich in der Leber (und auch in der Magen-Darmschleimhaut) von Meerschweinchen unter normalen Bedingungen kein Histamin chemisch nachweisen läßt[1]. Verfüttert man aber einem Meerschweinchen große Mengen Histamin, so kann man 2 Stunden später mehrere Milligramm des resorbierten Histamins aus der sonst histaminfreien Leber gewinnen[2].

Im Gegensatz zu den chemischen Versuchen kann man in den Leberextrakten gewöhnlicher Meerschweinchen histaminähnlich wirkende Stoffe am Blutdruck der atropinisierten Katze[3,4] und am Meerschweinchendarm[4] biologisch nachweisen. Die Wirkung am Meerschweinchendarm entsprach einem Histamingehalt von 0,5 bis 8 mg Histamin pro kg Leber. Diese Werte sind aber eher noch zu hoch und beruhen teilweise mit auf Beimengungen von Cholin; denn die blutdrucksenkende Wirkung an Katzen nimmt nach Atropin ab.

Es ist nicht klar ersichtlich, warum HANKE und KOESSLER mit ihrer chemischen Methode negative Resultate erhalten haben, um so mehr, als das vom Magen-Darmkanal aus resorbierte Histamin in der Leber nachgewiesen wurde. Möglicherweise enthalten die Organe des Meerschweinchens, vielleicht mit Ausnahme der Lunge gar kein Histamin, sondern nur histaminähnlich wirkende Stoffe, die den Blutdruck der atropinisierten Katze senken und die glatte

[1] HANKE, M. T. and K. K. KOESSLER: J. of biol. Chem. **59**, 879 (1924).
[2] KOESSLER, K. K. and M. T. HANKE: J. of biol. Chem. **59**, 889 (1924).
[3] RIGLER, R.: Wien. klin. Wschr. **41**, 484 (1928).
[4] WATANABE, K. (unveröffentlichte Versuche).

Muskulatur kontrahieren. Solche Stoffe konnten z. B. in der Froschhaut[1] nachgewiesen werden. Es lassen sich gewisse physiologische Gesichtspunkte für ein ähnliches Verhalten beim Meerschweinchen (und vielleicht auch beim Kaninchen) anführen.

Abgesehen davon, daß einige Tierarten vielleicht kein Histamin in ihren Geweben enthalten, müssen wir vor allem berücksichtigen, daß in Leberextrakten außer dem Histamin noch ein anderes wirksames Prinzip enthalten ist, welches den Blutdruck der Katze und des Hundes ebenfalls senkt und dem Histamin pharmakologisch auch sonst in vieler Hinsicht ähnelt; es unterscheidet sich aber darin vom Histamin, daß es den Blutdruck des atropinisierten Kanninchens in Äthernarkose erniedrigt, während Histamin ihn erhöht. Auf das Vorkommen dieses Stoffes in den Geweben und auf seine Bedeutung für das Histaminproblem haben VINCENT, CURTIS und LEEDS[2] zuerst aufmerksam gemacht. MAJOR und WEBER[3] haben diesen Stoff in verschiedenen Geweben, vor allem in der Leber, vor kurzem eingehend untersucht.

Sie fanden, daß der von ihnen untersuchte Leberextrakt den Blutdruck des atropinisierten Kaninchens im Gegensatz zum Histamin senkte. Behandelten sie den Extrakt mit LLOYDS Reagens, so konnten sie das wirksame Prinzip ziemlich rein erhalten, weil es vom LLOYDS Reagens in saurer Lösung vollständig adsorbiert wird und später wenigstens teilweise in alkalischer Lösung in Freiheit gesetzt werden kann. Wurde der Leberextrakt dagegen nach der Methode von BEST, DALE, DUDLEY und THORPE aufgearbeitet, so verlor er nach der Behandlung mit Bleiacetat und Schwefelwasserstoff seine blutdrucksenkende Wirkung am atropinisierten Kaninchen und erhöhte den Blutdruck in gleicher Weise wie Histamin. Ausnahmsweise konnte auch der mit LLOYDS Reagens behandelte Extrakt den Blutdruck des Kaninchens erhöhen und der nach BEST, DALE, DUDLEY, THORPE hergestellte Extrakt seine blutdrucksenkende Wirkung am Kaninchen beibehalten. Sehen wir von diesen Ausnahmen ab, so finden wir, daß im Leberextrakt zwei wirksame Stoffe vorhanden sind, von denen der eine durch LLOYDS Reagens adsorbiert wird und den Blutdruck des Kaninchens senkt, der andere den Blut-

[1] GRANT, R. T. and T. D. JONES: Heart **14**, 337 (1929).
[2] VINCENT, S., CURTIS, F. R. and B. LEEDS: Lancet **210**, 1143 (1926).
[3] MAJOR, R. H. and C. J. WEBER: J. of Pharmacol. **37**, 365 (1929).

druck des Kaninchens erhöht und sicher mit dem Histamin identisch ist.

Es ist natürlich möglich, daß im ursprünglichen Extrakt nur das Depressorprinzip enthalten ist, und daß dieses nach der Behandlung mit Bleiacetat und $H_2S$ so verändert wird, daß es den Blutdruck erhöht. Das ist jedoch sehr unwahrscheinlich.

Das Depressorprinzip ist wenig stabil und wird durch wochenlanges Stehenlassen im Eisschrank zerstört. Über die Ähnlichkeit dieses Stoffes mit einem im Harn vorkommenden Stoff siehe S. 97.

Wieweit die in der Tabelle für den Histamingehalt der Leber angegebenen Werte durch den von LLOYDS Reagens adsorbierten Stoff beeinflußt werden, wissen wir nicht. Hierzu sind weitere Untersuchungen über das Verhältnis beider Stoffe zueinander nötig.

*Anhang*; *Eutonon*: ZUELZER[1] [2] hat aus der Leber ein Präparat dargestellt, das er als Herzhormon ansieht und Eutonon benannt hat. Aus der Arbeit von SALOMON und ZUELZER, die Eutonon am Froschherzen, sowie am LANGENDORFschen Herzpräparat und am Herzlungenpräparat untersucht haben, geht hervor, daß die Wirkung auf Herz und Coronarkreislauf der von Histamin ähnelt. Unser Mitarbeiter KRULL[3] sowie TRIBE OPPENHEIMER[4] konnten weiter zeigen, daß große Dosen Eutonon ebenso wie große Dosen Histamin hemmend auf die Tätigkeit des Froschherzens wirken. Auch an anderen Organen läßt sich eine Ähnlichkeit der Wirkung feststellen. Eutonon senkt den Blutdruck der atropinisierten Katze[5]; die nach unserer Methode (s. S. 229) durchströmten Extremitätengefäße des Hundes werden durch Eutonon in gleicher Weise wie durch Histamin erweitert; der Blutdruck des Hundes fällt nach Eutonon[6]. Der Meerschweinchendarm kontrahiert sich auf Eutonon; die Wirkung von 50 mg Eutonon entsprach einer Kontraktion von 0,01 mg Histamin[5].

Wir haben außerdem untersucht, wie Eutonon auf den Blutdruck des atropinisierten mit Äther narkotisierten Kaninchens wirkt[7]. 50 mg Eutonon bewirkten eine deutliche Blutdrucksenkung,

[1] ZUELZER, G.: Med. Klin. **23**, Nr 39 (1927); **24**, 571 (1928).
[2] SALOMON, H. und G. ZUELZER: Arch. f. exper. Med. **66**, 291 (1929).
[3] KRULL, G. (unveröffentlichte Versuche).
[4] TRIBE OPPENHEIMER, E.: Amer. J. Physiol. **90**, 656 (1929).
[5] WATANABE, K. (unveröffentlichte Versuche).
[6] KATZ, G., SALOMON, H. und E. SCHILF (unveröffentlichte Versuche).
[7] FELDBERG, W. und E. SCHILF (unveröffentlichte Versuche).

die bei einigen Kaninchen sogar sehr tief und langanhaltend ausfiel. Histamin bewirkte bei denselben Tieren stets eine reine Blutdruckerhöhung.

Es liegt somit die Vermutung nahe, daß im Eutonon neben Beimengungen von Histamin ein weiterer aktiver Stoff enthalten ist, der vielleicht mit dem von MAJOR und WEBER mit LLOYDS Reagens isolierten Prinzip identisch ist. (Vergleiche hierzu das Vorkommen eines ähnlich wirkenden Stoffes im Harn S. 97.) Es ist möglich, daß die klinischen Erfolge des Eutonons bei anginösen Zuständen auf diesem Stoff beruhen.

$\gamma$) Milz: Über das Vorkommen von Histamin in der Milz siehe S. 51.

$\delta$) Quergestreifte Muskulatur: Der chemische Nachweis von Histamin in der quergestreiften Muskulatur gestaltet sich darum so schwierig, weil einmal der Histamingehalt nur gering ist, und weil weiter große Mengen Methylguanidin und Stoffe, die den Aminosäuren ähneln, die Isolierung erschweren. THORPE[1] mußte darum das für die Lunge angegebene Verfahren der Histaminisolierung etwas modifizieren. Es gelang ihm dann, aus 35 kg Gewebe 3,3 mg Histaminbase als Pikratsalz zu isolieren. Da die blutdrucksenkende Wirkung des ursprünglichen Extraktes, die ausschließlich auf Histamin beruhen soll, 1 mg pro kg Gewebe entsprach, bedeutet das eine Ausbeute von 4 vH. Die kontrahierende Wirkung am Meerschweinchendarm entspricht einem höheren Histamingehalt. Unser Mitarbeiter SCHULTE[2] fand einen Mittelwert von 5 mg Histaminchlorhydrat pro kg Katzenmuskel. Langanhaltende Kontraktionen verminderten den Gehalt auf ein Drittel (siehe ausführlicher auf S. 466).

Über das Vorkommen von Histamin in LIEBIGS *Fleischextrakt* s. S. 42 u. 147. Über das Vorkommen vom Histamin im *Herzmuskel* haben wir bereits in der Einleitung dieses Kapitels auf S. 52 gesprochen. Vergleiche hierzu auch die Bemerkungen auf S. 479. Über das Vorkommen von histaminähnlichen Stoffen in der *glatten Muskulatur* s. S. 473.

$\varepsilon$) Magen-Darmschleimhaut (Gastrin und Sekretin): Histamin wurde zuerst von BARGER und DALE[3] und später von

[1] THORPE, W. V.: Biochemic. J. **22**, 94 (1928).
[2] SCHULTE, H.: Arbeitsphysiologie (im Druck).
[3] BARGER, G. H. and H. H. DALE: J. of Physiol. **41**, 499 (1911).

ABEL und KUBOTA[1] in der Dünndarmschleimhaut chemisch nachgewiesen. Doch ist die Möglichkeit, daß das Histamin erst sekundär durch bakterielle Zersetzung vor oder während der Verarbeitung entstanden ist, in diesen Versuchen nicht ausgeschlossen. Dagegen hat GERARD[2] die sterile Mucosa von isolierten Jejunalschlingen untersucht und bei offener Schlinge 10 mg, bei geschlossener 0,3 mg Histamindichlorid pro 10 g Mucosa erhalten.

HANKE und KOESSLER[3] konnten in der Wand des Meerschweinchendarmcs und -magens unter gewöhnlichen Umständen mit ihrer Methode kein Histamin nachweisen. Nur bei den Tieren, denen vorher große Mengen Histamin verfüttert wurden, ließ sich Histamin nachweisen. Vergleiche die gleichen Versuche an der Meerschweinchenleber auf S. 57.

*Gastrin*: Außer diesen Versuchen über den chemischen Nachweis des Histamins sind zahlreiche Versuche über die biologische Wirksamkeit von Extrakten der Magen-Darmschleimhaut angestellt worden. Der Anlaß für diese bot die Beobachtung von EDKINS[4], daß Extrakte der Pylorusschleimhaut eine Magensaftsekretion bewirken. Extrakte aus dem Fundus des Magens waren unwirksam. Die wirksame Substanz in der Pylorusschleimhaut nannte er „Gastrin“ oder „gastric secretin“. Während die Versuche von EDKINS von einzelnen Autoren bestätigt werden konnten, fanden andere Autoren, daß nicht nur die Extrakte der Pylorusschleimhaut, sondern auch Extrakte der anderen Abschnitte des Magen-Darmkanales eine sekretorische Wirkung auf die Magendrüsen haben (Literatur darüber s. LIM[5]). Des weiteren konnte gezeigt werden, daß diese Wirkung nahezu allen Organextrakten eigentümlich ist. POPIELSKI nahm darum an, das Gastrin sei mit seinem Vasodilatin (s. S. 46) identisch. DALE und LAIDLAW hatten jedoch darauf hingewiesen, daß das Vasodilatin POPIELSKIs mit dem Histamin identisch wäre; dieser Annahme schloß sich, wie bereits erwähnt, POPIELSKI an. Sehr wahrscheinlich handelt es sich bei der Gastrinwirkung auch um einen Histamineffekt, wie dies ROTHLIN und GUNDLACH[6] annehmen. Andererseits sind gewisse Verschieden-

[1] ABEL, J. J. and S. KUBOTA: J. of Pharmacol. **13**, 243 (1919).
[2] GERARD, R. W.: J. of biol. Chem. **52**, 111 (1922).
[3] HANKE, M. T. and K. K. KOESSLER: J. of biol. Chem. **59**, 879, 889 (1924). [4] EDKINS, J. S.: J. of Physiol. **34**, 133 (1906).
[5] LIM, R. K. S.: Quart. J. exper. Physiol. **13**, 79 (1923).
[6] ROTHLIN, E. et R. GUNDLACH: Arch. internat. Physiol. **17**, 59 (1921).

heiten zwischen Histamin und Gastrin noch ungeklärt. So ist z. B. bei gleich starker Magensekretion die Blutdrucksenkung nach Histamin sehr viel länger anhaltend. KEETON, KOCH und LUCKHARDT[1] sowie LIM[2] denken deshalb daran, daß das Gastrin ein dem Histamin nahe verwandter Körper sei. Möglicherweise finden diese Unterschiede aber auch eine andere Aufklärung.

Es gibt einige Beobachtungen darüber, in welchen Abschnitten des Magen-Darmkanales und in welchen Zellen Gastrin besonders reichlich vorkommt. Diese Beobachtungen werden in bezug auf die wahrscheinliche Identität von Gastrin und Histamin hier angeführt. LIM[1] fand, daß die Wirksamkeit der Schleimhautextrakte in folgender Reihenfolge abnahm: Pylorus, Cardia, Duodenum, Fundus, Dünndarm. Fundusextrakte waren nur wenig wirksam, Dünndarmextrakte ganz unwirksam. BAYLISS und STARLING[2] fanden dagegen, daß Dünndarmextrakte den Blutdruck stark senken können. Wahrscheinlich sind diese Unterschiede in den Ergebnissen der verschiedenen Autoren auf die verschiedenen Herstellungsverfahren für die Extrakte zurückzuführen. Nach LIM kommt das Gastrin vor allem in Schleimzellen vor, die zahlreich in der Pylorusschleimhaut und nur spärlich im Fundus auftreten. Er zeigte weiter, daß nur Extrakte aus den oberen Schichten der Pylorusschleimhaut Gastrin enthielten, während Extrakte aus den tieferen Schichten wirkungslos waren. Andererseits nehmen BAYLISS und STARLING[3] an, daß gerade die Muscularis mucosa im Duodenum die blutdrucksenkende Substanz enthält, während das Sekretin (s. weiter unten) in den oberen Schichten vorhanden ist.

*Sekretin*[4]: Während Gastrin und Histamin möglicherweise identisch sind, handelt es sich beim Sekretin, jenem von BAYLISS und STARLING[3] aus der Duodenalschleimhaut gewonnenen Stoff, der eine direkte[5] Pankreas- und in geringerer Weise eine Gallensekretion bewirkt, um einen ganz anderen Stoff. Dies zeigen schon die ursprünglichen Beobachtungen von BAYLISS und STARLING.

---

[1] KEETON, R. W., KOCH, F. C. and A. B. LUCKHARDT: Amer. J. Physiol. **52**, 508 (1920).

[2] LIM, R. K. S.: Quart. J. exper. Physiol. **13**, 79 (1923).

[3] BAYLISS, W. M. and E. H. STARLING: J. of Physiol. **28**, 325 (1902).

[4] Literatur siehe SHARPEY-SCHÄFER, E. A.: The endocrine organs Bd. **2**, 329 2. Aufl. London (1926).

[5] LIM, R. K. S. and W. SCHLAPP: Quart. J. exper. Physiol. **13**, 393 (1923).

LALOU[1] und ARTHUS[2] haben ebenfalls bereits darauf hingewiesen, daß die „Vasodilatinerklärung" nicht für das Sekretin zutrifft. Histamin bewirkt nur eine geringe Pankreassekretion, die durch Atropin verhindert wird (s. S. 154), während Atropin auf die Sekretinsekretion keinen Einfluß hat. Dem Sekretin fehlen weiter alle Eigentümlichkeiten der Histaminwirkung. Das Sekretin macht keine Magen- und Speichelsekretion und hat keine Wirkung auf den Blutdruck; auch ist das chemische Verhalten ein anderes, wie schon SKARZYNSKA[3] und PARSONS[4] zeigte. Es ist in Amylalkohol und in absolutem Alkohol unlöslich. Kürzlich konnte MELLANBY[5] das Sekretin isolieren; es handelt sich um ein Phosphor enthaltendes Polypeptid.

Die blutdrucksenkende Wirkung, die den einfachen Extrakten der Duodenalschleimhaut innewohnt, beruht, wie schon BAYLISS und STARLING zeigten, nicht auf dem Sekretin, sondern auf einem anderen Stoff oder Stoffen, die durch Alkohol entfernt werden können[1 3 5 6 7 8]. Andererseits wird die Sekretinwirkung bei peptischer oder tryptischer Verdauung zerstört, während das Depressorprinzip erhalten bleibt[8]. Dieses stellt sicher die in allen Organen vorkommenden unspezifischen blutdrucksenkenden Stoffe dar, unter denen Histamin und Cholin wahrscheinlich die erste Stelle einnehmen. Nach PARSONS[4] beruht die blutdrucksenkende Wirkung der Sekretinpräparate nicht auf ihrem Gehalt an Histamin; denn die Mengen, die sie chemisch mit der Methode von HANKE und KOESSLER nachweisen konnte, waren viel zu gering, um die starke blutdrucksenkende Wirkung erklären zu können. Da wir aber gesehen haben, daß die Methode von HANKE und KOESSLER in quantitativer Hinsicht vielen Fehlern ausgesetzt ist (s. S. 23), sind die Versuche von PARSONS nicht beweiskräftig.

ε) Hypophyse: Die von ABEL und KUBOTA[9] zeitweise vertretene Ansicht, das Histamin sei mit dem wirksamen Prinzip des Hypophysenhormons identisch, ist heute allgemein verlassen[10 11 12].

---

[1] LALOU, L. S.: J. Physiol. et Path. gén. **13**, 343 (1911); **14**, 241 (1912). [2] ARTHUS: Arch. internat. Physiol. **15**, 69 (1918). [3] SKARZYNSKA, M.: C. r. Soc. Biol. Paris **90**, 1476 (1924). [4] PARSONS, E.: Amer. J. Physiol. **71**, 429 (1925). [5] MELLANBY, E.: J. of Physiol. **66**, 1 (1928). [6] BAYLISS, W. M. and E. H. STARLING: J. of Physiol. **28**, 325 (1902). [7] DIXON, W. E. and P. HAMILL: Ebenda **38**, 314 (1909). [8] LUCKHARDT, A. B. and E. BLONDER: Proc. amer. physiol. Soc.; Amer. J. Physiol. **68**, 142 (1924). [9] ABEL, J. J. and S. KUBOTA: J. of Pharmacol. **13**, 243 (1919). [10] DUDLEY, H. H.: Ebenda **14**, 295 (1919). [11] ABEL, J. J. and T. NAGAYAMA: Ebenda **15**, 347 (1920). [12] JACKSON, D. E. and C. A. MILLS: J. Labor. a. clin. med. **5**, 2 (1919).

Die physiologischen und chemisch-physikalischen Eigenschaften dieses Hormons sind ganz andere als die des Histamins.

Ein gewöhnlicher Hypophysenextrakt enthält aber außer den spezifischen Stoffen noch eine andere wirksame Substanz. Schon SCHÄFER und dessen Schüler[1 2 3 4] hatten gezeigt, daß sich aus der Hypophyse zwei verschiedene Stoffe extrahieren ließen, die auf den Blutdruck der Katze verschieden wirkten. Der eine Stoff, das spezifische Hypophysenhormon, macht bei Katzen und Hunden eine Blutdrucksteigerung („Pressor principle"); der andere eine Blutdrucksenkung („Depressor principle"). Gegen die Wirkung der blutdrucksteigernden Substanz stellt sich schnell eine Immunität ein. Hierzu genügt meist eine einmalige Injektion einer größeren Menge Extrakt. Aus diesem Grunde wirkt Hypophysenextrakt bei Katzen und Hunden für gewöhnlich bei der ersten Injektion blutdrucksteigernd, bei den folgenden Injektionen dagegen blutdrucksenkend. Wie schon SCHÄFER und VINCENT zeigten, läßt sich das blutdrucksenkende Prinzip mit Alkohol extrahieren. Es ist sehr wahrscheinlich mit dem Histamin identisch. Hieran dachte man bereits[5], als die pharmakologischen Eigenschaften des Histamins eben genauer bekannt wurden. Die Arbeiten des Edinburgher Physiologischen Institutes aus den letzten Jahren haben diese Ansicht mehr und mehr gefestigt[6 7 8]. Man spricht heute direkt von histaminfreien Hypophysenextrakten, wenn die Depressorsubstanz durch Alkohol entfernt worden ist.

Die Annahme, es handle sich bei der Depressorsubstanz wirklich um Histamin, gründet sich auf das pharmakologisch und chemisch-physikalisch vollständig gleiche Verhalten beider Stoffe. Die chemische Isolierung ist bisher nicht einwandfrei gelungen. Zwar konnten ABEL und KUBOTA[9] aus käuflichem Hypophysen-

---

[1] SHARPEY-SCHÄFER, E. A. and B. MOORE: J. of Physiol. **20**, 1 (1896).
[2] SHARPEY-SCHÄFER, E. A. and S. VINCENT: Ebenda **25**, 87 (1899).
[3] OSBORNE, W. A. and S. VINCENT: Ebenda **25**, 283 (1908).
[4] VINCENT, S. and W. SHEEN: Ebenda **29**, 242 (1903).
[5] ROCA, J.: J. of Pharmacol. **18**, 1 (1921).
[6] HOGBEN, L. T. and W. SCHLAPP: Quart. J. exper. Physiol. **14**, 229 (1924).
[7] HOGBEN, L. T., SCHLAPP, W. and A. D. MACDONALD: Ebenda **14**, 301 (1924).
[8] SHARPEY-SCHÄFER, E. A. and A. D. MACDONALD: Ebenda **16**, 251 (1926).
[9] ABEL, J. J. and S. KUBOTA: J. of Pharmacol. **13**, 243 (1919).

extrakt größere Mengen Histamin als Salz isolieren, doch war der Ursprung des Histamins in diesem Falle zweifelhaft, da Autolyse und bakterielle Tätigkeit nicht ausgeschlossen waren. HANKE und KOESSLER[1], die diese beiden Möglichkeiten ausschlossen, konnten mit der von ihnen angegebenen Methode im *frischen* Hypophysenextrakt kein Histamin chemisch nachweisen. ROCA[2] wies dagegen mit derselben Methode und unter denselben Vorsichtsmaßregeln Histamin in größeren Mengen nach. Er fand weiter mit biologischen Methoden, daß der Hinterlappen über achtmal so viel Histamin enthielt als der Vorderlappen.

Die Histaminbeimengungen der käuflichen Hypophysenextrakte haben praktisch eine Bedeutung[3]. Ein Beispiel dafür stellt die therapeutische Anwendung von Pituitrin bei shockartigen, durch Capillarerweiterung bedingten Kreislaufzuständen dar. Pituitrin wird in diesen Fällen therapeutisch angewendet, weil es die Capillaren verengt[4]. Das Histamin erweitert aber die Capillaren und führt selbst zum Kreislaufshock; darum werden histaminfreie Präparate wirkungsvoller sein als solche, die größere Beimengungen von Histamin enthalten[5].

Für die Darstellung histaminfreier Präparate wird das getrocknete und fein pulverisierte Extrakt mit absolutem Alkohol 12—48 Stunden im SOXHLET-Apparat extrahiert. Der Rückstand enthält dann kein Histamin mehr. Injiziert man ihn einer Katze intravenös, so bewirkt die erste Injektion eine starke Blutdrucksteigerung; die darauffolgenden Injektionen dagegen verändern den Blutdruck überhaupt nicht mehr, wenn sie nicht in zu großen Zwischenräumen gegeben werden. Bei histaminfreien Präparaten bleibt also, nach Angaben der Edinburgher Forscher[3, 6], die Blutdrucksenkung aus, die bei gewöhnlichen Extrakten nach der zweiten Injektion auftritt. Nach diesen Autoren beruht die blutdrucksenkende Wirkung der Hypophysenextrakte bei Katzen und

---

1 HANKE, M. T. and K. K. KOESSLER: J. of biol. Chem. **43**, 557 (1920).

2 ROCA, J.: J. of Pharmacol. **18**, 1 (1921).

3 SHARPEY-SCHÄFER, E. A. and A. D. MACDONALD: Quart. J. exper. Physiol. **16**, 251 (1926).

4 KROGH, A.: Anatomie und Physiol. d. Cap., 2. Aufl. Berlin: Julius Springer 1929. S. 152.

5 HOGBEN, L. T., SCHLAPP, W. and A. D. MACDONALD: Quart. J. exper. Physiol. **14**, 301 (1924).

6 HOGBEN, L. T. and W. SCHLAPP: Quart. J. exper. Physiol. **14**, 229 (1924).

Hunden darum ausschließlich auf den Histaminbeimengungen. Diese Ansicht wird auch von anderer Seite vertreten[1,2].

Dagegen sind ABEL und seine Mitarbeiter[3] der Ansicht, daß das spezifische Hypophysenhormon als solches neben dem Histamin bei Katzen und Hunden den Blutdruck senken kann. GEILING und CAMPBELL[4] zeigten kürzlich, daß histaminfreie Präparate, die in derselben Weise wie die der Edinburgher Forscher hergestellt worden waren, bei wiederholten Injektionen großer Mengen Extrakt unter bestimmten Bedingungen eine Blutdrucksenkung hervorriefen. Diese ließ sich an Katzen leichter als an Hunden demonstrieren und wurde als echte Umkehr des normalen blutdrucksteigernden Effektes angesehen. GEILING und CAMPBELL haben eine andere Möglichkeit nicht ausgeschlossen, nämlich die, daß die Blutdrucksenkung gar nicht eine direkte Wirkung des Hypophysenhormons ist, sondern auf Adrenalinabgabe aus den Nebennieren beruht (vgl. S. 191). Eine weitere von der Narkose abhängige Blutdrucksenkung hat GRUBER[5] beschrieben. Er zeigte, daß der Blutdruck von Hunden, die nicht oder mit Äther narkotisiert worden waren, auf eine erste Vasopressininjektion sank, dagegen anstieg, wenn die Hunde mit Chloreton narkotisiert worden waren.

Wir wollen in diesem Zusammenhang erwähnen, daß der Blutdruck von Vögeln auch durch histaminfreie Hypophysenpräparate immer gesenkt wird[6,7,8,9].

Anhang: Die einfachste Methode, um die Anwesenheit von Histamin in Hypophysenextrakt festzustellen, ist nach BURN[10], dessen Ausführungen wir hier folgen, diese: Man mischt ein Volumen Hypophysenextrakt mit dem gleichen Volumen 2 normal NaOH, läßt die Mischung 1 Stunde bei Zimmertemperatur stehen und neutralisiert dann die Lösung mit 2 normal

---

[1] KAMM, ALDRICH, GROTE, ROWE and BUGBEE: J. amer. chem. Soc. **1**, 573 (1928).

[2] STEHLE, R. L.: Amer. J. Physiol. 88, 724 (1929).

[3] ABEL, J. J., ROUILLER, C. A. and E. M. K. GEILING: J. of Pharmacol. **22**, 289 (1923).

[4] GEILING, E. M. K. and D. CAMPBELL: Ebenda **29**, 44 (1926).

[5] GRUBER, C. M.: J. of Pharmacol. **36**, 155 (1929).

[6] PATON, D. N. and A. WATSON: J. of Physiol. **44**, 413 (1912).

[7] HOGBEN, L. T.: Quart. J. exper. Physiol. **15**, 155 (1925).

[8] HOGBEN, L. T. and W. SCHLAPP: Ebenda **16**, 229 (1926).

[9] GADDUM, J. H.: J. of Physiol. **65**, 434 (1928).

[10] BURN, J. H.: Methods of biological Assay. Oxford Univ. Press **1928**.

HCl. Hat die Lösung dann noch eine Wirkung auf den isolierten Meerschweinchenuterus, so kann diese nur auf Histamin beruhen, weil die Natronlauge alles wirksame Hypophysenprinzip zerstört hat.

ζ) Haut: Der chemische Nachweis und die krystallinische Darstellung von Histamin aus Hautextrakten steht noch aus. Doch erhält man durch alkoholische Extraktion einen Stoff, der wie Histamin die dreifache Reaktion an der menschlichen Haut, die Blutdrucksenkung an der Katze, die Kontraktion des Meerschweinchenuterus und wie HOSOYA [1] in unserem Institut für Kaninchenhautextrakte gezeigt hat, auch eine Blutdruckerhöhung des atropinisierten Kaninchens in Äthernarkose bewirkt. Die Wirkung von Schweinehautextrakten auf das isolierte Froschherz [2] entspricht ebenfalls der von Histamin.

HARRIS [3] hat die blutdrucksenkende Wirkung menschlicher Hautextrakte an Katzen quantitativ mit Histamin verglichen. Der Gehalt der Haut an blutdrucksenkenden Stoffen entsprach, in Histaminwerten ausgedrückt, im Durchschnitt 10 mg Histamin pro kg Haut. Den stärksten Gehalt wies die Haut des Präputiums und die von Föten auf, nämlich 16—18 mg pro kg Gewebe. Wir [4] fanden dagegen, daß die darmkontrahierende Wirkung von Hautextrakten eines neugeborenen Affen nur 2 mg Histamin pro kg Haut entsprach. Hautextrakte von der Brust und vom Schenkel des Menschen zeigten eine blutdrucksenkende Wirkung, die 5,7 bis 8,8 mg Histamin pro kg Haut entsprach. Um festzustellen, welche Zellen das Histamin enthalten, untersuchte HARRIS Epidermis und Dermis getrennt voneinander. Er fand in der Epidermis der Brusthaut sechsmal so viel blutdrucksenkende Stoffe als in der Dermis. In Histaminwerten ausgedrückt enthielt die Epidermis 24 mg, die Dermis 4 mg und die ganze Haut 6 mg pro kg. 24 mg pro kg Epidermis entsprechen einer Histaminkonzentration von 1:40000. Man kann sich vorstellen, daß, selbst wenn nur wenige Epidermiszellen verletzt werden und der Histamingehalt ausfließt, die Konzentration ausreichen wird, um die auftretenden Reaktionen zu erklären.

Der Gehalt an blutdrucksenkender Substanz nimmt bei Verbrennungen der Haut (Katzenversuche) ab. Die Abnahme erfolgt

[1] HOSOYA, K. (unveröffentlicht).
[2] ENKVIST, O.: Arch. f. Dermatol. **157**, 692 (1929).
[3] HARRIS, K. E.: Heart **14**, 161 (1927).
[4] FELDBERG, W., SCHILF, E. und K. WATANABE (unveröffentlicht).

jedoch erst 12 Stunden nach der Verbrennung, beträgt dann rund 50 vH und wird damit erklärt, daß das freigewordene Histamin in den allgemeinen Kreislauf gelangt ist.

ELLINGER[1] fand, daß die Haut von Meerschweinchen nach Ultraviolettbestrahlung häufig einen höheren Gehalt an histaminähnlich wirkenden Stoffen enthielt. Er führt dies darauf zurück, daß durch die Bestrahlung Histidin in Histamin umgewandelt wird und somit der Gehalt der Haut an Histamin erhöht wird. Er hat diese Versuche kürzlich am Schwein wiederholt (mündliche Mitteilung), aber keine eindeutigen Ergebnisse erhalten.

In der Froschhaut fanden GRANT und JONES[2] einen Stoff, der neben den üblichen Histaminreaktionen auch die Froschgefäße erweitert und darum nicht Histamin sein kann (siehe ausführlicher S. 462). Das pharmakologisch wirksame Prinzip des Kosmetikums „Amor Skin“, welches aus der Haut von jungen Rieseneidechsen und Schildkröten gewonnen wird, verengt die Froschgefäße und kann darum auch nicht Histamin sein[3].

$\eta$) Hirn: Es ist seit langem bekannt, daß Extrakte vom Hirn und Nervengewebe den Blutdruck der Katze und des Hundes senken[4 5 6 7]. Ein Teil dieser Wirkung beruht auf Cholinderivaten und wird von Atropin aufgehoben[6 7]; der größte Teil der Blutdruckwirkung bleibt aber auch nach Atropinisierung erhalten und muß somit auf anderen Stoffen beruhen. Nach Bekanntwerden des Histamins glaubte man in ihm einen der wirksamen Stoffe der Hirnextrakte gefunden zu haben. Dagegen sprach aber, daß das fragliche Prinzip im Gegensatz zum Histamin in Äther löslich ist. Weiter wirken diese Extrakte auch blutdrucksenkend am Kaninchen, bei denen Histamin den Blutdruck meist erhöht. Auf diesen Unterschied hat MC DOWALL[8] zuerst hingewiesen.

---

1 ELLINGER, F.: Arch. f. exper. Path. **136**, 129 (1928).

2 GRANT, R. T. und T. D. JONES: Heart **14**, 337 (1929).

3 BICKEL, A.: Dermat. Wschr. **86**, 249 (1928).

4 CLEGHORN, A.: Amer. J. Physiol. **2**, 471 (1899).

5 OSBORNE, W. A. and S. VINCENT: J. of Physiol. **25**, Proc. IX (1900).

6 HALLIBURTON, W. D.: Ebenda **25**, Proc. VII (1900).

7 VINCENT, S. and W. CRAMER: Ebenda **30**, Proc. X (1903).

8 MCDOWALL, J. S., zitiert nach VINCENT, S., CURTIS, F. R. and C. B. LEEDS: Lancet **210**, 1142 (1926).

VINCENT, CURTIS und LEEDS[1] haben dann gezeigt, daß die Blutdrucksenkung auch nach Atropinisierung des Kaninchens bestehen bleibt. Dies konnte in unserem Institut bestätigt werden[2]. Vor kurzem haben MAJOR und WEBER[3] erneut Versuche mit Hirnextrakten ausgeführt. Die mit LLOYDS Reagens behandelten Extrakte (näheres siehe S. 58) senkten stets den Blutdruck des atropinisierten Kaninchens. Versuchte man sie mit Bleiacetat und Schwefelwasserstoff zu fällen, wie es bei der Isolierung von Histamin gemacht wird, so verloren sie ihre blutdrucksenkende Wirkung vollständig. Das wirksame Prinzip wurde nach mehrtägigem Stehenlassen der Extrakte sehr leicht zersetzt und unwirksam.

MAJOR und WEBER konnten die blutdrucksteigernde Wirkung von Histamin und Lungenextrakten am atropinisierten Kaninchen durch die blutdrucksenkende Wirkung von Hirnextrakten neutralisieren; bei geeignetem Mischungsverhältnis konnte der Blutdruck unverändert bleiben.

Bei einem im Harn vorkommenden ähnlich wirkenden Stoffe (s. S. 97) gehen wir näher darauf ein, ob das den Blutdruck des Kaninchens senkende Prinzip im Hirn-, Leber- und Pankreasextrakt dasselbe ist.

ϑ) Blut und Blasenflüssigkeit. FREUND[4] konnte in Frischblutextrakten von gesunden Menschen wirksame Stoffe nicht biologisch nachweisen; doch waren die von ihm angewendeten Methoden für den biologischen Nachweis von Histamin ungeeignet. Es läßt sich darum aus seinen Versuchen über den Gehalt des Blutes an Histamin nichts aussagen. Andererseits kann es sich bei seinen positiv ausgefallenen Versuchen, die er bei pathologischen Zuständen erhielt, nicht um Histamin handeln. So findet er in Frischblutextrakten von Menschen und Tieren bei bestimmten Krankheiten und nach bestimmten Eingriffen (Aderlaß, Röntgenbestrahlung, Caseosanspritzen) pharmakologisch wirksame Stoffe, die er als Zellzerfallshormone bezeichnet. Ebenso entstehen bei Ultraviolettbestrahlung von Serum Stoffe, die die Frosch-

[1] VINCENT, S., CURTIS, F. R. and B. C. LEEDS: Lancet **210**, 1142 (1926).
[2] MACHOL, G., SCHILF, E. und R. WOHINZ (unveröffentlicht).
[3] MAJOR, R. H. and C. H. WEBER: J. of Pharmacol. **37**, 367 (1929).
[4] FREUND, H.: Arch. f. exper. Path. **91**, 272 (1921).

gefäße erweitern[1] [2] und darum nicht mit Histamin identisch sind. ELLINGER[3] konnte dagegen am Darmpräparat und am Blutdruck der Katze keine deutliche Wirkungssteigerung der Chloroformextrakte von Sera feststellen, die mit Ultraviolettlicht bestrahlt worden waren. Auch HERRICK[4] fand keinen Unterschied in der Giftigkeit von bestrahltem und unbestrahltem defibriniertem Blut auf das Kaninchenherz. Zu den Zellzerfallsprodukten müssen wir auch die bei der Gerinnung entstehenden Stoffe rechnen.

Im normalen Blut finden wir einen Stoff, der den Blutdruck senkt und die Herztätigkeit anregt. Dieser Stoff kommt im Blut meist nur in inaktiver Form vor; er wird von den Nieren im Harn ausgeschieden. In dem Kapitel über Ausscheidung von Histamin im Harn gehen wir ausführlich auf diesen Stoff ein (s. S. 97).

HARRIS[5] hat kürzlich den Gehalt des menschlichen Blutes an Histamin mit Hilfe der blutdrucksenkenden Wirkung an Katzen untersucht. Die von ihm gefundenen Mengen sind, verglichen mit den in Gewebsextrakten festgestellten, sehr gering. Der Gehalt entspricht, in Histaminwerten ausgedrückt, einer Konzentration von 1:2000000 bis 1:4000000 (0,25—0,5 mg pro Kilogramm Blut). Diese geringe Konzentration ist nicht überraschend, wenn wir berücksichtigen, wie schnell das Histamin aus dem Blute verschwindet (s. S. 95). Die Konzentration ist möglicherweise noch geringer, weil HARRIS das Blut teilweise nicht unmittelbar in Alkohol auffing, sondern erst zentrifugierte. Während dieser Zeit können sich aber im Blute bereits wirksame Stoffe bilden (siehe S. 245). Den gleichen Gehalt an blutdrucksenkenden Substanzen wie im Blute fand er in der Blasenflüssigkeit aus Brandblasen der menschlichen Haut. Die Blasenflüssigkeit wurde frühestens 12 Stunden nach der Verbrennung entnommen; untersuchte man sie bereits kurz nach der Verbrennung, so war der Gehalt an histaminähnlicher Substanz anscheinend höher. Dies entspricht den Versuchen von LEWIS und GRANT[6], die den Gehalt der

[1] MOND, R.: Pflügers Arch. **200**, 374 (1923).
[2] WELS, P. und M. JOKISCH: Ebenda **223**, 395 (1929).
[3] ELLINGER, F.: Arch. f. exper. Path. **136**, 129 (1928).
[4] HERRICK, J. F.: Amer. J. Physiol. **88**, 706 (1929).
[5] HARRIS, K. E.: Heart **14**, 161 (1927).
[6] LEWIS, T. and R. T. GRANT: Ebenda **11**, 209 (1924).

Quaddel- und Blasenflüssigkeit an histaminähnlichen Stoffen am Meerschweinchenuterus untersucht haben. Der im Laufe der Stunden abnehmende Gehalt an histaminähnlichen Stoffen in Brandblasen kann so erklärt werden, daß einmal die Blasenflüssigkeit zunimmt, und weiter die Substanzen vom Blut resorbiert werden.

Chemisch konnten HANKE und KOESSLER[1] weder im Serum noch im Blute Histamin nachweisen. Sie untersuchten 150 $cm^3$ Blut aus der Pfortader eines Hundes.

ι) Harn, Speichel: Über Vorkommen von Histamin im Harn siehe das Kapitel Ausscheidung S. 95. Im menschlichen Speichel konnte KAMENOWA[2] in unserem Institut kein Histamin (oder histaminähnliche Stoffe) biologisch nachweisen.

## III. Histaminderivate.

Geringfügige Änderungen im Histaminmolekül beeinflussen die pharmakologische Wirksamkeit des Histamins ganz erheblich[3]. So übt das Methylhistamin

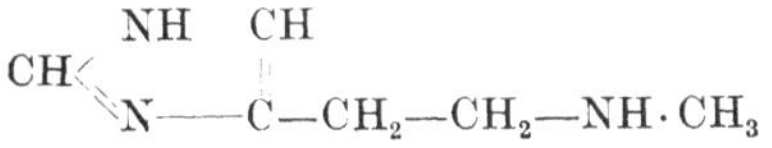

```
      NH   CH
CH<        ||
      N————C—CH2—CH2—NH·CH3
```

eine $^1/_{200}$ mal geringere Wirkung auf den Blutdruck der Katze aus; am Uterus ist die Wirkung $^1/_{80}$ des Histamins[3].

Andere homologe Imidazolbasen sind ebenfalls *bedeutend weniger* wirksam, wie zum Beispiel das Imidazolmethylamin

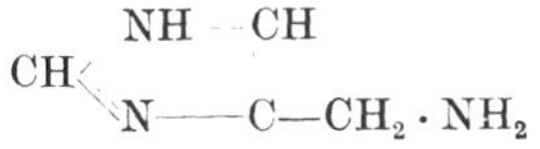

```
      NH——CH
CH<        ||
      N————C—CH2·NH2
```

und das Imidazolbutylamin

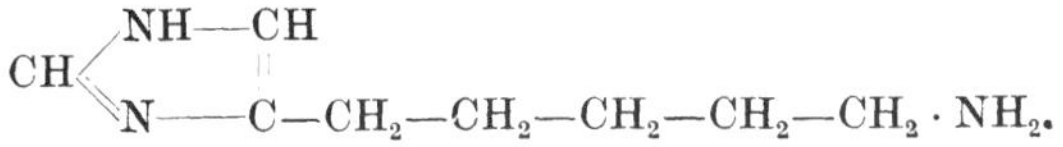

```
      NH——CH
CH<        ||
      N————C—CH2—CH2—CH2—CH2—CH2·NH2.
```

[1] HANKE, M. T. and K. K. KOESSLER: J. of biol. Chem. **43**, 543 (1920); **59**, 879 (1924).

[2] KAMENOWA, W. (unveröffentlicht).

[3] PYMAN, F. L.: J. chem. Soc. Lond. **99**, 2172 (1911); **109**, 186 (1916); **111**, 1103 (1917). DALE and H. W. DUDLEY: J. of Pharmacol. **18**, 103 (1921). FARGHER, R. G. and F. L. PYMAN: J. chem. Soc. Lond. **119**, 434 (1921). LOEWE, S., OTTOW, B. und M. ILISSON: Z. exper. Med. **56**, 271 (1927). VAN DER MERWE, P.: Hoppe-Seylers Z. **177**, 301 (1928).

Nur das 4,(5)-Methyl-5,(4)-Aminoäthylimidazol

$$\begin{array}{l} \quad\;\; NH - CCH_3 \\ CH\langle \qquad\quad \| \\ \quad\;\; N - C - CH_2 - CH_2 \cdot NH_2 \end{array}$$

ähnelt in seiner Wirkungsstärke dem Histamin[1].

Nach GUGGENHEIM[2] führen wir noch folgendes an: „Völlig wirkungslos ist 1-Aminoäthylimidazol

$$\begin{array}{l} \quad\;\; CH_2 - CH_2 \cdot NH_2 \\ \quad\;\; | \\ \quad\;\; N - CH \\ CH\langle \qquad \| \\ \quad\;\; N - CH \end{array}$$

ein Isomeres des Histamins, in welchem die Äthylamingruppe am Stickstoffatom haftet, ebenso der Imidazoläthylalkohol

$$\begin{array}{l} \quad\;\; NH - CH \\ CH\langle \qquad \| \\ \quad\;\; N - C - CH_2 - CH_2 \cdot OH \end{array}$$

Auch die Acylierung der Aminogruppe setzt die Wirksamkeit bedeutend herab".

Durch Decarboxylierung von Polypeptiden entstehen die Peptamine, z. B. aus Glycilhistidin das Glycylhistamin[3]:

$$\begin{array}{r} CH - NH\rangle \quad\;\; \\ \| \qquad\quad CH \\ H_2N \cdot CH_2 - CO - NH \cdot CH_2 - CH_2 - C - N\rangle \quad\;\; \end{array}$$

Dieses hat nur den 10 bis 100. Teil der Histaminwirksamkeit. Man kann darum die Kuppelung der Amine mit dem Aminoacylrest als einen Entgiftungsvorgang ansehen. Für das Froschherz scheint übrigens das Glycylhistamin ebenso wirksam zu sein wie das Histamin. Beim Kochen mit konzentrierter HCl wird Glycylhistamin in Histamin gespalten.

Das Imidazol $HC\langle\begin{array}{l} NH - CH \\ \qquad\;\; \| \\ N - CH \end{array}$ selbst wirkt ähnlich aber viel schwächer als das Histamin[4].

[1] EWINS, A. J.: J. chem. Soc. Lond. **99**, 2052 (1911).

[2] GUGGENHEIM, M.: Die biogenen Amine. S. 223.

[3] GUGGENHEIM, M.: Biochem. Z. **51**, 369 (1913).

[4] AUVERMANN, H.: Arch. f. exper. Path. **84**, 155 (1918).

## B. Allgemeine Pharmakologie.

Eine zusammenfassende Darstellung der pharmakologischen Eigenschaften des Histamins gibt CUSHNY[1] im HEFFTERschen Handbuch, doch hat er nur die ältere Literatur bis 1914 berücksichtigt. Eine ausgezeichnete, aber sehr kurze Übersicht findet man in GUGGENHEIMS Monographie der biogenen Amine[2].

Das pharmakologische Verhalten des Histamins ist bei verschiedenen Tierarten sehr verschieden. DALE und LAIDLAW[3] sehen den Grundzug der Wirkung in einer Reizung der glatten Muskulatur. Hinzu kommt eine Erweiterung und Durchlässigkeitserhöhung der Capillaren, eine Wirkung auf fast alle Drüsen und ein narkotischer Einfluß auf das Zentralnervensystem, der besonders bei großen Dosen zu beobachten ist. Die Wirkungen des Histamins auf die betreffenden Organe sind von der autonomen Innervation unabhängig. Die sogenannten vegetativen Gifte haben auf die meisten Histaminreaktionen keinen Einfluß.

### I. Die Wirksamkeit von Histamin bei verschiedener Form der Darreichung.

Wie bei fast allen Pharmaca ist auch beim Histamin die Art der Zufuhr zum Organismus von wesentlicher Bedeutung für die Wirkung.

#### a) Wirksamkeit bei intravenöser, subduraler und subarachnoidaler Injektion.

Am wirksamsten ist Histamin bei intravenösen Injektionen, wobei es allerdings sehr auf die Schnelligkeit der Histaminzufuhr ankommt, weil bei langsamer intravenöser Infundierung sehr viel größere Histaminmengen vertragen werden. Dies hat seinen Grund darin, daß der Organismus Zeit hat, das Histamin zu entgiften (s. S. 95). Über die verschiedene Giftigkeit bei intrajugularer und intraportaler Injektion (s. S. 101 und 283).

---

[1] CUSHNY, A. R.: Heffters Handb. d. Pharmakol. Berlin: Julius Springer 1924. Bd. II. S. 1319. [2] GUGGENHEIM, M.: Die biogenen Amine. Mon. a. d. Gesamtgebiet d. Physiol. d. Pflanzen u. d. Tiere. 2. Aufl. Berlin: Julius Springer 1924. [3] DALE, H. H. and P. P. LAIDLAW: J. of Physiol. **41**, 318 (1910); **43**, 182 (1911).

Ebenso giftig wie bei intravenösen Injektionen wirkt das Histamin auch bei intracerebralen bzw. subduralen Injektionen am Meerschweinchen (S. 87)[1]. KAKITA[2] fand dagegen, daß Injektion von Histamin in den Subarachnoidealraum ohne Wirkung auf den Blutdruck des Hundes war.

Über das Verhalten bei Injektion in den zentralen Stumpf der Carotis s. S. 88.

### b) Wirksamkeit bei subcutaner und intraperitonealer Injektion.

Bei subcutanen und intraperitonealen Injektionen sind höhere Dosen notwendig, um die gleichen Vergiftungserscheinungen hervorzurufen wie bei intravenösen Injektionen. Im Gegensatz zu zahlreichen anderen Giften ist die tödliche Histamindosis (beim Meerschweinchen, bei der Maus und beim Frosch) nach intraperitonealer Injektion eher etwas größer als bei subcutaner[1]. Wird das Histamin zusammen mit flüssiger Gelatine intraperitoneal injiziert, so wirkt es etwas stärker[1]. Dies ist um so merkwürdiger, als die Histaminwirkung am überlebenden Meerschweinchendarm in beträchtlichem Maße gehemmt wird, wenn man der Suspensionsflüssigkeit, in welcher sich der Darm befindet, Gelatine zusetzt[3] (s. S. 158). Über die Wirkung von Histamin bei Einführung in Form von Salbe oder in elektrischer Weise in die Haut s. S. 84, 113 und 251. Einige Beobachtungen über die Wirkung von Histamin vom Auge und von der Zunge aus s. S. 84 und 257.

### c) Wirksamkeit bei enteraler Zufuhr.

**Einleitung (Resorption).** Die Wirksamkeit des Histamins bei enteraler Zufuhr ist von der Resorptionsgeschwindigkeit abhängig. Diese ist in den verschiedenen Abschnitten des Magen-Darmkanales verschieden groß. Am besten wird das Histamin vom Dünndarm aus resorbiert, während die Resorption vom Magen und Dickdarm aus nur sehr langsam vor sich geht[4], so daß zeitweilig sogar behauptet wurde, das Histamin werde von diesen Abschnitten überhaupt nicht resorbiert[5]. Bei peroraler Zufuhr kann

---

[1] SCHMIDT, G. W. und A. STÄHELIN: Ztschr. f. Immun. forschg **60**, 222 (1928). [2] KAKITA, Y.: Collected papers in Physiology by T. NAKAGAWA (Osaka) **3** (1928/29). [3] LÖFFLER, W. und K. SPIRO: Kolloid-Z. **26**, 27 (1920). [4] MEAKINS, J. and C. R. HARRINGTON: J. of Pharmacol. **20**, 45 (1923). [5] MELLANBY, E.: Quart. J. exper. Med. **9**, 165 (1915/16).

man zwischen den einzelnen Abschnitten des Magen-Darmkanales natürlich nicht unterscheiden. Dazu muß man das Histamin von einer Darmfistel aus in den betreffenden Darmteil oder in eine abgebundene Darmschlinge oder in einen isolierten Magen bringen. Aus der Stärke der Allgemeinreaktionen des Tieres kann man dann auf die Resorptionsgeschwindigkeit schließen. So findet man, daß dieselbe Menge Histamin von den verschiedenen Abschnitten des Magen-Darmkanales aus verschieden stark wirkt. Mißt man z. B. bei einer Katze die Resorptionsgeschwindigkeit des Histamins an der Blutdrucksenkung, so findet man, daß die Resorption vom Ileum aus am stärksten, etwas geringer bereits vom Duodenum aus ist, und daß sie sehr viel geringer, wenn auch noch deutlich erkennbar vom Magen und Dickdarm aus vor sich geht[1]. Um die Resorptionsgeschwindigkeit in mehr quantitativer Weise zu bestimmen, stellt man mit einer anderen Methode fest, wieviel von dem eingeführten Histamin in einer bestimmten Zeit verschwindet. Die Histaminmengen lassen sich mit biologischen und chemischen Methoden bestimmen. Dabei muß man aber nachweisen, daß alles aus dem Magen-Darminhalt verschwundene Histamin wirklich resorbiert und nicht durch andere Vorgänge, z. B. bakterieller Art, zerstört worden ist. MELLANBY[2] hat an Katzen gezeigt, daß die in eine abgebundene Dünndarmschlinge eingeführte Histaminmenge nicht geringer wird, wenn man die Resorption künstlich dadurch verhindert, daß man die zuführende Mesenterialarterie abklemmt. Dagegen nimmt der Histamingehalt in der abgebundenen Dickdarmschlinge unter derselben Bedingung ab, was wahrscheinlich auf bakterieller Zersetzung beruht. Dies muß man bei den Versuchen über die Resorption vom Dickdarm aus berücksichtigen.

KOESSLER und HANKE[3] haben als Kontrolle den Magen-Darminhalt eines Meerschweinchens mit sehr viel Histamin 24 Stunden bei Körpertemperatur stehen lassen und gezeigt, daß danach noch dieselbe Menge vorhanden war. Sie haben aber derartige Kontrollversuche mit dem Magen-Darminhalt von Hunden nicht angestellt. Es ist aber sicher (s. S. 34), daß das Ergebnis bei diesen Tieren ein anderes gewesen wäre und daß, entsprechend den eben an-

[1] MEAKINS, J. and C. R. HARRINGTON: J. of Pharmacol. **20**, 45 (1923).
[2] MELLANBY, E.: Quart. J. exper. Med. **9**, 165 (1915/16).
[3] KOESSLER, K. K. and M. T. HANKE: J. of biol. Chem. **59**, 889 (1924).

geführten Beobachtungen von MELLANBY über das Verhalten von Histamin im Dickdarm von Katzen, fleischfressende Tiere Bakterien im Darm haben, die das Histamin zerstören.

Das Histamin wird auf dem Blut- und nicht auf dem Lymphwege resorbiert[1 2]. Auf dem Lymphwege werden, wenn überhaupt, nur ganz geringe Mengen resorbiert. Das resorbierte Histamin läßt sich in den Organen nachweisen. Das gelingt besonders beim Meerschweinchen, dessen Organe nach HANKE und KOESSLER[3] unter normalen Bedingungen kein Histamin enthalten. Nach Verfütterung von 100 mg Histamindichlorid konnten sie in der Leber und in der Magen-Darmwand je beinahe 5 mg des Histamins nachweisen.

Auf einige Faktoren, welche die Resorptionsgeschwindigkeit beeinflussen, kommen wir im Abschnitt 3, 4 und 5 noch zurück. Entfernen der Nebenschilddrüsen ändert nicht die Resorptionsgeschwindigkeit des Histamins[4].

Die vom Magen-Darmkanal resorbierten Histaminmengen sind sehr groß. Gibt man einem 5 kg schweren Hund mit der Magensonde 500 mg Histamindichlorid, so wird im Laufe von 2 Stunden über die Hälfte des Histamins resorbiert. Dasselbe beobachtet man an einem Meerschweinchen, dem 100 mg Histamindichlorid in den Magen eingeführt werden[1]. Das bedeutet, daß pro Minute 0,5 mg Histamindichlorid beim Meerschweinchen und 2,2 mg beim Hunde resorbiert werden. Diese Mengen werden von den Tieren gut vertragen. Der Hund zeigt überhaupt keine Erscheinungen, während das Meerschweinchen nur in den ersten beiden Stunden geringe Zeichen von Unbehagen aufweist. Würde man einem Meerschweinchen dieselben Mengen Histamin mit derselben Geschwindigkeit durch eine Vene zuführen, so bekäme es einen tödlichen Shock; und beim Hunde würden sich schwere allgemeine Shockerscheinungen einstellen. Bei intravenöser Zufuhr wären schon sehr viel geringere Histaminmengen wirksam. Infundiert man zum Beispiel einem Hunde langsam Histamindichlorid, so beobachtet man bereits eine geringe Blutdrucksenkung, wenn pro Minute und Kilogramm Körpergewicht 0,0027 mg Histamin injiziert

[1] KOESSLER, K. K. and M. T. HANKE: J. of biol. Chem. **59**, 889 (1924).
[2] MEAKINS, J. and C. R. HARRINGTON: J. of Pharmacol. **20**, 45 (1923).
[3] HANKE, M. T. and K. K. KOESSLER: J. of biol. Chem. **59**, 879 (1924).
[4] MAMMOSER, L. F., ALBI, R. W. and T. E. BOYD: Amer. J. Physiol. **90**, 444 (1929).

werden; bei etwa 0,005 mg pro Minute ist die Blutdrucksenkung sehr ausgesprochen und bei 0,01 mg pro Minute tritt bereits erschwerte Atmung ein. Das resorbierte Histamin ist also lange nicht so wirksam wie das intravenös zugeführte[1]. Eine Erklärung für diese Erscheinung steht noch aus. Der Leber kann dabei keine schützende Wirkung zukommen, weil Tiere mit Eckscher Fistel, deren Leber also ausgeschaltet ist, gegen resorbiertes Histamin genau so widerstandsfähig sind; weiter ist Histamin beinahe ebenso wirksam, wenn es anstatt in die Vena saphena in die Pfortader infundiert wird (s. ausführlicher: Entgiftungsvermögen der Leber, S. 101). Koessler und Hanke nehmen an, daß die hohe Widerstandsfähigkeit des Organismus gegen resorbiertes Histamin darauf beruht, daß es bei seinem Durchtritt durch die Darmwand entgiftet wird. Sie betonen aber selber, wie vorsichtig man sein muß, wenn man der dünnen Darmwand eine derartig wichtige Funktion zuschreibt. Es hat sich nämlich gezeigt, daß die Theorien über all die Funktionen, die man der Darmwand von Zeit zu Zeit zugeschrieben hat (z. B. Eiweißsynthese), sich als unhaltbar erwiesen haben. Gegen diese Vorstellung spricht auch, daß sie das resorbierte Histamin in der Leber nachweisen konnten (s. S. 57), und daß es auch im Blut nachgewiesen werden konnte (s. S. 95). Andererseits kann man die große Widerstandsfähigkeit des Organismus gegen das resorbierte Histamin zur Zeit nicht anders erklären als Koessler und Hanke es tun.

Unter verschiedenen Bedingungen, z. B. bei der Verdauung oder nach Injektion großer Mengen Ringer, erhöht sich die Widerstandsfähigkeit des Organismus gegen das resorbierte Histamin noch etwas; andere Bedingungen, wie schlechter Ernährungszustand oder vorheriger Blutverlust, erniedrigen die Widerstandsfähigkeit um ein geringes[2]. Dies gilt nicht nur für das resorbierte Histamin, sondern für die Histaminempfindlichkeit überhaupt.

Gehen wir auf die bisher angestellten Versuche im einzelnen ein:

**1. Perorale Zufuhr.** Gibt man Histamin in größeren Mengen per os, so muß man es in einer Gelatinekapsel schlucken lassen oder mit der Magensonde einführen, damit es nicht mit der Schleimhaut des Mundes in Berührung kommt, von der es sehr schnell resorbiert werden kann. Zum Beispiel können Histaminmengen, die ein Meerschweinchen bei Einbringen in den Magen mittels einer

[1] Koessler, K. K. and M. T. Hanke: J. of biol. Chem. **59**, 889 (1924).

[2] Mellanby, E.: Quart. J. Med. **9**, 165 (1915/16).

Gelatinekapsel symptomlos verträgt, zum letalen Shock führen, wenn sie mit der Mundschleimhaut in Berührung kommen[1]. Auch von der Zunge aus wird Histamin resorbiert[2]; KRAUS[3] beobachtete, daß das Histamin auch von der Trachea aus schon in minimalen Mengen wirksam zu sein scheint.

Beim Menschen ist es bisher bei peroraler Verabreichung selbst großer Dosen Histamin (100 mg) nicht gelungen, irgendeine allgemeine Reaktion auszulösen. Selbst eine Magensaftsekretion, die bei subcutaner Einführung noch nach sehr geringen Mengen erhalten wird, tritt nicht auf[4 5 6]. Bei einem 5 kg schweren Hund, dem 500 mg Histamindichlorid durch die Magensonde gegeben wurden, ließen sich keinerlei Allgemeinerscheinungen feststellen, obgleich über die Hälfte des Histamins innerhalb von 2 Stunden resorbiert worden war[1]. Ebenso bewirkten 100 mg bei einem 800 g schweren Meerschweinchen nur geringe Symptome (Depression, Niesen, profuser Speichelfluß) in den ersten Stunden, obgleich auch hier in den ersten 2 Stunden über 60 vH resorbiert wurden, und der Magen-Darminhalt nach 24 Stunden nur noch 1,6 vH der ursprünglichen Histaminmenge enthielt[1]. Bei der Taube beobachtet man nach 10 mg leichte Apathie[7] (vgl. weiter unten die Angaben von KOSKOWSKI).

**2. Wirkung vom Magen aus.** Vom Magen aus ist Histamin nur wenig wirksam. Beim Hunde beobachtete man erst nach Einführen von 50 mg Ergamin in den Magenblindsack Magensekretion[8]. Bei Katzen trat nach Einführen großer Dosen (160 mg Ergamin) eine Blutdrucksenkung ein[9]. Meerschweinchen zeigten nach 4—6 mg Histamin keinerlei Vergiftungserscheinungen[10]; ebenso fand KOSKOWSKI bei Tauben das Histamin vom Magen und Kropf aus unwirksam[11].

**3. Wirkung vom Duodenum aus.** Bei Katzen scheint das Histamin vom Duodenum aus schneller resorbiert zu werden als

---

[1] KOESSLER, K. K. and M. T. HANKE: J. of biol. Chem. **59**, 889 (1924). [2] HEUBNER, W.: Arch. f. exper. Path. **107**, 129 (1925). [3] KRAUS, zitiert nach BUSSON, B. und P. KIRSCHBAUM: Zbl. Bakter. (Orig.) **65**, 507 (1912). [4] NATHANSON, A.: Verh. d. dtsch. Ges. inn. Med. **38**, 462 (1926). [5] NATHANSON, A. und B. STUBER: Dtsch. Arch. klin. Med. **150**, 60 (1926). [6] DELHOUGHE, F.: Ebenda **150**, 373 (1926). [7] ABDERHALDEN, E. und G. EWALD: Z. exper. Med. **5**, 1 (1917). [8] LIM, R. K. S., IVY, A. C. and J. E. MC CARTHAY: Quart. J. exper. Physiol. **15**, 13 (1925). [9] MEAKINS, J. and C. R. HARRINGTON: J. of Pharmacol. **20**, 45 (1923). [10] BUSSON, B. und P. KIRSCHBAUM: Zbl. Bakter. (Orig.) **65**, 507 (1912). [11] KOSKOWSKI, W.: C. r. Acad. Sci. Paris **174**, 247 (1922).

bei Hunden. Es wird bei Katzen beinahe ebenso schnell wie vom Ileum aus resorbiert[1]. Nach 50 mg Ergamin trat nicht nur eine starke Blutdrucksenkung auf, sondern auch respiratorische Störungen und bei weiblichen Katzen Uteruskontraktionen. IVY und VLOEDMANN[2] fanden nach Bestreichen der Duodenalschleimhaut mit Histaminlösung 1 : 1000 Magensaftsekretion.

Im Gegensatz hierzu erhielten KOESSLER und HANKE[3] sowie WANGENSTEEN und LOUCKS[4] bei Hunden nach Einführen von 50 bis 100 mg Histamin ins Duodenum keine Blutdrucksenkung oder andere Vergiftungserscheinungen. Die Resorption wird jedoch beschleunigt, wenn vor dem Einführen des Histamins Chloroform, Aethylalkohol, Tetrachlorkohlenstoff oder 0,4 proz. HCl ins Duodenum gebracht wird. Denn bei Hunden, die für gewöhnlich nach Einführen von 5 mg Histamindichlorid pro kg Körpergewicht keine Blutdruckveränderung zeigten, trat eine langanhaltende Senkung auf, wenn die oben angeführten Stoffe vorher ins Duodenum gebracht worden waren[5].

**4. Wirkung vom Dünndarm aus.** Wie bereits gesagt wurde, ist die Resorption vom Dünndarm aus die schnellste. Dies konnte bereits MELLANBY[6] feststellen, der gleichzeitig auch die Bedingungen untersuchte, die die Resorptionsgeschwindigkeit beeinflussen. Seinen an Katzen gemachten Versuchen können wir folgendes entnehmen: Bringt man Histamin in eine abgebundene, etwa 25 cm lange Dünndarmschlinge, so verschwinden etwa 30—90 vH im Laufe von 1 bis $2^1/_2$ Stunden. Das beruht auf Resorption und nicht auf bakterieller Zerstörung. Unterbindet man nämlich das zuführende Mesenterialgefäß, so bleibt die Histaminmenge unverändert erhalten. Die Resorptionsgeschwindigkeit ist nicht in allen Teilen des Dünndarms gleich, sondern nimmt von der Duodeno-Jejunalflexur bis zum caecalen Ende zu. So wurden z. B. von den oberen Jejunalschlingen zweier Katzen im Laufe von über $2^1/_2$ Stunden 50 und 66 vH des Histamins resorbiert, während die dem Caecum nahen Dünndarmschlingen in derselben Zeit 83 und 90 vH resorbierten. Das beruht wahrscheinlich darauf, daß die Reaktion

[1] MEAKINS, J. and C. R. HARRINGTON: J. of Pharmacol. **20**, 45 (1923).
[2] IVY, A. C. and D. A. VLOEDMANN: J. amer. med. Assoc. **85**, 877 (1925).
[3] KOESSLER, K. K. and M. T. HANKE: J. of biol. Chem. **59**, 889 (1924).
[4] WANGENSTEEN, O. H. and M. LOUCKS: Arch. Surg. **16**, 1089 (1928).
[5] MAMMOSER, L. F., ALBI, R. W. and T. E. BOYD: Amer. J. Physiol. **90**, 444 (1929). [6] MELLANBY, E.: Quart. J. of Med. **9**, 165 (1915/16).

in den dem Caecum nahen Abschnitten alkalischer ist als in den oberen Dünndarmabschnitten (siehe weiter unten auf S. 81).

Ein leerer, nicht verdauender Dünndarm stellt die beste Bedingung für die Resorption von Histamin dar. Während der Milch-, Fleisch- oder Fettverdauung tritt eine deutliche Hemmung ein. Eine gleiche Hemmung beobachtet man, wenn man Fett, Ringerlösung, Galle oder gallensaure Salze, konzentrierte $MgSO_4$-Lösungen oder Morphium in die abgebundene Dünndarmschlinge bringt. Wird der Darminhalt sauer, so kommt ebenfalls eine Hemmung der Resorption zustande. Denn schon, wenn man in die abgebundene Darmschlinge Säure in geringer Konzentration einbringt, wird das Schleimhautepithel zerstört und die Resorption vollständig aufgehoben. Zusatz von Alkali beschleunigt die Resorption dagegen. Diese Wirkung ist in den oberen Dünndarmabschnitten am ausgeprägtesten, wahrscheinlich weil in den dem Caecum nahen Abschnitten bereits eine optimale alkalische Reaktion vorherrscht. Veränderungen des Blutvolumens, wie Blutentziehungen und intravenöse Injektionen von großen Mengen Ringer, verzögern die Resorption; dagegen wirkt Erhöhung des osmotischen Druckes des Blutes durch intravenöse Dextroseinjektionen anscheinend resorptionsfördernd.

Die Versuche von Mellanby wurden von Meakins und Harrington[1] mit einer anderen Methode an Katzen bestätigt. Sie untersuchten das Verhalten des Organismus beim Einführen großer Mengen Histamin in die abgebundene Dünndarmschlinge und beobachteten eine tiefe Blutdrucksenkung und Atemstörungen. Schädigten sie die Schleimhaut durch vorübergehendes 5—15 Minuten währendes Absperren der Blutzufuhr, so hörte die Resorption nach kurzer Zeit vollständig auf.

Beim Hunde scheint die Resorption, ebenso wie wir es für das Duodenum besprochen haben, langsamer als bei der Katze zu sein. Es wurde zwar nach Einbringen von 50 mg Ergamin in eine Dünndarmfistel eine Magensekretion beobachtet[2]; dazu bedarf es aber nur einer sehr geringen Histaminkonzentration im Blut. Eine Blutdrucksenkung oder andere Vergiftungserscheinungen traten nicht auf, wenn 50—100 mg Histamin in den

---

[1] Meakins, J. and C. R. Harrington: J. of Pharmacol. **20**, 45 (1923).

[2] Lim, R. K. S., Ivy, A. C. and J. E. Mc Carthey: Quart. J. exper. Physiol. **15**, 55 (1925).

Dünndarm gebracht wurden[1]. Beim Meerschweinchen beobachteten BUSSON und KIRSCHBAUM[2] charakteristische, wenn auch verzögerte Vergiftungserscheinungen nach Histaminmengen, die vom Magen und Dickdarm aus wirkungslos waren. KOSKOWSKI[3] konnte bei Tauben nach hohen Histamindosen eine Magensekretion beobachten.

KENDALL und VARNEY[4] beschreiben eine Apparatur, mit der sie das Histamin einmal von der Serosa und einmal von der Mucosa aus auf den Meerschweinchendünndarm wirken lassen können. Von der Serosa aus wirkt das Histamin prompt und stark; von der unverletzten Mucosa aus erst nach einer Latenz von 30—60 Sekunden, und die Kontraktion ist dann nur eine allmähliche.

Interessant in Hinblick auf die Beobachtungen von MELLANBY (s. S. 80) über die Behinderung der Histaminresorption durch Säure ist der Befund, daß nicht neutralisierte Lösungen des Histaminsalzes (im Gegensatz zu neutralen und alkalischen Lösungen) bei Einwirkung von der Mucosa aus keine oder nur eine sehr verzögerte und ganz geringe Wirkung hatten. Entfernte man nach einigen Minuten die Lösung des Histaminsalzes und führte $NaHCO_3$, welches sonst keine Wirkung hat, in den Darm, so trat in vielen Fällen eine stärkere Kontraktion ein oder es folgten einige rhythmische Kontraktionen.

**5. Wirkung vom Dickdarm aus.** Vom Dickdarm aus wird Histamin nur sehr langsam resorbiert. MELLANBY[5] nahm sogar an, daß eine Resorption überhaupt nicht stattfände. Zwar beobachtete er in einigen Fällen eine Abnahme des Histamingehaltes in der abgebundenen Darmschlinge; doch trat eine gleiche Abnahme auch ein, wenn die zum Darm führenden Gefäße unterbunden waren und eine Resorption somit ausgeschlossen war. Die Abnahme beruhte darum wahrscheinlich auf bakterieller Zersetzung. Dennoch müssen wir annehmen, daß eine geringe Resorption auch vom Dickdarm aus stattfindet. Das geht aus Blutdruckversuchen an Katzen[6] sowie aus der von KOSKOWSKI und KUBIKOWSKI[7] an Hunden gemachten Beobachtung hervor, daß nach Einbringen von 50 mg Histamin in

---

[1] WANGENSTEEN, O. H. and M. LOUCKS: Arch. Surg. **16**, 1089 (1928).
[2] BUSSON, B. und P. KIRSCHBAUM: Zbl. Bakter. (Orig.) **65**, 507 (1912).
[3] KOSKOWSKI, W.: C. r. de l'Academie **23**, I (1922).
[4] KENDALL, A. J. and P. L. VARNEY: J. inf. Dis. **41**, 143 (1927).
[5] MELLANBY, E.: Quart. J. of Med. **9**, 165 (1915/16).
[6] MEAKINS, J. and C. R. HARRINGTON: J. of Pharmacol. **20**, 45 (1923).
[7] KOSKOWSKI, W. et P. KUBIKOWSKI: C. r. Soc. Biol. Paris **100**, 229 (1929).

eine Dickdarmfistel eine starke langanhaltende Magensaftabsonderung einsetzte und daß das resorbierte Histamin im Blut biologisch in einer Konzentration von 1:10 Millionen nachzuweisen war.

Die Resorption wird ebenso wie vom Duodenum (s. S. 78) auch vom Colon aus beschleunigt, wenn vorher Chloroform, Äthylalkohol, Tetrachlorkohlenstoff oder 0,4 proz. HCl ins Colon gebracht werden. Es tritt dann bereits nach Einführen von 5 mg Histamindichlorid pro kg Körpergewicht ins Colon eine langanhaltende Blutdrucksenkung ein[1].

Beim Meerschweinchen beobachteten BUSSON und KIRSCHBAUM[2] nach Einführen von 4—6 mg Histamin keinerlei Vergiftungserscheinungen; diese treten wahrscheinlich erst bei sehr viel höheren Dosen vom Dickdarm aus auf.

## II. Allgemeinerscheinungen und letale Dosen.

Bevor wir auf die große Verschiedenheit in den Erscheinungen und auf die Empfindlichkeit der verschiedenen Tiere gegen Histamin im einzelnen eingehen, wollen wir zunächst die letalen Dosen bei subcutaner und intravenöser Injektion in Tabellenform wiedergeben. Hierdurch erhalten wir eine allgemeine Übersicht über die verschiedene Empfindlichkeit der einzelnen Tierarten gegen Histamin. Die Daten dieser Tabelle sind aus den folgenden Abschnitten dieses Kapitels entnommen.

Tabelle.

| Tierart | Doses letales pro kg Körpergewicht in mg Histamin | |
|---|---|---|
| | bei subcutaner Injekt. | bei intravenöser Injekt. |
| Meerschweinchen | 3,5—10 | 0,3 |
| Kaninchen | 12—15 | 0,6—3 |
| Taube | — | 1,5 |
| Hund | 28,5 | etwa 3 |
| Katze | 34 | — |
| Affe | — | 50 |
| Maus | 600—2000 | 250 |
| Ratte | — | 170—500 |
| Tintenfisch | — | 400—600 |
| Frosch | 1700 (in den Rückenlymphsack) | 1700 |

[1] MAMMOSER, L. F., ALBI, R. W. and T. E. BOYD: Amer. J. Physiol. **90**, 444 (1929).

[2] BUSSON, B. und P. KIRSCHBAUM: Zbl. Bakter. (Orig.) **65**, 507 (1912).

*Mensch*: Die Wirkung subcutaner[1 bis 8] und kleinster intravenöser[6 9 10] Histamindosen auf den Menschen ist vielfach beschrieben worden, zuletzt ausführlich von HARMER und HARRIS. Injiziert man $^1/_3$—$^1/_2$ mg Histamin unter die Haut, so bildet sich an der Injektionsstelle eine Quaddel mit umgebendem roten Hof (s. Hautgefäße, S. 251). An der Injektionsstelle spürt man schmerzhaftes Jucken. Der Juckreiz kann fehlen, wenn geringe Histaminkonzentrationen in die Haut gebracht werden; z. B. bleibt er bei Konzentrationen, die nicht allzu hoch über der quaddelbildenden Schwelle liegen, vollständig aus. Kratzen hebt den Juckreiz auf[11].

Bei $^1/_3$—$^1/_2$ mg können bei einzelnen Menschen Allgemeinerscheinungen vollkommen fehlen, doch beobachtet man bei den meisten nach einigen Minuten Rötung der Haut, besonders im Gesicht, Ansteigen der Hauttemperatur, geringe Blutdrucksenkung, besonders des diastolischen Druckes, und geringe Pulsbeschleunigung. Über Einzelheiten der Hautröte siehe S. 249. Die Erscheinungen klingen im Laufe von 30—60 Minuten ab. Während dieser Zeit hat die Versuchsperson oder der Patient oft ein Hitzegefühl, Blutandrang zum Kopf, Spannungsgefühl im Gesicht und am Hals, geringes Unbehagen, Schwindelgefühl, Hämmern im Hinterkopf und leichte Kopfschmerzen. Bei Migränikern kann ein echter Migräneanfall auftreten[12]. GOMPERTZ und COHEN[13] beobachteten Tränen- und vermehrte Speichelsekretion.

Bei kleinsten intravenösen Dosen (etwa 0,015 mg bei 70—75 kg schwerem Menschen) sind die Erscheinungen dieselben, nur treten sie schneller auf und klingen schneller ab. Nach der intravenösen

---

1 EPPINGER, H.: Wien. med. Wschr. **63**, 1414 (1913).
2 JÄGER, F.: Ebenda **1913**, Nr 31, S. 1714; Zbl. Gynäk. **37**, 295 (1913).
3 KOCH, C.: Zbl. Gynäk. **37**, 564 (1913).
4 SCHENK, P.: Arch. f. exper. Path. **89**, 332 (1921).
5 CARNOT, P., KOSKOWSKI, W. et E. LIBERT: C. r. Soc. Biol. Paris **86**, 575, 670 (1922).
6 ROBINSON, M. R. and B. ZONDECK: Amer. J. Obstetr. **8**, 83 (1924).
7 HARMER, J. M. and K. E. HARRIS: Heart **13**, 381 (1926). — LEWIS, T. and J. M. HARMER: Ebenda **14**, 19 (1926).
8 KATSCH, G. und H. KALK: Klin. Wschr. **5**, 1119 (1926).
9 WEISS, S., ROBB, G. P. and H. L. BLUMGART: Amer. Heart J. **4**, 664 (1929).
10 WEISS, S., ELLIS, L. B. and G. P. ROBB: Amer. J. Physiol. **90**, 551 (1929).
11 HEUBNER, W.: Arch. f. exper. Path. **107**, 629 (1925).
12 DÖLLKEN: Münch. med. Wschr. **75**, 291 (1928).
13 GOMPERTZ, L. M. and W. COHEN: Amer. J. med. Sci. **177**, 59 (1929).

Injektion hat man einen salzigen und metallischen Geschmack in den hinteren Abschnitten der Mundhöhle. Patienten mit Zeichen von Lungenstauung, Neigung zu Asthma cardiale sowie echte Asthmatiker reagieren viel stärker auf kleine intravenöse Histamininjektionen [1] (vgl. S. 252).

Bei größeren subcutanen Dosen nehmen die Erscheinungen an Intensität zu; sie sind besonders von SCHENK untersucht worden. Die Blutdrucksenkung kann sehr ausgesprochen werden, die Pulsbeschleunigung kann die Pulszahl nahezu verdoppeln, der Patient empfindet einen salzigen Geschmack im Munde, die Kopfschmerzen (besonders Hinterkopfschmerzen) werden unerträglich; Brechneigung und wirkliches Erbrechen [2, 3, 4], Benommenheit und sogar Bewußtlosigkeit [5] sind beschrieben worden. Weiter beobachtet man Atembeschwerden in Form inspiratorischer Dyspnoe, Atemstillstand und Entleerung von zähem leukocytenhaltigem Schleim. KEHRER beobachtete auch Krämpfe; Wehen sind von JÄGER beschrieben worden. JÄGER beobachtete nach hohen Histamindosen mehrmals Kribbeln. Die Erscheinungen lassen sich durch gleichzeitige Adrenalininjektionen vollständig beheben (SCHENK).

Injiziert man kleine Histaminmengen, z.B. $^1/_2$ mg, zur Magensaftprüfung in den Oberarm, so kann man nach KATSCH und KALK [6] die Allgemeinerscheinungen durch Anlegen einer elastischen Binde um den Oberarm, die man von Zeit zu Zeit lüftet, vollständig verhindern.

Beim Aufbringen von Histamin (1 : 25 000) auf das Auge treten flüchtige Reizempfindungen besonders am inneren Augenrand auf [7]. HEUBNER fand außerdem, daß Histamin (1 : 5), auf die Zungenspitze gebracht, Beißen und Brennen und bei geringeren Konzentrationen (1:100) eine als „meerrettichähnlich" definierte Empfindung und prickelndes Juckgefühl bis in die Ohren hinein verursachte. Als Salbe war Histamin, selbst in hohen Konzentrationen auf die Haut gebracht, unwirksam, ebenso als ölsaures Histamin, selbst bei stundenlanger Einwirkung. HEUBNER meint, daß in dieser Zeit genügend Histamin in die Haut eingedrungen sein müsse,

[1] WEISS, S., ROBB, G. P. and H. L. BLUMGART: Amer. Heart J. 4, 664 (1929).
[2] JÄGER, F.: Münch. med. Wschr. **1913**, Nr 31, S. 1714; Zbl. Gynäk. **37**, 265 (1913). [3] SCHENK, P.: Arch. f. exper. Path. **89**, 332 (1921).
[4] CARNOT, P., KOSKOWSKI, W. et E. LIBERT: C. r. Soc. Biol. Paris **86**, 575 (1922). [5] KEHRER, E.: Münch. med. Wschr. **1912**, Nr 33, S. 1832.
[6] KATSCH, G. und H. KALK: Klin. Wschr. **1926**, S. 1119.
[7] HEUBNER, W.: Arch. f. exper. Path. **107**, 129 (1925).

das Ausbleiben der Wirkung sei ein Zeichen dafür, daß Histamin auf die Capillaren als Potentialgift wirke, d. h. daß die Wirkung von der Schnelligkeit der Zuwanderung abhänge (vgl. auch S. 156).

*Affe:* Beim Affen (Macacus cynomolygus und Mac. sinicus) beobachteten BERTHELOT und BERTRAND[1] nach intravenöser Injektion von 8—45 mg Histaminchlorhydrat Harn- und halbflüssige Kotentleerung, krampfartige Atmung, Speichelfluß, Schlafbedürfnis und Muskelentspannung; Erholung trat im Laufe einer Stunde ein. Bei höheren zum Exitus führenden Dosen war vor allem die starke Somnolenz und die lähmende Wirkung auf die Extremitäten auffallend. Der Cornealreflex war erloschen, die Pupillen waren sehr weit. Die Affen machten heftige Anstrengungen um zu erbrechen. Post mortem waren die Lungen gedehnt und das Herz wies einen diastolischen Stillstand auf. Die Dosis letalis betrug bei intravenöser Injektion 65 mg Histaminchlorhydrat pro 1,25 kg Körpergewicht.

*Katze:* Bei der Katze[2] verursachen 2—10 mg intravenös sofortiges Erbrechen, starke Peristaltik, Defäkation, profuse Speichelabsonderung und erschwerte Atmung, Collaps mit daniederliegendem Kreislauf; nach anfänglicher Aufregung leichte Narkose. Die Tiere sitzen zusammengekauert im Käfig. Die Ohren fühlen sich heiß an. Die Pupillen sind in diesem Stadium ausgesprochen eng, erweitern sich jedoch, wenn das Tier aufgestört wird. Die Reflexe sind erloschen. Bei subcutaner Injektion sind die Erscheinungen ähnliche wie bei kleineren intravenösen Dosen, nur entwickeln sich die Symptome langsamer. Erbrechen tritt nach subcutaner Injektion von 5 mg erst nach 6 Minuten auf. Bei subcutaner Einverleibung ist die Dosis maxima tolerata 25 mg, die Dosis letalis prima 34 mg pro Kilogramm Körpergewicht[3].

*Hund:* Die Allgemeinerscheinungen nach Histamin gleichen denen der Katze. Nach einigen Minuten der Ruhelosigkeit tritt ein apathischer Zustand ein (Reflexlosigkeit). Bei mehrmaligen großen Dosen werfen sich die Hunde hin und her. Der anfangs verlangsamte arhythmische Puls wird schnell und schwach. Die Schleimhäute und bei unpigmentierten Hunden die Haut, sind gerötet. ABEL und GEILING[4] und HASHIMOTO[5] beschreiben schleimige, zum Teil Blut enthaltende

---

[1] BERTHELOT, A. et D. M. BERTRAND: C. r. d. séances de l'acad. des sciences **155**, 360 (1912). [2] DALE, H. H. and P. P. LAIDLAW: J. of Physiol. **41**, 318 (1910/11). [3] SIEBURG, E.: Dtsch. med. Wschr. **1914**, S. 2038. [4] ABEL, J. J. and E. M. K. GEILING: J. of Pharmacol. **23**, 1 (1924). [5] HASHIMOTO, H: Ebenda **23**, 381 (1924).

Diarrhöen, Blasenentleerung, Würgen und Erbrechen. Wird dem Hunde mit der Magensonde Wasser verabreicht, so wird es ausgebrochen. Der Brechreiz kann teilweise noch 18 Stunden nach der Injektion bestehen. Auffallend ist der starke Durst[1,2]. Speichelfluß, Tränensekretion und gelegentlich Atemstillstand treten auf. Beim Auskultieren der Lunge hört man Geräusche (Bronchokonstriktion oder Bronchialsekretion). Post mortem fand SIEBURG[1] am Herzen und Darm multiple Blutaustritte.

Die tödliche Dosis ist nach SIEBURG bei subcutaner Injektion 28,5 mg pro Kilogramm Körpergewicht. Bei intravenöser Injektion geben SCHMIDT und STÄHELIN etwa 3 mg an. Dies entspricht den Befunden an narkotisierten Hunden, bei denen 10 mg Ergamin (= 3,3 mg Base) einen tödlichen Shock auslösen[3]. Am nicht narkotisierten Hunde fanden HANKE und KOESSLER[4] 30 mg Histamindichlorid (= 18 mg Base) nicht tödlich. Die minimale wirksame Dose, bei der der Blutdruck etwas fiel, war bei Dauerinfusionen in die Vena saphena 0,0027 mg Histamindichlorid pro Kilogramm Körpergewicht. Bei subcutaner Injektion beobachtet man bei über 15 kg schweren Hunden bereits nach 1 mg Histamin eine geringe Schlaffheit, Dyspnoe, Kau- und Schluckbewegungen[5].

*Kaninchen:* Beim Kaninchen[6] tritt nach intravenöser Injektion von 2 mg Histamin ein ausgesprochener collapsartiger Zustand ein. Die Tiere werden schlaff und niedergeschlagen, die Atmung wird mühevoll, die Herzaktion beschleunigt, schwach und unregelmäßig; es kommt zu zeitweiligem Aussetzen der Herzschläge. Wird eine zweite Dosis eingespritzt, bevor die Wirkung der ersten abgeklungen ist, oder injiziert man sofort eine letale Dosis, so treten die Symptome verstärkt auf; am auffallendsten ist die krampfartige, behinderte Atmung. Der Tod tritt durch Versagen des rechten Herzens ein. Selbst wenn das Herz nicht mehr schlägt, macht das Tier vereinzelte respiratorische Anstrengungen. Das rechte Herz ist post mortem stark kongestioniert; die Lunge nur wenig gebläht.

Die Dosis letalis bei intravenöser Injektion ist nach LESCHKE[7] 3 mg pro Kilogramm Körpergewicht; doch gehen einzelne Tiere

[1] SIEBURG, E.: Dtsch. med. Wschr. **1914**, S. 2038. [2] FLATOW, E. (unveröffentlicht). [3] SMITH, M.: J. of Pharm. **32**, 465 (1928). [4] KOESSLER, K. K. and M. T. HANKE: J. of biol. Chem. **59**, 889 (1924). [5] MOLINARI-TOSATTI, P.: Arch. di Sci. biol. **13**, 97 (1929). [6] DALE, H. H. and P. P. LAIDLAW: J. of Physiol. **41**, 318 (1910/11). [7] LESCHKE, E.: Z. exper. Path. u. Ther. **14**, 151 (1913).

bereits nach 2—3 mg pro Kilogramm Körpergewicht ein[1]. Nach OEHME[2] sind sogar 0,6 mg tödlich; bei intraportaler Injektion soll aber die 2—3fache Menge ertragen werden.

Da das Histamin im Organismus schnell entgiftet wird, werden bei ganz langsamer Injektion in die Ohrvene sehr viel größere Mengen anstandslos vertragen[2 3]. GUGGENHEIM und LÖFFLER konnten einem Kaninchen auf diese Weise 50 mg Histamin infundieren (s. S. 95).

Bei subcutaner Injektion ist die Dosis letalis nach SIEBURG[4] 12—15 mg pro Kilogramm, doch werden bei mehrmaliger Injektion in kurzen Zwischenräumen weit größere Mengen vertragen[5].

Injiziert man einem mittelgroßen Kaninchen[6] subcutan 25 mg, so tritt nach 15 Minuten Beschleunigung der Atmung und des Herzens ein. Später kommt es zur Defäkation von halbflüssigen Faeces und zu Harnträufeln; die Ohren sind kalt und blaß; das Tier liegt mit ausgestreckten Extremitäten in ziemlich tiefer Narkose da. Die Erholung setzt im Laufe einer Stunde ein. Das Tier ist nach einigen Stunden wieder vollständig normal.

*Meerschweinchen:* Beim Meerschweinchen gleichen die Symptome der Histaminvergiftung sowie die Zustände post mortem ganz den vom anaphylaktischen Shock her bekannten Erscheinungen.

Nach LESCHKE[7] ist die minimale Dosis letalis bei intravenöser Injektion 0,1 mg. Dasselbe fanden auch SCHMIDT und STÄHELIN[8] bei 230—300 g schweren Meerschweinchen; die Dosis letalis ist danach also 0,3—0,4 mg Histaminchlorhydrat pro Kilogramm Körpergewicht. Bei intracerebraler Injektion war die akut letal wirkende Minimaldosis nur 2—3mal höher. DALE und LAIDLAW[6] fanden eine intravenöse Injektion von 0,5 mg Histaminchlorhydrat bei 800—1000 g schweren Tieren immer tödlich. Ebenso fand LABARRE[9] 0,35 mg Histamin bei 500 g schweren Meerschweinchen für gewöhnlich tödlich.

Bei subcutanen Injektionen betrug die Dosis minimalis letalis nach SCHENK[5] 3,5 mg. Doch sterben nach SCHMIDT und STÄHELIN[8]

---

1 VOEGTLIN, C. and H. DYER: J. of Pharmacol. **24**, 102 (1925).
2 OEHME, C.: Arch. f. exper. Path. **72**, 76 (1913).
3 GUGGENHEIM, H. und W. LÖFFLER: Biochem. Z. **72**, 325 (1916).
4 SIEBURG, E.: Dtsch. med. Wschr. **1914**, S. 2038.
5 SCHENK, P.: Arch. f. exper. Path. **92**, 34 (1922).
6 DALE, H. H. and P. P. LAIDLAW: J. of Physiol. **41**, 318 (1910/11).
7 LESCHKE, E.: Z. exper. Path. u. Ther. **14**, 151 (1913).
8 SCHMIDT, G. W. und A. STÄHELIN: Ztschr. f. Immun.forsch. **60**, 222 (1929).
9 LA BARRE, J.: C. r. Soc. biol. Paris **94**, 1021 (1926).

einige Tiere erst nach 10 mg Histaminchlorhydrat pro Kilogramm Körpergewicht. Die großen Unterschiede in den wirksamen Dosen bei subcutanen Injektionen erklären sich damit, daß die Schnelligkeit, mit der das Gift in den Kreislauf gelangt, von dem Injektionsdruck, dem Flüssigkeitsvolumen, von zufälligen Verletzungen kleiner Blutgefäße und anderem mehr abhängt. Bei intraperitonealer Injektion vertrugen die Meerschweinchen meist noch 3—5 mg Histamin[1].

Nach vorheriger Atropininjektion (5 mg) werden höhere Dosen vertragen; nach DALE und LAIDLAW[2] überstehen 800—1000 g schwere Meerschweinchen dann mehrmalige intravenöse Injektionen von 0,25—0,5 mg, nach LA BARRE[3] noch solche von 1 mg Histamin, wenn es in kurzen Zwischenräumen injiziert wird. Es ist dies beinahe das dreifache der für normale Meerschweinchen letalen Dosis.

Bei intraperitonealer Injektion sind 12—54 mg Histaminchlorhydrat pro Kilogramm Körpergewicht notwendig, damit ein tödlicher Shock entsteht[4]. Das Histamin ist also bei dieser Injektionsart weniger wirksam als von der Subcutis aus, darum erhielten HANZLIK und KARSNER[5] bei intraperitonealer Injektion von 0,5—1 mg Histamin pro Kilogramm Körpergewicht auch keinerlei Allgemeinerscheinungen.

Die tödliche Wirkung beruht auf einem Bronchialmuskelkrampf. Es ist ein Erstickungstod; noch nach Aufhören der Atmung schlägt das Herz einige Minuten weiter, während das Tier komatös daliegt. Wird die tödliche Dosis nicht auf einmal gegeben, so treten inspiratorische, größtenteils aber unwirksame Atembewegungen auf, wobei die unteren Rippen eingezogen werden. Die Lunge kollabiert post mortem nicht und ist um so geblähter je allmählicher der Tod eintrat; Luft gelangte noch durch kräftige Inspiration hinein, konnte aber nicht wieder entweichen (DALE und LAIDLAW).

Bei Injektionen in den zentralen Stumpf der unterbundenen Carotis communis dextra tritt in einigen Fällen das von FORSSMAN als „carotaler Symptomenkomplex“ bezeichnete Verhalten der Tiere ein. Sie zeigen eine charakteristische Körperstellung, Dreh- und Manegebewegung. Dieser Symptomenkomplex läßt sich rein ohne bronchospastische Zeichen mit Histamindosen (0,08—0,1 mg Hist-

[1] PAUL, J. R.: John Hopkins Hospital Bull. **32**, 20 (1921).
[2] DALE, H. H. and P. P. LAIDLAW: J. of Physiol. **41**, 318 (1910/11).
[3] LA BARRE, J.: C. r. Soc. biol. Paris **94**, 1021 (1926).
[4] SCHMIDT, G. W. und A. STÄHELIN: Ztschr. f. Immun.forschg. **60**, 222 (1929).
[5] HANZLIK, P. J. and H. T. KARSNER: J. of Pharmacol. **23**, 243 (1924).

aminchlorhydrat bei 300—500 g schweren Tieren) erhalten, die gerade unter der intravenös letalen Histamindosis liegen. „Ist die Histamindosis so groß oder größer als die intravenöse letale Dosis, dann stellen sich allerdings bald bronchospastische Erscheinungen ein, und das Tier verendet unter den typischen Erstickungskrämpfen“[1].

*Ratte:* Diese Tiere sind gegen Histamin sowie gegen zahlreiche andere Gifte sehr wenig empfindlich. 10—20 mg Ergamin machen bei diesen Tieren keinerlei Symptome, bei 20—40 mg sieht man nur eine etwas beschleunigte Atmung, bei großen Dosen beobachtet man Unruhe, starken Kollaps, Depression, Tränensekretion, erschwerte Atmung und Atemstillstand, die Schleimhäute werden blaß oder bekommen einen rosa Ton.

Die Dosis letalis minimalis beträgt nach VOEGTLIN und DYER[2] bei intravenösen Injektionen 900 mg Ergamin, nach CRIVELLARI[3] nur 500—700 mg Ergamin, nach MARMORSTON-GOTTESMAN und GOTTESMAN[4] bei intravenösen und intraperitonealen Injektionen sogar 1600 mg Ergamin pro Kilogramm Körpergewicht. Nach SCHMIDT und STÄHELIN[1] ist die tödliche Minimaldosis bei intravenöser Injektion 230—270 mg Histaminchlorhydrat pro Kilogramm Körpergewicht. Nach WYMAN[5] werden bei intraperitonealer Injektion 1000 mg Ergamin pro Kilogramm Körpergewicht vertragen.

*Maus:* Diese Tiere zeigen nahezu dieselbe geringe Empfindlichkeit gegen das Histamin wie Ratten. Die Erscheinungen gleichen denen bei Ratten: starke Dyspnoe, lähmungsartige Schwäche der hinteren Extremitäten und der dadurch bedingte froschartig kriechende Gang, Kollaps, anfallsweise auftretende Krämpfe. Die Milz ist post mortem vergrößert. Kleinere Histamindosen bewirken geringe Tränensekretion und kurzanhaltende erschwerte Atmung.

VOEGTLIN und DYER[2] fanden als Dosis minimalis letalis bei intravenösen Injektionen 750 mg Ergamin pro Kilogramm Körpergewicht, STÄHELIN und SCHMIDT[1] 250 mg Histaminchlorhydrat. Die Dosis certe letalis beträgt nach ihnen 300 mg Histaminchlorhydrat pro Kilogramm. Bei subcutanen Injektionen tritt der Tod stets protrahierter ein. Die Dosis letalis beträgt bei dieser Injektionsart 600

---

[1] SCHMIDT, G. W. und A. STÄHELIN: Ztschr. f. Immun. forschg. **60**, 222 (1929). [2] VOEGTLIN, H. and C. DYER: J. of Pharmacol. **24**, 102 (1925).
[3] CRIVELLARI, C. A.: Amer. J. Physiol. **81**, 441 (1927).
[4] MARMORSTON-GOTTESMAN, J. and J. GOTTESMAN: J. of exper. Med. **97**, 503 (1928). [5] WYMAN, L. C.: Amer. J. Physiol. **87**, 29 (1928).

bis 2000 mg Histaminchlorhydrat pro Kilogramm. Bei intraperitonealer Injektion wirkt das Histamin noch etwas schwächer.

*Taube*: Als Vergiftungserscheinungen[1 u. 2] bei geringen Dosen Somnolenz, Husten und Ausbreiten der Flügel, die Taube läßt sich leicht fangen. Bei größeren Dosen werden die Gleichgewichtsstörungen stärker, die Tiere fallen auf den Rücken und die Beine werden gelähmt; außerdem tritt starke Dyspnoe auf. Bei der Sektion findet man Blutungen in die Magen-Darmschleimhaut; das Herz befindet sich in Systole. Bis auf die fehlende Tränensekretion gleichen die Erscheinungen denen des anaphylaktischen Shocks.

Die intravenös tödliche Minimaldosis ist 1,5 mg Histaminchlorhydrat pro Kilogramm[1]. Bei intramuskulärer Injektion von 50—100 mg trat der Tod nach einigen Minuten ein; bei einem Tier wirkten bereits 7,5 mg tötlich. Wurden per os 10 mg gegeben, so trat nach einer Stunde leichte Apathie auf[2].

*Frosch:* Die Histaminvergiftung äußert sich in einer lähmungsartigen Schwäche der Extremitäten, dieselben werden nicht angezogen, wenn sie passiv ausgestreckt werden, die Tiere können nicht mehr hüpfen; ins Wasser gebracht, machen sie keine oder nur unkoordinierte Schwimmbewegungen. Sie reagieren nicht oder nur sehr wenig auf kräftige sensible Reize[1]. DALE und LAIDLAW[3] beobachteten gähnende Bewegungen des Unterkiefers; sie nehmen an, daß es sich um eine zentrale Störung im Sinne einer Lähmung handelt.

Um einen akuten Exitus (im Laufe von 20—60 Minuten) hervorzurufen, muß man einem Frosch 60 mg Histaminchlorhydrat in die Bauchvene injizieren[2]. Dies entspricht 1,7 g pro Kilogramm Körpergewicht, bei geringeren Histamindosen tritt der Tod erst in den nächsten Tagen ein. Der Exitus ist hier vielleicht gar nicht die unmittelbare Folge der Histaminvergiftung.

Injektionen in den Rückenlymphsack sind ebenso wirksam wie intravenöse Injektionen, doch tritt der Tod auf 50—80 mg Histamin erst nach mehreren Stunden ein. Intraperitoneale Injektionen wirken schwächer, nach 60 mg sterben die Frösche erst am 2. oder 3. Tage.

*Chamaeleon*: Nach intraperitonealer Injektion von 1 mg Histamin verfällt das Chamaeleon in einen kollapsartigen Zustand. Eine vollständige Erholung ist oft nach 24 Stunden noch nicht

[1] SCHMIDT, G. W. und A. STÄHELIN: Ztschr. f. Immun. forschg **60**, 222 (1929). [2] ABDERHALDEN, E. und G. EWALD: Z. exper. Med. 5, 1 (1917).
[3] DALE, H. H. and P. P. LAIDLAW: J. of Physiol. **41**, 318 (1911).

erreicht[1]. HOGBEN und MIRVISH[2] beschreiben Muskelzuckungen, die besonders im Beginn der Erholung auftreten sollen.

*Cephalopoden* (*Octopus und Eledone*). Nach Histamininjektionen in die Blutbahn[3] nimmt das Tier eine braune Färbung an, von der die weißwerdende Iris deutlich absticht (siehe Chromatophoren S. 400). Der Augapfel macht rhythmische Bewegungen. Das Tier stellt sich auf seine steif werdenden Tentakel auf, die einen engen hohen Kegel bilden, welcher den Rumpf trägt. Wird der Kegel zu hoch, so verliert das Tier das Gleichgewicht und fällt um; die Tentakel bleiben weiter steif, es treten krampfartige Zuckungen auf. Die Dosis letalis minimalis ist 40—60 mg pro 100 g Körpergewicht.

*Protozoen, Amöben:* HOPKINS[4] fand nach Histamin eine Zusammenziehung der Zellkörper der Protozoen. Histaminchlorhydrat tötet die Protozoen (Balantiophorus minutus) in einer Konzentration 1 : 330 (HCl ist in der entsprechenden Konzentration unwirksam); bei 1:770 gehen sehr viele zugrunde, die Teilungsgeschwindigkeit der übrigbleibenden ist aber wesentlich gesteigert; 1 : 1100 wirkt kaum abtötend, wohl aber nimmt die Teilungsgeschwindigkeit in den ersten 24 Stunden nach der Vergiftung ab, um dann in den nächsten 48 Stunden die der unbehandelten Zellen wesentlich zu übertreffen; 1 : 1500 ist unwirksam[5]. Hiermit stimmen auch die Befunde von HOPKINS[6] überein, der fand, daß das Histamin in Lösungen von 1 : 2000 Protozoen nicht abtötet. Ob die erhöhte Teilungsgeschwindigkeit der Histaminwirkung zuzuschreiben ist, lassen HANDOWSKY, DU BOIS-REYMOND und VON STRANTZ offen. Sie nehmen an, daß die „durch Histamin getöteten und geschädigten Zellen Substanzen produzieren, die die Teilungsgeschwindigkeit der übrigen, wahrscheinlich vitaleren, anregen".

BAUER[7] fand auch bei geringeren Histaminkonzentrationen (1 : 200000) lebhafte Rotation der Nahrungsvakuolen und anderer Protoplasmaeinschlüsse bei Paramaecium caudatum, welches also dünnflüssig wurde. Die Veränderungen sind reversibel, wenn die Tiere in normales Wasser zurückgebracht werden. BAUER stellte weiter fest, daß die Bewegungen von Amöben bedeutend, zum Teil

[1] MIRVISH, L. (mündliche Mitteilung). [2] HOGBEN, L. T. and L. MIRVISH: Brit. J. exper. Biol. **5**, 295 (1928). [3] SERENI, E.: Z. vergl. Physiol. **8**, 488 (1929). [4] HOPKINS, H. G.: Amer. J. Physiol. **61**, 551 (1922). [5] HANDOWSKY, H., DU BOIS-REYMOND, E. und CH. M. VON STRANTZ: Arch. f. exper. Path. **100**, 273 (1923). [6] HOPKINS, FR. G.: Biochemic. J. **15**, 286 (1921). [7] BAUER, V.: Zool. Anz. Suppl. **2**, 172 (1926).

um das Fünffache beschleunigt wurden. Adrenalin wirkte auf beide Tierarten entgegengesetzt wie Histamin. (Vgl. Wirkung auf Froschleukocyten, S. 368.)

### III. Sensibilisierung, Gewöhnung usw.

In diesem Abschnitt wollen wir die Faktoren zusammenfassen, die eine Histaminreaktion entweder verstärken oder abschwächen. Es handelt sich im wesentlichen um unspezifische Erscheinungen, d. h. die einzelnen Faktoren wirken nicht nur auf die Histaminreaktion, sondern in gleicher Weise auch auf andere Gifte. Vom allgemein pharmakologischen Standpunkt aus sind die Probleme der Sensibilisierung und Desensibilisierung pharmakologischer und humoralphysiologischer Reaktionen bemerkenswert, da es sich offenbar um celluläre Erregungsphänomene handelt, auf die wir aber hier nicht eingehen wollen.

Einzelne Faktoren, die die Histaminreaktionen beeinflussen, sind an anderer Stelle besprochen worden. Zur Vermeidung von Wiederholungen verweisen wir auf die betreffenden Abschnitte.

Die Histaminreaktion ist an denervierten Organen stärker[1]. Eiweiß (Thyreoglobulin), welches die Adrenalinblutdrucksteigerung sensibilisiert[2 3 4], sensibilisiert auch die Histaminblutdrucksenkung[4]. Alle Eingriffe, welche verstärkend auf shockartige Zustände wirken, sensibilisieren auch die Histaminreaktionen. So finden wir, daß der Histamin-Kreislaufshock durch Kälte und vorherige Blutentziehung verstärkt wird[5 6]. Diese sensibilisierende Wirkung des Flüssigkeitsverlustes soll nach MELLANBY für toxische Krankheitszustände von großer Bedeutung sein. MELLANBY fand weiter bei seinen Versuchen über die Resorption von Histamin bei Katzen, daß verschiedene Eingriffe nicht nur die Resorptionsgeschwindigkeit verändern, sondern auch die Widerstandsfähigkeit des Organismus gegen das resorbierte Histamin erhöhen und erniedrigen. So erhöht sich die Widerstandsfähigkeit gegen Histamin vor allem durch vorhergehende intravenöse Injektionen großer Mengen Ringerlösung; die Verdauung von Fleisch und in

[1] DALE, H. H. and A. N. RICHARDS: J. of Physiol. **52**, 110 (1918).
[2] FELDBERG, W. und E. SCHILF: Arch. f. exper. Path. **124**, 94 (1927).
[3] FLATOW, E.: Ebenda **127**, 245 (1927).
[4] OSTWALD, A.: Klin. Wschr. **22** (1925); Pflügers Arch. **164**, 506 (1926).
[5] MELLANBY, E.: Quart. J. Med. **9**, 165 (1915/16).
[6] DALE, H. H.: Brit. J. exper. Med. **1**, 103 (1920).

geringerem Maße die von Milch wirken in gleicher Richtung. Bei der Fettverdauung verträgt die Katze, wenigstens einige Stunden lang, Histamin besser als nüchtern. Ein verhungerter Organismus ist andererseits viel weniger widerstandsfähig gegen Histamin als ein gut genährter Körper. Nach ABE[1] soll künstliche Beatmung einen Histaminkreislaufshock günstig beeinflussen. Über den Einfluß der Narkose und der Nebennierenentfernung auf die Histaminreaktion werden wir in einem besonderen Abschnitt berichten. Nach STORM VAN LEEUWEN und VERZÁR[2] sind avitaminose Hühner gegen Histamin (und andere Gifte) nicht empfindlicher als normale Tiere. Über die verschiedene Empfindlichkeit bei Patienten s. S. 84 und 252.

Über die gegenseitige Sensibilisierung der Blutdruck- und Gefäßwirkung von Histamin und Adrenalin s. S. 338.

Man hat untersucht, welchen Einfluß Änderungen in der Suspensionsflüssigkeit auf den in derselben aufgehängten glatten Muskel (Uterus und Darm vom Meerschweinchen) haben. Erniedrigung der Salzkonzentration[3, 4], geringe Konzentrationen von Talkum[5] und Zusatz von Serum[3] wirkten sensibilisierend, Erhöhung der Salzkonzentration[4], Zusatz von Gelatine, Gummi arabicum-Lösung, Tragant[3] und große Mengen Talkum[5] wirkten hemmend auf die Histaminkontraktion (s. S. 157). Im Gegensatz hierzu wirkt das Histamin bei intraperitonealer Injektion am lebenden Meerschweinchen stärker, wenn es in Gelatine- statt in einfacher physiologischer Salzlösung injiziert wird[6].

Die Stärke der Histaminreaktionen hängt sehr davon ab, wie schnell das Histamin injiziert wird und ob die Droge bereits vorher injiziert worden war. Kaninchen kann man große Histaminmengen, die das mehrfache der letalen Dosis betragen, langsam in die Vene infundieren, ohne wesentliche Reaktionen zu erhalten. Das beruht auf der schnellen Entgiftung des Histamins im Organismus[7, 8]. Die folgenden Beobachtungen sind aber mit einer schnellen Entgiftung nicht erklärt, sondern stellen eine Art von Gewöhnung dar. Bei wiederholter Injektion beobachtet man eine abnehmende Wir-

[1] ABE, K.: Tohoku J. exper. Med. **1**, 398 (1920). [2] STORM VAN LEEUWEN, W. and F. VERZÁR: J. of Pharmacol. **18**, 293 (1921). [3] LÖFFLER, W. und K. SPIRO: Kolloid-Z. **26**, 27 (1920). [4] DALE, H. H.: J. of Pharmacol. **4**, 517 (1912/13); J. of Physiol. **46**, Proc. XIX (1913). [5] BERNFELD, A. (unveröffentlicht). [6] SCHMIDT, G. W. u. A. STÄHELIN: Ztschr. f. Immun. forschg **60**, 222 (1929). [7] OEHME, C.: Arch. f. exper. Path. **72**, 76 (1913). [8] GUGGENHEIM, M. und W. LÖFFLER: Biochem. Z. **72**, 325 (1916).

kung des Histamins[1 2 3]. Man kann weiter, mit geringen Dosen beginnend, sich derart in die Wirkung einschleichen, daß sonst stark wirksame Dosen keinen Einfluß auf Blutdruck und Atmung haben. Es tritt also eine rasche Gewöhnung ein, die auch zur Folge hat, daß durch vorausgehende Histamininjektionen die Dosis letalis höher liegt[4 5]. FÜHNER fand, daß die Gewöhnung an das Histamin nicht allein auf vorausgehende Histamininjektion, sondern auch auf vorausgehende Pituitrininjektion stattfindet — und umgekehrt. Die Histaminwirkung wird also durch vorausgehende Pituitrininjektion, die Pituitrinwirkung durch vorausgehende Histamininjektion abgeschwächt. Die Gewöhnung hält nur kurze Zeit an. Die mit großen Dosen Histamin oder Pituitrin vorbehandelten Kaninchen zeigen in den folgenden Tagen sogar eine gesteigerte Empfindlichkeit gegen Histamin[1].

Man kann einzelne Erscheinungen der Gewöhnung auch am isolierten glatten Muskel nachweisen. So zeigte OEHME am ausgeschnittenen, aufgehängten Meerschweinchenuterus, daß man sich bei ganz langsamer Histaminzufuhr, ohne einen Reiz zu setzen, bis zu Dosen einschleichen kann, die bei rascher Zufuhr eine starke Tonussteigerung bewirken würde. Prüft man am glatten isolierten Muskel mehrmals hintereinander die Wirkung von Histamin (oder anderer kontrahierender Gifte), so tritt in der ersten Zeit eine geringe Zunahme, später eine Abnahme der einzelnen Kontraktionen ein. Das haben FÜHNER und DALE für den Kaninchen- und Meerschweinchenuterus, und unser Mitarbeiter SCHULTE für den Meerschweinchendarm gezeigt (s. glatte Muskulatur).

Die Gewöhnung, die man am Kaninchen beobachtet, scheint bei Katzen und Hunden, bei denen das Histamin blutdrucksenkend wirkt und in großen Dosen zum Kreislaufshock führt, nicht einzutreten. Nach MACDOWALL und WORSNOP[6] wirken kleine Histamindosen bei Katzen sogar in demselben Sinne kumulierend, wie kleine wiederholte Blutentziehungen kumulierend wirken. Die Erholung des arteriellen Blutdruckes geht bei mehrmaligen Injektionen

---

[1] FÜHNER, H.: Münch. med. Wschr. **59**, 852 (1912). [2] DALE, H. H. and P. P. LAIDLAW: J. of Physiol. **41**, 318 (1913). [3] CARLSON, A. J. and LUCKHARDT, A. B.: Am. J. Physiol. **55**, 13 (1921). [4] OEHME, C.: Arch. f. exper. Path. **72**, 76 (1913). [5] SCHENK, P.: Arch. f. exper. Path. **92**, 34 (1922). [6] MACDOWALL, R. J. S. and B. L. WORSNOP: J. of Physiol. **59**, Proc. XXXVI (1924).

kleiner Histaminmengen nach jedem Male langsamer vor sich. Nach der Erholung besteht ein erhöhter arterieller Tonus, wie aus der stärkeren Reaktion auf Acetylcholin hervorgeht; trotzdem kommt es weiter zu einem dauernden Sinken des Venendruckes. Dasselbe beobachtet man auch bei wiederholten kleinen Blutentziehungen.

## IV. Zerstörung und Ausscheidung des Histamins.

Das Histamin wird im Organismus sehr schnell entgiftet. Darum ist es möglich, einem Tier langsam sehr große Mengen Histamin zu infundieren, ohne daß es dabei zu starken Reaktionen kommt[1] [2]. Bei langsamer Infusion in die Jugularvene konnten GUGGENHEIM und LÖFFLER einem Kaninchen 50 mg Histamin beibringen. Ähnliche Beobachtungen haben WEISS, ELLIS und ROBB[3] am Menschen gemacht. Sie brachten pro Minute 0,02 bis 0,04 mg Histamin in den Kreislauf und dehnten die Versuche 1—2 Stunden aus, ohne daß es dabei zu stärkeren Allgemeinerscheinungen kam.

Es handelt sich dabei nicht um eine allmähliche Gewöhnung des Organismus an das langsam in den Organismus gelangte Gift, sondern um eine wirkliche Entgiftung. Das geht daraus hervor, daß das Blut eines Kaninchens, dem man große Mengen Histamin langsam infundiert, nicht toxisch wirkt. OEHME[1] infundierte einem 1,8 kg schweren Kaninchen innerhalb 45 Minuten 12 mg Histamin in die Jugularvene. Sofort danach wurde das Tier entblutet, das Blut in Hirudin aufgefangen und 25 cm³ einem anderen Kaninchen *rasch* injiziert. Das Tier überstand die Injektion reaktionslos. Nehmen wir an, daß das Kaninchen ungefähr 120 cm³ Blut besaß, so mußten die injizierten 25 cm³ $2^1/_2$ mg Histamin enthalten (das ist mehr als die Dosis letalis), wenn das Histamin nicht aus dem Blute verschwunden war. Ebensowenig war das Citratblut eines Kaninchens, dem man langsam große Mengen Histamin injiziert hatte, wirksamer auf den Meerschweinchenuterus als das Citratblut eines gewöhnlichen Kaninchens; GUGGEHNEIM und LÖFFLER konnten dies am Meerschweinchendarm bestätigen.

Das Histamin läßt sich dagegen im Organismus nachweisen, wenn die Infusion rasch erfolgt und das Kaninchen unter den

---

[1] OEHME, C.: Arch. f. exper. Path. **72**, 76 (1913). [2] GUGGENHEIM, M. und W. LÖFFLER: Biochem. Z. **72**, 325 (1916). [3] WEISS, S., ELLIS, L. B. and G. P. ROBB: Amer. J. Physiol. **90**, 551 (1929).

Symptomen der Histaminvergiftung zugrunde geht, wenn also keine vollständige Entgiftung stattgefunden hat. Vor dem Exitus entnommenes Blut wirkt in diesen Fällen erheblich stärker auf den Meerschweinchendarm als normales Blut[1]. Ähnliche Beobachtungen haben KOSKOWSKI und KUBIKOWSKI[2] an Hunden gemacht, denen zur Magensaftabsonderung 30—50 mg Histamin subcutan injiziert oder in eine Dickdarmfistel gebracht worden waren. In dem während der Sekretion entnommen Blut ließ sich das Histamin beim Auswerten am Meerschweinchenuterus in einer Konzentration von 1:10 Millionen nachweisen (s. S. 135).

Die schnelle Entgiftung des Histamins im Organismus muß bei allen Versuchen im Auge behalten werden, bei denen man Histamin oder histaminähnliche Stoffe im Blut eines Tieres nachweisen will.

**1. Ausscheidung im Harn.** Will man die Entgiftung erklären, so muß man zunächst daran denken, daß das Histamin im Harn ausgeschieden werden könnte. Aus der Wirkungslosigkeit des Urins von histaminvergifteten Tieren auf den Meerschweinchenuterus geht hervor[3 4 5], daß derselbe kein Histamin enthält. Nur OEHME fand, daß der Urin von Kaninchen, denen man große Histaminmengen langsam infundiert hatte, manchmal eine geringe Wirkung auf den Uterus im Sinne eines Histamineffektes hatte. Im Verhältnis zu dem eingeführten Histamin können diese ausgeschiedenen Histaminmengen nur so gering sein, daß eine Entgiftung über die Nieren nicht in Betracht kommt. Der im Histaminshock ausgeschiedene Urin gibt jedoch die PAULYsche Reaktion[3], ein Zeichen dafür, daß der Imidazolkern nicht zerstört wird. Es ist darum möglich, daß die Entgiftung wenigstens teilweise durch Kuppelung vor sich geht; so könnte ein geringer Teil des Histamins als Glycylhistamin ausgeschieden werden. Dieser Stoff ist 100mal weniger toxisch als das Histamin; der Urin müßte dann eine geringere Wirksamkeit zeigen. Nach der Hydrolyse mit Salzsäure müßte man dann erwarten, daß sich der Histamingehalt des Harnes, gemessen an seiner biologischen Wirksamkeit, verstärkt, weil durch Spaltung des Glycylhistamins das giftigere Histamin frei wird. In keinem der Hist-

[1] GUGGENHEIM, M. und W. LÖFFLER: Biochem. Z. **72**, 325 (1916).
[2] KOSKOWSKI, W. et P. KUBIKOWSKI: C. r. Soc. Biol. Paris **100**, 292 (1929). [3] DALE, H. H. and P. P. LAIDLAW: J. of Physiol. **41**, 318 (1910/11).
[4] OEHME, C.: Arch. f. exper. Path. **72**, 76 (1913).
[5] GUGGENHEIM, M. und W. LÖFFLER: Biochem. Z. **76**, 325 (1916).

aminversuche ließ sich jedoch eine derartige Wirksamkeitssteigerung des Urins nachweisen. Der Kuppelungsweg kommt für die Inaktivierung des Histamins also nicht in Betracht.

Injiziert man einem Kaninchen Glycylhistamin, so wird es anscheinend unverändert ausgeschieden, und durch Hydrolyse kann man eine starke Wirksamkeitssteigerung des Urins nachweisen[1].

Nach KOCH[2] scheiden parathyreoidektomierte Hunde Histamin im Urin aus. Bei diesen Tieren wäre also der Vorgang der Histaminvergiftung gestört. REVOLTELLA[3] will im Harn von Eklamptischen Histamin nachgewiesen haben. Doch ist es möglich, daß das Histamin erst außerhalb des Organismus durch bakterielle Tätigkeit entstanden ist (GUGGENHEIM[4]).

**2. Kreislaufhormon von FREY und KRAUT im Harn.** Während Histamin somit im normalen Harn nicht ausgeschieden wird, finden wir im Harn einen anderen wirksamen Stoff, der dem Histamin pharmakologisch in mancher Beziehung ähnelt. Die ersten Angaben darüber stammen von ABELOUS und BARDIER[5], die aus dem Harn zwei Fraktionen, die eine mit blutdrucksenkender, die andere mit blutdrucksteigernder Wirkung darstellten. Den blutdrucksenkenden Stoff nannten sie Urohypotensin, den blutdruckerhöhenden Urohypertensin. POPIELSKI[6] schlug an Stelle von Urohypotensin den Namen Urohämolysin vor, weil er glaubte, daß die blutdrucksenkende Wirkung des Harnes durch Hämolyse hervorgerufen wird. Für diese Annahme haben sich aber keine Anhaltspunkte ergeben[7].

In den letzten Jahren sind die Untersuchungen von FREY und KRAUT[7] [8] [9] erneut aufgenommen und sehr erweitert worden. Diese Autoren konnten zeigen, daß Harn nicht nur eine Blutdrucksenkung sondern vor allem auch eine starke Förderung der Herztätigkeit bewirkt und daß beide Wirkungen auf einen Stoff

---

[1] GUGGENHEIM, M. und W. LÖFFLER: Biochem. Z. **76**, 325 (1916).
[2] KOCH, W. F.: J. of biol. Chem. **15**, 43 (1913). [3] REVOLTELLA, G., aus einer uns freundlicherweise zur Verfügung gestellten Zusammenfassung einer demnächst erscheinenden Arbeit. [4] GUGGENHEIM, M.: Biogene Amine. 2. Aufl. Berlin: Julius Springer 1924. [5] ABELOUS et BARDIER: J. Physiol. et Path. gén. **11**, 34 und 777 (1909); C. r. Soc. Biol. Paris **68**, 920 (1910); **69**, 68 und 121 (1910); C. r. Acad. Sci. Paris **146**, 775 und 1057 (1908); **148**, 1471 (1909); **149**, 142 (1909). [6] POPIELSKI, L.: Zbl. Physiol. **24**, 635 (1910). [7] FREY, E. K. und H. KRAUT: Hoppe-Seylers Z. **157**, 32 (1926). [8] KRAUT, H., FREY, E. K. und E. BAUER: Ebenda **175**, 97 (1928). [9] FREY, E. K. und H. KRAUT: Arch. f. exper. Path. **133**, 1 (1927).

beruhen. Obwohl es ihnen nicht gelang diesen Stoff zu isolieren und rein darzustellen, konnten sie mit zahlreichen Reinigungsoperationen doch Präparate darstellen, von denen 0,3—0,5 mg der Wirksamkeit von 5 $cm^3$ Harn entsprachen. Sie haben den Stoff pharmakologisch weitgehend untersucht und mit anderen bekannten Stoffen verglichen. Es kann weder Cholin oder Acetylcholin sein, weil die Wirkung durch Atropin nicht verhindert wird. Es handelt sich auch nicht um Histamin, von dem sich der wirksame Stoff durch zahlreiche chemisch-physikalische und pharmakologische Eigenschaften unterscheidet. Schon POPIELSKI hatte darauf hingewiesen, daß das Urohypotensin nicht mit Vasodilatin identisch ist. FREY und KRAUT haben folgende Unterschiede festgestellt.

Histamin ist in hohem Maße gegen Hitze, starke Säuren und Alkalien unempfindlich, während der wirksame Stoff im Harn gegen diese Einflüsse äußerst empfindlich ist und darum „durch fast jede Maßnahme, die sich zur Darstellung von Histamin bewährt hat, zerstört wird". Während Histamin durch Pergamentmembranen rasch und leicht hindurchgeht, dialysiert der hochmolekulare Stoff im Harn nur in geringem Maße. Die aus dem Harn hergestellten Präparate geben zwar auch eine positive PAULYsche Reaktion, doch fällt sie viel schwächer aus als die von pharmakologisch gleich wirksamen Histaminlösungen. Während Blut und Serum das Histamin nicht verändern, wird das im Harn wirksame Prinzip dadurch inaktiviert. Die Inaktivierung ist reversibel. Vor allem wird aber das wirksame Prinzip durch Alkohol gefällt, während Histamin in Alkohol löslich ist.

Pharmakologisch unterscheiden sich die beiden Stoffe in folgenden Reaktionen. Der aus dem Harn dargestellte Stoff hat eine viel stärkere herzfördernde Wirkung als das Histamin. Dies zeigt sich beim Vergleich großer Dosen. Während Katzen gegen Histamin empfindlicher sind als Hunde, sind Hunde gegen den im Harn vorkommenden Stoff empfindlicher als Katzen. Narkotisierte Kaninchen sind gegen Histamin nur wenig empfindlich und reagieren meist mit einem Ansteigen des Blutdruckes; sie sind aber gegen die Harnpräparate sehr empfindlich und reagieren stets mit einer Blutdrucksenkung. Das Lebervolumen des Hundes nimmt nach Histamin zu, nach den Harnpräparaten ab. Dem wirksamen Stoff im Harn fehlt die starke behindernde Wirkung auf die Atmung des Kaninchens und des Meerschweinchens, die für das Histamin charakteristisch ist. Während Histamin den Uterus der Katze kontrahiert, wird er durch die Harnpräparate erschlafft.

Der Uterus und Darm vom Meerschweinchen wird dagegen durch den im Harn wirksamen Stoff ebenso wie durch Histamin kontrahiert, doch zeigte unser Mitarbeiter S. M. COHEN, daß die Muskeln nach ein bis zwei Kontraktionen des Kreislaufhormones refraktär gegen dasselbe werden, während sie sich auf Histamin noch weiter kontrahieren. Weiter zeigte HOSOYA in unserem Institut, daß Punktionen von Kreislaufhormon in die menschliche Haut keinen „roten Hof" wie nach Histamin auslösen. Unser Mitarbeiter KRULL fand außerdem, daß das Kreislaufhormon nicht nur die nach der von uns auf S. 229 angegebenen Methode durchströmten Extremitätengefäße des Hundes, sondern auch die mit Tyrode durchströmten Kaninchenohrgefäße erweitert, welche Histamin verengt.

Nach FREY und KRAUT handelt es sich bei dem im Harn vorgefundenen Stoff um ein Kreislaufhormon, das von den Nieren ausgeschieden wird, aber auch im Blut nachzuweisen ist. Der Nachweis im Blut wird dadurch erschwert, daß das Blut das Hormon inaktiviert und daß es darum meist nur in inaktiver Form zirkuliert. Für den Nachweis im Blut geben FREY und KRAUT folgendes Verfahren an: „Erfolg hatten wir durch Eiweißabbau mit Hilfe des proteolytischen Pflanzenenzyms Papain, das gerade bei schwach saurer Reaktion, durch die der Inaktivator unseres Stoffes zerstört wird, am besten wirkt. Gleichzeitige Dialyse durch Pergamentmembran entfernt mit niederen Eiweißspaltprodukten einen großen Teil der Trockensubstanz des defibrinierten Blutes, während das Hormon zurückbleibt.“ Aus 5—10 $cm^3$ Blut gewannen sie den Stoff in einer Menge, die der von 5 $cm^3$ Harn entsprach.

Aus den Arbeiten von FREY und KRAUT geht nicht ohne weiteres hervor, wie sie die beim Stehen von Blut oder Serum sich bildenden, pharmakologisch wirksamen Stoffe von ihrem Hormon unterscheiden.

Für die Entstehung des Kreislaufshormons sind wir noch auf Vermutungen und Theorien angewiesen. FREY und KRAUT denken daran, daß der Stoff von verschiedenen Organen in die Blutbahn abgegeben wird, weil „frische Extrakte aus sehr vielen Organen, z. B. Leber, Niere, Milz, bei intravenöser Einspritzung ebenfalls eine Steigerung der Herztätigkeit hervorrufen“. Der Beweis dafür steht aber noch aus. Wir zeigten (s. S. 58), daß sich in der Leber (s. auch Eutonon auf S. 59) und im Gehirn durch Absorption an LLOYDS Reagens ein Stoff gewinnen läßt, der histaminähnlich wirkt, sich vom Histamin aber darin unterscheidet, daß er den Blutdruck des Kaninchens immer senkt, genau wie das Hormon von FREY und KRAUT. Sie ähneln einander auch darin, daß das wirksame Prinzip bei beiden sehr wenig stabil ist, und daß auch der im Harn vorkommende Stoff am besten durch Adsorptionsverfahren angereichert wird. ZUELZER betont für sein Eutonon vor allem die herzfördernde Wirkung, genau so wie FREY und KRAUT es für ihr Kreislaufhormon tun. Beide Hormone sollen besonders angiospastische Zustände günstig beeinflussen.

Gegen die Identität dieser Stoffe mit dem Kreislaufhormon spricht aber die Feststellung, daß der aus dem Hirn und Eutonon extrahierbare Stoff, welcher den Blutdruck des atropinisierten Kaninchens senkt, in Alkohol löslich ist, im Gegensatz zu dem Kreislaufhormon von KRAUT und FREY. Wir sehen an diesem Unterschied, wie vorsichtig man mit Verallgemeinerungen sein muß, bevor man nicht eine bis ins einzelne durchgeführte Prüfung angestellt hat.

Kürzlich hat FREY[1] angegeben, daß man sein Kreislaufhormon in großen Mengen aus dem Pankreas gewinnen kann. In 1 g Pankreasgewebe war so viel wirksame Substanz enthalten wie in 250 $cm^3$ normalem Harn. Es handelte sich dabei nicht um Histamin, weil der Stoff durch Serum inaktiviert werden konnte. Aus der kurzen Mitteilung von FREY geht nicht hervor, wieweit der aus dem Pankreas isolierte Stoff mit seinem im Harn vorkommenden Hormon in allen Einzelheiten verglichen ist. Französische Autoren[2] haben nämlich in letzter Zeit ebenfalls im Pankreas einen den Blutdruck des Kaninchens senkenden Stoff gefunden, der anscheinend in Alkohol löslich ist und somit nicht mit dem im Harn vorkommenden alkoholunlöslichen Prinzip identisch wäre. Andererseits fand aber FREY, daß das Pankreas einen großen Einfluß auf die Ausscheidung des Hormones im Harn ausübt. Nach Pankreasexstirpation ist die Ausscheidung vermindert und nimmt nach Insulineinspritzung wieder zu.

**3. Entgiftung durch Organe und Körperflüssigkeiten.** Wir nehmen an, daß die Entgiftung des Histamins ebenso erfolgt wie die von p-Oxyphenyläthylamin, Phenyläthylamin, Isoamylamin und Indoläthylamin, obgleich sie für das Histamin noch nicht erwiesen ist. Die Entgiftung der ebengenannten Amine im Organismus findet in zwei Phasen statt[3,4]. „Zuerst bildet sich aus dem Amin durch Desaminierung der entsprechende Alkohol. Dieser wird nachträglich — wahrscheinlich über den Aldehyd — in die entsprechende Säure verwandelt, die ihrerseits nach ihrer Verbrennlichkeit im Organismus weiter verbrannt oder gepaart ausgeschieden wird. Die Reaktionsfolge läßt sich demnach durch folgendes Schema veranschaulichen:

$$R \cdot CH_2NH_2 \qquad R \cdot CH_2OH \qquad R \cdot CHO \qquad R \cdot COOH.“$$

[1] FREY, E. K.: Münch. med. Wschr. **76**, 1951 (1929).

[2] GLEY, P. et N. KISTHINIOS: C. r. Soc. Biol. Paris **99**, 1840 (1928); **100**, 90, 396, 971 (1929); **101**, 526 (1929).

[3] EWINS, A. J. and P. P. LAIDLAW: J. of Physiol. **41**, 78 (1910).

[4] GUGGENHEIM, M. und W. LÖFFLER: Biochem. Z. **73**, 325 (1915).

Wir müssen annehmen, daß das Entgiftungsvermögen, *die Desaminierung und nachfolgende Oxydation*, zeitlich beschränkt ist, „d. h. pro Zeiteinheit kann nur eine bestimmte Menge Amine unschädlich gemacht werden. Wird die Dosis überschritten, so treten akute Vergiftungserscheinungen auf, die gewöhnlich zum Tode führen. Diese akut toxische Dosis ist für die verschiedenen Amine verschieden. Sie ist am kleinsten bei Histamin, größer bei Phenyläthylamin, p-Oxyphenyläthylamin, Indoläthylamin, am größten bei Isoamylamin. Erfolgt die Zufuhr genügend langsam, so kann die akut, bzw. letal wirkende Dosis beliebig weit überschritten werden, ohne daß das Tier irgendwelche Vergiftungssymptome erkennen läßt"[1].

Zahlreiche Beobachtungen über die Entgiftung von Toxinen machten es notwendig, gerade die Entgiftungsfähigkeit der Leber zu untersuchen.

Es ist z. B. bekannt, daß Hunde mit Eckscher Fistel bei eiweißreicher Nahrung häufig schwere Zustandsbilder zeigen, wie man sie beim anaphylaktischen Shock beobachtet; weiter werden viele Gifte in stärkeren Dosen vertragen, wenn man sie dem Tier anstatt in periphere Venen in die Pfortader injiziert[2]. Vor allem aber erwiesen Durchströmungsversuche der überlebenden Kaninchenleber mit Tyramin die überragende Bedeutung der Leber als Entgiftungsorgan. Ewins und Laidlaw[3] konnten zeigen, daß das Tyramin dabei vollständig entgiftet wird, indem es in die ungiftige Para-Oxyphenylessigsäure umgewandelt wird; sie konnten z. B. 70 vH der theoretisch errechneten Mengen als Paraoxyphenylessigsäure isolieren.

Dagegen kann die Leber bei der Entgiftung des Histamins keine große Rolle spielen. Zwar fand Oehme[4], daß die letale Dosis für das Kaninchen bei intraportaler Injektion 2—3mal größer war als bei Injektion in die Ohrvene, doch sind seine Versuche nicht sehr überzeugend, weil er als letale Dosis bei Injektion in die Ohrvene sehr niedrige Werte angibt. Geringere Unterschiede in der Wirkung beider Injektionsarten werden jedoch mehrfach beschrieben. Bei Hunden und Katzen macht Histamin eine Blutdrucksenkung. Wie Dale und Richards[5] zuerst zeigten, fällt diese

---

[1] Guggenheim, M. und W. Löffler: Biochem. Z. **73**, 325 (1916).
[2] Roger: Thèse de Paris 1887; Woronzow: Diss. Dorpat 1910, zitiert nach Oehme ([4]). [3] Ewins, A. J. and P. P. Laidlaw: J. of Physiol. **41**, 78 (1910).
[4] Oehme, C.: Arch. f. exper. Path. **72**, 76 (1913). [5] Dale, H. H. and A. N. Richards: J. of Physiol. **52**, 110 (1918).

bei intraportaler Injektion etwas geringer aus als bei Injektion einer gleichen Menge in die peripheren Venen. Sie führten das darauf zurück, daß ein Teil des Histamins in der Leber zerstört wird, bevor es in den großen Kreislauf gelangt. Wir konnten die Versuche an Katzen[1] und Hunden[2] bestätigen; KOESSLER und HANKE[3] haben dieselbe Beobachtung an Hunden bei Dauerinfusion von Histamin in die Vena saphena und Vena portae gemacht.

Es ist nicht wahrscheinlich, daß diese Unterschiede in der Blutdrucksenkung überhaupt darauf beruhen, daß das Histamin in der Leber chemisch zerstört wird. Wahrscheinlich wirkt die Leber nur als Reservoir „gleichsam als ein Schwamm"[4] oder „wie ein Puffer"[5]. Wie Dr. WELLS[6] hervorhebt, sind die beiden Injektionsarten gar nicht miteinander zu vergleichen, denn bei intraportaler Injektion muß das Gift zwei große Capillargebiete (die Lungen und die Leber) passieren, bevor es in den großen Kreislauf gelangt, bei peripherer intravenöser Injektion braucht es nur ein Capillargebiet (die Lungen) zu durchströmen. Dieser Unterschied erklärt das etwas verschiedene Verhalten bei den beiden Injektionsarten sehr gut. An Stelle der Leber kann man nämlich mit demselben Erfolg ein anderes Capillargebiet, z. B. eine Extremität, einschalten. So fanden KOESSLER und HANKE[3] eine gleiche Verminderung der Blutdrucksenkung wie bei intraportaler Injektion, wenn sie das Histamin in die Arterie eines Beines infundierten. Wahrscheinlich handelt es sich also bei der Verminderung der Histaminwirkung bei intraportaler Injektion nur um „eine Pufferwirkung eines großen capillaren Netzwerkes" und nicht um eine chemische Detoxikation.

Histamin wird bei Zufuhr in den Magen-Darmkanal in großen Mengen vertragen (s. S. 74); es wird dabei resorbiert. Man dachte anfangs, die große Widerstandsfähigkeit der Tiere resorbiertem Histamin gegenüber beruhe darauf, daß die Leber das Histamin entgifte, und daß sie somit schützend dem Kreislauf vorgelagert sei. Das trifft aber nicht zu. HARRINGTON und MEAKINS[5] konnten an Katzen zeigen, daß eine ECKsche Fistel keine oder nur eine geringe Wirkung auf die Giftigkeit des Histamins hat, wenn es

[1] FELDBERG, W.: Arch. f. exper. Path. **140**, 156 (1929).

[2] FELDBERG, W., SCHILF, E. u. H. ZERNIK: Pflügers Arch. **220**, 738 (1928).

[3] KOESSLER, K. K. and M. T. HANKE: J. of biol. Chem. **59**, 889 (1924).

[4] OEHME, C.: Arch. f. exper. Path. **72**, 76 (1913).

[5] MEAKINS, J. and C. R. HARRINGTON: J. of Pharmacol. **20**, 45 (1923).

[6] WELLS, H. G.: Zitiert nach KOESSLER und HANKE (3).

vom Ileum oder Duodenum aus resorbiert wird. Vom Caecum aus wirkte das Histamin stärker als bei normalen Hunden. Doch nehmen die Autoren an, daß die schützende Wirkung der Leber, die aus diesen letzten Versuchen zu entnehmen ist, mehr mechanischer als chemischer Art ist. IVY [1] konnte zeigen, daß Hunde mit ECKscher Fistel 500—700 mg in den Magen gebrachtes Histamin ebenso symptomlos vertrugen wie normale Hunde, obwohl über 50 vH des Histamins im Laufe von 2 Stunden resorbiert sein mußten.

Auf die noch ungeklärte Frage, warum Histamin, wenn es resorbiert wird, in so großen Mengen vertragen wird, sind wir bereits in dem Kapitel über Resorption des Histamins auf S. 74 ausführlich eingegangen. Die Leber spielt dabei keine Rolle.

Auch die Durchströmungsversuche an der überlebenden Kaninchenleber zeigen, daß der Leber kein oder jedenfalls nur ein geringes Entgiftungsvermögen für Histamin zukommen kann. Bei 3stündiger Durchströmung fanden DALE und LAIDLAW [2], daß nicht mehr als 10 mg entgiftet wurden, gleichgültig, ob das Histamin der Durchströmungsflüssigkeit in Form einer großen Dosis (200 mg und mehr) oder in mehreren kleinen Dosen zugesetzt wurde. Ebenso konnten GUGGENHEIM und LÖFFLER [3] bei mehrstündiger Durchströmung der Kaninchenleber keine wesentliche Zerstörung von 1 g Histamin beobachten. Sie untersuchten fortlaufend den Histamingehalt der Durchströmungsflüssigkeit mit biologischen Methoden. Kürzlich haben MEAKINS und HARRINGTON [4] diese Durchströmungsversuche mit demselben Ergebnis wiederholt. Sie fanden sogar, daß die physiologische Wirksamkeit der Durchströmungsflüssigkeit, die sie am Meerschweinchenuterus maßen, bei der Leberdurchströmung etwas zunahm, d. h., daß hierbei Stoffe gebildet werden; es handelt sich jedoch nicht um Histamin, denn die erhöhte Wirksamkeit wird durch Kochen mit NaOH zerstört. Möglicherweise handelt es sich um den Stoff, der durch Absorption an LLOYDS Reagens aus der Leber gewonnen werden kann (s. S. 58).

Aus den bisher besprochenen Versuchen, den Durchströmungen der überlebenden Leber, den Versuchen mit ECKscher

---

[1] IVY, A. C., zitiert nach KOESSLER und HANKE ([5]).
[2] DALE, H. H. and P. P. LAIDLAW: J. of Physiol. **43**, 182 (1911).
[3] GUGGENHEIM, M. und W. LÖFFLER: Biochem. Z. **72**, 325 (1915/16).
[4] MEAKINS, J. and C. R. HARRINGTON: J. of Pharmacol. **20**, 45 (1923).
[5] KOESSLER, K. K. and M. T. HANKE: J. of biol. Chem. **59**, 889 (1924).

Fistel und den Versuchen mit intraportaler und intravenöser Injektion geht hervor, daß die Leber für die Entgiftung des Histamins im Organismus nicht maßgebend ist. Es müssen also andere Organe für das Verschwinden des Histamins im kreisenden Blut (s. vorher S. 95) verantwortlich sein. Hierfür käme vielleicht die Lunge in Frage, die daraufhin noch nicht untersucht worden ist. Das Lungengewebe enthält ungefähr 10mal so viel Histamin als die meisten anderen Gewebe (s. S. 56). BEST, DALE, DUDLEY und THORPE[1] halten es für möglich, daß die Lunge Histamin, das bei lebhaftem Gewebsstoffwechsel in den Kreislauf gelangt, aus dem Blut aufnehmen und speichern kann. Wenn es sich auch hier nicht um eine eigentliche Entgiftung handeln würde, d. h. um eine chemische Veränderung des Giftes in einen ungiftigen Körper, so würde doch der gesamte Organismus durch die Ablagerung des Histamins in der Lunge von dem im Blut kreisenden Histamin „entgiftet" werden. Wir müssen betonen, daß es sich zunächst nur um eine Hypothese handelt.

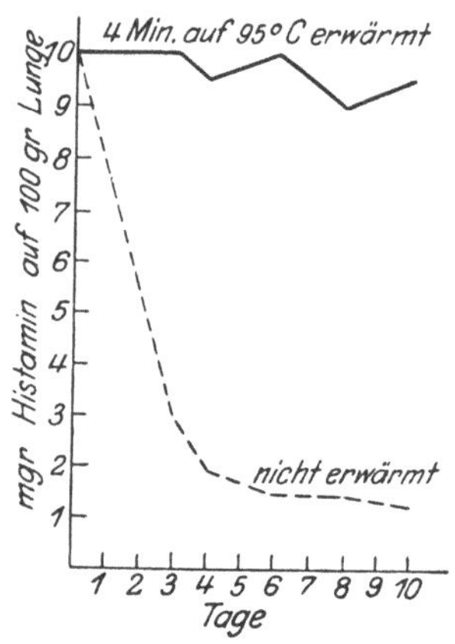


Abb. 3 zeigt das Verschwinden des Histamins aus dem Lungengewebsbrei während der Autolyse (gestrichelte Kurve). 4 Minuten langes Erwärmen auf 95° verhindert die Zerstörung des Histamins (ausgezogene Kurve). (Nach BEST.)

Dem Blut[2 3 4], dem Magensaft[4] und dem Speichel[5] kommt keine Entgiftungsfähigkeit für Histamin zu. Denn das Histamin wird nicht zerstört, wenn es stundenlang mit defibriniertem Blut, Serum, Magensaft oder Speichel geschüttelt oder stehen gelassen wird.

Kürzlich hat BEST[6] Versuche ausgeführt, in denen er zeigt, daß das Histamin aus den Geweben während der Autolyse verschwindet. Dies gilt sowohl für das natürliche im Gewebe vor-

[1] BEST, C. H., DALE, H. H., DUDLEY, H. W. and W. V. THORPE: J. of Physiol. **62**, 397 (1927). [2] BUSSON, B. und P. KIRSCHBAUM: Zbl. Bakter. (Orig.) **65**, 507 (1912). [3] KOSKOWSKI, W.: C. r. Soc. Biol. Paris **95**, 509 (1926). [4] POPIELSKI, L.: Pflügers Arch. **178**, 214 (1920). [5] KROTO, G. (unveröffentlicht). [6] BEST, C. H.: J. of Physiol. **67**, 256 (1929); BEST, C. H. and E. W. MCHENRY: Amer. J. Physiol. **90**, 283 (1929).

handende (biologisch bestimmte) als auch für das künstlich zugefügte Histamin. Die Abb. 3 zeigt einen derartigen Versuch. 100 g Lungengewebe enthielten 5 mg Histamin; 5 weitere mg wurden zugefügt. Das zerkleinerte Lungengewebe wurde mit physiologischer NaCl-Lösung und Toluol versetzt. Das Toluol dient zur Vermeidung bakterieller Tätigkeit. Das Fortschreiten der Autolyse wurde durch Bestimmung des eiweißfreien Stickstoffs und der Aminosäuren bestimmt. Wie die gestrichelte Kurve zeigt, verschwindet das Histamin anfangs sehr schnell bis auf ca. 1 mg. Obgleich die Autolyse weiter fortschreitet, wie aus der Zunahme des eiweißfreien und Aminosäure-Stickstoffs in den folgenden Tagen hervorgeht, bleibt der Histamingehalt unverändert. Würde man aber erneut Histamin hinzufügen, so würde es wieder bis auf ca. 1 mg verschwinden. Wie die obere ausgezogene Kurve zeigt, verhindert 4 Minuten langes Erhitzen auf 90—95$^0$ vollständig das Verschwinden des Histamins. Best hält es daher für sehr wahrscheinlich, daß es sich um ein thermolabiles Ferment handelt, welches das Histamin durch Oxydation zerstört. Bei stark sauren Lösungen ($ph_2$) nimmt der Histamingehalt nicht ab.

Die Versuche wurden hauptsächlich an Lungengewebe von Ochsen und Pferden gemacht, doch ließ sich eine gleiche Abnahme auch bei der Leber und Niere zeigen. Über die physiologische Bedeutung dieser in vitro ausgeführten Versuche läßt sich zur Zeit noch nichts Näheres sagen.

## V. Die Beziehung der Histaminwirkung zum Nervus sympathicus und parasympathicus.

Das Histamin wirkt auf fast alle vegetativen Organe teils erregend, teils lähmend; darum liegt es nahe zu folgern, daß Histamin auf die diese Organe versorgenden Nerven oder doch auf ihre Endigungen einen Einfluß hat.

Das Problem des Angriffspunktes eines Giftes ist vom allgemein pharmakologischen Standpunkt sehr reizvoll, aber noch wenig geklärt. Ob Atropin wirklich den Parasympathicus lähmt, oder Adrenalin den Sympathicus erregt, ist keineswegs erwiesen; wir wissen nur, daß diese beiden Gifte, die wir als Beispiel angeführt haben, mit Bezug auf das Organ hauptsächlich im Sinne einer parasympathischen Lähmung oder sympathischen Erregung wirken. Es ist z. B. nicht bewiesen, daß Adrenalin auf den sympathischen

Nerven oder auf seine Nervenendigung am Erfolgsorgan wirkt. Man kann deshalb auch nicht folgern, daß Histamin den Sympathicus lähmt, weil es eine Adrenalinwirkung verhindert. Wenn weiter Atropin in einigen Fällen den Reizeffekt des Histamins unwirksam macht, so darf man daraus nicht schließen, daß Histamin den Parasympathicus erregt. Eine solche „chemische" Anatomie[1] lehnen wir ab (vgl. hierzu SCHILF[2]).

Zum Nachweis, ob das Histamin über Nerven wirkt oder nicht, könnte man Degenerationsversuche anführen. Solche Versuchsergebnisse teilen wir in unserem Buche mit. Doch auch diese Ergebnisse sind nicht bündig, weil bei der ausgeprägten Nervennetzbildung autonomer Nerven und der Selbständigkeit dieser Nervenfasern eine vollständige Degeneration schwer nachweisbar ist. Bei Schlüssen aus histologischen Bildern scheint auf Grund der neuesten histologischen Befunde „größte Vorsicht am Platze zu sein, da die wenigsten Autoren über die nötige, allerdings sehr schwierige histologische Technik verfügen, um Degenerationserscheinungen mit Sicherheit feststellen zu können". „Ein Fehlen markloser Fasern ... ist noch lange kein Beweis dafür, daß sie degeneriert sind; denn selbst am normalen und frischesten Material kann man diese Dinge sehr häufig aus irgendwelchen technischen Schwierigkeiten nicht zu Gesicht bekommen"[3]. Durchschneidet man also einen autonomen Nerven und wartet, bis man annehmen kann, daß er degeneriert ist, so darf man aus einer Histaminwirkung nicht schließen, daß das Histamin jetzt am Organ und nicht über den Nerven eingewirkt habe. Der Beweis, daß der Nerv wirklich degeneriert ist, fehlt. BRAEUCKER[4] behauptet, daß der Nerv in der äußersten Peripherie nicht degeneriere: das periphere Nervennetz führe „höchstwahrscheinlich" ein Nerveneigenleben, die Gifte sollen auf dieses Netz wirken; doch ist dies auch nur eine unbewiesene Annahme.

Aus der Tatsache aber, daß das Histamin sowohl den „Sympathicus" als auch den „Parasympathicus" erregen und lähmen kann, geht hervor, daß das Histamin mehr auf die Zelle selbst als auf die sympathische oder parasympathische Nervenendigung wirkt. Ohne diese Annahme kann man die vielfältigen und verwickelten Hist-

---

[1] STÖHR, PH. jun.: Mikroskopische Anatomie des vegetativen Nervensystems. S. 15. Berlin: Jul. Springer 1928. [2] SCHILF, E.: Autonomes Nervensystem. Leipzig: Georg Thieme 1926. [3] STÖHR, PH. jun.: Mikrosk. Anat. Springer 1929. S. 46. [4] BRAEUCKER, W.: Arch. klin. Chir. **150**, 463 (1928).

aminreaktionen an den verschiedenen Organen schwer verstehen und einordnen.

Wir werden darum hier nicht im einzelnen auf die Beeinflussung der Histaminwirkung durch die sogenannten vegetativen Gifte eingehen. Darauf kommen wir in der speziellen Pharmakologie bei Besprechung der einzelnen Histaminreaktionen zurück, denen meist anhangsweise ein Abschnitt über die Beziehung zuanderen Giften angefügt ist.

## VI. Der Einfluß der Narkose auf die Histaminreaktionen.

Die Narkose hat einen entscheidenden Einfluß auf Histaminreaktionen; sie bewirkt Umformungen, ja selbst Umkehrwirkungen der durch das Histamin hervorgerufenen „normalen" Reaktionen. Art des Narkoticums und Tiefe der Narkose sind dabei von ausschlaggebender Bedeutung. Erhält man Histaminreaktionen, die von denen anderer Autoren verschieden sind, so muß man daran denken, ob die Narkose in den voneinander abweichenden Versuchsresultaten die gleiche war. Hat man eine noch nicht genau bekannte chemische Substanz zu untersuchen und will man feststellen, ob es sich möglicherweise um Histamin (oder histaminähnliche Substanzen) handeln könne, so ist die genaue Kenntnis und die Berücksichtigung, wie die Narkose auf die Histaminreaktionen wirkt, eine unumgängliche Bedingung. Ein Beispiel aus der Zeit, als die Bedeutung dieses Faktors noch nicht erkannt war, soll dies veranschaulichen. ACKERMANN und KUTSCHER[1] hatten im Mutterkorn eine Substanz gefunden, die in ihrem allgemeinen chemischen Verhalten dem Histamin gleichkam, und deren pharmakologische Reaktionen ebenfalls, bis auf eine Ausnahme, dem des Histamins entsprachen. Diese (scheinbare) Ausnahme war die blutdrucksenkende Wirkung dieser unbekannten Substanz beim Kaninchen; es war aber bekannt, daß das Histamin bei diesem Tier blutdrucksteigernd wirkte. ACKERMANN und KUTSCHER schlossen darum, daß die Substanz im Mutterkorn nicht Histamin sein könnte. DALE und LAIDLAW[2] konnten kurz darauf zeigen, daß Histamin auch beim Kaninchen unter bestimmten Bedingungen eine Blutdrucksenkung bewirken kann. Auf

---

[1] ACKERMANN, D. und F. KUTSCHER: Z. Biol. **54**, 387 (1910).
[2] DALE, H. H. and P. P. LAIDLAW: J. of Physiol. **41**, 318 (1910/11).

Grund dieses Befundes zogen sie deshalb den Schluß, daß die unbekannte Substanz sehr wohl Histamin sein könnte.

Trotz der großen allgemeinen Bedeutung der Narkose für die Histaminreaktionen finden wir in der Literatur nur vereinzelte systematische Untersuchungen. Eine gewisse Bereicherung unserer Kenntnisse erhalten wir dadurch, daß in den vielen Arbeiten über das Histamin Angaben über die Wirkung der Narkose als Nebenbefund mit angeführt werden. Es fehlen aber übergeordnete Gesichtspunkte: darum ist es nicht möglich, die Frage erschöpfend zu behandeln.

Im folgenden werden wir nur den Einfluß der Narkotica auf die Histaminreaktionen berücksichtigen. Auf andere Pharmaca werden wir nur so weit eingehen, als es durch theoretische Überlegungen angezeigt erscheint. Dennoch muß ausdrücklich betont werden, daß zahlreiche der im folgenden beschriebenen Beziehungen der Narkotica zu Histaminreaktionen nicht nur für das Histamin spezifisch sind, sondern ebenso für Reaktionen anderer Pharmaca zutreffen; teilweise ist der Einfluß der Narkose auf andere pharmakologische Reaktionen sogar seit viel längerer Zeit bekannt und ausführlicher untersucht worden, als dies für Histamin bis jetzt der Fall gewesen ist. Das gilt nicht nur für die Reaktionen, die durch histaminähnliche Körper, wie Pepton und anaphylaktisches Eiweiß, hervorgerufen werden, sondern auch für anders wirkende Gifte, wie z. B. Adrenalin, Amylnitrit, Muscarin, Pilocarpin, Acetylcholin usw.

Die pharmakologische Wirkung des Histamins besteht im wesentlichen in einer Wirkung auf Drüsen, glatte Muskulatur und Endothel. Wir werden darum zuerst den Einfluß verschiedener Narkotica auf diese Einzelreaktionen anführen. Danach wollen wir den Einfluß auf die Blutdruckwirkung und auf die Wirkung am Gesamtorganismus besprechen.

### a) Der Einfluß der Narkose auf die durch Histamin bedingte Drüsensekretion.

Die Narkose scheint allgemein einen hemmenden Einfluß auf die durch Histamin hervorgerufene Drüsensekretion zu haben.

**1. Speicheldrüsen.** MacKay[1] fand, daß die periphere Histaminsekretion der Speicheldrüsen sowohl in Chloralose-, als auch in Äther-Chloroformnarkose geringer ausfiel als am nicht narkotisierten, decerebrierten Tier und nicht so regelmäßig zu erhalten war.

[1] MacKay, M. E.: Amer. J. Physiol. 82, 544 (1927).

**2. Magendrüsen.** Die Einwirkung von Chloralose auf die Histamin-Magensaftsekretion ist von ELKELES[1] eingehend untersucht worden. Die sekretionserregende Wirkung des Histamins auf die Magendrüsen wird in Chloralosenarkose stark gehemmt. Sie kann sogar vollkommen unterdrückt werden, wenn Chloralose per os gegeben wird; das Narkoticum wirkt in diesem Falle offenbar direkt auf die Magenschleimhaut.

Es muß jedoch betont werden, daß nur die Histaminsekretion durch Chloralose gehemmt wird. Eine durch Alkohol oder Pilocarpin hervorgerufene Sekretion bleibt von einer Chloralosenarkose unbeeinflußt. Nach den üblichen Vorstellungen, die man sich über Angriffspunkte von Giften an Organen macht, sollen Alkohol und Pilocarpin an der parasympathischen Nervenendigung oder an der sogenannten parasympathischen Zwischensubstanz angreifen, weil Atropin ihre Sekretion aufhebt. Die Histamin-Magensaftsekretion wird dagegen nicht durch Atropin verhindert (s. S. 153). Man nimmt darum an, daß das Histamin an der Drüsenzelle selber angreift. Der Angriffspunkt der Chloralose muß demnach ebenfalls die Zelle sein. Doch kann die Wirkung dann natürlich nicht auf einer Lähmung der Zelle beruhen, weil Alkohol und Pilocarpin noch weiter wirksam sind.

Der Versuch, auf Grund des soeben über den Einfluß von Giftwirkungen untereinander Angeführten zu einer morphologischen Bestimmung des Angriffspunktes eines Pharmakons zu kommen, führt zu weiteren Schwierigkeiten, wenn man die aus den einzelnen Versuchen gezogenen Schlüsse verallgemeinert. So wird die durch Histamin hervorgerufene Speichelsekretion im Gegensatz zu der durch dasselbe Gift hervorgerufenen Magensekretion von Atropin aufgehoben (Angriffspunkt also parasympathische Zwischensubstanz!), aber auch durch Chloralose vermindert, die auf die Zelle wirkt. Die Histaminreaktionen sind ein gutes Beispiel für die von einem von uns schon früher vertretene Ansicht[2], daß es niemals ratsam ist, aus Giftwirkungen Schlüsse auf eine sympathische oder parasympathische Innervation zu ziehen.

**3. Dünndarmdrüsen.** An den Dünndarmdrüsen sind bis jetzt Versuche über den Einfluß von Narkotica auf die Histaminsekretion nicht gemacht worden. Die Kenntnis dieser Beziehung

---

[1] ELKELES, A.: Arch. Verdgskrkh. **40**, 380 (1927).

[2] SCHILF, E.: Das autonome Nervensystem. Leipzig: Georg Thieme 1926.

wäre deshalb erwünscht, weil die Histaminsekretion auch bei diesen Drüsen durch Atropin gehemmt wird.

### b) Der Einfluß der Narkose auf die durch Histamin bedingte Kontraktion glatter Muskeln.

**1. Darmmuskulatur.** ELKELES[1] zeigte, daß die Histaminkontraktion des isolierten Meerschweinchendarmstreifens stark gehemmt und nahezu vollkommen aufgehoben wird, wenn der Ringerlösung in dem Versuchsgefäß Chloralose (1 proz. Lösung) zugefügt wird (Chloralose ist Chloralhydrat + Glucose). Dagegen wird bei dieser Konzentration die durch Acetylcholin und Hypophysin bedingte Kontraktion nur wenig gehemmt. Es kann sich darum ebensowenig wie bei den Magendrüsen um eine Lähmung der Zelle, sondern nur um eine Verdrängungserscheinung im MAGNUSschen[2] Sinne handeln. Chloralhydrat selber hebt in stärkeren Konzentrationen (1 proz. Lösung) auch die Acetylkontraktion auf. RYDIN[3] verlegt darum sogar den Angriffspunkt des Chloralhydrats nicht an die Zelle, sondern an die parasympathische Nervenendigung, eine Auffassung, der wir deshalb nicht beistimmen, weil man aus Giftwirkungen nicht ohne weiteres auf Innervationen schließen sollte.

**2. Bronchialmuskulatur.** P. TRENDELENBURG[4] konnte zeigen, daß eine durch tonussteigernde Stoffe hervorgerufene Kontraktion des isolierten Bronchialmuskels im allgemeinen nicht auftritt, wenn vorher Narkotica, wie z. B. Äther oder Urethan, gegeben werden, die an sich den isolierten Bronchialmuskel zur Erschlaffung bringen. Dies gilt auch für das den Bronchialmuskel erregende Histamin. Werden die Gefäße der Meerschweinchenlunge mit Histamin durchströmt, so tritt „Lungenstarre" auf, die eine Folge des Bronchialmuskelkrampfes ist; Luft kann nicht ein- noch ausgeatmet werden. BAEHR und PICK[5] zeigten, daß die durch Histamin bedingte Lungenstarre mit einer Äther-Chloroform- und Urethannarkose aufgehoben werden kann. Auch in vivo kommt die erschlaffende Wirkung der Narkose auf den Bronchialmuskel-

---

[1] ELKELES, A.: Arch. Verdgskrkh. **40**, 380 (1927); Z. Immun.-forschg **54**, 471 (1928).

[2] MAGNUS, R.: Pflügers Arch. **123**, 99 (1908).

[3] RYDIN, H.: Arch. internat. de pharmaco-dyn. et de thérapie **33**, 1 (1927).

[4] TRENDELENBURG, P.: Arch. f. exper. Path. **69**, 79 (1912).

[5] BAEHR, G. und E. P. PICK: Ebenda **74**, 40 (1913).

krampf stark zum Ausdruck. Schon DALE und LAIDLAW[1] zeigten in ihren früheren Arbeiten, daß der Bronchialmuskelkrampf, der das Symptomenbild des Histaminshocks beim Meerschweinchen beherrscht, durch vorhergehende längere Urethannarkose stark herabgesetzt wird. Ebenso läßt sich beim Kaninchen die starke Wirkung auf die Bronchialmuskulatur durch längere Narkose, z. B. durch Urethan, sehr abschwächen.

Der hemmende Einfluß des Narkoticums auf den Bronchialmuskelkrampf ist ein für Nagetiere sehr wesentlicher Befund, weil sich die Histaminwirkung bei diesen Tieren am stärksten an der Bronchialmuskulatur zeigt. Aber auch an Hunden und Katzen konnten wir häufig noch die hemmenden Einwirkung einer Äthernarkose auf den Histamineffekt an den Bronchien beobachten. Wurde eine kleinere oder mittlere Histamindosis in nicht zu tiefer Äthernarkose intravenös injiziert, so reagierte das Tier oft mit den typischen unregelmäßigen, tiefen Atembewegungen. Durch Vertiefung der Äthernarkose ließ diese sich auch am Blutdruck äußernde und oft als störend empfundene Bronchialmuskelwirkung leicht abstellen. Die Injektion einer gleich großen Histamindosis verursachte dann keinerlei krampfartige Atemveränderungen mehr. Wir haben darum oft, um möglichst durch Atmungsänderung unbeeinflußte Blutdruckkurven zu erhalten, die Narkose vor der Histamininjektion durch Äther vertieft. Daß die Wirkung auf die Bronchialmuskulatur aber nur abgeschwächt und nicht aufgehoben wurde, ging daraus hervor, daß selbst bei tiefer Narkose große Histamindosen die charakteristischen Atemerscheinungen hervorriefen. Allgemein können wir sagen, daß, je tiefer die Narkose bei dem einzelnen Tier ist, desto größer die Histamindosis sein muß, die noch eine Wirkung auf die Bronchiolen ausübt. Es ist nicht ausgeschlossen, daß bei der bronchoconstrictorischen Wirkung bei Katzen und Hunden zentrale Vorgänge ebenfalls eine gewisse Rolle spielen (s. S. 178).

**3. Gefäßmuskulatur.** *Lungengefäße*: Alle Narkotica hemmen, soweit untersucht, die durch Histamin bedingte Verengerung der Lungengefäße. Dies zeigt das Verhalten des Druckes in der Lungenarterie der *Katze*[2]. In leichter Äthernarkose steigt der Druck nach Injektion von 0,01 mg Histamin an. Bei Ver-

[1] DALE, H. H. und P. P. LAIDLAW: J. of Physiol. **41**, 318 (1911).
[2] MACDOWALL, R. J. S.: J. of Physiol. **57**, 146 (1923).

tiefung der Narkose wird der Anstieg immer geringer, anfangs tritt eine einfache Verzögerung ein und später bleibt eine Blutdrucksteigerung vollkommen aus. Schließlich kommt es sogar zur Pulmonardrucksenkung.

Dieselben „Umkehr"wirkungen des Druckes in der Pulmonararterie beobachtet MACDOWALL auch am Druck in der V. subclavia. Dies konnte von einem von uns[1] an curarisierten Katzen bestätigt werden. Doch trat auch ohne jegliche Narkose eine Abnahme des Druckanstieges in der Vena subclavia nach mehrmaligen Injektionen von 0,01 mg Histamin auf. Es fragt sich darum, ob der nach kleinen Histamindosen in der Vena subclavia auftretende Anstieg des Druckes wirklich durch Rückstauung des Druckes in der Lungenarterie hervorgerufen wird, wie MACDOWALL es annimmt. Aus den Versuchen unseres Mitarbeiters OSAWA[2] und den auf S. 315 und 316 wiedergegebenen Abbildungen geht z. B. hervor, daß der Anstieg des Venendruckes ziemlich unabhängig vom Pulmonardruck ist. Diese an Katzen nach kleinen Histamindosen gemachten Beobachtungen gelten nicht für das Verhalten des Venendruckes nach großen Histamindosen oder bei Hunden, weil hier andere Faktoren für den Venendruck maßgebend sind (siehe Venendruck S. 313).

Auch beim *Kaninchen* kann man zeigen, daß lange währende Narkose die Histaminwirkung auf die Pulmonargefäße in abschwächendem Sinne beeinflußt. DALE und LAIDLAW[3] fanden, daß der Blutdruck des Kaninchens im Beginn der Urethannarkose nach Histamin plötzlich und schnell sinken kann. Diesen Fall führten sie neben der plötzlichen intrathoracalen Druckverminderung infolge Verengerung der Bronchiolen auf Kontraktion der Lungenarteriolen zurück. In tiefer Urethan- oder Äthernarkose bleibt aber diese Blutdrucksenkung aus. (Näheres siehe S. 121.)

*Gefäße des großen Kreislaufs:* Unser Mitarbeiter G. KATZ[4] führte Untersuchungen am *isolierten Gefäßstreifen* vom Rinde aus. Er konnte zeigen, daß Chloralhydrat, Urethan und Äther die Histaminkontraktion schwächen bzw. ganz aufheben (s. Abb. 4). Beim Chloralhydrat und Urethan handelt es sich um einen reversiblen

---

[1] FELDBERG, W. (unveröffentlichte Versuche).
[2] OSAWAY, Y. (im Druck).
[3] DALE, H. H. and P. P. LAIDLAW: J. of Physiol. **41**, 318 (1911).
[4] KATZ, G.: Arch. f. exper. Path. **141**, 366 (1929).

Vorgang; denn nach Auswaschen der Narkotica konnte er mit Histamin erneut eine Kontraktion hervorrufen. Nach langanhaltender Durchspülung der Nährflüssigkeit mit Äther ließ sich dagegen nach dem Auswaschen des Äthers keine oder nur eine geringe Histaminkontraktion auslösen. Äther wirkt also bei langanhaltender Einwirkung viel stärker schädigend als Chloralhydrat und Urethan.

An den *Ohrgefäßen des Kaninchens* hat FLATOW[1] auf unsere Veranlassung den Einfluß der Narkose auf die Histamingefäßwirkung untersucht, doch konnte er weder nach Äther noch nach Urethan einen Unterschied gegen das nicht narkotisierte Tier beobachten. Dies ist um so bemerkenswerter, als das Verhalten des Blutdruckes von Art und Tiefe der Narkose stark beeinflußt wird. Nur in einem Falle sah FLATOW nach mehrstündiger Urethannarkose, daß die Histaminwirkung gänzlich aufgehoben wurde.

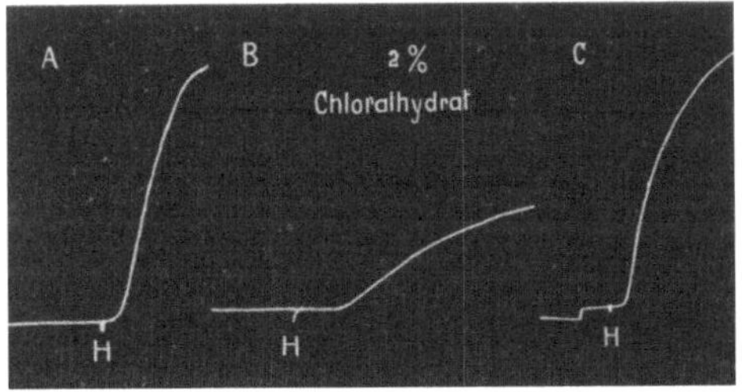


Abb. 4. Gefäßstreifen vom Rind. A = normale Histaminkontraktion, B = Histaminkontraktion nach einstündiger Einwirkung von 2 prozentigem Chloralhydrat. Die Kurve zeigt nur eine geringe und träge Kontraktion, die erst nach längerer Latenz einsetzt. C = Histaminkontraktion nach mehrmaligem Auswaschen des Chloralhydrats im Laufe einer Stunde. Die Erholung ist vollständig. Zeit 1 cm gleich 2 Minuten. (Nach KATZ.)

Kürzlich hat HOSOYA[2] erneut in unserem Institut Versuche ausgeführt. Er brachte das Histamin durch Iontophorese an die Ohrgefäße. Am nicht narkotisierten Tier erhielt er, ebenso wie nach intravenöser Histamininjektion, eine Erweiterung der kleineren Gefäße und Capillaren sowie eine Verengerung der Zentralarterie des Ohres. Bei den Kaninchen in Äther-Urethannarkose oder in reiner Äthernarkose prüfte er gleichzeitig die Wirkung intravenöser Histamininjektionen auf den Blutdruck. Nach längerer tiefer Narkose erhöhte Histamin den Blutdruck (siehe später). Wurde dann Histamin iontophoretisch ins Ohr gebracht, so erhielt HOSOYA keine Erweiterung mehr, sondern eine reine Ver-

[1] FLATOW, E.: Klin. Wochschr. 1929, Nr. 12 und unveröffentlichte Versuche.

[2] HOSOYA, K. (unveröffentlichte Versuche).

engerung, die entweder nur die Zentralarterie oder auch die kleineren Gefäße betraf. Dies war besonders bei Kaninchen in tiefer Äthernarkose der Fall. Der betroffene Ohrabschnitt hatte dann ein stark anämisches Aussehen.

Die Versuche über den Einfluß der Narkose auf die Blutdruckwirkung des Histamins an *Katzen* (s. S. 117) zeigen, daß die Gefäße durch die Narkose, vor allem durch Äther, empfindlicher gegen Histamin werden. Doch läßt sich aus den Versuchen nicht ohne weiteres herauslesen, wieweit diese Beeinflussung der Histaminwirkung die Capillaren oder die Arteriolen betrifft. Mikroskopische Beobachtungen hierüber liegen nur für die Hirn- und Piagefäße vor, bei denen aber der Äther die Histaminwirkung anscheinend entgegengesetzt beeinflußt wie bei den übrigen Gefäßen des großen Kreislaufes. Denn während sich bei Katzen, die mit Isoäthylbarbitursäure narkotisiert werden, auf Histamin die Gefäße erweitern und folglich der Liquordruck ansteigt, sinkt er in Äthernarkose, und die Piagefäße zeigen nur noch gelegentlich eine geringe Erweiterung, meist kontrahieren sich deren Gefäße sogar auf Histamin[1] (s. ausführlicher S. 259).

### c) Der Einfluß der Narkose auf die durch Histamin bedingte Durchlässigkeitssteigerung des Capillarendothels.

Während man den Einfluß der Narkose auf die Capillar*erweiterung* nicht näher untersucht hat, gibt es eine Reihe von Untersuchungen über den Einfluß der Narkose auf die Endotheldurchlässigkeit. Als Zeichen für die Durchlässigkeit des Capillarendothels nach Histamin können wir die Blutkörperchenkonzentration ansehen (Näheres s. S. 327).

Die von DALE[2] gezeigte Erscheinung, daß Histamindosen, die an der nicht narkotisierten Katze relativ ungiftig und wirkungslos sind, in Äthernarkose einen schweren Shock hervorrufen, beruht zum größten Teil darauf, daß das Capillarendothel durch die Äthernarkose in einen Zustand versetzt wird, in welchem es schon auf geringe Histamindosen für das Plasma des Blutes durchlässig wird (siehe S. 117 u. 125). Diese erhöhte Empfindlichkeit des Capil-

[1] FORBES, H. S., WOLFF, H. G. and S. COBB: Amer. J. Physiol. **89**, 266 (1929).

[2] DALE, H. H.: Brit. J. exper. Pathol. **1**, 103 (1920).

larendothels auf Histamin gilt nicht für alle Narkosearten in gleicher Weise; sie scheint für Äther und Chloroform am ausgesprochensten zu sein. Wie FELDBERG[1] beobachtet hat, ist die Empfindlichkeit in Urethannarkose nicht ganz so groß, denn es sind viel größere Histamindosen notwendig, damit gleichzeitig mit der Blutdrucksenkung eine Blutkörperchenkonzentration auftritt. COWELL und KELLAWAY[2] haben gefunden, daß in Äther- oder Äther-Chloroformnarkose schon bei Injektion von 0,05 mg Histamin eine vorübergehende Blutkörperchenkonzentration von rund 10 vH auftritt. Selbst bei Injektionen von 0,01—0,02 mg Histamin haben sie manchmal noch eine geringe Konzentration erhalten; d. h. daß das Capillarendothel in Äthernarkose bereits bei diesen Histamindosen plasmadurchlässig wird. Dagegen erhält man in Urethannarkose mit 0,05 — 0,5 mg Histamin gleichzeitig mit der Blutdrucksenkung eine Abnahme im Blutkörperchengehalt um einige Prozente (Abb. 5). Diese Abnahme tritt bei allen Arten von Blutdrucksenkungen auf, bei denen die Capillaren nicht gleichzeitig durchlässig werden[3 4 5]. Wir müssen also annehmen, daß es in Urethannarkose bei diesen Histaminmengen noch nicht zu einer Capillardurchlässigkeit kommt. Bei Dosen von über 1 mg beginnt auch bei dieser Narkoseart die Capillardurchlässigkeit; doch ist die Blutkörperchenkonzentration

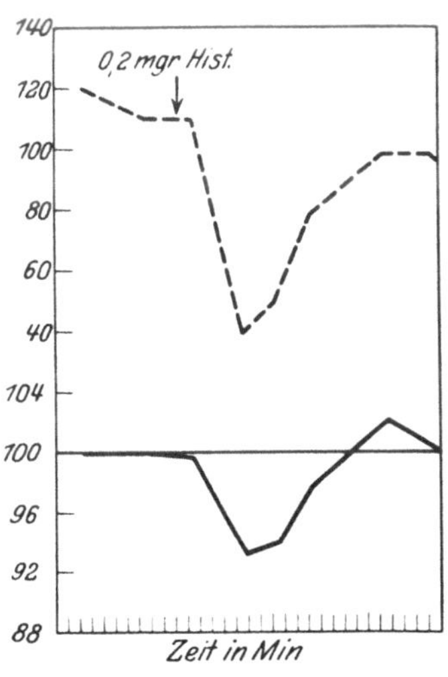


Abb. 5. Katze in *Urethannarkose*. Obere gestrichelte Kurve Blutdruck. Untere ausgezogene Kurve Erythrocytengehalt des Blutes. Beim ↓ Injektion von 0,2 mg Histamin. Auf der Ordinatenachse geben die Zahlen 40—140 die Höhe des Blutdruckes in mmHg und die Zahlen 88—104 den Erythrocytengehalt des Blutes als Prozente des Normalwertes an. Der normale Wert 100 vor der Injektion entsprach einem Hämatokritwert von 52 Vol.-Proz. Erythrocyten. (Nach FELDBERG.)

[1] FELDBERG, W. (unveröffentlicht).
[2] KELLAWAY, C. H. and S. J. COWELL: J. of Physiol. **57**, 82 (1923).
[3] DALE, H. H. and P. P. LAIDLAW: J. of Physiol. **52**, 355 (1918/19).
[4] SCOTT, F. H.: Amer. J. Physiol. **44**, 298 (1917).
[5] FELDBERG, W.: Med. Welt **1**, 297, 342 (1927).

selbst bei höheren Dosen nicht so ausgesprochen wie in Äthernarkose, bei der DALE und LAIDLAW eine Zunahme von 30 bis teilweise 50 vH (siehe Abb. 9) erhalten haben. In Urethannarkose beobachtete FELDBERG[1] nie einen Anstieg über 20 vH. Auffallend ist auch, daß sich die Endotheldurchlässigkeit in Urethannarkose viel langsamer und allmählicher entwickelt als in Äthernarkose. In Äthernarkose erhält man meist einige Minuten nach Beginn der Histaminblutdrucksenkung mit der ersten Blutentnahme nahezu den

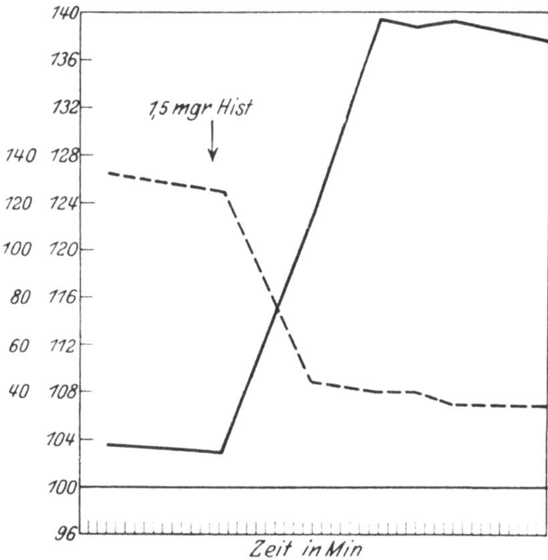


Abb. 6. Katze in *Äthernarkose*. Obere gestrichelte Kurve Blutdruck; untere ausgezogene Kurve Erythrocytengehalt des Blutes. Beim ↓ Injektion von 1,5 mg Histamin. Auf der Ordinatenachse geben die Zahlen 40—140 die Höhe des Blutdruckes in mm Hg und die Zahlen 96—140 den Erythrocytengehalt des Blutes als Prozente des Normalwertes an. Der Wert 100 entsprach einem Hämatokritwert von 42 Vol.-Proz. Erythrocyten. (Nach FELDBERG.)

vollen Anstieg von 30 vH und mehr (siehe Abb. 6). In Urethannarkose zeigt die erste Blutprobe meist nur einen Anstieg von 3—6 vH, und der Höhepunkt ist erst nach der dritten und vierten Blutentnahme erreicht.

In Stickoxydulnarkose muß man nach den Versuchen von DALE noch viel größere Dosen injizieren, um eine Blutkörperchenkonzentration zu erhalten; dasselbe gilt für nicht narkotisierte Katzen.

[1] FELDBERG, W.: Med. Welt 1, 297, 342 (1927).

## d) Der Einfluß der Narkose auf die Blutdruckwirkung des Histamins.

**1. Katze und Hund:** Die Versuche sind ausschließlich an Katzen ausgeführt worden; doch ist man berechtigt, den Geltungsbereich der Beobachtungen an Katzen im großen Ganzen auch auf Hunde auszudehnen. Gewisse mögliche Unterschiede ergeben sich daraus, daß die Wirkungsweise des Histamins auf die Katzen- und Hundegefäße nicht ganz dieselbe ist. Bei Hunden nehmen nicht nur die Capillaren, sondern auch die mit glatten Muskeln versehenen Arteriolen an der Gefäßerweiterung und damit an der Blutdrucksenkung teil. Die Histaminwirkung auf die glatte Muskulatur wird aber durch die Narkose in anderer Weise beeinflußt als die auf die Capillaren. Wir kommen bei dem Beispiel des Adrenalins am Schluß dieses Abschnittes (S. 121) noch einmal auf diesen Unterschied zurück.

Der Einfluß der Äthernarkose auf die Histaminblutdrucksenkung richtet sich nach der Histaminmenge. Zunächst kann man sagen, daß die Schwellendosis Histamin, die bei einer curarisierten, nicht narkotisierten Katze noch eben zu einer Blutdrucksenkung führt, nahezu dieselbe ist, wie die bei einer Katze in tiefer Äthernarkose[1]. STENZEL untersuchte in unserem Laboratorium den Einfluß des Äthers auf die Wirkung kleiner, blutdrucksenkender Histaminmengen an curarisierten Katzen und beobachtete, daß die Histaminblutdrucksenkung, wie Abb. 7 zeigt, nach Ätherdarreichung in zweifacher Weise verändert wurde. Der Blutdruck fällt nur um eine geringere Höhe, aber die Erholung geht langsamer vor sich. Die geringere Senkung tritt auch dann auf, wenn der Blutdruck nicht bereits, wie in Abb. 7, durch die Äthereinwirkung gesunken ist, und ist vor allem bei länger dauernder Äthernarkose deutlich. KISCH[2] hat ebenfalls kürzlich gefunden, daß der Blutdruck nach 0,005 mg Histamin bei cerebrierten Katzen tiefer sinkt als bei Katzen in Äthernarkose. Als Ursache können folgende Faktoren in Frage kommen: 1. Wir können mit MACDOWALL annehmen, daß die blutdrucksenkende Wirkung kleiner Histaminmengen an der nicht narkotisierten Katze, außer auf der Gefäßerweiterung im großen Kreislauf, noch

---

[1] STENZEL, S.: Inaug.-Diss. Berlin 1929.

[2] KISCH, FR.: Zeitschr. f. d. ges. exp. Med. **66**, 799 (1929).

auf einer Kontraktion der Gefäße des Lungenkreislaufes beruht. In Äthernarkose wird die kontrahierende Wirkung auf die glatte Muskulatur der Lungengefäße (Venen!) aber herabgesetzt. Dadurch muß die Blutdrucksenkung geringer werden. 2. Ist es möglich, daß die Histaminerweiterung auch an Katzen nicht allein an den Capillaren vor sich geht, sondern doch vielleicht bis an die mit glatter Muskulatur versehenen Arteriolen hinaufreicht, und daß durch die Ätherwirkung die erweiternde Wirkung auf die glatte Muskulatur abgeschwächt wird, in derselben Weise, wie auch die Histaminkontraktion der glatten Gefäßmuskulatur durch Äther gehemmt wird. Hiernach könnten wir auch bei Äther eine geringere Blutdrucksenkung erwarten. Welcher dieser Faktoren in Frage kommt, ist nicht untersucht worden und muß darum offen bleiben.

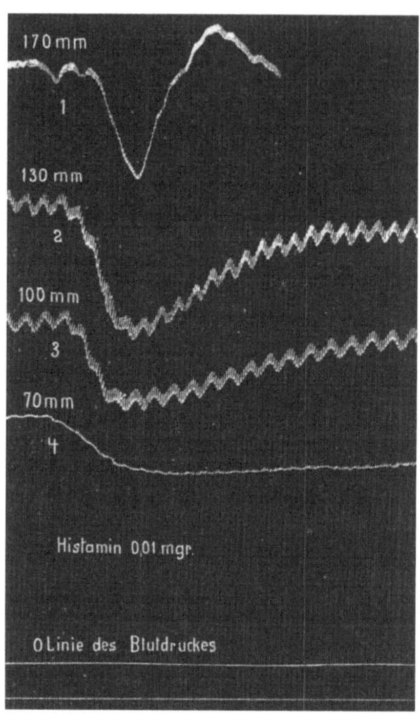


Abb. 7. Katze, curarisiert. Blutdrucksenkungen nach 0,01 mg Histaminchlorhydrat. Die oberste Kurve wurde vor der Äthernarkose erhalten. Danach wurde mit Ätherdarreichung begonnen. Die einzelnen Kurven sind im Abstande von 10 bis 15 Minuten in der Reihenfolge von oben nach unten erhalten worden. Der Blutdruck sank im Laufe des Versuches allmählich von 170 auf 70 mm Hg. Der Einfluß des Äthers auf die Histaminblutdrucksenkung zeigt sich darin, daß die Senkung geringer wird, die Erholung dagegen viel langsamer vor sich geht. (Nach STENZEL.)

Aus der Abb. 7, die den Versuchen von STENZEL entnommen ist, geht weiter hervor, daß infolge einer länger dauernden Narkose die Erholung nach einer durch Histamin hervorgerufenen Blutdrucksenkung, im Vergleich zur nicht betäubten Katze, viel längere Zeit braucht. In diesem Sinne wirkt der Äther bereits sensibilisierend auf die kleinen Histamindosen.

Viel stärker sensibilisierend wirkt die Äthernarkose auf die Blutdrucksenkung, die durch große Histamindosen hervorgerufen wird. DALE[1] hat solche Untersuchungen ausgeführt. Die beiden Abbildungen 8 und 9 sind seiner Arbeit entnommen. Abb. 8 zeigt die Blutdrucksenkung auf 2 mg Histamin pro Kilogramm bei einer Katze nach 1stündiger Stickoxydulnarkose, welche die Histaminwirkung anscheinend kaum beeinflußt. Abb. 9 zeigt die Wirkung derselben Histamindosis bei einer anderen Katze nach 2stündiger Äthernarkose. Die viel stärkere Blutdrucksenkung muß man zunächst auf eine stärkere Gefäßerweiterung zurückführen. Bei der Katze kommen dafür im wesentlichen die Capillaren in Frage. Wir sehen also, daß nicht nur die Durchlässigkeitssteigerung, sondern auch die Erweiterung des Capillarendothels durch die sensibilisierende Wirkung des Äthers beeinflußt wird. Man könnte die stärkere Blutdrucksenkung freilich auch einfach damit erklären, daß die Durchlässigkeit der Capillaren auf Histamin nach Äther erhöht ist. Dadurch kommt es zu einer Blutvolumenverminderung und als Folge des Plasmaaustrittes und der Eindickung des Blutes zu einer Viscositätserhöhung des Blutes. Beide Faktoren werden im Sinne einer stärkeren Blutdrucksenkung wirken.

Der Einfluß des Äthers auf die Blutdruckwirkung großer Histamindosen ist besonders theoretisch wichtig. Einige Autoren nehmen an, daß die durch die Kontraktion der Lungengefäße bedingte Sperre des Lungenkreislaufes die wesentliche Ursache für die Blutdrucksenkung bei der Katze sei und den Kreislaufshock veranlasse (s. Kapitel Blutdruck). Wäre das wirklich der Fall, so müßte man erwarten, daß der Kreislaufshock in Äthernarkose viel geringer ausfiele. Das Gegenteil ist jedoch, wie wir gesehen haben, der Fall. Die verstärkende Wirkung des Äthers für den Kreislaufshock der Katze kann darum gerade als Beweis dafür angeführt werden, daß die Lungengefäßverengerung nur eine sekundäre Rolle spielt.

Den Einfluß des Äthers und der anderen wirksamen Narkotica auf die Capillar-Histaminwirkung erklärt KROGH[2] so, daß die

---

1 DALE, H. H.: Brit. J. exper. Path. 1, 103 (1920).

2 KROGH, A.: Anatomie und Physiologie der Capillaren. 2. Aufl., S. 163.

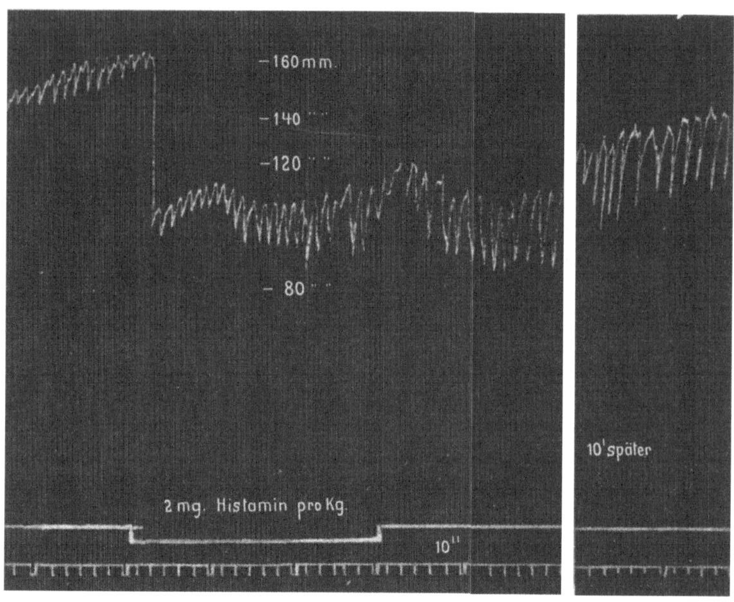


Abb. 8. *Katze; $1^1/_2$ Stunden Stickoxydulnarkose.* Nach intravenöser Injektion von 2 mg Histamin pro kg Körpergewicht fällt der Blutdruck nur wenig und vorübergehend. (Nach DALE.)

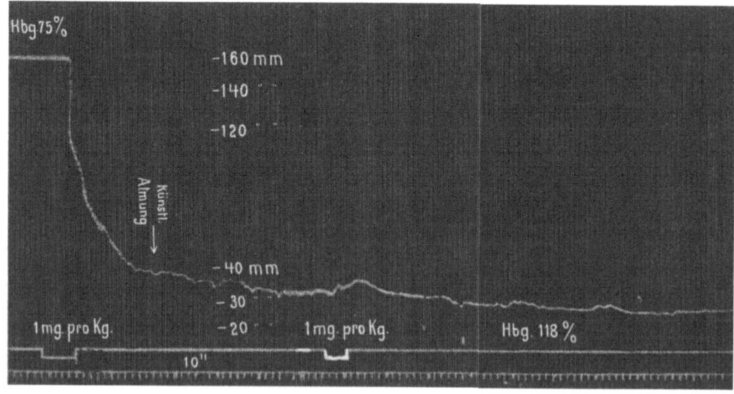


Abb. 9. *Katze; 2 Stunden Äthernarkose.* Nach intravenöser Injektion von 2 mg Histamin pro kg Körpergewicht fällt der Blutdruck sehr tief. (Eine Erholung trat nicht mehr auf.) Die pulsatorischen Schwankungen am Blutdruck gehen verloren. Der Hämoglobinwert stieg von 75 auf 118 vH. (Nach DALE.)

Narkotica selber bereits eine capillarerweiternde Wirkung haben. Diese ist bei den zur Narkose angewendeten Konzentrationen zwar an und für sich unwesentlich, reicht aber aus, „um einen mehr oder weniger vollständigen Tonusverlust in den Capillaren zu verursachen, wenn ihre Wirkung sich mit der eines anderen Capillargiftes summiert". Mehr noch als für die Erweiterung müßte diese Erklärung für die Durchlässigkeit gelten, die nach unserer Meinung durch Äther viel ausschlaggebender beeinflußt wird.

Auf derselben Überempfindlichkeit gegen Narkotica beruht zum großen Teil auch die verschiedene Wirkung kleinerer Adrenalinmengen bei Katzen. Kleine Adrenalindosen bewirken bei decerebrierten Katzen nur dann eine Blutdrucksenkung, wenn gleichzeitig Äther gegeben wird. Setzt man diese Ätherdarreichung eine Zeitlang aus, so ruft dieselbe Adrenalindosis den üblichen Blutdruckanstieg hervor[1 2]. Über einige Ausnahmen berichtet FLATOW[3]. (Der Blutdruckanstieg beruht auf Gefäßverengerung, die Blutdrucksenkung auf Gefäßerweiterung[4 5]).

Es ist interessant, daß sich der Einfluß des Äthers auf die Art der Adrenalinwirkung beim Hunde nach einer anderen Richtung geltend zu machen scheint, denn COLLIP[6] fand, daß die blutdrucksenkende Wirkung kleiner intravenöser Adrenalindosen durch Vertiefung der Äthernarkose in eine blutdrucksteigernde Wirkung umgewandelt wurde. Es ist möglich, daß beim Hunde die Adrenalinerweiterung ebenso wie die Histaminerweiterung (s. S. 238) nicht nur die Capillaren, sondern auch die Arteriolen betrifft, und daß dieser Unterschied bei Katzen und Hunden auch für den verschiedenen Einfluß des Äthers verantwortlich gemacht werden muß.

**2. Kaninchen:** Die Blutdruckwirkung des Histamins wird durch verschiedene Faktoren ausgelöst, welche die Narkose verschieden beeinflussen kann. Eine Blutdrucksenkung nach Histamin kann auf Bronchiolenkonstriktion, auf Verengerung der Lungengefäße

---

1 MACDONALD, A. D. and W. SCHLAPP: J. of Physiol. **62**, Proc. XII (1926).

2 VINCENT, S. and F. R. CURTIS. Ebenda **63**, 151 (1927).

3 FLATOW, E.: Arch. f. exper. Path. **127**, 245 (1927).

4 DALE, H. H. and A. N. RICHARDS: J. of Physiol. **63**, 201 (1927).

5 FLATOW, E. und M. MORIMOTO: Arch. f. exper. Path. **131**, 152 (1928).

6 COLLIP, J. B.: Amer. J. Physiol. **55**, 450 (1921).

und auf Gefäßerweiterung im großen Kreislauf beruhen. Ein Blutdruckanstieg wird durch Gefäßverengerung im großen Kreislauf bedingt. Am nicht oder nur sehr wenig narkotisierten Kaninchen tritt vor allen Dingen die Wirkung auf die Bronchialmuskulatur und die Lungengefäße in Erscheinung. So beobachtet man am nicht narkotisierten Tier oder im Beginn einer leichten Urethannarkose bereits nach kleinen Histamindosen eine plötzliche, selbst zum Exitus führende Blutdrucksenkung. Die Verengerung der Lungengefäße führt zu einer Stauung im kleinen

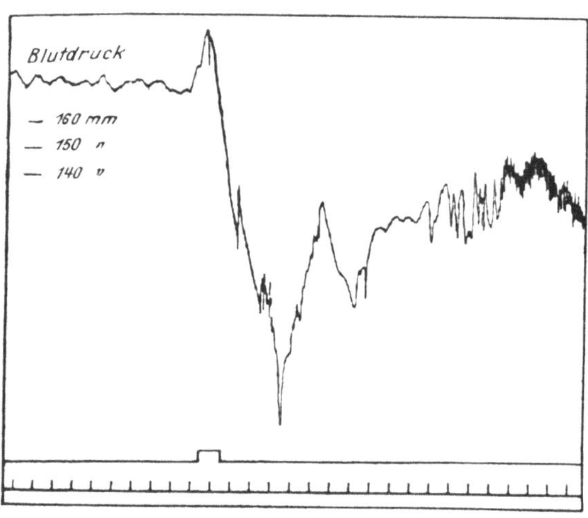


Abb. 10. *Kaninchen in leichter Urethannarkose.* Die Blutdrucksenkung nach 1 mg beruht wahrscheinlich auf Bronchokonstriktion und Verengerung der Lungengefäße (siehe Text). Obere Kurve Blutdruck; mittlere Kurve Signal; untere Kurve Zeit in Sekunden. (Nach DALE und LAIDLAW.)

Kreislauf. Die Bronchokonstriktion bedingt eine behinderte Einatmung, es kommt darum zu einer plötzlichen intrathoracalen Druckverminderung; die Folge ist eine Erweiterung des rechten Herzens, das schließlich versagt (DALE und LAIDLAW[1]). Eine derartige Blutdrucksenkung gibt Abb. 10 wieder. Eine Kontraktion der Lungengefäße ist vielleicht auch die Ursache für den plötzlichen steilen Abfall des Blutdruckes, den man gelegentlich bei decerebrierten Kaninchen beobachtet. Diesem steilen Abfall folgt dann ein weiteres langsames Sinken des Blutdruckes, auf das wir

[1] DALE, H. H. and P. P. LAIDLAW: J. of Physiol. **41**, 318 (1910/11).

sogleich zurückkommen werden. Auch in leichter, erst kurzer Zeit bestehender Äthernarkose beobachtet man gelegentlich, daß dem Ansteigen des Blutdruckes (s. weiter unten) eine scharf einsetzende, geringe und kurz dauernde Senkung vorausgeht. Vertieft man die Narkose, so wird diese Senkung immer geringer und bleibt am Ende ganz aus[1]. Diese anfängliche Blutdrucksenkung beruht entweder auf Verengerung der Lungengefäße oder auf einer Gefäßerweiterung im großen Kreislauf, Wirkungen, die beide durch Äther aufgehoben werden. Die endgültige Beantwortung auf die Frage nach der Ursache dieser Senkung steht noch aus.

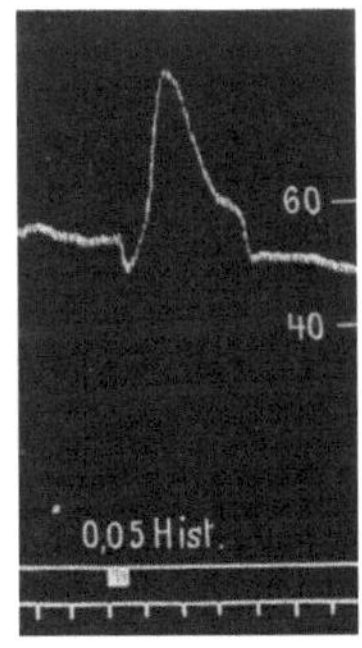

Abb. 11. *Kaninchen in Äthernarkose.* Das Ansteigen des Blutdruckes beruht auf Gefäßverengerung im großen Kreislauf. Die geringe Senkung, die dem Anstieg vorausgeht, beruht vielleicht auf Gefäßerweiterung (siehe Text). Untere Kurve Zeit in Sekunden. (Nach FELDBERG.)

Wenn die Wirkung auf die Bronchien und Lungengefäße durch tiefe Narkose ausgeschaltet wird, so wird die Blutdruckwirkung des Histamins durch das Verhalten der Gefäße des großen Kreislaufes bestimmt. Je nachdem, ob die Gefäße sich erweitern oder verengern, beobachten wir ein Sinken oder Ansteigen des Blutdruckes. Dies hängt zum großen Teil von der Art des Narkoticums ab. In tiefer Äthernarkose erhalten wir beinahe immer eine Blutdrucksteigerung wie sie in Abb. 11 wiedergegeben ist[1 2]. Am Kaninchen wirkt also Äther entgegengesetzt wie bei der Katze. Der erweiternde Gefäßeffekt wird aufgehoben, und es kommt zu einer Gefäßverengerung. Vergleiche hierzu den Einfluß der Narkose auf die Gefäßwirkung S. 113.

Ebenso wie Äther soll nach DALE und LAIDLAW auch langanhaltende und tiefe Urethannarkose wirken. Nach Versuchen, die in letzter Zeit in unserem Institut angestellt worden sind (KRULL, HOSOYA), gilt dies nur für einen Teil der Kaninchen. In der Mehrzahl der Versuche ließ sich auch in langer, tief anhaltender Urethannarkose kein reiner Anstieg des Blutdruckes nach

---

1 FELDBERG, W.: J. of Physiol. **63**, 211 (1927).
2 DALE, H. H. and P. P. LAIDLAW: Ebenda **41**, 311 (1910/11).

Histamin beobachten. Der Blutdruck zeigte vielmehr eine regelmäßig verlaufende Senkung wie bei den Kaninchen in Chloralosenarkose (siehe weiter unten). Um eine Blutdruckerhöhung nach Histamin zu erhalten, war es meist notwendig, Äther einatmen zu lassen. In älteren Arbeiten über Histamin finden wir mehrfach regelmäßige Blutdrucksenkungen an Kaninchen in Urethannarkose[1].

Beim Kaninchen läßt sich die durch Gefäßerweiterung bedingte Blutdrucksenkung am ehesten in Chloralosenarkose beobachten. Die Abb. 12, die eine Histaminblutdrucksenkung in Chloralosenarkose zeigt, ist der Arbeit von FELDBERG entnommen. Wir müssen annehmen, daß Chloralose die gefäßverengernde Wirkung im großen Kreislauf abschwächt, daß sie also in gewissem Sinne dem Äther entgegengesetzt wirkt. Doch übt das Histamin in Chloralosenarkose seine blutdrucksenkende Eigenschaft nicht immer aus.

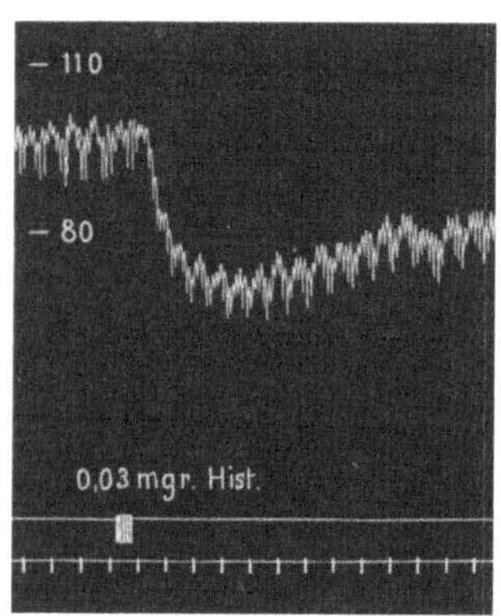


Abb. 12. *Kaninchen in Chloralosenarkose.* Die Blutdrucksenkung nach 0,03 mg Histamin beruht wahrscheinlich auf Gefäßerweiterung im großen Kreislauf (siehe Text). Untere Kurve Zeit in Sekunden. (Nach FELDBERG.)

Dies zeigt, daß die Unterschiede im Verhalten des Blutdruckes nicht ausschließlich auf die Narkosebedingungen zurückzuführen sind. Gerade beim Kaninchen spielen individuelle Unterschiede eine überaus große Rolle. Hierauf haben bereits DALE und LAIDLAW hingewiesen. Bei decerebrierten Kaninchen beobachtete FELDBERG, wie bereits erwähnt, gelegentlich auch eine Blutdrucksenkung. Die Blutdrucksenkung verlief hierbei genau so, wie wir sie auch für Katzen beschrieben haben: Nach einem anfänglichen steilen Fall trat eine vorübergehende geringe Steigerung ein, der dann eine erneute langsame Senkung folgte. Der anfängliche steile Fall beruht wahrscheinlich (wie bei Katzen) auf Verengerung der Lungengefäße (s. oben). Die spätere langsame Blutdrucksenkung führt FELDBERG auf Gefäßerweiterung im großen Kreislauf zurück.

[1] ACKERMANN, D. und F. KUTSCHER: Z. Biol. 54, 387 (1910).

**3. Meerschweinchen:** Histamin bewirkt eine Blutdrucksteigerung durch Verengerung der Gefäße. Diese Wirkung kommt jedoch nur zur Geltung, wenn die starke Bronchiolenkonstriktion durch langdauernde und tiefe Narkose aufgehoben wird (DALE und LAIDLAW).

### e) Der Einfluß der Narkose auf die Histaminreaktionen des gesamten Organismus.

Nachdem wir den Einfluß der Narkose auf die einzelnen Histaminreaktionen und auf den Blutdruck besprochen haben, wollen wir die Beziehung zwischen Histaminwirkung und Narkose am ganzen Tier näher beschreiben. DALE und LAIDLAW[1] haben bereits darauf hingewiesen, daß der wesentliche Unterschied in der Wirkungsweise des Histamins bei den verschiedenen Tierarten durch den verschiedenen Einfluß der Narkose auf die Histaminreaktionen gut veranschaulicht wird.

Auf Tiere, bei denen die Histaminreaktion sich hauptsächlich in Form einer Kontraktion glatter Muskeln äußert, üben Narkotica einen hemmenden oder, wenn man will, sogar schützenden Einfluß aus. Es handelt sich dabei um Meerschweinchen und Kaninchen. Bei diesen Tieren äußert sich der Histaminshock am nicht narkotisierten Tier im wesentlichen in einer Bronchokonstriction, beim Kaninchen kommt noch die konstrictorische Wirkung auf die Muskulatur der Lungengefäße hinzu. Beide Wirkungen werden durch Urethan und Äther abgeschwächt oder aufgehoben. Darum ertragen diese Tiere in Narkose viel höhere Histamindosen als nicht narkotisierte Tiere.

Auf Tiere, bei denen die Histaminwirkung von der Wirkung auf das Capillarendothel beherrscht wird, wirken die Narkotica, und zwar vor allem Äther und Chloroform, und in etwas geringerem Maße Urethan, sensibilisierend. Es handelt sich hierbei um die Tiere, bei denen Histamin zum Kreislaufshock führt. Genauere Untersuchungen sind vor allen an Katzen ausgeführt worden.

DALE[2] zeigte, daß Injektion von 10 mg Histamin pro Kilogramm bei einer nicht narkotisierten Katze nur zu geringen und schnell vorübergehenden Erscheinungen führte. Injizierte er demselben Tiere jedoch 2 Tage später nach 2stündiger Äthernarkose

[1] DALE, H. H. and P. P. LAIDLAW: J. of Physiol. 52, 355 (1918/19).
[2] DALE, H. H.: Brit. J. exper. Path. 1, 103 (1920).

1 mg Histamin pro Kilogramm, so trat bereits ein ausgesprochener Shock ein; 2 mg pro Kilogramm wirkten schon tödlich. Setzt man die Äthernarkose aus, so hält die Überempfindlichkeit gegen Histamin eine Zeitlang an. Nach einer halben Stunde ist das Tier noch ebenso empfindlich gegen Histamin, und selbst nach 2 Stunden erholt es sich auf 4 mg pro Kilogramm nur langsam von der Shockwirkung.

Diese Tierversuche von DALE hatten eine praktische Bedeutung und wurden wegen folgender Beobachtung an Patienten ausgeführt: Während des Krieges hatte man in den Lazaretten häufig beobachtet, daß eine Äther- oder Chloroformnarkose zu einem tödlichen Wundshock führte. DALE wollte zeigen, daß der Histaminshock durch Narkose in ähnlicher Weise beeinflußt wird. Denn nach der Theorie von BAYLISS beruht der Shock auf toxischen Gewebsprodukten, und die große Ähnlichkeit in dem Verhalten des Histamin- und des Wundschockes führten DALE dazu, für diese Gewebsprodukte eine histaminähnliche Substanz anzunehmen. Die Frage, wieweit wir auf Grund derartiger Ähnlichkeiten auf das Vorkommen von „histaminähnlichen Substanzen" im Organismus schließen können, wird bei den Reaktionen auf histaminähnliche Stoffe ausführlich erörtert werden (s. S. 402).

Zum Schluß wollen wir noch einmal betonen, welche ausschlaggebende Rolle die Narkose auf den Ablauf einer Histaminreaktion ausüben kann. Die vielfachen pharmakologischen Beobachtungen über diesen Gegenstand konnten individuelle Unterschiede bei den verschiedenen Tieren aufdecken.

# C. Spezielle Pharmakologie.

## I. Die Wirkung des Histamins auf die Drüsensekretion.

### a) Tränendrüsen.

Intravenöse Injektionen von Histamin bewirken bei vielen Tieren Tränensekretion[1]; diese ist nicht eingehender untersucht worden. Auch beim Menschen[2] kann nach subcutanen Histamininjektionen Tränensekretion auftreten.

### b) Drüsen der Bronchialschleimhaut.

DALE und LAIDLAW[1] nehmen eine sekretorische Wirkung auf diese Drüsen an. Sie trägt dazu bei, daß die Atmung, die an sich durch den Bronchialmuskelkrampf schon sehr erschwert ist, noch mehr behindert wird.

### c) Milchdrüsen.

ROTHLIN, HUSBAND und PLUMNER[3] untersuchten an Ziegen die Wirkung des subcutan injizierten Histamins auf die Milchsekretion. Sie fanden, daß Histamin, ebenso wie Adrenalin, keinen Einfluß hatte.

### d) Schweißdrüsen; Perspiratio insensibilis.

LEWIN und SCHILF[4] haben an Katzen die Histaminwirkung auf die Schweißdrüsen eingehend untersucht, aber niemals eine Schweißsekretion beobachtet. Auch die unmerkliche Hautwasserabgabe am Menschen (*Perspiratio insensibilis*), die wenigstens zum Teil auf Schweißdrüsensekretion beruht, wird von Histamin nicht beeinflußt[5], obgleich sich die Hautgefäße durch das Histamin (1 mg intramuskulär) erweitern und die Hauttemperatur ansteigt. Für gewöhnlich steigern derartige Einflüsse die Hautwasserabgabe. (Über das Verhalten der Schweißdrüsensekretion bei antidromer Nervenreizung s. S. 448).

---

[1] DALE, H. H. and P. P. LAIDLAW: J. of Physiol. **41**, 318 (1910/11).

[2] GOMPERTZ, L. M. and W. COHEN: Amer. J. med. Sci. **177**, 59 (1929).

[3] ROTHLIN, E., HUSBAND, R. H. A. and A. D. PLUMNER: Biochemic. J. **16**, 3 (1921).

[4] LEWIN, H. und E. SCHILF (unveröffentlicht).

[5] MOOG, O.: Z. exper. Med. **42**, 6, 449 (1924). MOOG, O. und H. BUCHHEISTER: Münch. med. Wschr. **73**, 895 (1926).

### e) Speicheldrüsen.

An Katzen und Hunden beobachtet man nach subcutanen oder intravenösen Histamininjektionen eine Speichelabsonderung[1 2 3 4 5]. Dabei muß man nach POPIELSKI unterscheiden zwischen der reflektorischen, durch Anämie des Zentralnervensystems bedingten profusen Sekretion, die nach Chordadurchschneidung sofort aufhört, und der verhältnismäßig geringen, peripher bedingten Sekretion. Letztere tritt auch an der denervierten Drüse auf; Durchschneidung der sekretorischen Nerven im Verlauf des Versuches hat keinen Einfluß auf sie. Die Sekretion ist eingehender an der Submaxillardrüse untersucht worden. Gleichzeitig mit der Sekretion tritt, trotz der allgemeinen Blutdrucksenkung, eine erhöhte Durchblutung der Drüse ein[3 4] (s. Gefäßwirkung S. 269).

Werden in kurzen Zwischenräumen mehrmals größere Histamindosen intravenös injiziert, so nimmt die sekretorische Wirkung (parallel mit der Abnahme der Blutdruckwirkung) ab[3 4], wobei nach MACKAY die erhöhte Durchblutung der Drüse für gewöhnlich nicht beeinflußt wird, während sie nach FRÖHLICH und PICK auch abnehmen kann. Das Drüsengewebe ist nach derartigen wiederholten größeren Histamindosen vergiftet und reagiert in diesem Zustande weder auf Histamin noch auf Chordareizung, Adrenalin oder Pilocarpin.

Die periphere Histaminspeichelsekretion ist, wie gesagt, nur sehr gering. Nach vorhergehender Chordareizung beobachtet man aber eine viel stärkere Sekretion. Auf diese Erscheinung der *erhöhten Histaminspeichelsekretion nach vorausgehender Chordareizung* hat MACKAY[4] zuerst aufmerksam gemacht und gleichzeitig darauf hingewiesen, daß die profuse Histaminspeichelsekretion, die DALE und LAIDLAW erhalten hatten, hierauf zurückzuführen sei, da die Chorda vorher gereizt worden war. Dasselbe gilt für die Versuche von FRÖHLICH und PICK.

Das Phänomen der erhöhten Histaminspeichelsekretion ließ sich besonders gut an Hunden zeigen, an Katzen war es schwächer

---

[1] ACKERMANN, D. und F. KUTSCHER: Z. Biol. **54**, 387 (1910).
[2] BARGER, G. and H. H. DALE: J. of Physiol. **41**, 318 (1910).
[3] FRÖHLICH, A. und E. P. PICK: Ach. f. exp. Path. **71**, 23 (1913).
[4] MACKAY, M. E.: Amer. J. Physiol. **82**, 544 (1927).
[5] POPIELSKI, L.: Pflügers Arch. **178**, 214 (1920).

und nicht so regelmäßig zu erhalten. Dies beruht darauf, daß das Histamin gleichzeitig eine Adrenalinabgabe aus den Nebennieren hervorruft und daß das Adrenalin die Sekretion hemmt (siehe S. 195)[1]. Wurde die Drüse durch mehrere Histamininjektionen vergiftet, so blieb das Phänomen aus.

Es scheint sich hier um dieselbe Erscheinung zu handeln, die man auch bei Reizung des Sympathicus beobachtet, wenn kurz vorher die Chorda gereizt worden ist. Unter diesen Umständen tritt auch hier eine erhöhte Sekretion[2 3 4 5 6] auf, die sich sonst nur in spärlichen Tropfen äußert. LANGLEY nahm an, daß durch die Chordareizung die Erregbarkeit der Drüsenzellen für die nachfolgende Sympathicusreizung gesteigert wird; dagegen sieht ANREP die vermehrte Sympathicusspeichelabsonderung als rein mechanisches Phänomen an: Der durch die Chordareizung sich ansammelnde Speichel wird bei der Sympathicusreizung durch Kontraktion muskulärer und anderer contractiler Elemente, die sich um die Acini und Ausführungsgänge herum vorfinden, entleert. BABKIN und MCLARREN[6], die die Frage neuerdings untersucht haben, sind auf Grund ihrer Versuche zu dem Schluß gekommen, daß es sich hier sowohl um einen mechanischen als auch um einen echten sekretorischen Vorgang handelt.

Wir fügen hinzu, daß eine erhöhte Speichelsekretion nicht nur bei Sympathicusreizung nach vorhergehender Chordareizung, sondern auch nach vorhergehender Sympathicusreizung selber, und bei Chordareizung nach vorhergehender Sympathicus- oder Chordareizung beobachtet wird. Für die Fälle, in denen eine nachfolgende Chordareizung eine erhöhte Speichelsekretion verursacht, nehmen BABKIN und MCLARREN nur eine erhöhte Erregbarkeit der Drüsengewebe als Ursache an, weil nichts zu der Annahme von motorischen Fasern in der Chorda berechtigt.

Während nun dieses Phänomen der erhöhten Speichelsekretion bei wiederholten Nervenreizungen nicht allein nach vorhergehender Chordareizung, sondern auch nach vorhergehender Sympathi-

---

1 MACKAY, M. E.: J. of Pharmocol. **37**, 349 (1929).
2 BRADFORD, J. R.: J. of Physiol. **9**, 292 (1888).
3 LANGLEY, J. N.: Ebenda **10**, 291 (1889).
4 ANREP, G. V.: Ebenda **56**, 263 (1922).
5 GOLDENBERG, E. E.: Ebenda **58**, 267 (1924).
6 BABKIN, B. P. and P. D. MCLARREN: Amer. J. Physiol. **81**, 143 (1927).

cusreizung eintritt, wird die Drüse nur nach vorangehender Chordareizung für Histamin sensibilisiert; nach Sympathicusreizung bewirkt Histamin keine erhöhte Speichelabsonderung, die Sekretion ist sogar vermindert[1]. Ebensowenig läßt sich die Drüse durch Histamin selber in einen Zustand erhöhter Erregbarkeit bringen, wenn man diese durch eine nachfolgende Chorda- oder Sympathicusreizung oder durch eine erneute Histamininjektion prüft.

Die nach Chordareizung erhöhte Histaminspeichelsekretion läßt sich nach MacKay[2] nicht rein mechanisch erklären, weil einmal die Histaminsekretion stärker ist als die vorausgehende eigentliche Chordasekretion selber, und weil sich weiter eine vermehrte Sekretion bei wiederholten Histamininjektionen noch bis zu 10—12 Minuten nach der Reizung hervorrufen läßt. Die Stärke der Sekretion nimmt freilich im Laufe dieser Zeit ab. Auch die Atropinversuche sprechen dafür, daß der Sekretionsprozeß an dem Vorgang der vermehrten Sekretion beteiligt ist; denn Anrep[3] und Babkin und McLarren[4] haben gezeigt, daß Atropin, welches die Sekretion verhindert, das „Entleeren" der Drüsen durch Sympathicusreizung nicht beeinflußt; hierzu wurde vorher Speichel in den Drüsengang zurückgeblasen.

Vielleicht spielt bei der erhöhten Histaminwirkung nach vorausgehender Chordareizung noch ein anderer Faktor eine Rolle, auf den bisher noch nicht hingewiesen worden ist, und zwar eine Gefäßerweiterung. Es ist bekannt, daß Reizung der Chorda zur Gefäßerweiterung führt. Machol und Schilf[5] zeigten, daß die Erweiterung nach einer Latenz von 10 Sekunden eintritt und 10 Minuten bestehen bleibt. (Über das Wesen dieser Erweiterung siehe antidrome Erweiterung S. 435.) Dies entspricht ungefähr der Zeit, in der sich nach der Reizung durch Histamin noch eine erhöhte Sekretion hervorrufen läßt.

Wie die Erweiterung jedoch zur erhöhten Sekretion führen soll, ist vollständig unklar. Man könnte annehmen, daß bei erweiterten Gefäßen mehr Histamin von den Drüsenzellen auf-

---

[1] MacKay, M. E.: J. of Pharmacol. **37**, 349 (1929).
[2] MacKay, M. E.: Amer. J. Physiol. **82**, 544 (1927).
[3] Anrep, G. V.: J. of Physiol. **56**, 263 (1922).
[4] Babkin, B. P. and P. D. McLarren: Amer. J. Physiol. **81**, 143 (1927).
[5] Machol, G. und E. Schilf: Mschr. Psychiatr. **68**, 413 (1928).

genommen werden kann. Damit wäre auch erklärt, warum nach Sympathicusreizung keine erhöhte Histaminspeichelsekretion auftritt. Gegen diese Ansicht spricht aber die schon erwähnte Tatsache, daß die Drüse durch Histamin selbst für eine zweite Histaminsekretion nicht sensibilisiert wird.

Weil allgemein das Histamin glatte Muskeln kontrahiert und Drüsensekretion bedingt, hat MacKay untersucht, ob die beiden von Babkin und McLarren angenommenen Mechanismen (motorische und sekretorische) auch bei der gewöhnlichen Histaminwirkung auf die Submaxillaris in Frage kommen. Für den mechanischen Faktor sprachen folgende Versuche: Wird Speichel in den Ausführungsgang zurückgeblasen, so bewirkt Histamin eine viel größere Absonderung als sonst; wird der gefüllte Drüsengang mit einem Hg-Manometer verbunden, so tritt unmittelbar nach der Histamininjektion eine vorübergehende Drucksteigerung ein. Die Beweise für die sekretorische Wirkung sind dieselben wie die für die erhöhte Sekretion angeführten. Hierzu kommt, daß man, wenn der Speichel durch Massage vollkommen aus dem Ausführungsgang ausgepreßt wird, nach einer Histamininjektion erneut Speichel aus dem wieder gefüllten Gang auspressen kann. Auch Osborne[1] ist der Ansicht, daß es sich bei der Histaminspeichelsekretion um zwei Wirkungsmechanismen handelt, um einen mechanischen und um einen sekretorischen.

### f) Magendrüsen.

**1. Subcutane und intramuskuläre Einführung.** Die Wirkung des *subcutan* oder *intramuskulär* injizierten Histamins auf die Magensaftsekretion wurde ziemlich gleichzeitig unabhängig voneinander von Popielski[2], Keeton, Koch und Luckhardt[3] und von Rothlin und Gundlach[4] entdeckt.

Popielski erhielt mit sehr hohen Dosen bei *Hunden* nahezu einen Liter sauren Magensaftes. Die Sekretion begann 10 Minuten nach der Injektion und hielt mehrere Stunden an; der Höhepunkt der Sekretion war nach einer Stunde erreicht. Rothlin

---

1 Osborne, W. A.: Austral. J. exper. biol. a. med. Sci. **6**, 171 (1928).

2 Popielski, L.: Pflügers Arch. **178**, 214 (1920).

3 Keeton, R. W., Koch, F. C. and A. B. Luckhardt: Amer. J. Physiol. **51**, 475 (1920).

4 Rothlin, E. et R. Gundlach: Arch. internat. Physiol. **17**, 59 (1921).

und GUNDLACH untersuchten die Sekretion am PAWLOWschen kleinen Magen eines Hundes. Dauer, Menge und Acidität waren von der Höhe der injizierten Dosis abhängig. 0,0033 mg Histamin pro Kilogramm Körpergewicht waren eben noch wirksam. Wurden dem 16 kg schweren Hund 0,3 mg injiziert, so entsprach die Menge und Zusammensetzung des secernierten Saftes der Sekretion nach einer gewöhnlichen Mittagsmahlzeit (Fleisch und Brot). Bei höheren Dosen stieg nicht nur die Menge, sondern auch die Acidität; doch nahm die proteolytische Wirksamkeit nicht zu. Die stärkste Sekretion wird nach 1 mg Ergamin pro kg Körpergewicht erhalten (maximale Dosis)[1]. Die Histaminwirkung tritt auch während oder unmittelbar nach der Verdauung auf[2]. EWEYK und TENNENBAUM[3] zeigten, daß Histamin auch nach Erwärmen auf 140—200° eine Magensaftsekretion bewirkt.

Kürzlich hat MOLINARI-TOSATTI[4] an Hunden mit kleinem PAWLOWschen Magen genaue vergleichende Untersuchungen zwischen Magensaftabsonderung nach Histamin und nach einer Brotmilchmahlzeit angestellt. Die Sekretion hielt nach der Mahlzeit länger ($2^1/_2$—3 Std.) an als nach Histamin (1—$1^1/_2$ Std.). Anfangs war die freie HCl nach Histamin (5,08 vT) höher als im Speisesekret (3,79 vT), während sie später teilweise auch im Nahrungssekret bis über 6 vT stieg. Das peptische Vermögen, das erst spät anstieg, war nach Histamin nur halb so stark wie nach der Mahlzeit. Die Sekretion auf Histamin glich dieser Magensaftabsonderung nach Nahrung in abgekürzter Form, und entsprach der dritten Phase der normalen Magenverdauung (siehe S. 147), die durch Resorption von Spaltprodukten ins Blut hervorgerufen wird.

Bei einem Hund hatte sich die Schleimhaut des kleinen Magens nach außen vorgestülpt, war stark gerötet und entzündet, aber nicht nekrotisiert und vereitert. Nach Histamin trat noch eine starke Sekretion auf. Der Saft enthielt jedoch keine Salzsäure und kein Pepsin mehr, reagierte auf Lackmus stark alkalisch, war schleimhaltig und reich an Leukocyten. Ähnliche Sekretkurven finden wir auch in der menschlichen Pathologie.

---

[1] LIM, R. K. S. und A. C. LIU: Pflügers Arch. **211**, 647 (1926).
[2] ROTHLIN, E. et R. GUNDLACH: Arch. internat. Physiol. **17**, 59 (1921).
[3] VAN EWEYK, T. und M. TENNENBAUM: Biochem. Z. **125**, 238, 246 (1921).
[4] MOLINARI-TOSATTI, P.: Arch. di Sci. biol. **13**, 97 (1929); Boll. Soc. ital. Biol. sper. **3**, 931 (1929).

Perorale Verabreichung von Natriumbicarbonat (1 g pro Kilogramm Körpergewicht) war ohne Einfluß auf die Sekretion. Nur bei hoher Konzentration des Salzes (5 vH) blieb die Sekretion aus, sofern Wasser dem Tier vorenthalten wurde. Wurde dem Tier über 2 g $NaHCO_3$ pro Kilogramm Körpergewicht zugeführt, so war die Hemmung der Sekretion von der Wasserzufuhr unabhängig[1].

Bei *Katzen, Kaninchen, Meerschweinchen, Hühnern, Gänsen, Enten und Tauben*[2 3 4 5 6 7] wurde eine gleichartige Histaminwirkung erzielt. Das Maximum der Sekretion scheint jedoch bei Kaninchen erst später als bei den anderen Tieren erreicht zu werden. Beim Meerschweinchen ist die Sekretion nur gering und nicht regelmäßig zu erhalten, was jedoch wahrscheinlich an den experimentellen Schwierigkeiten liegt. Bei Tauben[5] beträgt die geringste noch wirksame Dosis 0,1—0,2 mg pro Kilogramm Körpergewicht. Auch percutanes Einreiben von Histamin war wirksam.

Über die Histaminmagensaftsekretion beim Kaltblüter liegen Versuche an *Fröschen* vor. KEETON, KOCH und LUCKHARDT[2] haben bei Ochsenfröschen nach $^1/_{15}$—$^1/_5$ mg Histamin eine gute Magensaftsekretion beobachtet. Bei Rana temporaria haben sie nur Gastrin untersucht, welches mit dem Histamin wahrscheinlich identisch ist (siehe S. 61), aber keine Sekretion erhalten. Auch B. POPIELSKI[8] erhielt nur in 45 vH der untersuchten Rana temporaria eine nicht sehr reichliche Absonderung eines dickflüssigen schleimigen Magensaftes, der auf Lackmus sauer und auf Kongorot neutral reagierte. Er injizierte 2 mg unter die Haut.

Um die Frösche gegen Histamin empfindlicher zu machen, erhöhte er langsam die Temperatur der Umgebung, so daß sich die Frösche nach 3—4 Wochen in einer Temperatur von 37° aufhielten. Er ging dabei von der Vorstellung aus, daß Frösche, die gegen Milzbrand sehr wenig empfindlich sind, durch Erwärmen

---

1 BOYD, T. E.: Amer. J. Physiol. **81**, 465 (1927).

2 KEETON, P. W., KOCH, F. C. and A. B. LUCKHARDT: Amer. J. Physiol. **51**, 475 (1920).

3 ROTHLIN, E. et R. GUNDLACH: Arch. internat. Physiol. **17**, 59 (1921).

4 LIM, R. K. S. und A. L. LIU: Pflügers Arch. **211**, 647 (1926).

5 KOSKOWSKI, W.: C. r. Acad. Sci. Paris **174**, 247 (1922); Arch. internat. Pharmacodynamie **26**, 367 (1922).

6 LIM, R. K. S.: Amer. J. Physiol. **69**, 318 (1924).

7 STEUSING zitiert nach KOSKOWSKI (5).

8 POPIELSKI, B.: C. r. Soc. Biol. Paris **100**, 295 (1929).

empfänglicher werden. Bei Fröschen, die sich bei 37° aufhielten, konnte POPIELSKI an einem größeren Prozentsatz (75 vH) eine Sekretion erhalten, die außerdem reichlicher war, als bei den normal gehaltenen Tieren.

Die Sekretion tritt auch nach beiderseitiger Durchschneidung und Degeneration der Nervi vagi auf [1 2 3] und ebenfalls am nervenlosen Magenblindsack von BICKEL[4], bei dem auch die sympathischen Fasern degeneriert sein sollen. IVY und FARREL[5] gelang es, einen Magenblindsack in die Mamma zu verpflanzen; subcutan injiziertes Histamin bewirkte eine deutliche Saftabsonderung des verpflanzten Magenblindsackes. Hiernach würde es sich also um eine rein celluläre, von der Innervation unabhängige Wirkungsweise handeln (vgl. hierzu auch Beziehung zu anderen Giften).

Das Histamin gelangt auf dem Blutwege zu den Magenzellen, denn die Wirkung tritt auch auf, wenn es z. B. in eine hintere Extremität injiziert wird, die mit dem übrigen Körper nur durch die Blutgefäße verbunden ist; einfache Unterbindung des Lymphflusses dagegen hemmt die Wirkung nicht[6]. Auch der überlebende, in den Kreislauf eines anderen Hundes eingeschaltete Magen reagiert auf subcutan injiziertes Histamin mit einer lange anhaltenden Sekretion, obgleich die Magendurchblutung im Laufe der Zeit abnimmt. Die Wirkung ist also nicht in einer erhöhten Durchblutung zu suchen; dieser Versuch beweist, daß Sekretion und Durchblutung nicht unbedingt parallel gehen müssen. Bei intraarterieller Injektion beobachtet man sogar eine starke Histamingefäßerweiterung und keine Sekretion[7] (vgl. Wirkung bei intravenöser Injektion und parenteraler Verabreichung).

KOSKOWSKI und KUBIKOWSKI[8] haben kürzlich gezeigt, daß das einem Hunde während der Histaminsekretion entnommene

---

[1] KOSKOWSKI, W.: C. r. Acad. Sci. Paris **174**, 247 (1922).

[2] KEETON, P. W., KOCH, F. C. and A. B. LUCKHARDT: Amer. J. Physiol. **51**, 454 (1920).

[3] POPIELSKI, L.: Pflügers Arch. **178**, 214 (1920).

[4] IVY, A. C. and A. JAVOIS: Amer. J. Physiol. **71**, 604 (1926).

[5] IVY, A. C. and J. J. FARREL, siehe IVY: J. amer. med. Assoc. **85**, 877 (1925).

[6] GUTOWSKI, B.: C. r. Soc. Biol. Paris **91**, 1349 (1924).

[7] LIM, R. K. S., NECHELES, H. and T. G. NI: Chin. J. Physiol. **1**, 381 (1927).

[8] KOSKOWSKI, W. et P. KUBIKOWSKI: C. r. Soc. Biol. **100**, 202 (1929).

Blut Histamin enthält. Sie wiesen es biologisch am Meerschweinchenuterus nach. Zur Anregung der Magensekretion wurden entweder 30 mg Histamin subcutan injiziert oder 50 mg in eine Dickdarmfistel gebracht. Während das vorher entnommene Blut nur wenig wirksam war, kontrahierte das während der Sekretion entnommene Blut den Uterus stark. Die Kontraktion entsprach einer Histaminkonzentration des Blutes von 1:10000000.

Mit Histamin kann man die Frage untersuchen, ob die Magendrüsenzellen ermüdbar sind. Wir erwähnten bereits, daß Histamin auch bei einer Mahlzeit wirksam ist[1]. LIM[2] sowie LIM und LIU[3] haben Katzen, Kaninchen und vor allem Hunden stündlich 0,2 mg Ergamin pro Kilogramm Körpergewicht injiziert und die Versuche bis zu 24 Stunden ausgedehnt. „Weder die Säure noch die Pepsinsekretion des Magens kann durch prolongierte Reizung mit Histamin aufgehoben werden. In einigen Fällen läßt die Sekretion nach, aber dieses ist eher als Zeichen einer Störung des extrazellulären Sekretionsmechanismus wie als Zeichen einer Störung der Zelle anzusehen." Auch nach halbstündigen Injektionen von 0,7—1 mg Ergamin pro Kilogramm Körpergewicht blieb die Sekretion erhalten.

ROSEMANN[4] hatte angenommen, daß die Magensaftabsonderung aufhört, wenn der Organismus über 20 vH des Gesamt-Cl des Körpers verliert. Dies trifft nach den Histaminversuchen nicht zu, weil die Sekretion selbst nach einem Verlust von 41 vH bestehen bleibt; doch ist sie dann nicht mehr optimal. Für die teilweise beobachtete Abnahme der Sekretion kann außer dem Chlorverlust die Dehydration in Frage kommen. LIM und LIU schließen, daß die normalen Belegzellen nicht ermüdbar sind; ob die Pepsinzellen ermüdet werden können, muß noch festgestellt werden, die Pepsinsekretion ist wenigstens auch unerschöpfbar.

Am *Menschen* wurde die Wirkung des subcutan injizierten Histamins zuerst von CARNOT, KOSKOWSKI und LIBERT[5] untersucht. Auch hier wurde die gleiche sekretorische Wirkung ge-

---

1 ROTHLIN, E. et R. GUNDLACH: Arch. internat. Physiol. **17**, 59 (1921).
2 LIM, R. K. S.: Amer. J. Physiol. **69**, 318 (1924).
3 LIM, R. K. S. und A. C. LIU: Pflügers Arch. **211**, 647 (1926).
4 ROSEMANN, R.: Ebenda **142**, 208 (1911).
5 CARNOT, P., KOSKOWSKI, W. et E. LIBERT: C. r. Soc. Biol. Paris **86**, 575 (1922).

funden. Es war darum naheliegend, das Histamin auch klinisch zu erproben. Dabei hat sich gezeigt, daß es den stärksten Sekretionsreiz überhaupt darstellt und besonders bei Anaciditätsverhältnissen Aufschluß über die Art der Störung und die Schwere der Schleimhautschädigung zu geben vermag[1] [2]. Man bedient sich dabei der Histaminprobe. Neuerdings wird die Kombination von Probefrühstück und Histamin für die Klinik empfohlen[3] (s. auch S. 143).

**Die Histaminprobe.** 0,5 mg Histamin werden am Arm unter die Haut injiziert. Einige Autoren verwendeten ursprünglich größere Dosen, doch reichen 0,5 mg aus, und die Allgemeinerscheinungen sind leichter. Nach neueren Untersuchungen von GOMPERTZ und COHEN[4] reichen sogar 0,25 mg aus. Die störenden subjektiven und objektiven Erscheinungen fallen dabei praktisch fort. Diese sind auf S. 83 ausführlicher beschrieben worden. Um die Quaddel an der Injektionsstelle zu vermeiden, empfehlen BOUTTIER[5], MORETTI[6] sowie MOGENA und FERNANDEZ[7], gleichzeitig mit dem Histamin 0,25 mg Adrenalin zu injizieren, welches die Sekretion nicht beeinflußt.

Zur Untersuchung[8] liegt eine Verweilsonde im leeren Magen. Der Nüchterninhalt wird vor der Injektion 2—3mal in Abständen von 10 Minuten möglichst vollständig abgesaugt und dann Histamin injiziert. Der ganze Mageninhalt wird dann weiter in Abständen von 10 Minuten abgesaugt. Will man den Magensaft quantitativ und ohne Beimischung von Galle erhalten, so muß man noch eine zweite Verweilsonde ins Duodenum führen und eine kontiunierliche Saugwirkung auf beide ausüben[9].

0,5 mg Histamin bewirken bei normalem Magen eine einstündige Sekretion, bei größeren Dosen hält sie länger an. Die Sekretion beginnt einige Minuten nach der Injektion. Das Maximum wird je

---

[1] KATSCH, G. und H. KALK: Klin. Wschr. **5**, 1119 (1926).

[2] KATSCH, G.: Handb. d. inneren Medizin von MOHR und STÄHELIN, 2. Aufl., **3**, Teil 1 (1926).

[3] BOCKUS, H. L. and J. BANK: Arch. int. Med. **39**, 508 (1927).

[4] GOMPERTZ, L. M. and W. COHEN: Amer. J. med. Sci. **177**, 59 (1929).

[5] BOUTTIER: Thèse de Paris 1925.

[6] MORETTI, P.: Minerv. Med. **7**, 337 (1927).

[7] MOGENA, H. G. und A. A. FERNANDEZ: Arch. Verdgskrkh. **42**, 104 (1928)

[8] FONSECA, F. et A. DE CARNAVALHO: C. r. Soc. Biol. Paris **96**, 875 (1927).

[9] LIM, R. K. S., MATHESON, A. R. and W. SCHLAPP: Quart. J. exper. Physiol. **13**, 333 u. 361 (1923).

nach der Dosis nach 30—40 Minuten erreicht. Es genügt darum auch, wenn man eine Probe vor der Injektion und eine 45 Minuten nach derselben entnimmt.

Saftmenge und Säureproduktion sind viel größer als nach dem Probefrühstück. Dies trifft bereits für die Magensekretion nach 0,25 mg Histamin zu. Auf 1 mg Histaminchlorhydrat werden nach MOGENA und FERNANDEZ[1] 150—200 cm³ und bei Hyperaciden bis zu 1 Liter Saft abgesondert. Diese Hypersekretion läßt sich auch im Röntgenbild zeigen[2]. Die Gesamtacidität kann über doppelt so hohe Werte erreichen wie beim Probefrühstück[3]; bei Hyperaciden können Werte bis zu 6,5 vT beobachtet werden[2]. So hohe Werte werden nach anderen Magenproben nie beobachtet. POLLAND, SCOTT, ROBERTS und BLOOMFIELD[4] erhielten bei Injektion von 0,1 mg Histamin pro Kilogramm Körpergewicht 400—600 mg Chloride in 100 cm³ Saft. Die individuellen Unterschiede waren jedoch sehr groß. Nach GRIMBERT und FLEURY[5] betrug die Gesamtacidität im Mittel 3,1 vT. Zwischen Gesamtacidität und freier HCl war ein Unterschied von 7,8—13,9 vH der Gesamtacidität, der wahrscheinlich mit der Pufferungsfähigkeit des Eiweißes zusammenhängt. Organische Säuren waren nicht vorhanden. Die Gesamtacidität und die Gesamtchlorausscheidung nach Histamin war geringer als die an Hunden mit Scheinfütterung[6] oder an Patienten mit Oesophagusstenose und Magenfistel im Appetit- und Hungersaft[7]. Das beruht wahrscheinlich auf dem verschluckten Speichel. Hierauf beruht nach GRIMBERT und FLEURY auch der höhere Gehalt an Mineralbestandteilen, vor allem an $PO_4$ und Ca, die dem Magensaft durch den Speichel zugeführt werden[8].

Die Untersuchung[8] der organischen und anorganischen Bestandteile von Histaminmagensäften ergab folgende Mittelwerte. Der Trockenrückstand im Liter Magensaft wiegt 6,37 g. Hiervon kommen 3,91 g

[1] MOGENA, H. G. und A. A. FERNANDEZ: Arch. Verdgskrkh. **42**, 104 (1928).

[2] BERRI, P. et M. MAINO: Boll. Reg. Accad. Med. di Genova **62**, 1 (1927/28).

[3] MAHLER, P. und Z. STARY: Wien. Arch. inn. Med. **14**, 491 (1927).

[4] POLLAND, W., SCOTT, A. M., ROBERTS and A. L. BLOOMFIELD: J. clin. Invest. **5**, 611 (1928).

[5] GRIMBERT, L. et P. FLEURY: C. r. Soc. Biol. Paris **100**, 244 (1929).

[6] ROSEMANN, R.: Pflügers Arch. **118**, 467 (1907).

[7] CARLSON, A. J.: Amer. J. Physiol. **38**, 248 (1915).

[8] GRIMBERT, L. et P. FLEURY: C.r. Soc. Biol. Paris **100**, 312 u. 404 (1929).

(= 61,6 vH) auf organische Bestandteile, von denen nach dem Stickstoffgehalt 3,34 g Eiweiß waren, und 2,46 g (= 38,4 vH) auf anorganische Bestandteile, von denen 42,7 vH Cl waren. Die weitere chemische Analyse der Asche ergab K, Na und $PO_4$ in größeren Mengen, etwas Ca und Spuren von Mg. Der K-Gehalt übertraf den Na-Gehalt.

Nach BERGLUND, WAHLQUIST und SHERWOOD[1] enthält der nach Histamin sezernierte Magensaft Chlor außer in Form von HCl nur in unbedeutenden Mengen, wenn überhaupt.

Der Gehalt an Basen nimmt nach Histamin stark ab, und zwar auch, wenn die Sekretmenge abnimmt. Die Abnahme kann darum nicht nur auf Verdünnung beruhen[2]. Die Gesamtmenge des ausgeschiedenen Stickstoffes nimmt zu. Die Konzentration nimmt ab und läuft der Ausscheidung der Basen anscheinend parallel (s. auch Pepsinabsonderung S. 139).

Über das Verhalten der einzelnen Komponenten der Magensaftsekretion liegen sich teilweise widersprechende Angaben vor. Von mehreren Autoren wird angegeben, daß die Wassersekretion in der ersten Phase der Histaminwirkung die Säure- und Chloridsekretion überwiege, und daß darum das Maximum der Säurewerte erst erreicht werde, wenn die Saftmenge bereits abnimmt[2] bis [7]. DÉRER und ŠEPAROVIČ führen das auf die capillare Erweiterung der Magenschleimhaut zurück. Wir finden aber auch entgegengesetzte Angaben. So fanden MATHESON und AMMON[8], daß die freie HCl und Gesamtacidität eher ihr Maximum erreichen als die Saftmenge.

MOGENA und FERNANDEZ zeigten, daß die Zunahme der Chlormenge nicht von der Säuresekretion abhängig ist; die Kurve des Gesamtchlors erreicht ihren höchsten Punkt später als die der Säure. Das Histamin bewirkt nicht nur ein Ansteigen der Acidität und der Sekretmenge, sondern ebenso wie bei den Tierversuchen

---

[1] BERGLUND, H., WAHLQUIST, H. and K. K. SHERWOOD: Proc. Soc. exper. Biol. a. Med. **24**, 927 (1926/27).

[2] POLLAND, W. S., ROBERTS, A. M. and A. L. BLOOMFIELD: J. of clin. Invest. **5**, 611 (1928); **7**, 57 (1929).

[3] MOGENA, H. G. und A. A. FERNANDEZ: Arch. Verdgskrkh. **42**, 104 (1928).

[4] LIM, R. K. S., MATHESON, A. R. and W. SCHLAPP: Quart. J. exper. Physiol. **13**, 333 u. 361 (1923).

[5] DÉRER, L. und N. ŠEPAROVIČ: Zit. n. Ber. Physiol. **43**, 565 (1928).

[6] RACKSON, K. et J. WALAWSKI: C. r. Soc. Biol. Paris **98**, 383 (1928).

[7] MORETTI, P.: Minerv. Med. **7**, 337 (1927).

[8] MATHESON, A. R. and S. E. AMMON: Lancet **204**, 482 (1923).

eine erhöhte Pepsinwirksamkeit [1] bis [10], doch ist die peptische Wirkung nicht so intensiv wie die Säureproduktion. MATHESON und AMMON behaupten, daß die eiweißspaltende Wirksamkeit nach 5—15 Minuten ihr Maximum erreicht. Auch RACKSON und WALAWSKI, die Untersuchungen an Patienten mit einer Magenfistel ausführten, fanden, daß der Pepsingehalt besonders in den ersten Proben nach der Injektion ansteigt. Nach GILBERT, BENARD und BOUTTIER erreicht die Pepsinkurve ihr Maximum zwar vor der Säurekurve, bleibt aber dann länger auf der Höhe der Hyperaciditätskurve. Doch finden dieselben Autoren auch unregelmäßige Pepsinkurven. Nach LIM, MATHESON und SCHLAPP folgt die Pepsinkurve der Sekretionskurve, während CARNOT, KOSKOWSKI und LIBERT angeben, daß die pepsinogene Wirkung erst spät einzusetzen braucht. Es besteht also anscheinend keine bestimmte Reihenfolge, wie dies auch GOMPERTZ und VORHAUS angeben. Ebenso fanden MOGENA und FERNANDEZ völlig unregelmäßige Pepsinkurven, die keinen Parallelismus zur Säurekurve aufwiesen. Nach den neueren Untersuchungen von POLLAND und BLOOMFIELD[11] bedingt die große Menge an Magensaft, die nach Histamin ausgeschieden wird, meist eine Konzentrationsabnahme des Pepsins, obgleich die Pepsinabsonderung absolut gemessen zunimmt. Die Pepsinkurve läuft bei normalen Patienten der N-Ausscheidung parallel.

Zu erwähnen ist, daß sich der Histaminmagensaft besonders gut zu histologischen Untersuchungen eignet [12].

LIBERT und HARMELIN [13] finden bei Säuglingen nach Histamin

---

1 GOMPERTZ, L. M. and W. COHEN: Am. J. of med. Sci. **177**, 59 (1929).

2 MOGENA, H. G. und A. A. FERNANDEZ: Arch. Verdgskrkh. **42**, 104 (1928).

3 LIM, R. K. S., MATHESON, A. R. and W. SCHLAPP: Quart. J. exper. Physiol. **13**, 333 u. 361 (1923).

4 RACKSON, K. et J. WALAWSKI: C. r. Soc. Biol. Paris **98**, 383 (1928).

5 MATHESON, A. R. and S. E. AMMON: Lancet **204**, 482 (1923).

6 CARNOT, P., KOSKOWSKI, W. et E. LIBERT: C. r. Soc. Biol. Paris **86**, 575 (1922).

7 CARNOT, P. et E. LIBERT: C. r. Soc. Biol. Paris **93**, 242 (1925).

8 STUBER, B. und A. NATHANSOHN: Dtsch. Arch. f. klin. Med. **150**, 60 (1926).

9 GILBERT, BENARD et BOUTTIER: Presse médicale Paris Nr. 9 (1926).

10 MORETTI, P.: Boll. d. soc. biol. sperim. **1**, 398 (1926).

11 POLLAND, W. S. and A. L. BLOOMFIELD: J. clin. Invest. **7**, 57 (1929).

12 TOCCHIANI, M.: Fol. clin. chim. et microsc. (Bologna) **1**, 219 (1926).

13 LIBERT et HARMELIN: Soc. d. Gastr. Enterologie. Paris 1926.

eine ähnliche Magensaftsekretion wie beim Erwachsenen. Doch ist der Unterschied zwischen freier HCl und Gesamtacidität, der beim Erwachsenen sehr klein ist, bei Säuglingen größer. Die peptische Fähigkeit ist nur wenig erhöht.

Vergleicht man das Histamin mit dem EWALDschen Probefrühstück, dem Alkohol- oder Coffeinprobetrunk, so erweist es sich, wie bereits erwähnt wurde, als viel stärker wirksam. Nach KATSCH und KALK[1] stellt Histamin den stärksten Reiz für die Magendrüsen überhaupt dar. Bei vielen (pseudofunktionellen oder psychogenen) Achylien, die beim Probefrühstück stark sub- oder anacid wirken, gibt Histamin noch eine Säureproduktion und freie HCl. Die Magenschleimhaut ist also noch sekretionsfähig[2 3 4 5 6 7 8 9 10 11 12 13 14 15 16 17]. Histamin ist darum von GOMPERTZ und VORHAUS und besonders ausführlich und systematisch von KATSCH und KALK differentialdiagnostisch bei Achylien herangezogen worden. Der Histaminreiz dient KATSCH und KALK als „eine Probe auf restliche Funktionsfähigkeit der geschädigten Magenschleimhaut". Bei über 50 vH der Fälle, die beim EWALDschen Probefrühstück und beim Alkohol- oder Coffeinprobetrunk als anacid oder stark subacid erschienen, gab Histamin noch freie HCl und entsprechend erhöhte Totalacidität (siehe Abb. 13). Bei einigen Erkrankungen erwies sich ein noch geringerer Prozent-

---

[1] KATSCH, G. und H. KALK: Klin. Wschr. **5**, 1119 (1926).

[2] TOCCHIANI, M.: Fol. clin. chim. et microsc. (Bologna) **1**, 219 (1926).

[3] CARNOT, R., W. KOSKOWSKI et E. LIBERT: C. r. Soc. Biol. Paris **86**, 575 (1922).

[4] GOMPERTZ, L. M. and M. G. VORHAUS: J. Labor. a. clin. Med. **11**, 12 (1925).

[5] CARNOT, R. et E. LIBERT: C. R. Soc. Biol. Paris **93**, 242 (1925).

[6] DOBSON, H. V.: J. amer. med. Assoc. **84**, 158 (1925).

[7] STUBER, B. und A. NATHANSOHN: Arch. klin. Med. **150**, 60 (1926).

[8] DELHOUGUE, F.: Ebenda **150**, 374 (1926).

[9] KEEFER, C. S. and A. L. BLOOMFIELD: Bull. of the Johns Hopkins Hosp. **39**, Nr. 5 (1926).

[10] FONSECA, F. et A. DE CARNAVALHO: C. r. Soc. Biol. Paris **96**, 873 (1927).

[11] BOCKUS, H. L. and J. BANK: Arch. int. Med. **39**, 508 (1927).

[12] TESCHENDORF, H. J.: Dtsch. Arch. klin. Med. **155**, 43 (1927).

[13] MORETTI, P.: Minerv. Med. **7**, 337 (1927).

[14] STRAUSS, H. und H. STEINITZ: Die fraktionierte Ausheberung in der Diagnostik der Magenkrankheiten. Verlag: Marhold, Halle 1927.

[15] STRAUSS, H.: Arch. Verdgskrkh. **43**, 450 (1928).

[16] MOGENA, H. G. und A. L. FERNANDEZ: Ebenda **42**, 104 (1928).

[17] DÉRER, L. und N. ŠEPAROVIČ: Ber. Physiol. **43**, 565 (1928).

satz als Histaminanacid. So waren nach DÉRER und ŠEPAROVIČ von den mit Teeprobefrühstück ermittelten Diabetesachylien nur 8 vH Histaminanacid und MOGENA und FERNANDEZ[1] fanden nahezu bei allen Achylien mit Colitis freie HCl.

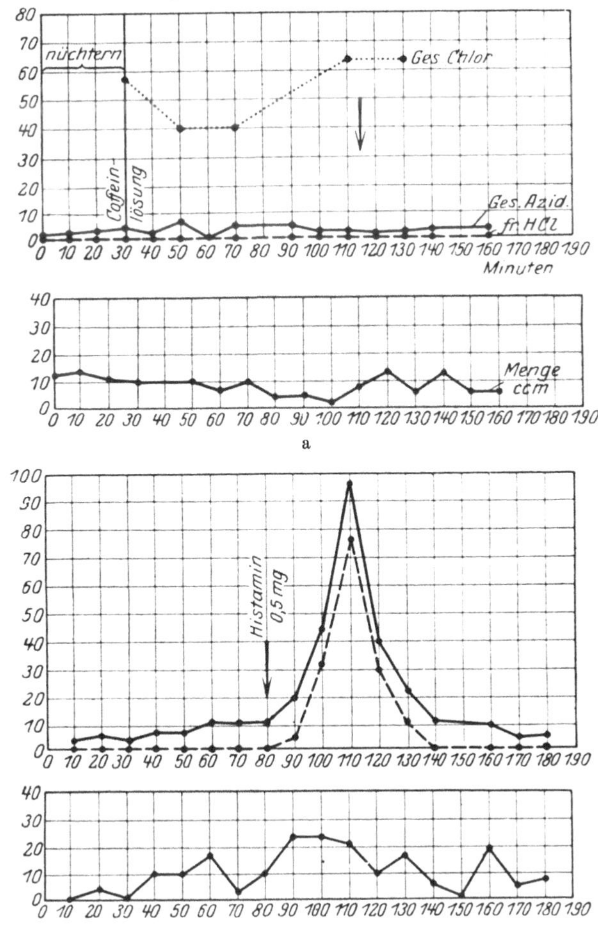


Abb. 13. a fraktionierte Ausheberung nach Coffeinprobetrunk; b derselbe Patient bei fraktionierter Ausheberung nach Histamininjektion. Bei a und b bedeuten im oberen Ordinatensystem: ●———● Phenolphtaleinwerte; ●-----● Dimethylamidoazobenzol; ●•••••● Gesamtchloride; im unteren Ordinatensystem ●———● Menge Magensaft in cm³. Der ↓ im oberen Ordinatensystem von a bedeutet, daß die Entleerung der Reizlösung beendet ist. Abszissen in beiden Systemen Zeit in Minuten. (Nach KATSCH und KALK.)

[1] MOGENA, H.G. und A.L. FERNANDEZ: Arch. Verdgskrkh. **42**, 104 (1928).

Einige Fälle, die auch auf Histamin keine freie HCl mehr bildeten, zeigten noch eine vermehrte Sekretion; auch allein gesteigerte Chloridreaktion wurde beobachtet. Man findet weiter Achylien mit zu niedrigen und normalen Chlorwerten. Die Befunde sind theoretisch interessant, weil sie zeigen, daß wässerige Sekretion, Säureproduktion und Chloridreaktion nicht „zwangsmäßig miteinander verkoppelt" sind. KATSCH und KALK[1] bezeichnen die Achylien, die auch auf Histamin keine oder nur geringe HCl-Bildung aufweisen, als *absolute Achylien*. Sie sind ein Zeichen für vollkommene Athrophie oder schwere Vergiftung des Magenepithels (viele Fälle von Carcinom, Perniciosa, alte Gastroenterostomien).

Von theoretischer Bedeutung ist der Befund, daß auch bei absoluten Histaminachylien mit fehlender Pepsinabsonderung in den Magen, im Harn meist Pepsin nachzuweisen ist, wenn auch weniger als normaler Weise[2, 3].

Bei der Diagnose einer absoluten Histaminachylie ist es empfehlenswert, nicht nur eine einmalige Prüfung auszuführen, weil man bei einer zweiten Probe möglicherweise doch noch freie HCl nachweisen kann[4].

Weil absolute Achylien bei toxischen Zuständen der Schleimhaut vorkommen, kann die Anacidität gelegentlich auch wieder verschwinden[5]. Das Nichtreagieren bei alten Gastroenterostomien weist darauf hin, daß die Achylie nicht die Folge des alkalischen Duodenalsaftes ist, sondern auf einer Gastritis mit völliger Atrophie des Drüsenepithels beruht[1]. Andererseits reagieren die nach Magenresektion (Billroth I und II) unmittelbar auftretenden Achylien auf Histamin, sofern keine atrophierende Gastritis eintritt. Bei all diesen nicht absoluten Achylien sind die Säurewerte aber nicht so hoch wie in der Norm[1, 6]. Bei Tuberkulose fand DELHOUGUE[5] außerdem eine Verzögerung der Sekretion. Nur die „psychogenen Achylien" (Schlauchangst) reagieren auf Histamin so stark wie normale oder sogar wie Hyperacide (KATSCH und KALK). Für die

---

[1] KATSCH, G. und H. KALK: Klin. Wschr. **5**, 1119 (1926).
[2] TESCHENDORF, H. J.: Dtsch. Arch. klin. Med. **155**, 43 (1927).
[3] STRAUSS, H.: Arch. Verdgskrkh. **43**, 450 (1928).
[4] HENNING, H.: Münch. med. Wschr. **1928**, 1752.
[5] DELHOUGUE, F.: Arch. klin. Med. **151**, 373 (1926).
[6] CIOCCA, E.: Clin. chir. **4**, 687 (1928).

Hyperchlorhydrie hat die Histaminprobe keine eigentliche Bedeutung. Auch BOCKUS und BANK[1] geben an, daß die Wirkung von Histamin bei Superaciden nicht mehr nachweisbar ist. Nach CARNOT und LIBERT[2] beobachtet man bei Hyperchlorhydrie (z. B. Ulcus) schon frühzeitig eine große Saftmenge und hohe freie HCl-Werte. BERRI und WEINBERGER[3] erhielten bei funktionellen Sekretionsanomalien keine eindeutigen Resultate, was sich leicht aus dem cellulären Angriffspunkt des Histamins verstehen läßt.

Neuerdings hat VANDORFY[4] gewisse Ausnahmen beschrieben. Er fand bei Patienten nach Darreichung eines Doppelprobefrühstückes freie HCl im Ausgeheberten, nach Histamin ließ sich jedoch keine freie HCl nachweisen. Auch FIEGEL[5] findet Fälle, in denen Coffein oder Alkoholprobeeinguß mit nachfolgender Histamininjektion eine komplette Anacidität bewirkt, während nach dem gewöhnlichen Probefrühstück freie HCl vorhanden war. In diesen Fällen ist das Tee-Semmelprobefrühstück ein offenbar stärkerer und vor allen Dingen ein adäquaterer Reiz für die Sekretion.

Da die Histaminprobe keinen Aufschluß über die Motilität und die physiologische Belastung des Magens gibt[1 6 7], kombiniert ANDRESEN die Histaminprobe mit einer vorausgehenden Mahlzeit einer halben Tasse halbgekochtem Reis mit einigen Rosinen.

ROTHLIN und GUNDLACH schlugen bereits vor, die sekretionsfördernde Wirkung des Histamins auf die Magendrüsen therapeutisch zu verwenden. RAHIER[8] hat keine günstigen Erfolge damit gehabt, doch haben spanische Forscher[9] angegeben, daß das Histamin mit großem Nutzen bei Achylien angewendet werden

---

1 BOCKUS, H. L. and J. BANK: Arch. int. Med. **39**, 508 (1927).

2 CARNOT, R. et E. LIBERT: C. r. Soc. Biol. Paris **93**, 242 (1925).

3 BERRI, P. e M. WEINBERGER: Riforma med. **42**, 1205 (1926); Minerv. med. **8**, Nr 26 (1928).

4 VANDORFY, J.: Arch. Verdgskrkh. **45** (1929).

5 FIEGEL, A.: Ebenda **45**, 271 (1929).

6 MORETTI, P.: Boll. Soc. Biol. sper. **1**, 396 (1926).

7 ANDRESEN, A. F. R.: Ann. clin. Med. **5**, 472 (1926).

8 RAHIER, M., zitiert nach P. GERLI: Osp. magg. (Milano) **17**, 235 (1929).

9 GALLART MONÉS, F., VILLARDELL, J. und P. BABOT: An. Acad. méd.-quir. espan. **14**, 907 (1927), zitiert nach Ber. Physiol. **46**, 231 (1928).

kann, bei denen die Mucosa des Magens noch sekretionsfähig ist. Über die therapeutische Anwendung von Histamin bei kachektischen Zuständen (Carcinom, Anämia perniciosa) siehe S. 354.

**2. Intravenöse Einführung.** In früheren Arbeiten (POPIELSKI, ROTHLIN und GUNDLACH, KOSKOWSKI) wurde gefunden, daß intravenös injiziertes Histamin wirkungslos ist. Dies war um so erstaunlicher, als, wie wir gesehen haben, subcutan injiziertes Histamin über den Blutweg wirkt. Einige Forscher dachten darum, daß das subcutan injizierte Histamin erst einen sekretorisch wirksamen Stoff in der Haut freimache, der auf dem Blutwege zu den Magenzellen gelange. ROTHLIN und GUNDLACH wiesen aber schon darauf hin, daß einfache Konzentrationsunterschiede die Ursache dafür sein könnten. Den Beweis für die Richtigkeit dieser Ansicht lieferte GUTOWSKI [1]. Er injizierte einem Hunde 1 mg Histamin nicht in der gewöhnlichen Weise schnell intravenös, sondern langsam im Laufe von 50 Minuten mit Hilfe einer Mikroburette und erhielt eine Saftsekretion, die ungefähr so stark ausfiel, wie nach einer gleichgroßen subcutanen Injektion. Diese Beobachtung bestätigten GILBERT, BENARD und BOUTTIER [2]. Auf derselben Grundlage ist es wahrscheinlich auch zu erklären, daß, wenn die Dosis des subcutan injizierten Histamins erhöht wird, nach einer anfänglich zunehmenden Magensaftsekretion ein Optimum erreicht wird, und daß bei höheren subcutanen Histamindosen die Sekretion wieder geringer wird [3]. Doch spielen außerdem vielleicht noch Eigentümlichkeiten der Tierart eine Rolle. Am Hunde mit BICKELschem Magenblindsack beobachtete SUDA [4] z. B. nach intravenöser Injektion von 0,037 mg Histamin pro Kilogramm Körpergewicht eine Sekretion. Der überlebende künstlich durchströmte Magen des Hundes zeigte keine Sekretion, aber eine ausgesprochene Histamingefäßerweiterung [5]. An der narkotisierten Katze beobachtete LIM [6] nach geringen intravenösen Injektionen eine Sekretion. Seltsamerweise ließ sich mit mehrere Tage alter Histaminlösung keine Sekretion mehr hervorrufen, obgleich die

[1] GUTOWSKI, B.: C. r. Soc. Biol. Paris **91**, 1346 (1924).

[2] GILBERT, BENARD et BOUTTIER: Presse méd. Nr. 9 (1926).

[3] NATHANSOHN, A.: Verh. dtsch. Ges. inn. Med. **38**, 462 (1926).

[4] SUDA, C.: Virchows Arch. **251**, 56 (1924).

[5] LIM, R. K. S., NECHELES, H. and T. G. NI: Chin. J. Physiol. **1**, 381 (1927).

[6] LIM, R. K. S.: Quart. J. exper. Physiol. **13**, 79 (1922).

Depressorwirkung noch vorhanden war. Leider sind diese Versuche nicht auf die Sekretion nach subcutaner Injektion ausgedehnt worden.

Am Menschen wurde nach intravenöser Injektion von DELHOUGUE[1] eine Magensaftsekretion beobachtet. Die anderen Autoren fanden intravenöse Injektionen am Menschen wirkungslos.

Die Ursache, warum bei hoher Histaminkonzentration im Blute keine Sekretion auftritt, ist wahrscheinlich in einer Vergiftung der Drüsenzellen zu suchen; es ist aber auch möglich, daß bei den großen Dosen die allgemeinen Shockwirkungen oder der Zustand der in Frage kommenden lokalen Gefäße für eine Sekretion ungünstig sind.

**3. Enterale Einverleibung** (Bedeutung des Histamins für die Magenverdauung). Bei enteraler Einverleibung wirkt Histamin erst in sehr hohen Dosen auf die Magensaftsekretion. Die Befunde älterer Autoren (POPIELSKI, ROTHLIN und GUNDLACH), die keine Sekretion erhielten, wenn Histamin per os in den kleinen Magen oder per rectum als Klistier gegeben wurde, erklären sich aus den verhältnismäßig geringen Dosen. IVY und JAVOIS[2] beobachteten eine Sekretion des PAWLOWschen Magens erst, wenn sie einem Hunde 50—150 mg Histamin per os gaben. Nach LIM, IVY und MCCARTHEY[3] beträgt die Dosis minimalis beim Hunde, die vom Magen oder Dünndarm aus wirksam ist, 50 mg phosphorsaures Histamin (das entspricht rund 17 mg der Base). Mit steigender Konzentration (um das Doppelte und Vierfache) nimmt die Sekretion zu. Histamin wirkt in diesen Dosen auch vom nervenlosen BICKELschen Magenblindsack oder vom HEIDENHAINschen ganzen Magen aus, dessen sympathische Innervation durch Entfernung des Ganglion coeliacum ausgeschaltet ist. Es wirkt also auch vom Magenfundus aus; mit den meisten anderen Sekretionserregern (Peptone, Liebigs Fleischextrakt, roher Fleischsaft) konnte man vom Fundus aus eine Sekretion bisher nicht erhalten. Das kann aber einfach darauf beruhen, daß die Stoffe in zu geringer Konzentration auf die Fundusschleimhaut gebracht

---

[1] DELHOUGUE, F.: Dtsch. Arch. klin. Med. **150**, 373 (1926).

[2] IVY, A. C. and A. J. JAVOIS: Amer. J. Physiol. **48**, 132 (1924).

[3] LIM, R. K. S., IVY, A. C. and J. E. MCCARTHEY: Quart. J. exper. Physiol. **15**, 13, 55 (1925).

wurden (LIM, IVY und MCCARTHEY). IVY und MCILVAIN[1] sowie IVY und VLOEDMAN[2] erhielten eine Sekretion, wenn sie Histamin 1 :1000 längere Zeit auf die Schleimhaut des Duodenums brachten, und KOSKOWSKI und KUBIKOWSKI[3] beobachteten eine Magensekretion nach Einbringen von 50 mg Histamin in eine Dickdarmfistel des Hundes.

KOSKOWSKI[4] fand bei Tauben Histamin per os vom Kropf oder Magen aus unwirksam. Dagegen beobachtete er eine starke Wirkung von allen Darmpartien aus, wenn er das Histamin in Konzentrationen auf die Darmschleimhaut brachte, die 30- bis 40 mal höher waren als die bei subcutaner Injektion verwendeten.

Am Menschen ließ sich nach parenteraler Histamineinfuhr (per os) bisher keine Sekretion beobachten[5, 6]. NATHANSOHN[7] fand selbst nach peroraler Verabreichung von 100 mg Histamin keine Magensekretion. Es ist möglich, daß eine Wirkung erst bei noch höheren Dosen eintritt.

Alle diese Versuche zeigen, daß Histamin vom Magen-Darmkanal aus schlecht resorbiert wird, so daß es in größerer Menge in den Verdauungskanal eingeführt werden muß, um wirksam zu sein. Die bereits auf S. 135 erwähnten Versuche von KOSKOWSKI und KUBIKOWSKI zeigen, daß auch die Wirkungsweise bei parenteraler Einverleibung über den Blutweg geht. Dies gilt wahrscheinlich auch für die meisten anderen chemischen Erreger der Magendrüsen, obgleich der Nachweis durch Versuche mit Blutübertragung und gekreuzter Zirkulation negativ ausgefallen ist[8, 9].

Uns interessiert hier die Frage, ob dem Histamin bei der normalen Magenverdauung eine Bedeutung zukommt. Bei der Magenverdauung unterscheiden wir zwei Phasen der Magensaftsekretion;

---

[1] IVY, A. C. and G. B. MCILVAIN: Amer. J. Physiol. **67**, 124 (1923/24).

[2] IVY, A. C. and D. A. VLOEDMAN: J. amer. med. Assoc. **85**, 877 (1925).

[3] KOSKOWSKI, W. et P. KUBIKOWSKI: C. r. Soc. Biol. Paris **100**, 292 (1929).

[4] KOSKOWSKI, W.: C. r. Soc. Biol. Paris **95**, 509 (1926).

[5] DELHOUGUE, F.: Dtsch. Arch. klin. Med. **150**, 373 (1926).

[6] NATHANSOHN, A. und B. STUBER: Ebenda **150**, 60 (1926).

[7] NATHANSOHN, A.: Verh. dtsch. Ges. inn. Med. **38**, 462 (1926).

[8] LIM, R. K. S.: Quart. J. exper. Physiol. **13**, 79 (1912).

[9] LIM, R. K. S., IVY, A. C. und J. E. MCCARTHEY: Amer. J. Physiol. **74**, 616 (1925).

die erste durch „bedingte Reflexe" hervorgerufene psychische Phase, und die zweite später einsetzende langanhaltende Sekretion, die von der Nahrung selber hervorgerufen wird. IVY, LIM, MCCARTHEY und FARRELL[1 2] teilen diese zweite Phase wieder ein in eine vom Magen ausgehende (mechanische und chemische Erregung der Nahrung vom Magen aus) und in eine vom Dünndarm ausgehende Phase (allein durch chemische Erregung vom Dünndarm aus). Wieweit das Histamin bei den chemischen Erregern, die vom Magen und Dünndarm wirken (d. h. resorbiert werden) beteiligt ist, wissen wir nicht. Bei der vom Magen ausgehenden Phase könnte das Histamin nur aus der Nahrung stammen (s. Fleischextrakt weiter unten); es scheinen aber hier doch wohl die Eiweißspaltprodukte (Peptone und Aminosäuren) eine größere Rolle zu spielen. Bei der vom Dünndarm ausgehenden Phase der Magenverdauung könnte das Histamin auch durch bakterielle Zersetzung aus dem Histidin entstehen und eine Rolle spielen (über Gastrin, Vasodilatin usw. s. das Kap. Vorkommen). So schreibt MOLINARI-TOSATTI[3] „es ist vielleicht nicht ganz unmöglich, daß ein Glied in der Kette der gesamten Magenverdauung auch normaler Weise durch histaminähnliche Stoffe oder durch Histamin dargestellt wird".

Mit die stärksten chemischen Erreger der Magensekretion stellen die Extraktivstoffe des Fleisches dar. Einige Forscher[4 5] denken an das Histamin als den wirksamen Stoff. Nach KRIMBERG[6] und seinen Mitarbeitern[7] scheinen aber mehrere Stoffe in Frage zu kommen. Sie führen vor allem das Carnosin an, einen Imidazolkörper, das $\beta$-Histidylalanin, welches in Liebigs Fleischextrakt (20 g Carnosinnitrat in 500 g Extrakt) und im Fleisch nachgewiesen werden konnte. Bei subcutaner und intravenöser Injektion konnten sie eine starke Magen- und eine noch stärkere Dünndarm-

---

[1] IVY, A. C., LIM, R. K. S., MCCHARTHEY, J. E. and J. J. FARRELL: Amer. J. Physiol. **72**, 203 (1925)

[2] IVY, A. C.: J. amer. med. Assoc. **85**, 877 (1925).

[3] MOLINARI-TOSATTI, P.: Boll. Soc. Biol. sper. **3**, 931 (1929).

[4] HOEBER, R.: Lehrbuch der Physiologie. Berlin: Julius Springer. 3. Aufl. **1922**, S. 30.

[5] ABDERHALDEN, E.: Lehrbuch der Physiologie. 1. Teil. **5**, 793. Verlag: Urban u. Schwarzenberg 1925.

[6] KRIMBERG, R.: Biochem. Z. **157**, 187 (1925).

[7] KRIMBERG, R. und S. A. KOMAROW: Ebenda **171**, 169 (1926); **184**, 442 (1927); **194**, 410 (1928).

sekretion beobachten. Dabei erwies sich die „Carnosinfraktion“ als wirksamer als das reine Carnosin, ein Beweis dafür, daß mehrere Substanzen im Fleischextrakt für die Sekretion verantwortlich sind. Andererseits erhielt GOLDSCHMIDT[1], der bei SCHWARZ arbeitete, keine Magensaftabsonderung, wenn er die Magenschleimhaut mit 1proz. Carnosinlösung betupfte. Das kann aber auf der zu niedrigen Konzentration beruhen (s. KRIMBERG).

Auch bei der bekannten durch Kaffeegenuß bedingten Magensaftabsonderung scheint Histamin einen wesentlichen Faktor darzustellen. BICKEL und VAN EWEYK[2] konnten zeigen, daß nicht das Coffein, sondern die Röstprodukte für die Sekretion verantwortlich sind. Diese wirken einmal reflektorisch durch Reizung der sensiblen Schleimhautnerven und weiter durch resorbierte sekretinartige Stoffe. Weil es ihnen gelang, durch Erhitzen von Eiweißkörpern auf 140$^0$ und höher (gewissermaßen also durch Rösten) eine sekretinartige Substanz zu erhalten, die als Histamin erkannt wurde[3], ist es sehr wahrscheinlich, daß auch aus den Eiweißkörpern der Kaffeebohne beim Röstprozeß Histamin gebildet wird (s. ausführlicher S. 43). Vielleicht kommen für diese Sekretion auch mehrere Stoffe, vielleicht sogar, wie beim Fleischextrakt, mehrere Imidazolderivate in Frage.

### g) Pankreas und Galle.

Histamin bewirkt unter gewöhnlichen Bedingungen eine Pankreassaftsekretion und eine Galleabsonderung[4 5 6 7 8] (über Gallenblasenkontraktion siehe weiter glatte Muskulatur S. 177). Die Sekretion des Pankreas beginnt 50—60 Sekunden nach der Histamininjektion und dauert höchstens $^1/_4$ Stunde[5]. Es handelt sich bei diesen Versuchen aber wahrscheinlich um eine indirekte Pankreassaftsekretion, die nach Ansicht von LIM und dessen Mit-

[1] GOLDSCHMIDT, E.: Pflügers Arch. **202**, 435 (1924).

[2] BICKEL, A. und C. VAN EWEYK: Sitzgsber. preuß. Akad. Wiss., Physik.-math. Kl., 7. April 1911; Z. exper. Med. **54**, 75 (1926).

[3] VAN EWEYK, C. und M. TENNENBAUM: Biochem. Z. **125**, 1 (1921).

[4] DALE, H. H. and P. P. LAIDLAW: J. of Physiol. **41**, 318 (1910/11).

[5] POPIELSKI, L.: Pflügers Arch. **178**, 214 (1920).

[6] SKARZYNSKA, M.: C. r. Soc. Biol. Paris **90**, 1476, 1479 (1924).

[7] PARSONS, E.: Amer. J. Physiol. **71**, 479 (1925).

[8] CARNOT, R. et Z. GRUZEWSKA: C. r. Soc. Biol. Paris **93**, 240 (1925); **94**, 369 (1926).

arbeitern[1 2] dadurch entstehen soll, daß saurer Magensaft ins Duodenum übertritt. Sie konnten nämlich zeigen, daß die Pankreassaftsekretion, die gewöhnlich an Katzen und Hunden auf das intravenös injizierte Histamin auftrat, ausblieb, wenn der Pylorus unterbunden war. Diese Versuche wurden kürzlich von OSBORNE[3] bestätigt (siehe aber die entgegengesetzten Angaben weiter unten). Auch am Menschen bewirkt subcutan injiziertes Histamin (0,5 mg) keine Pankreassekretion und Galleabsonderung, wenn vermieden wird, daß saurer Mageninhalt ins Duodenum übertritt[4]. CARNOT, KOSKOWSKI und LIBERT[5] hatten auch beim einfachen Einführen einer EINHORNschen Sonde ins Duodenum keine Hypersekretion feststellen können, weil auch ohne Histamin große Unterschiede in der Duodenalsaftabsonderung bestanden.

Die Sekretion des sauren Magensaftes nach Histamin bewirkt eine Änderung des $p_H$ der Galle nach der alkalischen Seite und eine Vermehrung der Alkalireserven[6]. Einfaches Einbringen von HCl in den Magen beeinflußt die Alkalireserven der Galle gar nicht oder vermindert sie sogar. Die Reaktion des Pankreassaftes bleibt unverändert[2 6].

Die nach Histamin auftretende Pankreassekretion wird aber nicht allgemein als indirekte Wirkung angesehen. Für eine direkte Wirkung spricht die Tatsache, daß die Bedingungen für die Pankreassekretion andere sind, als für die Magen- oder Dünndarmdrüsensekretion. Für die Magensaftsekretion bedarf es einer geringen Histaminkonzentration im Blute; bei zunehmender Konzentration nimmt die Sekretion ab. Beim Pankreas dagegen steigt die Sekretion mit zunehmender Histaminkonzentration. Darum finden wir nach subcutaner oder intravenöser Injektion von kleinen Dosen Histamin eine mächtige Magen- und eine geringe Pankreassaftsekretion, und umgekehrt bei großen intravenösen Injektionen

---

1 LIM, R. K. S. and W. SCHLAPP: Quart. J. exper. Physiol. **13**, 393 (1923).

2 LIM, R. K. S., MATHESON, A. R. and W. SCHLAPP: Ebenda **13**, 361 1923).

3 OSBORNE, W. A.: Austral. J. exper. Biol. a. med. Sci. **5**, 171 (1928).

4 PARSONS, E.: Amer. J. Physiol. **71**, 479 (1925).

5 CARNOT, R., KOSKOWSKI, W. et E. LIBERT: C. r. Soc. Biol. Paris **86**, 670 (1922).

6 CARNOT, R. et Z. GRUZEWSKA: Ebenda **93**, 240 (1925); **94**, 369 (1926).

eine unbedeutende Magensaft-, aber eine starke Pankreassaftsekretion[1].

Den Beweis für die direkte Pankreassaftsekretion durch Histamin hat MOLINARI-TOSATTI[2] erbracht. Er konnte zeigen, daß intravenöse Injektion von 1 mg Histamin auch an Hunden mit verschlossenem Pylorus eine deutliche Pankreassaftabsonderung bewirkt, obgleich kein saurer Magensaft ins Duodenum übertreten kann. Unterbindung der Gallenausführungsgänge verhindert ebenfalls nicht die Sekretion, die somit nicht an dem Galleabfluß ins Duodenum gebunden ist. Zur Gewinnung des Pankreassaftes wurde in den Ductus Wirsungiani eine Kanüle gebunden. Die Sekretion nach Histamin war geringer als die nach Sekretin und hielt nicht solange an. Nach 1 mg Histamin erhielt MOLINARI-TOSATTI 1 cm³ Pankreassaft, der nach Aktivierung durch Enterokinase dieselbe tryptische Fähigkeit aufwies, wie der nach Sekretin sezernierte Saft. Vagusdurchschneidung oder Durchtrennung der Medulla beeinflußte die Sekretion nicht.

Nach MOLINARI-TOSATTI müssen wir ebenso wie bei der Speichelsekretion (s. S. 131) auf Histamin einen sekretorischen und motorischen Mechanismus der Pankreasabsonderung annehmen; außerdem ist noch die Gefäßerweiterung als sekretionsförderndes Moment in Betracht zu ziehen.

Es ist nicht klar, warum LIM und dessen Mitarbeiter die direkte Pankreassaftabsonderung nicht erhalten haben.

### h) Dünndarmdrüsen.

Das subcutan injizierte Histamin ist nicht nur ein „mächtiger Erreger" der Magendrüsenzellen, sondern bewirkt auch eine starke Absonderung der Dünndarmdrüsen. Wie KOSKOWSKI[3] an Hunden mit THIRY-VELLAscher Fistel des Jejunums zeigen konnte, beginnt die Absonderung schon nach viel kürzerer Latenz als beim Magen (1—2 Minuten nach der Injektion), die Saftmenge und der Fermentgehalt pro Kubikzentimeter Saft nehmen stark zu, die Zunahme der Invertase und Amylase ist viel stärker als nach mechanischer Reizung der Dünndarmschleimhaut. Die Invertase läßt

[1] GUTOWSKI, B.: C. r. Soc. Biol. Paris **91**, 1346 (1924); Auszug aus dem internat. physiol. Kongreß 1926, zitiert nach RONAS Berichte f. d. ges. Physiol.

[2] MOLINARI-TOSATTI, P.: Boll. Soc. ital. Biol. sper. **3**, 928 (1928).

[3] KOSKOWSKI, W.: J. of Pharmacol. **26**, 413 (1926).

sich im klaren Saft nicht nachweisen, weil die Dünndarminvertase ein Endoferment darstellt. Man schüttelt darum den trüben Saft am besten mit Glaskugeln. Auf diese Weise läßt sich auch die erhöhte amylatische Fähigkeit gut nachweisen, weil auch die Dünndarmamylase ein Endoferment darstellt. Der Nachweis des erhöhten Fermentgehaltes gelingt weiter nur bei optimaler Wasserstoffionenkonzentration ($p_H = 6$).

Nechorochew[1] hat kürzlich an Hunden die Wirkung von Histamin auf die periodische Dünndarmsekretion untersucht. Nach subcutaner Injektion von Histamin trat die Sekretion entweder vor der normalen Periode auf oder in gesteigertem Maße während der Periode. Er fand weiter auch eine Sekretion, wenn er Histamin in die Duodenalfistel brachte.

### i) Colondrüsen.

Koskowski hat auch gezeigt, daß subcutane Histamininjektionen am Hunde eine Sekretion der Colondrüsen bewirken[2]. Sie ist jedoch nur gering; ungefähr 3 Minuten nach der Injektion entleeren sich aus einer Thiryschen Dickdarmfistel einige Tropfen eines gelblich schleimig-glasigen Saftes von stark alkalischer Reaktion. Die Sekretion dauert etwa 15 Minuten an, eine stärkere Sekretion läßt sich durch noch so hohe Dosen nicht hervorrufen. Koskowski weist darauf hin, daß auch die Dickdarmsekretion unter physiologischen Bedingungen im Verhältnis zur Magen- und Dünndarmsekretion sehr gering ist.

*Die Bedeutung der Histaminwirkung auf die Verdauungsdrüsen für die Avitaminose.* Koskowski[3] [4] und Boyenval[5] haben an Tauben und Ratten den Einfluß des Histamins auf die Avitaminose untersucht, die nach Ernährung mit geschältem Reis auftritt. Die Versuche wurden aus der Überlegung heraus angestellt, daß Histamin die Drüsen des Verdauungskanales, vor allem die Magendrüsen, zum Sezernieren bringt, und daß die Theorie aufgestellt worden war, daß die Erscheinungen der Avitaminose nur die Folge davon seien, daß die Drüsen nicht sezernieren. Die Versuche haben ergeben, daß diese Theorie nicht zutrifft. Die Tiere, denen Histamin gegeben wird, bleiben nicht länger am Leben, und der Zustand der Kachexie bildet sich in gleicher Weise aus wie bei den Kontrolltieren. Doch wirkt das Histamin antineuritisch, indem die einige Tage vor dem Tode normalerweise auftretenden nervösen Anfälle bei den Tieren aus-

1 Nechorochew, N. P.: Z. exper. Med. **66**, 728 (1929).
2 Koskowski, W.: C. r. Soc. Biol. Paris **95**, 509 (1926).
3 Koskowski, W.: Arch. internat. Pharmacodynamie **26**, 367 (1922).
4 Danysz, M. et W. Koskowski: C. r. Acad. Sci. Paris **174**, 247 (1922).
5 Boyenval, L.: Ebenda **26**, 359 (1922).

bleiben, denen täglich kleine Mengen Histamin injiziert worden waren. Auch PETERS[1] gibt an, daß dem Histamin in einem geringen Prozentsatz der Fälle eine antineuritische Heilwirkung zukommt.

Aus einem anderen Gesichtspunkt wurden Versuche über den Einfluß von Vitaminlösung auf die Histaminwirkung an Tauben ausgeführt, nämlich um die Annahme zu prüfen, ob die Ursache der Avitaminoseerscheinungen Stoffe wären, die sich im Darmkanal bilden. Die Erscheinungen, die nach intramuskulärer oder enteraler Zufuhr von Histamin auftreten, lassen sich nicht durch intramuskuläre Zufuhr von Vitaminlösung beeinflussen, wie das bei den nach Methylimidazol auftretenden Erscheinungen der Fall ist[2].

### k) Anhang: Beziehung zu anderen Giften.

**1. Atropin:** Die Drüsen des Verdauungskanales zeigen nach Atropinisierung ein verschiedenes Verhalten auf Histamin. Aus diesem Verhalten hat man auf die Angriffspunkte des Histamins schließen wollen. Die Histaminsekretion der Speichel-[3, 4], Dünndarm-[5] und Dickdarmdrüsen[6] wird nach Atropin aufgehoben. Nach OSBORNE[7] wird allerdings die Histaminspeichelsekretion nur stark verhindert, aber nicht aufgehoben. Auch die erhöhte Histaminspeichelsekretion nach vorheriger Chordareizung wird durch Atropin verhindert[8]. Aus diesem Grunde nimmt man an, daß das Histamin bei diesen Drüsen am Nervenmechanismus (Zwischensubstanz) angreift; es wirkt hier also wie Pilokarpin.

Dagegen nimmt man an, daß das Histamin beim Magen an den Drüsenzellen selber angreift; denn die Sekretion wird hier durch Atropin nicht verhindert[9, 10, 11, 12, 13, 14]. NATHANSOHN fand, daß die Histaminsekretionskurve des Magensaftes durch Atropin nicht beeinflußt wurde; wurde aber gleichzeitig mit dem Histamin noch

[1] PETERS: Biochem. J. **18**, 858 (1924).
[2] ABDERHALDEN, E. und G. EWALD: Z. exper. Med. **5**, 1 (1917).
[3] DALE, H. H. and P. P. LAIDLAW: J. of Physiol. **41**, 311 (1910/11).
[4] FRÖHLICH, A. und E. P. PICK: Arch. f. exper. Path. **71**, 23 (1923).
[5] KOSKOWSKI, W.: J. of Pharmacol. **26**, 413 (1926).
[6] KOSKOWSKI, W.: C. r. Soc. Biol. Paris **95**, 509 (1926).
[7] OSBORNE, W. A.: Austral. J. exper. Biol. a. med. Sci. **5**, 171 (1928).
[8] MACKAY, M. E.: Amer. J. Physiol. **82**, 544 (1927); **91**, 123 (1929).
[9] POPIELSKI, L.: Pflügers Arch. **178**, 214 (1920).
[10] NATHANSOHN, A.: Verh. dtsch. Ges. inn. Med. **38**, 462 (1926).
[11] KOSKOWSKI, W.: C. r. Acad. Sci. Paris **174**, 247 (1922).
[12] LIM, R. K. S., MATHESON, A. R. and W. SCHLAPP: Quart. J. exper. Physiol. **13**, 361 (1923).
[13] KATZENELLENBOGEN, S. und R. CHOISY: Schweiz. med. Wschr. **57**, 1009 (1927). [14] DELHOUGUE, F.: Dtsch. Arch. klin. Med. **150**, 373 (1926).

Alkohol gegeben, so zeigte die Magensaftkurve in einigen Fällen eine Abschwächung. Dies beruht nach BICKEL[1] auf einer Hemmung der sekretorischen Wirkung des Alkohols durch das Atropin. Der Alkohol soll eben an der parasympathischen Zwischensubstanz angreifen[2,3]. Es handelt sich hier also nicht um eine Beeinflussung der Histaminwirksamkeit, sondern nur um eine der Alkoholkomponente (denselben Einwand macht BICKEL auch für die teilweise Beeinflussung der Histamin-Alkohol-Magensaftsekretion durch Pilokarpin und Adrenalin).

Auch lokale Atropinapplikation auf die Magenschleimhaut, wodurch die Sekretion nach einem Teeprobefrühstück aufgehoben wird, hebt die Histaminsekretion der Magendrüsen nicht auf[4,5,6]. KOSKOWSKI macht darauf aufmerksam, daß die direkte Wirkung auf die Magendrüsen mit einer langen Latenz (8—10 Minuten) einhergeht, während die parasympathicomimetische Wirkung auf die Drüsen des Dick- und Dünndarmes schon nach viel kürzerer Latenz (1—3 Minuten) einsetzt.

Andererseits finden KEETON, LUCKHARDT und KOCH[7] doch eine gewisse hemmende Wirkung des Atropins auf die Histaminmagensaftabsonderung. Denn die Wirkung kleiner Histamindosen kann durch Atropin praktisch vollständig aufgehoben werden. Größere Histamindosen können aber durch noch so große toxische Atropindosen nicht vollkommen gehemmt werden, doch ist die Sekretion auch hier etwas abgeschwächt. Sie nehmen darum an, daß die großen Dosen an den Zellen angreifen, die kleinen am sekretorischen Nervenmechanismus. Auch POPIELSKI berichtete über eine geringe Abnahme der Histaminsekretion nach Scopolamin, und IVY und MCILVAIN[8] fanden eine geringe Hemmung der Sekretion, die nach enteralem Einführen von Histamin auftrat.

---

[1] BICKEL, A.: Klin. Wschr. **6**, 208 (1927).

[2] ORBELI: Arch. di Sci. biol. **12** (1906), zitiert nach BICKEL, A. und A. ELKELES ([3]).

[3] BICKEL, A. und A. ELKELES: Arch. Verdgskrkh. **39**, 349 (1926).

[4] KOSKOWSKI, W.: C. r. Soc. Biol. Paris **95**, 509 (1920).

[5] NATHANSOHN, A.: Verh. dtsch. Ges. inn. Med. **38**, 462 (1926).

[6] LIM, R. K. S., MATHESON, A. R. and W. SCHLAPP: Quart. J. exper. Physiol. **13**, 361 (1923).

[7] KEETON, P. W., KOCH, F. C. and A. B. LUCKHARDT: Amer. J. Physiol. **51**, 469 (1921).

[8] IVY, A. C. and G. B. MCILVAIN: Amer. J. Physiol. **67**, 124 (1923/24).

Die Angaben über die Beeinflussung der Pankreassaftsekretion durch Atropin sind nicht einheitlich. Nach DALE und LAIDLAW[1] wird die Sekretion durch Atropin vollständig verhindert; dagegen beobachtete POPIELSKI[2], daß der Pankreassaft nach Atropin weiter floß. Kürzlich hat MOLINARI-TOSATTI[3] gezeigt, daß die Histamin-Pankreassekretion bei verschlossenem Pylorus durch Atropin vollständig verhindert wird. Es ist darum möglich, daß die von POPIELSKI beobachtete Sekretion nach Atropin auf indirekter Wirkung des Histamins beruht.

**2. Adrenalin:** Im Zustande der Histaminvergiftung wirkt Adrenalin nicht auf die Speichelsekretion[4]. ROTHLIN und GUNDLACH[5] schlossen aus einem antagonistischen Verhalten des Histamins und des Adrenalins bei der Magensaftsekretion, daß das Histamin hier am Parasympathicus angreife. Dieser Schluß wäre als solcher schon unberechtigt. LIM[6] fand aber außerdem, daß die Sekretion bei gleichzeitiger Adrenalin- und Histamininjektion nicht gehemmt wurde, wenn sie auch verspätet auftreten konnte. Er fand in einigen Fällen sogar eine Adrenalinmagensaftsekretion.

NATHANSOHN[7] erhielt durch Adrenalin keine Beeinflussung der Histamin-Magensaftkurve.

**3. Pilocarpin:** Die Pilocarpinspeichelsekretion[8] an der *Katze* nimmt für gewöhnlich nach Histamin stark ab. Da aber gleichzeitig die Durchblutung (s. Gefäße) der Drüse geringer wird, läßt sich kein Schluß auf eine sekretorische Beeinflussung ziehen. Gelegentlich wurde übrigens, besonders beim Nachlassen der Pilocarpinsekretion, eine geringe Zunahme der Speichelabsonderung nach Histamin beobachtet. Beim *Hunde* wird die Pilocarpinsekretion für gewöhnlich beschleunigt, nur sehr große Histamindosen wirken hier hemmend.

Dagegen fanden FRÖHLICH und PICK[4] bei Katzen nach mehrmaligen großen Histamininjektionen Pilocarpin (und ebenso Chor-

---

[1] DALE, H. H. and P. P. LAIDLAW: J. of Physiol. **41**, 318 (1910/11).
[2] POPIELSKI, L.: Pflügers Arch. **178**, 214 (1920).
[3] MOLINARI-TOSATTI, P.: Boll. Soc. Biol. sper. **3**, 928 (1929).
[4] FRÖHLICH, A. und E. P. PICK: Arch. f. exper. Path. **71**, 23 (1913).
[5] ROTHLIN, E. et R. GUNDLACH: Arch. internat. Physiol. **17**, 59 (1921).
[6] LIM, R. K. S.: Quart. J. exper. Physiol. **13**, 79 (1922).
[7] NATHANSOHN, A.: Verh. dtsch. Ges. inn. Med. **38**, 462 (1926).
[8] MACKAY, M. E.: Amer. J. Physiol. **82**, 546 (1927).

dareizung) unwirksam. Es wirkte weder das intravenöse noch das direkt ins Parenchym injizierte Pilocarpin.

Die Magensaftsekretion (Mensch) nach Histamin wird durch intravenöse Pilocarpininjektion nicht beeinflußt[1, 2] (vgl. Atropin).

*Ergotamin* hebt die erhöhte Histaminspeichelsekretion nicht auf[3].

## II. Die Wirkung des Histamins auf die glatte Muskulatur (mit Ausnahme der Gefäße).

### a) Allgemeines.

Die Bedeutung des Histamins für die Pharmakologie beruht zum Teil darauf, daß es die glatte Muskulatur fast aller Organe in teilweise noch sehr großen Verdünnungen erregt. War doch der Ausgangspunkt der pharmakologischen Untersuchungen über das Histamin die von DALE und LAIDLAW[4] gemachte Beobachtung, daß es die Uterusmuskulatur des Meerschweinchens noch in hohen Verdünnungen kontrahiert. Bei einigen glatten Muskeln läßt sich neben dieser erregenden Wirkung ein hemmender Einfluß feststellen, wenn höhere Histaminkonzentrationen gegeben werden. Wenigstens ist das bei der Darm- und Uterusmuskulatur der Fall. Beim Uterus der Ratte und beim Darm des Frosches stellt die hemmende Wirkung sogar die Hauptwirkung dar.

Bevor wir auf spezielle pharmakologische Einzelheiten eingehen, wollen wir kurz einige Beobachtungen besprechen, die wahrscheinlich Gültigkeit für die Histaminkontraktionen aller glatten Muskeln haben und in manchen Fällen auch für andere Gifte zutreffen mögen. Es handelt sich um Beobachtungen, die teils am Meerschweinchenuterus, teils am Darm gemacht worden sind.

Bringt man den Meerschweinchenuterus durch eine geringe Histamindosis zur Kontraktion, so klingt die Wirkung bald ab; der Uterus geht auf seinen ursprünglichen Tonus zurück und nimmt seine normalen rhythmischen Bewegungen wieder auf, obgleich das Histamin aus dem Flüssigkeitsbad, in dem sich der Uterus befindet, nicht entfernt und nicht zerstört wird. Von letzterem kann man sich leicht überzeugen[5].

---

1 NATHANSOHN, A.: Verh. dtsch. Ges. inn. Med. **38**, 462 (1926).
2 DELHOUGUE, F.: Dtsch. Arch. f. klin. Med. **150**, 373 (1926).
3 MACKAY, M. E.: Amer. J. Physiol. **91**, 123 (1929).
4 DALE, H. H. and P. P. LAIDLAW: J. of Physiol. **41**, 318 (1910/11).
5 OEHME, C.: Arch. f. exper. Path. **72**, 76 (1918).

Fügt man dem Bade nun erneut eine gleiche Histaminmenge zu, so erhält man dieselbe Kontraktion wie nach der ersten Dosis. Das kann man mehrmals wiederholen. Das Histamin wirkt also in diesem Falle als Potentialgift im Sinne von STRAUB[1]. Es kommt nicht auf die absolute Giftmenge, sondern auf das Giftpotential an. Fügt man dem Flüssigkeitsbad dauernd Histamin in unterschwelligen Dosen zu, so gelingt es bei gleicher Versuchsanordnung dem Uteruspräparat (ohne eine Kontraktion hervorzurufen) Histaminmengen beizubringen, die, wenn sie dem Bade auf einmal zugesetzt worden wären, eine Kontraktion setzen würden. Man kann also das Histamin „einschleichen" lassen.

Fragen wir uns, „warum am Ende eines Einschleichversuches oder nach Ablauf eines schwachen Reizerfolges das Gift, welches sich zweifellos noch zum größten Teil in der den Uterus umspülenden Flüssigkeit befindet, unwirksam ist, so müssen wir annehmen, daß ein Gleichgewicht eingetreten ist, und daß durch die Wiederholung desselben Giftreizes ohne Wasserwechsel stets wieder ein neues, der höheren Außenkonzentration entsprechendes Gleichgewicht sich einstellt, bzw. angestrebt wird"[2]. Um dies zu beweisen, müßte gezeigt werden, daß der Uterus Histamin aufgenommen hat, das er wieder abgibt, wenn die Histaminkonzentration der Badeflüssigkeit abnimmt oder gleich null wird. OEHME wies nach, daß der Uterus Histamin wirklich speichert und das Gift sehr rasch wieder freimacht, wenn er in giftfreie Lockelösung gelegt wird. Bedeutungsvoll ist dabei, daß sich Ein- und Austritt des Giftes in der Reizwirkung nicht gleichen sollen: „Nur ersterer erregt. Die Richtung des Potentialgefälles ist also physiologisch von Wesenheit"[2] (s. hierzu auch das Kapitel Gewöhnung S. 92 und Zerstörung S. 95).

Diese Beobachtungen von OEHME gelten nur für niedrige Histaminkonzentrationen. Nach hohen Konzentrationen führt das Auswaschen des Giftes, also der Wasserwechsel, auch zu einer Kontraktion, wie KUYER und WIJSENBECK[3] am Meerschweinchenuterus und Katzendarm gezeigt haben. Sie sprechen hierbei von einer „Entgiftungserregung". Eine solche konnten sie auch bei anderen Pharmaka, aber immer nur nach hohen Konzentrationen

---

[1] STRAUB, H.: Pflügers Arch. **119**, 127 (1907).
[2] OEHME, C.: Arch. f. exper. Path. **72**, 76 (1918).
[3] KUYER, A. und J. A. WIJSENBECK: Pflügers Arch. **154**, 16 (1913).

nachweisen. Das beruht ihrer Ansicht nach darauf, daß sich das Organ nach Vergiftung mit großen Dosen mit hinreichender Giftmenge beladen kann, — „so daß nach dem Wasserwechsel ein genügend großes Gefälle für das schnelle Auswandern des Giftes vorhanden ist. Nach Vergiftung mit kleinen Dosen wandert wohl das Gift nach dem Wasserwechsel in die Außenflüssigkeit, aber das Gefälle und damit die Wanderungsgeschwindigkeit sind zu klein, um zur Entgiftungserregung zu führen".

Die Beobachtungen von KUYER und WIJSENBECK könnten auch folgendermaßen erklärt werden. Nach den großen Histamindosen tritt nicht allein eine Erregung auf, sondern es kommt, wenn die Dosen groß genug sind, nach einer anfänglichen Erregung zur Hemmung. Auf diese haben wir bereits hingewiesen. (Vgl. die hemmende Wirkung nach großen Konzentrationen am Meerschweinchenuterus [S. 167] und Katzendarm [S. 173].) Diese Hemmung beobachtet man in allen wiedergegebenen Kurven von KUYER und WIJSENBECK. Sie tritt auch nach den anderen untersuchten Giften auf. Wird die Badeflüssigkeit gewechselt, so nimmt die Histaminkonzentration des Organes so ab, daß die Konzentration für die hemmende Wirkung zu gering wird. Es ist darum möglich, daß die Kontraktion oder die Entgiftungserregung nicht die Folge des „großen Gefälles" ist, sondern darauf beruht, daß die hemmende Wirkung infolge der Abnahme des Histamingehaltes wegfällt.

DALE[1] hat gezeigt, daß die Wirkung von Histamin, wie auch die anderer Gifte (Pilocarpin, Pituitrin) abnimmt, wenn man die Konzentration der Ringerlösung, in welcher der Meerschweinchenuterus aufgehängt ist, durch Zusatz von NaCl oder $Na_2SO_4$ erhöht. Ebenso wie die Erhöhung des osmotischen Druckes wirkt auch der Zusatz von Rohrzucker; umgekehrt hat Erniedrigung der Salzkonzentration durch Zufügen von destilliertem Wasser eine Erhöhung der Histaminempfindlichkeit zur Folge. Die Wirkung beruht auf der „Abnahme der Tonicität der Lösung". Diese Sensibilisierung kann durch Rohrzucker, nicht aber durch Harnstoff aufgehoben werden. TAKAHASHI[2] fand eine Steigerung der Hist-

---

1 DALE, H. H.: J. of Pharmacol. **4**, 517 (1912/13); J. of Physiol. **46**, Proc. XIX (1913).

2 TAKAHASHI, Y.: Okayama-Igakkai-Zasshi (jap.) **39**, 506 (1927).

aminwirkung durch Calcium, KOCHMANN[1] eine geringe Hemmung durch $MgCl_2$, im Gegensatz zu Hypophysenpräparaten, die nicht gehemmt wurden.

LÖFFLER und SPIRO[2] fanden weiter eine Verstärkung der Histaminkontraktion (sowie der Adrenalinhemmung) am Meerschweinchendarm durch Zusatz von inaktivierter Ascitesflüssigkeit und eine Hemmung durch Zusatz von Gelatine, Gummi arabicum und Tragant zur Suspensionsflüssigkeit. BERNFELD[3] beobachtete in unserem Institut nach kleinen Mengen Talcum eine Verstärkung, nach großen Mengen eine Hemmung der Histaminkontraktion.

SCHULTE[4] hat in unserem Laboratorium gezeigt, daß Histamin am isolierten in Tyrode aufgehängten Meerschweinchendarm eine verschieden starke Kontraktion auslöst, je nachdem ob es dem Tyrodebad in kalter oder warmer Lösung zugefügt wird. Setzte er dem Bade 1 $cm^3$ kalter Histaminlösung zu, so war die Kontraktion etwas schwächer, als wenn er die gleiche Histaminlösung vorher auf Badtemperatur gebracht hatte (s. Abb. 21 III und IV). Der Kontraktionsunterschied bei Zufügen gleicher Histaminlösungen verschiedener Temperatur ist nur gering. SCHULTE fand dagegen einen viel größeren Unterschied, wenn es sich um Lösungen von Gewebsextrakt handelte (s. Abb. 21 I und II). Das ist für die quantitative biologische Auswertung derartiger Extrakte praktisch wichtig.

*Formaldehyd* bringt in an sich unwirksamen Konzentrationen die Histaminkontraktion des isolierten Meerschweinchendarmes und Uterus zur vollständigen Erschlaffung, und ebenso läßt sich nach Formalinvorbehandlung keine Histaminkontraktion mehr hervorrufen. Das ist beim Darm sowohl beim Einwirken der Gifte von der Serosa als auch von der Mucosa aus der Fall[5] [6] [7]. Wird z. B. vorher Formaldehyd von der Serosa oder von der Mucosa aus gegeben, so läßt sich von beiden Seiten keine Kontraktion mit Histamin hervorrufen, und ebenso wird eine von der Serosa

[1] KOCHMANN, M.: Z. physiol. Chem. **129**, 95 (1923).

[2] LÖFFLER, W. und K. SPIRO: Kolloid-Z. **26**, 27 (1920).

[3] BERNFELD, A. (unveröffentlicht).

[4] SCHULTE, H. (unveröffentlichte Versuche).

[5] KENDALL, A. J.: Proc. Soc. exper. Biol. a. Med. **24**, 316 (1927); J. inf. Dis. **40**, 689 (1927).

[6] KENDALL, A. J. and P. L. VARNEY: Ebenda **40**, 689 (1927).

[7] BISHOP, G. H. and A. J. KENDALL: Amer. J. Physiol. **85**, 546 (1928).

oder von der Mucosa aus hervorgerufene Histaminkontraktion von beiden Seiten aus durch Formaldehyd erschlafft. Die Erschlaffung von der Mucosa aus ist aber nicht vollständig.

Die Beeinflussung der Histaminwirkung durch Formaldehyd stellt nach KENDALL eine chemische Reaktion zwischen der $NH_2$-Gruppe des Histamins und dem Formaldehyd dar. Die Reaktion würde ebenso wie die zwischen Histidin und Formaldehyd in folgender Weise stattfinden. $R \cdot CH_2CH_2NH_2 + HCOH = R \cdot CH_2 N:CH_2 + H_2O$. Die Reaktion wäre also wie die zwischen einer schwachen Base mit einer schwachen Säure.

Zwischen Eiweißkörpern, Eiweißspaltprodukten, Aminosäuren und Aminen einerseits und Formaldehyd andererseits sind viele derartige Verbindungen bekannt. Hierauf beruht auch die von SÖRENSEN ausgearbeitete Methode der Formoltitrierung zur quantitativen Messung proteolytischer Spaltungen[1]. KENDALL erklärt in der gleichen Weise auch die erschlaffende Wirkung des Formaldehyds auf die durch Pepton und den Depressorsubstanzen von Urinen und Gewebsextrakten hervorgerufenen Kontraktionen. Zu erwähnen ist, daß auch Adrenalin durch Formaldehyd seine Wirksamkeit verliert; dies wird ebenfalls auf eine Verbindung einer Aminogruppe im Adrenalinmolekül mit Formaldehyd zurückgeführt[2].

Außer Formaldehyd zeigen einige andere Aldehyde die gleiche Wirkung auf die Histaminkontraktion. Es sind das Aldehyde, bei denen das der Aldehydgruppe nächstgelegene Kohlenstoffatom keinen Sauerstoff enthält, wie z. B. Acetaldehyd ($CH_3CHO$) oder Aldol ($CH_3CHOHCH_2CHO$), während die Aldehyde, bei denen ein Sauerstoff an dem der Aldehydgruppe benachbarten Kohlenstoffatom hängt, unwirksam sind.

Wie Dr. OHLE uns mitteilte, könnte dieses pharmakologisch verschiedene Verhalten der Aldehyde seine Erklärung darin finden, daß in den Oxyaldehyden die freie Aldehydgruppe nicht als solche existiert, sondern unter Bildung von Cyclohalbacetaten maskiert ist. Die Oxyaldehyde liegen also beispielsweise in folgender Form vor:

```
HC——OH,
 | >O
HC/
 |
 R
```

und die Verbindung mit den Aminen ist daher nach folgender Formel gebaut:

```
HC——NHR'.
 | >O
HC/
 |
 R
```

[1] SÖRENSEN, S. P. L.: Biochem. Z. 7, 46, 407 (1908).

[2] CRAMER, W.: J. of Physiol. 42, Proc. XXXVI (1911).

Diese Verbindungen werden aber vom Wasser leicht gespalten unter Regenerierung der beiden Komponenten, so daß sich stets ein Gleichgewicht einstellt, indem neben dem Kondensationsprodukt auch freie (pharmakologisch wirksame) Amine vorhanden sind. Die Lage des Gleichgewichtes hängt naturgemäß sowohl von der Natur des Oxyaldehyds, als auch von der des Amins ab (vergleiche unter anderem auch die Kondensationsprodukte von Zuckern mit Aminen, PRINGSHEIM: Zuckerchemie).

BISHOP und KENDALL[1] [2] haben die bemerkenswerte Feststellung gemacht, daß unterschwellige Histaminkonzentrationen die Erregbarkeit des Meerschweinchendarmes gegen den elektrischen Strom erhöhen. (Auch hier findet man einen Histamin-Formaldehyd-Antagonismus, denn Formaldehyd wirkt abschwächend auf die elektrische Erregbarkeit. Vergleiche dazu auch das Verhalten beider Gifte am quergestreiften Retractor penis der Schildkröte S. 387.) Bei Histaminkonzentrationen, die selber kontrahierend wirken, braucht sich die Verkürzung auf den elektrischen Strom nicht zu verändern oder ist herabgesetzt. Bei sehr hohen Konzentrationen ist die Ansprechbarkeit auf elektrische Reize vollständig aufgehoben. Genau so verhält sich der Darm im anaphylaktischen Kontraktionszustande.

Erwähnenswert ist die Methode von BROCKLEHURST[3], welcher die Histaminwirkung auf das Ileum der Katze zu quantitativen Versuchen heranzog. Er konnte auf diese Weise die gesetzmäßige Beziehung, die zwischen der Anfangslänge des Muskels und der bei der Kontraktion entwickelten Spannung besteht, studieren. Er fand „daß die Spannungslängenkurven des glatten Muskels, der durch Histamin gereizt wird, denjenigen sehr ähneln, die man auch beim quergestreiften Muskel erhält, wenn man diesen elektrisch reizt".

Eine Beziehung zu autonomen Nerven läßt sich bei der Histaminwirkung auf die glatte Muskulatur nicht feststellen. Es erregt einmal dort, wo der Sympathicus hemmt. Andererseits hat es in anderen Fällen dieselbe Wirkung wie eine Sympathicusreizung. Die sogenannten vegetativen Gifte, wie Atropin oder Nicotin, haben in den meisten Fällen keinen oder nur einen geringen

---

[1] BISHOP, G. H. and A. J. KENDALL: Amer. J. Physiol. 85, 546 (1928).

[2] KENDALL, A. J. and G. H. BISHOP: Ebenda 85, 561 (1928).

[3] BROCKLEHURST: J. of Physiol. 61, 275 (1926).

Einfluß auf den Ablauf einer Histaminreaktion (s. Beziehung zu anderen Giften S. 186). Weiter wirkt Histamin auch auf die glatte Muskulatur von Foeten, wenn eine Einwanderung von Nervenfasern noch nicht angenommen werden kann[1].

### b) Wirkung auf die Uterusmuskulatur.

Die meisten Untersuchungen sind am isolierten, aufgehängten Uterushorn oder Muskelstreifen gemacht worden. Doch liegen auch Beobachtungen über das Verhalten[2] in situ vor. Der virginelle Uterus ist am empfindlichsten gegen Histamin, während der Schwangerschaft nimmt die Empfindlichkeit ab und ist am Ende der Schwangerschaft am geringsten. Doch läßt sich auch dann durch Histamin noch eine Kontraktion hervorrufen; auch einige Tage post partum reagiert der Uterus auf Histamin[3]:

Die Wirkung auf den Uterus äußert sich bei den meisten Tieren in einer starken tonischen Kontraktion. Es kommt dem Histamin also keine austreibende Kraft zu.

Am Uterus der Nagetiere beobachten wir neben der erregenden eine hemmende Wirkung. Eine solche Hemmung läßt sich am Meerschweinchenuterus aber erst bei Histaminkonzentrationen des Bades von 1:1000 und mehr nachweisen. Wieweit die Veränderungen des $p_H$ des Bades zu berücksichtigen sind, ist nicht untersucht worden. Bei dem Uterus der Maus ist die Eigenschaft, durch Histamin gehemmt zu werden, in stärkerem Maße entwickelt; die Hemmung tritt hier bereits bei sehr viel niedrigeren Histaminkonzentrationen ein. Gehen wir dann zur Ratte über, so sehen wir, daß der erregende Einfluß nahezu verschwunden ist und einer hemmenden Wirkung Platz gemacht hat. Dennoch läßt sich ausnahmsweise auch am Rattenuterus eine Erregung feststellen. Wir können also bei den Nagetieren eine Tierreihe (Meerschweinchen-Maus-Ratte) aufstellen, bei der die erregende Wirkung des Histamins auf die Uterusmuskulatur immer geringer, die hemmende Wirkung immer ausgesprochener wird. Auf Einzelheiten gehen wir im folgenden ein.

---

1 Bottazi: R. Accad. di Lincei 1915, zitiert nach Dossena, G.: Ann. Ostetr. **50**, 1379 (1928).

2 Dale, H. H. and P. P. Laidlaw: J. of Physiol. **41**, 318 (1910/11).

3 Handowsky, H. und E. P. Pick: Arch. f. exper. Path. **71**, 89 (1923).

Ob hohe Histaminkonzentrationen auch den Uterus des Kaninchens, der Katze und des Hundes, wie den des Meerschweinchens hemmen, ist nicht untersucht worden. Wir wissen darum nicht, ob die Hemmung eine allgemeine Erscheinung der glatten Uterusmuskulatur ist (vgl. auch Darmmuskulatur).

**Mensch:** Histamin hat im wesentlichen einen tonischen Einfluß auf den Uterus. Dieser läßt sich sowohl in situ [1 2], als auch am überlebenden Muskelstreifen von operativ entfernten schwangeren und puerperalen Uteri nachweisen [3 4 5 6]. DOSSENA hebt die flüchtige Wirkung am Muskelstreifen hervor.

Bei Berücksichtigung des therapeutischen Wertes von Histamin müssen wir zwischen der Wirkung während der Geburt und im Wochenbett unterscheiden.

*Während der Geburt*: JÄGER hat bereits 1913 bei Gebärenden die Wirkung von Histamin auf die Wehentätigkeit untersucht. Er fand erst nach subcutaner oder intramuskulärer Injektion von 8 mg eine Wirkung, die er durch einfaches Auflegen der Hand aufs Abdomen nachwies. Es trat entweder ein Wehensturm ein, oder der Uterus wurde bretthart und schmerzhaft. Nach einigen Minuten setzten kräftige und häufige Wehen ein, die die Geburt beschleunigen konnten. In einigen Fällen fand er jedoch, daß eine halbe Stunde nach der Injektion der vorher Fünfmark große Muttermund nicht weiter, sondern enger und der Rand dicksäumiger geworden war. KOCH [7] will bereits nach 0,5 mg eine verstärkte Wehentätigkeit gesehen haben, die die Geburt beschleunigte. Nach der Geburt trat jedoch eine Erschlaffung des Uterus ein, die er als „Ermüdungsreaktion" ansieht. Kürzlich haben BOURNE und BURN [2] genaue Untersuchungen durch Messung des intrauterinen Druckes ausgeführt. Nach 1 mg Histaminbase fanden sie nur eine halbstündige Vermehrung der Wehen, ohne daß diese hierbei stärker werden. Die Wirkung von 2 mg gibt Abb. 14 wieder. Der intrauterine Druck stieg im Laufe einer Mi-

---

1 JÄGER, FR.: Münch. med. Wschr. **1913**, 1714; Zbl. Gynäk. **37**, 265 (1913).
2 BOURNE, A. and J. H. BURN: J. Obstetr. **34**, 249 (1927).
3 GUGGENHEIM, M.: Ther. Mh. **28**, 195 (1914).
4 QUAGLIARIELLO, G.: Z. Biol. **64**, 263 (1914).
5 DOSSENA, G.: Ann. Ostetr. **50**, 1379 (1928).
6 FLURY, F.: Z. Geburtsh. **87**, 291 (1924).
7 KOCH, C.: Zbl. Gynäk. **37**, 564 (1913).

nute auf 76 mm Hg und blieb in den folgenden zwanzig Minuten ziemlich hoch. Während dieser Zeit traten gehäufte Kontraktionen auf, die anfangs von unvollständigen Erschlaffungen gefolgt waren. Diese wurden allmählich ausgeprägter. Die Wirkung war nach 45 Minuten abgeklungen. Der Muttermund war nach dieser Zeit nicht weiter geworden. Es folgte nun eine Periode vollständiger Ruhe. „Man hatte den Eindruck, als ob der Uterus auf einen Reiz hin eine kräftige Kontraktion ausgeführt hatte, die aber nur auf Kosten der vorhandenen Muskelenergie vor sich gegangen war, so daß, nachdem diese erschöpft war, die Lage schlimmer als vorher war."

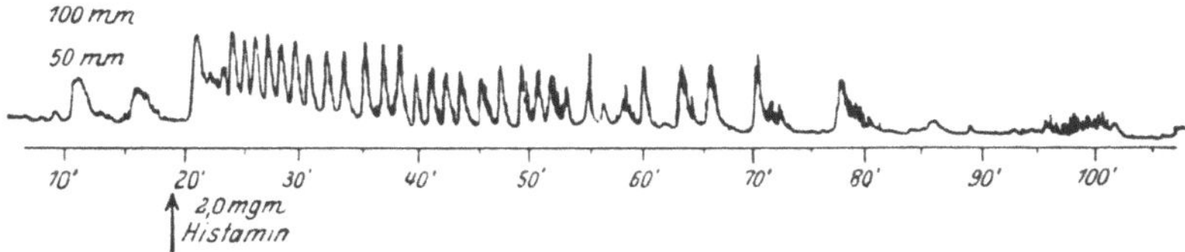


Abb. 14. Wirkung von 2 mg Histamin auf den intrauterinen Druck des menschlichen Uterus während der Geburt. (Nach BOURNE und BURN.)

Wir können sagen, daß Histamin als ein die Geburt förderndes Mittel aus folgenden Gründen unbrauchbar ist. 1. Hohe Dosen von z. B. 8 mg führen zu unangenehmen und manchmal nicht ungefährlichen[1] Allgemeinerscheinungen; 2. der Uterus wird im wesentlichen tonisch kontrahiert; der Muttermund wird hierdurch nicht erweitert, sondern kann sogar enger werden; 3. die Wirkung, die verhältnismäßig kurz anhält, wird von einer Erschlaffung des Uterus gefolgt; 4. es kann zur Placentalösung kommen. Über die Bedeutung des Histamins für die Erscheinung der vorzeitigen Placentalösung s. S. 511.

*Im Wochenbett*: Da Histamin im wesentlichen tonisch wirkt, hat man zeitweilig daran gedacht, ob es ein Ersatz oder sogar ob es das wirksame Prinzip der Secalepräparate darstellt (s. hierüber: Vorkommen von Histamin im Mutterkorn S. 37). So beschrieben JÄGER und KOCH auffallend günstige Wirkungen auf die Rückbildung des Uterus, wenn sie 3mal täglich 10—40 Tropfen Histamin per os gaben. Es erscheint aber fraglich, ob das Histamin dabei

[1] KEHRER, E.: Münch. med. Wschr. **1912**, S. 1883.

überhaupt in wirksamen Mengen an den Uterus gelangt. JÄGER empfahl anstelle von Secale ein Gemisch von Histamin und Tyramin, welches unter dem Namen Tenosin im Handel ist (1 $cm^3$ Tenosin = 0,125 mg Histamin + 0,625 mg Tyramin). Diese Mengen sind aber viel zu gering, um selbst bei subcutanen Injektionen wirksam zu sein, wo Histamin erst bei 2 mg und Tyramin erst bei 5—10 mg wirkt.

Praktisch bedeutsam ist die Frage, welche Rolle das Histamin für atonische Blutungen im Wochenbett spielt. Hierfür empfahl es JÄGER, weil die Wirkung schon nach 1—2 Minuten einsetzt, während Secalepräparate erst nach 10—20 Minuten wirken. Da das Histamin aber nur kurze Zeit wirkt und danach der Uterus erschlafft, ist die Anwendung von Histamin allein ungeeignet. Dies wird neuerdings wieder von DOSSENA[1] betont. BOURNE und BURN[2] haben vorgeschlagen, bei Blutungen post partum eine Mischung von 2 mg Histamin und 0,5—1 mg Ergotamin (oder Ergotoxin) subcutan zu injizieren. Diese Kombination stellt vielleicht das ideale Mittel für atonische Blutungen dar, da die Wirkung sofort einsetzt und lange anhält. Das Histamin würde dazu dienen, den Uterus während der Latenz der Ergotaminwirkung zu kontrahieren (s. auch KNAFFL-LENZ[3]).

**Hund, Katze, Kaninchen:** Der Uterus dieser Tiere wird ebenfalls durch Histamin im wesentlichen zur tonischen Kontraktion gebracht. DALE und LAIDLAW[4] haben dies in situ am Katzenuterus, JACKSON und MILLS[5] am Hundeuterus nach intravenösen Histamininjektionen registriert. DALE und LAIDLAW zeigten weiter, daß man bei einer hochträchtigen Katze nach subcutaner Injektion von 80—100 mg Histamin die mit Erschlaffung abwechselnden, periodisch wiederkehrenden starken Uteruskontraktionen mit der auf das Abdomen gelegten Hand gut durchfühlen kann. Diese tonischen Kontraktionen führten wahrscheinlich zur Placentalösung und allmählichen Erstickung der Feten, da diese nämlich nach dem Abklingen der Histaminwirkung am nächsten Tage tot ausgetrieben wurden. HOFBAUER und GEI-

---

[1] DOSSENA, G.: Ann. Ostetr. **50**, 1379 (1928).
[2] BOURNE, A. and J. H. BURN: J. obst. and Gyn. **34**, 249 (1927).
[3] KNAFFL-LENZ, E.: Arch. f. exper. Pathol. **135**, 259 (1928).
[4] DALE, H. H. and P. P. LAIDLAW: J. of Physiol. **41**, 318 (1910/11).
[5] JACKSON, E. O. and C. A. MILLS: J. Labor. a. clin. Med. **5**, 2 (1919).

LING[1] haben bei trächtigen Katzen nach intravenösen Histamininjektionen ebenfalls tetanische Uteruskontraktionen beobachtet, doch konnten sie keine Placentalösung feststellen (vgl. die Meerschweinchenversuche auf S. 167).

Die meisten Untersuchungen sind am isolierten, in Ringer oder Tyrode aufgehängten Uterushorn ausgeführt worden[1 2 3 4 5 6]. QUAGLIARIELLO[2] arbeitete am Uterus von Hündinnen. Nach TAKAHASHI[7] ist die erregende Minimaldosis für den Kaninchenuterus 1 : 2—10 Millionen. Wir[8] haben selber kürzlich einige Versuche am Uteruspräparat des nicht trächtigen Kaninchens gemacht und dabei gefunden, daß das Histamin in einigen Versuchen bei den geringsten wirksamen Histaminkonzentrationen nur eine reine Tonuserhöhung ohne Verstärkung der Rhythmen bewirkte. Das war z. B. der Fall, wenn auch vor der Histaminzufuhr keine stärkeren Spontanbewegungen bestanden, oder wenn die Gefäße des Uterus vorher in situ mit Tyrode durchspült worden waren. In anderen Präparaten führten die eben wirksamen Histaminkonzentrationen zu einer Vermehrung und Verstärkung der Spontanbewegungen ohne Tonuszunahme. Wurde bei diesen Präparaten die Histaminkonzentration des Bades erhöht, so stieg die Kurve steil an, und das Präparat führte in dem erhöhten Tonuszustand noch kräftigere spontane Bewegungen aus. Auch SHINAGAWA[9] hebt die lebhafte Automatie des ausgeschnittenen Kaninchenuterus auf Histamin hervor. Im Gegensatz zu den Beobachtungen am Meerschweinchen fand er, daß trächtige Uteri auf Histamin empfindlicher waren als nicht trächtige.

**Meerschweinchen:** Der virginelle Meerschweinchenuterus ist am empfindlichsten gegen Histamin[3] und wird darum viel als Test-

---

[1] HOFBAUER, J. und E. M. K. GEILING: Bull. Johns Hopkins Hosp. **38**, 143 (1926).

[2] QUAGLIARIELLO, G.: Z. Biol. **64**, 263 (1914).

[3] DALE, H. H. and P. P. LAIDLAW: J. of Physiol. **41**, 318 (1910/11); **43**, 182 (1911).

[4] ACKERMANN, D. und F. KUTSCHER: Z. Biol. **54**, 387 (1910).

[5] FÜHNER, H.: Münch. med. Wschr. **1912**, S. 152.

[6] GUGGENHEIM, M.: Biochem. Z. **51**, 369 (1913).

[7] TAKAHASHI: Okayama Igakkai-Zasshi **1927**, zitiert nach YAMAUCHI, M.: Arbeiten aus der med. Univ. von Okayama **1**, 14 (1928).

[8] FELDBERG, W. und E. SCHILF (unveröffentlicht).

[9] SHINAGAWA, M.: Fol. jap. pharmacol. **2**, 29 (1926).

objekt benutzt (s. biologischer Nachweis). Das aufgehängte Uterushorn kontrahiert sich noch stark auf eine Konzentration von 1 : 25 Millionen. DALE und LAIDLAW fanden sogar noch eine Verdünnung von 1:250 Millionen deutlich wirksam. TRENDELENBURG und BORGMANN[1] geben an, daß bei erwachsenen Tieren Konzentrationen von 1:100 Millionen Histaminchlorhydrat oft wirksam sind, während die Schwellendosis bei jugendlichen Individuen mit trägem Reaktionstyp bei etwa 1:20 Millionen liegt. Der Uterus ganz junger Tiere unter 150 g Gewicht war oft schlecht erregbar und zeigte nur geringe Kontraktionen auf Histamin.

BISHOP und KENDALL[2] weisen darauf hin, daß niedrige Histaminkonzentrationen nur eine einmalige vorübergehende tonische Verkürzung bewirken, während bei etwas höheren Konzentrationen außerdem rhythmische Zusammenziehungen auftreten.

Das Histamin ist leicht auswaschbar, und der Uterus reagiert auf eine erneute gleich große Histamindosis mit der gleichen Kontraktion. Dehnt man die Versuche über längere Zeit aus, so beobachtet man anfangs eine Zunahme, später ein Absinken der Empfindlichkeit gegen Histamin; doch behindern diese Veränderungen nicht die Verwendung dieses Präparates als biologisches Testobjekt zur quantitativen Auswertung histaminähnlicher Stoffe.

Man hat sogar eine Zeitlang versucht, die Histaminwirkung auf den Meerschweinchenuterus zur Titrierung von Hypophysenpräparaten zu verwenden[1 3 4 5]. Sowohl BURN und DALE[6], als auch TRENDELENBURG[7] sind aber zu dem Schluß gekommen, daß das Histamin als Vergleichsstandard ungeeignet ist. Denn es „hat der Gang der Empfindlichkeit, den ein Meerschweinchenuteruspräparat gegen die Hypophysensubstanzen zeigt, eine andere Geschwindigkeit wie der Gang der Histaminempfindlichkeit, . . . z. B. wirkte im Beginn des Versuches 0,5 cm³ einer bestimmten Histaminkonzentration wie 0,3 cm³ eines Hypophysenauszuges, später dagegen 0,8 cm³ dieser Histaminlösung schwächer als 0,2 cm³ des Auszuges".

---

[1] TRENDELENBURG, P. und E. BORGMANN: Arch. f. exper. Path. **106**, 239 (1920).

[2] BISHOP, G. H. and A. J. KENDALL: Amer. J. Physiol. 85, 546 (1928).

[3] ROTH, G. B.: J. amer. med. Assoc. **1914**, Nr. 6.

[4] FÜHNER, H.: Arch. f. exper. Path. **76**, 232 (1916).

[5] KOCHMANN, M.: Z. physiol. Chem. **129**, 95 (1923).

[6] BURN, J. H. and H. H. DALE: Rep. on biological standards I. Pituitary extracts. Med. Res. Council. London **1922**.

[7] TRENDELENBURG, P.: Handbuch der biol. Arbeitsmethoden von E. ABDERHALDEN, Abt. V, Teil 3 B. Heft 3. 1926.

HOFBAUER und GEILING[1] haben in situ nach intravenösen Injektionen von Histamin bei trächtigen Meerschweinchen starke tetanische Kontraktionen beobachtet, die zu einem Loslösen der Placenta führten. (Über die Bedeutung dieser Versuche für die vorzeitige Placentalösung beim Menschen siehe S. 511.)

Nach sehr starken Histaminkonzentrationen (1 : 1067 Ergamin = 1 : 330 H-Base) gelang es ABEL und MACHT[2] eine hemmende Wirkung zu beobachten (Abb. 15). Dies konnte OLIVECRONA[3] bestätigen. Die Histaminkonzentration, die nach seinen Untersuchungen eine Hemmung bewirkt, liegt zwischen 1 : 5—700 Histaminchlorid (1 = 300 — 420 H-Base). Die Konzentrationen stimmen also gut überein.

**Maus:** Bei der Maus beobachten wir, wie bereits einleitend gesagt, eine hemmende Wirkung nach sehr viel niedrigeren Hist-

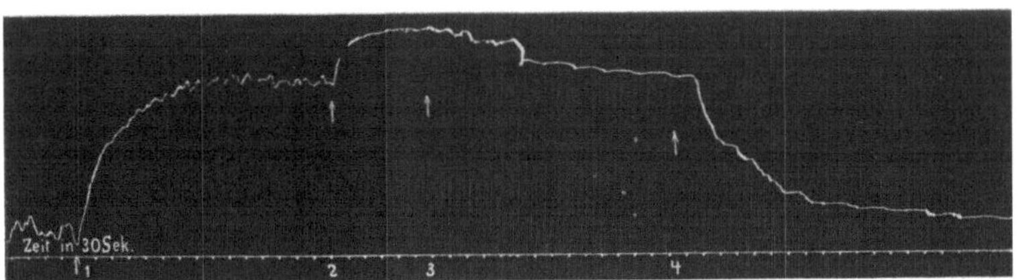


Abb. 15 zeigt die erregende Wirkung kleiner und die hemmende Wirkung großer Histaminkonzentrationen auf den Tonus des virginellen Meerschweinchenuterus. Bei 1 Histaminphosphat 1 : 3125000; bei 2 Histaminphosphat etwa 1 : 8000; bei 3 Histaminphosphat etwa 1 : 5000; bei 4 Histaminphosphat 1 : 1087. (Nach ABEL und MACHT.)

aminkonzentrationen als beim Meerschweinchen. Zwischen den Histaminkonzentrationen, die zu einer Erregung und zu einer Hemmung führen, finden wir weiter einen größeren Konzentrationsbereich, bei dem Histamin überhaupt nicht auf den Mäuseuterus wirkt. Das ist der Grund dafür, warum die verschiedenen Forscher zu widersprechenden Ergebnissen kamen. Z. B. hatte ADLER[4], der mit sehr geringen Histaminkonzentrationen gearbeitet hatte, nur die erregende Wirkung des Histamins beobachtet. COW[5] andererseits hatte nur hohe Histaminkonzentrationen untersucht

[1] HOFBAUER, J. and E. M. K. GEILING: Bull. Hopkins Hosp. **38**, 143 (1926). [2] ABEL, J. J. and D. J. MACHT: J. of Pharmacol. **14**, 279 (1919).
[3] OLIVECRONA, H.: Ebenda **17**, 141 (1921).
[4] ADLER, L.: Arch. f. exper. Path. **83**, 284 (1918).
[5] COW, D.: J. of Pharmacol. **14**, 275 (1919).

und bei 1 : 1000 eine Tonusabnahme gefunden. Ging er mit der Histaminkonzentration herunter, so erhielt er keine Wirkung mehr, weil er in den Konzentrationsbereich kam, in welchem der Uterus nicht auf Histamin reagiert. Cow nahm auf Grund seiner Versuche an, daß das Histamin nur eine hemmende Wirkung auf den Mäuseuterus ausübte; er übersah dabei, daß bei noch sehr viel geringeren Histaminkonzentrationen eine Erregung auftritt. Dies haben erst ABEL und MACHT[1] gezeigt. Auf Grund ihrer Versuche müssen wir am Mäuseuterus drei Stadien der Histaminwirkung unterscheiden: 1. die erregende Wirkung bei Ergaminkonzentrationen von 1 : 500000—2000000; 2. ein refraktäres Verhalten bei höheren Konzentrationen und 3. eine hemmende Wirkung bei Konzentrationen von etwa 1 : 1—2000 (Abb. 16). Ein

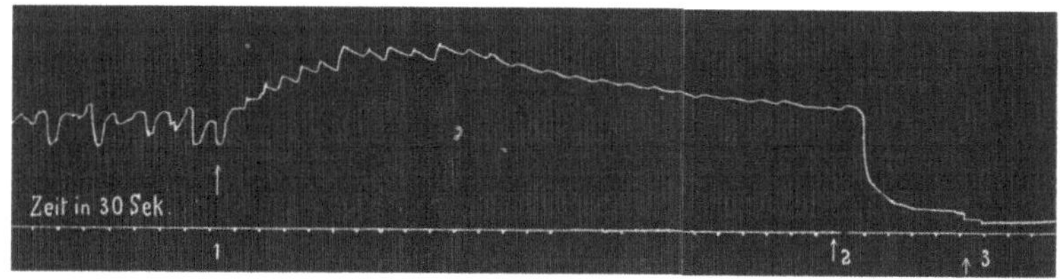


Abb. 16 zeigt die erregende Wirkung kleinerer und die hemmende Wirkung großer Histaminkonzentrationen auf den Tonus des virginellen Mäuseuterus. Bei 1 Histaminphosphat 1 : 2000000; bei 2 Histaminphosphat 1 : 1250; bei 3 wurde die Trommel eine halbe Stunde angehalten. (Nach ABEL und MACHT.)

ähnliches Verhalten — erregende Wirkung bei niedrigen Konzentrationen und hemmende bei hohen Konzentrationen — fanden ABEL und MACHT auch für Hypophysenextrakt.

**Ratte:** Beim Rattenuterus ist die hemmende Wirkung die gewöhnliche. Nur nach ganz niedrigen Histaminkonzentrationen haben ABEL und MACHT eine geringe Tonussteigerung gefunden. Auch KATZ[2] hat in unserem Laboratorium in seltenen Fällen eine derartige Tonuserhöhung beobachtet.

Die tonushemmende Wirkung beobachtete als erster GUGGENHEIM[3]; sie ist dann von FÜHNER[4], ABEL und MACHT[5] und

[1] ABEL, J. J. and O. J. MACHT: J. of Pharmacol. **14**, 279 (1919).
[2] KATZ, G. (unveröffentlicht).
[3] GUGGENHEIM, M.: Ther. Mh. **26**, 174 (1912); Bioch. Ztschr. **51**, 369 (1913). [4] FÜHNER, H.: Ther. Mh. **27**, 202 (1913).
[5] ABEL, J. J. and O. J. MACHT: J. of Pharmacol. **14**, 279 (1919).

VÖGTLIN und DYER[1] bestätigt worden. VÖGTLIN und DYER fanden, daß die hemmende Wirkung sich noch bei einer Histaminkonzentration des Bades von 1 : 10000000 nachweisen ließ. Wir fanden dagegen eine hemmende Wirkung erst bei höheren Histaminkonzentrationen des Bades. Wie aus der Abb. 17 hervorgeht, betrifft die Hemmung den Tonus und die Automatie.

KATZ fand, daß der Rattenuterus im allgemeinen schlecht auf das Histamin reagiert, und daß sich eine eindeutige Wirkung mit niedrigeren Histaminkonzentrationen nicht nachweisen ließ. In einigen Fällen beobachtete er nach Histamin nur Änderungen in Frequenz und Stärke der rhythmischen Kontraktionen; sie wurden seltener, unregelmäßiger und kleiner. Obgleich das Histamin nicht aus dem Flüssigkeitsbade entfernt wurde, stellte sich allmählich die normale rhythmische Tätigkeit wieder ein. Ähnliche Beobachtungen sind auch an der Darmmuskulatur gemacht worden. Wir gehen dort näher darauf ein (s. S. 174). In mehreren Versuchen, in denen Histamin keine Tonusverminderung bewirkte, stellte KATZ künstlich einen erhöhten Tonus her, indem er dem Bade Pituitrin zufügte; wurde dann während einer solchen Pituitrinkontraktion Histamin gegeben, so trat eine Tonusabnahme ein.

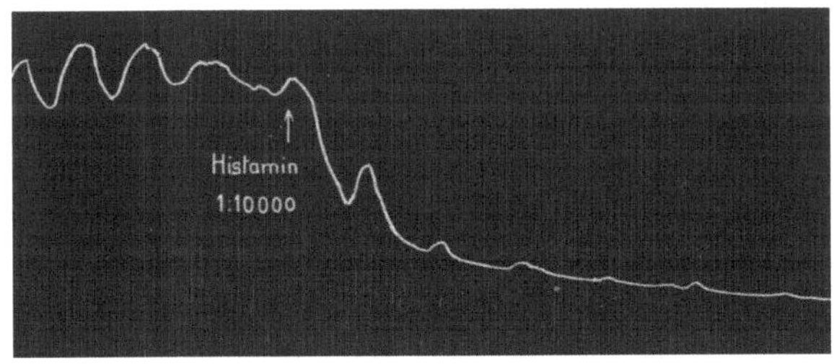


Abb. 17 zeigt die hemmende Wirkung des Histamins auf Tonus und Spontanbewegungen des Rattenuterus. (Nach FELDBERG und SCHILF.)

Ebenso wie Histamin wirkt auch Tyramin (GUGGENHEIM) hemmend auf den Tonus. Pituglandol, Pituitrin und andere Hypophysenextrakte dagegen wirken tonussteigernd, obgleich die Wirkung erst bei relativ hohen Konzentrationen auftritt. Dieses verschiedene Verhalten des Rattenuterus auf Histamin und Hypophysenextrakt war früher theoretisch von besonderer Bedeutung,

[1] VÖGTLIN, C. and H. DYER: J. of Pharmacol. 24, 101 (1925).

weil verschiedentlich angenommen wurde (ABEL und KUBOTA)[1], daß das wirksame Prinzip der Hypophysenextrakte mit dem Histamin identisch sei. Diese Ansicht ist heute überholt (s. S. 63).

### c) Die Wirkung auf die glatte Muskulatur des Magens und des Darmes.

Die starke Wirkung auf die Magen-Darmmuskulatur zeigt sich in vivo bereits in dem nach intravenösen und subcutanen großen Histamininjektionen bei Menschen und Tieren auftretenden Erbrechen und in der Defäkation.

*Mensch*: Aus den im folgenden angeführten Versuchen am Magen geht hervor, daß kleine subcutane Histamindosen eine erhöhte Motilität, größere subcutane Dosen eine tonische Kontraktion des Magens bedingen.

Zahlreiche Autoren[2 3 4 5] haben nach subcutanen Injektionen von 0,5 mg Histamin radioskopisch und radiographisch eine gesteigerte Magenmotilität und eine erhöhte Peristaltik beobachtet. TATTONI hebt weiter hervor, daß das Antrum nach rechts oben, etwa wie bei der Hypertonie verlagert war. BERRI und seine Mitarbeiter weisen auf die schnelle Entleerung des Magen nach Histamin hin. SCHENK[6], der 6—8 mg subcutan injizierte, fand im Röntgenbild 10 Minuten nach der Injektion das Bild einer starken hypertonischen „Totalkontraktion"; die Peristaltik hörte auf, der Pylorus blieb geschlossen, eine Magenentleerung fand nicht statt.

*Hund, Katze, Kaninchen*: Bei diesen Tieren lassen sich die Tonuszunahme und die vermehrte Peristaltik des Darmes bei geöffnetem Abdomen gut beobachten. Daß es sich hier im wesentlichen um eine periphere Wirkung handelt, geht daraus hervor, daß der Histamineffekt auch nach Durchschneidung der Darmnerven[7] und Ausbohrung des Rückenmarks[7 8] zu beobachten ist. Nach POPIELSKI hängt die Peristaltik, die man am lebenden Tier

---

[1] ABEL, J. J. und S. KUBOTA: J. of Pharm. **13**, 243 (1919).
[2] FONSECA, F. und A. DE CARVALHO: C. r. Soc. Biol. Paris **96**, 873 (1927). [3] TATTONI, A.: Giorn. Clin. med. **9**, 443 (1928).
[4] BERRI, P. e MANARI, zitiert nach P. BERRI: Gaz. internaz. med.-chir. Neapel 1927, S. 423.
[5] BERRI, P. e M. MAINO: Boll. Reg. Accad. Med. Genova **62**, Nr 1. (1927/28). [6] SCHENK, P.: Arch. f. exper. Path. **89**, 332 (1921).
[7] POPIELSKI, L.: Pflügers Arch. **178**, 214 (1920).
[8] DALE, H. H. and P. P. LAIDLAW: J. of Physiol. **41**, 318 (1910/11).

beobachtet, mit der Überfüllung der Venen an $CO_2$-reichem Blut zusammen. Dieser Faktor spielt aber höchstens eine ganz untergeordnete Rolle.

GRUBER und ROBINSON[1] haben an nicht narkotisierten Hunden mit THIRY-VELLAscher Fistel des Ileums gezeigt, daß kleine intravenöse Histamindosen den Tonus des Dünndarms erhöhen. Bei subcutaner Injektion kleiner Histaminmengen ($^1/_2$—1 mg Ergamin), die eine Magensaftsekretion bewirken, beobachtete IVY und VLOEDMANN[2] am Magen und Darm des Hundes keinerlei motorischen Effekt; auch die Hungerkontraktionen wurden nicht beeinflußt. Die Magen-Darmbewegungen wurden mit einem in den Magen und in die Darmfistel eingebrachten Ballon gemessen. Ebenso registrierte NECHOROW[3] bei seinen Hunden die Magenbewegungen; er beobachtete nach Einbringen von Histamin in die Duodenalfistel heftige Magenbewegungen und Erbrechen. Die Hungerkontraktionen, oder wie er sie bezeichnet ,,die periodische Magentätigkeit" wurde in ihrem Verlauf durch die Histaminwirkung beeinflußt.

Auch ohne Öffnung des Abdomens läßt sich die Histaminwirkung gut zeigen. Bindet man Kaninchen[4], Hunde oder Katzen[5] auf dem Rücken liegend auf, so sieht man durch die Bauchdecken hindurch die starken peristaltischen Wellen. Am eindrucksvollsten ist das Bild an einem Kaninchen mit künstlichem Fenster in der Bauchwand[4]. Der Darm wird am besten durch eine vorausgehende geringe Adrenalininjektion vollständig ruhig gestellt. Nach intravenöser Injektion von 0,05 mg Histamin setzen plötzlich starke Zusammenziehungen und peristaltische Wellen des Darmes ein, die vor allem den Dünndarm, und in schwächerer Form den Dickdarm betreffen. Im Colon zeigen sich erst nach einiger Zeit starke Einschnürungen. Man kann durch die Darmwand hindurch beobachten, wie in den wogenden Dünndarmschlingen der Darminhalt fortbewegt wird. Nach mehrmaligen Injektionen kommt es zur Defäkation. Eine andere Methode, um die Histaminwirkung

---

[1] GRUBER, C. M. and P. J. ROBINSON: J. of Pharmacol. **36**, 203 (1929).

[2] IVY, A. C. and D. A. VLOEDMANN: Amer. J. Physiol. **66**, 140 (1923).

[3] NECHOROW, N. P.: Z. exper. Med. **66**, 728 (1928).

[4] DALE, H. H. und W. FELDBERG (unveröffentlicht).

[5] FELDBERG, W. und E. SCHILF (unveröffentlicht).

am Darm in situ zu beobachten, haben LIM und CHEN[1] angegeben. Bei Katzen wurde eine Darmschlinge unter Erhaltung des mesenterialen Gefäßstieles isoliert und in ein Gefäß mit Lockelösung gebracht. Wurde das Histamin in die die Darmschlinge umspülende Lockelösung gebracht, so war es noch in einer Verdünnung von 1:400 000 wirksam, bei intravenöser Injektion noch in einer Verdünnung von 1:100 Millionen. Über die Bedeutung dieser Veränderungen für den Venendruck s. S. 319.

Die periphere Wirkung des Histamins auf die Darmmuskulatur geht am deutlichsten aus den Versuchen an isolierten Präparaten hervor. DALE und LAIDLAW fanden, daß die in Ringer aufgehängte, künstlich durchströmte Jejunumschlinge der Katze gegen Histamin empfindlicher ist als ein mit dem normalen Kreislauf verbundenes Jejunumstück. Die Empfindlichkeit des Darmes ist bei den verschiedenen Tieren verschieden. QUAGLIARIELLO[2] fand eine starke Tonuszunahme der Ring- und Längsmuskulatur; er untersuchte Dick- und Dünndarmstücke von Hund, Katze und Kaninchen. Bei hohen Histaminkonzentrationen konnten die automatischen Bewegungen auf kurze Zeit (durch die starke Verkürzung der Muskulatur) ausbleiben. Er erhielt noch eine Wirkung bei Konzentrationen von 1:17 500 000. KURODA[3] wies die Histaminkontraktion am Muskelpräparat des normalen Magens, des sogenannten „nervenlosen" Magenblindsackes nach BICKEL und des Rectums vom Hunde nach.

An der isolierten ganglienfreien inneren Muskelschicht des Katzendarmes wirkt Histamin nur in einem Teil der Fälle und auch dann meist nur schwach und erst bei hohen Histaminkonzentrationen. GASSER[4] fand nur in der Hälfte der Fälle ein Kontraktion, die nur in einem Falle stark war. Ebenso konnte VAN ESVELD[5] nur bei einem von 5 Präparaten eine Kontraktion mit einer Ergaminkonzentration von 1:75 000 auslösen. Bei den auf Histamin ansprechenden Präparaten ist die Empfindlichkeit 100—500fach geringer als bei plexushaltigen Präparaten.

[1] LIM, R. K. S and T. Y. CHEN: Transact. of the 6. congr. of the far Eastern Assoc. of trop med. Tokyo 1, 1023 (1926), zitiert nach RONAS Berichte 42, 181 (1928). [2] QUAGLIARIELLO, G.: Z. Biol. 64, 263 (1914).

[3] KURODA, S.: Z. exper. Med. 39, 341 (1924).

[4] GASSER, H. S.: J. of Pharmacol. 27, 395 (1926).

[5] VAN ESVELD, L. W.: Arch. f. exper. Path. 134, 347 (1928).

VANYSEK[1] hat die erregende Histaminwirkung vor allem an Katzendarmschlingen untersucht, deren Peristaltik durch Magnesiumchlorid gehemmt worden war. Histamin beseitigte die Hemmung vollkommen. Pilocarpin und Physostigmin dagegen hatten auf die durch Magnesiumchlorid gehemmte Darmschlinge nur eine geringe erregende Wirkung. Die hemmende Wirkung des Chloroforms wird durch Histamin ebenfalls beseitigt oder verhindert. VANYSEK fand außerdem, daß sich die normale hemmende Wirkung von $CaCl_2$ nach vorheriger Histamindarreichung unter günstigen Bedingungen in eine Erregung umkehren kann.

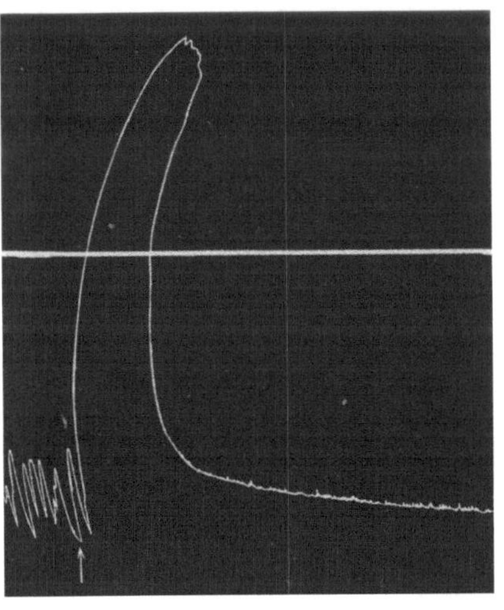

Abb. 18. Dünndarm von der Katze Hemmung der Rhythmen mit vorausgehender starker Tonussteigerung. Beim ↑ wird Histamin zugefügt, so daß die Konzentration des Bades 1 : 500 Histamindichlorid beträgt. Der Tonus nimmt vorübergehend stark zu und fällt dann schnell wieder ab. Der Darmstreifen blieb danach $2^1/_2$ Stunden nahezu bewegungslos. Nach dem Auswaschen des Histamins setzten die spontanen Kontraktionen sofort wieder ein. (Nach OLIVECRONA.)

OLIVECRONA[2] untersuchte die Wirkung hoher Histaminkonzentrationen (1:750000 bis 1:500) auf den Längsmuskelstreifen des Katzen- und Kaninchendünndarmes. Ihm lag vor allem daran festzustellen, ob hohe Histaminkonzentrationen, ebenso wie beim Uterus, zu einer Hemmung führen können. Man unterscheidet an dem Längsmuskelstreifenpräparat rhythmische Kontraktionen (zehn bis zwölf in der Minute), und viel langsamer ablaufende Tonusveränderungen. OLIVECRONA konnte nachweisen, daß hohe Histaminkonzentrationen eine hemmende Wirkung vor allem auf die rhythmischen Kontraktionen, aber auch auf den Tonus ausüben. Der hemmenden Wirkung ging bei Katzen stets eine vorübergehende starke Tonuserhöhung voraus (s. Abb. 18). Diese dauerte um so kürzer, je höher man die Histamin-

[1] VANYSEK, FR.: Biochem. Z. **67**, 221 (1914).
[2] OLIVECRONA, H.: J. of Pharmacol. **17**, 141 (1921).

konzentration nahm. Bei niedrigeren Histaminkonzentrationen (1:750000 bis 1:75000) trat nach der Tonuserhöhung erst nach längerer Zeit eine allmähliche Abnahme des Tonus bis unter

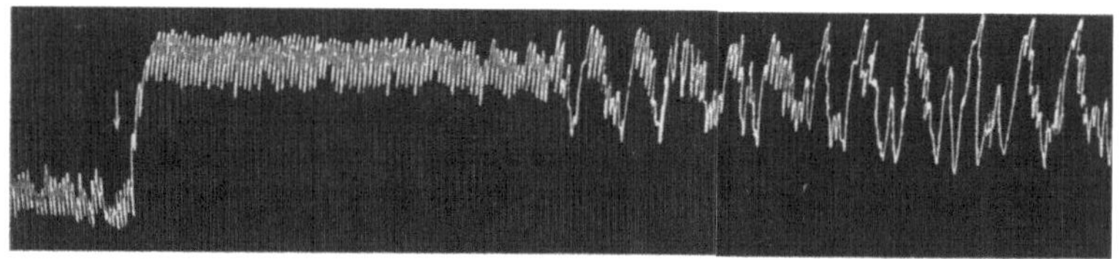

Abb. 19. Dünndarm von der Katze. Charakteristische Tonusschwankungen nach anfänglicher Tonuserhöhung. Beim ↑ Histamindichlorid 1 : 750000. Die nach einer Weile einsetzenden Tonusschwankungen führen bei stärkeren Histaminkonzentrationen zu einer Tonusabnahme. (Nach OLIVECRONA.)

das Anfangsniveau ein. Diese verlief unter starken charakteristischen Tonusschwankungen, die jede 1—4 Minuten dauerte. Abb. 19 zeigt solche Schwankungen. Die Rhythmen konnten dabei bereits ausbleiben. Am Kaninchendarm beobachtete er nach hohen Histaminkonzentrationen teilweise eine reine Hemmung ohne vorausgehende Tonuserhöhung (siehe Abb. 20). Die erregende Wirkung ist hier bei großen Dosen überhaupt geringer als am Katzendarm. Während der vollständigen Hemmung liegt der Katzen- und Kaninchendarm ganz bewegungslos da.

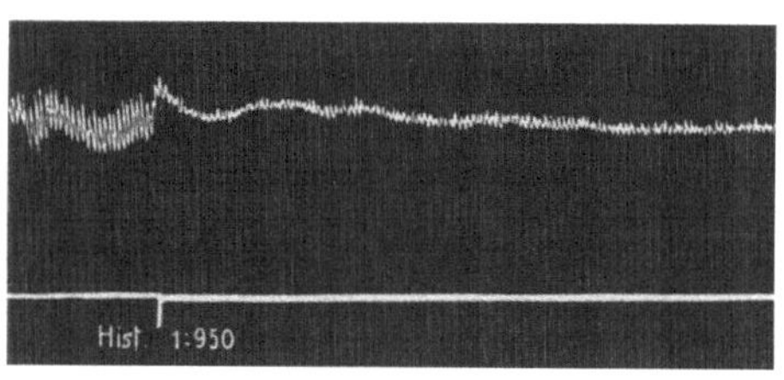


Abb. 20. Dünndarm vom Kaninchen. Hemmung der Rhythmen ohne vorausgehende Tonussteigerung bei hoher Histaminkonzentration. Die Konzentration betrug 1:950 Histamindichlorid. Die kleinen Schwankungen auf der Kurve, die nach dem Zufügen des Histamins zu sehen sind, beruhen auf dem Durchperlen der Sauerstoffblasen. (Nach OLIVECRONA.)

Nach einiger Zeit beginnt er wieder tonische und rhythmische Kontraktionen aufzuweisen; diese setzen um so später ein, je höher die Histaminkonzentration der Lösung ist. Wie OLIVECRONA gezeigt hat, ist das Histamin aber nicht zerstört oder unwirksam geworden. Er erklärt das Wiederauftreten der normalen Darmmuskeltätigkeit damit, daß der erregende und hemmende Einfluß des Histamins sich aufhebt. Diese Erklärung scheint uns nicht befriedigend; denn am Rattenuterus beobachtet man dasselbe (s. S. 169), obwohl das Histamin hier kaum erregend wirkt. Am Kaninchendarm ist die Erholung weniger ausgesprochen und fehlt bei einigen Tieren ganz. Auf eine Kontraktion, die beim Auswaschen hoher Histaminkonzentrationen am Darm auftritt, haben wir bereits in der Einleitung S. 156 hingewiesen.

*Meerschweinchen.* Der isolierte Dünndarm ist besonders empfindlich gegen Histamin, viel empfindlicher z. B. als der Kaninchendarm. Er ist ebenso empfindlich wie der virginelle Uterus [1 2]. Bei den in letzter Zeit häufig in unserem Laboratorium ausgeführten Versuchen trat noch eine geringe Kontraktion bei einer Konzentration von 1 : 750 Millionen bis 1 Milliarde Histaminchlorhydrat auf [3 4]. Wegen der großen Empfindlichkeit ist der Meerschweinchendarm von GUGGENHEIM und LÖFFLER als Methode für den biologischen Nachweis vorgeschlagen worden. Ebenso wie beim Meerschweinchenuterus tritt bei länger dauernden Versuchen eine Abnahme der Empfindlichkeit auf [3]. BISHOP und KENDALL [5] machen darauf aufmerksam, daß Histamin bei der geringsten noch wirksamen Konzentration mit einer kurzen einmaligen Kontraktion antwortet; bei etwas höheren Konzentrationen ist die Kontraktion stärker und von Rhythmen gefolgt; bei noch höheren Konzentrationen tritt eine reine tonische Kontraktion auf, wie sie z. B. in Abb. 21 wiedergegeben ist. Die Längsmuskulatur ist empfindlicher als die Ringmuskulatur [6].

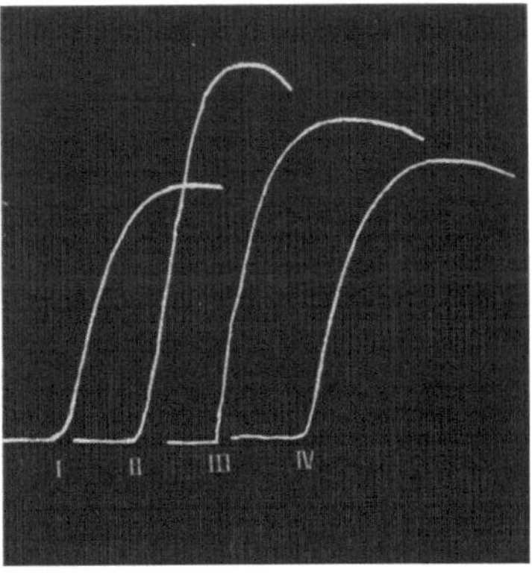

Abb. 21 zeigt die verschiedene Kontraktion am isolierten in Tyrode aufgehängten Meerschweinchendarm bei Zufügen von Gewebsextrakten (I und II) und Histamin (III und IV) in kalter (20° C) und warmer (38° C) Lösung zum Tyrodebad. Badtemperatur 38°; Badinhalt 16 cm³. I 1 cm³ Muskelextrakt 20° C; II 1 cm³ gleicher Muskelextrakt 38° C; III 0,005 mg Histaminchlorhydrat in 1 cm³ Tyrode von 20° C; IV 0,005 mg Histaminchlorhydrat in 1 cm³ Tyrode von 38° C. (S. Text S. 158.) (Nach SCHULTE.)

1 GUGGENHEIM, M.: Biochem. Z. **51**, 369 (1913).
2 GUGGENHEIM, M. und W. LÖFFLER: Ebenda **72**, 303 (1916).
3 SCHULTE, H. (unveröffentlichte Versuche).
4 WATANABE, K. (unveröffentlichte Versuche).
5 BISHOP, G. H. and A. J. KENDALL: Amer. J. Physiol. **85**, 546 (1928).
6 KENDALL, A. J. und G. H. BISHOP: Ebenda **85**, 561 (1928).

KENDALL und seine Mitarbeiter[1] [2] haben mit einer besonderen Apparatur untersucht, wie Histamin von der Serosa und von der Mucosa aus auf den isolierten, in Thyrode aufgehängten Dünndarm des Meerschweinchens wirkt. Wurde das Histamin von der Serosaseite aus gegeben, so trat nach 10 Sekunden eine schnell verlaufende Kontraktion ein. Von der Schleimhaut aus war die Latenz 30 bis 60 Sekunden, und die Kontraktion verlief träge. Weiter wirkten nur neutrale und gering alkalische, nicht aber saure Histaminlösungen (vgl. S. 80 und 81). Bei zunehmender Histaminkonzentration zeigte sich die Wirkung erst in erhöhten Rhythmen und dann in einer tonischen Kontraktion der Längs- und später der Ringmuskulatur.

*Ratte:* Der Dünndarm wird durch Histamin erregt, ist aber zehnmal weniger empfindlich als der der Katze[3]. Eine Konzentration von 1:200 000 Histaminphosphat war wirkungslos; bei 1:40 000 trat eine geringe Wirkung ein. SCHULTE[4] fand in unserem Laboratorium eine gleiche Schwellendosis, nämlich von 1:40 000 bis 50 000 Histaminchlorhydrat. Seltsamerweise vermindert Hypophysenextrakt den Tonus der Darmmuskulatur bei der Ratte; wie wir sehen, verhalten sich die beiden Gifte am Darm umgekehrt wie am Uterus dieses Tieres.

*Huhn:* STORM VAN LEEUWEN und VERZÁR[5] haben nach Ergaminkonzentrationen von 1:7 500 000 eine starke Tonuszunahme der isolierten Dünndarmstückchen beobachtet.

*Frosch:* Die Speiseröhren- und Dünndarmpräparate zeigten nach Histamin starke rhythmische Zusammenziehungen und Tonusabnahme[6]. WATANABE[7] fand in unserem Laboratorium nur eine Tonusabnahme des Dünndarms bei einer Histaminchlorhydratkonzentration von 1:20 000. Der Froschdarm ist also wenig empfindlich. Nach LIO ist das Histamin bei Ca-freier Ringerlösung wirkungslos, während K-freie Ringerlösung die Wirkung kaum beeinflußt. Am Dickdarm fand LIO[6] Hemmung des Tonus und der Spontanbewegungen.

*Schildkröte:* Histamin bewirkt eine geringe Kontraktion der Magen- und eine Hemmung der Oesophagusmuskulatur[8].

---

[1] KENDALL, A. J. und G. H. BISHOP: Amer. J. Physiol. **85**, 561 (1928).
[2] KENDALL, A. J. and VARNEY: J. inf. Dis. **41**, 143 (1927).
[3] VOEGTLIN, C. and H. DYER: J. of Pharmacol. **24**, 101 (1925).
[4] SCHULTE, H. (unveröffentlichte Versuche).
[5] STORM VAN LEEUWEN, W. and F. VERZÁR: J. of Pharmacol. **18**, 293 (1921).
[6] LIO, G.: Arch. internat. Pharmacodynamie **33**, 409 (1928).
[7] WATANABE, K. (unveröffentlichte Versuche).
[8] CARLSON, A. J. and A. B. LUCKHARDT: Amer. J. Physiol. **57**, 299 (1921).

### d) Wirkung auf die Gallenblasenmuskulatur.

Histamin bewirkt eine Kontraktion und Entleerung der Gallenblase; doch müssen wir zwischen direkter und indirekter Wirkung unterscheiden.

*Versuche an der isolierten Gallenblasenmuskulatur*: Die isolierte in Tyrode der Länge nach aufgehängte Gallenblase des Meerschweinchens wird von Histamin kontrahiert und läßt sich durch Hypophysin langsam wieder zur Erschlaffung bringen[1]. Am Hunde haben Brugsch und Horsters keine Kontraktion von den herausgeschnittenen circulären Teilen der Blase vom Fundus bis zum Collum erhalten; der Längsstreifen der Gallenblase, von dem sich wahrscheinlich eine Histaminkontraktion hätte erhalten lassen, wurde nicht untersucht. Vom Collum vesicae, vom Cysticus und Choledochus erhielten sie weder von circulären noch von Längspräparaten eine Kontraktion.

*Versuche in situ*: Bei Hunden steigt nach intravenösen Injektionen von 0,5—1 mg Histamin der intravesicale Druck der Gallenblase steil an[1, 2]. Der Druck kann lange Zeit hoch bleiben. Nach Ansicht von Ivy und Oldenberg ist der Anstieg nur die Folge der Blutdrucksenkung. Es ist bemerkenswert, daß sie bei Katzen nach intravenösen Histamininjektionen (im Gegensatz zum Sekretin) keine Erhöhung des intravesiculären Druckes erhielten.

Bei subcutanen Injektionen, die zu einer Magensaftsekretion führen, kann man eine indirekte Gallenblasenkontraktion dadurch erwarten, daß der secernierte Magensaft ins Duodenum übertritt. Lueth, Orndoff und Ivy[3] haben an Menschen und Hunden aber nur gelegentlich eine Entleerung der Gallenblase nach subcutaner Injektion nachweisen können. Die Gallenblase wurde durch Tetrajodphenolphtalein sichtbar gemacht.

### e) Wirkung auf die Bronchialmuskulatur.

Bei der bronchokonstriktorischen Wirkung des Histamins müssen wir nach den Versuchen von Weber[4] zwischen einer zen-

[1] Brugsch, Th. und H. Horsters: Arch. f. exper. Path. **118**, 267 (1926).

[2] Ivy, A. C. and E. Oldenberg: Amer. J. Physiol. **86**, 599 (1928)

[3] Lueth, H. C., Orndoff, B. H. and A. C. Ivy: Proc. Soc. exper. Biol. a. Med. **26**, 311 (1929).

[4] Weber, E.: Arch. f. Anat. **1914**, S. 63.

tral bedingten und einer peripher angreifenden Wirkung unterscheiden. Bei der zentral hervorgerufenen Wirkung handelt es sich nicht um Erregungen, die über den Vagus zu den Bronchien verlaufen, da die zentrale Wirkung auch nach Vagusdurchschneidung bestehen bleibt. Durch neuere Untersuchungen an Hunden von HOUSSAY und CRUCIANI[1] ist sogar einwandfrei erwiesen, daß Histamin keine Erregung über die Vagi zu den Bronchialmuskeln schickt. HOUSSAY und CRUCIANI wendeten folgende Versuchsanordnung an: Die Hunde wurden decapitiert; der Kopf blieb mit dem Körper der Tiere nur durch die Vagi verbunden und wurde von einem anderen Hund (Blutspender) durch Verbindung der Carotiden und Jugularvenen mit Blut versorgt. Histamininjektionen in den Blutspender hatten keinen Einfluß auf die Bronchien, dagegen führten Injektionen in den decapitierten Hund zur Bronchokonstriktion. Wir dürften diese nach WEBER aber nicht als rein periphere Wirkung ansehen, wie HOUSSAY und CRUCIANI es tun. Denn WEBER fand bei seinen onkometrischen Versuchen an Katzen- und Hundelungen, daß die Bronchokonstriktion des denervierten Lungenlappens geringer ausfiel als die des nicht denervierten (s. Abb. 22); doch können seine Versuche auch bedeuten, daß das denervierte Lungengewebe nicht so empfindlich gegen Histamin ist. Die Annahme von WEBER, daß die zentrale Wirkung stärker als die periphere ist, besteht sicher nicht zu recht. Die Wirkung beim Meerschweinchen ist ausschließlich oder doch zum größten Teil peripher bedingt, wie dies aus den Versuchen von DALE und LAIDLAW[2] und KOESSLER und

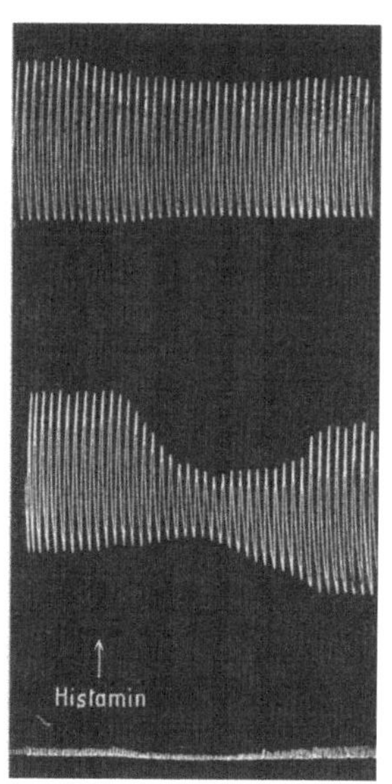


Abb. 22 zeigt die verschiedene Wirkung von 1 mg Histamin (↑) auf das Atmungsvolumen eines nervös isolierten (obere Kurve) und eines normal innervierten (mittlere Kurve) Lungenlappens bei der Katze. Untere Kurve arterieller Blutdruck. (Nach WEBER.)

[1] HOUSSAY, B. A. et J. CRUCIANI: C. r. Soc. Biol. Paris **101**, 246 (1929).
[2] DALE, H. H. and P. P. LAIDLAW: J. of Physiol. **41**, 318 (1910/11).

LEWIS[1] am Meerschweinchen mit ausgebohrtem Hirn und Rückenmark (s. Abb. 23) sowie aus den Durchströmungsversuchen der isolierten Lunge (s. S. 180) hervorgeht. Aus denselben Gründen müssen wir aber auch bei Hunden und Katzen eine starke periphere Wirkung annehmen (s. S. 181).

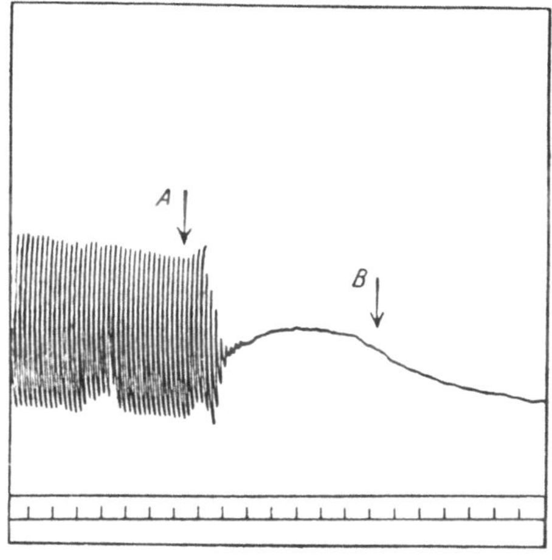


Abb. 23. Meerschweinchen mit ausgebohrtem Hirn und Rückenmark. Bei *A* Wirkung von 5 mg/Histamin auf das Lungenvolumen. Bei *B* 5 mg Atropin. (Nach DALE und LAIDLAW.)

Die Histaminwirkung wird von den verschiedensten Narkotica stark gehemmt (s. Narkose) und zeigt sich darum am ausgesprochensten am nicht narkotisierten Tier. Die Bronchokonstriktion wird bei vielen Tieren durch die sogenannten vegetativen Gifte beeinflußt (s. Beziehung zu anderen Giften).

*Meerschweinchen:* Am nicht narkotisierten Tier beherrscht der Bronchialmuskelkrampf das Symptomenbild des Histaminshockes vollständig und bedingt den letalen Ausgang. Es kann zum vollständigen Verschluß der Bronchien (wozu natürlich auch die vermehrte Sekretion der Bronchialschleimhaut teilweise mit beitragen kann, DALE und LAIDLAW) und nach einigen vergeblichen Einatmungsbewegungen zum Atemstillstand kommen.

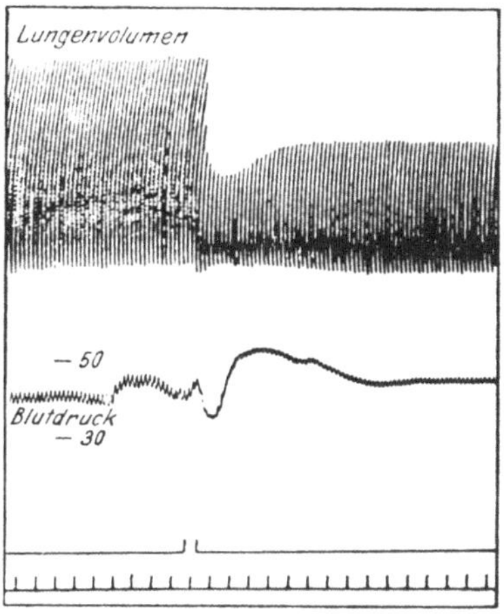

Abb. 24. Katze mit ausgebohrtem Hirn und Rückenmark. Wirkung von 0,5 mg Histamin auf Lungenvolumen und Blutdruck. (Nach DALE und LAIDLAW.)

[1] KOESSLER, K. K. and J. T. LEWIS: Arch. int. Med. **39**, **163** (1927).

Das Herz schlägt noch kurze Zeit weiter[1 2 3], selbst wenn die Atmung schon stillsteht. Die Lunge läßt sich nach Histamin mit gewöhnlichem Druck nicht mehr aufblasen[2 3]. An der durchströmten Meerschweinchenlunge beobachtet man das gleiche, sie zeigt das typische Bild der „Lungenstarre"[4 5].

KOESSLER und LEWIS[3] haben gezeigt, daß bei intraperitonealer Injektion 0,1 mg unwirksam waren, während sich bei intravenöser Injektion schon mit 0,01 mg ein intensiver Bronchospasmus einstellte.

Die Lunge kollabiert post mortem nicht und ist um so geblähter, je allmählicher der Tod eintrat. Das beruht darauf, daß während der Inspiration noch Luft eingeatmet wird, die aber während der Exspiration nicht wieder ausgeatmet werden kann[1].

Mikroskopisch zeigt die Lunge ein ganz ähnliches Bild wie bei der Anaphylaxie. Die Bronchialäste sind maximal kontrahiert; die stark erweiterten Alveolen sind allenthalben lufthaltig, ihre maximal gedehnten Wandungen erscheinen äußerst zart und vielfach zerrissen[6]. TSUJI[7] hebt vor allem eine starke Erweiterung und Hyperämie der Lungencapillaren hervor, wodurch zahlreiche Alveolen sehr verkleinert werden. Einige dieser Alveolen waren mit Transsudat gefüllt.

*Kaninchen:* Am nicht narkotisierten Tier ist die Wirkung ebenfalls sehr ausgeprägt und stellt neben der Wirkung auf die Pulmonargefäße den wesentlichen Faktor für den tödlichen Ausgang dar.

Aus den Versuchen am Meerschweinchen und Kaninchen wird allgemein gefolgert, daß die Wirkung des Histamins auf die Bronchiolenmuskulatur bei den Nagetieren das Symptomenbild des Histaminshockes beherrsche im Gegensatz zu den Carnivoren (Hund und Katze), bei denen der Kreislaufshock das Charakteristicum nach großen Histamindosen darstellt. Diese Gegenüberstellung von Nagetieren und Fleischfressern läßt sich nicht aufrecht erhalten, wenn andere Nagetiere mit einbezogen werden. Bei der Ratte äußert sich der Histaminshock wie bei der Katze als Kreislaufshock[8]; die Wirkung auf die Bronchialmuskulatur ist geringer. Auch bei Mäusen wird

[1] DALE, H. H. and P. P. LAIDLAW: J. of Physiol. **41**, 313 (1910/11).
[2] PAL, J.: Dtsch. med. Wschr. **1912**, S. 1774.
[3] KOESSLER, K. K. and J. T. LEWIS: Arch. int. Med. **39**, 163 (1927).
[4] BAEHR, G. und E. P. PICK: Arch. f. exper. Path. **74**, 40 (1913).
[5] HANZLIK, P. J. and H. T. KARSNER: J. of Pharm. **14**, 449 (1920).
[6] BIEDL, A. und R. KRAUS: Z. Immun.forschg **15**, 447 (1912).
[7] TSUJI, K.: Acta Scholae med. Kioto **12**, 119 (1929).
[8] VOEGTLIN, C. and H. DYER: J. of Pharmacol. **24**, 102 (1925).

das Symptomenbild nicht von der Wirkung auf die Bronchiolenmuskulatur beherrscht[1].

*Hund und Katze*: Bei diesen Tieren tritt die Wirkung auf die Bronchialmuskulatur gegen die auf die Gefäße in den Hintergrund, doch läßt sie sich deutlich nachweisen[2 bis 8].

DALE und LAIDLAW haben die Bronchokonstriktion mittels des Lungenplethysmographen von BRODIE und DIXON[9] aufgezeichnet. Der quantitative Unterschied in der Wirkung auf die Bronchialmuskulatur des Meerschweinchens und der Katze kommt in den Abb. 23 und 24 gut zum Ausdruck. Bei der Katze ist das Rückenmark ausgebohrt, so daß die von WEBER angenommene zentrale Wirkung ausgeschaltet ist. Beim Hunde mit ausgebohrtem Rückenmark läßt sich noch nach $^1/_{60}$ mg Ergamin eine Bronchokonstriktion beobachten[10]; an der isolierten durchströmten Katzenlunge konnte LÖHR[11] ebenfalls einen starken Bronchospasmus mit Histamin erhalten.

Am isolierten Bronchenring des Hundes[12 13], des Stieres[12] und des Schweines[14] konnte die Kontraktion ebenfalls nachgewiesen werden. Im Gegensatz dazu gelang es P. TRENDELENBURG[15] nicht, mit Histamin oder Pepton eine Kontraktion des isolierten Bronchialmuskels des Rindes zu erhalten. Das kann darauf beruhen, daß zur Erregug der bronchokonstriktorischen Wirkung sehr viel höhere Histaminkonzentrationen als bei den Wirkungen an anderen glattmuskeligen Organen[13] nötig sind. So zeigte TSUJI, daß sich der Bronchialmuskelstreifen des Rindes selbst bei einer Histaminkonzentration von 1 : 10000 nur schwach kontrahierte[1]. Es ist aber auch möglich, daß es sich bei den Präparaten von TRENDELENBURG um nahe der Trachea gelegene Bronchialstreifen gehandelt hat, die nicht mehr auf Histamin reagieren, denn die Trachealmuskulatur der Katze reagiert weder in vitro noch in vivo auf Histamin[16].

[1] TSUJI, K.: Acta Scholae med. Kiota **12**, 119 (1929). [2] DALE, H. H. and P. P. LAIDLAW: J. of Physiol. **41**, 313 (1910/11). [3] WEBER, E.: Arch. f. Anat. **1914**, S. 63. [4] JANNUSCKE, H. und L. POLLAK: Arch. f. exper. Path. **66**, 205 (1911). [5] GOLLA, F. L. and W. L. SYMES: J. of Pharm. **5**, 87 (1913/14). [6] JACKSON, D. E.: Ebenda **5**, 479 (1913/14). [7] NECHOROSCHEW, N. P.: Z. f. exper. Med. **66**, 728 (1929). [8] MAUTNER, H. und E. P. PICK: Arch. f. exper. Path. **142**, 271 (1929). [9] BRODIE and DIXON: J. of Physiol. **29**, 97 (1903). [10] JACKSON, D. E. and C. A. MILLS: J. Labor. a. clin. Med. **5**, 2 (1919). [11] LÖHR, H.: Z. exper. Med. **39**, 67 (1924). [12] TITONE, F. P.: Pflüg. Arch. **155**, 47 (1914). [13] QUAGLIARIELLO, G.: Z. Biol. **64**, 263 (1914). [14] MACHT, D. J. and TING G. C.: J. of Pharm. **18**, 372 (1921). [15] TRENDELENBURG, P.: Arch. f. exper. Path. **69**, 79 (1912). [16] JACKSON, D. E.: J. of Pharm. **5**, 479 (1913/14).

Bei den Allgemeinerscheinungen (s. S. 82) an *Menschen*, *Ratten*, *Mäusen* und *Tauben* haben wir auf die erschwerte Atmung hingewiesen, die zum Teil wenigstens durch die periphere Wirkung auf die Bronchialmuskeln bedingt sein kann. Beim Menschen konnten WEISS, ELLIS und ROBB [1] keine Zeichen einer Bronchokonstriktion feststellen, wenn sie 1—2 Stunden kontinuierlich 0,02—0,04 mg Histamin pro Minute injizierten. Auch die Vitalkapazität änderte sich nicht. ADLER [2] beobachtete an *Igeln* erschwerte Exspiration nach Histamin.

*Kaltblüter*: Messungen des intrapulmonalen Druckes ergaben beim Frosch (R. pipiens und catesbiana) und bei der Schildkröte eine Kontraktion, beim Salamander (Necturus) eine Erschlaffung der Lungenmuskulatur [3].

*Die Bedeutung der Lungengefäßwirkung für die Bronchokonstriktion.*

TSUJI[4] glaubt, daß die nach Histamin auftretende Dyspnoe gar nicht durch direkte Reizung der Bronchialmuskeln entsteht, sondern daß die Hauptursache dafür „die Dilatation und Transsudation der Lungencapillaren und der durch diese beiden reflektorisch erzeugte Bronchospasmus sind“. Als Hauptargument für seine Ansicht führt TSUJI die verschiedene Empfindlichkeit der glatten Muskeln des Rindes auf Histamin und Pilocarpin an. Histamin, welches den Bronchialmuskelstreifen in einer Konzentration 1 : 10 000 nur schwach kontrahiert, macht in vivo eine starke Dyspnoe, während Pilocarpin, welches in vivo wirkungslos ist, den Bronchialmuskelstreifen noch in einer Konzentration von 1 : 10 000 000 stark kontrahiert. Dagegen ist Pilocarpin aber noch in einer Konzentration von 1 : 50 000 ohne Wirkung auf die glatte Muskulatur des Lungenvenenstreifens, während Histamin diesen noch in einer Konzentration von 1 : 10 000 000 kräftig kontrahiert.

Diese Tatsachen, die im ersten Augenblick sehr überzeugend wirken, verlieren bei genauerem Zusehen an Beweiskraft. Beim Bronchialmuskelpräparat des Rindes handelt es sich um die großen Bronchien, während die Bronchokonstriktion in vivo die kleinen Bronchioli betrifft. Die geringe Empfindlichkeit der großen Bron-

[1] WEISS, S., ELLIS, L. B. and G. P. ROBB: Amer. J. Physiol. **90**, 551 (1929).

[2] ADLER, L.: Arch. f. exper. Path. **86**, 159 (1920).

[3] CARLSON, A. J. and A. B. LUCKHARDT: Amer. J. Physiol. **54**, 55, 122 (1920).

[4] TSUJI, K.: Acta Scholae med. Kioto **12**, 119 (1929).

chi zeigt nur, daß die Empfindlichkeit der Bronchialmuskulatur gegen Histamin nach der Trachea zu stark abnimmt, deren Muskulatur, wie wir bereits erwähnt haben, auch in vivo gegen Histamin unempfindlich ist. Würde die Auffassung von TSUJI zu Recht bestehen, so müßten die Tiere, bei denen sich die Lungengefäße am stärksten kontrahieren, auch die stärkste Dyspnoe aufweisen. Das umgekehrte ist aber der Fall. Die Bronchokonstriktion ist beim Meerschweinchen am stärksten, dessen Lungengefäße sich jedoch überhaupt nicht auf Histamin kontrahieren. Freilich kann eine Permeabilitätserhöhung der Lungencapillaren bei diesen Tieren nicht ausgeschlossen werden. Diese könnte nach TSUJI bereits einen reflektorischen Bronchospasmus auslösen. Hierbei handelt es sich jedoch nur um unbewiesene Vermutungen.

*Die Bedeutung der Bronchokonstriktion für die Blutdrucksenkung.*

Die mit der Bronchokonstriktion einhergehende Abnahme des intrapleuralen Druckes kann sicherlich zu einer Blutdrucksenkung führen. Schon DALE und LAIDLAW[1] führten die gelegentlich bei Kaninchen in leichter Narkose (siehe S. 122) beobachtete unregelmäßige Blutdrucksenkung außer auf die Kontraktion der Pulmonargefäße auf den Bronchialmuskelkrampf zurück.

ABE[2] sah in der Bronchokonstriktion den Hauptfaktor für die Blutdrucksenkung bei Katzen und Hunden. Die häufig beobachtete Zweiphasigkeit der Blutdrucksenkung bei der Katze erklärt er damit, daß die Wirkung auf die Bronchiolen nicht gleichzeitig mit der auf die Lungengefäße einsetzt. Die erste steile Blutdrucksenkung soll nach ABE nämlich auf Verengerung der Bronchiolen, die nachfolgende Senkung auf Kontraktion der Lungengefäße beruhen. ABE geht dabei von der falschen Vorstellung (s. S. 299) aus, daß die Bronchokonstriktion den durch die Lungen fließenden Blutstrom behindere. Gegen die Ansicht von ABE, die heute nicht mehr als richtig angesehen werden kann, spricht, daß trotz der abschwächenden Wirkung des Äthers auf die Bronchokonstriktion die Blutdrucksenkung bei der Katze in Äthernarkose sehr ausgesprochen ist. Über den Einfluß der Bronchokonstriktion auf Veränderungen des Venendruckes s. S. 318.

[1] DALE, H. H. and P. P. LAIDLAW: J. of Physiol. **41**, 318 (1910).
[2] ABE, K.: Tohoku J. exper. Med. **1**, 398 (1920).

### f) Wirkung auf die Milz.

Das Histamin kontrahiert die Katzen- und Hundemilz. Plethysmographisch konnten dies bereits DALE und LAIDLAW[1] an der Katze zeigen; 0,5 mg führten zu einer starken vorübergehenden Volumenabnahme. Nach BARCROFT[2] ist die Milz eines im Histaminshock getöteten Hundes oder einer Katze nicht maximal kontrahiert. Eine Ausnahme bildet anscheinend die Mäusemilz. VOEGTLIN und DYER[3] fanden nämlich, daß sie bei im Histaminshock gestorbenen Tieren in allen Fällen vergrößert war. Möglich, daß die glatte Muskulatur der Mäusemilz auf Histamin mit einer Hemmung reagiert.

### g) Wirkung auf die Pilomotoren.

Eine Wirkung auf die Pilomotoren konnten DALE und LAIDLAW[1] nicht feststellen.

### h) Die Wirkung auf das Vas deferens.

MACHT und MATSUMOTO[4] fanden, daß hohe Histaminkonzentrationen auf das Vas deferens kontrahierend wirkten.

### i) Wirkung auf die Ureteren.

GRUBER[5] stellte eine erregende Wirkung verdünnter Histaminlösungen auf die glatte Längsmuskulatur des ausgeschnittenen Schweineureters fest; die rhythmischen Kontraktionen wurden stärker und häufiger und, wenn sie vorher unregelmäßig waren, regelmäßiger. Bei stärkeren Histaminkonzentrationen wurden die Rhythmen stärker, aber langsamer (Hemmung!). Die Wirkung des Histamins glich der von Hypophysenextrakten, doch war die erregende Wirkung des Histamins stärker; Gewebe, die durch Hypophysenextrakt bis zum vollständenen Aufhören der Kontraktionen gehemmt waren, fingen nach Zusatz von Histamin wieder an, sich rhythmisch zu kontrahieren. Ebenso konnten Gewebe, die keine spontanen Kontraktionen zeigten, nach Histamin wieder Rhythmen aufweisen.

Der Tonus des Ureters wird durch Histamin erhöht[5] [6].

Dies gilt alles nur für die Untersuchungen am ganzen Ureter oder der Abschnitte, von denen die Rhythmen ausgehen. Wurden die „abhängigen" Segmente, die nur wenig eigene Kontraktionen zeigen, isoliert untersucht[5], so war das Histamin oft wirkungslos.

---

[1] DALE, H. H. and P. P. LAIDLAW: J. of Physiol. **41**, 318 (1910/11). [2] BARCROFT, J.: Erg. Physiol. **25**, 818 (1926). [3] VOEGTLIN, C. and H. DYER: J. of Pharmacol. **24**, 101 (1924). [4] MACHT, J. and S. MATSUMOTO, zitiert nach J. J. ABEL und J. MACHT: J. of Pharmacol. **14**, 279 (1920). [5] GRUBER, C. M.: Ebenda **34**, 203 (1928). [6] ROTHMANN, H.: Z. exper. Med. **55**, 776 (1927).

### k) Wirkung auf die Harnblase.

DALE und LAIDLAW[1] nahmen an, daß die Blasenmuskulatur nicht auf Histamin reagiere. Sie fanden an Katzen bei wiederholten intravenösen Histamininjektionen nach der ersten Injektion eine geringe Erschlaffung, nach den darauffolgenden Injektionen aber zunehmende Kontraktion und Entleerung der Blase. Diese Wirkung war sicherlich zentralen Ursprungs, da sie an Katzen mit ausgebohrtem Sakralmark nicht auftrat. Die Untersuchungen von MACHT[2] an der isolierten Blasenmuskulatur haben aber gezeigt, daß sich sowohl die Trigonum-, als auch die Fundusmuskulatur auf Histamin kontrahiert. An der Froschblase fand ADLER[3] meist keine Beeinflussung durch Histamin (selbst bei hohen Dosen nicht), nur in einigen Fällen war eine geringe Erregung festzustellen.

### l) Wirkung auf die glatte Muskulatur des Retractor penis.

DALE und LAIDLAW[1] haben gezeigt, daß sich der Retractor penis des Hundes und der Ziege nach kleinen Histamindosen tonisch kontrahiert; der isolierte, aufgehängte Muskel war noch in Verdünnungen von 1 : 250 000 stark reaktionsfähig. Über den quergestreiften Retractor penis der Schildkröte s. S. 387.

### m) Wirkung auf die glatte Muskulatur der Iris.

Eine Pupillenerweiterung, die nach Injektion von Histamin eintritt und auf Abgabe von Adrenalin aus den Nebennieren beruht, werden wir auf S. 192 beschreiben.

Um diese indirekte Wirkung auszuschalten, spritzte MATSUDA[4] in unserem Laboratorium das Histamin in die Arteria carotis einer Seite; auf diese Weise gelangt es zuerst an die Iris. In einigen Fällen untersuchte er noch die Wirkung des Histamins nach Injektion in die vordere Augenkammer, nach subkonjunktivaler Injektion und nach einfachem Einträufeln in den Augenbindehautsack. Er fand nach Einspritzung in die Arteria carotis bei Katzen und Hunden eine Erweiterung der Iris, bei Kaninchen eine Verengerung. Wurde das Histamin nicht in die Blutbahn injiziert, sondern direkt ins Auge gebracht, so reagierte die Pupille anders.

---

[1] DALE, H. H. and P. P. LAIDLAW: J. of Physiol. **41**, 318 (1910).
[2] MACHT, D. J.: J. of Pharmacol. **27**, 389 (1926).
[3] ADLER, L.: Arch. f. exper. Path. **83**, 248 (1918).
[4] MATSUDA, A.: Ebenda **142**, 70 (1929).

Bei Katzen erhielt er bei Injektion in die vordere Augenkammer eine Erweiterung, bei subkonjunktivaler Injektion und beim Einträufeln in den Augenbindehautsack keinerlei Effekt. Bei Hunden ging der Erweiterung bei Injektion in die vordere Augenkammer eine Verengerung voraus; bei Kaninchen wirkte es unter diesen Bedingungen nur verengernd. Am Menschen beobachtete HAMBURGER[1] eine Miosis, wenn er Histamin in den Augenbindehautsack einträufelte. Er wendet Histamin gegen Glaukom an.

Große intravenöse Histamindosen, die bei einer nicht betäubten Katze nur geringe Shocksymptome bewirken, verursachen ebenfalls eine Pupillenerweiterung. Ob diese durch eine direkte Einwirkung des Histamins auf die Pupille oder indirekt durch abgegebenes Adrenalin aus den Nebennieren bedingt wird, ist nicht näher untersucht worden.

Die Miosis, die an Katzen nach großen subcutanen Dosen gesehen wurde, ist sehr wahrscheinlich zentral bedingt; denn es tritt eine Erweiterung ein, wenn man das Tier erschreckt[2].

Am herausgenommenen Froschauge wirkt Histamin in großen Dosen etwas erweiternd[3].

### n) Anhang: Beziehung zu anderen Giften.

Die Annahme, das Histamin wirke auf die glatte Muskulatur direkt, gründet sich vor allem auf die Versuche über den Einfluß der sogenannten „autonomen" Gifte auf die Histaminreaktionen. Da die Histaminwirkung auf die meisten glatten Muskeln eine dem Adrenalin entgegengesetzte ist, könnte man zunächst an eine Wirkung des Histamins auf parasympathische Nerven denken. Aus diesem Grunde sind vor allem die Versuche mit Atropin wichtig.

*Darm, Uterus*: DALE und LAIDLAW[2] zeigten, daß weder die Histaminkontraktion des Uterus, noch die der Darmmuskulatur vom *Atropin* beeinflußt wird. Ebenso fand YAMAUCHI, daß die Histaminkontraktion des Uterus weder durch Atropin, noch durch *Yohimbin* gehemmt wird[4]. VANYSEK[5] nimmt andererseits an, daß das Histamin außer auf die glatte Muskulatur des Darmes auch auf den Plexus Auerbachii wirke, denn es gelang ihm, mit sehr großen Atropindosen die erregende Histaminwirkung zu hemmen.

---

[1] HAMBURGER, C.: Klin. Mbl. Augenheilk. **76**, 849 (1926).
[2] DALE, H. H. and P. P. LAIDLAW: J. of Physiol. **41**, 318. (1911).
[3] GAUTIER, CL.: C. r. Soc. Biol. Paris **97**, 89 (1927)
[4] YAMAUCHI, M.: Arb. med. Univ. Okayama **1**, 14 (1928).
[5] VANYSEK, F.: Biochem. Z. **67**, 221 (1914).

Es waren dazu sehr viel größere Atropinmengen nötig als zur Hemmung der Pilocarpinkontraktion. Auch die Histaminkontraktion des Hundemagens wird durch große Mengen Atropin und Nikotin deutlich abgeschwächt, so daß KURODA den Angriffspunkt dieser letzten beiden Gifte zum Teil in die glatte Muskulatur selber verlegt. Wir sehen hier wieder ein Beispiel dafür, in welche Schwierigkeiten man kommt, wenn man aus der gegenseitigen Beeinflusung verschiedener Gifte auf den Angriffspunkt derselben in der Zelle schließen will. Seltsamerweise fand KURODA, daß Atropin die Histaminkontraktion, die am Muskelpräparat eines sogenannten „nervenlosen" BICKELschen Magens ausgelöst wird, weniger stark hemmt, als die Kontraktion am Muskelpräparat eines gewöhnlichen Magens.

STORM VAN LEEUWEN und VERZÁR[1] fanden, daß die tonische Histaminkontraktion am Dünndarm des Huhnes durch Atropin gehemmt wird.

Die durch Histamin hervorgerufene Tonusabnahme am Dünndarm des Frosches wird durch gewöhnliche Mengen Atropin nicht beeinflußt, obgleich auch hier ungewöhnlich große Atropinmengen die Histaminhemmung abschwächen können[2].

SUGIMOTO[3] zeigte, daß der durch Histamin kontrahierte Uterus eines trächtigen Meerschweinchens durch *Adrenalin* erschlafft wurde, und NICULESCU[4] fand, daß bei gleichzeitigem Einwirken von Histamin und Adrenalin auf den Meerschweinchenuterus die Histaminkontraktion durch eine etwas später einsetzende vorübergehende Adrenalinerschlaffung unterbrochen wurde. Nach PLANELLES[5] wird auch die Hemmung, die Adrenalin am Meerschweinchendünndarm verursacht, durch Histamin nicht beeinflußt. Uns fiel dagegen auf[2], daß der längere Zeit in Tyrode aufgehängte Meerschweinchendarm, an dem wir mehrmals Histaminkontraktionen ausgelöst hatten, auf Adrenalin mit einer Kontraktion und nicht mehr wie das frische Präparat mit einer Hemmung antwortete. Es handelt sich dabei aber vielleicht nicht um eine spezifische Beeinflussung der Adrenalinwirkung durch vorausgehende Histamingaben,

---

[1] STORM VAN LEEUWEN, W. and F. VERZÁR: J. of Pharm. **18**, 293. (1929).

[2] FELDBERG, W., SCHILF, E. und K. WATANABE (unveröffentlichte Versuche).

[3] SUGIMOTO, T.: Arch. f. exper. Path. **74**, 27 (1913).

[4] NICULESCU, P.: Z. exper. Path. u. Ther. **15**, 1 (1914).

[5] PLANELLES, J.: Arch. f. exper. Path. **105**, 38 (1925).

denn auch ohne Vorbehandlung können längere Zeit in Tyrode aufgehängte Darmpräparate durch Adrenalin erregt werden (vgl. hierzu die Wirkung von Adrenalin bei der Histaminvergiftung auf S. 191).

Auf den mit Indoläthylamin vergifteten Meerschweinchendarm wirkt Histamin nicht mehr[1]. Im Zustande der Tyraminvergiftung ist Histamin wirksam[2].

HAMBURGER[3] beobachtete, daß nach Histaminaufträufelung in den Augenbindehautsack des Menschen und der hierbei auftretenden Miosis Atropin und Scopolamin fast wirkungslos waren.

*Bronchien:* Die Wirkung des *Atropins* auf die Histaminkontraktion der Bronchialmuskulatur ist nicht ganz eindeutig. Man kann folgende Eigentümlichkeiten beobachten: 1. ist die hemmende Wirkung des Atropins auf den nach Histamin auftretenden Bronchialmuskelkrampf an der isolierten durchströmten Meerschweinchenlunge viel stärker als am lebenden Meerschweinchen, und 2. ist beim Meerschweinchen der Einfluß des Atropins auf den Bronchialmuskelkrampf nach Histamin überhaupt ausgeprägter als bei anderen Tieren, wie z. B. bei der Katze. Dasselbe gilt in gewisser Weise auch für *Adrenalin.*

BAEHR und PICK[4] haben gezeigt, daß der Bronchialmuskelkrampf, der bei der durchströmten *Meerschweinchen*lunge nach Histamin auftritt, durch Atropin und Adrenalin vollständig gelöst werden kann. Am lebenden Meerschweinchen gelang es dagegen DALE und LAIDLAW[5] nicht, den Bronchialkrampf, der durch Injektion von 0,5 mg Histamin hervorgerufen wurde, durch große Mengen Atropin zu hemmen.

Dies konnten KOESSLER und LEWIS[6] bestätigen, die weiter zeigten, daß auch die Wirkung kleiner Histamindosen (0,005 mg) von Atropin nicht beeinflußt wird. Der Bronchialmuskelkrampf des Histamins verhält sich in dieser Beziehung also anders als der nach Pepton und im anaphylaktischen Shock[7]. Dagegen wird die Bronchialmuskelwirkung des Histamins durch Adrenalin in gleicher Weise wie im Durchströmungspräparat aufgehoben[4]. Auch

[1] GUGGENHEIM, M. und W. LÖFFLER: Biochem. Z. **72**, 303 (1916).
[2] FRÖHLICH, A. und E. P. PICK: Arch. f. exper. Path. **71**, 23 (1912).
[3] HAMBURGER: Klin. Mbl. Augenheilk. **76**, 849 (1926).
[4] BAEHR, G. und E. P. PICK: Arch. f. exper. Path. **74**, 40 (1913).
[5] DALE, H. H. and P. P. LAIDLAW: J. of Physiol. **14**, 318 (1911).
[6] KOESSLER, K. K. and J. H. LEWIS: Arch. int. Med. **39**, 163 (1927).
[7] BIEDL, A. und R. KRAUS: Zbl. Physiol. **24**, 258 (1911).

REVOLTELLA[1] findet, daß Adrenalin die Histaminwirkung am Meerschweinchen abschwächt. Der einzige bisher am ganzen Tier festgestellte Einfluß des Atropins auf die Bronchialwirkung des Histamins ist der, daß die Dosis letalis des Histamins größer ist, wenn dem Meerschweinchen vorher Atropin injiziert wurde (s. S. 88)[2 3]. Doch braucht das nicht einmal eine hemmende Wirkung des Atropins auf den bronchokonstriktorischen Effekt zu bedeuten. Es ist möglich, daß die Atropinhemmung nur die sekretorische Wirkung des Histamins auf die Drüsen der Bronchialschleimhaut betrifft.

Am *Kaninchen*[4] wird die durch Histamin erzeugte Atemnot vom Atropin nicht beeinflußt; hingegen stellt sich nach Injektion von Adrenalin sofort die normale Atmung wieder ein. Diese Adrenalinwirkung will TSUJI nicht durch eine bronchodilatierende Wirkung erklären, sondern durch eine Wirkung auf die Lungengefäße, denn er nimmt an, daß die Dyspnoe die indirekte Folge der Lungengefäßwirkung darstellt (s. S. 182).

Nach DALE und LAIDLAW wird der Bronchialmuskelkrampf des Histamins *an der Katze* nicht verhindert, wenn vorher Atropin injiziert wird. Ebensowenig wird der einmal bestehende Histaminkrampf durch Atropin gelöst. Dies wurde auch von JACKSON[5] an Katzen und Hunden mit ausgebohrtem Rückenmark beobachtet. Ebenso unwirksam wie Atropin waren *Hyoscin* und *Tyramin*. Auch HOUSSAY und CRUCIANI[6] fanden beim Hunde keinen oder nur einen geringen Einfluß von Atropin und *Curare*. WEBER[7] fand dagegen, daß nur die rein peripher bedingte Histaminkontraktion der Bronchien durch Atropin unbeeinflußt bleibt, daß aber die zentral bedingte Bronchokonstriktion, die bei Katzen und Hunden nach Histamin auftreten soll, durch Atropin und ebenso durch *Nicotin* aufgehoben wird.

JANUSCHKE und POLLAK[8] haben festgestellt, daß Adrenalin auf den nach Histamin auftretenden Bronchialmuskelkrampf derKatze keinen hemmenden Einfluß hat. Die gleiche Beobachtung machten

---

1 REVOLTELLA, G.: Atti Soc. ital. Ostetr. e Ginec. Rom **16**, Dez. 1927.
2 DALE, H. H. and P. P. LAIDLAW: J. of Physiol. **41**, 318 (1910/11).
3 LA BARRE, L. J.: C. r. Soc. Biol. Paris **94**, 1021 (1926).
4 TSUJI, K.: Acta Scholae med. Kioto **12**, 119 (1929).
5 JACKSON, D. E.: J. of Pharmacol. **5**, 479 (1913/14).
6 HOUSSAY, B. A. et J. CRUCIANI: C. r. Soc. Biol. Paris **101**, 246 (1929).
7 WEBER, E.: Arch. f. Anat. **6**, 63 (1914).
8 JANUSCHKE, H. und L. POLLAK: Arch. f. exper. Path. **66**, 205 (1911).

GOLLA und SYMES[1] an Katzen mit ausgebohrtem Rückenmark. Dies ist bemerkenswert, weil das Adrenalin den sehr viel stärkeren Bronchialmuskelkrampf, der nach Pepton auftritt, löst. JACKSON[2] hatte auch gefunden, daß Adrenalin den Histaminkrampf der Bronchialmuskulatur bei Hunden und Katzen mit ausgebohrtem Rückenmark aufheben kann, wenn das Adrenalin nur kurze Zeit nach Einsetzen des Histaminkrampfes gegeben wurde. Hatte sich die tonische Kontraktion der Bronchialmuskulatur erst längere Zeit ausgebildet, so gelang es nicht mehr, durch Adrenalin eine Bronchodilatation auszulösen. Nach HOUSSAY und CRUCIANI[3] kann Adrenalin bei Hunden nur den Bronchialmuskelkrampf nach kleinen Histamindosen beeinflussen. Stärker bronchodilatierend auf den Histaminkrampf als Adrenalin erwiesen sich *Hordenin* und *Lodal*[2].

Außer Atropin und Adrenalin ist noch das *Emetin*[4] ausführlicher untersucht worden. Vom Emetin wird angenommen, daß es im Gegensatz zum Atropin und Adrenalin an der Muskelzelle der Bronchien selber angreift. Denn Emetin hebt nicht nur den Bronchialmuskelkrampf auf, der durch Histamin entsteht, sondern auch den, der nach Bariumchlorid auftritt. Wenn die Meerschweinchenlunge mit Emetin durchströmt worden ist, läßt sich mit Histamin nicht erneut ein Bronchialmuskelkrampf auslösen, wie dies nach der Hemmung durch Atropin und Adrenalin der Fall ist. Die stärkere Wirkung des Emetins zeigt sich weiter auch darin, daß es den an der Katze nach Histamin auftretenden Bronchialmuskelkrampf aufhebt. Das würde für die Ansicht von DALE und LAIDLAW und von WEBER sprechen, daß das Histamin bei der Katze an den glatten Muskelzellen der Bronchiolen angreift. Aus den Beobachtungen von BAER und PICK an der Meerschweinchenlunge ließe sich dagegen auf Grund der Atropinversuche der Schluß ziehen, daß das Histamin beim Meerschweinchen im wesentlichen an derselben Stelle angreift wie das Atropin. Man nimmt an, daß solche Stellen mit der parasympathischen Innervation zusammenhängen. Wir müßten also je nach der Tierart einen anderen Angriffspunkt des Histamins an der Bronchialmuskulatur annehmen, wenn wir aus den pharmakologischen Beeinflussungen der Hist-

---

[1] GOLLA, F. L. and W. L. SYMES: J. of Pharmacol. **5**, 87 (1913/14).
[2] JACKSON, D. E.: J. of Pharmacol. **5**, 479 (1913/14).
[3] HOUSSAY, B. A. et J. CRUCIANI: C. s. Soc. Biol. Paris **101**, 246 (1929).
[4] PICK, E. P. und R. WASICKY: Arch. f. exper. Path. **80**, 147 (1917).

aminwirkung so weitgehende Schlüsse ableiten wollen. Es erscheint uns jedoch richtiger, einfach zu sagen, daß die Histaminreaktion der Bronchialmuskulatur beim Meerschweinchen durch Atropin stärker beeinflußt wird als bei der Katze. Das gilt nicht nur für die Histaminreaktion an der Bronchialmuskulatur, sondern für die Histaminreaktionen im allgemeinen. Daran sehen wir, daß dem Atropin beim Meerschweinchen ein stärkerer Einfluß auf die Histaminreaktionen zukommt als bei der Katze.

PAL[1] zeigte, daß auch *Coffein* den Histaminbronchialmuskelspasmus löst; denn man kann die Lunge, die sich bei einem bestimmten Trachealdruck nach intravenösen Histaminreaktionen nicht mehr aufblasen läßt, nach intravenösen Coffeininjektionen wieder mit Luft füllen; *Nitroglycerin* hebt ebenso den Histaminbronchialmuskelspasmus auf[2]. Kürzlich zeigte SZAKÁLL[3] in unserem Laboratorium, daß eine gleichzeitige oder vorausgehende *Cardiazol*injektion die Histaminwirkung auf die Atmung des Meerschweinchens abschwächt. Es handelt sich dabei wahrscheinlich um eine periphere Wirkung, weil das Cardiazol auch dem anaphylaktischen Bronchialkrampf der isolierten durchströmten Meerschweinchenlunge entgegenwirkt[4]. Die bronchospasmuslösende Wirkung der verschiedenen Narkotica s. S. 110.

Über den Einfluß von *Pituitrin* siehe die Wirkung auf die einzelnen glatten Muskeln. Der Bronchialmuskelkrampf des Hundes wird durch das Hypophysenhormon nicht aufgehoben[5].

Die hemmende Wirkung des Histamins auf die Lungenmuskulatur des *Salamanders* wird nach Nicotin aufgehoben. Histamin wirkt dann ebenso wie am Frosch kontrahierend[6].

*Histaminvergiftung*: FRÖHLICH und PICK[7] haben an der Katze (in vivo) vor allem das Verhalten des Uterus (post partum) im Zustande der Histaminvergiftung in seinem Verhalten gegen andere Pharmaca untersucht. Sie fanden, daß Adrenalin meist und Pilocarpin immer wirkungslos waren. In einem Falle bewirkte das Adrenalin sogar ein Wiedereinsetzen der spontanen Rhythmen. Auch die Pituglandolwirkung wurde gehemmt, wenn auch nicht so ausgesprochen.

---

[1] PAL, J.: Dtsch. med. Wschr. **1912**, S. 1774. [2] WEBER, E.: Arch. f. Anat. **1914**, S. 63. [3] SZAKÁLL, A.: Arch. f. exper. Path. **148**, 218 (1930). [4] WARNANT, H.: C. r. Soc. Biol. Paris **101**, 491 (1929). [5] JACKSON, E. D. and C. A. MILLS: J. Labor. a. clin. Med. **5**, 2 (1919). [6] LUCKHARDT, A. B. and A. J. CARLSON: Amer. J. Physiol. **54**, 122 (1920). [7] FRÖHLICH, A. und E. P. PICK: Arch. f. exper. Path.. **71**, 23 (1912).

## III. Histamin und Nebennieren[1].

### a) Die durch Histamin bedingte Abgabe von Adrenalin aus den Nebennieren.

Die Nebennieren sind vorläufig die einzigen innersekretorischen Drüsen, deren innersekretorisches Produkt und die Art der Abgabe desselben gut bekannt ist. Man kann das Adrenalin nach bestimmten Reizen direkt im Nebennierenvenenblut mit biologischen Methoden nachweisen oder aus bestimmten Reaktionen des Organismus schließen, daß die Nebennieren auf einen Reiz Adrenalin in den Kreislauf abgeben. Das Histamin stellt einen derartigen Reiz dar. In kleinen Dosen bewirkt es eine Ausschüttung von Adrenalin, dessen Wirkung an den verschiedenen Organen nachgewiesen werden kann. Der Nachweis wurde an Katzen (s. Abschn. 1 u. 2) und Hunden[2] erbracht.

**1. Nachweis an der Pupille:** Wird bei Katzen das oberste Halsganglion auf einer Seite entfernt, so ist die Pupille der operierten Seite gegen Adrenalin überempfindlich[3 4 5]. MELTZER und AUER erkannten, welche Bedeutung diese Erscheinung für den Nachweis einer Adrenalinausschüttung aus den Nebennieren hat. Seitdem ist die Reaktion von vielen als Probe für eine vermehrte Adrenalinabgabe benutzt worden. DALE[6] hat als erster gezeigt, daß die durch die Operation überempfindlich gewordene Pupille sich nach intravenöser Injektion von 0,01—0,1 mg Histamin erweitert. LEWIN und SCHILF[7] konnten das bestätigen. DALE wies gleich darauf hin, daß diese Erweiterung auf Adrenalinausschüttung aus den Nebennieren beruhe. Das Phänomen haben dann KELLAWAY und COWELL eingehend untersucht. Sie zeigten, daß die Pupillenerweiterung nach kleinen intravenösen Histamininjektionen nach Entfernung der beiden Nebennieren ausblieb, und daß der Grad der Reaktion als Maß für die vorhandene Menge funktionierenden Nebennierenmarkes angesehen werden könnte. Die Pupillenerweiterung tritt bei Katzen mit intakten Nebennieren auch nach Durchschneidung beider Splanchnici ein, sie muß also „zum Teil wenigstens" als eine direkte Wirkung des Histamins auf die Nebennieren angesehen werden.

---

[1] Vergleiche hierzu „Nebenniereninsuffizienz und Histamin" auf S. 481 dieses Buches. [2] MOLINELLI, E. A., zitiert nach P. TRENDELENBURG: Die Hormone **1**, 331. Berlin: Julius Springer 1929. [3] BUDGE: Die Bewegung der Iris. Braunschweig 1855. [4] ANDERSON, H. K.: J. of Physiol. **30**, 290 (1923). [5] MELTZER, S. J. and C. MELTZER AUER: Amer. J. Physiol. **11**, 28, 37, 40 (1904). [6] DALE, H. H.: Brit. J. exp. Med. **1**, 103. (1920). [7] LEWIN, H. und E. SCHILF, zitiert nach MATSUDA, M.: Arch. f. exper. Path. **142**, 70 (1929).

2. **Nachweis am Blutdruck:** Bei einer decerebrierten Katze mit niedrigem Blutdruck bewirkt eine Injektion von Histamin (0,01 mg) nicht immer eine reine Blutdrucksenkung. In vielen Fällen beobachtet man eine anfängliche geringe Senkung mit nachfolgender langanhaltender Steigerung. Dieser sekundäre Anstieg kann die Hauptwirkung darstellen und weit über die ursprüngliche Blutdruckhöhe hinausgehen[1]. Nach BURN und DALE[2] ist der Anstieg am besten zu erhalten, wenn das Gefäßgebiet vorher dadurch verkleinert wird, daß man Magen und Darm exstirpiert und die Leber aus dem Kreislauf ausschaltet. Gleichzeitig mit dem An-

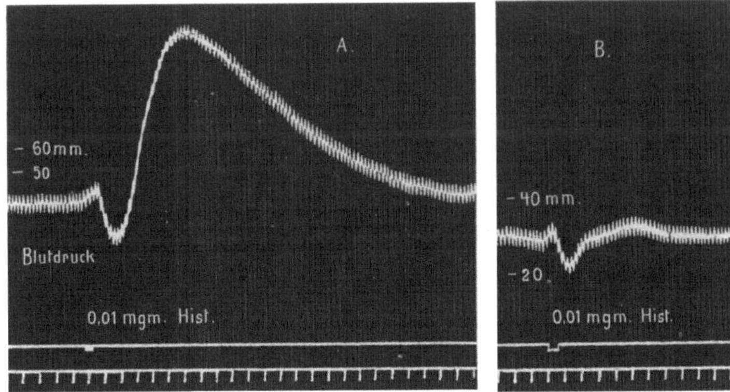


Abb. 25 zeigt die Wirkung von 0,01 mg Histamin auf den Blutdruck einer eviscerierten Katze mit ausgebohrtem Hirn und Rückenmark; (A) vor, (B) nach Entfernung der Nebennieren. Der sekundäre Anstieg in (A) bleibt nach Entfernung der Nebennieren aus. (Nach BURN und DALE.)

steigen des Blutdruckes konnten BURN und DALE an den Manometerausschlägen eine beschleunigte Herzwirkung feststellen. Das brachte sie auf den Gedanken, daß der sekundäre Anstieg des Blutdruckes nicht eine direkte Folge des Histamins wäre, sondern dadurch zustande käme, daß ein neues, wirksames Mittel plötzlich in den Kreislauf gelangt sei. Sie dachten dabei zuerst an das Adrenalin. Dafür sprach, daß der sekundäre Anstieg immer geringer wurde, wenn die Histamininjektionen in

[1] HOGBEN, L. T., SCHLAPP, W. and A. D. MACDONALD: Quart. J. exper. Physiol. **14**, 229 u. 301 (1924).

[2] BURN, J. H. and H. H. DALE: J. of Physiol. **61**, 185 (1926).

kurzen Zwischenräumen ausgeführt wurden. Verlängerte man die Pause zwischen zwei Injektionen, so wurde der sekundäre Anstieg wieder ausgeprägter. Durch die folgenden Versuche konnten sie dann endgültig nachweisen, daß der sekundäre Anstieg auf Adrenalinabgabe aus den Nebennieren beruht. Erstens bleibt der sekundäre Anstieg nach Entfernung beider Nebennieren aus. Histamin macht jetzt nur eine geringe Blutdrucksenkung (s. Abb. 25). Diese Beobachtung konnten FELDBERG [1] und MACKAY [2] bestätigen. Zweitens bewirkt Histamin nach Vorbehandlung mit Ergotamin an

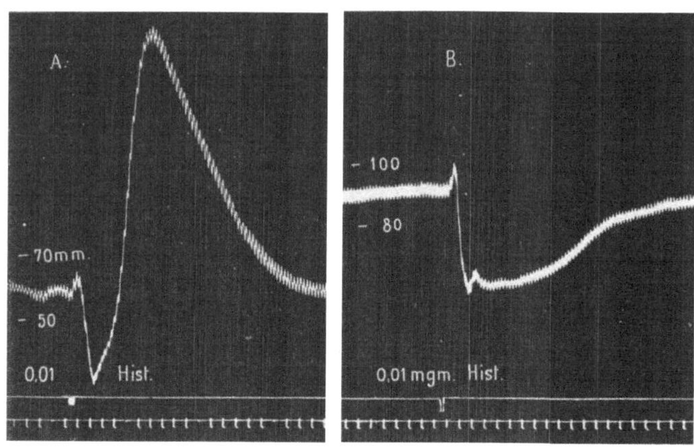


Abb. 26 zeigt die Wirkung von 0,01 mg Histamin auf den Blutdruck einer eviscerierten Katze mit ausgebohrtem Hirn und Rückenmark (A) vor, und (B) nach Ergotamin. An Stelle des sekundären Anstieges des Blutdruckes in (A) tritt in (B) eine erneute Senkung ein. Erklärung siehe Text. (Nach BURN und DALE.)

Stelle des sekundären Blutdruckanstieges noch eine weitere (sekundäre) langanhaltende Blutdrucksenkung (s. Abb. 26). Das beruht darauf, daß Adrenalin bei Katzen nach Vorbehandlung mit Ergotamin oder Ergotoxin [3] nicht mehr blutdrucksteigernd, sondern blutdrucksenkend wirkt.

Die Feststellung, daß der sekundäre Anstieg des Blutdruckes nach kleinen Histamindosen auf einer Adrenalinabgabe aus den Nebennieren beruht, erklärt, warum HOGBEN, SCHLAPP und MAC-

[1] FELDBERG, W.: Arch. f. exper. Path. **140**, 156 (1929).
[2] MACKAY, M. E.: J. of Pharmacol. **37**, 349 (1929).
[3] DALE, H. H.: J. of Physiol. **34**, 163 (1906).

DONALD[1] den Anstieg nur bei decerebrierten oder Spinalkatzen erhielten, nicht aber in Äther- und Urethannarkose. Kleine Adrenalinmengen wirken nämlich bei Katzen in Äther- und Urethannarkose selber blutdrucksenkend.

Die Blutdruckerhöhung, die bei Katzen einer zweiten, oder bei niedrigem Blutdruck bereits einer ersten Injektion von einer sehr großen Histaminmenge folgt (s. S. 215), beruht nicht auf Adrenalinausschüttung aus den Nebennieren. Sie läßt sich nämlich auch nach Entfernung derselben erhalten, wie ALEXIÚ[2] in unserem Laboratorium gezeigt hat. Es handelt sich dabei um eine direkte gefäßverengernde Wirkung des Histamins, wie es DALE und LAIDLAW[3] angenommen hatten.

Vor kurzem hat FELDBERG an Katzen untersucht, wieweit die Adrenalinausschüttung auch für die Veränderungen am Pfortaderdruck nach Histamin in Frage kommt. Er konnte jedoch zwischen normalen und nebennierenlosen Katzen keinen deutlichen Unterschied feststellen[4].

**3. Beeinflussung der Speichelsekretion:** MACKAY[5] hat kürzlich gezeigt, daß die Adrenalinabgabe aus den Nebennieren die nach Histamin auftretende Speichelsekretion abschwächen und verhindern kann. Das gilt vor allem für die „erhöhte Histaminspeichelsekretion nach vorausgegangener Chordareizung" (s. darüber S. 128), denn die einfache geringe Histaminsekretion, die man auch ohne vorausgehende Chordareizung erhält, nimmt, wenigstens beim Hund, nach Entfernung der Nebennieren nicht zu.

Die Adrenalinabgabe aus den Nebennieren ist die Ursache dafür, daß bei Hunden und vor allem bei Katzen nach vorausgegangener Chordareizung nicht regelmäßig eine erhöhte Histaminspeichelsekretion auftritt. MACKAY registrierte gleichzeitig den Blutdruck und fand, daß bei den Katzen, bei denen die erhöhte Sekretion nur gering war oder ausblieb, der Blutdruck nach der Injektion eine geringe Senkung mit nachfolgendem starkem Anstieg aufwies. Dieser sekundäre Anstieg beruht auf der Adrenalinabgabe. Wurden beide Nebennieren entfernt, so blieb der sekundäre Blut-

---

[1] HOGBEN, L. T., SCHLAPP, W. and A. D. MACDONALD: Quart. J. exper. Physiol. **14**, 229, 301 (1924).

[2] ALEXIÚ, P.: Pflügers Arch. f. exp. Path. **145**, 222 (1929).

[3] DALE, H. H. and P. P. LAIDLAW: J. of Physiol. **52**, 355 (1918/19).

[4] FELDBERG, W.: Arch. f. exper. Path. **140**, 156 (1929).

[5] MACKAY, M. E.: J. of Pharmacol. **37**, 349 (1929).

druckanstieg aus und Histamin bewirkte stets nach vorausgegangener Chordareizung eine sehr stark erhöhte Speichelsekretion. Die Sekretion konnte das Vier- und Fünffache betragen. MacKay zeigte dann weiter, daß man die erhöhte Histaminspeichelsekretion auch bei nebennierenlosen Katzen aufheben kann, wenn Adrenalin langsam intravenös injiziert wird. Dies zeigt, daß Adrenalin wirklich die Histaminsekretion verhindern kann.

Man sollte erwarten, daß die Adrenalinausschüttung auch zu einer Hyperglykämie im Blute führt. Es ist schwierig, diese Frage einwandfrei zu beantworten, weil das Histamin unabhängig von der Adrenalinausschüttung eine Hyperglykämie verursacht (s. S. 369).

Die Adrenalinabgabe nach Histamin kann nicht die Folge der Blutdrucksenkung sein, denn Injektion von Acethylcholin, welches ebenfalls den Blutdruck senkt, verursacht keine Erweiterung der durch Herausnehmen des Halsganglions überempfindlich gemachten Pupille und kein sekundäres Ansteigen des Blutdruckes, wie es Histamin unter sonst gleichen Bedingungen bewirkt [1].

Die Eigenschaft des Histamins, eine Adrenalinabsonderung zu bewirken, ist vielleicht ein physiologisch bedeutsamer Mechanismus. In nahezu allen Arbeiten von Dale und seinen Mitarbeitern finden wir den Gedanken eines Antagonismus zwischen Adrenalin und Histamin ausgesprochen. Dale suchte direkt zu beweisen, ob Histamin oder eine histaminähnliche Substanz für normale Regulationen des Organismus in Frage käme, und ob zwischen dem Histamin und dem Adrenalin ein physiologischer Antagonismus bestände.

### b) Die blutdrucksenkende Wirkung von Adrenalin.

Durch die folgenden Untersuchungen von Burn und Dale[1] schien dieser Antagonismus in ein ganz neues und weittragendes Stadium getreten zu sein. Sie glaubten aus ihren Versuchen schließen zu können, daß die blutdrucksenkende Wirkung kleiner Adrenalindosen darauf beruhe, daß Histamin aus den Lungen ausgeschüttet würde; die Lunge würde somit ein Organ mit innerer Sekretion darstellen, dessen Hormon das Histamin wäre. Die Abgabe des Lungenhormons (des Histamins) durch Adrenalin geschähe in eben derselben Weise, in der Adrenalin aus den

---

[1] Burn, J. H. and H. H. Dale: J. of Physiol. **61**, 185 (1926).

Nebennieren durch Histamin in das Blut gelange. Diese Schlüsse gründeten sich auf Versuche über die verschiedene Latenz nach Injektionen in verschiedene Gefäßgebiete. Nach intravenöser Injektion war die Latenz kürzer und die Blutdrucksenkung stärker als nach intraarterieller Injektion einer gleichen Dosis Histamin.

Diese Versuche haben sich nicht bewahrheitet. DALE nahm in Gemeinschaft mit RICHARDS[1] diese Befunde zurück und konnte zeigen, daß sie darauf beruhen, daß bei der intraarteriellen Injektion ein Teil des Giftes in einen übersehenen (Muskel-) Seitenast gelangte.

In derselben Arbeit zeigten DALE und RICHARDS weiter, daß die Adrenalinblutdrucksenkung auf einer direkten gefäßerweiternden Wirkung des Adrenalins beruht. Die mit Blut durchströmte Katzenextremität erweitert sich auf kleine Adrenalindosen. Für die Hundegefäße haben das vor kurzem unsere Mitarbeiter FLATOW und MORIMOTO[2] bestätigt.

Über die gegenseitige pharmakologische Beeinflussung von Histamin und Adrenalin wird in den Abschnitten über die Beziehung von Histamin zu anderen Giften näher eingegangen.

Wir sehen also, daß experimentelle Beweise für einen physiologisch wirksamen Histamin-Adrenalinantagonismus bisher noch ausstehen (vgl. aber die Versuche von PERLA und MARMORSTON-GOTTESMAN auf S. 201). Trotzdem ist es möglich, daß, da nach LEWIS und GRANT[3] in der Haut dauernd histaminähnliche Substanzen frei werden, die Nebennieren durch ständige Absonderung von Adrenalin oder durch entgiftende Hormone der Nebennierenrinde eine Art feinsten Regulationsmechanismus gegen die capillarerweiternden histaminähnlichen Stoffe darstellen.

In diesem Sinne wurde auch die Beobachtung gewertet, daß sich bei Katzen nach Entferen beider Nebennieren im Laufe der nächsten Tage ein Symptomenbild einstellt, welches einem partiellen Histaminshock gleicht (s. ausführlicher S. 481). Unter anderem beobachtet man bei den nebennierenlosen Katzen die für den Histaminshock charakteristische Blutkörperchenkonzentration[4] [5] [6].

---

1 DALE, H. H. and A. N. RICHARDS: J. of Physiol. **62**, 201 (1927).
2 FLATOW, E. und M. MORIMOTO: Arch. f. exper. Path. **131**, 152 (1928).
3 LEWIS, J. und R. T. GRANT: Heart **11**, 209 (1924); **12**, 73 (1925).
4 GRADINESCU, A.: Pflügers Arch. **152**, 187 (1913).
5 DALE, H. H.: Brit. J. exper. Med. **1**, 103 (1920).
6 KELLAWAY, C. H. and S. J. COWELL: J. of Physiol. **57**, 82 (1923).

### c) Das Verhalten nebennierenloser Tiere dem Histamin und anderen Giften gegenüber.

Wir wissen aber bereits durch die Arbeiten von BIEDL[1], die von allen Autoren[2 3 4 5] bestätigt werden konnten, daß die Erscheinungen der akuten Nebenniereninsuffizienz nicht darauf beruhen, daß das Nebennierenmark fehlt, sondern darauf, daß die Nebennierenrinde nicht mehr vorhanden ist. Auch das Symptom der Blutkörperchenkonzentration bei nebennierenlosen Katzen beruht nach KELLAWAY und COWELL[2] auf dem Mangel an Nebennierenrinde und nicht auf einem solchen des Nebennierenmarkes. Hierfür wird auch angeführt, daß wiederholte subcutane oder intravenöse Adrenalininjektionen die Blutkörperchenkonzentration nicht verhindern können[2 6]. Wir sehen also, daß die Symptome der Nebenniereninsuffizienz durch die Beziehungen zwischen Adrenalin und Histamin nicht ohne weiteres begründet werden können. Auf die Theorien zur Erklärung der Nebenniereninsuffizienz gehen wir in einem anderen Kapitel auf S. 481 ausführlicher ein.

Eine weitere Eigentümlichkeit nebennierenloser Tiere besteht darin, daß sie gegen verschiedene Gifte viel empfindlicher sind als normale Tiere, z. B. ist die Dosis letalis viel geringer. Für das Histamin hat DALE[7] diese Beobachtung zuerst gemacht. Er fand, daß nebennierenlose Katzen bereits durch intravenöse Histamindosen von 0,16—0,75 mg pro Kilogramm Körpergewicht getötet werden (Dosis letalis bei normalen Katzen über 10 mg pro Kilogramm Körpergewicht). Das bedeutet, daß die Dosis letalis über 13—62 mal kleiner ist als bei normalen Nieren. Ähnliche Resultate erhielten KELLAWAY und COWELL[2]. BANTING und GAIRNS[8] beobachteten an Hunden, daß die Dosis letalis subcutaner Histamindosen bei nebennierenlosen Hunden 30mal niedriger war als an normalen Tieren. An nebennierenlosen Ratten fand CRIVELLARI[9] eine 12,5mal,

[1] BIEDL, A.: Drüsen mit innerer Sekretion. 2. Aufl., 2. Teil, S. 65 (1913).
[2] KELLAWAY, C. H. and S. J. COWELL: J. of Physiol. **57**, 82 (1923).
[3] VINCENT, S. and WHEELER: Trans. roy. Soc. Canada **11**, 125 (1917), zitiert nach KELLAWAY und COWELL (2). [4] HOUSSAY, B. A. and J. T. LEWIS: Amer. J. Physiol. **64**, 512 (1923). [5] STEWART, N.: Endocrinology **5**, 283 (1921). [6] GRADINESCU, A. V.: Pflügers Arch. **152**, 187 (1913).
[7] DALE, H. H.: Brit. J. exper. Med. **1**, 103 (1920).
[8] BANTING, F. G. and S. GAIRNS: Amer. J. Physiol. **77**, 100 (1926).
[9] CRIVELLARI, C. A.: Amer. J. Physiol. **81**, 414 (1927).

MARMORSTON-GOTTESMAN und GOTTESMAN[1] sogar eine 20mal kleinere Dosis letalis als an normalen Tieren. SCOTT[2] stellte fest, daß nebennierenlose Ratten von 10 mg Ergamin (intramuskulär und intraperitoneal) pro 100 g Körpergewicht getötet werden, während normale Ratten eine Injektion von 110 mg pro 100 g Körpergewicht überleben. Ebenso fand WYMANN[3], daß bei intraperitonealer Injektion die Dosis letalis minimale nebennierenloser Tiere 7 mg pro 100 g betrug, während von normalen Ratten 100 mg Ergamin pro 100 g Körpergewicht vertragen werden. Entfernung einer Nebenniere machte die Tiere nicht empfindlich gegen Histamin.

Die Empfindlichkeit nebennierenloser Tiere anderen Giften gegenüber ist schon sehr lange bekannt[4, 5]. Die Versuche sind mit den verschiedensten Giften an verschiedenen Tieren, vor allem an Ratten, angestellt worden. Während einzelne Gifte nach Entfernung der Nebennieren 100—500mal so toxisch wirken (Acetonitril, Ratte 100mal[6]; Phloridzin, Ratte 100mal[7]; Morphium, Ratte 400—500mal[6]), ist die Empfindlichkeit anderen Giften gegenüber nur wenig erhöht (Veratrin, Ratte 7mal[6]; Adrenalin und Schlangengift, Ratte 5mal[6]; Digitoxin, Ratte 4mal[6]; Curare, Ratte 2mal[6]; Neurin, Frosch 4mal[4]; Diphtherietoxin, Ratte 2,5mal[8]; Nicotin, Ratte 1,57mal[9]; KCN 1,37mal[9]). In neueren Versuchen fand LEWIS gemeinsam mit TORINO[10] nur eine 10fach gesteigerte Empfindlichkeit nebennierenloser Ratten gegen Morphium. Am Kaninchen stellten CAMUS und PORAK[11] einige Stunden nach Entfernung beider Nebennieren eine erhöhte Empfindlichkeit gegen Strychnin und Curare fest. Beim Meerschweinchen fanden MARIE und MORAX[12] unter denselben Bedingungen eine erhöhte Empfindlichkeit gegen Tetanustoxin. Eine erhöhte Empfindlichkeit neben-

---

1 MARMORSTON-GOTTESMAN, J. and J. GOTTESMAN: J. of exper. Med. **47**, 503 (1928). 2 SCOTT, W. J. M.: Ebenda **47**, 185 (1928).

3 WYMAN, L. C.: Amer. J. Physiol. **87**, 29 (1928).

4 ALBANESE, M: Arch. ital. Biol. **1893**, zitiert nach BOINET (6).

5 BOINET, E.: C. r. Soc. Biol. Paris **48**, 364 (1896); **48**, 466 (1897).

6 LEWIS, T. J.: Amer. J. Physiol. **64**, 506 (1923).

7 SCHWARZ, O.: Pflügers Arch. **134**, 259 (1910).

8 BELDING, D. L. and L. C. WYMANN: Amer. J. Physiol. **78**, 50 (1926).

9 CRIVELLARI, C. A.: Amer. J. Physiol. **81**, 414 (1927).

10 TORINO, A. and J. T. LEWIS: Ebenda **81**, 405 (1927).

11 CAMUS, J. and R. PORAK: C. r. Soc. Biol. Paris **75**, 357, 387 (1913).

12 MARIE, A. et K. MORAX: C. r. Soc. Biol. Paris **77**, 699 (1914).

nierenloser Ratten gegen Typhusvaccine[1] [2] und gegen Anaphylaxie[3] [4] ist verschiedentlich beobachtet worden.

Auf Grund aller dieser Arbeiten kann man annehmen, daß die Nebennieren an dem „unspezifischen“ Widerstand der Tiere Toxinen und Giften gegenüber teilnehmen. Es fragt sich nun, handelt es sich nach Herausnahme der Nebennieren um eine Ausfallsfunktion der Nebennierenrinde oder des Nebennierenmarkes? Die Antwort ist nicht für alle Gifte dieselbe.

Es gibt eine Reihe von Beobachtungen an Ratten, die dafür sprechen, daß die gesteigerte Empfindlichkeit bei zahlreichen Giften auf mangelnder Rindenfunktion beruht. Die meisten Gifte (z. B. Phloridzin, Adrenalin, Veratrin, Curare, Digitoxin, Morphium, Nicotin, KCN, Diphtherietoxin) zeigen nämlich im Laufe der Wochen nach der Nebennierenentfernung eine allmähliche, bei den verschiedenen Giften mehr oder weniger ausgesprochene Abnahme der gesteigerten Empfindlichkeit. Dies muß man darauf zurückführen, daß sich allmählich größere Mengen akzessorischen Rindengewebes bilden, dessen Funktion ausreicht, um die gesteigerte Empfindlichkeit aufzuheben. JAFFE[5] zeigte weiter, daß die erhöhte Empfindlichkeit gegen getötete Bakterien abnimmt, wenn man den nebennierenlosen Ratten eigene Rindenstücke implantiert; und WYMANN[6] fand, daß die nebenierenlosen Ratten, bei denen sich größere Mengen akzessorischen Rindengewebes ausbildeten, nicht durch Diphtheriemengen getötet wurden, die für nebennierenlose Ratten ohne akzessorisches Rindengewebe tödlich waren.

WYMANN konnte nun weiter zeigen, daß diese Befunde nicht für die Empfindlichkeitssteigerung gegen Histamin zutreffen, was jedoch PERLA und MARMORSTON-GOTTESMAN[7] bestreiten. Nach WYMANN bleibt die erhöhte Empfindlichkeit monatelang unverändert bestehen (bis zu 5 Monaten geprüft); sie ist unabhängig von der Menge funktionierenden akzessorischen Rindengewebes und wird auch durch Einpflanzung von eigenem Rindengewebe nicht vermindert. Dasselbe trifft für die Empfindlichkeitssteigerung gegen Anaphylaxie zu[4]. Wir müssen darum annehmen, daß die erhöhte

[1] JAFFE, H. L. and J. MARINE: J. inf. Dis. **35**, 334 (1924). [2] SCOTT, W. J. M.: J. of exper. Med. **47**, 185 (1928). [3] FLASHMAN, D. H.: J. inf. Dis. **33**, 461 (1925). [4] WYMAN, L. C.: Amer. J. Physiol. **89**, 356 (1929). [5] JAFFE, H. L.: Amer. J. Path. **2**, 421 (1926). [6] WYMANN, L. C.: Amer. J. Physiol. **87**, 29 (1928). [7] PERLA, D. and J. MAMORSTON-GOTTESMAN: Amer. J. Physiol. **89**, 152 (1929).

Empfindlichkeit nebennierenloser Ratten gegen Histamin und Anaphylaxie nicht wie bei Diphtherietoxin und anderen Giften auf einem Mangel an funktionierendem Rindengewebe beruht, sondern daß sie auf fehlendes Nebenierenmark zurückzuführen ist.

In dieser Hinsicht sind die Versuche mit Adrenalin, dem innersekretorischen Hormon des Nebennierenmarkes, bemerkenswert. WYMANN [1] beobachtete, daß intraperitoneale Injektionen von Adrenalin eine gewisse schützende Wirkung ausübten. So wurden in zwei Drittel der untersuchten Fälle 20—30 mg Ergamin pro 100 g Körpergewicht vertragen, während diese Mengen bei nebennierenlosen Ratten ohne vorausgehende Injektion von Adrenalin tödlich wirkten. Subcutane Injektionen hatten keinerlei schützenden Effekt. Das gleiche hatten auch BANTING und GAIRNS [2] an nebennierenlosen Hunden gefunden. Kürzlich aber haben PERLA und MARMORSTON-GOTTESMAN [3] gezeigt, daß nebennierenlose Ratten, denen zweimal täglich 0,2 mg Adrenalin subcutan injiziert werden, gegen Histamin widerstandsfähiger werden; 50 vH der Tiere, denen eine Woche vorher die Nebennieren entfernt, und die in den darauffolgenden Tagen mit Adrenalin behandelt waren, überlebten die Injektion einer sonst tödlichen Histaminmenge. Die letzte Adrenalininjektion wurde 2 Stunden vorher injiziert, doch ließ sich eine geringe erhöhte Resistenz auch dann noch nachweisen, wenn die letzte Injektion 24 Stunden vorher gegeben worden war. Andererseits hatte eine einmalige subcutane Adrenalininjektion 2 Stunden vor der Histamininjektion keine schützende Wirkung. PERLA und MARMORSTON-GOTTESMAN glauben darum, daß die schützende Wirkung von wiederholten subcutanen Adrenalininjektionen „teilweise eine echte hormonale Wirkung ist und nicht gänzlich auf dem pharmakologischen Antagonismus der Adrenalin- und Histaminwirkung beruht".

Ähnliche Versuche wie die von WYMANN an Ratten hatten bereits KELLAWAY und COWELL [4] an Katzen ausgeführt. Nach einer kleinen Histamininjektion beobachtet man ein geringes, kurzdauerndes Ansteigen der Erythrocyten im Blut. Mit derselben Histaminmenge erhält man dagegen bei nebennierenlosen Katzen

[1] WYMAN, L. C.: Amer. J. Physiol. 87, 29 (1928).
[2] BANTING, F. G. and S. GAIRNS: Amer. J. Physiol. 77, 100 (1926).
[3] PERLA, D. and J. MARMORSTON-GOTTESMAN: Amer. J. Physiol. 89, 152 (1929). [4] KELLAWAY, C. H and S. J. COWELL: J. of Physiol. 57, 82 (1923).

eine viel stärkere und länger anhaltende Blutkörperchenkonzentration. Diese gesteigerte Reaktion führen KELLAWAY und COWELL auf Mangel an funktionierendem Nebennierenmark, d. h. Adrenalin, zurück. Denn die gleiche verstärkte Blutkörperchenkonzentration erhält man auch in den Fällen, in denen das Nebennierenmark zerstört, die Rinde aber kaum geschädigt wird. Andererseits glich die Blutkörperchenkonzentration der bei normalen Katzen, wenn nur die Rinde durch Kauterisation nahezu gänzlich zerstört, das Mark aber nur wenig geschädigt wurde. KELLAWAY und COWELL glauben, daß der flüchtige Charakter der Blutkörperchenkonzentration bei normalen Katzen darauf beruht, daß Histamin eine Abgabe von Adrenalin aus den Nebennieren bedingt; dieses Adrenalin wirkt dem Histamin teilweise entgegen. Fehlt bei den nebennierenlosen Katzen eine Adrenalinabgabe, so wird die Blutkörperchenkonzentration stärker und hält länger an. Diese Ansicht begründen sie weiter damit, daß die Blutkörperchenkonzentration nur einen flüchtigen Verlauf zeigt, wie dies bei normalen Tieren der Fall ist, wenn bei nebennierenlosen Katzen der Histamininjektion eine subcutane Injektion von Adrenalin vorausgeht. Die Erklärung von KELLAWAY und COWELL scheint uns die Frage nicht ganz zu beantworten. Denn die Blutkörperchenkonzentration nach kleinen Histamindosen nimmt nach Entfernung der Nebennieren im Laufe der Zeit zu. Die Blutkörperchenkonzentration nach einer kleinen Histamindosis war z. B. 48 Stunden nach Entfernung der Nebennieren ausgesprochener als nach 24 Stunden. Das läßt sich nicht damit erklären, daß das Histamin kein Adrenalin mehr ausschütten kann. Wir müssen vielmehr annehmen, daß sich nach Entfernung der Nebennieren und in unserem Falle nach Entfernung des Markes allmählich ein Zustand ausbildet, in welchem die Katzen gegen Histamin empfindlicher werden. Den Versuchen mit Injektionen von Adrenalin dürfen wir für unsere Schlußfolgerungen keinen zu großen Wert beilegen. Es ist sehr wahrscheinlich, daß dem Pituitrin eine gleiche Schutzwirkung zukommt; denn an normalen Katzen hemmt Pituitrin die Histaminwirksamkeit ebenso wie Adrenalin.

KELLAWAY und COWELL unterscheiden bei ihren Versuchen über die erhöhte Histaminempfindlichkeit nebennierenloser Katzen zwischen der Blutkörperchenkonzentration und den übrigen Histaminreaktionen. Nur die verstärkte Blutkörperchenkonzentration wird von ihnen auf Mangel an Nebennierenmark zurückgeführt; bei der Histaminüberempfindlichkeit überhaupt, die sich darin äußert, daß kleine Histamindosen bereits kollapsartige Erscheinungen hervorrufen, soll Mangel an Nebennierenrinde neben dem Mangel an Nebennierenmark eine Rolle spielen. Denn auch die Katzen, die im wesentlichen nur eine Zerstörung der Rinde aufwiesen, zeigten eine starke Histaminüberempfindlichkeit.

Allgemein können wir sagen, daß anscheinend der Ausfall des Nebennierenmarkes für die Überempfindlichkeit nebennierenloser Ratten und Katzen dem Histamin gegenüber eine wesentliche Rolle spielt. Wie diese Überempfindlichkeit zustande kommt, wissen wir nicht. Daß sie in der Hauptsache wohl nicht einfach darauf beruht, daß das injizierte Histamin kein Adrenalin mehr ausschütten kann, haben wir bereits besprochen. Es bleibt darum die Möglichkeit, daß die Gewebe, vor allem das Capillarendothel, durch den chronischen Mangel an Nebennierenmark (d. h. wahrscheinlich an Adrenalin) in einen überempfindlichen Zustand geraten. Weiter ist es möglich, daß das Histamin nicht mehr so schnell entgiftet werden kann. BELDING und WYMANN[1] haben Beweise dafür erbracht, daß der Entgiftungsmechanismus bei nebennierenlosen Ratten geschwächt ist. Injizierten sie normalen und nebennierenlosen (überempfindlichen) Ratten gleiche, nicht tödliche Mengen Diphtherietoxin, so konnten sie 4 Stunden nach der Injektion im Blut der nebennierenlosen Tiere eine 2,75mal so große Menge Toxin biologisch nachweisen wie bei den normalen Ratten. Nebennierenlose Ratten sind 2,5 mal so empfindlich gegen Diphtherietoxin wie normale Tiere (s. vorher). Man kann darum die ganze Überempfindlichkeit gut auf den gestörten Entgiftungsmechanismus zurückführen. Bei Diphtherietoxin beruht die Überempfindlichkeit nebennierenloser Ratten auf einem Mangel an Rindengewebe. Bei der Überempfindlichkeit gegen Histamin soll auch der Mangel an Nebennierenmark ausschlaggebend sein; wir dürfen darum die Beobachtungen über das Diphtherietoxin nicht ohne weiteres auf das Histamin anwenden. Nur weitere Untersuchungen können Klarheit geben, ob eine Hemmung des Entgiftungsmechanismus die Histaminüberempfindlichkeit erklärt.

Über das Vorkommen histaminähnlicher Substanzen im Blute nebennierenloser Tiere s. S. 481.

[1] BELDING, D. L. und L. C. WYMANN: Amer. J. Physiol. 78, 50 (1926).

## IV. Wirkung von Histamin auf den Kreislauf der Warmblüter.

### a) Einleitung.

In dieser allgemeinen und einleitenden Besprechung wollen wir die Wirkung des Histamins auf den Kreislauf der Warmblüter betrachten; der Kreislauf der Kaltblüter wird von Histamin nur wenig beeinflußt.

Bei der Kreislaufwirkung des Histamins spielen Tierspezies, Art und Tiefe der Narkose sowie individuelle Eigentümlichkeiten eine Rolle, deren Wichtigkeit nicht immer richtig eingeschätzt wurde.

Die Histaminreaktionen sind an den Kreislauforganen der verschiedenen Tierspezies durchaus verschieden. Einige sehr wesentliche Reaktionen laufen sogar in entgegengesetzter Richtung ab. So finden wir unter den Warmblütern Tierarten, bei denen das Histamin nur eine reine Blutdrucksteigerung, solche, bei denen es nur eine reine Senkung und wieder andere, bei denen es je nach den Bedingungen sowohl eine Bludrucksenkung als auch eine Blutdrucksteigerung bewirkt.

Bei den Tieren, bei denen das Histamin blutdrucksenkend wirkt, greift es, vor allem in größeren Dosen, tiefgehend in die Hämodynamik ein und führt zur Kreislaufinsuffizienz, die durch den Zustand des peripheren Kreislaufapparates bedingt wird. Das Histamin wirkt in diesen Fällen also als ausgesprochenes Kreislaufgift. Das Studium der Histaminkreislaufwirkungen an diesen Tieren führt zu ähnlichen Überlegungen, wie sie heute die Ärzte anstellen, welche die Krankheiten des Kreislaufes behandeln (EPPINGER und seine Schule). Sowohl bei der Kreislaufinsuffizienz der Herzkranken mit Dekompensation als auch bei ausgeprägten Histaminkreislaufreaktionen kommt es zu pathologischen Zuständen an den Capillaren; Begriffe, wie zirkulierendes Blut und Blutdepot werden in beiden Fällen angewendet.

Die ältere Einteilung, nach der das Histamin bei Carnivoren (Katze, Hund) blutdrucksenkend, bei Nagetieren (Meerschweinchen, Kaninchen) blutdrucksteigernd wirke, läßt sich heute nicht mehr ganz aufrecht erhalten. Denn unter den Nagern zeigt die Ratte auf Histamin die gleiche Blutdrucksenkung wie der Hund und die Katze.

Die Gegenüberstellung von Carnivoren und Nagetieren ist auch zoologisch nicht richtig, weil einige Nagetiere, wie z. B. die Ratten, Omnivoren sind. Der Kreislauf der Ratte verhält sich wie der des Hundes und der Katze; man könnte darum vielleicht daran denken, ob nicht die Ernährung für die Kreislaufreaktionen des Histamins von ausschlaggebender Bedeutung sei. Man kann Ratten auch ausschließlich mit Kornfutter ernähren; es müßte untersucht werden, ob dann die Blutdruckreaktionen dieser Tiere auf Histamin verändert sind; doch ist das wenig wahrscheinlich. Z. B. reagiert der Kreislauf des Affen wie der des Hundes und der Katze, obgleich der Affe im Laboratorium meist ganz mit Körnern und Früchten ernährt wird. Weiter kann man auch beim Kaninchen, einem nicht fleischfressenden Nagetier, unter gewissen Bedingungen eine blutdrucksenkende Histaminwirkung beobachten.

Wir werden darum die Kreislaufreaktionen der im Laboratorium üblichen Versuchstiere auf das Histamin besprechen, ohne die Tierarten nach ihrem Verhalten gegen Histamin in Gruppen einzuteilen.

Wir werden sehen, daß besonders die vom Histamin an Katzen und Hunden ausgelösten Begleiterscheinungen der Blutdrucksenkung für die Histaminreaktion charakteristisch sind und sich wesentlich von denen unterscheiden, die nach zahlreichen anderen blutdrucksenkenden Giften auftreten. Gleichzeitig mit der Histaminblutdrucksenkung steigt der Erythrocytengehalt stark an; das Blut wird eingedickt. Dieser Vorgang beruht auf einer Schädigung des Capillarendothels. Beide Symptome, Blutdrucksenkung und Bluteindickung, bedeuten für den ganzen Organismus einen schweren Shock. Natürlich bedingt die Einspritzung einer größeren Histaminmenge noch weitere Reaktionen. Weil aber die Wirkungen auf die Organe des Kreislaufes das Leben bedrohen können, hat man das Zustandsbild, das sich bei Katzen und Hunden nach großen intravenösen Histamindosen ausbildet, als Kreislaufshock bezeichnet.

Bei anderen Tieren wirkt das Histamin im wesentlichen auf andere als die Kreislauforgane. So wirkt es beim Meerschweinchen vor allem auf die Bronchialmuskulatur, welche auf eine intravenöse Histamininjektion mit einem zur Erstickung führenden Bronchospasmus antwortet. Der Histaminshock des Meerschweinchens beruht somit auf einem Bronchialmuskelkrampf.

Die Analyse der Histamin-*Blutdrucksteigerung* war verhältnismäßig einfach. Das Ansteigen des Blutdruckes konnte, wie wir im folgenden ausführen werden, auf eine Gefäßverengerung zurückgeführt werden.

Die Deutung der *Blutdrucksenkung* dagegen hat der Forschung viele Schwierigkeiten bereitet. Zunächst erwartete man, daß sie die Folge einer allgemeinen Gefäßerweiterung wäre. Durchströmte man aber einzelne Gefäßgebiete von Tieren, die auf Histamin in vivo eine starke Blutdrucksenkung zeigten, so erhielt man keine Erweiterung, sondern eine Verengerung. Solche Durchströmungen wurden vor allem an Katzen ausgeführt. Heute wissen wir, daß das Histamin die durchströmten Katzengefäße sowohl verengern als auch erweitern kann. Eine Erweiterung tritt aber nur unter Bedingungen ein, die in den früheren Durchströmungsversuchen nicht erfüllt waren.

Einige Forscher suchten darum nach anderen Faktoren, um die Blutdrucksenkung zu erklären. Sie gingen davon aus, daß die Symptome des Kreislaufshockes auch anders als durch eine aktive Gefäßerweiterung zu deuten seien. Diese Theorien haben alle das gemeinsam, daß von den zahlreichen Wirkungen des Histamins eine einzige zum entscheidenden Faktor für die Entstehung und die Symptome des Shockes gemacht wurde. Es handelt sich dabei in den meisten Fällen um die Überschätzung eines Faktors und um eine Verallgemeinerung, die systematischen Untersuchungen nicht standgehalten hat.

Einige von diesen Theorien sind entstanden, weil die Untersuchungen an den Gefäßen isolierter Organe gemacht wurden unter Bedingungen, die denen in vivo nicht entsprechen. Trotzdem schloß man aus den Ergebnissen dieser Untersuchungen auf ein gleiches Verhalten am ganzen Tier. In anderen Fällen wurden Befunde an einer Tierart, beispielsweise dem Hunde, ohne weiteres auch auf andere Tiere, z. B. die Katze, übertragen. Weiter machte man zwischen den Shockgiften Histamin, Pepton und Eiweiß beim vorbehandelten Tier (anaphylaktischer Shock) keinen Unterschied.

Die weitaus wichtigste Hypothese, die die Blutdruckwirkung des Histamins anders als mit einer allgemeinen Gefäßerweiterung erklären sollte, stellten MAUTNER und PICK[1] [2] auf. Sie zeigten,

[1] MAUTNER, H. und E. P. PICK: Münch. med. Wschr. **1915**, S. 1141; Biochem. Z. **127**, 72 (1922).

[2] MAUTNER, H.: Wien. Arch. inn. Med. **7**, 251 (1924).

„daß sowohl im Leber- als auch im Lungenkreislauf der Organismus zwei ausgezeichnet funktionierende Regulationsmechanismen besitzt, von denen der eine den Zufluß zum rechten, der andere jenen zum linken Herzen zu beherrschen vermag". Die Wirkung des Histamins und die anderer Shockgifte sollte so zustande kommen, daß das Gift auf diese Regulationsmechanismen wirke und den Zufluß zum Herzen verhindere. Das Histamin verursache einmal einen Krampf im Gefäßgebiet der Leber und damit eine Behinderung des venösen Blutstromes aus der Leber und aus dem Magen-Darmgebiet; dadurch komme es zu einer mangelnden Füllung des rechten Herzens, die eine Blutdrucksenkung im großen Kreislauf bedinge. Weiter rufe das Histamin einen Krampf im Gefäßgebiet der Lunge hervor, welcher den Blutzufluß zum linken Herzen verhindere. Bei den Tieren, bei denen die Reaktion auf das „Lebergefäßsystem" fehle, sollte die auf das „Lungengefäßsystem" eine größere Rolle spielen. Die Untersuchungen von MAUTNER und PICK wurden im Histamin-, Pepton- und anaphylaktischen Shock ausgeführt; für alle drei Shockarten wurden dieselben weitgehenden Schlüsse gezogen.

Nach dieser Theorie wäre der Shock bei allen Tierarten eine im wesentlichen gleiche Reaktion, nämlich eine Kontraktion glatter Muskeln. Die Verschiedenheit der Symptome ließe sich nur so erklären, daß sich bei den verschiedenen Tierarten an *jeweils verschiedenen „strategischen Stellen"* große Anhäufungen glatter Muskeln befänden, „deren Kontraktion zur Störung einer besonderen physiologischen Tätigkeit führt"[1]. Wirklich findet man starke Schichten glatter Muskeln beim Meerschweinchen vor allem an den Bronchiolen[2], beim Kaninchen an den Pulmonararterien[3] und beim Hunde an den Venae hepaticae[4] [5]. Bei Katzen hätten wir auf Grund der Histaminblutdruckreaktionen anzunehmen, daß an ihren Pulmonargefäßen eine starke Muskelschicht vorhanden sei.

So einfach und überzeugend die Theorie von MAUTNER und

---

1 SIMONDS, J. P.: Amer. J. Physiol. **65**, 512 (1923).

2 AUER, J. and P. A. LEWIS: J. of exper. Med. **12**, 151 (1910).

3 COCA, A. F.: J. of Immun. **4**, 219 (1919).

4 SIMONDS, J. P. and L. B. AREY: Anat. Rec. **18**, 219 (1920).

5 JAFFÉ, zitiert nach MAUTNER, H.: Wien. Arch. inn. Med. **7**, 251 (1924).

PICK auf den ersten Blick ist, wird sie den Tatsachen doch nur zum Teil gerecht. Ohne eine weitgehende Berücksichtigung der Histaminwirkung auf das Capillarendothel im Sinne einer Erweiterung und Durchlässigkeitssteigerung werden wir die Erscheinungen, die nach der Injektion gerade dieses Giftes bei den verschiedenen Tieren den charakteristischen „Kreislaufshock" bedingen, nicht erklären können.

Die Einwirkung auf das Endothel ist aber nicht nur für das Histamin, sondern auch für anaphylaktische und allergische Zustände (Heuschnupfen, Urticaria z. B.), die auf das Freiwerden histaminähnlicher Substanzen zurückgeführt werden (s. S. 485), charakteristisch. Die Endothelreizung steht hier teilweise sogar im Vordergrund der Erscheinung. Dennoch darf man nicht verallgemeinern und behaupten, das Wesen der Shockgifte beruhe auf einer Reizung des Endothels. Die Wirkungen auf die glatten Muskeln und auf das Gefäßendothel schließen sich gegenseitig nicht aus, sondern ergänzen sich. Wir werden darum für jede einzelne Tierart und für jedes einzelne Shockgift zu untersuchen haben, wieweit sich das Gesamtbild mit Kontraktion glatter Muskeln und wieweit mit Reizung des Endothels erklären läßt.

Neben der Theorie von MAUTNER und PICK sind noch andere Meinungen geäußert worden. So sah ABE[1] neben der Vasokonstriktion im Lungenkreislauf vor allem in der Bronchokonstriktion und der dadurch bedingten intrapleuralen Druckabnahme die Ursache für die Blutdrucksenkung. (Über die Wirkung der Bronchokonstriktion auf den Blutdruck s. S. 183.) Weiter stellte INCHLEY[2] die Theorie auf, daß das Histamin nicht eine allgemeine Gefäßerweiterung, sondern eine Konstriktion aller Venen verursache. Das entspricht auch der Ansicht von MAUTNER[3], der allerdings annimmt, daß die Venensperre an den Leber- und Lungengefäßen am ausgesprochensten ist.

Wir wollen auf diese Theorien im folgenden ausführlich eingehen und zeigen, welche Bedeutung ihnen zukommt. Wir werden dabei sehen, daß die soeben kurz dargelegten Erklärungen für die Histaminblutdrucksenkung von sekundärer Bedeutung sind, und daß die Blutdrucksenkung und der Shock im wesentlichen so zu

[1] ABE, K.: Tohoku J. exper. Med. **1**, 398 (1920).
[2] INCHLEY, O.: J. of Physiol. **61**, 282 (1926).
[3] MAUTNER, H.: Wien. Arch. inn. Med. **7**, 251 (1924).

deuten sind, daß sich die Capillaren des großen Kreislaufes erweitern und durchlässig werden. Es entspricht dies der Theorie von DALE und LAIDLAW und DALE und RICHARDS.

### b) Wirkung auf den Blutdruck.

**1. Die blutdrucksenkende Wirkung des Histamins.** (Hund, Katze, Affe, Mensch, Huhn, Ratte, Kaninchen.) Die blutdrucksenkende Wirkung nach intravenösen Histamininjektionen wurde für die Katze von ACKERMANN und KUTSCHER[1] und DALE und LAIDLAW[2], für den Hund, den Affen und das Huhn von DALE und LAIDLAW[2] zuerst beschrieben. Am Menschen ist die blutdrucksenkende Wirkung vor allem nach subcutanen Injektionen[3 4] studiert worden; die Senkung betrifft hier besonders den diastolischen Druck. Die blutdrucksenkende Wirkung des Histamins bei Ratten tritt erst nach sehr großen Dosen auf. Beim Kaninchen stellt die blutdrucksenkende Wirkung des Histamins die Ausnahme dar; FUJI[5] und FELDBERG[6] haben sie näher untersucht.

*Mensch.* Beim Menschen beobachtet man bereits nach subcutaner Injektion von $^1/_2$ mg Histamin eine Blutdrucksenkung um einige Millimeter Hg. Sie ist von fast allen Autoren beschrieben worden, die Histamin zur Magenfunktionsprüfung angewendet haben. (Literatur siehe Allgemeinerscheinungen S. 82.) Die Senkung betrifft vor allem den diastolischen Druck[4]. Nach GRAB[7] ist die Stärke der Blutdrucksenkung zwar individuell verschieden, aber von dem Anfangsniveau des Blutdruckes nicht abhängig. Bei größeren Dosen[3 8 9] wird die Senkung ausgesprochener. JÄGER[9] beschreibt nach 3 mg Histamin Blutdrucksenkungen von 20—30 mm Hg. SCHENK[3] fand nach subcutaner Injektion von 4—5 mg Histamin eine Senkung von 130/72 auf 114/41 mm, und bei einer Patientin mit Arteriosklerose eine solche von 197/100 auf 80/45, welche erst nach 80 Minuten wieder eine Höhe von 135/70 mm Hg erreichte.

Unter normalen Verhältnissen steigt der Blutdruck während körperlicher Arbeit. Das ist auch nach subcutanen Histamininjek-

[1] ACKERMANN, D. und F. KUTSCHER: Z. Biol. **54**, 387 (1910). [2] DALE, H. H. and P. P. LAIDLAW: J. of Physiol. **41**, 318 (1910); **43**, 182 (1911). [3] SCHENK, P.: Arch. f. exper. Path. **89**, 332 (1921). [4] HARMER, J. M. and K. E. HARRIS: Heart **13**, 381 (1926). [5] FUJI: J. Biophysics **1**, 42 (1924). [6] FELDBERG, W.: J. of Physiol. **63**, 211 (1927). [7] GRAB, W.: Ztschr. f. exper. Med. **63**, 360 (1928). [8] CARNOT, P., KOSKOWSKI, W. et E. LIBERT: C. r. Soc. Biol. Paris **86**, 575, 670 (1922). [9] JÄGER, F.: Zbl. Gynäk. **37**, 265 (1913).

tionen der Fall; doch ist der endgültig erreichte Blutdruck stets niedriger als ohne Histamin bei sonst gleichen Bedingungen[1].

Der Blutdruck fällt nach kleinen subcutanen Histamininjektionen bei Hypertonikern tiefer als bei Kreislaufgesunden, aber die Senkung hält nicht so lange an; bei Hypotonikern ist die Blutdrucksenkung geringer und bei Kreislaufinsuffizienten kann sie ganz fehlen[2].

Injiziert man intravenös längere Zeit kontinuierlich 0,02 bis 0,04 mg Histamin, so fällt der Blutdruck meist trotz der auftretenden Gefäßerweiterung nicht, weil diese durch eine starke Zunahme der Herzfrequenz kompensiert wird[3].

*Affe.* DALE und LAIDLAW erhielten nach intravenöser Injektion von 0,5 mg Histamin eine starke Blutdrucksenkung.

*Hund und Katze.* Es hat sich gezeigt, daß die Narkose einen großen Einfluß auf die Histaminwirkung hat. Dieser Einfluß ist ausführlich auf S. 117 beschrieben. Wird einer Katze eine kleine Dosis Histamin intravenös injiziert, so fällt der Blutdruck steil ab, um nach wenigen Sekunden allmählich wieder auf die alte Höhe oder bis etwas über das ursprüngliche Niveau zu steigen. Werden größere Gefäßgebiete, zum Beispiel durch Abklemmen der Bauchaorta ausgeschaltet, so fällt die Blutdrucksenkung etwas geringer aus[4]; dasselbe ist der Fall, wenn man Gefäßgebiete von der venösen Seite her ausschaltet (z. B. Abbinden der Vena portae oder cava inferior). Die Empfindlichkeit ist bei den verschiedenen Katzen und je nach Art und Tiefe der Narkose verschieden. Meist erhält man noch mit Dosen von 0,00001 mg eine geringe Blutdrucksenkung.

Bei größeren Histamindosen ist die Wirkung viel nachhaltiger. DALE und LAIDLAW[5] haben gezeigt, daß wir bei Katzen drei Phasen mehr oder minder deutlich voneinander unterscheiden können, nämlich zwei vorübergehende und eine dritte, lange anhaltende Wirkung. Wir folgen hier der Beschreibung, die diese beiden Autoren für die Katze gegeben haben. Unmittelbar nach der Injektion fällt der Blutdruck steil um 50—60 mm Hg ab. Danach hebt er sich vorübergehend wieder. Dieser Anstieg braucht nur gering zu sein, so daß er nur wie eine vorübergehende Verzögerung in der Blutdruck-

[1] GRAB, W.: Ztschr. f. exper. Med. **63**, 360 (1928). [2] KISCH, F.: Klin. Wschr. 8, 1534 (1929). [3] WEISS, S., ELLIS, L. B. and G. P. ROBB: Amer. J. Physiol. **90**, 551 (1929). [4] KISCH, F.: Z. exper. Med. **66**, 799 (1929). [5] DALE, H. H. and P. P. LAIDLAW: Ebenda **52**, 355 (1918/19).

senkung wirkt. Er kann sich aber auch in einem vorübergehender Anstieg äußern (s. Abb. 27), der bisweilen bis über das Anfangsniveau steigt. Der vorübergehende Anstieg kann bei intakten Vagi durch eine Herzverlangsamung verdeckt werden. Es ist darum notwendig, beide Nervi vagi zu durchschneiden. Nach dem Anstieg tritt als dritte Phase eine erneute Blutdrucksenkung ein, wobei der Blutdruck allmählich auf 50—30 mm sinkt. Die pulsatorischen Manometerausschläge werden immer kleiner, um nach einer Weile oft kaum mehr sichtbar zu sein (s. Abb. 27). Die Atmung, die anfangs

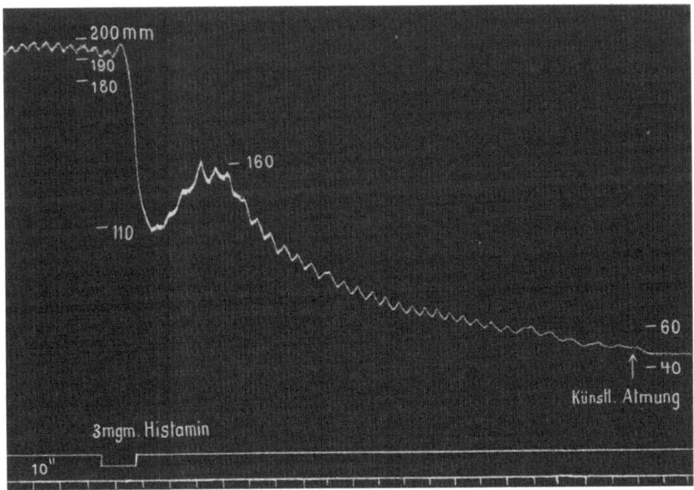


Abb. 27. Katze in Äthernarkose. Wirkung von 3 mg Histamin auf den Blutdruck. Der Blutdruck sinkt sofort steil ab (erste Phase), steigt dann vorübergehend an (zweite Phase) und sinkt danach erneut wieder (dritte Phase). (Nach DALE und LAIDLAW.)

tief und erschwert war, wird schwächer und hört allmählich ganz auf, so daß künstliche Atmung notwendig wird. Ist die Blutdrucksenkung vollständig ausgeprägt, so liegt das Tier erschlafft da, der Cornealreflex ist nicht mehr auszulösen, der Blutdruck bleibt lange Zeit auf diesem niedrigen Niveau. Diesen Zustand bezeichnen DALE und LAIDLAW als *Histaminshock.* Beim Hunde fällt die zweite Phase des vorübergehenden Anstieges aus, auch bei Katzen ist sie nicht in allen Fällen sichtbar. Wird die große Dosis z. B. nicht auf einmal eingespritzt, sondern läßt man das Histamin langsam im Laufe von 20 Minuten in die Vene einströmen, so fallen die ersten beiden Phasen der Histaminwirkung auf den Blutdruck fort, und es kommt nur zur dritten, shockartigen Phase (s. Abb. 28). Der Blutdruck kann im Laufe von 50—60 Minuten allmählich wieder ansteigen. Das Tier erholt sich dann wieder (unvollkommener Shock), oder es geht im Shock allmählich zugrunde (vollkommener Shock).

MAURICE SMITH[1] unterscheidet beim Hunde zwischen primärem und sekundärem Shockstadium. Um einen tödlichen Shock zu erzielen, injiziert er 10 mg Histaminphosphat pro Kilogramm Körpergewicht. Noch während der Injektion fällt der Blutdruck auf ein sehr niedriges Niveau steil ab, der Puls wird langsam und unregelmäßig, die Reflexe verschwinden, die Atmung ist erschwert und unregelmäßig, und das Tier liegt in einem tiefen Kollaps. Der Zustand sieht so bedrohlich aus, daß man den Eindruck

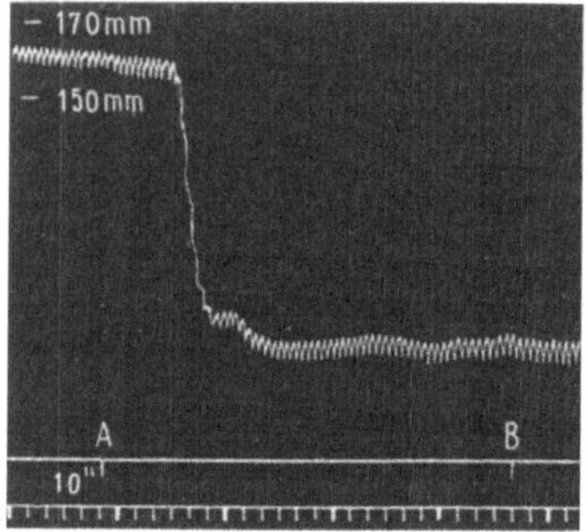

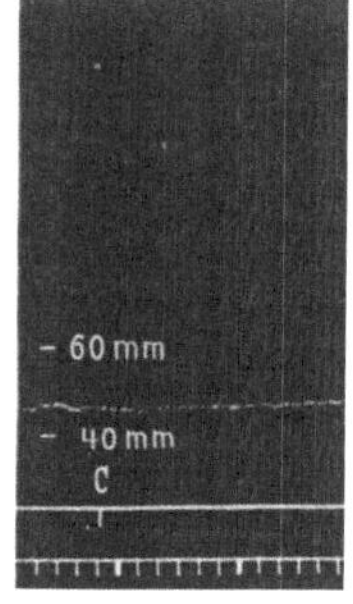

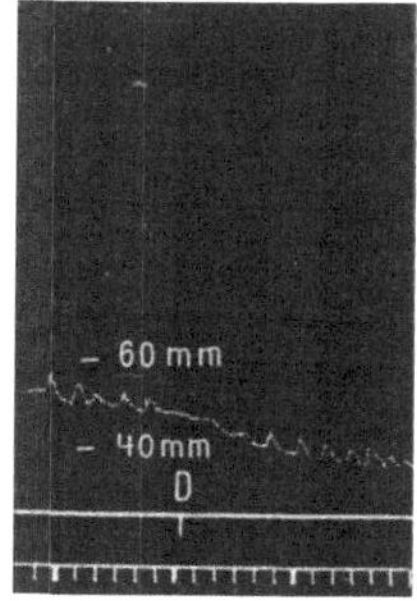


Abb. 28. Katze in Äthernarkose. Das Verhalten des Blutdruckes bei langsamem Einströmen einer 0,02 prozentigen Histaminlösung in eine Vene. A Beginn des Einströmens; B 1 cm³ = 0,2 mg sind eingeflossen; C 13 Minuten später, 5 cm³ = 1 mg sind eingeflossen; D 25 Minuten später, 10 cm³ = 2 mg sind eingeflossen. Aufhören mit dem Einströmen von Histamin. (Nach DALE und LAIDLAW.)

hat, das Tier müsse in kurzer Zeit eingehen (primäres Shockstadium). Meist erholt sich das Tier aber wieder, besonders nach vorübergehender Anwendung von künstlicher Atmung und Zufuhr von Wärme. Der Blutdruck steigt allmählich auf 60, 80 mm und noch höher. Dieser Zustand bleibt 1—2 Stunden bestehen, dann beginnt der Blutdruck erneut langsam aber stetig zu sinken (sekundäres Shockstadium), und schließlich tritt der Tod ein (s. Abb. 29).

*Huhn.* DALE und LAIDLAW haben zuerst die Blutdrucksenkung beobachtet. STORM VAN LEEUWEN und VERZÁR[2] fanden nach intravenöser Injektion von 0,01 mg Ergamin stets noch eine Senkung von 15—20 mm Hg; teilweise waren noch kleinere Dosen wirksam.

[1] SMITH, M. J.: J. of Pharmacol. **32**, 465 (1928).

[2] STORM VAN LEEUWEN, W. and F. VERZÁR: J. of Pharmacol. **18**, 293 (1921).

*Ratte.* Ratten sind gegen Histamin sehr wenig empfindlich. Bei hohen Dosen von über 20 mg pro Kilogramm [1] erhält man je-

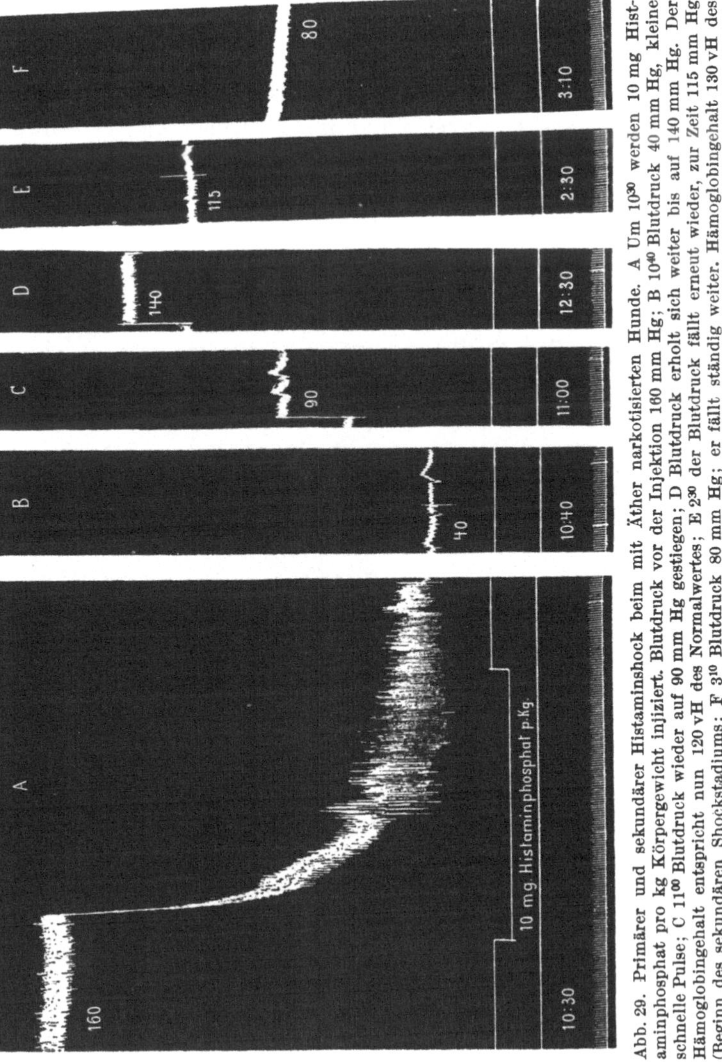


Abb. 29. Primärer und sekundärer Histaminshock beim mit Äther narkotisierten Hunde. A Um $10^{30}$ werden 10 mg Histaminphosphat pro kg Körpergewicht injiziert. Blutdruck vor der Injektion 160 mm Hg; B $10^{40}$ Blutdruck 40 mm Hg, kleine schnelle Pulse; C $11^{00}$ Blutdruck wieder auf 90 mm Hg gestiegen; D Blutdruck erholt sich weiter bis auf 140 mm Hg. Der Hämoglobingehalt entspricht nun 120 vH des Normalwertes; E $2^{30}$ der Blutdruck fällt erneut wieder, zur Zeit 115 mm Hg (Beginn des sekundären Shockstadiums; F $3^{10}$ Blutdruck 80 mm Hg; er fällt ständig weiter. Hämoglobingehalt 130 vH des Normalwertes. (Nach M. SMITH.)

doch mit Histamin eine starke Blutdrucksenkung (Abb. 30),

[1] VOEGTLIN, C. and H. DYER: J. of Pharmacol. **24**, 101 (1924).

wie man sie sonst bei Katzen und Hunden beobachtet. Eine blutdrucksteigernde Wirkung ist nicht beschrieben worden.

*Kaninchen.* Nur in Ausnahmefällen läßt sich beim Kaninchen eine blutdrucksenkende Wirkung des Histamins feststellen. Doch wurde sie schon sehr früh von ACKERMANN und KUTSCHER[1], DALE und LAIDLAW[2] und von GUGGENHEIM[3] beobachtet. Maßgebend ist vor allem die Narkose[4]. Sie bestimmt die blutdrucksenkende Wirkung des Histamins; wir verweisen darum für diesen speziellen Fall auf das Kapitel über Narkose (S. 121), in dem wir die verschiedenen Formen der Blutdrucksenkung erörtert haben. Ebenso wie bei Katzen

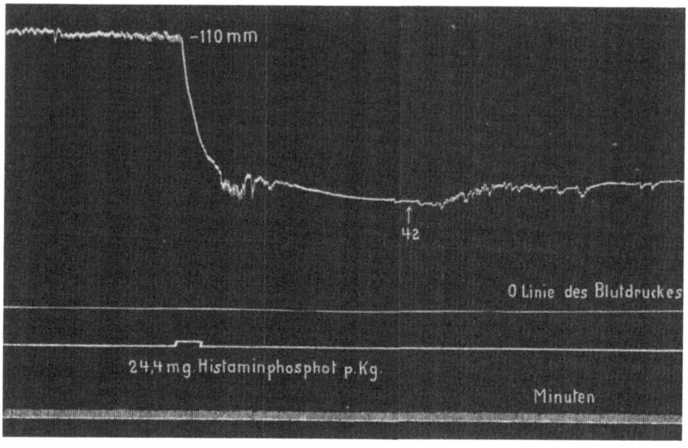


Abb. 30 zeigt die Blutdrucksenkung bei einer 368 g schweren Katze in Äthernarkose nach intravenöser Injektion von 24,4 mg Histaminphosphat pro kg Körpergewicht. (Nach VOEGTLIN und DYER.)

beobachtet man gelegentlich einen vorübergehenden geringen Anstieg in der Blutdrucksenkung. Die Senkung tritt erst bei Dosen von 0,02—0,05 mg Histamin auf. Das Histamin wirkt beim Kaninchen also erst in viel höheren Dosen als bei Katzen. Die Bedeutung des Adrenalins für die Histaminblutdrucksenkung s. S. 339.

**2. Die blutdrucksteigernde Wirkung des Histamins.** (Katze, Kaninchen, Meerschweinchen.) *Katze.* Wir haben bereits auf eine Form der Blutdrucksteigerung bei Katzen hingewiesen,

[1] ACKERMANN, D. und F. KUTSCHER: Ztschr. f. Biol. **54**, 387 (1910).
[2] DALE, H. H. and P. P. LAIDLAW: J. of Physiol. **41**, 318 (1910/11).
[3] GUGGENHEIM, M.: Biochem. Z. **51**, 369 (1913).
[4] FELDBERG, W.: J. of Physiol. **63**, 211 (1927).

nämlich auf die zweite Phase der Blutdruckwirkung. Es ist das die vorübergehende Blutdrucksteigerung, die dem anfänglich steilen Sinken des Blutdruckes folgen kann, und dann in die allmähliche Blutdrucksenkung (dritte Phase) übergeht (Abb. 27 auf S. 210). Des weiteren beobachtet man eine Blutdrucksteigerung, wenn man im ausgeprägten Histaminshock der Katze erneut eine größere Histamindosis injiziert. Dies wurde zuerst von DALE und LAIDLAW[1] sowie später von MEAKINS und HARRINGTON[2] beschrieben. Die Abb. 31 zeigt einen solchen Blutdruckanstieg, den unser Mitarbeiter KATZ erhielt. ALEXIÚ[3] zeigte in unserem Institut, daß der Anstieg auch an nebennierenlosen Katzen auftritt, so daß er nicht auf Adrenalinabgabe aus den Nebennieren beruhen kann. Bei Katzen, denen das Rückenmark ausgebohrt ist und die einen niedrigen Blutdruck aufweisen, kann bereits eine erste *größere* Histamininjektion eine Blutdrucksteigerung bewirken.

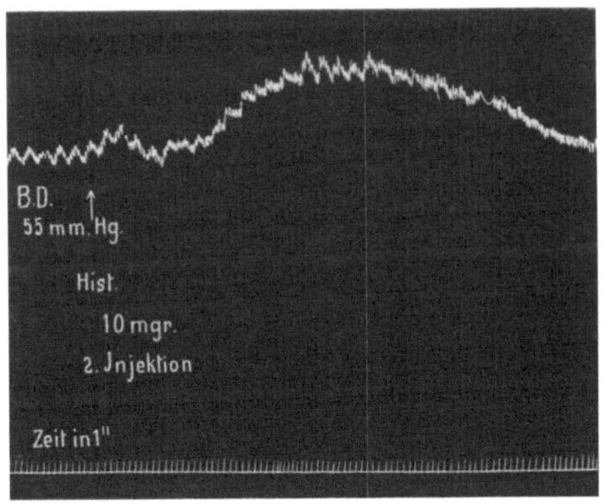


Abb. 31. Katze; zeigt die blutdrucksteigernde Wirkung einer zweiten großen Histamindosis. Vorher wurden 5 mg Histamin injiziert, die eine Blutdrucksenkung bewirkten. Während der Blutdruck niedrig ist, werden erneut 10 mg Histamin injiziert, die zu der abgebildeten Blutdruckerhöhung führen. (Nach KATZ.)

Außer diesen blutdrucksteigernden Wirkungen des Histamins, die dem Histamin direkt zugeschrieben werden, kann Histamin noch eine Blutdrucksteigerung dadurch bewirken, daß durch die Histamininjektion Adrenalin aus den Nebennieren in den Kreislauf abgegeben wird (S. 193).

*Kaninchen.* Die blutdrucksteigernde Wirkung des Histamins beschrieben zuerst ACKERMANN und KUTSCHER[4] sowie DALE und LAIDLAW[5]. In tiefer Äthernarkose erhielt FELDBERG[6] bei allen Kaninchen mit 0,1 mg noch eine deutliche Blutdrucksteigerung.

[1] DALE, H. H. and P. P. LAIDLAW: J. of Physiol. **52**, 355 (1918/19).
[2] MEAKINS, J. and C. R. HARRINGTON: J. of Pharmacol. **20**, 45 (1923).
[3] ALEXIÚ, P.: Archiv f. exp. Path. **71**, 145, 222 (1929).
[4] ACKERMANN, D. und F. KUTSCHER: Ztsch. f. Biol. **54**, 387 (1910).
[5] DALE, H. H. and P. P. LAIDLAW: J. of Physiol. **41**, 318 (1910/11).
[6] FELDBERG, W.: J. of Physiol. **63**, 211 (1927).

In einigen Fällen waren noch 0,01 mg wirksam, geringere Dosen waren immer wirkungslos. Dasselbe gilt auch unter anderen Narkosebedingungen (Chloralose, Decerebration), sofern Histamin dabei blutdrucksteigernd wirkt. Die Bedingungen, wann Histamin blutdrucksteigernd und wann es blutdrucksenkend wirkt, siehe Narkose (S. 121).

*Meerschweinchen.* DALE und LAIDLAW[1] haben gezeigt, daß intravenöse Histamininjektionen beim Meerschweinchen zu einer Blutdrucksteigerung führen, wenn die Wirkung auf die Bronchialmuskulatur durch längere Narkose gelähmt ist.

Wir wollen jetzt die Faktoren analysieren, welche die soeben besprochenen Blutdruckwirkungen verursachen. Dazu muß man vor allem die Wirkung des Histamins auf einzelne Kreislauforgane untersuchen. Es handelt sich dabei um rein periphere Reaktionen des Histamins; eine Wirkung auf das Vasomotorenzentrum kommt für die Blutdruckwirkungen nicht in Frage. So konnten PILCHER und SOLLMANN[1] zeigen, daß die blutdrucksenkende Wirkung nicht auf einer Lähmung des Vasomotorenzentrums durch das Histamin beruht, vielmehr fanden sie, daß, wenn der Blutdruck seinen tiefsten Stand erreicht hatte, das Vasomotorenzentrum sogar etwas erregt wurde, was zu einem geringen Anstieg des Blutdruckes führte. Es handelt sich hier um eine Art Kompensation, und zwar wahrscheinlich um eine Erregung infolge der Anämie. Eine direkte Wirkung auf das Vasomotorenzentrum scheint nicht zu bestehen.

### c) Wirkung auf die einzelnen Kreislauforgane.

**1. Wirkung auf das Herz[2].** Dem Histamin kommt sowohl eine fördernde als auch eine schädigende Wirkung auf das Herz zu; letztere läßt sich beim Katzen- und Hundeherzen nur in situ und am Herzlungenpräparat nachweisen, nicht aber am isolierten durchströmten Organ. Das soll nach RÜHL[3] darauf beruhen, daß sich die Herzinsuffizienz nach Histamin nur am voll leistungsfähigen Herzen mit Sicherheit hervorrufen läßt, nicht aber am muskulär geschädigten Herzpräparat. Darum läßt sie sich auch nicht mehr am spontan insuffizient gewordenen Herzlungenpräparat nachweisen.

---

[1] SOLLMANN, T. and J. D. PILCHER: J. of Pharmacol. **6**, 335 (1914).
[2] Coronargefäße siehe S. 296.
[3] RÜHL, A.: Archiv f. exp. Path. **145**, 255 (1929).

Die Herzschädigung in seiner Bedeutung für den gesamten Kreislaufshock ist wohl aber im wesentlichen nur eine sekundäre; dies gilt vor allem für Katzen, beim Hunde kann die Herzschädigung dagegen gelegentlich zum Exitus führen[1].

α) Versuche in situ und am Herzlungenpräparat. *Katze*: *Nach kleinen Histamindosen* (0,005 mg) fand KISCH[2] eine Zunahme der Herzfrequenz. Diese war bei decerebrierten Katzen größer (12—18 Schläge in der Minute) als bei Katzen in Äthernarkose. Bei einer Katze in Äthernarkose trat sogar eine Abnahme der Herzfrequenz auf. Kleine Histamindosen bewirkten nach KISCH auch eine Zunahme des Schlag- und Minutenvolumens.

Über die Wirkung *nach großen Histamindosen* gehen die Meinungen auseinander. Betrachten wir zuerst die Angaben von DALE und LAIDLAW[3], die eine primäre Herzschädigung durch Histamin ablehnen. Sie fanden zwar auch, daß im Histaminshock der Katze die Manometerausschläge am Blutdruck ganz gering und beinahe verschwunden sind. Das beruht aber nach ihnen nicht auf einer primären Herzschwäche, denn beim Betasten des Thorax fühlt man einen verhältnismäßig kräftigen Herzschlag, beim Auskultieren sind die Herztöne deutlich und laut zu hören und bei geöffnetem Thorax sieht man das Herz kräftig schlagen. Mißt man die Herzkontraktionen, so findet man anfangs sogar eine Zunahme der Kontraktionshöhe und auch später nur eine verhältnismäßig geringe Verkleinerung derselben[3, 4]. In ihren ersten Arbeiten beschrieben DALE und LAIDLAW eine geringe Verlangsamung der Herzfrequenz, die sie auf die pilocarpinartige Wirkung des Histamins zurückführten. Diese wäre aber durch die Verstärkung der Herzkontraktionen mehr als kompensiert. Trotz der starken Herzkontraktionen kommt es aber nicht zu einem vermehrten Schlagvolumen, im Gegenteil, das Schlagvolumen ist vermindert, die großen Venen sind schlaff und schlecht gefüllt und nicht, wie bei primärer Herzschwäche, gestaut. Schneidet man eine Herzkammer des tätigen Herzens an, so wird nur wenig Blut ausgetrieben.

---

1 FELDBERG, W. (unveröffentlicht).

2 KISCH, F.: Ztschr. f. d. ges. exp. Med. **66**, 799 (1929).

3 DALE, H. H. and P. P. LAIDLAW: J. of Physiol. **41**, 318 (1910/11); **52**, 355 (1919).

4 RICH, A. R.: J. of exper. Med. **33**, 287 (1921).

Injiziert man Ringerlösung in die Jugularvene, so füllen sich die Ventrikel und entleeren sich auch gut, der Blutdruck steigt vorübergehend an. Diese Beobachtungen konnte RICH bestätigen.

Die schlechte Füllung des Herzens beruht nach DALE und LAIDLAW auf der Ansammlung des Blutes in der Peripherie des Kreislaufes. Wir haben das typische Bild einer Insuffizienz des peripheren Kreislaufes vor uns. Doch kann diese nach DALE und LAIDLAW im Verlaufe des Shockes durch eine sekundäre Herzschwäche verstärkt werden.

Dieses rein sekundäre Verhalten des Herzens auf Histamin gilt sicherlich nur für einen Teil der Katzen. Nach den ausführlichen Versuchen von RÜHL müssen wir auch eine primäre herzschädigende Wirkung des Histamins bei Katzen annehmen, die jedoch meist nur vorübergehender Natur ist und sich durch Druckerhöhung im rechten und linken Vorhof und durch Dilatation des Herzens mit Abnahme des Minutenvolumens kennzeichnet. Eine Druckerhöhung im rechten Vorhof (oder in der Jugularvene) würde nicht unbedingt eine Insuffizienz des (rechten) Herzens bedeuten (s. Venendruck, S. 314). Ebenso braucht die Dilatation, die bereits ABE am Herzlungenpräparat der Katze festgestellt hatte, nicht eine direkte Herzschädigung darzustellen, sondern könnte durch Widerstandserhöhung im Lungenkreislauf hervorgerufen werden. RÜHL schreibt selber, daß dieser Faktor für das Verhalten des rechten Herzens mit in Betracht gezogen werden muß. Er fand aber außerdem eine, wenn auch nur vorübergehende, Druckerhöhung im linken Vorhof. Diese weist in Verbindung mit den erörterten Erscheinungen und mit der gleichzeitigen arteriellen Blutdrucksenkung eindeutig auf Schädigung des Herzens und zwar des linken Ventrikels hin (vgl. Versuche am Hunde). Die Druckerhöhung im linken Vorhof läßt sich übrigens nur nach sehr großen Histamindosen (z. B. 4 mg) hervorrufen, bei kleineren Dosen kommt es entweder zu einer geringen Senkung oder der Druck bleibt unverändert[1] [2] [3] (s. S. 307).

Nicht erwähnt haben wir bisher, daß nach größeren Histamindosen Arhythmien auftreten[4]. Wir haben selber[5] zahlreiche Ver-

---

[1] OSAWA (im Druck). [2] LUISADA, A.: Arch. f. exper. Path. **132**, 296 (1928). [3] MAUTNER, H. und E. P. PICK: Ebenda **142**, 271 (1929). [4] RÜHL, A.: Arch. f. exper. Path. **145**, 255 (1929). [5] FELDBERG, W. und E. SCHILF (unveröffentlicht).

suche mit sehr großen Histamindosen ausgeführt. Während die ersten Injektionen von 2—5 mg Histamin starke Arhythmien hervorriefen, blieben diese bei einer darauffolgenden gleich großen Injektion aus; es kam zu einem regelmäßigen Ansteigen des Blutdruckes, was beweist, daß eine langanhaltende stärkere muskuläre Schädigung nicht stattgefunden haben kann.

*Hund:* SOLLMANN und PILCHER[1] beobachteten nach intravenösen Histamininjektionen keine einheitlichen Veränderungen der Schlagfolge. Es konnte eine Beschleunigung und Verlangsamung auftreten. FELDBERG[2] fand nach kleinen intravenösen Dosen (0,3 mg) meist eine Verringerung um 2—4 Schläge in der Minute. Bei größeren Dosen war die Verlangsamung oft ausgesprochener; außerdem traten Unregelmäßigkeiten des Herzschlages mit Extrasystolen auf, die RÜHL[3] ebenfalls am Herzlungenpräparat beobachtet hatte. HASHIMOTO[4] hat diese am ganzen Tier elektrokardiographisch untersucht und Änderungen der A.V.-Reizleitung gefunden, die auch nach Vagusdurchschneidung bestehen blieben. Das P.R.-Intervall nahm zu. Es handelt sich um direkte Wirkung des Histamins auf das Atrioventrikularbündel, die von Überleitungsstörungen mit ventrikulären Extrasystolen bis zum vollständigen Herzblock führt.

Am ganzen Tier lassen sich die Zeichen einer primären muskulären Herzschädigung, vor allem nach kleineren Histaminmengen, meist nicht wie beim Herzlungenpräparat am Herzvolumen und an den Vorhofdrucken nachweisen. Das beruht darauf, daß indirekte Faktoren, vor allem Veränderungen des Zuflusses zum Herzen Einfluß haben. MAUTNER und PICK[5] fanden nach intravenösen Injektionen von 0,3 mg Histamin eine vorübergehende Dilatation, der eine starke Volumensabnahme des Herzens folgte. Die Zunahme führen sie auf Lungengefäßverengerung und Stauung im rechten Herzen, die Abnahme auf die Lebersperre zurück. Über die Bedeutung der Lebergefäßwirkung für die Herzfüllung siehe ausführlicher S. 285. ABEL, GEILING und KOLLS[6] konnten röntgeno-

---

[1] SOLLMANN, T. and J. D. PILCHER: J. of Pharmacol. **6**, 385 (1914).
[2] FELDBERG, W. (unveröffentlicht).
[3] RÜHL, A.: Arch. f. exper. Path. **145**, 255 (1929).
[4] HASHIMOTO, H.: Arch. int. Med. **35**, 609 (1925).
[5] MAUTNER, H. und E. P. PICK: Arch. f. exper. Path. **142**, 271 (1929).
[6] ABEL, J. J., GEILING, E. M. K. and KOLLS: Abstracts of XI. internat. physiol. Congress Edinburgh 1923.

logisch eine Verkleinerung beider Herzhälften nach Histamin feststellen.

Der Druck im rechten Vorhof steigt selbst nach großen, zu Arhythmien[1] führenden Histamindosen nur gelegentlich an, meist sinkt er ab (s. S. 316), wie dies MAUTNER und PICK auch für den Druck im linken Vorhof beobachtet haben. Schaltet man dagegen die Veränderungen am peripheren Kreislauf aus, und betrachtet die Wirkung am Herzlungenpräparat, so ist das Verhalten ein anderes. RÜHL[2] hat am Herzlungenpräparat eine eingehende Analyse der Herzwirkung nach 0,5—2 mg Histamin gemacht. Das Herz zeigt, wie schon FÜHNER und STARLING[3] gefunden hatten, eine deutliche Dilatation; das insuffiziente Herz arbeitet, wie aus den kardiometrischen Untersuchungen von RÜHL hervorgeht, aus einer stärkeren diastolischen Einstellung heraus. Doch findet andererseits MATSUMOTO[4] auch im Herzlungenpräparat kaum eine Veränderung des Herzvolumens und wir konnten gemeinsam mit SALOMON[5] zeigen, daß kleine Histamindosen oft nur eine Zunahme der Frequenz und des Minutenvolumens bewirkten.

Die Drucke steigen nach RÜHL in beiden Vorhöfen an, doch ist der Anstieg im linken Vorhof wesentlich höher als im rechten, obgleich das rechte Herz gegen einen erhöhten Widerstand im kleinen Kreislauf (Lungengefäßverengerung) arbeiten muß. ,,Daraus ergibt sich, daß das rechte Herz durch Histamin anscheinend weniger geschädigt wird als das linke, im Vordergrund also die schwere Insuffizienz des linken Ventrikels steht"[2]. Histamin würde demnach am Herzlungenpräparat des Hundes ein experimentelles Asthma cardiale erzeugen können.

RÜHL schlägt vor, diese schwere Herzschädigung vom Typ der muskulären Herzinsuffizienz zur Auswertung von Herzmitteln zu verwenden. Da aber aus dem anderen Verhalten des Herzens bei isolierten Durchströmungen und am ganzen Tier hervorgeht, daß wir über die Art der Herzschädigung noch ganz im Unklaren sind,

---

[1] FELDBERG, W. (unveröffentlicht).
[2] RÜHL, A.: Arch. f. exper. Path. **145**, 255 (1929).
[3] FÜHNER, H. and E. H. STARLING: J. of Physiol. **47**, 286 (1913).
[4] MATSUMOTO, Y.: Collected Papers in Physiol. by NAGAKAWA, T. (Osawa): **3** (1928/29).
[5] FELDBERG, W., SALOMON, H. und E. SCHILF (unveröffentlicht).

müssen wir mit Schlußfolgerungen, die wir an diesem Präparat über den Wert von Herzmitteln erhalten, sehr vorsichtig sein.

*Kaninchen:* Beim Kaninchen fand SCHENK[1] nach Histamin eine starke Beschleunigung, aber selbst nach mehrmaligen subcutanen großen Histamindosen fand er keine Veränderung des Elektrokardiogramms.

*Mensch:* Auch am Menschen beobachtet man nach subcutanen Histamininjektionen eine Pulsbeschleunigung. Diese beträgt nach $^1/_2$ mg nur 4—10 Schläge, nimmt jedoch mit größeren Dosen sehr zu[2 3 4 5 6]. Bei Hypertonikern ist die Herzbeschleunigung nach 0,5 mg Histamin nur unbedeutend; bei Kreislaufinsuffizienten kann sie ganz fehlen, es kann sogar zu einer Verlangsamung kommen[7].

Nach 4—5 mg beobachtete SCHENK eine Beschleunigung bis beinahe um das Doppelte. Er fand weiter nach 2 mg Histamin eine kräftige Herzaktion, der erste Ton war über dem ganzen Herzen sehr laut, der zweite Ton (auch an der Pulmonalis) dagegen meist überhaupt nicht zu hören. Bei einem 51jährigen Patienten fand er nach 8 mg Histamin eine starke, 10 Minuten anhaltende Herzarhythmie mit gehäuften ventrikulären Extrasystolen. In diesem Fall soll eine gewisse Herzmuskelschwäche wahrscheinlich bereits bestanden haben.

Bei länger dauernder kontinuierlicher intravenöser Injektion von 0,02 mg Histamin pro Minute betrug die Frequenzzunahme 30 Schläge pro Minute[8].

$\beta$) Bei künstlicher Durchströmung sind Versuche an isolierten Katzen-, Hunde-, Kaninchen- und Meerschweinchenherzen ausgeführt worden. Die Hauptwirkung ist die, daß das Herz nach Histamin schneller und kräftiger schlägt[9 10 11 12 13 14 15] (s. Abb. 32).

---

[1] SCHENK, P.: Arch. f. exper. Path. **92**, 34 (1922). [2] JÄGER, F.: Zbl. Gynäk. **37**, 265 (1913). [3] KOCH, G.: Ebenda **37**, 564 (1913). [4] SCHENK, P.: Arch. f. exper. Path. **89**, 332 (1921). [5] CARNOT, P., KOSKOWSKI, W. et E. LIBERT: C. r. Soc. Biol. Paris **86** 670 (1922). [6] HARRIS, J. M. and K. E. HARMER: Heart **13**, 381 (1926). [7] KISCH, F.: Klin. Wschr. **8**, 1534 (1929). [8] WEISS, S., ELLIS, L. B. and G. P. ROBB: Amer. J. Physiol. **90**, 551 (1929). [9] DALE, H. H. and P. P. LAIDLAW: J. of Physiol. **41**, 318 (1910/11). [10] RABE, F.: Z. exper. Path. u. Ther. **11**, 175 (1912). [11] EINIS, W.: Biochem. Z. **52**, 96 (1913). [12] ABE, K.: Tohoku J. exper. Med. **1**, 389 (1920). [13] ROTHLIN, E.: Pflügers Arch. **185**, 111 (1920). [14] GUNN, J. A.: J. of Pharmacol. **29**, 325 (1926). [15] TRIBE-OPPENHEIMER, E.: Amer. J. Physiol. **90**, 656 (1929).

Nach ROTHLIN müssen wir zwei Phasen unterscheiden. Unmittelbar nach dem Zufügen von Histamin zur Durchströmungsflüssigkeit nimmt der Tonus zu, während die Hubhöhen und die Frequenz etwas herabgesetzt werden. Erst nach einigen Sekunden nehmen dann Frequenz und Hubhöhe zu. In dem Verhalten des Katzen- und Kaninchenherzens bestehen gewisse Unterschiede. Bei Durchströmung des Katzenherzens mit LOCKEscher Lösung fand GUNN noch Histaminkonzentrationen von 1 : 5000000 stark wirksam,

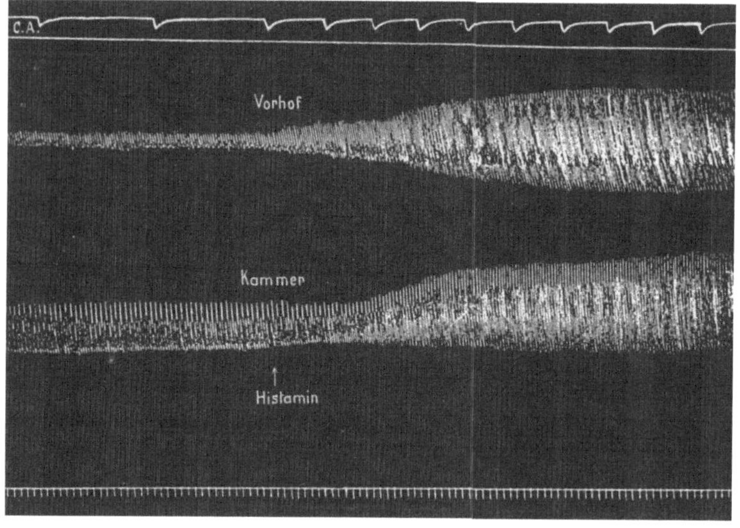


**Abb. 32. Katzenherz zeigt die Wirkung von Histamin 1 : 500000 auf Coronarabfluß (C. A.), Vorhof und Kammer. (Nach GUNN.)**

für Kaninchenherzen war die Schwelle bereits 1 : 1000000. Auch ABE[1] gibt an, daß die Wirkung beim Kaninchenherzen schwächer ist als bei der Katze. Am Hund hat RABE die fördernde Wirkung beobachtet.

Am Kaninchenherzen erhält man mit großen Histamindosen Herzblock[2] [3], was zweifellos die Folge einer starken Kontraktion der Coronargefäße dieses Tieres auf Histamin ist (Abb. 33). EINIS beobachtete gelegentlich Extrasystolen.

[1] ABE, K.: Tohoku J. exper. Med. **1**, 389 (1920).
[2] EINIS, W.: Biochem. Z. **52**, 96 (1913).
[3] GUNN, J. A.: J. of Pharmacol. **29**, 325 (1926).

Nach EINIS scheint die Art der Durchströmungsflüssigkeit die Histaminwirkung auf das Kaninchenherz zu beeinflussen. Die Zunahme der Frequenz ist bei Durchströmungen mit Ringer viel stärker (sie beträgt bis 300 vH) als bei Durchströmungen mit hirudinisiertem Blut. Bei Durchströmungen mit Ringer konnte der Beschleunigung eine sehr starke Verlangsamung folgen. TRIBE-OPPENHEIMER[1], die das Herz mit Locke-Ringer durchströmte, fand nach anfänglicher Beschleunigung oft sogar vollständigen Herzstillstand. Bei Durchströmungen mit Blut ging nach EINIS der Beschleunigung eine bedeutende Verlangsamung der Schlagfolge mit geringer

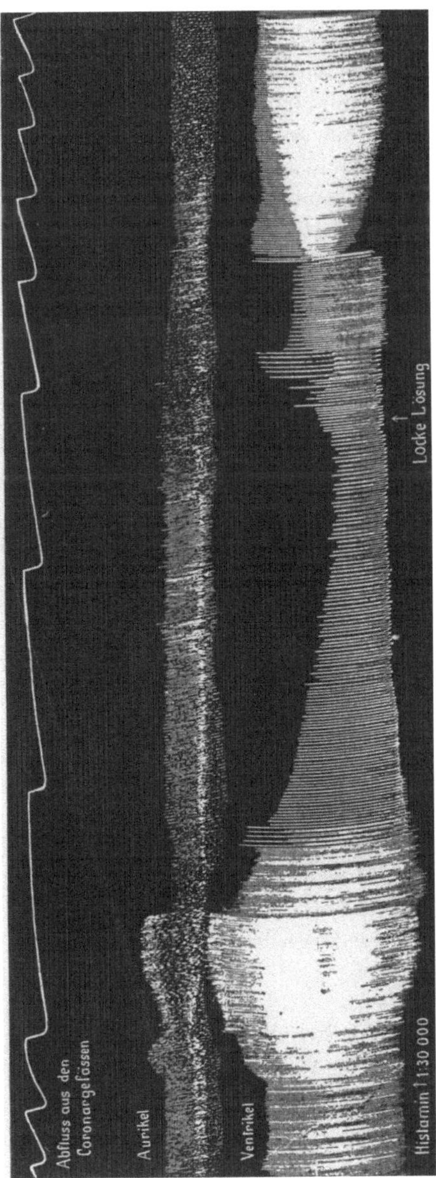


Abb. 33. Kaninchenherz. Zeigt den infolge starker Kontraktion der Coronargefäße auftretenden Herzblock, der nur nach sehr hohen Histaminkonzentrationen auftritt. Dem Herzblock geht ein Stadium einer erhöhten und vermehrten Herztätigkeit voraus. Nach Entfernen des Histamins durch reine Lockelösung tritt schnell wieder Erholung ein. (Nach GUNN.

[1] TRIBE-OPPENHEIMER, E.: Amer. J. Physiol. **90**, 656 (1929).

Abnahme der Kontraktionshöhe voraus (erste Phase von ROTHLIN, siehe vorher), während bei Durchströmung mit Ringer nur die Kontraktionshöhe anfangs etwas abnahm.

VIOTTI[1] fand eine starke Abhängigkeit von der Dosengröße. Bei Durchströmungen von Kaninchen- und Meerschweinchenherzen fand er nach kleinen und großen Dosen eine Steigerung der Frequenz und meist auch der Stärke der Kontraktion. Dagegen erhielt er mit mittleren Dosen eine Verringerung der Frequenz und Kontraktionsstärke. Mit mittleren Dosen konnte beim Kaninchen dem Stadium der verminderten Kontraktionshöhe ein kurzes Stadium mit verstärkten Kontraktionen vorausgehen.

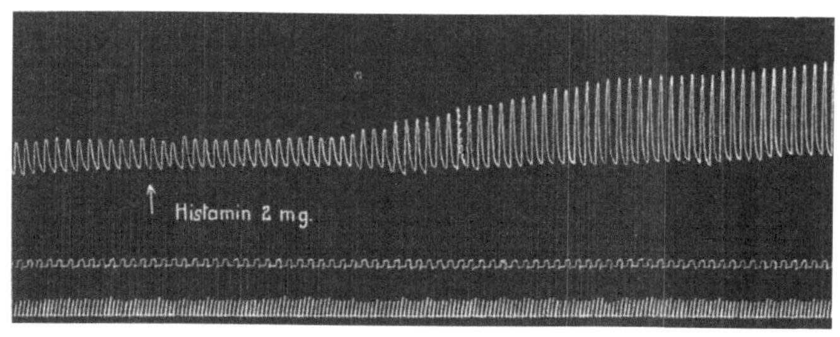


Abb. 34. Mechanogramm des suspendierten vorderen Papillarmuskels aus der rechten Herzkammer des Schafes. Künstliche Reizung 24 Minuten, Temperatur 28° C. Bei ↑ Zusatz von 2 mg Histamin auf 250 ccm Suspensionsflüssigkeit. (Nach STEIN.)

Nach GUNNS Erfahrungen haben geringe Temperaturunterschiede auf die Histaminwirkung einen viel größeren Einfluß als auf die Wirkung anderer Drogen.

Verglichen mit der Wirkung des Pituitrins ist die Beschleunigung des Kaninchenherzens nach Histamin viel stärker (EINIS). GUNN zeigte, daß Pituitrindosen, die bereits eine Verminderung des Coronarabflusses bei der Katze bewirken, noch keine Wirkung auf die Stärke und Frequenz der Herzkontraktionen, wie nach Histamin haben; der beschleunigende Effekt ist nach Adrenalin bei gleicher Verstärkung der Herzkontraktionen viel größer (GUNN).

$\gamma$) Am Herzstreifenpräparat konnte STEIN[2] zeigen, daß die Kontraktionen nach Histamin stärker werden, wenn der Herzmuskelstreifen rhythmisch gereizt wird. Das gibt die Abb. **34**

[1] VIOTTI, C.: C. r. Soc. Biol. Paris **91**, 1085 (1924).
[2] STEIN, W. (im Druck).

wieder, die uns STEIN freundlicherweise zur Verfügung gestellt hat. Weitere Zusätze von Histamin fördern die Kontraktionshöhen nicht, sondern nur die Erregbarkeit und die Reizbildung.

δ) Herzhemmungsfasern. Bei Hunden wurde der Einfluß von intraperitoneal injiziertem Histamin auf die herzhemmenden Fasern im Vagosympathicus untersucht[1]. Es trat eine Erhöhung der Chronaxie auf, die allmählich wieder zum Ausgangspunkt absank. Nach der Theorie von LAPICQUE bedeutet dies, daß das Histamin auf die Fasern der herzhemmenden Nerven einwirkt.

**2. Wirkung auf die Gefäße.** α) Allgemeine Pharmakologie der Gefäße. *Die Histamingefäßerweiterung; Bedeutung des Capillartonus.* Bevor wir die Wirkung des Histamins auf die einzelnen Gefäße betrachten, müssen wir einige allgemeine Gesichtspunkte erörtern, damit wir die einander scheinbar widersprechenden Befunde einordnen können.

Wir sahen, daß der Blutdruck, je nach der Tierart und in Abhängigkeit von anderen Faktoren, durch Histamin entweder erhöht oder erniedrigt wird. Durchströmt man jedoch einzelne vom Organismus abgetrennte Gefäßgebiete, so findet man auch bei den Tieren, die nach intravenösen Injektionen eine Blutdrucksenkung zeigen, eine Verengerung der Gefäße. Dieses „paradoxe" Verhalten einer Blutdrucksenkung bei scheinbar verengerten Gefäßen blieb lange Zeit ein ungelöstes Problem. Erst DALE und RICHARDS[2] gelang der Nachweis einer Histamingefäßerweiterung. Ihre Versuche bilden die Grundlage für alle späteren Untersuchungen, und die aus ihren Versuchen abgeleiteten Schlußfolgerungen sind für das allgemeine Verständnis der Histaminwirkung auf die Gefäße überhaupt bedeutungsvoll, so daß wir sie ausführlich beschreiben müssen. Sie zeigten, daß für die Gefäßwirkungen der Tiere, die nach Histamin eine Blutdrucksenkung aufweisen, folgende Eigentümlichkeiten zu beachten sind:

1. Histamin verursacht sowohl eine Gefäßverengerung als auch eine Gefäßerweiterung,

2. die Capillaren werden erweitert, während die Arterien verengert werden,

---

[1] CHAUCHARD, A. B. et P. SARADJICHOILI: C. r. Soc. Biol. Paris **99**, 53 (1928).

[2] DALE, H. H. and A. N. RICHARDS: J. of Physiol. **52**, 110 (1918).

3. der Tonus der durch Histamin erweiterten Gefäßabschnitte geht leicht verloren; Histamin wirkt dann nicht mehr erweiternd, und

4. tritt die erweiternde Wirkung an den Capillaren schon bei niedrigeren Histaminkonzentrationen auf, als die verengernde Wirkung an den glatten Muskeln der Arteriolen und Arterien.

Zu diesen Schlüssen kamen DALE und RICHARDS durch folgende Versuche. Sie verglichen die Wirkung kleiner intravenös eingespritzter Histamin-, Adrenalin- und Acetylcholindosen auf die Extremitätengefäße der Katze mit der plethysmographischen Methode. Bei den Adrenalininjektionen handelte es sich um blutdrucksenkende Dosen.

Sie fanden nach Acetylcholin immer eine Volumenzunahme der Extremität. Diese beruht, wie bekannt war, auf Erweiterung der Arteriolen und Arterien[1]. Nach kleinen Histamin- und Adrenalindosen dagegen beobachteten sie verschiedenartige Änderungen der Gefäßweiten, das Beinvolumen zeigte entweder eine starke Ausdehnung oder eine starke Schrumpfung. ,,Die Bedingungen des Gefäßtonus, welche zu einer Verengerung oder Erweiterung im normal innervierten Bein führen, sind für Adrenalin und Histamin dieselben, während die gefäßerweiternde Wirkung von Acetylcholin verhältnismäßig unabhängig von diesen Bedingungen ist.“ Das bedeutet, daß die Histaminerweiterung im wesentlichen an anderen Gefäßabschnitten stattfinden muß als die Acetylcholinerweiterung.

Sie konnten den Angriffspunkt der Histaminerweiterung am Gefäßstamm durch ihre Beobachtungen an den Hautgefäßen unpigmentierter Zehenballen von Katzen genauer feststellen. Durchschneidet man den Nervus ischiadicus und die vorderen Beinnerven einer Seite, so gewinnen die Capillaren der Extremität ihren Tonus schon eher wieder als die Arterien. Die operierte Seite sieht darum schon nach kurzer Zeit blasser aus, fühlt sich aber heißer an als die normale Seite. Dies weist auf eine Capillarkontraktion hin. DALE und RICHARDS prüften, wie sich die Gefäße der Zehenballen in diesem Zustand nach Injektion von Histamin und Acetylcholin verhalten. Nach Acetylcholininjektion

[1] Aus den von HARTMAN, EVANS und WALKER (Amer. J. Physiol. **90**, 668 [1929]) kürzlich an den Muskelgefäßen der Katze angestellten mikroskopischen Beobachtungen geht hervor, daß sich die Acetylcholinerweiterung, wenigstens unter natürlichen Kreislaufverhältnissen auch auf die Capillaren erstreckt.

beobachteten sie auf der operierten Seite keine Farbveränderung der Zehenballen, der Capillartonus, der die Blässe bedingt, wurde durch Acetylcholin also nicht erschlafft; auf der nicht operierten Seite trat eine deutliche Rötung auf (arteriolare Erweiterung). Wurde Histamin injiziert, so trat auf der operierten Seite eine deutliche Rötung auf; mit anderen Worten, die kontrahierten Capillaren wurden weit, während die normale Seite anfangs sogar etwas blasser wurde (Arteriolenkonstriktion!) und eine schwächere Rötung erst später auftrat. Eine weitere Beobachtung, die auf den verschiedenen Angriffspunkt des Histamins und des Acetylcholins am Gefäßstamm hinweist, stellen ihre Beobachtungen nach vorübergehender Anämie dar, eine Histaminerweiterung läßt sich in diesem Falle viel schwerer erhalten als eine Acetylcholinerweiterung.

Nichts spricht dafür, daß der Capillartonus „für gewöhnlich durch Nervendurchschneidung in demselben Maße verringert wird, wie der der Arterie"; andererseits spricht alles dafür, daß er „gegen vorübergehende Anämie und Kälte sehr empfindlich ist". Darum konnte man mit Recht schließen, daß die Histamin- und auch die Adrenalinerweiterung die Capillaren betrifft, während die Histaminkontraktion und Acetylcholinerweiterung an den Arteriolen angreift. Eigentlich können wir, wie auch Dale und Richards betonen, nicht mehr aussagen, als daß der erweiternde Histamineffekt peripherer am Gefäßstamm angreift als die verengernde Histaminwirkung. Wieweit dabei eine genaue Grenze zwischen Arteriolen und Capillaren eingehalten werden kann, läßt sich natürlich nicht feststellen (vgl. hierzu S. 238).

Die bisher besprochenen Beobachtungen galten für die Katze. Spätere Durchströmungen und direkte Beobachtungen an den Gefäßen verschiedener Tiere zeigten, daß der Angriffspunkt der Histamingefäßerweiterung am Gefäßstamm bei den verschiedenen Tieren nicht derselbe ist (s. S. 236).

Aus dem Vorhergesagten ergibt sich, warum wir bei der Untersuchung des Histamins am isolierten Gefäßstreifen immer eine Kontraktion erhalten müssen. Die Histaminerweiterung betrifft eben niemals die großen Arterien, sondern stets nur die Peripherie des Gefäßstammes.

Damit sich die Capillaren auf Histamin erweitern können, müssen sie sich in einem tonischen Zustand befinden. Dieser tonische Zustand ist im lebenden Tier unter natürlichen Bedingungen immer vorhanden, geht aber bei Durchströmung der isolierten Organe mit Ringer oder LOCKEscher Lösung sehr leicht verloren. Aus diesem Grunde erhielt man bei den älteren Durchströmungen auf Histamin keine Gefäßerweiterung. Der erweiternde Effekt läßt sich um so schwerer nachweisen, je weniger ausgeprägt er ist, oder mit anderen Worten: je weiter an der Peripherie des Gefäßstammes er angreift. Um den „normalen" Tonus, der durch Histamin erschlafft wird, aufrecht zu erhalten oder künstlich wieder herzustellen, ist es notwendig, daß die Durchströmungen bei möglichst natürlichen Zirkulationsverhältnissen vorgenommen werden. Zu diesem Zweck sind zahlreiche Durchströmungsmethoden ausgearbeitet worden, auf die wir hier zuerst eingehen müssen.

*Die neueren Durchströmungsmethoden.*

DALE und RICHARDS und BURN und DALE benutzen einen Durchströmungsapparat[1], in welchem das Gefäßpräparat mit defibriniertem oder hirudinisiertem, arteigenem Blut durchströmt wird. An Stelle des Herzens wird eine Pumpe, an Stelle der Lunge ein künstlicher Sauerstoffüberträger benutzt. Das Blut fließt unter bestimmtem Druck rhythmisch in die Arterie ein. Der venöse Ausfluß wird gemessen, das Blut durch den künstlichen Arterialisator arterialisiert und wieder in das Druckgefäß gepumpt. Außer dem venösen Abfluß wird das Beinvolumen plethysmographisch gemessen. Zu Beginn der Durchströmung stellt sich ein starker, langanhaltender Tonus der Gefäße ein, d. h. der venöse Ausfluß wird immer geringer, und der arterielle Druck muß erhöht werden. Durchströmt man die Niere, so findet man ähnliche Verhältnisse vor. Die Nierengefäße sind bei derartigen Durchströmungen so stark kontrahiert, daß eine weitere Durchblutung unmöglich wird. Wird das Blut aber an Stelle eines künstlichen Arterialisators für einige Zeit mehrmals durch eine Lunge geschickt und arterialisiert, so werden die Nierengefäße wieder weiter[2, 3]. Um die Bildung eines starken Gefäßtonus zu vermeiden, hat DALE in neueren Durchströmungsversuchen das venöse Blut durch die Lungen der Katze geschickt und die künstliche Arterialisation weggelassen. Der hohe Tonus stellt sich dann nicht mehr ein. Auf das Wesen dieses Tonus kommen wir im folgenden zurück.

Einen ähnlichen Apparat mit künstlichem Arterialisator und Pumpe hat BORNSTEIN[4] beschrieben. Er fand, daß der sich einstellende hohe Tonus ebenso wie durch die Lunge, durch eine in die Zirkulation eingeschaltete Leber aufgehoben werden kann. Nach BORNSTEIN wirkt übrigens Kälberblut auf die Extremitätengefäße des Hundes viel weniger tonisierend als Rinderblut.

---

[1] BURN, J. H. and H. H. DALE: J. of Physiol. **61**, 185 (1926).
[2] EICHHOLTZ, F. and E. B. VERNEY: Ebenda **59**, 340 (1924).
[3] BODO, R. and H. GREMELS: Proc. roy. Soc. **100**, 336 (1926).
[4] BORNSTEIN, A.: Arch. f. exper. Path. **115**, 367 (1926).

Ältere Durchströmungen mit Ausschaltung des Herzens und der Lunge, an deren Stelle eine Pumpe und ein künstlicher Arterialisator verwendet wurden, haben ABE[1] und andere beschrieben.

In einigen Fällen hat man Durchströmungen mit dem Herz-Lungenpräparat von STARLING ausgeführt.

Eine andere, in letzter Zeit häufiger benutzte Methode[2 3] beruht darauf, daß das Organ (Magen, Darmschlinge, die ganze untere Körperhälfte usw.) in den Kreislauf eines anderen Tieres eingeschaltet wird. Die Arterie des zu durchströmenden Organes wird mit der Carotis des Durchströmers verbunden. Die Vene kann mit der Jugularis direkt verbunden und die Gefäßreaktion plethysmographisch gemessen werden, oder das venöse Blut wird vorher erst über einen Tropfenzähler geleitet (Messung des venösen Ausflusses).

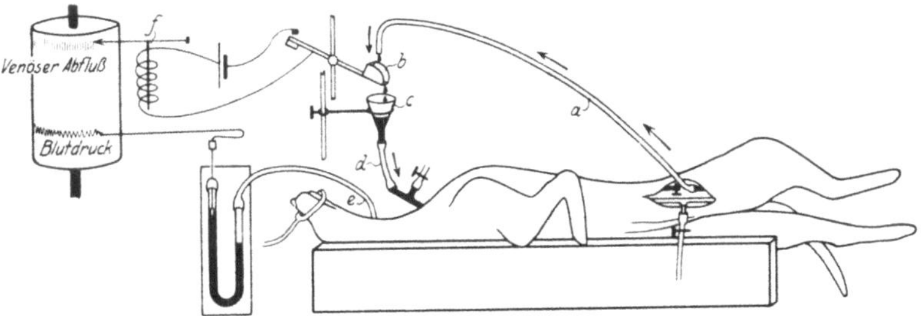


Abb. 35. Durchströmung der hinteren Extremität des Hundes. Schematische Zeichnung. (Nach FELDBERG und SCHILF.)

Eine einfache, natürliche und für die meisten pharmakologischen Versuche wohl ausreichende Durchströmung stellt die von uns ausgearbeitete Methode der „Durchströmung am ganzen Tier" dar[4] (s. Abb. 35). Das Prinzip der Methode ist dieses: Man spritzt dem Versuchstier (Hund, Katze, Kaninchen) intravenös Hirudin, Novirudin oder Heparin ein, damit das Blut ungerinnbar wird. In die Arterie des zu durchströmenden Organes (bei Durchströmungen der hinteren Extremität die Femoralarterie, der Eingeweide die Mesenterica superior usw.) wird ein T-Stück gebunden, dessen freies Ende mit einem Gummischlauch verschlossen wird. Durch dieses T-Stück werden die Injektionen gemacht. Wir haben die Methode nach der physiologischen Seite hin vereinfacht, indem wir jetzt statt des T-Stückes in fast allen Fällen für die Einspritzung des Pharmakons einen Seitenast der zuführenden Arterie benutzen, die das zu durchströmende Organ versorgt. Dieser Seitenast wird abgebunden, in das zur Arterie führende Ende wird eine kleine Kanüle gebunden, deren freies Ende mit einem Gummischlauch versehen wird. Letzterer wird abgeklemmt. Der Seitenast dient also

[1] ABE, K.: Tohoku J. exper. Med. **1**, 398 (1920).
[2] LIM, R. K. S., NECHELES, H. and T. G. NI: Chin. J. Physiol. **1**, 381 (1927).
[3] MANWARING, W. H., HOSEPIAN, V. M., O'NEILL, J. F. and H. B. MOY: J. of Immun. **10**, 575 (1925). [4] SCHILF, E.: Klin. Wschr. **7**, 1345 (1928).

als natürliches T-Stück. In die abfließende Vene des betreffenden Organes (Femoralvene, Pfortader usw.) wird eine Kanüle gebunden, das ausfliessende Blut über einen Tropfen- oder Volumenzähler (*b*) geleitet, die Ausflußmenge pro Zeiteinheit gemessen und das Blut nach vorherigem Erwärmen dem Tier durch die Jugularvene (*d*) wieder zugeführt. Der gleichmäßige Einströmungsdruck wird durch gleichzeitige Messung des arteriellen Druckes in der Carotis (*e*) kontrolliert. Die Methode läßt sich leicht mit gleichzeitiger Plethysmographie verbinden. Ein „künstlicher" Tonus der Gefäße stellt sich dabei nicht ein. Die Methode ist für die Durchströmung der hinteren Extremität, der Kaninchenohren, der Niere, des Magens, des Darmes und der Lunge in unserem Institut ansgearbeitet worden.

Es ist notwendig Kontrollinjektionen von Ringerlösung zu machen, die am Durchströmungspräparat keine Wirkung ausüben dürfen. In einigen Fällen bewirkt Einspritzung von Ringer (0,2—0,5 cm³) nämlich eine geringe und ganz vorübergehende Gefäßerweiterung. Für gewöhnlich nimmt die Empfindlichkeit im Laufe der ersten halben Stunde ab, so daß Einspritzung von Ringer keine Wirkung mehr hat. In seltenen Fällen läßt die Empfindlichkeit aber nicht nach. Solche Tiere sind für weitere Versuche unbrauchbar. Es ist gut, vor allem bei Katzen, nicht größere Mengen in die Arterie einzuspritzen (nicht mehr als 1 cm³). Auf geringen Injektionsdruck ist zu achten; ebenfalls ist bei vergleichenden Untersuchungen gleiche Dauer der Einspritzung Bedingung.

PHEMISTER und HANDY[1] haben vor kurzem eine Durchströmungsmethode für die Hundeextremität beschrieben, die sich für den Nachweis von Substanzen in größeren Blutmengen eignet, sonst aber viel umständlicher ist als unsere Methode. In die Arteria femoralis wird durch Kanülen- und Schlauchverbindungen eine Flasche eingeschaltet, die mit dem zu untersuchenden Blut gefüllt ist und in die Blutbahn ein- und ausgeschaltet werden kann.

Auf einem ganz anderen Prinzip beruht eine von GANTER[2] angegebene Methode. GANTER klemmt die zuführende Arterie zu einem Organ ab (zum Beispiel die Aorta abdominalis oberhalb der Teilungsstelle in die Arteriae iliacae, wenn er das Gefäßgebiet der unteren Extremitäten untersucht) und mißt distal von der Abklemmung in einem Seitenast der Arterie den Druck. Dieser wird nach dem Abklemmen um so steiler abfallen, je schneller das Blut aus dem Organ abfließen kann, oder mit anderen Worten je weiter die Gefäße sind. Der Abfall der Kurve gibt somit ein Maß für die Gefäßweite.

### *Der Gefäßtonus bei künstlicher Durchströmung und am ganzen Tier.*

Wir haben mehrfach von dem „Tonus" der Gefäße gesprochen, der durch Histamin aufgehoben werden kann. Wir werden nun zeigen, daß der gleiche Tonus durch zahlreiche andere Gifte ebenso oder ähnlich beeinflußt wird und daß diesem Tonus darum eine wichtige Rolle zukommt.

[1] PHEMISTER, D. B. and J. HANDY: J. of Physiol. **64**, 155 (1927).

[2] GANTER, H. G.: Arch. f. exper. Path. **110**, 317 (1925).

Es handelt sich bei Katzen um den Tonus der Capillaren. Für den Menschen, den Affen und den Hund kommt auch der Arteriolentonus in Frage (s. S. 238). Doch ist dieser gegen Einflüsse, welche den Capillartonus vermindern, nicht so empfindlich, und die Bedeutung des Tonusproblems steht bei diesen Tieren darum nicht so im Vordergrund der Erörterung, wie gerade bei den Katzen.

Wenn die folgenden Erörterungen sich auch im wesentlichen nur auf das Tonusproblem der kleinen Gefäße erstrecken, so müssen wir doch darauf hinweisen, daß auch die Ansprechbarkeit der größeren Gefäße auf Histamin von den Durchströmungsbedingungen abhängt. Das zeigt z. B. die auf S. 243 angeführte Beobachtung von FLOREY an den Mesenterialvenen der Katze.

Beginnen wir mit dem Gefäßtonus, der sich bei bestimmten Durchströmmungen isolierter Organe einstellt. Dieser Tonus ist nicht „physiologisch", sicherlich ist er verschieden von dem normalen Gefäßtonus, der bei natürlichem Kreislauf in vivo vorherrscht und z. B. nach Nervendurchschneidung vorübergehend verlorengeht.

DALE und RICHARDS und später DALE und BURN hatten gezeigt, daß sich im Beginn der Durchströmung einer Katzenextremität mit arteigenem defibriniertem oder hirudinisiertem Blut ein Tonus einstellt, der nahezu eine halbe Stunde anhält und dann allmählich abklingt. In ihren ersten Durchströmungen der Katzenextremität konnten sie mit Histamin nur solange eine Gefäßerweiterung erhalten, wie dieser Tonus anhielt, später verursachte das Histamin eine Verengerung. Setzten sie dem Durchströmungsblut Adrenalin zu, so konnten sie wieder einen Tonus herstellen, der durch Histamin erschlafft wurde[1, 2]. Pituitrin, welches KROGH[3] für den Capillartonus verantwortlich macht, stellte den Tonus nicht so regelmäßig wieder her[2]. DALE und RICHARDS[1] und BURN und DALE[2] dachten darum anfangs, das Adrenalin sei die für den Capillartonus verantwortliche Substanz. Da dieser Schluß auch auf den Capillartonus am lebenden Tier ausgedehnt wurde, war es natürlich schwer erklärlich, warum das Adrenalin einmal bei Dauerwirkung den Tonus erhöht, ihn aber bei plötzlicher Injektion kleinster Mengen ebenso wie Histamin erschlaffen kann (Adrenalin kann nämlich bei Carnivoren in

[1] DALE, H. H. and A. N. RICHARDS: J. of Physiol. **52**, 110 (1918).

[2] BURN, J. H. and H. H. DALE: J. of Physiol. **61**, 185 (1926).

[3] KROGH, A.: Anatomie und Physiologie der Capillaren, 2. Aufl. Berlin: Julius Springer 1929.

kleinsten Dosen Blutdrucksenkung und Gefäßerweiterung bewirken). Wir werden aber sehen, daß dies für die adrenalinähnlichen Stoffe, die den Tonus verursachen, wirklich zutrifft (s. S. 245).

Nach unserer Ansicht sind die sogenannten vasokonstriktorischen Stoffe (Vasotonine) des Blutes und des Serums für den Gefäßtonus verantwortlich. Es sind dies Stoffe, die im hirudinisierten und heparinisierten Blut, im Oxalblut und im Plasma bei längerem Stehen oder Schütteln bei der Gerinnung, beim Defibrinieren und Hämolysieren entstehen. Die Substanzen werden teilweise durch Zerfall von Thrombocyten und Erythrocyten gebildet. Es leuchtet ein, daß bei künstlichen Durchströmungen viele Möglichkeiten für die Entstehung derartiger Substanzen gegeben sind. Wer einmal eine Durchströmung mit künstlichem Arterialisator gesehen hat, weiß, daß dabei Blutkörperchen und Blutplättchen zerfallen, wodurch die stark vasokonstriktorisch wirkenden Stoffe frei werden können. So fällt z. B. bei der Durchströmung von Dale und Richards und Burn und Dale das Blut auf eine rotierende Scheibe und fließt dann an den Wänden eines großen Glaßgefäßes in möglichst dünner Schicht herunter.

Wir wissen nicht, um was für Stoffe es sich hier handelt. Wahrscheinlich sind es Amine, die in ihrer Wirkungsweise dem Adrenalin und Histamin ähneln (s. S. 245).

Der starke Tonus, der sich bei den Durchströmungen einstellt, klingt im Laufe einer halben Stunde allmählich wieder ab. Ein derartiges allmähliches Nachlassen finden wir auch für die Wirkung der vasokonstriktorischen Stoffe. Phemister und Handy[1] haben nämlich gezeigt, daß die vasotonisierende Wirkung des heparinisierten oder hirudinisierten Blutes beim Durchleiten großer Mengen Blutes allmählich nachläßt; d. h. daß die Gefäße für die vasokonstriktorischen Stoffe unempfindlich werden.

Eine weitere Stütze für unsere Behauptung, daß diese sich erst im Blut bildenden Stoffe für den vorübergehenden Tonus der Durchströmungen verantwortlich seien, ist die Feststellung, daß die durch diese Stoffe entstehende Vasokonstriktion, die ja den hohen Tonus bedingt, von Histamin auch wirklich aufgehoben wird. Dies haben Phemister und Handy für die Hundeextremität gezeigt; Handovsky und Pick[2] hatten schon früher eine gleiche

[1] Phemister, D. B. and J. Handy: J. of Physiol. 64, 155 (1927).

[2] Handovsky, H. und E. P. Pick: Arch. f. exper. Path. 71, 89 (1913).

Beobachtung bei der Serumkontraktion im LAEWEN-TRENDELENBURGschen Präparat gemacht. Auch BORNSTEIN[1] ist der Ansicht, daß die vasokonstriktorischen Stoffe des Blutes für den bei Durchströmung sich einstellenden hohen Tonus verantwortlich sind.

Wie bereits erwähnt, werden die Stoffe beim Durchleiten durch die Lunge oder Leber unwirksam. Es handelt sich dabei wahrscheinlich um eine Entgiftung, wie wir sie auf S. 100 besprochen haben. Die Entgiftung, die auf einer Desaminierung mit nachfolgender Oxydation beruht, geht bei den verschiedenen Aminen verschieden schwer vor sich; beim Histamin ist sie am geringsten. Unsere vasokonstriktorischen Stoffe dagegen scheinen sehr leicht, und zwar von den verschiedensten Organen entgiftet zu werden; sie verlieren ihre Wirksamkeit bereits, wenn Sauerstoff in Gegenwart von Arterien-, zerkleinerten Skelett- oder Herzmuskelstücken durch das Serum geleitet wird[2] [3].

In späteren Versuchen gelang es DALE und RICHARDS[4], mit Histamin auch eine Gefäßerweiterung der durchströmten Katzenextremität zu erhalten, wenn der hohe Tonus abgeklungen war oder wenn z. B. eine Lunge als künstlicher Arterialisator zwischengeschaltet worden war. Hierbei stellt sich infolge der Entgiftung kein hoher Tonus ein, so daß sich eine Vergrößerung des Durchströmungsdruckes erübrigt. Dennoch erweitern sich die Gefäße auf Histamin, was beweist, daß sich die Capillaren in einem tonischen Zustand befinden. Die vasokonstriktorischen Stoffe können für diesen Tonus, der wahrscheinlich dem physiologischen Gefäßtonus entspricht, nicht verantwortlich gemacht werden. Es ist sehr fraglich, ob für diesen überhaupt irgendein besonderer Stoff oder ein Hormon in Frage kommt.

ATZLER und LEHMANN[5], sowie HEMMINGWAY und MCDOWALL[6] machen vor allem die Wasserstoffionenkonzentration für den Tonus der Gefäße verantwortlich. Nach ihren Untersuchungen sind die Gefäße bei einem $p_H$ der Durchströmungsflüssigkeit von $p_H$ 5—7 maximal erweitert; sowohl geringe Erhöhung als auch geringe Er-

[1] BORNSTEIN, A.: Arch. f. exper. Path. **115**, 367 (1926).

[2] TATUM: J. of Pharmacol. **4**, 151 (1912).

[3] ZUCKER, T. F. und G. N. STEWART: Z. Physiol. **27**, 85 (1913).

[4] DALE, H. H. and A. N. RICHARDS: J. of Physiol. **62**, 201 (1927).

[5] ATZLER, E. und G. LEHMANN: Bethes Handb. der norm. u. pathol. Physiologie **7**, 2. Hälfte, S. 969. Berlin: Julius Springer 1927.

[6] HEMMINGWAY, A. and R. J. S. MCDOWALL: J. of Physiol. **62**, 166 (1926).

niedrigung des $p_H$ bewirken eine Gefäßkontraktion. „Das $p_H$ des Säugetierblutes liegt bei einem $p_H$ von 7,3—7,5“. Es müssen also die Blutgefäße bei dieser Wasserstoffionenkonzentration schon etwas kontrahiert sein. Sie sprechen darum von der „physiologischen Laugenkontraktion der Blutgefäße“. Nach ATZLER und LEHMANN genügt die geringe Reaktionsverschiebung, die durch die sauren Stoffwechselprodukte hervorgerufen wird, damit eine Gefäßerweiterung entsteht. Sie sehen in dieser Reaktionsänderung sogar den wesentlichen Regulationsmechanismus für Gefäße. In einem späteren Kapitel werden wir noch auf diese Frage eingehen und zeigen, daß die Stoffwechselprodukte wahrscheinlich nicht so sehr wegen der Änderung der Wasserstoffionenkonzentration des Blutes als Regulatoren der Gefäßweite und damit des Tonus in Frage kommen, sondern daß es sich bei diesen Stoffen um pharmakologisch hochwirksame Substanzen handelt, die wie das Histamin gefäßerweiternd wirken[1] [2] [3] (s. S. 405).

HEMMINGWAY und MCDOWALL[4], denen die Arbeiten von ATZLER und LEHMANN unbekannt waren, durchströmten die Katzenextremität einfach mit einer Ringerlösung, durch die Sauerstoff geleitet wurde und die durch $NaH_2PO_4$ auf die jeweils erforderliche Wasserstoffionenkonzentration gebracht wurde. Bei einem $p_H$ der Ringerlösung von 7,6—7,7 konnten sie mit Histamin selbst bei stundenlanger Durchströmung eine Gefäßerweiterung erhalten. Das $p_H$ der ausfließenden Flüssigkeit war dabei 7,0—7,2. Die englischen Forscher nehmen an, daß *die Wasserstoffionenkonzentration in den Capillaren demnach ungefähr $p_H$ 7,4 ist.* Wurde die Durchströmungsflüssigkeit nur etwas saurer, wurde sie z.B. auf ein $p_H$ der Lösung von 7,4 gebracht, so trat an Stelle der Histaminerweiterung die verengernde Wirkung auf. Andererseits gelang es durch Zusatz von n/100 NaOH oder $NaHCO_3$ wieder vorübergehend einen Tonus zu erhalten, der durch Histamin erschlafft wurde. Nach HEMMINGWAY und MCDOWALL ist die sogenannte „physiologische Laugenkonzentration“, also der Tonus, der durch Histamin erschlafft wird. Die tonuserhöhende Wirkung der Blutkörperchen, die der Durchströmungsflüssigkeit zugesetzt werden, beruht danach nicht

---

[1] EBBEKE, U.: Pflügers Arch. **169**, 1 (1917). [2] FLEISCH, A.: Z. Biol. 88, 573 (1929). [3] LEWIS, TH.: Die Blutgefäße der menschlichen Haut. Berlin: Karger 1929. [4] HEMMINGWAY, A. and R. J. S. MCDOWALL: J. of Physiol. **62**, 166 (1926).

so sehr auf einer Viscositätserhöhung, wie DALE und RICHARDS annahmen, sondern auf einer Erhöhung des Pufferungsgrades. Die günstige Wirkung des Sauerstoffes läßt sich ähnlich erklären, nämlich mit Oxydation der sauren Stoffwechselprodukte (Milchsäure)[1].

Diese physiologische Laugenkontraktion scheint vor allem für den Capillartonus wesentlich zu sein, denn man kann bei Hunden, bei denen außer den Capillaren arterielle Abschnitte des Gefäßstammes an der Histamingefäßerweiterung teilnehmen, auch bei einfachen Durchströmungen mit Ringer eine Histaminerweiterung erhalten.

Die Wasserstoffionenkonzentration stellt nur *einen* Faktor dar, der für das Vorhandensein des Tonus wesentlich ist. Derselbe wird z. B. auch in vivo durch Kälte vernichtet. Die Darmgefäße sind besonders kälteempfindlich. Es genügt schon, daß man die Darmschlingen vorübergehend vor die Bauchhaut verlagert, damit sich der Zustand und die Reaktionsfähigkeit der Darmgefäße vollkommen verändern[2]. Das ist mit einer Änderung der Wasserstoffionenkonzentration schwer zu erklären. Ebenso wird auch die Annahme, der Tonus werde durch Pituitrin oder Adrenalin aufrecht erhalten, durch diese Beobachtung unwahrscheinlich. Vorübergehende Anämie wirkt ähnlich wie Kälte.

Bekannt ist weiter, daß der Tonus unmittelbar nach Nervendurchschneidung verlorengeht; er stellt sich dann nach kürzerer oder längerer Zeit wieder ein (s. S. 226).

Alles dieses schließt natürlich nicht aus, daß sowohl Adrenalin als auch Pituitrin einen Gefäßtonus herstellen können, welcher durch Histamin vermindert wird. Es handelt sich nicht darum, ob diese Substanzen unter physiologischen Bedingungen einen Tonus aufbauen *können*, sondern ob sie oder irgendein anderes unbekanntes Hormon für den im Leben vorhandenen Capillartonus verantwortlich sind. Die bis jetzt bekannten Tatsachen erlauben einen derartigen Schluß nicht.

*Der Sitz der Histaminerweiterung und -verengerung am Gefäßstamm der verschiedenen Tiere.*

Wir haben bereits ausführlich auf Versuche von DALE und RICHARDS an Katzen hingewiesen, aus denen sich ergab, daß die Histaminerweiterung an anderen Abschnitten des Gefäß-

[1] HEMMINGWAY, A. and R. J. S. McDOWALL: J. of Physiol. **62**, 166 (1926). [2] RICH, A. R.: J. of exper. Med. **33**, 287 (1921).

stammes angreift als die Histamingefäßverengerung. Wir wollen jetzt auch bei anderen Versuchstieren das Verhalten der verschiedenen Abschnitte des Gefäßstammes auf Histamin betrachten.

### *Arterien und Capillaren.*

*Katze.* Der Unterschied zwischen der Arteriolenerweiterung nach Acetylcholin und der Capillarerweiterung nach Histamin geht außer aus den bereits einleitend auf S. 226 erwähnten Beobachtungen auch aus folgendem von DALE und RICHARDS beschriebenen Verhalten hervor. Die Volumenzunahme einer durchströmten Extremität war nach Histamin in vielen Fällen verglichen mit der nach Acetylcholin besonders groß, während die Zunahme des venösen Abflusses nach beiden Giften nahezu die gleiche war. Außerdem tritt nach Histamin keine Erhöhung der Volumenpulse wie nach Acetylcholin auf (vgl. das andere Verhalten beim Hunde). Weiter äußerte sich der Unterschied am Blutdruck in der Weise, daß bei langsamer Infusion von Histamin ein typischer Shock auftrat, während bei langsamem Infundieren verdünnter Acetylcholinlösungen der Blutdruck zwar auf 40—50 mm Hg sank, aber nicht das charakteristische Symptomenbild des Shockes aufwies. Die Venen waren vielmehr gut gefüllt, das Schlagvolumen des Herzens blieb ausreichend. Hörte man mit der Infusion von Acetylcholin auf, so stieg der Blutdruck sofort wieder an.

Der Gegensatz zwischen der Acetylcholin- und Histaminwirkung kommt vor allem bei Durchströmung solcher Gefäßgebiete zur Geltung, deren mit Capillaren versorgter Anteil entfernt worden ist. Das Gefäßgebiet der oberen Mesenterialarterie stellt z. B. nach Entfernen der Darmschlingen ein solches, nur Arterien enthaltendes Präparat dar. DALE und RICHARDS beobachteten an diesem Präparat nach Histamin nie eine Zunahme des Abflusses, selbst nicht unter günstigen Durchströmungsbedingungen oder wenn der Tonus durch Adrenalin künstlich erhöht wurde. Bei ganz kleinen Dosen konnten BAUER und RICHARDS jr.[1], die die Versuche wiederholt haben, Spuren einer Erweiterung feststellen, bei etwas größeren Dosen trat stets eine Gefäßverengerung ein. Dagegen bewirkten Acetylcholin oder Amylnitrit immer eine starke Erweiterung. Dieser Versuch ist wegen des andersartigen Ver-

[1] BAUER, W. and W. RICHARDS jr.: J. of Physiol. **66**, 371 (1928).

haltens der Hundegefäße (s. S. 238) wichtig. Er zeigt, daß sich bei Katzen an rein arteriellen Gefäßgebieten meist keine Histaminerweiterung, sondern nur eine Verengerung erhalten läßt. Die Erweiterung muß darum peripherer, d. h. an den Capillaren angreifen, während die Verengerung die Arteriolen und Arterien betrifft.

Es hat sich dabei gezeigt, daß sich die Capillaren schon auf Histamindosen erweitern, die für die Arteriolenkonstriktion noch unterschwellig sind. Nur aus diesem Grunde ist es überhaupt möglich, bei Durchströmungen von Gefäßgebieten mit kleinen Histaminmengen eine Zunahme des venösen Abflusses zu erhalten.

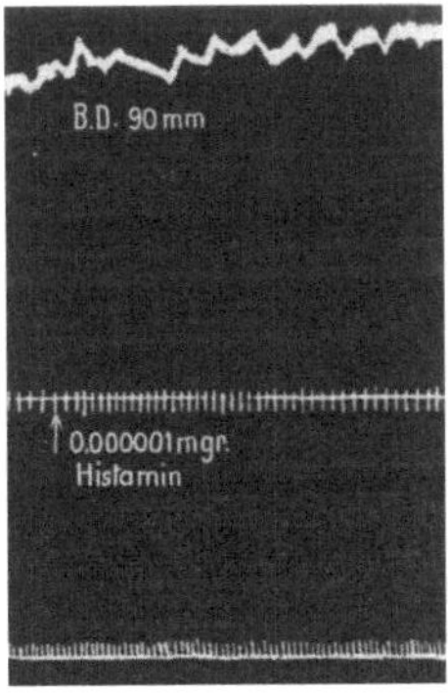


Abb. 36.

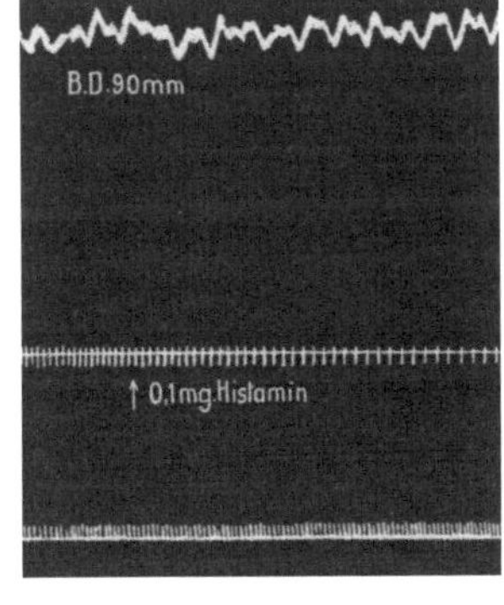


Abb. 37.

Abb. 36 und 37 zeigen, wie der venöse Abfluß (mittlere Kurve) aus der Vena femoralis der Katze nach kleinen Histamindosen (0,000001 mg) zunimmt, nach großen (0,1 mg) abnimmt. Die Extremität wurde nach der von uns auf S. 229 angegebenen Methode durchströmt. Abb. 37 wurde einige Minuten nach Abb. 36 erhalten. Obere Kurve Blutdruck, unterste Kurve Zeit in Sekunden. (Nach Feldberg, Flatow und Schilf.)

Bei großen Histamindosen wird man infolge der Kontraktion der glatten Gefäßmuskulatur nur eine Abnahme des venösen Abflusses feststellen können. Diese verschiedene Wirkungsweise des Histamins auf Katzengefäße — Capillarerweiterung und Arteriolen- bzw. Arterienverengerung — veranschaulichen die Abbildungen 36 und 37.

Die nahezu ausschließliche Beteiligung der Capillaren an der Histamingefäßerweiterung bei Katzen ist weiter der Grund, weshalb das mit gewöhnlicher Ringer- oder Lockescher Lösung durchströmte Gefäßgebiet auf Histamin keine Erweiterung aufweist; die tonuslosen Capillaren (s. vorher S. 227) werden von Histamin nicht mehr beeinflußt. Die dann auftretende Verengerung soll an den Arteriolen und Arterien stattfinden. Es ist aber noch einmal hervorzuheben, daß die Grenze nicht genau zwischen Capillaren und Arteriolen liegt, wie aus den mikroskopischen Untersuchungen verschiedener Gefäßgebiete hervorgeht.

Z. B. gibt RICH[1] an, daß in dem während der Histamineinwirkung fixierten Netz der Katze auch Arteriolen erweitert sind. FLOREY[2], der die Mesenterialgefäße in vivo beobachtete, fand nach Histamin eine Erweiterung der Capillaren, während sich die Arteriolen etwas verengten. HARTMAN, EVANS und WALKER[3] untersuchten die Gefäße im Sartoriusmuskel der Katze und fanden nach kleinen Histamindosen Erweiterung der Capillaren und geringe Erweiterung der capillaren Arteriolen, während an den Arteriolen perlschnurartige Einschnürungen auftraten; nach größeren Histamindosen wurden die Capillaren weiter und die Arteriolen und Arterien enger. Bemerkenswert ist die Beobachtung, daß Histamin am denervierten Muskel auch die Arteriolen erweiterte.

Das Histamin erweitert nicht nur die Capillaren, sondern macht sie auch durchlässiger, dadurch tritt Plasma aus den Gefäßen aus und das Blut wird eingedickt; es kommt zu der charakteristischen Blutkörperchenkonzentration (s. S. 354).

*Hund, Affe, Mensch.* Beim Hunde nehmen an der Histamingefäßerweiterung außer den Capillaren auch arterielle Gefäßabschnitte teil.

Den Beweis dafür haben BURN und DALE[4] erbracht. Durchströmt man ein rein arterielles Gebiet, wie die obere Mesenterialarterie, einschließlich ihrer feinen arteriellen Verzweigungen (die Darmschlingen sind abgeschnitten), so erhält man bei Durchströmung mit arteigenem Blut, im Gegensatz zu den vorher besprochenen Versuchen an Katzen, nach kleinen Histamindosen eine Zunahme des Abflusses. Es muß sich hier also um eine Erweiterung rein arterieller Gebiete handeln. BAUER und RICHARDS[5] haben die Versuche bestätigt.

Schon vorher hatten RANSON, FAUBION und ROSS[6] eine Beob-

---

[1] RICH, A. R.: J. of exper. Med. **33**, 287 (1921). [2] FLOREY, H. W. and H. M. CARLETON: Proc. Soc. exper. Biol. a. Med. **100**, 23 (1926). [3] HARTMAN, F. A., EVANS, J. J. and H. G. WELLS: Amer. J. Physiol. **90**, 668 (1929). [4] BURN, J. H. and H. H. DALE: J. of Physiol. **61**, 185 (1926). [5] BAUER, W. and W. RICHARDS jr.: J. of Physiol. **66**, 371 (1928). [6] RANSON, S. W., FAUBION, L. R. and C. J. ROSS: Amer. J. Physiol. **64**, 311 (1923).

achtung angeführt, die sie mit Recht als arterielle Erweiterung gedeutet hatten. Sie plethysmographierten eine Hundeextremität und injizierten Histamin in die zuführende Beinarterie. Nach großen Histamindosen zeigte die Pulsamplitude eine beträchtliche Erhöhung der Pulsschwankungen. Die Volumenpulse konnten doppelt so hoch wie vor der Injektion werden; eine stärkere Erhöhung trat auch nach Acetylcholin nicht auf. Diese Beobachtung kann nur mit arterieller Erweiterung erklärt werden.

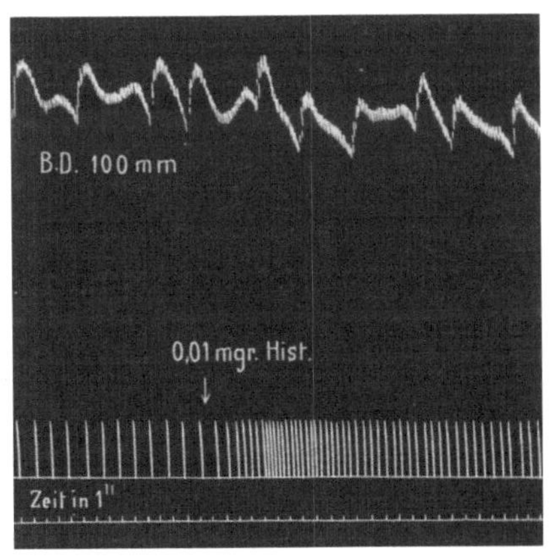


Abb. 38. Hundextremität nach der von uns auf S. 229 angegebenen Methode durchströmt. Nach 0,01 mg Histamin nimmt der venöse Abfluß (mittlere Kurve) sehr zu. (Nach FELDBERG und SCHILF.)

Der Unterschied in der Wirkung des Histamins auf die Katzen- und Hundegefäße ist somit der, daß die Stelle des Gefäßgebietes, von der aus peripherwärts es verengernd statt erweiternd wirkt, bei den beiden Tierarten nicht an demselben Teil der Gefäßbahn liegt; bei Katzen liegt sie mehr in der Peripherie (BURN und DALE), beim Hunde noch an den makroskopisch sichtbaren Arterien. Da der Arteriolentonus gegen äußere Einflüsse und überhaupt gegen veränderte Bedingungen lange nicht so empfindlich ist, so erhält man den gefäßerweiternden Effekt bei Hunden viel sicherer. Wären die Durchströmungen früher mehr an Hunden als an Katzen gemacht worden, so wäre die gefäßerweiternde Wirkung des Histamins wohl nie zweifelhaft gewesen.

Selbst bei Durchströmungen mit Ringer kann man noch mit kleinen Histamindosen eine Erweiterung erhalten, bei Durchströmungen der Extremitätengefäße mit arteigenem Blut ist der erweiternde Effekt sogar die Regel (s. Abb. 38). Bei Durchströmungen der Hundeextremität nach der von uns auf S. 229 angegebenen Methode konnten wir z. B. durch hohe Histamindosen nur ganz selten eine Kontraktion beobachten[1]. Auch bei

[1] FELDBERG, W. und E. SCHILF (unveröffentlicht).

diesen Tieren müssen wir ein Durchlässigwerden der Capillaren nach Histamin annehmen (s. S. 356).

Auf Grund der von BURN und DALE an den Extremitätengefäßen von zwei *Affen* ausgeführten Durchströmungen ist anzunehmen, daß das Verhalten der Gefäße eher denen des Hundes als denen der Katze gleicht. Ein gleiches Verhalten ist auch beim *Menschen* wahrscheinlich. Während man nach intravenösen und subcutanen Injektionen sowie nach Punktion von Histamin in die Haut stets eine deutliche Erweiterung beobachtet, die auch die Arteriolen betrifft (s. S. 250, 252 u. 260), konnte ANITSCHKOW[1] zeigen, daß sich die mit LOCKEscher Lösung durchströmten menschlichen Finger auf Histamin kontrahierten.

Die großen Arterien reagieren aber bei allen Tieren mit einer Kontraktion. Darum erhält man mit der Gefäßstreifenmethode stets eine Histaminkontraktion. Als Zeichen für eine Verengerung der großen Arterien kann vielleicht auch der Befund von ZAWADSKIJ[2] angesehen werden, der bei Hunden in Morphiumnarkose während der Histaminblutdrucksenkung einen „harten" Puls fand.

*Kaninchen.* Eine erweiternde Wirkung des Histamins läßt sich besonders schön an den Ohrgefäßen mit dem bloßen Auge feststellen, wenn man Histamin in die Ohrvene einer Seite einspritzt[3] oder iontophoretisch an die Ohrgefäße bringt[4]. Man beobachtet dann, wie sich die kleinsten Gefäße erweitern; es treten neue kleine Gefäße auf und der Zwischenraum zwischen ihnen wird deutlich rosa — ein Zeichen capillarer Erweiterung. Die Zentralarterie des Ohres kontrahiert sich andererseits meist so stark, daß man sie beinahe nicht mehr erkennt. Das Ohr zeigt also eine gerötete Ohrmuschel mit kontrahierter Zentralarterie. Die Umschlagstelle zwischen Kontraktion und Dilatation liegt in vielen Fällen nahe der Zentralarterie; die kleinen Arterien sind oft noch deutlich erweitert.

Obwohl die Erweiterung deutlich auf die arteriellen Abschnitte des Gefäßstammes übergreift, läßt sich bei Durchströmungen, selbst unter Bedingungen, die den Capillartonus aufrecht erhalten, keine Erweiterung nachweisen[5]. Die erweiternde Wirkung

---

[1] ANITSCHKOW, S. V.: Z. exper. Med. **35**, 43 (1923). [2] ZAWADSKIJ, S. P.: Berichte der Gesellschaft russischer Physiologen **1929**, 44. [3] FELDBERG, W.: J. of Physiol. **63**, 211 (1927). [4] HOSOYA, K. (unveröffentlicht). [5] FLATOW, E.: Klin. Wschr. 8, 569 (1929).

des Histamins geht also beim Kaninchen noch leichter verloren als bei der Katze, wo sie nur die Capillaren betrifft. Das beweist, daß außer dem „Tonusproblem" noch andere Eigentümlichkeiten, wie z. B. die Tierart, für die Histaminerweiterung maßgebend sind.

Eine allgemeine Erhöhung der Capillardurchlässigkeit, die zum Plasmaaustritt und Erythrocytenanstieg im Blut führt, findet bei Kaninchen ebenfalls nicht statt. Eine Ausnahme bilden nur die Gefäße der Conjunctiva (s. S. 258).

*Meerschweinchen.* Nach der Ausdrucksweise von BURN und DALE könnten wir sagen, daß die gefäßerweiternde Wirkung des Histamins bei diesen Tieren so weit in die Peripherie gerückt ist, daß sie sich bisher nicht nachweisen ließ und wahrscheinlich überhaupt nicht vorhanden ist. Seltsamerweise beobachtet man bei diesen Tieren nach großen subcutanen Histamindosen ein Ansteigen des Erythrocytengehaltes[1]. Wenn dieses auf Bluteindickung durch Plasmaaustritt aus den Gefäßen beruht, hätten wir hier ein Beispiel für ein Durchlässigwerden enger Capillaren (s. S. 361).

### *Venen.*

Wir haben bisher nur die Wirkung auf die arteriellen und capillaren Abschnitte des Gefäßstammes besprochen und müssen darum noch auf einige interessante Befunde, das Verhalten der Venen betreffend, eingehen. FRANKLIN[2] beobachtete eine Histaminkontraktion des Venenringes der Mesenterica, Azygos, Facialis, Jugularis und Renalis des Schafes. Nach den Untersuchungen von INCHLEY[3] an Schweinen und Katzen sind die Venen gegen Histamin viel empfindlicher als die Arterien und kontrahieren sich schon auf viel geringere Histaminkonzentrationen als letztere. So fand INCHLEY, daß der Venenring der Mesenterialvene des Schweines sich schon bei Histaminkonzentrationen von 1 : 1700000 kontrahiert, während der entsprechende Arterienring erst auf Konzentrationen von 1 : 100000 reagierte (s. Abb. 39).

Die folgende Tabelle von INCHLEY zeigt den Abfluß der durchströmten Mesenterialvene und -arterie einer Katze (die Dünndarmschlinge mit dem capillaren Gefäßgebiet ist abgeschnitten) bei verschiedenen Histaminkonzentrationen:

---

1 FLATOW, E. und H. HÜTTEL (unveröffentlichte Versuche).
2 FRANKLIN, K. J.: J. of Pharmacol. **26**, 215 (1925).
3 INCHLEY, O.: J. of Physiol. **61**, 282 (1926).

| Flüssigkeit | Abfluß in cm³ pro Minute | | | | | | |
|---|---|---|---|---|---|---|---|
| | Durchströmung der Vene | | | Durchströmung der Arterie | | | |
| Ringer ($O_2$ durchgeleitet) . . . . . . | 34 | | 34 | 35 | | 36 | |
| Hist. phosph. 1:5000000 . . . . . . | 15 | | 17 | 37 | | 37 | |
| Hist. phosph. 1:500000 . . . . . . | 10 | 11 | 11 | 36 | 34 | 35 | 33 |

Denselben Unterschied fand INCHLEY, wenn er das Capillargebiet mitdurchströmte, indem er zahlreiche Einschnitte in das Organ machte und die Flüssigkeit nur aus diesen abfließen ließ,

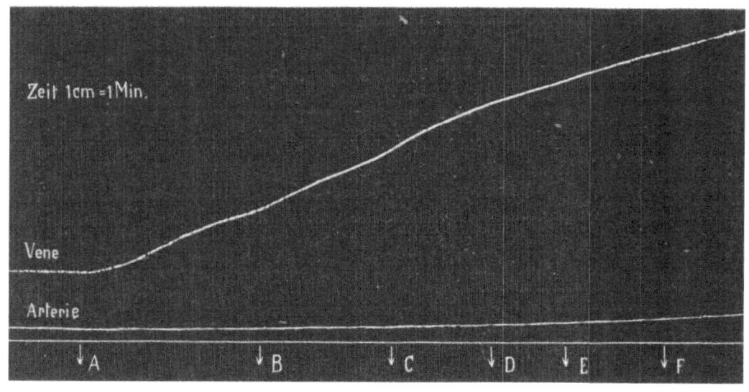


Abb. 39. Isolierte in Ringer aufgehängte Mesenterialarterie und Vene des Schweines. Die Abbildung zeigt, daß sich die Vene auf eine Histaminkonzentration des Bades kontrahiert die für die Arterie noch unterschwellig ist. Dem Ringerbad von 280 cm³ Inhalt wurde bei A, B, C, D, E und F je 20 Tropfen einer 0,1proz. Histaminphosphatlösung zugefügt. (Nach INCHLEY.)

während entweder die Vene (bei Durchströmungen von der Arterie aus) oder die Arterie (bei Durchströmung von der Vene aus) abgeklemmt wurde. Da er bei diesen Versuchen keine capillare Erweiterung erhielt, schloß er, daß die Histamingefäßwirkung in einer Kontraktion der abführenden Venen bestehe, daß die Capillarerweiterung nur passiv und die beobachtete Blutdrucksenkung die Folge einer Venenkontraktion sei. In dieser Form ist der Schluß sicher nicht richtig. Wir wissen heute, warum INCHLEY keine direkte capillare Erweiterung beobachten konnte. Seine Durchströmungsbedingungen waren derart (Ringerlösung!), daß der normale Tonus der Capillaren verlorengehen mußte und daß Histamin darum nicht mehr erweiternd wirken konnte.

Wenn die Venenkontraktion auch eine passive Capillarerweiterung hervorrufen könnte, würde sie doch nicht eine gleichzeitige Zunahme des venösen Abflusses bewirken, wie wir sie unter geeigneten Bedingungen an den durchströmten Katzen- oder Hundegefäßen beobachten. Bei einer Venenkontraktion würden wir eine Abnahme des Abflusses bei einer Zunahme des Volumens beobachten (s. Lebergefäße S. 272). INCHLEYS Versuch, die Zunahme des venösen Abflusses mit einer venösen Stauung zu erklären, ist unzureichend.

Gegen seine Ansicht sprechen vor allem auch die mikroskopischen Beobachtungen. Z. B. fand HOOKER[1], daß die Erweiterung der Ohrgefäße im Histaminshock der Katze besonders an den kleinen Venchen ausgeprägt war. Der Erweiterung ging freilich eine geringe Kontraktion voraus. HARTMAN, EVANS und WALKER[2] beobachteten, daß sich die kleinen Venchen im Sartoriusmuskel der Katze nach kleinen und größeren Histamindosen immer erweiterten, während sich die größeren Venen nach großen Histamindosen etwas kontrahierten. Am Mesenterium der Katze erhielt FLOREY[3] nach Histamin keine Venenkontraktion, sondern ein Weiterwerden der kleinen Venchen und Venen. An den kleinen Venen der Haut (s. S. 250 u. 252) und des Hirns (s. S. 260) tritt nach Histamin eine Erweiterung ein, während TH. LEWIS[4] fand, daß sich die größeren subcutanen Hautvenen etwas kontrahierten.

Die geringe Kontraktion der größeren Venen steht im auffallenden Gegensatz zu der starken kontrahierenden Wirkung des Histamins auf den Venenring und der mit Ringer durchströmten Venen. Dieser Gegensatz zeigt, daß die Venen auf das Histamin je nach den Durchströmungsbedingungen verschieden ansprechen. Darauf beruht wahrscheinlich auch die folgende Beobachtung von FLOREY[3] an den großen Mesenterialvenen der Katze, die sich auf intravenöse Histamininjektionen nicht kontrahierten. Wurden die Venen aber nach der Injektion aus dem Körper herausgeschnitten, so kontrahierten sie sich sofort so stark, daß eine Durchströmung mit künstlicher Nährflüssigkeit unmöglich war. Die Erklärung mag die sein, daß das vorher wirkungslose Histamin die Venen stark kontrahierte, sowie die natürlichen Kreislaufbedingungen

---

[1] HOOKER, D. R.: Amer. J. Physiol. **54**, 30 (1920). [2] HARTMAN, F. A., EVANS, J. J. and H. G. WALKER: Amer. J. Physiol. **90**, 668 (1929). [3] FLOREY, H. W. and H. M. CARLETON: Proc. Soc. exper. Biol. a. Med. **100**, 23 (1926). [4] LEWIS, TH.: Die Blutgefäße. Berlin: Karger 1929.

aufgehoben waren. Der allgemeinen Venenkontraktion kommt somit wohl kaum eine wesentliche Bedeutung für den Histaminshock zu, wenn es auch bemerkenswert ist, daß das Histamin bei Kaninchen, bei denen es meist blutdrucksteigernd wirkt, die Mesenterialvene kaum kontrahiert (INCHLEY). Anders ist bei einzelnen Tierarten das Verhalten der Lungen- und Lebervenen, die sich auch unter natürlichen Kreislaufbedingungen auf Histamin stark kontrahieren können. Bei diesen Organen wird einer „Venensperre" von vornherein eine größere Bedeutung zukommen, weil sie eine besondere Stellung im Kreislauf einnehmen (s. S. 279 u. 308).

*Zusammenfassend* können wir sagen, daß das Histamin im allgemeinen sowohl gefäßverengernd als auch erweiternd wirkt. Die Erweiterung findet peripherer am Gefäßstamm statt als die Verengerung. In der Reihenfolge Mensch, Affe, Hund, Katze, Kaninchen (Meerschweinchen) antworten die Gefäße auf Histamin immer weniger mit einer Erweiterung, so daß die Gefäße des Meerschweinchens sich nur noch verengen. Je weniger ausgesprochen der gefäßerweiternde Effekt ist, um so notwendiger müssen im Experiment die Durchströmungsbedingungen den natürlichen Zirkulationsbedingungen angenähert werden. Die Erweiterung tritt dann schon bei Dosen ein, die für die Kontraktion noch unterschwellig sind. Außer der Kontraktion auf der arteriellen Seite, kann das Histamin auch die Venen verengern. Die Venenkontraktion ist vor allem für die abführenden Leber- und Lungenvenen von Bedeutung.

### *Anhang.*

*Stoffe, die in ähnlicher Weise wie das Histamin auf die Gefäße wirken.* Ehe wir die Wirkung des Histamins auf die Gefäße der einzelnen Organe beschreiben, wollen wir zeigen, daß das, was soeben über die gefäßerweiternde Wirkung des Histamins gesagt wurde, auch für andere bekannte Gifte gilt. Wir führen diese Gifte an, weil sie zum Teil im Organismus vorkommen, es sich also wahrscheinlich um humoralphysiologische Substanzen handelt.

*Pepton.* Wir finden in den älteren Durchströmungsversuchen[1] [2] [3] [4] und Versuchen am Gefäßstreifen[5] stets eine reine Gefäßverenge-

[1] DALE, H. H. and P. P. LAIDLAW: J. of Physiol. **43**, 182 (1913).

[2] PISSEMSKI: J. amer. med. Assoc. **65**, 2128 (1915). [3] KAUFMANN, P.: Zbl. Physiol. **27**, 724 (1913/14). [4] ABE, K.: Tohoku J. exper. Med. **1**, 398 (1920). [5] LÖNING, F.: Z. Biol. **62**, 54 (1913).

rung angegeben. Trotzdem verursacht das Pepton ebenso wie das Histamin bei Hunden und Katzen eine Blutdrucksenkung. Die neueren Versuche haben gezeigt, daß man nach Pepton, wenn es unter denselben Bedingungen wie das Histamin geprüft wird, im Durchströmungspräparat eine Gefäßerweiterung nachweisen kann[1]. Bei Hunden erhält man noch eine Erweiterung, wenn die Extremitätengefäße mit einem Gemisch von defibriniertem Blut und LOCKEscher Lösung durchströmt werden[2]. Bei der Durchströmung der Hundeextremität nach der von uns angegebenen Methode (s. S. 229) erhielt FELDBERG[3] stets eine Erweiterung mit histaminfreiem Pepton; ganz große Dosen ergaben gelegentlich eine Verengerung. An der mit derselben Methode durchströmten Katzenextremität bewirkte histaminfreies Pepton in kleinen Dosen eine Zunahme, in größeren Dosen eine Abnahme des venösen Abflusses. An den durchströmten Kaninchenohrgefäßen wurde nach Pepton stets nur eine Verengerung beobachtet, auch bei Durchströmung mit arteigenem Blut[4].

*Adrenalin.* Es ist seit langem bekannt, daß kleine Adrenalindosen bei Hunden und Katzen eine Blutdrucksenkung verursachen können[5] [6] [7], die auf einer Gefäßerweiterung im großen Kreislauf beruht. Wir haben bereits auf S. 226 die Versuche besprochen, in denen DALE und RICHARDS plethysmographisch zeigen konnten, daß die Adrenalinblutdrucksenkung mit einer Volumenzunahme der untersuchten Extremität einhergeht. Sie zeigten weiter, daß der gefäßerweiternde Effekt noch flüchtiger ist als die Histaminerweiterung und darum unter Bedingungen, die für eine Histaminerweiterung ungünstig sind, noch eher verschwindet. Doch gelang es DALE und RICHARDS, kürzlich die Erweiterung auch im Durchströmungspräparat, und zwar an der mit Blut durchströmten Katzenextremität gelegentlich nachzuweisen[8]. Noch regelmäßiger erhält man sie, wie FLATOW und MORIMOTO[9] feststellten, an der nach unserer Methode durchströmten Hundeextremität; größere Adre-

[1] SIMONDS, J. P. and RANSON: J. of exper. Med. **38**, 275 (1923).
[2] MANWARING, W. H. and W. H. BOYD: J. of Immun. 8, 131 (1923).
[3] FELDBERG, W. (unveröffentlicht).
[4] FLATOW, E. (unveröffentlicht).
[5] CANNON and H. LYMAN: Amer. J. Physiol. 31, 396 (1913).
[6] HARTMANN, FR. A.: Ebenda **38**, 438 (1915).
[7] COLLIP, J. B.: Ebenda **55**, 450 (1921).
[8] DALE, H. H. and A. N. RICHARDS: J. of Physiol. **62**, 201 (1927).
[9] FLATOW, E. und M. MORIMOTO: Arch. f. exper. Path. **131**, 152 (1928).

nalindosen verengern dagegen die Gefäße. Dies ist die bekannte Wirkung des Adrenalins; im Gegensatz dazu erweitert Histamin auch in großen Dosen die Hundegefäße.

*Die vasokonstriktorischen Stoffe des Blutes.* Wir haben gemeinsam mit FLATOW[1] die Wirkung der sogenannten vasokonstriktorischen Stoffe des Blutes und des Serums auf die Warmblütergefäße untersucht, weil wir wissen wollten, ob diese Stoffe, die auf den Blutdruck ähnlich wie Histamin und Adrenalin wirken, auch unter den Bedingungen erweiternd wirken, unter denen diese Gifte im Durchströmungspräparat eine Gefäßerweiterung verursachen. Der Nachweis gelang vollständig. Sowohl die Stoffe, die im Serum beim Gerinnungsvorgang (Zerfall der Thrombocyten), im hirudinisierten Blut nach längerem Stehen oder durch Hämolyse der roten Blutkörperchen frei werden, verursachen an Katzen und Hunden in kleinen Dosen eine reine Gefäßerweiterung, in großen Dosen überwiegend eine Verengerung (auch an den Hundegefäßen). Auf einzelne Ausnahmen brauchen wir hier nicht einzugehen. Wir fügen jedoch hinzu, daß die erweiternde Wirkung auf die Gefäße nicht durch Frühgifte und die verengernde nicht durch Spätgifte verursacht wird. Diese Einteilung, die wir FREUND[2] verdanken, läßt sich auf die periphere Wirkungsweise an den Warmblütergefäßen nicht anwenden.

Auf eine gewisse Parallelität zwischen der Gefäßwirkung des *Wassers* und der des Histamins im Durchströmungspräparat haben FLATOW und MORIMOTO[3] hingewiesen (Erweiterung bei Hunden und Katzen, Verengerung beim Kaninchen).

Will man aus den Wirkungen der soeben kurz angeführten Gifte einige Folgerungen für die verschiedenen Versuchstiere ziehen, so fällt auf, daß die Gefäße von Katzen und Hunden (Carnivoren) mehr dazu neigen, sich auf bestimmte Gifte zu erweitern, während bei einzelnen Nagetieren (Kaninchen, Meerschweinchen) die Verengerung die größere Rolle spielt. Dieser Unterschied gilt nicht nur für die Gefäßwirkung von histaminähnlich wirkenden Giften, bei denen der Unterschied im wesentlichen durch die verschiedene Reaktionsfähigkeit der Capillaren bedingt wird, sondern

[1] FELDBERG, W. FLATOW, E. und E. SCHILF: Arch. f. exper. Path. **140**, 129 (1929). [2] FREUND, H.: Arch. f. exper. Path. **86**, 284 (1920); 88, 39 (1920). [3] FLATOW, E. und M. MORIMOTO: Ebenda **131**, 152 (1928).

auch für andersartige Gefäßreaktionen. Ein Beispiel dafür stellen die pharmakologischen Versuche mit Ergotoxin dar. Spritzt man Katzen oder Hunden intravenös Ergotoxin in passender Dosis, und reizt danach den Sympathicus oder injiziert Adrenalin intravenös, so kommt es in beiden Fällen nicht mehr zur Blutdrucksteigerung, sondern zur Blutdrucksenkung. Diese beruht auf einer allgemeinen Gefäßerweiterung, die nicht nur die Capillaren, sondern auch die Arteriolen und Arterien betrifft. Beim Kaninchen dagegen wird nach Ergotoxin die Adrenalin- und Splanchnicusreizwirkung nur aufgehoben; es kommt nicht zu einer Blutdrucksenkung. DALE[1] hat aus diesen Versuchen mit Ergotoxin geschlossen, daß die Carnivoren sympathische Gefäßerweiterer haben, die bei den Nagetieren fehlen. Wir wollen auf die Frage, „wieweit wir aus pharmakologischen Befunden physiologische Tatsachen folgern düfen“[2], nicht näher eingehen, die Versuche sollen uns nur an einem weiteren Beispiel zeigen, daß die Gefäßerweiterung bei den Carnivoren eine viel größere Rolle spielt als bei den Nagetieren.

Untersuchungen an Ratten liegen nicht vor. Es wäre interessant zu wissen, ob diese Nagetiere, die auf Histamin wie Katze und Hund reagieren, auch nach Ergotoxin eine vollständige Umkehr der Adrenalin- und Sympathicusgefäßwirkung zeigen, oder ob nur, wie beim Kaninchen eine Aufhebung stattfindet.

β) Spezielle Pharmakologie der Gefäße. Im folgenden werden wir sehen, daß man die meisten Versuche deshalb machte, weil man wissen wollte, ob das Histamin bei den Tieren, bei denen es in der Regel blutdrucksenkend wirkt, eine Gefäßerweiterung verursacht. Aus diesem Grunde werden wir über die Gefäße der Tiere, bei denen Histamin für gewöhnlich eine Blutdrucksteigerung bewirkt, nur vereinzelte Beobachtungen mitzuteilen haben.

*Wirkung auf die Gefäße der quergestreiften Muskulatur und der Haut.* Es handelt sich hier teilweise um Untersuchungen an den Extremitätengefäßen, deren Reaktion auf Histamin in dem vorausgehenden Abschnitt über die allgemeine Physiologie der Gefäße bereits ausführlicher besprochen worden ist. Um Wiederholungen zu vermeiden, sei auf diesen Abschnitt verwiesen.

*Katze.* In der allgemeinen Pharmakologie der Gefäße haben wir bereits die für die Histaminerweiterung notwendigen Be-

[1] DALE, H.: J. of Physiol. **44**, 291 (1913).

[2] SCHILF, E.: Das autonome Nervensystem. Leipzig: Thieme 1926.

dingungen erwähnt und die Versuche von DALE und RICHARDS, BURN und DALE, HEMMINGWAY und McDOWALL, HARTMAN, EVANS und WALKER und von FELDBERG, FLATOW und SCHILF besprochen, die eine Histaminerweiterung an den Extremitätengefäßen der Katze beobachtet haben. Kürzlich haben GANTER und SCHRETZENMAYR die Erweiterung erneut mit der von GANTER ausgearbeiteten Methode (s. S. 230) nach intravenösen und intraarteriellen Histamininjektionen beschrieben. Die Histaminwirkung tritt ebenso nach sympathischer wie nach vollkommener Denervation auf. Die Gefäße der denervierten Extremität sind dem Histamin wie auch anderen Gefäßgiften gegenüber sogar empfindlicher (vgl. S. 238). Derartige Empfindlichkeitssteigerungen denervierter Organe gegen Gifte sind schon länger bekannt; SCHILF[1] hat sie ausführlicher für das Adrenalin besprochen.

Die Histaminwirkung betrifft Muskel- und Hautgefäße; die Erweiterung ist an der enthäuteten Pfote stärker als an der nicht enthäuteten; an der denervierten Pfote wirkt die Enthäutung umgekehrt[2].

Ein reines Hautgefäßgebiet stellen die Ohrgefäße dar. HOOKER[3], der an den Katzenohren mikroskopische Untersuchungen anstellte, beobachtete gleichzeitig mit der arteriellen Blutdrucksenkung eine starke Erweiterung der Capillaren und eine noch stärkere der kleinen Venen, die sich mit stagnierendem Blut füllten; für gewöhnlich ging der Erweiterung eine vorübergehende Kontraktion voraus. Während sich die Ohrgefäße der Katze für gewöhnlich im Tode kontrahieren (und zwar auch nach Halssympathicusdurchschneidung), blieben die Gefäße einer im Shock sterbenden Katze weit. Im Shock selber fühlen sich die Ohren, im Gegensatz zu den Kaninchenohren (s. später), heiß an.

Nach Punktionen stark konzentrierter Histaminlösungen in die Katzenhaut konnten SOLLMANN und PILCHER[4] keine Quaddelbildung der Haut beobachten.

Der verengernde Effekt tritt bei Katzen vor allem bei großen Dosen sowie bei ungünstigen Durchströmungsbedingungen auf. Über die mikroskopischen Beobachtungen von HARTMAN, EVANS und WALKER s. S. 238 u. 243. Bei der nach unserer Methode (s. S. 229) durchströmten Katzenextremität liegt die kritische Histamindosis,

---

[1] SCHILF, E.: Das autonome Nervensystem. Leipzig: Thieme 1926.
[2] DALE, H. H. and A. N. RICHARDS: J. of Physiol. **52**, 110 (1918/19).
[3] HOOKER, D. R.: Amer. J. Physiol. **54**, 30 (1920).
[4] SOLLMANN, T. and J. D. PILCHER: J. of Pharmacol. **9**, 319 (1916).

von welcher ab die Durchströmungsmenge abnimmt, bei verschiedenen Tieren ganz verschieden hoch. Bei einigen nahm die Durchströmungsmenge schon bei 0,0001 mg, bei anderen erst bei 0,5 mg ab. Auch die Empfindlichkeit ist verschieden; oft erhält man noch mit 0,0000001 mg eine Erweiterung, manchmal jedoch sind schon 0,0001 mg wirkungslos[1].

*Hund, Affe usw.* Bei Hunden mit unpigmentierter Schnauze hat man nach subcutanen und intravenösen Histamininjektionen häufiger ein Rotwerden der Schnauze sowie der sichtbaren Schleimhäute beobachtet[2 3 4]. Auf die Versuche von BURN und DALE, RANSON, FAUBION und ROSS sowie die eigenen Beobachtungen über die Erweiterung der Extremitätengefäße des Hundes sind wir bereits in der allgemeinen Gefäßpharmakologie eingegangen. Die Erweiterung ist weiter noch von PHEMISTER und HANDY[5] beobachtet worden. RANSON, FAUBION und ROSS[6] zeigten, daß die Volumenzunahme der Extremität bei wiederholten Histamininjektionen gleich stark ausfällt; Zeichen einer Capillardurchlässigkeit (allmähliche Volumenzunahme) traten nicht auf. Sie beobachteten weiter, daß die denervierten Gefäße empfindlicher wurden. Die Empfindlichkeit der nach unserer Methode durchströmten Extremität gegen Histamin ist ungefähr ebensogroß[7] wie bei der Katze.

Eine Kontraktion tritt nur nach sehr großen Dosen auf. RANSON, FAUBION und ROSS sahen nach Injektion von 2 mg in die Beinarterie nach einer anfänglichen Erweiterung eine Verengerung der Extremitätengefäße. Wir beobachteten bei unserer Durchströmungsmethode nur selten eine Abnahme der Durchströmungsmenge; selbst bei Durchströmungen mit blutfreien Lösungen wirkt Histamin oft erweiternd[8 9]. Nach MANWARING ist unter diesen Durchströmungsbedingungen vor allem die schnelle Ödembildung nach Histamin auffallend.

---

[1] FELDBERG, W., FLATOW, E. und E. SCHILF: Arch. f. exper. Path. **140**, 129 (1929). [2] KEETON, R. W., KOCH, F. C. and A. B. LUCKHARDT: Amer. J. Physiol. **51**, 454 (1920). [3] ROTHLIN, E. et R. GUNDLACH: Arch. internat. Physiol. **17**, 59 (1921). [4] ABEL, J. J. and E. H. K. GEILING: J. of Pharmacol. **23**, 1 (1924). [5] PHEMISTER, D. B and J. HANDY: J. of Physiol. **64**, 155 (1927). [6] RANSON, S. W., FAUBION, L. R. and C. J. ROSS: Amer. J. Physiol. **64**, 311 (1923). [7] FELDBERG, W. und E. SCHILF (unveröffentlicht). [8] BURN, J. H. and H. H. DALE: J. of Physiol. **61**, 185 (1926). [9] MANWARING, W. H., MONACO, R. E. and H. D. MARINO: J. of Immun. 8, 217 (1923).

SOLLMANN und PILCHER[1] zeigten, daß Punktion von Histamin in die Haut des Hundes Quaddelbildung verursachte.

Nach BURN und DALE[2] verhalten sich die Gefäße des Affen ähnlich wie die des Hundes.

Am isolierten Arterienstreifen (Femoralis, Iliaca, Carotis) ist bei zahlreichen Tieren nach Histamin eine Kontraktion beobachtet worden (Pferd, Rind, Schwein, Hund[2 3 4 5 6]).

*Mensch.* Es handelt sich hier im wesentlichen um Beobachtungen an Hautgefäßen. Nach kleinen subcutanen und intravenösen Injektionen beobachtet man eine allgemeine scharlachartige Röte am ganzen Körper und eine Erhöhung der allgemeinen Hauttemperatur[7 8 9]. JÄGER beschreibt das Auftreten der allgemeinen Röte in der Form, daß zuerst viele kleine erbsengroße Flecke auftreten, die sich durch Zusammenfließen vergrößern. Die Erscheinungen sind von HARMER und HARRIS ausführlich untersucht worden. Die Röte ist am ausgesprochensten an den unbekleideten Körperstellen (z. B. am Gesicht), wo der Capillartonus niedriger ist. Die Erhöhung der Hauttemperatur beträgt zwischen 1,2° und 3,4° C; das bedeutet eine vermehrte Durchblutung der Haut, die sich auch auf andere Weise zeigen läßt (s. S. 330).

Das Volumen einer Extremität zeigt nach kleinen intravenösen und subcutanen Histamininjektionen nach einer anfänglichen Abnahme einen deutlichen Anstieg um 4—8 $cm^3$ bei einem in den Plethysmographen eingeschlossenen Extremitätenvolumen von 400 bis 600 $cm^3$. Der Volumenanstieg beginnt nach dem Einsetzen der Hautröte. Die Erweiterung betrifft nach HARMER und HARRIS im wesentlichen die „kleinsten Gefäße" (s. S. 252). Mikroskopische Beobachtungen der Nagelwallcapillaren ließen diese deutlich erkennen. SCHENK[10] fand nicht nur ein Weiterwerden, sondern auch ein Neuauftreten von Capillaren; außerdem wurde der Untergrund röter

[1] SOLLMANN, T. and J. D. PILCHER: J. of Pharmacol. **9**, 319 (1916).
[2] BURN, J. H. and H. H. DALE: J. of Physiol. **61**, 185 (1926).
[3] ROTHLIN, E.: Biochem. Z. **111**, 299 (1920).
[4] KATZ, G.: Arch. f. exper. Path. **141**, 366 (1929).
[5] LEWIS, J. H. and K. K. KOESSLER: Arch. int. Med. **39**, 182 (1927).
[6] BAUER, W. and W. RICHARDS jr.: J. of Physiol. **66**, 371 (1928).
[7] EPPINGER, H.: Wien. med. Wschr. **63**, 1414 (1913).
[8] JÄGER, F.: Zbl. Gynäk. **37**, 265 (1913).
[9] HARMER, J. M. and E. HARRIS: Heart **13**, 381 (1926).
[10] SCHENK, P.: Arch. f. exper. Path. **92**, 34 (1922).

(subpapillare Gefäße); die Erscheinungen waren an den Capillaren des Brustwarzenhofes am deutlichsten. Auch WEISS, ELLIS und ROBB[1] beobachteten nach intravenösen Injektionen Erweiterung der Capillaren, Arteriolen und kleinen Venen.

Das Histamin wirkt nicht nur erweiternd, sondern macht auch die endothelialen Gefäße durchlässiger. HARMER und HARRIS konnten dies mit einer Methode von DURY und JONES[2] nachweisen. Der Versuch wird auf S. 328 ausführlicher beschrieben.

An den subcutanen Venen des Handrückens beobachteten HARMER und HARRIS in den meisten Fällen ein Kleinerwerden der Venen während der Histaminrötung, was auf eine Kontraktion der abführenden größeren, mit Muskulatur versehenen Hautvenen hinweist.

Durchströmungsversuche hat nur ANITSCHKOW[3] ausgeführt. Die mit LOCKEscher Lösung durchströmten Gefäße amputierter Finger kontrahieren sich auf Histamin.

Am meisten sind die lokalen Gefäßreaktionen an der Einstichstelle des Histamins untersucht worden, und zwar zuerst von EPPINGER und GUTMANN[4], PILCHER und SOLLMANN[5], EBBECKE[6], SPOR[7], SCHENK[8], HEUBNER[9] und besonders eingehend später von TH. LEWIS und GRANT[10]. Bevor man das Histamin in die Haut einführt, muß man dieselbe ritzen oder scarifizieren[4, 9]. Eine besonders elegante Methode benutzen LEWIS und GRANT. Sie bringen einen Tropfen einer konzentrierten Histaminlösung auf die Haut und stechen mit einer Nadel durch den Tropfen in die Haut. Dabei beobachten sie dreierlei: 1. eine dunkelrote Verfärbung an der Injektionsstelle etwa 20 Sekunden nach der Punktion (lokale Röte), 2. einige Sekunden später eine fleckige diffuse Rötung der Haut, den sogenannten roten Hof oder das Reflexerythem, und 3. nach 1 bis 2 Minuten eine Quaddel über dem Bezirk der lokalen Röte.

[1] WEISS, S., ELLIS, L. B. and G. P. ROBB: Amer. J. Physiol. **90**, 551 (1929).

[2] DRURY, A. N. and N. W. JONES: Heart **14**, 55 (1927).

[3] ANITSCHKOW, S. V.: Z. exper. Med. **35**, 43 (1923).

[4] EPPINGER, H. und J. GUTMANN: Z. klin. Med. **78**, 399 (1913); EPPINGER, H.: Wien. med. Wschr. **63**, 1414 (1913).

[5] SOLLMANN, T. and J. D. PILCHER: J. of Pharmacol. **9**, 309 (1916).

[6] EBBECKE, U.: Pflügers Arch. **169**, 1 (1917).

[7] SPOR, M.: Diss. Breslau 1920, zitiert nach SCHENK, P. ([5]).

[8] SCHENK, P.: Arch. f. exper. Path. **89**, 332 (1921).

[9] HEUBNER, W.: Ebenda **107**, 129 (1925).

[10] LEWIS, TH.: Die Blutgefäße der menschlichen Haut **1928**. — LEWIS, TH. and R. T. GRANT: Heart **11**, 209 (1924).

Besonders einfach und wirksam ist auch die von EBBECKE[1] beschriebene elektrische Einführung des Histamins in die menschliche Haut. Dazu setzte er den Flüssigkeitselektroden, die er in einigem Abstand auf die Haut des Unterarmes anlegte, Histamin zu (1 : 2000). „Nach 10 Minuten dauernder Durchströmung mit mäßigem Strom (bis 0,6 MA) findet sich die Kathode kaum verändert, die Anode dagegen ist unregelmäßig geschwollen und schwillt weiter innerhalb der nächsten Minute zu einer hohen, harten, weißlichen Quaddel an, die gleichmäßig die ganze Kreisfläche ausfüllt. Trotzdem bei der Durchströmung keinerlei Schmerz, nur Jucken an der Anode empfunden war, ist auch die Umgebung weithin mit fleckigen Ausläufern gerötet.“ Der elektrische Widerstand der Haut, die die Quaddel aufwies, war in den meisten Fällen nicht niedriger als an einer nicht mit Histamin durchströmten Anodenstelle.

Als Salbe oder in Form von ölsaurem Histamin wirkt das Histamin auch dann nicht, wenn es der menschlichen Haut stundenlang aufliegt[2].

Am besten sind die Erscheinungen mit hohen Histaminkonzentrationen zu erhalten. LEWIS verwendet meist eine Lösung 1 : 3000; die Punktion durch eine Lösung 1 : 5000000 ist in ihrer Wirkung noch eben von der Punktion einer Kochsalzlösung zu unterscheiden.

Die Stärke der Histaminreaktion ist nach einigen Autoren unabhängig von der Art der Haut; z. B. davon, ob es sich um eine senile atrophische oder jugendliche elastische Haut handelt[3]. Patienten mit Urticaria factitia weisen nach TH. LEWIS[4] auf Histamin keine verstärkte Reaktion auf. Ebenso fand LAMSON[3], daß der „nicht empfindliche“ allergische Patient ebenso stark auf das Histamin reagiert, wie der empfindliche Patient. Andererseits geben RAMIREZ und GEORGE[5] an, daß allergische Patienten mit Bronchialasthma eine stärkere lokale Hautreaktion aufweisen als normale Menschen, und RONDELLI[6], der die lokale Wirkung von $^1/_{10}$ mg intradermal injiziertes Histamin bei zahlreichen Erkrankungen untersuchte, fand eine geringere, teilweise auch flüchtigere

---

[1] EBBECKE, U.: Pflügers Arch. **195**, 300 (1922). [2] HEUBNER, W.: Arch. f. exper. Path. **107**, 129 (1925). [3] LAMSON, R. W.: Proc. Soc. exper. Biol. a. Med. **26**, 611 (1929). [4] LEWIS, TH.: Die Blutgefäße der menschlichen Haut **1928**. — LEWIS, TH. and R. T. GRANT: Heart **11**, 209 (1924). [5] RAMIREZ, M. A. and A. V. S. GEORGE: Med. J. a. Rec. **119**, 71 (1924). [6] RONDELLI, M.: Minerva Medica 8, 850 (1928).

Reaktion bei renalen, cardialen und entzündlichen Ödemen, bei Hypo- und Hypertension, bei Nierenerkrankungen, bei Stoffwechselerkrankungen mit trockener Haut und bei Cachektischen, während die Reaktion bei Kindern und Jugendlichen mit zarter Haut, sowie bei febrilen Erkrankungen verstärkt war.

Die *lokale Röte* beruht auf einer Erweiterung der kleinsten Gefäße. Unter dem Begriff der „kleinsten Gefäße" faßt LEWIS die Endarteriolen, die Capillaren, die kleinen Sammelvenen und die Gefäße des subpapillären venösen Plexus zusammen. Es sind das im wesentlichen endotheliale Gefäße, die für den Austausch von Stoffen in Betracht kommen. Die Blutfarbe der Haut ist durch die Weite dieser Gefäße, vor allem die des subpapillären Plexus bedingt.

Der *rote Hof* beruht nicht auf einer direkten Gefäßwirkung des Histamins, sondern ist reflektorisch bedingt. Das Histamin erregt die sensible Nervenendigung, wodurch der Reflex zustande kommt. Der Reflex verläuft schließlich zu den Arteriolen, an denen WOOLHARD[1] sensible Nervenendigungen festgestellt hat. LEWIS, GRANT und MARVIN[2] haben genaue Angaben über die Lage der spezifischen Histaminreceptoren gemacht. Sie schließen, daß die receptorischen Nervenendigungen des Axonreflexes, durch den die arteriolare Erweiterung in der umgebenden Haut hervorgerufen wird, nicht nur auf die oberflächlichen und tiefen Schichten der Haut beschränkt sind, sondern daß sie auch in den oberflächlichen Lagen des subcutanen Gewebes vorhanden sind[2]. KROGH[3] dagegen nimmt auf Grund eigener Versuche an, daß im wesentlichen die in der Cutis verlaufenden Fasern für die Fortleitung des Reflexes in Betracht kommen. Hiermit stimmen die Ergebnisse von TÖRÖK und RAJKA[4] überein, daß eine tiefe subcutane Novocaininjektion den roten Hof nicht verhindert.

Der rote Hof bleibt nach Degeneration der sensiblen Fasern aus. Einfache Durchschneidung derselben verhindert ihn nicht. Erst mit beginnender Degeneration des Neuriten, ungefähr am 6. Tage nach der Durchschneidung, kommt das Reflexerythem nicht mehr zustande[5] [6]. Es handelt sich also um einen post-

---

[1] WOOLHARD, H. H.: Heart **13**, 31, 319 (1926). [2] LEWIS, TH., GRANT, R. T. and H. M. MARVIN: Ebenda **14**, 139 (1927). [3] KROGH, A.: Die Anatomie und Physiologie der Capillaren. 2. Aufl., S. 110. Berlin: Julius Springer 1929. [4] TÖRÖK, L. und E. RAJKA: Wien. med. Wschr. **1925**. [5] LEWIS, TH. and R. T. GRANT: Heart **11**, 209 (1924). [6] LEWIS, TH., GRANT, R. T. and K. E. HARRIS: Ebenda **14**, 1 (1927).

ganglionären Axonreflex in sensiblen Fasern. Nach den neuesten Untersuchungen von KURÉ[1] ist es freilich zweifelhaft, ob es wirklich sensible Nerven sind (s. hierüber ausführlicher in dem Kapitel über antidrome Erregung S. 439).

Das Ausbleiben des roten Hofes nach der Degeneration der Nerven spricht übrigens gegen die Selbständigkeit und Unabhängigkeit des peripheren Nervennetzes in der Haut, das man in letzter Zeit zur Erklärung für noch bisher nicht bekannte Reaktionen aus dem Gebiet des autonomen Nervensystems herangezogen hatte[2].

Der rote Hof, der nicht nur nach Histamin auftritt, sondern, wie wir später zeigen werden, nach zahlreichen Schädigungen der Haut, durch die ein histaminähnlicher Stoff frei wird, ist eine Besonderheit der oberflächlichen Gebilde wie der Haut und der Augenbindehaut. Er läßt sich an der Leber- oder Milzoberfläche von Tieren nicht hervorrufen[3] [4]. Doch scheint er auch an der Schleimhaut des Mundes und Kiefers vorzukommen[5].

Über die Frage, welche Gefäße an dieser reflektorischen Erweiterung teilnehmen, herrscht keine Übereinstimmung. LEWIS faßt die Arteriolen der Haut bis hinunter zu den Verbindungsarteriolen unter dem Begriff der „kräftigen Arteriolen" zusammen. Er nimmt an, daß der rote Hof nur durch Erweiterung der kräftigen Arteriolen und nicht durch Erweiterung der kleinsten Gefäße entsteht. Zu diesem Schluß kommt er, weil die Hauttemperatur im reflektorischen roten Hof höher ist als die der normalen Haut, und weil der Hof am gestauten Arm mit heller, arterieller Farbe hervortritt. Beide Erscheinungen sind nur mit erhöhter Blutströmung in dem reflektorisch beeinflußten Bezirk zu erklären. Die Capillaren und Venen sind seiner Ansicht nach nur passiv erweitert, denn der rote Hof bleibt bei aufgehobenem Kreislauf aus, tritt jedoch nach Wiederherstellen des Kreislaufes und Abklingen der reaktiven Hyperämie wieder auf. Wären die kleinsten Gefäße aktiv erweitert, so müßten sie bereits während des Kreislaufverschlusses Blut aufnehmen und sichtbar werden. Demgegenüber

---

[1] KURÉ, K., NITTA Y., TSUJI, M., SHIRAISHI, K. und B. SUENAGA: Pflügers Arch. **218**, 573 (1928); Klin. Wschr. **1929**.

[2] BRAEUCKER, W.: Klin. Wschr. **7**, 683 (1928).

[3] EBBECKE, U.: Pflügers Arch. **169**, 4 (1917).

[4] LEWIS, TH.: Die Blutgefäße der menschlichen Haut. Berlin: Karger 1928.

[5] SAPIRO und ZEJTLIN: Sovrem. Psichonevr. (russ.) **6**, 546 (1928).

nimmt KROGH [1] auch eine direkte Mitbeteiligung und Erweiterung der Venchen und Capillaren an. Er findet bei Kreislaufverschluß in der Regel einen bläulichen roten Hof, dessen Ausbreitung in vielen Fällen dem roten Hof nach Wiederherstellen des Kreislaufes und nach Abklingen der reaktiven Hyperämie nahezu entspricht. Daß der rote Hof durch mechanische Entfernung des Blutes wieder auftritt, spricht nach KROGH für eine aktive Mitbeteiligung der „kleinsten Gefäße". (Einzelheiten vgl. bei KROGH, S. 103, 116.)

Die *Quaddel* beruht darauf, daß das Capillarendothel durchlässig wird; sie zeigt oft Ausläufer entlang den Lymphbahnen [2, 3]. In einem gewissen Stadium der Quaddelbildung sah HEUBNER auf der Quaddel Capillarpuls. Bei überaus hohen Histaminkonzentrationen kann noch nach 20 Stunden eine leise Resistenz zu spüren sein. Durch mehrmaliges Reiben der Stelle kann sich dann erneut eine flache Quaddel ausbilden.

Zwischen Quaddel und rotem Hof besteht eine gewisse Beziehung, und zwar derart, daß eine *starke* Quaddel sich nur dann ausbilden kann, wenn die durchlässigen Capillaren durch vermehrte Blutzufuhr aus den umgebenden Gefäßen reichlich mit Blut versorgt werden [2, 4]. Aus diesem Grunde ist zwischen der Stärke der Quaddelbildung und der Stärke des roten Hofes ein gewisser Parallelismus vorhanden. Andererseits tritt aber auch auf der denervierten Haut, die keinen roten Hof aufweist, eine geringe Quaddel auf. HEUBNER zeigte außerdem, daß Histaminkonzentrationen (1 : 500000), die keinen sichtbaren roten Hof mehr verursachen, noch eine geringe verzögerte Quaddelbildung bedingen.

LEWIS und GRANT [4] fanden, daß die Quaddelbildung ausbleibt, wenn Histamin bei aufgehobenem Kreislauf und bei Erwärmen des Armes in die Armhaut punktiert wird, und die Kreislaufunterbrechung mehrere Minuten aufrecht erhalten wird. Histamin bildet auch dann keine Quaddel, wenn der Kreislauf wiederhergestellt wird und in dieselbe Stelle erneut Histamin eingestochen wird. Diese Erscheinung beruht nach LEWIS auf dem refraktären Verhalten der Gefäße gegen Histamin. Eine ganz andere Erklärung

---

[1] KROGH, A.: Anatomie und Physiologie der Capillaren. 2. Aufl., S. 108 u. 117. Berlin: Julius Springer 1929.

[2] LEWIS, TH.: Die Blutgefäße der menschlichen Haut. Berlin: Karger 1928.

[3] HEUBNER, W.: Arch. f. exper. Path. **107**, 129 (1925).

[4] LEWIS, TH. and R. T. GRANT: Heart **11**, 209 (1924).

gibt HOFF[1] für seine entsprechenden Untersuchungen an Patienten mit Urticaria factitia. Er weist darauf hin, daß die „refraktären" Gefäße vollkommen durchlässig für Kongorot sind, und „daß in dem Bezirk, in welchem die Quaddelbildung ausbleibt, in der Tat der Zustand eines ‚latenten' Ödems besteht. Es wird gezeigt, daß sich die elastischen Eigenschaften der betreffenden Hautstelle verändert haben, die Hautstruktur hat sich gelockert, und zahlreiche Risse sollen sich eröffnet haben, durch welche die austretende Flüssigkeit mehr oder weniger schnell in die subcutanen Räume abfließt"[2].

Die Quaddelflüssigkeit enthält 70—80 vH des Serumeiweißes, ein Zeichen, daß die Capillaren auch für Serum durchlässig sind.

Die drei Erscheinungen der lokalen Röte, des reflektorischen roten Hofes und der Quaddel werden von LEWIS unter dem Begriff der *dreifachen Reaktion* zusammengefaßt (vgl. hierzu S. 409).

CARRIER[3] hat das Histamin mit einer Glascapillare von einigen hundertstel Millimeter äußerem Durchmesser am Nagelwall eines Fingers unter die Haut gebracht. Es bewirkte eine Erweiterung der nächsten Capillaren und Beschleunigung der Blutströmung.

Bei wiederholtem Aufbringen von konzentrierten Histaminlösungen auf die geritzte Haut läßt sich eine Steigerung der Reaktion bis zur entzündlichen Infiltration und Blasenbildung nicht hervorrufen, die Wirkung nimmt im Gegenteil ab[4].

*Kaninchen.* Es ist bisher nicht gelungen, bei Durchströmung der hinteren Extremität[5] [6] oder des Ohres[6] [7] [8] [9] eine Histaminerweiterung der Kaninchengefäße zu erhalten. Histamin bewirkte vielmehr stets eine Verengerung, die nach ROTHLIN noch nach 0,000 000 01 mg Histamin auftrat. Nach GUREWITSCH[10] nimmt nach Histamin der Abfluß mehr das Gewicht des Ohres dagegen weniger ab als nach Adrenalin, was er mit einer capillarerweiternden Wirkung des Histamins erklären will. Aus diesem Grunde soll es nach Aufhören der Histamindurchströmung vorübergehend zu

---

[1] HOFF, F.: Z. exper. Med. **57**, 253 (1927). [2] KROGH, A.: Anatomie und Physiologie der Capillaren, 2. Aufl., S. 274. Berlin: Julius Springer 1929. [3] CARRIER: Amer. J. Physiol. **61**, 528 (1922). [4] HEUBNER, W.: Klin. Wschr. **44**, 2937 (1923); Arch. f. exper. Path. **107**, 129 (1925). [5] RABE, F.: Z. exper. Path. u. Ther. **11**, 175 (1912). [6] FLATOW, E.: Klin. Wschr. 8, 569 (1929); Arch. f. exper. Path. **141**, 161 (1929) (und unveröffentlicht). [7] PISSEMSKI: J. amer. med. Assoc. **65**, 2128 (1915). [8] KONDO: Acta Scholae med. Kioto **3**, 1 (1919). [9] ROTHLIN, E.: Biochem. Z. **111**, 299 (1920). [10] GUREWITSCH, N. A.: Arch. klin. Chir. **154**, 584 (1929).

einem über den Ausgangswert erhöhten Abfluß kommen. Auch bei Durchblutung mit arteigenem Blut nach der von uns auf S. 229 angegebenen Methode erhielt FLATOW[1] stets nur eine Abnahme des Abflusses. Die Empfindlichkeit der Gefäße gegen Histamin war ungefähr gleich groß.

Um eine Erweiterung der Kaninchengefäße zu erhalten, muß man andere Verfahren anwenden. LEWIS und MARVIN[2] beobachteten nach intracutanen Histaminpunktionen ins Ohr eine Erweiterung der Capillaren (vgl. Conjunctiva) und FELDBERG[3] zeigte, daß man auch nach intravenösen Injektionen eine Erweiterung erhält. Um die Histaminwirkung nicht mit den spontanen Gefäßänderungen am Kaninchenohr zu verwechseln, werden die Ohrnerven am besten einige Wochen vor dem Versuche durchschnitten. Danach bleiben diese zentral bedingten rhythmischen Veränderungen aus[4]. Injiziert man dann Histamin, so beobachtet man meist, daß sich die Zentralarterie zusammenzieht, während sich die kleinen Gefäße und Capillaren erweitern. Bei Injektion größerer Histamindosen greift die Kontraktion auf das ganze Gefäßsystem des Ohres über und im Histaminshock sind die Ohren ganz blaß, fühlen sich kalt an, und die Gefäße bluten beim Anschneiden wenig oder gar nicht.

FLATOW[1] hat die Versuche mit kleinen intravenösen Injektionen bestätigt und gelegentlich eine reine Erweiterung ohne gleichzeitige Kontraktion der Zentralarterie erhalten. Seltsamerweise gelang es ihm, bei intraarteriellen Injektionen in die Carotis niemals eine Erweiterung am Ohr derselben Seite zu beobachten. Histamin verursachte entweder eine reine Kontraktion oder war wirkungslos. FLATOW meint darum, daß die beobachtete Erweiterung nach intravenösen Injektionen teilweise wenigstens auf einer indirekten Wirkung beruhe. Das ist nach den Versuchen, die HOSOYA[5] in unserem Institut ausgeführt hat, nicht wahrscheinlich. HOSOYA konnte dieselben Veränderungen wie nach kleinen intravenösen Histamindosen auch beobachten, wenn er das Histamin iontophoretisch an die Ohrgefäße brachte: die Zentralarterie kontrahierte sich, während die kleineren Gefäße und Capillaren sich erweiterten. Die Erweiterung blieb in tiefer Äthernarkose aus (s. ausführlicher S. 113).

[1] FLATOW, E.: Klin. Wschr. 8, 569 (1929); Arch. f. exper. Path. **141**, 161 (1929) (und unveröffentlicht). [2] LEWIS, TH. and H. M. MARVIN: J. of Physiol. **62**, Proc. XIX (1926); Heart **14**, 27 (1927). [3] FELDBERG, W.: J. of Physiol. **63**, 211 (1927). [4] LEWIN, H. und E. SCHILF: Pflügers Arch. **216**, 657 (1927). [5] HOSOYA, K. (unveröffentlicht).

Ebenso wie bei der Katze bewirken Punktionen von Histamin in die Haut des Kaninchens keine Quaddel[1].

*Wirkung auf die Gefäße der Conjunctiva.* SPOR[2] beobachtete vor allem eine starke Chemosis, wenn er einige Tropfen einer Histaminlösung 1 : 1000 in den Conjunctivalsack des Menschen spritzte. Eine Erweiterung der Conjunctivalgefäße beobachtet man auch nach ganz geringen intravenösen[3] sowie nach subcutanen[4] [5] [6] Histamininjektionen, wie sie zur Magenpunktionsprüfung gegeben werden. Auch beim Hunde tritt sie nach subcutanen Injektionen auf[7].

LEWIS und MARVIN[8] fanden beim Kaninchen eine Erweiterung der kleinsten Bindehautgefäße und Ödem, wenn das Histamin direkt auf die Bindehaut gebracht wird. Dies konnte von GRANT und WOOD[9] bestätigt werden. Die Wirkung hielt etwa 1 Stunde an. Doch ließ sich die lokale Röte über 24 Stunden aufrecht erhalten, wenn das Histamin alle $^3/_4$ Stunden erneut auf die Conjunctiva gebracht wurde. Das Ödem nimmt dabei jedoch im Laufe einiger Stunden ab und ist nach 6 Stunden so gut wie vollständig abgeklungen.

*Wirkung auf die Hirn- und Piagefäße.* Die Hirngefäße der verschiedenen Tiere und des Menschen reagieren anscheinend auf Histamin ebenso wie die übrigen Gefäße des großen Kreislaufes, d. h. sie erweitern sich bei der Katze, dem Hunde und dem Menschen und verengern sich beim Kaninchen. Für die erweiternde Wirkung ist die Narkose (wenigstens bei Katzen) ausschlaggebend (s. S. 114).

*Katze, Hund:* LEE[10], der das Verhalten der Hirngefäße bei diesen Tieren in Äthernarkose nach intravenösen Histamininjektionen untersucht hatte, indem er den Druck der Cerebrospinalflüssigkeit maß, konnte z. B. keine Zeichen einer Erweiterung

---

[1] SOLLMANN, T. and J. D. PILCHER: J. of Pharmacol. **9**, 319 (1916).
[2] SPOR: Diss. Breslau **1920**, zitiert nach SCHENK: Arch. f. exper. Path. **189**, 332 (1921). [3] WEISS, S., LENNOX, W. G. and G. P. ROBB: Proc. Soc. exper. Biol. a. Med. **26**, 706 (1929). [4] JÄGER, F.: Zbl. Gynäk. **37**, 265 (1913).
[5] GALLART, MONES, F., VILLARDELL, J. et P. BABO: An. Acad. méd.-quir. españ. **14**, 907 (1927) (span.), zitiert nach Physiol. Ber. **46**, 231 (1928).
[6] BERRI, P.: Gazz. internaz. med.-chir. Neapel **1927**, S. 427. [7] KEETON, R. W., KOCH, F. C. and A. B. LUCKHARDT: Amer. J. Physiol. **51**, 454 (1920).
[8] LEWIS, TH. and H. M. MARVIN: J. of Physiol. **62**, Proc. XIX (1926); Heart **14**, 27 (1927). [9] GRANT, R. T. and J. E. WOOD: J. of Path. **31**, 1 (1928). [10] LEE, F. C.: Amer. J. Physiol. **74**, 317 (1925).

feststellen. Da die Hirnschale physiologisch eine geschlossene Kapsel darstellt, so müßte eine Gefäßerweiterung eine Volumenzunahme des Hirns bedingen und zu einer Drucksteigerung in der Cerebrospinalflüssigkeit führen. LEE fand aber eine Druckabnahme, die Kurve verlief dem Blutdruck parallel. Dieser Abfall des Liquordruckes, der nach großen Histamindosen um 100 mm $H_2O$ fallen kann, beruht wahrscheinlich im wesentlichen auf der arteriellen Blutdrucksenkung. Direkte mikroskopische Beobachtungen der Hirngefäße bei geöffneter Schädelkapsel oder durch ein Fenster in derselben zeigten ebenfalls keine Gefäßveränderungen nach Injektion von Histamin. Ebenso negativ fielen die Versuche aus, bei denen die Hirngefäße während der Histaminblutdrucksenkung in vivo fixiert und später mikroskopisch untersucht wurden.

Die Befunde von LEE gelten nur für Katzen in *Äther*narkose. FORBES, WOLFF und COBB[1] haben nämlich kürzlich gezeigt, daß mit Isoamyläthylbarbitursäure narkotisierte Katzen auf intravenöse Injektionen von 0,003—0,47 mg Histamin pro Kilogramm Körpergewicht mit einem Anstieg des Liquordruckes und einer deutlichen ,,Erweiterung aller sichtbaren Piagefäße, von den Arterien mit einem Durchmesser von 288 $\mu$ an bis herunter zu den capillaren Gefäßen" antworten. Gelegentlich konnte der Erweiterung eine geringe vorübergehende Verengerung und Abnahme des Liquordruckes vorausgehen. Sie zeigten weiter, daß das auf die Hirnoberfläche gebrachte Histamin eine lokale Erweiterung der Piagefäße ohne Veränderungen des Blut- und Liquordruckes bewirkt. Die Erweiterung konnte über 40vH betragen.

Bei Katzen in Äthernarkose dagegen bewirkt das intravenös injizierte Histamin, entsprechend den Versuchen von LEE, ein Sinken des Liquordruckes; die Piagefäße zeigen nur gelegentlich eine geringe Erweiterung, während sie sich sonst sogar kontrahieren. Das hängt nach FORBES, WOLFF und COBB damit zusammen, daß Äther selbst bereits ein Ansteigen des Liquordruckes und eine Erweiterung der Piagefäße hervorruft. Wurde das Histamin auf die Hirnoberfläche gebracht, so bewirkte es auch bei ätherisierten Katzen eine lokale Erweiterung.

Schon vorher hatten GRUBER und ROBERTS[2], welche die Hirngefäße des Hundes mit Ringerlösung vom $p_H$ 7,6 und Zusatz von

[1] FORBES, H. S., WOLFF, H. G. and ST. COBB: Amer. J. Physiol. **89**, 266 (1929). [2] GRUBER, C. M. and S. J. ROBERTS: J. of Pharmacol. **27**, 335 (1926).

5—20 vH defibriniertem Blut durchströmt hatten, mit Dosen von 12 mg Ergamin (= 4 mg Histamin) eine geringe Erweiterung (geringer als nach Papaverin) beobachtet. Es ist aber fraglich, ob es sich hier nicht um eine unspezifische Säurewirkung gehandelt hat. Sie zeigten nämlich, daß 1 cm³ Ringerlösung, die durch saures Natriumphosphat auf ein $p_H$ von 6,2 gebracht wurde, eine Erweiterung der Hirngefäße verursacht. Für die von ihnen beobachtete Adrenalinchloriderweiterung machen GRUBER und ROBERTS diese Reaktionsänderung mit verantwortlich, sie berücksichtigten sie aber nicht bei ihren Histaminversuchen. CLARK[1] hat aber gezeigt, daß eine Ringerlösung von $p_H$ 8,5 durch Zusatz von Histaminphosphat bis zu einer Konzentration von 1 : 20000 den $p_H$ auf 6,8 herunterdrückt.

*Mensch*: Beim Menschen beobachteten WEISS, LENNOX und ROBB[2] nach intravenösen Histamininjektionen von 0,07 mg Ergamin folgende Erscheinungen, die für eine Erweiterung der Hirngefäße sprechen. Gleich nach der Injektion stieg der Liquordruck an, die oscillatorischen Pulsationen desselben nahmen zu; Blutdruck und Venendruck blieben dabei unverändert. Gleichzeitig mit diesen objektiven Erscheinungen ging ein Gefühl des Klopfens und Druckes im Kopf einher. Spritzten sie das Histamin während einer Trepanation ein, so trat das Hirn heraus, die Hirnpulsation nahm zu und die Hirnoberfläche rötete sich. Die Erweiterung soll nicht nur die Capillaren, sondern auch die Arteriolen und kleinen Venchen betreffen[3].

Als ein weiteres Symptom für eine erhöhte Hirndurchblutung sehen sie es auch an, daß im venösen Blut der Vena jugularis externa und basilica nach Histamin der Sauerstoffgehalt zu- und der $CO_2$-Gehalt abnimmt. Diese Veränderungen brauchen nach unserer Ansicht einfach nur ein Zeichen der allgemein erhöhten mittleren Strömungsgeschwindigkeit des Blutes sein (s. S. 330).

*Kaninchen.* LEY und DE LA FONTAINE-VERWEY[4] haben an urethanisierten Kaninchen die Piagefäße mikroskopisch untersucht und eine starke Kontraktion der Arterien beobachtet, wenn sie Histamin auf die Hirnoberfläche brachten. Die Kontraktion

---

[1] CLARK, J.: J. of Pharmacol. **23**, 45 (1924). [2] WEISS, S., LENNOX, W. G. and G. P. ROBB: Proc. Soc. exper. Biol. a. Med. **26**, 706 (1929).

[3] WEISS, S., ELLIS, L. B. and G. P. ROBB: Amer. J. Physiol. **90**, 551 (1929). [4] LEY, J. et B. C. DE LA FONTAINE-VERWEY: C. r. Soc. Biol. Paris **101**, 478 (1929).

war besonders stark, wenn das Blut des Tieres vorher durch 5—10 cm³ n/7 NaOH alkalisch gemacht worden war.

*Hirngefäßerweiterung und Migräne:* Die Frage der Hirngefäßerweiterung durch Histamin beim Menschen ist besonders für die therapeutische Anwendung desselben bei Migräne von Bedeutung. FRIEDLÄNDER und PETOW[1] berichten über gute Erfolge nach Histamingaben von 0,01—0,001 mg jeden zweiten Tag. Ein Histamin enthaltendes Präparat ist das Apomigran der Firma Schwabe in Leipzig. FRIEDLÄNDER und PETOW denken daran, daß die seit langem bereits bekannten Erfolge bei enteraler und parenteraler Peptondarreichung (Literatur s. KÄMMERER[2]) vielleicht auf die Histaminbeimengungen der Präparate zurückzuführen sind. Es scheint uns aber wohl möglich, daß dem Pepton, welches dem Histamin pharmakologisch ähnelt, die günstige Wirkung selber zukommt.

FRIEDLÄNDER und PETOW gingen bei der Histamintherapie der Migräne gar nicht von der erweiternden Wirkung auf die Hirngefäße aus, sondern von der Vorstellung, daß ein großer Teil der Migränefälle als allergische Erkrankung anzusehen sei[2]. Das würde bedeuten, daß die Migräne auf dem Freiwerden histaminähnlicher Stoffe (s. Anaphylaxie) beruht, die auf die Hirngefäße entweder im Sinne eines Gefäßspasmus oder im Sinne einer Erweiterung und erhöhten Endotheldurchlässigkeit wirken. Die Erweiterung und Transsudation würde zu einem Ansteigen des Liquordruckes führen, wodurch nach L. R. MÜLLER der Migräneanfall bedingt wird. Eine andere Möglichkeit für die Entstehung von Stoffen, die durch ihre Wirkung auf die Hirngefäße zur Migräne führen, stellt die Theorie von C. BROWN[3] dar, der als Ursache eine Autointoxikation durch Abbauprodukte der Eiweißnahrung vom Darm aus annimmt.

Für die Allergie- und Autointoxikationstheorie spricht Verschiedenes. STORM VAN LEEUWEN und ZEYDNER[4] zeigten, daß Frischblutextrakte aus dem Venenblut von Migränikern ein alkohol- und wasserlösliches Prinzip enthalten, welches den Katzendarm kontrahiert. Je schwerer die Migräne, um so reicher war der Gehalt des Blutes an diesem Prinzip. Handelt es sich

---

[1] FRIEDLÄNDER, W. und PETOW: Med. Klin. **39**, 1498 (1927).

[2] KÄMMERER, H.: Allergische Diathese und allergische Erkrankungen. München: J. F. Bergmann 1926. S. 158.

[3] BROWN, C.: British med. J. **1925**. S. 155. [4] STORM VAN LEEUWEN, W. and ZEYDNER: Brit. J. exper. Path. **3**, 232 (1922).

dabei um Histamin, so müssen wir, entsprechend dem homöopathischen Lehrsatz „similia similibus" annehmen, daß das Histamin in kleinen Dosen Migräne heilt, in größeren hervorruft. Letzteres ist wirklich der Fall. DÖLLKEN[1] konnte durch Injektion von 0,5 bis 1,5 mg Histamin jedesmal einen echten Migräneanfall auslösen, „der etwa eine halbe Stunde nach der Injektion begann und bei großer Anfallsbereitschaft in der gewohnten Art, bei geringer Bereitschaft milder verlief". Wie wir bereits auf S. 83 besprochen haben, verursacht das Histamin auch bei gesunden Menschen Kopfschmerzen.

Man könnte sich vorstellen, daß eine geringe Erweiterung der Hirngefäße nach kleinen Histamindosen günstig wirke, während eine stärkere Erweiterung und Capillardurchlässigkeit ein Ansteigen des Liquordruckes bedinge und den Migräneanfall auslöse.

Im Hinblick auf die allergische Entstehungsmöglichkeit der Migräne ist es bemerkenswert, daß auch beim Bronchialasthma, einer anderen allergischen Erkrankung, Erfolge mit Histamin erreicht werden[2]. FRIEDLÄNDER und PETOW empfehlen, das Histamin auch „bei anderen als Überempfindlichkeiten zu deutenden Erkrankungen, Urticaria, QUINCKEsches Ödem, bei idiosynkratischen Magen-Darmstörungen, vielleicht auch bei Leber- und Gallefunktionsstörungen zu versuchen".

*Wirkung auf die Gefäße des Knochenmarkes.* Um vollständige Gefäßinjektionen zu erhalten, wendet man auch Histamin an. An den Gefäßen, die sich auf Histamin nicht erweitern, ist die Anwendung dieser Droge nutzlos. DOAN, CUNNINGHAM und SABIN[3] sahen keinen Nutzen, wenn sie Histamin verwendeten, um die intersinoidalen Capillaren des Knochenmarkes zu injizieren. Daraus kann man vielleicht schließen, daß sie sich auch nicht auf Histamin erweitern.

*Wirkung auf die Gefäße des Magens, des Darmes und des Netzes. Katze und Hund.* Die Darmschlingen bieten im Histaminshock ein charakteristisches Bild[4]. Sie sind diffus gerötet und zeigen eine stark ausgebildete Venenzeichnung. Die Rötung verfärbt sich nach kurzer Zeit ins bläuliche. Betrachtet man die klei-

[1] DÖLLKEN: Münch. med. Wschr. **75**, 291 (1928).

[2] RAMIREZ, M. A. and A. V. S. GEORGE: Med. J. a. Rec. **119**, 71 (1924).

[3] DOAN, CUNNINGHAM und SABIN: Beitr. Embryol. Nr 53, S. 316; Veröff. d. Carnegie-Inst. v. Washington S. 163—226, zitiert nach LEE: Amer. J. Physiol. **74**, 317 (1925).

[4] DALE, H. H. and P. P. LAIDLAW: J. of Physiol. **52**, 355 (1919).

nen Gefäße mikroskopisch, so sieht man eine beinahe bis zum Stillstand verlangsamte Blutströmung. In den Gefäßen wechseln rein Plasma enthaltende Segmente mit kurzen Säulen dicht aneinander gepackter Blutkörperchen ab. Ein deutliches Ödem, wie beim Pankreas, wird nicht beobachtet, doch sind die Eingeweide auffallend feucht. Plethysmographische Messungen von Dünndarmschlingen zeigen nach vorübergehender anfänglicher Abnahme ein stetig ansteigendes Volumen[1].

Weil man mit früheren Durchströmungsversuchen eine Gefäßerweiterung nicht nachweisen konnte, faßten einige Forscher diese Reaktion der Eingeweidegefäße als passive Wirkung durch Stauung im Pfortader[2]- oder Lungenkreislauf[3] auf. ABE konnte zeigen, daß einfaches Abklemmen der Pulmonararterie nicht nur eine Blutdrucksenkung, sondern auch dieselben Volumenänderungen des Darmes hervorruft (s. Abb. 56 auf S. 309) wie beim Histaminshock.

Die für den Histamin- (und Pepton-)shock charakteristische livide Verfärbung der Eingeweide läßt sich durch einfache mechanische Behinderung des Portalkreislaufes aber nicht hervorrufen. Die Gefäße zeigen vielmehr einen halb arteriellen Farbton[4, 5]; das fand BLOOM[6] auch an Katzen, die eine halbe Stunde nach einer intraperitonealen Histamininjektion getötet worden waren, eine helle rosa Färbung der Eingeweide. GANTER und SCHRETZENMAYR[7] haben aber kürzlich gezeigt, daß der Abfluß aus dem Splanchnicusgebiet nach intravenösen Histamininjektionen nicht behindert ist, sie fanden vielmehr eine deutliche Beschleunigung des Abflusses; ein Zeichen für eine Erweiterung der Eingeweidegefäße. Die von ihnen benutzte Methode haben wir auf S. 230 beschrieben.

Der Nachweis der Eingeweidegefäßerweiterung gestaltet sich aber noch schwieriger als bei den Extremitätengefäßen, weil der „To-

---

[1] DALE, H. H. and P. P. LAIDLAW: J. of Physiol. **41**, 318 (1910/11). — DALE, H. H. and A. N. RICHARDS: Ebenda **52**, 110 (1918).

[2] MAUTNER, H. und E. P. PICK: Münch. med. Wschr. **1915**, S. 1141. [3] ABE, K.: Tohoku J. exper. Med. **1**, 398 (1920).

[4] MANWARING, W. H., BRILL, S. and W. H. BOYD: J. of Immun. 8, 121 (1923). [5] INCHLEY, O.: J. of Physiol. **61**, 282 (1926).

[6] BLOOM, W.: Hopkins Hospital Reports **33**, 185 (1922).

[7] GANTER, G. und A. SCHRETZENMAYR: Arch. f. exper. Path. **147**, 128 (1929).

nus", der durch Histamin erschlafft wird, bereits durch beinahe alle die Eingriffe verloren geht, die mit einem Freilegen der Eingeweidegefäße verbunden sind; nämlich durch vorübergehende Anämie, Kälte, mechanisches Zerren und Austrocknen. Dies zeigen besonders schön die Versuche am Katzenmesenterium von RICH[1]. Wird das Netz selbst unter größtmöglichster Schonung freigelegt, so lassen sich weder bei örtlichem Aufbringen von Histamin noch im Histaminshock Veränderungen der Capillardurchmesser unterm Mikroskop beobachten. Er konnte aber weiter zeigen, daß andere sonst wirksame Capillargifte (Cantharidin, Terpentin, Crotonöl, Goldchlorid usw.) bei lokaler Anwendung auch keine Änderungen der Capillardurchmesser bewirkten. Die Versuchsbedingungen müssen also bereits den normalen Zustand der Capillaren verändert haben. Den Beweis liefern seine Versuche, in denen das Omentum in vivo mit ZENKERscher Flüssigkeit fixiert wurde. Wurde das Netz vorher nicht berührt, so waren die Arteriolen, Capillaren und Venchen ausgesprochen eng; wurde das Netz vorher in der Weise freigelegt, wie es zur mikroskopischen Beobachtung notwendig ist, so zeigten die Capillaren, kleinen Arteriolen und Venchen ein vollkommen verändertes Aussehen. Sie waren weit, gestaut und mit Blut angefüllt; eine Anzahl neuer Capillaren war aufgetreten.

Genau dasselbe Verhalten zeigen die Netzgefäße nach Histamin. Dieses kann entweder in die Bauchhöhle injiziert werden; dabei braucht der Blutdruck nicht zu fallen. Es handelt sich dann um eine rein lokale Erweiterung der Eingeweidegefäße, die wahrscheinlich durch Kontraktion in anderen Gebieten kompensiert wird, oder das Histamin wird intravenös injiziert; die Veränderungen treten dann schon nach 15 Sekunden auf und bleiben auch dann noch bestehen, wenn der Blutdruck sich wieder erholt hat.

Aus den Versuchen von RICH wird verständlich, warum die Erweiterung der Eingeweidegefäße von so vielen Forschern nicht beobachtet werden konnte, und daß im Gegenteil nur die verengernde Wirkung erhalten wurde[2 3 4].

---

[1] RICH, A. R.: J. of exper. Med. **33**, 287 (1922).

[2] MAUTNER, H. und E. P. PICK: Münch. med. Wschr. **1915**, 1141.

[3] MANWARING, W. H., MONACO, R. E. and H. D. MARINO: J. of Immun. 8, 217 (1923).

[4] ABE, K.: Tohoku J. exper. Med. **1**, 398 (1920).

Es ist bemerkenswert, daß MANWARING, MONACO und MARINO bei ihren Durchströmungen des Hundedarmes mit Ringer eine Verengerung mit starker Ödembildung und Transsudation in das Darmlumen beobachtet haben[1]. Sie nehmen an, daß der durch das Ödem erhöhte Gewebsdruck im wesentlichen für den erhöhten Durchströmungswiderstand und für die Abnahme des venösen Abflusses verantwortlich ist. Wir haben einige Durchströmungen der Dünndarmschlingen mit unserer Methode (s. S. 229) an Hunden ausgeführt und eine Abnahme des venösen Abflusses erhalten; doch wurden dabei die Eingeweideschlingen längere Zeit freigelegt.

Verschiedentlich gelang es aber, die Histaminerweiterung an den Magen- und Darmgefäßen von Katzen und Hunden zu beobachten. Auf die Versuche von GANTER und SCHRETZENMAYR sind wir bereits eingegangen. Die Erweiterung zeigt dieselben Eigentümlichkeiten wie bei den Extremitätengefäßen dieser Tiere. DALE und RICHARDS[2] bestrichen eine Darmschlinge einer Katze mit einer Histaminlösung, nachdem dieselbe vorher mit einer Adrenalinlösung benetzt worden war, um die störende Wirkung des Histamins auf die Dünndarmmuskulatur auszuschalten. Die mit Histamin bestrichene Stelle zeigte eine diffuse Rötung. An der Erweiterung nahmen die noch makroskopisch erkennbaren kleinsten Arterien *nicht* teil. FLOREY[3] beobachtete die Mesenterialgefäße der Katze mikroskopisch und sah nach intravenösen Histamininjektionen eine Erweiterung der Capillaren, Venchen und Venen und eine geringe Verengerung der Arteriolen. Weiter konnten DALE und RICHARDS bei Durchströmung einer Dünndarmschlinge mit defibriniertem Blut und Adrenalinzusatz eine Erweiterung selbst bis zu Dosen von 0,01 mg Histamin erhalten. Bei Durchströmungen eines rein arteriellen Gebietes, wie z. B. der Mesenterialarterie nach dem Abschneiden der Darmschlinge, wirkt Histamin unter denselben Durchströmungsbedingungen bei Katzen meist rein kontrahierend (s. S. 236). Beim Hunde erstreckt sich die Erweiterung auch auf die Arteriolen, und man erhält bei Durchströmungen eines derartigen rein arteriellen Gebietes noch

[1] MANWARING, W. H., MONACO, R. E. and H. D. MARINO: J. of Immun. **8**, 217 (1923).

[2] DALE, H. H. and A. N. RICHARDS: J. of Physiol. **52**, 119 (1919).

[3] FLOREY, H. W. and H. M. CARLETON: Proc. Soc. exper. Biol. a. Med. **100**, 23 (1926).

eine Erweiterung[1] [2]. LIM und seine Mitarbeiter[3] beobachteten immer eine starke Histaminerweiterung bei ihren Magendurchströmungen des Hundes (ihre Durchströmungsmethode s. S. 229): Magenvolumen und Blutströmung nahmen zu.

Der isolierte Ring der Arteria mesenterica gastrica oder lienalis kontrahiert sich natürlich auf Histamin, wie ROTHLIN[4] am Schwein, Pferd und Rind zeigte. RIGONI[5] fand noch in Histaminkonzentrationen von $8{,}10^{-8}$ eine Kontraktion der isolierten Arteria gastrica. Die Reaktionsfähigkeit der Gefäßstreifenpräparate hängt von der Menge der Muskelelemente des betreffenden Gefäßes ab. RIGONI erwähnt weiter, daß Histamin die Frequenz der Rhythmen erhöht und ihre Amplituden vergrößert.

*Mensch.* Aus dem geringen Anstieg der Rectaltemperatur nach subcutanen Histamininjektionen schließen HARMER und HARRIS auf eine Erweiterung der Rectalgefäße[6].

*Kaninchen.* DALE und LAIDLAW[7] zeigten, daß die nach intravenösen Injektionen stattfindende Blutdruck*steigerung* mit einer starken Volumenabnahme des Darmes einhergeht, daß die Darmgefäße also auch an der Gefäßverengerung teilnehmen. Plethysmographische Versuche über das Verhalten des Darmvolumens bei der Histaminblutdruck*senkung* sind nicht ausgeführt worden. Doch fand ROLANDI RICCI[8] an nicht narkotisierten Kaninchen, daß nach subcutanen Injektionen von 1 mg Histamin die Gefäße der post mortem histologisch untersuchten Magenwand sehr erweitert und die Mucosa und Submucosa stark mit Blut infiltriert waren.

*Wirkung auf die Placenta- und Nabelschnurgefäße.* SCHMITT[9] hat Untersuchungen an den Gefäßen der menschlichen Placenta angestellt. Er arbeitete mit der Gefäßstreifenmethode und mit Durchströmungen mit Ringer. Mit Histamin erhielt er in allen Dosen eine starke Kontraktion. Diese Versuche schließen aber nicht aus, daß Histamin unter physiologischen Durchströmungs-

[1] BURN, J. H. and H. H. DALE: J. of Physiol. **61**, 185 (1926).
[2] BAUER, W. and W. RICHARDS jr.: J. of Physiol. **66**, 371 (1928).
[3] LIM, R. K. S., NECHELES, H. and T. G. NI: Chin. J. Physiol. **1**, 381 (1927). [4] ROTHLIN, E.: Biochem. Z. **111**, 299 (1920).
[5] RIGONI, M.: Boll. Soc. Biol. sper. **3**, 565 (1928); Arch. di Fisiol. **26**, 511 (1928) (ital.). [6] HARMER, J. H. and K. E. HARRIS: Heart **13**, 381(1926).
[7] DALE, H. H. and P. P. LAIDLAW: J. of Physiol. **41**. 318 (1911).
[8] ROLANDI RICCI, P.: Rinasc. med. **6**, 76 (1929).
[9] SCHMITT, W.: Z. Biol. **75**, 19 (1922).

bedingungen an den Capillaren eine erweiternde Wirkung ausübt. Die mit Locke durchströmte Nabelschnurarterie und Vene kontrahiert sich ebenfalls gut auf Histamin [1]. Die Empfindlichkeit ist bei den verschiedenen Präparaten sehr verschieden.

*Wirkung auf die Nierengefäße.* Die frühere Ansicht, daß sich die Nierengefäße von Katzen und Hunden anders verhalten als die der übrigen Organe und sich auf Histamin nur verengern und nicht erweitern können, ist durch die neueren Arbeiten von DICKER [2] und GANTER und SCHRETZENMAYR [3] zweifelhaft geworden. Es handelt sich dabei im wesentlichen um Beobachtungen *in situ nach intravenösen Injektionen.* DALE und LAIDLAW [4] hatten zwar gezeigt, daß das Nierenvolumen im Histaminshock der Katze so stark schrumpft, daß die Schrumpfung nicht passiv erklärt werden kann, sondern wahrscheinlich aktiv bedingt ist. GANTER und SCHRETZENMAYR [3] konnten aber kürzlich nach intravenösen Injektionen von 0,00025—1 mg Histamin stets eine Erweiterung der Nierengefäße beobachten. Sie arbeiteten mit der Methode von GANTER (s. S. 230) und untersuchten nur das Verhalten der Nierengefäße bei intravenösen Injektionen, bei denen indirekte Wirkungen durch Kreislaufverschiebungen nicht auszuschließen sind. Die Wirkung von Histamininjektionen in die Nierenarterie haben sie nicht untersucht. Dieser Versuch ist aber für den Nachweis einer einwandfreien aktiven Histaminerweiterung notwendig. DICKER [2] hat die Reaktion der Hundeniere ebenfalls nach intravenösen Histamininjektionen untersucht, und auf eine erste Histamininjektion anfangs eine Volumenzunahme erhalten, die bereits 1—2 Sekunden vor der Blutdrucksenkung auftritt und noch im Beginn derselben stärker wird. Nach kurzer Zeit fängt die Niere aber auch an zu schrumpfen. Diese Schrumpfung soll nach DICKER passiv bedingt sein. Mit dem Ansteigen des Blutdruckes nimmt auch das Volumen wieder zu, erreicht aber nicht die ursprüngliche Größe. Das spricht unseres Erachtens gegen eine passive Schrumpfung. Eine zweite Histamininjektion veränderte das Nierenvolumen nicht mehr.

---

[1] BAUR, M., RUNGE, M. und H. HARTMANN: Arch. Gynäk. **136**, 319 (1929).
[2] DICKER, E.: C. r. Soc. Biol. Paris **99**, 341 (1928).
[3] GANTER, G. und A. SCHRETZENMAYR: Arch. f. exper. Path. **147**, 123 (1929).
[4] DALE, H. H. and P. P. LAIDLAW: J. of Physiol. **41**, 318 (1910).

MANWARING, MONACO und MARINO[1] fanden bei *Durchströmung* der isolierten Hundeniere mit Ringer nach Histamin starkes Ödem und starke Erhöhung des Durchströmungswiderstandes. Auch wenn man alle Bedingungen einhält, die im allgemeinen für den Nachweis einer Histaminerweiterung günstig sind, macht Histamin, wie MORIMOTO[2] fand, nur eine Abnahme im venösen Abfluß der Niere. MORIMOTO durchströmte Hunde- und Katzennieren nach unserer auf S. 229 angegebenen Methode und untersuchte die Wirkung kleinster Histaminkonzentrationen; meist ließ sich mit 0,0000005 mg Histamin noch eine Abnahme des Abflusses erhalten, in einem Falle waren 0,000000005 mg noch wirksam; eine Zunahme trat nie auf.

Kürzlich hat DICKER[3] erneut Durchströmungen der Hundeniere ausgeführt. Er mißt außer dem aus den Hilusgefäßen abfließenden Blute das Blut, das von der Nierenoberfläche absickert und dem Kollateralkreislauf entsprechen soll[4]. Nach Histamin findet er einen verminderten Abfluß aus dem Nierenhilus und ebenfalls, wenn auch nicht so ausgesprochen, aus den Kollateralen. Das Nierenvolumen bleibt aber unverändert. Der Verminderung des Abflusses aus den Nierenvenen kann manchmal eine leichte Zunahme des Abflusses vorausgehen, die besonders lange anhält, wenn der Lockelösung Blutkörperchen zugesetzt werden. Wird mit Histamindurchströmung aufgehört und mit LOCKEscher Lösung + Adrenalin weiter durchspült, so läßt sich die Histaminwirkung nicht ganz aufheben. Des weiteren fand DICKER, daß eine hypertonische Lockelösung (mit Adrenalin und Erythrocyten) den Abfluß aus den Nierenvenen vermindert, und daß Histamin dann eine Zunahme des Abflusses bewirkt. DICKER erklärt seine Beobachtungen so, daß Histamin eine Erweiterung und Durchlässigkeitssteigerung der Nierengefäße bewirkt. Dadurch kommt es zu einem perivasculären Ödem, die Gefäße werden komprimiert und der Abfluß nimmt ab. Für diese Ansicht führt DICKER das Verhalten hypertonischer Lösungen an, welche ein Rückströmen von Flüssigkeit ins Gefäßlumen ver-

[1] MANWARING, W. H., MONACO, L. R. and H. D. MARINO: J. of Immun. 8, 217 (1923).

[2] MORIMOTO, M.: Arch. f. exper. Path. **135**, 194 (1928).

[3] DICKER, E.: C. r. Soc. Biol. Paris **99**, 341 (1928).

[4] DICKER, E. et C. ANDERSEN: Ebenda **97**, 1830 (1927).

anlassen. Uns scheinen die Durchströmungsversuche von DICKER die Histaminerweiterung der Nierengefäße nicht zu beweisen.

Am Gefäßstreifen der Arteria renalis vom Rind, Pferd und Schwein beobachtete ROTHLIN[1] eine Histaminkontraktion.

*Wirkung auf die Nebennierengefäße.* Diese sind nur bei Durchströmung mit Ringer-Locke und Tyrodelösung untersucht worden. Histamin wirkte dabei verengernd. SCHKAWERA und KUSNETZOW[2] haben die Verengerung an den Nebennieren von Kühen, Rindern und Ochsen, TAKENAGA[3] an den Gefäßen der Hundenebennieren nachgewiesen. Letztere kontrahieren sich noch auf Konzentrationen von 1:10 Millionen Histamin. Diese Versuche sagen aber nichts darüber aus, wie die Nebennieren unter natürlichen Kreislaufbedingungen reagieren.

*Wirkung auf die Submaxillarisgefäße.* Diese erweitern sich sehr bei Katzen und Hunden nach intravenösen Histamininjektionen[4 5]. Bei Katzen hielt die vermehrte Blutströmung lange an; sie konnte trotz der Blutdrucksenkung mehrere hundert Prozent ausmachen; bei Hunden beobachtete MACKAY, daß dem Stadium der Erweiterung ein Stadium verminderter Blutströmung folgen konnte. Bei wiederholten Injektionen nahm die Durchblutung nach FRÖHLICH und PICK aber bis zum Versiegen ab, während MACKAY auch nach mehrmaligen Histamininjektionen keine Verringerung der starken Histaminerweiterung beobachtete.

*Wirkung auf die Pankreasgefäße.* Das Pankreas der Katze zeigte im Histaminshock eine diffuse purpurne Rötung mit starker venöser Zeichnung und war intensiv ödematös geschwollen. Das gleiche wurde bei örtlichem Aufbringen von Histaminlösungen beobachtet[6].

*Wirkung auf die Lebergefäße und den Pfortaderdruck.* Das Verhalten der Lebergefäße auf Histamin ist zuerst von PICK und seinen Mitarbeitern[7 8] untersucht worden, die vor allem in ihren ersten Arbeiten der Wirkung dieses Pharmakons auf die Leber eine entscheidende Rolle zuschrieben. Wenn wir der von MAUTNER und PICK für alle Shockgifte aufgestellten Theorie gerecht werden wollen, müssen

[1] ROTHLIN, E.: Biochem. Z. **111**, 299 (1920). [2] SCHKAWERA, G. L. and A. J. KUSNETZOW: Z. exper. Med. **38**, 37 (1923). [3] TAKENAGA, K.: Pflügers Arch. **205**, 284 (1924). [4] FRÖHLICH, A. und E. P. PICK: Arch. f. exper. Path. **71**, 24 (1919). [5] MACKAY, M. E.: J. of Pharmacol. **32**, 147 (1928).

[6] DALE, H. H. and P. P. LAIDLAW: J. of Physiol. **41**, 318 (1911).

[7] MAUTNER, H. und E. P. PICK: Münch. med. Wschr. **1915**, 1141; Biochem. Z. **127**, 72 (1921); Arch. f. exper. Path. **142**, 271 (1929).

[8] BAER, R. und R. RÖSSLER: Arch. f. exper. Path. **119**, 204 (1926).

wir auch die anderen sogenannten „Shockgifte", Pepton und Eiweiß, am vorbehandelten Tier (anaphylaktischer Shock) besprechen.

Mehrere Methoden können der Untersuchung der Lebergefäße dienen: Einmal die Durchströmung der überlebenden Leber und die

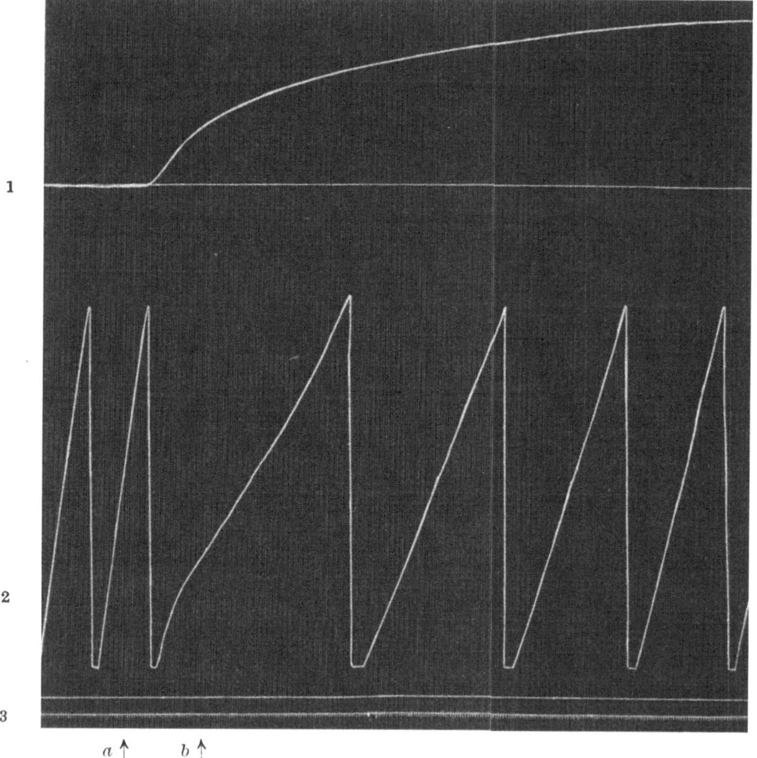


Abb. 40. Hundeleber von 380 g Gewicht, die mit Ringer + 10 vH defibriniertem Hundeblut durchströmt wird. *Durchströmungsrichtung V. portae → V. hepatica.* 1 Volumenkurve der Leber mit Abszisse. Die Volumenzunahme nach Histamin beträgt beinahe 40 $cm^3$. 2 Kurve des Ausflußschreibers; die ansteigenden Kurvenschenkel entsprechen der Füllung, die abfallenden der Entleerung des Ausflußschreibers, dessen Inhalt jedesmal etwa 26 $cm^3$ beträgt. Steilerwerden des ansteigenden Kurvenastes entspricht einer Zunahme, Abflachung einer Abnahme der Ausflußgeschwindigkeit. 3 Zeit in Sekunden. Bei *a* Histamin 1 : 500 000 in Blut-Ringer; bei *b* wieder reine Durchströmungsflüssigkeit. (Nach BAER und RÖSSLER.)

Leberonkometrie, die eine genauere Analyse der Gefäßwirkung des Histamins gestatten, und weiter die Messung des Pfortaderdruckes. Dabei muß man aber gewisse Einschränkungen machen, denn die Höhe des Pfortaderdruckes wird nicht nur von dem Verhalten der

Lebergefäße (Widerstandsänderung beim Abfluß!), sondern auch von dem des allgemeinen Blutdruckes und dem Zustand der Gefäße im Splanchnicusgebiet (Veränderungen des Zuflusses) bestimmt[1 2 3]. Der Pfortaderdruck wird in der abgebundenen Milz- oder Pankreasvene gemessen. Um möglichst nur die Wirkung an dem Lebergefäßgebiet zu erhalten, haben wir das Histamin direkt in die Pfortader injiziert[3]. Wir banden zu diesem Zweck eine kleine Kanüle in das zur Pfortader führende Ende einer Mesenterialvene; die Kanüle war mit einem Gummischlauch verschlossen, durch welchen das Histamin injiziert wurde. Es gelangt bei dieser Injektionsart zuerst an die Lebergefäße. Diese Versuchsanordnung haben MAUTNER und PICK kürzlich ebenfalls angewendet. Wir untersuchten vor allem die Wirkung kleiner Histamindosen.

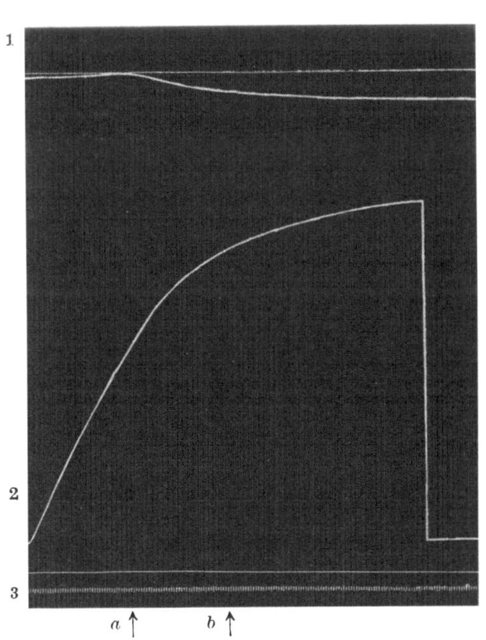


Abb. 41 wurde 10 Minuten nach Abb. 40 erhalten; doch wird die Leber jetzt in entgegengesetzter Richtung durchströmt. *Durchströmungsrichtung V. hepatica → V. portae.* 1, 2 und 3 wie in Abb. 40. Die Volumenkurve wurde durch Ablassen von Flüssigkeit aus dem Onkometergefäß auf die Abszisse eingestellt. Bei *a* Histamin 1 : 500000 in Blut-Ringer. Das Lebervolumen nimmt um 6 $cm^3$ ab. Bei *b* wieder reine Durchströmungsflüssigkeit. (Nach BAER und RÖSSLER.)

Wir beginnen mit den Beobachtungen am Hunde, auf dessen Lebergefäße das Histamin am stärksten wirkt.

*Hund.* In vivo beobachtet man im Histaminshock des Hundes

[1] HARA, K.: Pflügers Arch. **222**, 350 (1929).

[2] JARISCH, A. und W. LUDWIG: Arch. f. exper. Path. **124**, 102 (1927).

[3] FELDBERG, W., SCHILF, E. und H. ZERNIK: Pflügers Arch. **220**, 738 (1928).

(nicht der Katze!) eine starke Schwellung der Leber[1 2]; sie fühlt sich hart an und zeigt eine bläulich dunkle Verfärbung. Bei unvollkommenem Kreislaufshock gehen die Veränderungen teilweise wieder zurück. So starke Schwellungen, wie sie beim Peptonshock gelegentlich auftreten, haben wir nicht beobachtet[2]. MAUTNER und PICK und später BAER und RÖSSLER[3], KRAUT und FREY[4], sowie kürzlich BAUER, DALE und RICHARDS[5] zeigten, daß sich an der durchströmten Leber die gleiche Schwellung nach Histamin beobachten läßt. Während der Zufluß unbehindert bleibt und anfangs sogar „sehr rasch" sein kann, nimmt der Abfluß stark ab. Die Folge ist eine Volumenzunahme der Leber[1], die stark anschwillt und sich nahezu „aufstellt" (s. Abb. 40). Die Behinderung des venösen Abflusses bedeutet also, daß die Abflußwege der Leber, die Venae hepaticae, infolge der Histaminwirkung kontrahiert werden. Der Abfluß in die Vena cava superior wird dadurch gesperrt. Das geht auch aus den schönen Leberdurchströmungen von BAER und RÖSSLER hervor, die die Leber von den Venae hepaticae aus (Durchströmungsrichtung: Venae hepaticae → Pfortader) durchströmten. Das Histamin verursacht bei dieser umgekehrten Durchströmungsrichtung eine Behinderung des Abflusses und eine Behinderung des Zuflusses und hat daher eine Volumenabnahme zur Folge (s. Abb. 41). Beide Durchströmungen zeigen, daß das Histamin an den Venae hepaticae angreift.

SIMONDS und AREY[6] und später JAFFÉ[7] haben gezeigt, daß diese Venen beim Hunde mit einer kräftigen Schicht glatter Muskeln ausgekleidet sind. Es handelt sich nach JAFFÉ um ringförmig angeordnete, weit in das Gefäßlumen vorspringende Muskelwülste (s. Abb. 42), welche das Histamin zur Kontraktion bringt.

DALE[8] weist auf die physiologische Bedeutung dieser Gefäß-

---

[1] MAUTNER, H. und E. P. PICK: Münch. med. Wschr. **1915**, 1141; Arch. f. exper. Path. **142**, 271 (1929).

[2] FELDBERG, W., SCHILF, E. und H. ZERNIK: Pflügers Arch. **220**, 738 (1928).

[3] BAER, R. und R. RÖSSLER: Arch. f. exper. Path. **119**, 204 (1926).

[4] FREY, E. K. und H. KRAUT: Ebenda **133**, 1 (1928).

[5] BAUER, W., DALE, H. H. and W. RICHARDS jr., zitiert nach H. H. DALE: Lancet **216**, 1179 (1929).

[6] SIMONDS and AREY: Anat. Record **18**, 219 (1920).

[7] JAFFÉ, zitiert nach H. MAUTNER: Wien. Arch. inn. Med. **7**, 251 (1924).

[8] DALE, H. H.: Lancet **216** 1179 (1929).

wirkung des Histamins für die Verdauung hin: „Es ist kaum zweifelhaft, daß während der Verdauung kleine Histaminmengen aus dem Darminhalt, in welchem sie bestimmt entstehen, resorbiert werden, und dann dem venösen Abfluß aus der Leber einen gewissen Widerstand bieten, so daß sich dadurch ein verhältnismäßig großer Teil des Gesamtblutes vor allem in der Leber und wahrscheinlich zum Teil auch in allen Eingeweiden, die ihr Blut der Pfortader zuführen, ansammelt." Wahrscheinlich werden während der Verdauung außer dem Histamin noch andere ähnlich wirkende Stoffe resorbiert, die im gleichen Sinne wirken.

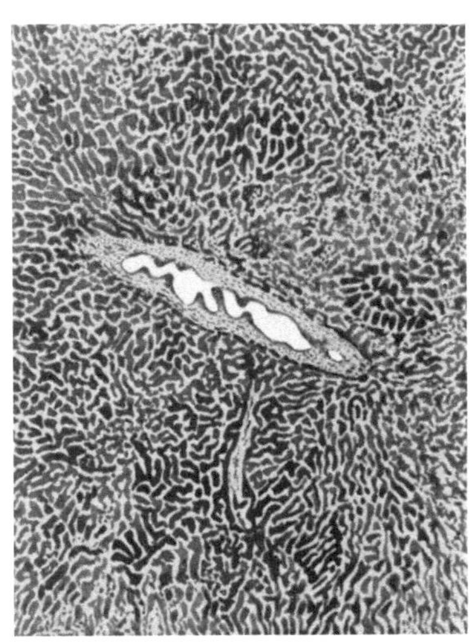

Abb. 42 zeigt die stark in das Gefäßlumen hervorspringenden Muskelwülste der Venae hepaticae des Hundes. (Nach JAFFE.)

BAUER, DALE und RICHARDS jr. haben weiter gezeigt, daß die vom Histamin hervorgerufene „Venensperre" durch Sympathicusreizung und kleine Adrenalindosen aufgehoben wird, so daß das Blut aus der geschwollenen Leber abfließt. Auch hier weist DALE auf die physiologische Bedeutung dieser Reaktion hin. Werden während der Verdauung durch plötzliche körperliche Anstrengungen große Anforderungen an das Blutvolumen gestellt, so entleert sich durch Splanchnicusreizung und Adrenalinabgabe aus den Nebennieren das in dem geräumigen Capillarbett der Leber zurückgehaltene Blut.

Bei allen diesen allgemeinen Betrachtungen muß man sich aber immer vor Augen halten, daß die Lebersperre bisher nur für die Hundeleber nachgewiesen wurde.

Die Wirkung des Histamins auf die Venae hepaticae zeigt, daß INCHLEYS Behauptung, die Histaminwirkung beruhe auf einer Kontraktion der Venen, für die Lebergefäße des Hundes zutrifft. Aber auch bei der Leber muß man noch eine direkte Wirkung auf die Capillaren annehmen. Das geht daraus hervor, daß der Blutzufluß der durchströmten Leber anfangs trotz der Kontraktion der Venae hepaticae zunimmt (MAUTNER und PICK), und daß die Schwellung der Leber bei Durchströmung mit Histamin stärker ist, als wenn die Venae hepaticae einfach mechanisch abgeklemmt werden (BAER und RÖSSLER). Wir haben also auch hier eine doppelte Wirkungsweise des Histamins am Gefäßstamm: Erweiterung und Durchlässigwerden der Capillaren und Verengerung der glatten Muskeln, die hier aber die abführenden Gefäße, nämlich die Venae hepaticae, betrifft. Ob eine direkte Wirkung auf das Leberparenchym selbst stattfindet, ist nicht untersucht worden. Bei der Besprechung des Verhaltens und der Bedeutung der Leber für den Pepton- und anaphylaktischen Shock kommen wir auf diese Frage noch einmal zurück (s. S. 290).

Als Durchströmungsflüssigkeit benutzten BAER und RÖSSLER Ringer mit einem Zusatz von 10proz. defibriniertem arteigenem Blute; die Konzentration der durchströmten Histaminlösung war 1:500000. MANWARING, MONACO und MARINO[1] benutzten bei Durchströmungen mit blutfreier LOCKEscher Lösung viel stärkere Histaminkonzentrationen. Es ist sehr wahrscheinlich, daß die Lebergefäße bei Durchströmungen mit reinem Blut viel empfindlicher gegen Histamin sind; für das Pepton trifft das jedenfalls zu (über die Empfindlichkeit in vivo s. Pfortaderdruckmessungen).

*Das Verhalten des Pfortaderdruckes beim Hunde* wurde von FELDBERG, SCHILF und ZERNIK untersucht. Nach intravenösen Injektionen von Histamindosen, die den Blutdruck senken, kann man beobachten, daß der Pfortaderdruck steigt (s. Abb. 43), daß er unverändert bleibt oder daß er fällt (s. Abb. 48).

Das Steigen des Pfortaderdruckes kommt sehr häufig vor und ist teilweise noch nach intravenösen Injektionen von 0,02 mg Histamin zu erhalten. Der Anstieg kann 8—10 cm Wasser betragen. Er setzt beinahe gleichzeitig mit dem Sinken des Blutdruckes ein und erreicht meist das Anfangsniveau, bevor der Blutdruck seine ursprüngliche Höhe wieder eingenommen hat. In einigen Fällen fällt er sogar bis unter das Anfangsniveau (s. Abb. 43). Im vollkommenen Shock, also in den Fällen, bei denen der Blutdruck niedrig bleibt, sinkt der Pfortaderdruck stets nach wenigen Minuten bis mehrere Zentimeter unter das Anfangsniveau.

[1] MANWARING, W. H., MONACO, R. E. and H. D. MARINO: J. of Immun. 8, 217 (1923).

Der Anstieg des Pfortaderdruckes nach intravenösen Histamininjektionen beruht auf einer Widerstandserhöhung in der Leber, denn wenn wir dieselben kleinen Mengen Histamin einmal intrajugular und einmal intraportal injizieren, so ist der Anstieg des Pfortaderdruckes bei letzteren stets viel höher und länger anhal-

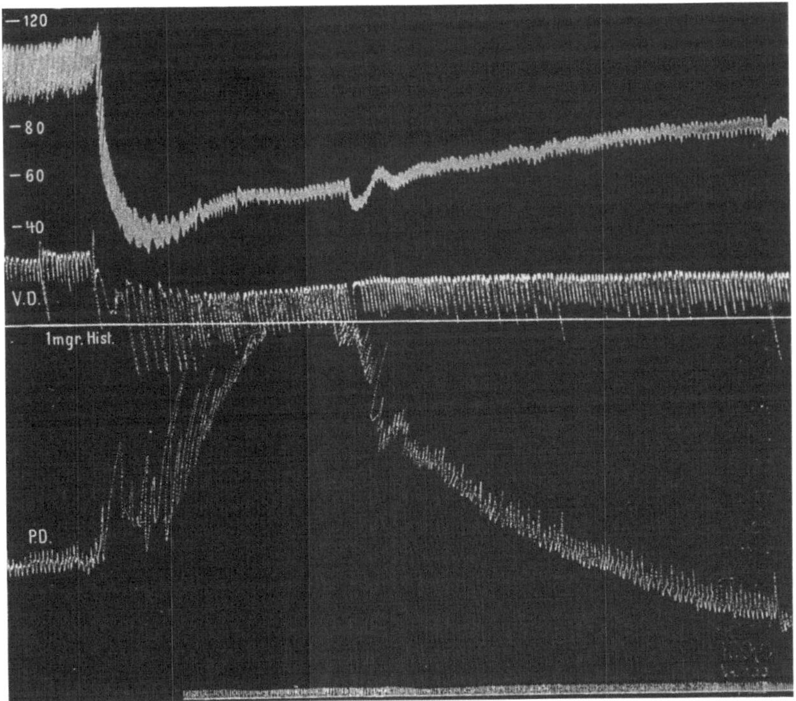


Abb. 43. Hund. Chloralosenarkose, zeigt das Ansteigen des Pfortaderdruckes (P. D.) nach intrajugularer Injektion von 1 mg Histamin. Der Blutdruck (oberste Kurve) sinkt bis auf 40 mm Hg. Bevor er sich wieder vollständig erholt hat, sinkt der Pfortaderdruck bis unter das Anfangsniveau. V.D. Venendruck. Unterste Kurve Zeit in Sekunden. (Nach FELDBERG, SCHILF und ZERNIK.)

tend als bei ersteren. Ja, auch in den Fällen, wo kleine intrajugulare Histamininjektionen nur ein Sinken des Pfortaderdruckes hervorrufen, erhält man bei intraportaler Injektion stets einen Anstieg desselben (s. Abb. 48 u. 49). Kürzlich haben MAUTNER und PICK[1] gezeigt, daß das Lebervolumen bei intraportaler Injektion

[1] MAUTNER, H. und E. P. PICK: Arch. f. exper. Path. **142**, 271 (1929).

ebenfalls sofort ansteigt. Diese Schwellung in Verbindung mit dem erhöhten Widerstand weist somit ebenfalls eindeutig auf eine Kontraktion der Venae hepaticae hin.

Ein Sinken des Pfortaderdruckes wurde nach intraportalen Injektionen nie beobachtet. Demnach kann das Sinken nach intrajugularer Injektion nicht auf einer Widerstandsverminderung in der Leber zurückgeführt werden. FELDBERG, SCHILF und ZERNIK konnten zeigen, daß es auf der allgemeinen Blutdrucksenkung beruht. In den Fällen, in denen die intrajugulare Histamininjektion den Pfortaderdruck senkt, muß man annehmen, daß die Gefäße des großen Kreislaufes empfindlicher gegen Histamin sind als die Lebergefäße.

Die Tatsache, daß es auch mit den kleinsten noch wirksamen intraportalen Histamininjektionen nicht gelingt den Pfortaderdruck zu senken, spricht dafür, daß eine alleinige Capillarerweiterung nach Histamin nicht aufzutreten scheint. Es ist freilich möglich, daß sie verdeckt wird, weil die Wirkung möglicherweise nicht so sehr in einer Erweiterung als in einer „explosiven" Durchlässigkeitssteigerung des Endothels beruht. Das entstehende Ödem würde die Capillaren zusammendrücken und den Druck in der Pfortader erhöhen. Es wäre dies denkbar, weil die Wirkung des Histamins auf das Endothel im allgemeinen schon bei niedrigeren Histaminkonzentrationen eintritt als die Wirkung auf die glatten Muskeln.

Die kleinste Dosis, die bei intraportaler Injektion noch eine Steigerung des Pfortaderdruckes hervorrief, lag zwischen 0,005 bis 0,0005 mg Histaminchlorhydrat.

Im vollkommenen Histaminshock ist der Leberkreislauf sehr stark, aber nicht vollständig behindert. Wäre er vollständig behindert, so daß kein Blut aus der Leber abfließen könnte, so dürfte der Pfortaderdruck nicht steigen, wenn die Pfortader leberwärts von der Kanüle zur Messung des Pfortaderdruckes mechanisch abgeklemmt wird. Doch konnten wir immer noch ein Ansteigen des Pfortaderdruckes beobachten.

*Katze, Affe.* DALE und RICHARDS[1] betonen, daß die Leber im Histaminshock der Katze nicht sichtbar geschwollen ist; wir können dies bestätigen. REID HUNT[2] gibt sogar an, daß das

[1] DALE, H. H. and A. N. RICHARDS: J. of Physiol. **52**, 110 (1918).
[2] HUNT, R.: Amer. J. Physiol. **45**, 197 (1917).

Lebervolumen der Katze nach kleinen blutdrucksenkenden Histamindosen stark abnimmt. Die Volumenabnahme beruht wahrscheinlich auf der Blutdrucksenkung. Auch MAUTNER und PICK (1929) geben in ihrer kürzlich veröffentlichten Arbeit an, daß das Lebervolumen am lebenden Tier und bei Durchströmungen auf Histamin abnimmt. In ihrer früheren Arbeit[1] hatten sie dagegen eine geringe Wirkung des Histamins auf die durchströmte Katzenleber angenommen. Vor kurzem haben DALE und dessen Mitarbeiter[2] ebenfalls gefunden, daß sich an der durchströmten Katzenleber keine Zeichen einer Histamin-Venensperre nachweisen lassen.

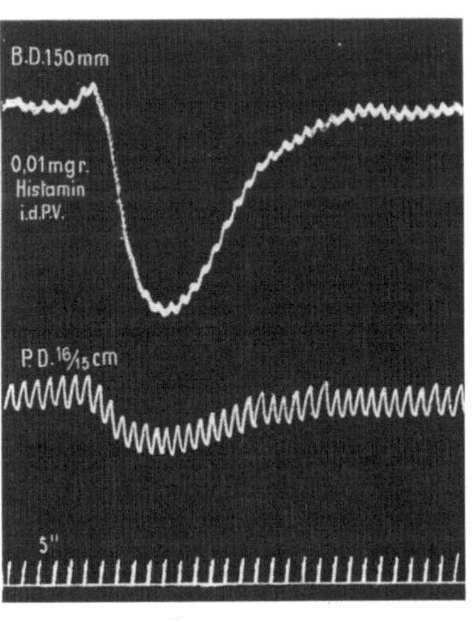


Abb. 44. Katze. Äthernarkose. Nach *intraportaler* Injektion von 0,01 mg Histamin sinkt der Pfortaderdruck (P.D.) und Blutdruck (B.D.). (Nach FELDBERG.)

Versuche an der Affenleber liegen nicht vor. Aus dem Verhalten der durchströmten Affenleber gegen Pepton[1] geht aber hervor, daß an dieser der Mechanismus der Venensperre wahrscheinlich ebensowenig ausgeprägt ist wie bei der Katze. Die durchströmte Affenleber verhielt sich nach den Beobachtungen von MAUTNER und PICK dem Histamin gegenüber fast ebenso wie die Katzenleber.

*Das Verhalten des Pfortaderdruckes bei Katzen* weist ebenfalls auf eine fehlende oder nur geringe Wirkung des Histamins auf die Lebergefäße hin. In vielen Fällen fand FELDBERG[3] nicht nur nach intrajugularen sondern auch nach intraportalen blutdrucksenkenden Histamindosen einen Fall des Pfortaderdruckes (Abb. 44). Bei diesen Tieren müssen die Lebergefäße gegen Histamin refraktär gewesen sein. Es ist natürlich möglich, daß ganz große Histamindosen auch bei

[1] MAUTNER, H. und E. P. PICK: Biochem. Z. **127**, 72 (1929); Arch. f. exper. Path. **142**, 271 (1929).
[2] DALE, H. H.: Lancet **1929**, 1179.
[3] FELDBERG, W.: Arch. f. exper. Path. **140**, 156 (1929).

diesen Katzen eine Wirkung auf die Lebergefäße ausüben, daß sie aber durch die starke Senkung des Blutdruckes nicht in Erscheinung treten kann. Z.B. fand FELDBERG bei einigen Katzen nach vorübergehender Senkung oder nach etwas längerer Latenz einen geringen Anstieg des Pfortaderdruckes, der auf einer Widerstandserhöhung in der Leber infolge einer direkten Histaminwirkung beruhen könnte (Abb. 45). Verglichen mit den Versuchen an Hunden ist der Anstieg aber sehr klein.

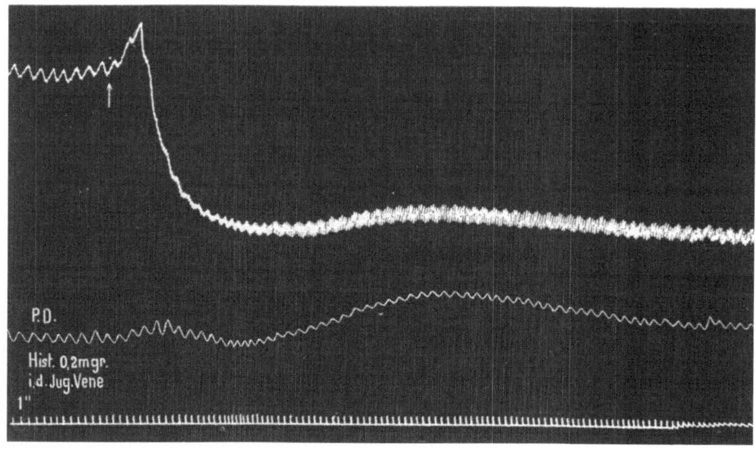


Abb. 45. Katze. Chloralosenarkose. Nach *intrajugularer* Injektion von 0,2 mg Histamin steigt der Pfortaderdruck (P.D.) nach einer Latenz von etwa 20 Sekunden vorübergehend an; auch am Blutdruck (obere Kurve) ist ein vorübergehender geringer Anstieg zu beobachten. (Nach FELDBERG.)

Die Wirkung blutdrucksenkender Histamindosen auf die Lebergefäße der Katze fehlt also entweder vollständig oder ist nur ganz gering.

*Kaninchen, Meerschweinchen.* Die durchströmte Kaninchenleber verhält sich in den meisten Fällen gegen Histamin refraktär, nur selten wurde eine geringe Verzögerung des Abflusses beobachtet, in einigen Fällen dagegen eine geringe Beschleunigung desselben (MAUTNER und PICK). Die Meerschweinchenleber soll gegen Histamin vollkommen refraktär sein. Anatomisch lassen sich an den Lebervenen des Kaninchens keine Muskelwülste wie beim Hunde nachweisen (AREY und SIMONDS, MAUTNER). Aus den Versuchen von MAUTNER und PICK geht übrigens nicht eindeutig hervor, ob überhaupt Histamin und nicht nur Pepton und Eiweiß (beim sensibilisierten Tier) untersucht worden sind.

*Die Bedeutung einer Behinderung des Pfortaderkreislaufes für den Kreislauf.* Wir sehen, daß die Fähigkeit der Leber, auf Histamin mit einem Gefäßkrampf zu reagieren, in deutlicher Weise nur beim Hund zu finden ist.

Bevor wir auf die Bedeutung dieser Wirkung für den Kreislauf eingehen, wollen wir einige allgemeine Betrachtungen über die Behinderung des Leberkreislaufes anstellen. Diese läßt sich experimentell auf verschiedene Weise hervorrufen. Man kann einmal die Pfortader und zweitens die Venae hepaticae zwischen Zwerchfell und Leber abklemmen.

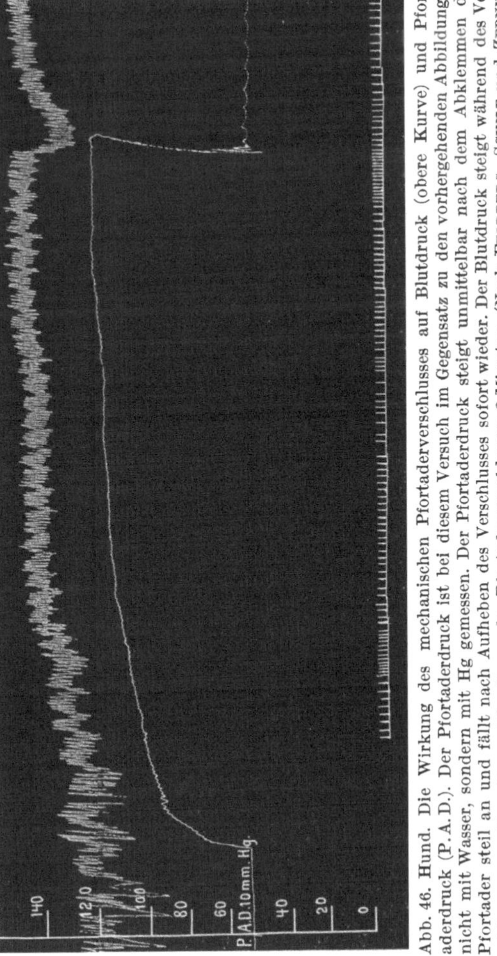


Abb. 46. Hund. Die Wirkung des mechanischen Pfortaderverschlusses auf Blutdruck (obere Kurve) und Pfortaderdruck (P.A.D.). Der Pfortaderdruck ist bei diesem Versuch im Gegensatz zu den vorhergehenden Abbildungen nicht mit Wasser, sondern mit Hg gemessen. Der Pfortaderdruck steigt unmittelbar nach dem Abklemmen der Pfortader steil an und fällt nach Aufheben des Verschlusses sofort wieder. Der Blutdruck steigt während des Verschlusses um über 20 mm Hg. Dauer des Pfortaderverschlusses 2 Minuten. (Nach FELDBERG, SCHILF und ZERNIK.)

Einige Forscher beobachteten, daß der mechanische Verschluß der Pfortader beim Hunde eine geringe Blutdrucksenkung[1] [2] hervorrief, während andere im Gegenteil sogar eine Steigerung des Blutdruckes[3] [4] beobachteten (s. Abb. 46). Kurzes Abklemmen der Arteria hepatica beeinflußt den Blutdruck nicht[2]. Die geringen Veränderungen des Blutdruckes, der nach einigen Beobachtern durch das Abklemmen der Pfortader sogar steigt, zeigen, daß die mechanische Behinderung des *Zuflusses* zur Leber keine shockartigen Symptome hervorrufen kann. Erst bei sehr viel länger anhaltendem Verschluß der Pfortader (14 Minuten) tritt, wie aus den Versuchen von INCHLEY[5] an Katzen hervorgeht, eine stärkere und nicht reversible Blutdrucksenkung auf. Klemmt man die Pfortader im Histaminshock ab, so ändert sich der Blutdruck nicht[4].

Der Pfortaderdruck selber steigt beim Abklemmen der Pfortader natürlich stark an, erreicht aber nicht die Höhe des arteriellen Blutdruckes[4].

Das Versuchsresultat ist ein anderes, wenn man nicht die der Leber Blut *zuführende* Pfortader, sondern die *abführenden* Venae hepaticae zwischen Zwerchfell und Leber abklemmt. SIMONDS und BRANDES[6] haben für den Hund eine einfache Methode ausgearbeitet: Zwischen Zwerchfell und Leber wird um die Venae hepaticae ein Gummischlauch gelegt; über die beiden Enden wird ein mit zwei Löchern versehenes Holzklötzchen gezogen. Durch leichtes Anziehen des Gummischlauches und Niederdrücken des Holzklötzchens auf die Venae hepaticae werden diese abgeklemmt. Die Folge dieser mechanisch hervorgerufenen Lebersperre ist, daß der Blutdruck sofort stark sinkt, und während der ganzen Zeit der Abklemmung niedrig bleibt (s. Abb. 47). Gleichzeitig schwillt die Leber stark an. Der Unterschied zwischen der Pfortaderabklemmung und der Abklemmung der Venae hepaticae ist der, daß im letzten Fall die Leber anschwillt; d. h. durch die Behinderung an den Leberausgangsvenen füllt sich die Leber mit Blut,

---

[1] MANWARING, W. H., BRILL, S. and W. H. BOYD: J. of Immun. 8, 121 (1923).

[2] MAUTNER, H. und E. P. PICK: Arch. f. exper. Path. **142**, 271 (1929).

[3] BAYLISS, W. M. and E. H. STARLING: J. of Physiol. **16**, 156 (1894).

[4] FELDBERG, W., SCHILF, E. und H. ZERNIK: Pflügers Arch. **220**, 738 (1928).

[5] INCHLEY, O.: J. of Physiol. **61**, 282 (1926).

[6] SIMONDS, J. P. and W. W. BRANDES: Amer. J. Physiol. **72**, 320 (1925); J. of Immun. **13**, 11 (1926).

und diese Blutentziehung führt zu der beobachteten Blutdrucksenkung. Das Tier verblutet sich gewissermaßen in die Leber hinein.

Gegen die Methode von SIMONDS und BRANDES kann man einwenden, daß eine Zerrung und eine mehr oder minder starke Abklemmung der Vena cava beim Abklemmen der Venae hepaticae nicht ganz zu vermeiden, und daß die Blutdrucksenkung die Folge dieser sekundären unbeabsichtigten Wirkung sei. Wenn auch die Blutdrucksenkung dadurch teilweise mitbedingt sein kann, glauben wir auf Grund der später zu besprechenden Pepton-

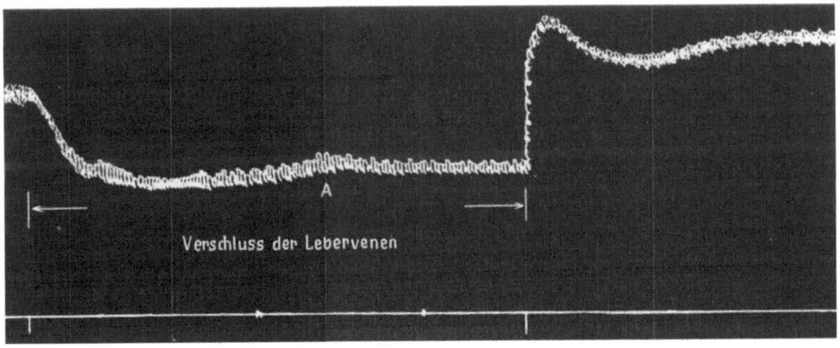


Abb. 47 zeigt wie Abklemmen der Venae hepaticae des Hundes auf den arteriellen Blutdruck wirkt. Die Abklemmung (von Pfeil zu Pfeil) dauerte $1^1/_2$ Minuten. Der geringe Anstieg des Blutdruckes bei A beruhte auf einem geringen Nachlassen des Venenverschlusses. (Nach SIMONDS und BRANDES.)

versuche (s. S. 292), daß der wesentliche Faktor für die Blutdrucksenkung der Verschluß der Venae hepaticae ist.

Nach den Angaben von BURTON-OPITZ[1] strömt durch die Leber in der Minute ein Drittel der gesamten Blutmenge; das macht es verständlich, daß eine „Entblutung aus der Pfortader" den Blutdruck schnell senken kann. Zum Beweis haben wir bei einem Hunde die Pfortader durchschnitten. Der Blutdruck fiel im Laufe von 50 Sekunden von 160 mm Hg auf 50 mm Hg.

Bei einfachem Abklemmen der Pfortader kann eine annähernd so schnelle Verblutung darum nicht stattfinden, weil die Eingeweide sich nicht so schnell erweitern können, dagegen kann die Leber schnell große Mengen Blut aufnehmen, eine Funktion

[1] BURTON-OPITZ, T. R.: Quart. J. exper. Physiol. **3**, 300 (1910).

der Leber, die JARISCH und LUDWIG[1] kürzlich untersucht haben. Die Leber kann z. B. als „Überlauf" wirken, wenn dem rechten Herzen vom Darm her über den Portalkreislauf zu viel Blut zuströmt.

Das Sinken des Blutdruckes beim Abklemmen der Venae hepaticae beruht also nicht auf der Behinderung des Pfortaderkreislaufes, sondern auf der Fähigkeit der Leber, große Mengen Blut anzusammeln.

Die Wirkung des Histamins auf die Lebergefäße des Hundes beruht, wie wir gesehen haben, im wesentlichen auf einer Kontraktion der Venae hepaticae, und bewirkt darum ebenso wie das Akklemmen dieser Venen eine Schwellung der Leber. Diese ist in Durchströmungsversuchen sogar noch größer als eine nur durch mechanische Behinderung des venösen Abflusses bedingte Schwellung. Das „Verbluten in die Leber" würde also noch vollständiger sein als bei rein mechanischer Behinderung; die Histaminwirkung auf die Leber könnte also sehr wohl eine shockartige Blutdrucksenkung erklären. Die Frage ist aber, wie weit sie es wirklich tut? Welche Rolle kommt der Leber wirklich für die Entstehung des Kreislaufshockes bei Katzen und Hunden zu?

Diese Frage sollen zwei Versuchsanordnungen beantworten: 1. Wie wirkt das Histamin bei ausgeschalteter Leber und 2. wie unterscheiden sich die Wirkungen auf den Blutdruck, wenn eine kleine Histamindosis einmal intraportal und einmal intrajugular injiziert wird?

Beide Untersuchungen sind zuerst von DALE und LAIDLAW und DALE und RICHARDS an Katzen gemacht worden. Weil die Histaminwirkung an den Lebergefäßen des Hundes aber soviel ausgesprochener ist, wollen wir mit diesem Tier beginnen.

*Die Bedeutung der Leber für den Histaminshock des Hundes.* MANWARING und seine Mitarbeiter[2] [3] zeigten, daß die Histaminblutdrucksenkung durch Ausschaltung der Leber oder Evisceration nicht verändert wird, und daß sie in genau der gleichen Stärke

---

[1] JARISCH, A. und W. LUDWIG: Arch. f. exper. Path. **124**, 102 (1927).

[2] MANWARING, W. H., MONACO, R. E. and H. D. MARINO: J. of Immun. **8**, 217 (1923).

[3] MANWARING, W. H., HOSEPIAN, V. M., ENRIGHT, J. R. and D. F. PORTER: Ebenda **10**, 567 (1927).

auftritt wie bei normalen Hunden. MAUTNER und PICK[1] und v. HAYNAL[2] erhielten ebenfalls bei Hunden mit ECKscher Fistel eine Blutdrucksenkung nach Histamin. MAUTNER[3] gibt aber an, daß die Blutdrucksenkung nach Ausschaltung der Leber (Hund mit ECKscher Fistel) viel geringer ist. Nach MAUTNER sehen die Eingeweide dann blaß und anämisch aus. Werden auch die Eingeweide ausgeschaltet, so ist die Blutdrucksenkung ausgeprägter als bei einfacher Leberausschaltung. Doch macht MAUTNER zwischen Histamin und Pepton keinen Unterschied (vgl. bei Pepton), so daß man aus diesen Versuchen keine Schlüsse ziehen kann. FELDBERG[4] stellte selber einige Versuche an eviscerierten Hunden an. Er injizierte normalen Hunden kleine Mengen Histamin (0,3—1 mg), eviscerierte dann und injizierte erneut dieselbe Menge. Es zeigte sich, daß der Blutdruck beide Male gleich schnell sank, daß er sich nach der Evisceration aber sehr viel schneller wieder erholte als nach denselben Dosen vor der Evisceration. Ob und wie weit dieser Unterschied auf der Lebersperre beruht oder auf den Eingeweiden, kann man nicht mit Sicherheit sagen. Wir werden im folgenden beim Vergleich intrajugularer und intraportaler Injektionsweise aber zeigen, daß gerade die langsame Erholung als ein Zeichen für eine Leberwirkung angesehen werden kann. Andererseits hat KISCH[5] darauf aufmerksam gemacht, daß die Histaminblutdrucksenkung nach Ausschalten eines größeren Gefäßgebietes stets geringer ausfällt.

Auf keinen Fall kommt der Hundeleber für den Histaminshock eine größere Bedeutung zu, wie die folgenden Versuche zeigen.

FELDBERG, SCHILF und ZERNIK[6] fanden, daß die Latenz zwischen dem Augenblick der Injektion und dem Einsetzen der Blutdrucksenkung bei intrajugularer Injektion einer kleinen Histaminmenge kürzer ist als bei intraportaler Injektion; auch fällt der Blutdruck bei intrajugularer Injektion tiefer (vgl. Abb. 48 u. 49). MAUTNER und PICK[1] haben unsere Versuche mit intra-

[1] MAUTNER, H. und E. P. PICK: Arch. f. exper. Path. **142**, 271 (1929).
[2] v. HAYNAL, E.: Z. exper. Med. **62**, 229 (1928).
[3] MAUTNER, H.: Wien. Arch. inn. Med. **7**, 251 (1924).
[4] FELDBERG, W. (unveröffentlicht).
[5] KISCH, F.: Z. exper. Med. **66**, 799 (1929).
[6] FELDBERG, W., SCHILF, E. und H. ZERNIK: Pflügers Arch. **220**, 738 (1929).

jugularer und intraportaler Injektion kürzlich wiederholt und gleichzeitig das Lebervolumen bestimmt. Sie fanden ebenfalls bei intraportaler Injektion eine geringere und später einsetzende Blutdrucksenkung. Die Kurve des Lebervolumens stieg dagegen nach intraportaler Injektion sofort an, nach intrajugularer Injektion trat dagegen der Anstieg meist erst nach 10—20 Sekunden auf, in den Fällen, wo er sofort einsetzte, beruhte er nicht auf der Leberwirkung des Histamins. Wäre die Leberwirkung für das

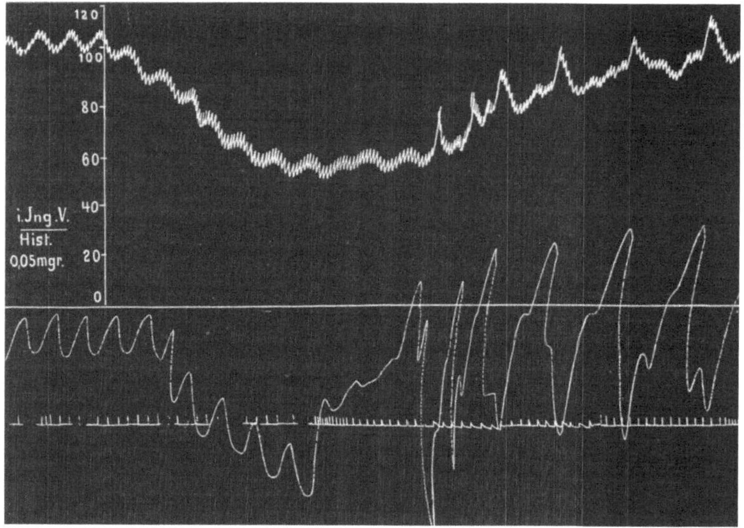


Abb. 48. Hund. *Intrajugulare Injektion* von 0,05 mg Histamin. Obere Kurve Blutdruck mit 0-Linie. Untere Kurve Pfortaderdruck. Zeitmarkierung in Sekunden. Histamin führt zu einem Sinken des Blutdruckes und des Pfortaderdruckes. Die großen Schwankungen am Ende der Kurve sind durch die unregelmäßige, stark vertiefte Atmung bedingt.

Entstehen der Blutdrucksenkung von Bedeutung, so müßte das Verhalten des Blutdruckes ein umgekehrtes sein. HANKE und KOESSLER[1] fanden bei ihren Versuchen mit Dauerinfusion ebenfalls, daß das Histamin von der Pfortader aus nicht ganz so intensiv auf den Blutdruck wirkte wie von der Vena saphena aus. Ihrer Ansicht nach hat dies seinen Grund einfach darin, daß das Histamin bei intraportaler Injektion ein doppeltes Capillarbett (Leber und Lunge) zu durchströmen hat, bevor es in den allgemeinen Kreis-

[1] KOESSLER, K. K. and M. T. HANKE: J. of biol. Chem. **59**, 889 (1924).

lauf gelangt. Die Leber wirkt nur als Puffer. Dasselbe beobachtet man daher auch, wenn man statt der Leber ein anderes Capillarbett einschaltet, z. B. wenn man das Histamin in eine Femoralarterie injiziert. Auch hier ist die Wirkung nicht so ausgesprochen wie bei gewöhnlicher intravenöser Injektion. FELDBERG, SCHILF und ZERNIK fanden, daß die Erholung nach einer kleinen intraportal injizierten Histamindosis oft länger dauert als nach intrajugularer Injektion derselben Dosis (vgl. Abb. 48 u. 49). Das scheint eine Folge der Leberwirkung zu sein, wie die später zu be-

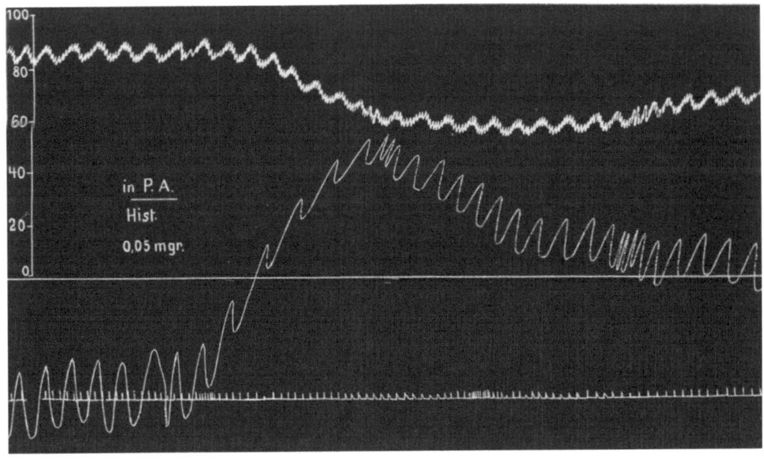


Abb. 49. Fortsetzung von Abb. 48 einige Minuten später. *Intraportale Injektion* von 0,05 mg. Der Pfortaderdruck steigt an. Der Blutdruck fällt nicht ganz so tief, aber erholt sich langsamer als in Abb. 48. (Vgl. mit diesen Abbildungen das Verhalten bei Pepton Abb. 50 und 51.) (Nach FELDBERG, SCHILF und ZERNIK.)

sprechenden Peptonversuche zeigen (S. 292). Zusammenfassend können wir aber sagen, daß die Leberwirkung für die Histaminblutdrucksenkung des Hundes nicht von größerer Bedeutung ist. Inwieweit der Kreislaufshock durch die Leberwirkung sekundär verstärkt wird, wissen wir nicht sicher. Auch MAUTNER und PICK[1] haben in ihrer letzten Mitteilung die Bedeutung der Leberwirkung des Histamins für die Blutdrucksenkung abgelehnt. Sie schreiben der Lebergefäßwirkung im wesentlichen eine schlechtere Füllung des Herzvolumens zu, während der Blutdruck dagegen „durch

[1] MAUTNER, H. und E. P. PICK: Arch. f. exper. Path. **142**, 271 (1929).

rasch einsetzende Regulationsmechanismen" verhindert wird tiefer zu fallen. Wahrscheinlich ist die Lebergefäßwirkung für die Histaminblutdrucksenkung aber deshalb nur von so geringer Bedeutung, weil die übrigen Gefäße des großen Kreislaufes gegen Histamin viel empfindlicher sind als die Lebergefäße. Diese Erklärung muß man auch in Betracht ziehen, wenn man feststellen will, welchen Anteil die Leberwirkung an der mangelhaften Herzfüllung nach Histamin hat. MAUTNER und PICK [1] zeigten an Hunden, daß das Herzvolumen nach intrajugularer Injektion anfangs zunimmt und erst mit Einsetzen der Leberschwellung stark abnimmt; bei intraportaler Injektion zeigt die Volumenkurve des Herzens dagegen sofort eine Abnahme. Diese ist aber, wie aus der Abbildung hervorgeht, nicht so stark wie bei intrajugularer Injektion, so daß der Versuch auch in dem Sinne gedeutet werden könnte, daß vor allem die Erweiterung im großen Kreislauf für die schlechte Herzfüllung maßgebend ist. Hierfür könnte man auch anführen, daß Hunde mit ECKscher Fistel ebenfalls eine stark verminderte Herzfüllung nach Histamin aufweisen [2] (vgl. Bedeutung der Leberwirkung für das Lungenvolumen S. 304). Nach unserer Ansicht muß man bei dieser Fragestellung zwischen den einzelnen Shockgiften unterscheiden, ebenso wie wir es bei der Frage über die Bedeutung der Leber für die Blutdrucksenkung tun. Sehr wahrscheinlich hat nämlich die Lebersperre beim histaminfreien Pepton einen größeren Anteil an dem verminderten Zufluß zum Herzen als beim Histamin (s. Pepton, S. 291). Vergleiche zu diesem Abschnitt auch die Bedeutung der Leberwirkung für die Blutkörperchenkonzentration S. 329 und das Kapitel Entgiftung durch die Leber S. 101.

*Die Bedeutung der Leber für den Histaminshock der Katze.* Da die Histaminwirkung auf die Lebergefäße der Katze nur gering, wenn überhaupt vorhanden ist, ist es klar, daß dieses Organ für den Histaminshock der Katze ohne Bedeutung sein muß. Dies geht auch aus zahlreichen Versuchen hervor. Schon DALE und LAIDLAW [3] konnten nach Leberausschaltung (ECKsche Fistel) und an eviscerierten Katzen einen vollständigen Kreislaufshock hervorrufen. Bei Injektion kleiner Histaminmengen war die Latenz zwischen dem

[1] MAUTNER, H. und E. P. PICK: Arch. f. exper. Path. **142**, 271 (1929).
[2] v. HAYNAL, E.: Z. exper. Med. **62**, 229 (1928).
[3] DALE, H. H. and P. P. LAIDLAW: J. of Physiol. **52**, 355 (1919).

Augenblick der Injektion und dem Beginn der Blutdrucksenkung viel kürzer als bei intraportaler Injektion[1]. Ebenso ist die Blutdrucksenkung etwas geringer, wenn man Histamin anstatt in die Femoralvene in einen Zweig der Pfortader injiziert[1 2 3]. Die Histaminblutdrucksenkung wird also von der geringen fraglichen Wirkung des Histamins auf die Lebergefäße nicht beeinflußt. Diese Ansicht ist auch von MAUTNER und PICK angenommen worden. Sie ist kürzlich wieder von GANTER und SCHRETZENMAYR[4] betont worden, die keinerlei Zeichen für eine Behinderung des Pfortaderabflusses nach Histamin fanden. Das gilt auch für die Fälle, wo das Histamin vom Dünndarm aus resorbiert wird. Katzen mit ECKscher Fistel sind genau so empfindlich gegen Histamin wie normale Katzen[5].

*Anhang: Das Verhalten und die Bedeutung der Leber im Pepton- und anaphylaktischen Shock.* Die Theorie von MAUTNER und PICK wurde nicht nur für den Histamin-, sondern auch für den Pepton- und anaphylaktischen Shock aufgestellt. Für diese Formen des Shocks nahmen sie wie auch SIMONDS und BRANDES an, daß die Gifte ebenso auf die Lebergefäße wirken wie das Histamin; sie sollten im wesentlichen eine Kontraktion der Venae hepaticae hervorrufen. Andere Forscher dagegen haben die Wirkung auf das Leberparenchym und Capillarendothel hervorgehoben. Wir wollen diese Theorien und die Bedeutung der Leberwirkung für den Pepton- und anaphylaktischen Shock des Hundes und der Katze hier besprechen, weil sie zu dem Histamin in enger Beziehung stehen.

*Das Verhalten der Leber im Pepton- und anaphylaktischen Shock des Hundes.* Nach WEIL[6] handelt es sich beim anaphylaktischen Shock des Hundes im wesentlichen nur um eine passive Widerstandserhöhung im Leberkreislauf infolge einer Schwellung und Vakuolisation der Leberparenchymzellen. Letztere stellen den Hauptsitz der Reaktion dar. Nach MANWARING, PETERSEN und

[1] DALE, H. H. and A. N. RICHARDS: J. of Physiol. **52**, 110 (1918).
[2] HUNT, R.: Amer. J. Physiol. **45**, 231 (1917).
[3] FELDBERG, W.: Arch. f. exper. Path. **140**, 156 (1929).
[4] GANTER, G. und A. SCHRETZENMAYR: Arch. f. exper. Path. **147**, 128 (1929).
[5] MEAKINS, J. and C. R. HARRINGTON: J. of Pharmacol. **20**, 45 (1923).
[6] WEIL, R.: J. of Immun. **2**, 525 (1917).

deren Mitarbeitern[1 2] wirkt das Pepton und das anaphylaktische Gift hauptsächlich durch eine Permeabilitätserhöhung des Capillarendothels; d. h. der Shock beruht auf einer primären Endothelreizung. Dadurch entsteht, wie MANWARING, FRENCH und BRILL[1] auf Grund ihrer histologischen Befunde an der im Peptonshock fixierten Hundeleber annehmen, plötzlich ein Leberödem mit Schwellung und Vakuolisation der Leberzellen. Das Ödem zeigt sich histologisch besonders auch im Bindegewebe und an der Adventitia der Venae hepaticae. Charakteristisch sind die zahlreichen neu aufgetretenen Lymphgefäße, die oft zu 4—8 eine Vena hepaticae umgeben und alle einen größeren Durchmesser als die Vene selber haben. Das Sinusendothel hat sich von den Parenchymzellen getrennt; die Gewebsflüssigkeit weist zahlreiche ausgetretene Erythrocyten auf. Die Veränderungen in derselben entsprechen denen, die man in der aus dem Ductus thoracicus während des Peptonshocks gewonnenen Lymphe beobachtet, die auch zahlreiche Erythrocyten enthält. Die beobachtete starke Verengerung und der teilweise vollkommene Verschluß der Capillaren und kleinen Venen ist nach diesen Autoren ganz oder doch zum größten Teil eine passiv bedingte Folge des erhöhten Gewebsdruckes, der durch das perivasculäre Ödem und die parenchymatöse Schwellung entsteht. Eine weitere Behinderung der Blutströmung in der Leber kommt durch eine Viscositätserhöhung des Blutes als Folge des plötzlichen Flüssigkeitsverlustes zustande; es entsteht eine Stase in den Capillaren und in einzelnen Venae hepaticae, die besonders in den frühen Shockstadien mit zusammengeballten Erythrocyten angefüllt sind.

Die parenchymatöse Schwellung und die Gewebsflüssigkeit bedingen nach den Berechnungen von MANWARING, HOSEPIAN und BEATTIE[3] eine Gewichtszunahme der Peptonleber um nahezu das Doppelte. Dies käme einem Plasmaverlust von 11,7 cm³ pro Kilo-

---

[1] MANWARING, W. H., FRENCH, D. and S. BRILL: J. of Immun. 8, 211 (1923). — MANWARING, W. H., CHILCOTE, R. C. and V. M. HOSEPIAN: J. amer. med. Assoc. **80**, 303 (1923).

[2] PETERSEN, W. F. and S. A. LEVINSON: J. of Immun. 8, 349 (1923). — PETERSEN, W. F., JAFFÉ, R. H., LEVINSON, S.A. and T. P. HUGHES: Ebenda 8, 377 (1923).

[3] MANWARING, W. H., HOSEPIAN, V. M. and A. C. BEATTIE: J. of Immun. 8, 229 (1923).

gramm Körpergewicht gleich[1]. WEIL[2] hat berechnet, daß die Leber im anaphylaktischen Shock ungefähr 61% des gesamten strömenden Blutes aufnimmt.

Eine weitere Stütze für die Annahme der sofort eintretenden starken Permeabilitätserhöhung bietet eine Untersuchung der Lymphe im Pepton- und anaphylaktischen Shock. Das Pepton gehört schon seit den Untersuchungen von HEIDENHAIN[3] zu den Lymphagoga erster Ordnung. STARLING[4] konnte zeigen, daß diese Wirkung von der Leber herrührt, weil nach Unterbindung der Leberlymphgefäße die lymphtreibende Wirkung ausblieb.

Eine einfache Lymphvermehrung ließe sich auch durch Stauung in der Leber erklären. SIMONDS und BRANDES[5] verglichen aber die bei vollständigem mechanischen Abklemmen der Venae hepaticae erhaltene Zunahme des Lymphflusses mit den von PETERSEN und LEVISON im Pepton-[6] und anaphylaktischen Shock[4] erhaltenen Werten und fanden, daß die Zunahme im Peptonshock viel größer war, obgleich wir sogar annehmen müssen, daß die Behinderung im Peptonshock keine vollkommene ist (FELDBERG, SCHILF und ZERNIK), und der Vergleich darum nicht einmal ganz berechtigt ist. Im anaphylaktischen Shock erhielten sie nur eine etwas größere Zunahme, doch ist ein quantitativer Vergleich aus demselben Grunde unberechtigt.

Im Pepton- und anaphylaktischen Shock ist die Lymphe vor allem aber auch qualitativ verändert[6] [1]. Verursacht man durch Injektion einer Emulsion von indifferentem Öl in Serum eine einfache mechanische Leberblockade[7], so erhält man auch eine Erhöhung des Lymphflusses; die Lymphe zeigt aber während der ersten halben Stunde nach der Injektion nicht die für den Pepton- und anaphylaktischen Shock charakteristischen Veränderungen. Es fehlt vor allem die charakteristische Zunahme im Proteingehalt; derselbe nimmt sogar ab, „das weist auf einen unveränderten

---

[1] PETERSEN, W. F., JAFFÉ, R. H., LEVINSON, S. A. and T. P. HUGHES: J. of Immun. 8, 377 (1923).

[2] WEIL, R.: Ebenda 2, 429 (1917).

[3] HEIDENHAIN, R.: Pflügers Arch. 49, 209 (1891).

[4] STARLING, E. H.: Lancet 1, 1267, 1331, 1407 (1896).

[5] SIMONDS, J. P. and W. W. BRANDES: J. of Immun. 13, 11 (1927).

[6] PETERSEN, W. F. and S. A. LEVINSON: Ebenda 8, 349 (1923).

[7] PETERSEN, W. F., JAFFÉ, R. H., LEVINSON, S. A. and T. P. HUGHES: Ebenda 8, 361 (1923).

Zustand des Endothels hin, welcher in diesem Falle nur eine verhältnismäßig dünne Lymphe die Capillaren passieren läßt". Erst nach Verlauf einer halben Stunde beginnt der Proteingehalt zu steigen, ein Zeichen dafür, daß sich durch die gestörte Zirkulation sekundär eine Capillarschädigung ausgebildet hat. Die Veränderungen der Lymphe im Pepton- und im anaphylaktischen Shock (Zunahme des Proteingehaltes, Durchlässigwerden für Hämoglobin usw.) treten dagegen sofort und schon nach Dosen auf, die noch keine Veränderung des intraportalen Druckes bedingen. Das läßt sich nach PETERSEN und seinen Mitarbeitern nur mit einer Endothelreizung erklären.

Die Theorie der primären Leberendothelreizung ist nur für den Pepton- und anaphylaktischen Shock aufgestellt worden. Man muß daran denken, daß diese Shockgifte anders wirken als das Histamin. Der Grund dafür ist vor allem das andersartige Verhalten des Lymphflusses, der nach Histamin nur wenig erhöht ist. Ebenso wird die Gerinnungsfähigkeit des Blutes durch Histamin kaum beeinflußt. Das Ungerinnbarwerden des Blutes nach Pepton ist aber auch durch Vorgänge in der Leber bedingt.

Da die quantitativen und qualitativen Veränderungen der Lymphe nach PETERSEN geradezu ein Symptom für die erhöhte Capillardurchlässigkeit sind, könnte man meinen, daß die Hauptwirkung des Histamins eine Kontraktion der Venae hepaticae sei, während Pepton und das anaphylaktische Gift besonders eine Permeabilitätserhöhung der Lebercapillaren bewirken.

Andererseits sprechen die neuesten Leberdurchströmungen von SIMONDS und BRANDES [1] dafür, daß das Pepton ebenfalls eine starke Kontraktion der Venae hepaticae bedingt. Diese Autoren haben, ebenso wie BAER und RÖSSLER beim Histamin, die Hundeleber einmal von der Pfortader und das andere Mal von den Venae hepaticae aus durchströmt. Bei beiden Durchströmungen nimmt der Abfluß nach Pepton ab. Das Volumen wird aber bei Durchströmungen von der Pfortader aus größer und bei Durchströmungen von den Venae hepaticae aus kleiner. Das läßt sich nur mit einer Kontraktion der Venae hepaticae erklären, und SIMONDS und BRANDES nehmen auch an, daß eben dies die Wirkung des Peptons auf die Lebergefäße sei. Eine derartige Peptonwirkung ist sicher

---

[1] SIMONDS, J. P. and W. W. BRANDES: J. of Pharmacol. 35, 165 (1929).

vorhanden, obgleich die Versuche nicht ganz einwandfrei sind, weil nicht angegeben ist, ob mit histaminfreiem Pepton gearbeitet wurde.

Nach dem vorher Gesagten scheint das Capillarendothel aber bei den Peptonreaktionen stärker beteiligt zu sein als bei den Histaminreaktionen. Möglicherweise ist das die Ursache, warum Serum und Pepton bei Durchströmungen mit LOCKEscher Lösung, der nur wenig Blut beigemischt ist, erst in so hohen Dosen wirksam sind. Denn die Wirkung auf Capillaren läßt sich bei ungünstigen Durchströmungsbedingungen ja überhaupt im allgemeinen schwer erhalten. MAUTNER und PICK mußten 3proz. Peptonlösungen anwenden, um eine Wirkung zu erzielen, und dabei handelte es sich wahrscheinlich nicht einmal um ein histaminfreies Präparat. WEIL[1] und ebenso SIMONDS und BRANDES fanden bei Durchströmungen mit Blut, Pepton bereits in niedrigeren Konzentrationen wirksam. FELDBERG, SCHILF und ZERNIK konnten bei intraportaler Injektion bereits mit 2—4 mg histaminfreiem Pepton ein Ansteigen des Pfortaderdruckes erhalten.

Nach einmaliger Durchströmung mit hohen Pepton- und Serumkonzentrationen verhält sich die Leber gegen erneut eingespritztes Pepton oder Serum refraktär (MAUTNER und PICK, MANWARING, BRILL und BOYD).

Wir haben gezeigt, daß beim anaphylaktischen und Peptonshock des Hundes die Wirkung auf die Leber wahrscheinlich nicht ganz die gleiche ist. Das gilt in anderer Weise auch für die Bedeutung, welche die Leber für den Shock hat.

*Die Bedeutung der Leber für den Peptonshock des Hundes* ist sicher größer als für den Histaminshock. Nach Leberausschaltung lassen sich zwar ausgesprochene Peptonreaktionen erhalten, doch verhalten sich die Hunde anders als normale[2] [3] [4]. Die Blutdrucksenkung ist niemals so ausgesprochen, auch findet praktisch keine Erholung statt. Beim eviscerierten Hund ist die Blutdrucksenkung noch geringer als nach einfacher Leberausschaltung.

Auch die vergleichenden Versuche mit intrajugularer und intraportaler Injektion zeigen die Bedeutung der Leber. Im Gegensatz zum Histamin wirkt das Pepton bei intraportaler

---

[1] WEIL, R.: J. of. Immun. **2**, 525 (1917). [2] DENNECKE, G.: Z. Immun.-forschg **20**, 501 (1914). [3] MANWARING, W. H., CLARK, W. S. and R. C. CHILCOTE: J. of Immun. **8**, 191 (1923). [4] MAUTNER, H. und E. P. PICK: Arch. f. exper. Path. **142**, 271 (1929).

Injektion viel stärker blutdrucksenkend. Das wird besonders deutlich, wenn man eine Peptondosis nimmt, die bei intrajugularer Injektionsart den Blutdruck überhaupt nicht verändert. In Abb. 50 wirken 40 mg histaminfreies Pepton bei intrajugularer Injektion weder auf den Blutdruck, noch auf den Pfortaderdruck; wird dieselbe Menge aber intraportal injiziert (Abb. 51), so fällt der Blutdruck, und der Pfortaderdruck steigt[1]. Diese Blutdrucksenkung kann ihren Grund nur in der Wirkung des Peptons auf die Lebergefäße haben[2], und kann als ein Beispiel für den von MAUTNER und PICK für die Shockgifte angenommenen Mechanismus angesehen werden. Auffallend ist die lange Dauer der Blutdrucksenkung. Auch bei den intraportalen Histamininjektionen beobachteten wir beim Hunde eine verhältnismäßig langsameErholung. Da beim Pepton die lange Wirkung nur auf dem Einfluß der Leber beruhen kann, ist es natürlich möglich, daß auch die lang anhaltende Histaminblutdrucksenkung bei intraportaler Injektion (s. S. 285) durch die Leberwirkung modifiziert wurde.

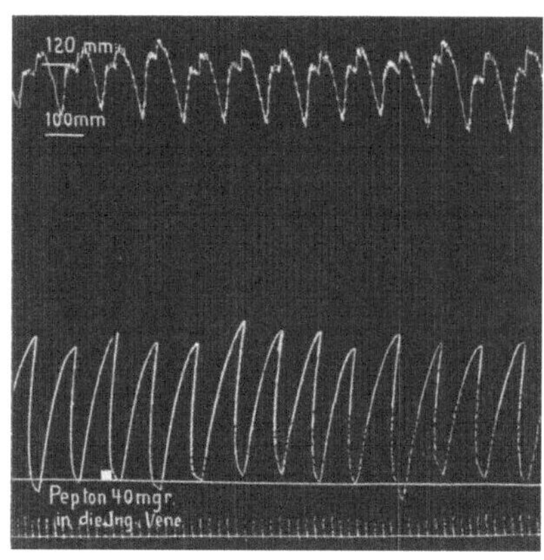


Abb. 50. Hund. *Intrajugulare Injektion* von 40 mg histaminfreiem Pepton. Keine Wirkung auf Blutdruck (obere Kurve) und Pfortaderdruck (untere Kurve). Zeit in Sekunden. (Nach FELDBERG, SCHILF und ZERNIK.)

Die stärkere Wirkung bei intraportaler Injektion kleiner Peptonmengen läßt sich nur mit histaminfreien Präparaten erhalten, weil das Verhalten sonst dasselbe ist wie beim Histamin[1]. Es ist darum anzunehmen, daß MAUTNER und PICK[3], die diese Versuche

[1] FELDBERG, W., SCHILF, E. und H. ZERNIK: Pflüg. Arch. **220**, 738 (1928).

[2] Es ist natürlich nicht ganz ausgeschlossen, daß das Pepton in der Leber nicht nur gerinnungshemmende, sondern auch blutdrucksenkende (histaminähnliche) Stoffe freimacht, wie es bei der Anaphylaxie der Fall ist (s. S. 497). Auf diese Möglichkeit, daß das Pepton nicht nur direkt, sondern auch indirekt durch Freiwerden histaminähnlicher Stoffe wirkt, kommen wir auf S. 495 noch einmal zurück.

[3] MAUTNER, H. und E. P. PICK: Arch. f. exper. Path. **142**, 271 (1929).

kürzlich wiederholt haben und eine stärkere Blutdrucksenkung bei intrajugularer Injektion erhielten, zu ihren Versuchen kein histaminfreies Präparat verwendet haben.

Aus den beiden Versuchsanordnungen (Leberausschaltung und Vergleich verschiedener Injektionsarten) geht hervor, daß die Leber für das Entstehen des Peptonshocks in hohem Maße mitverantwortlich ist. Doch ist sie, wie bereits aus den Ausschaltungsversuchen hervorgeht, nicht der alleinige Faktor, auch die allgemeine Gefäßerweiterung spielt eine Rolle. Dafür sprechen noch zahlreiche andere Versuche. FELDBERG, SCHILF und ZERNIK schalteten die Leber funktionell aus, indem sie mehrmals kleine Peptonmengen *intraportal* injizierten; der Pfortaderdruckanstieg und die Blutdrucksenkung wurden infolge der einsetzenden Immunität (s. S. 291) immer geringer und waren schließlich gleich Null. Eine größere

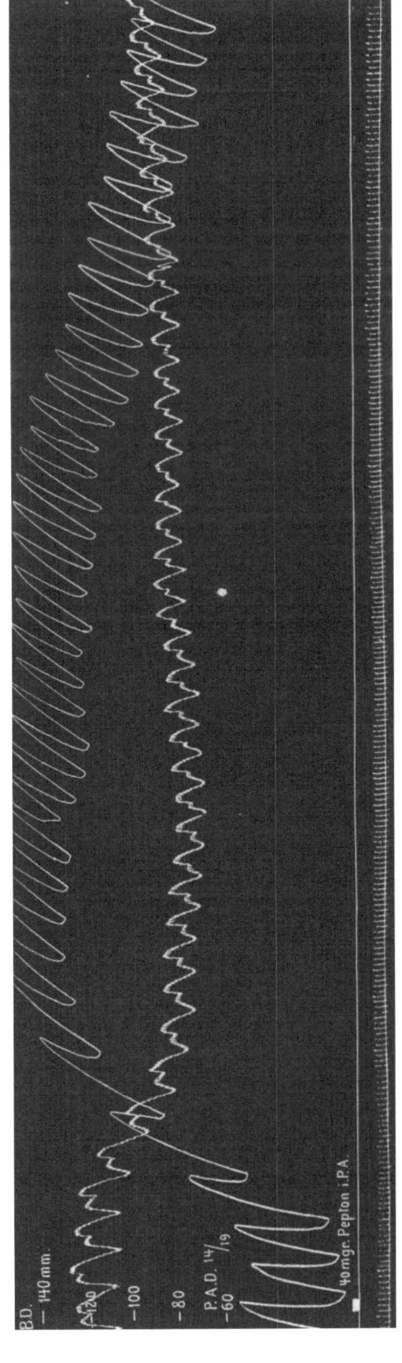


Abb. 51. Fortsetzung von Abb. 50. *Intraportale Injektion* von 40 mg histaminfreiem Pepton führen zu einem langanhaltenden Sinken des Blutdruckes um 40 mm Hg und zu einem Ansteigen des Pfortaderdruckes um 10 cm³ Wasser. (Nach FELDBERG, SCHILF und ZERNIK.)

Dosis Pepton *intrajugular* injiziert, verursachte dann trotzdem noch eine starke Blutdrucksenkung, während der Pfortaderdruck nur wenig stieg. Daß die Leber nicht allein am Peptonshock des Hundes beteiligt ist, geht auch daraus hervor, daß die bei Abklemmen der Venae hepaticae erhaltene Blutdrucksenkung durch Pepton um weitere 36 vH verstärkt wird[1], und daß der Pfortaderdruck sich nicht genau umgekehrt wie der Blutdruck verhält[2, 6].

Wahrscheinlich ist die Leberwirkung im Peptonshock deshalb bedeutender als im Histaminshock, weil die übrigen Gefäße des Körpers gegen Pepton weniger empfindlich sind als gegen Histamin. Weiter kommt noch hinzu, daß das Pepton eine stärkere Endothelreizung in der Leber auslöst, wodurch die Verblutung in dieselbe ausgeprägter wird. Diese Unterschiede gelten wahrscheinlich nicht nur für die Blutdrucksenkung, sondern auch für die verminderte Herzfüllung.

*Die entscheidende Bedeutung der Leber für den anaphylaktischen Shock des Hundes* ergibt sich aus den Leberausschaltungsversuchen, die schon früh verschiedentlich unternommen worden sind. Nach Ausschaltung der Leber lassen sich bei gewöhnlicher Empfindlichkeit des vorbehandelten Hundes keine Shocksymptome mehr hervorrufen[3, 4, 5, 6], nur bei überaus empfänglichen Hunden und großen Serummengen kann man noch geringe verzögerte Blutdrucksenkungen beobachten[6]. Dies erklärt, warum man auch an anderen isolierten Organen des Hundes anaphylaktische Gefäßreaktionen hervorrufen kann[7]. Bei gewöhnlicher Empfindlichkeit vermögen diese extrahepatalen Reaktionen den Blutdruck nicht zu beeinflussen, vielmehr ist ausschließlich die Leber notwendig, damit der anaphylaktische Shock des Hundes entsteht. Man kann z. B. durch Transplantation der Leber eines vorbehandelten Hundes bei einem nicht vorbehandelten Hunde einen vollständigen

---

[1] Simonds, J. P. and W. W. Brandes: Amer. J. Physiol. **75**, 201 (1925).

[2] Feldberg, W., Schilf, E. und H. Zernik: Pflügers Arch. **220**, 738 (1929).

[3] Manwaring, W. H.: Z. Immun.forschg **8**, 1 (1911).

[4] Voegtlin, C. and B. N. Bernheim: J. of Pharmacol. **2**, 507 (1911).

[5] Dennecke, G.: Z. Immun.forschg **20**, 501 (1914).

[6] Manwaring, W. H., Hosepian, V. M., Enright, J. R. and D. F. Porter: J. of Immun. **10**, 567 (1925).

[7] Manwaring, W. H., Chilcote, R. C. and V. M. Hosepian: Ebenda **8**, 233 (1923).

anaphylaktischen Shock erzeugen (die Pfortader wird mit der Carotis, die Vena cava abdominalis mit der Vena jugularis einer Seite verbunden; Leberarterie und Vena cava thoracica werden unterbunden). Der Blutdruck wird durch das Einschalten der Leber nur wenig beeinflußt. Injiziert man dann das spezifische Serum, so erhält man bei dem sonst normalen Hunde einen ausgeprägten Shock[1].

Beweisen auch alle diese Versuche die entscheidende Rolle der Leber, so bedeuten sie doch nicht, daß die Blutdrucksenkung nur die Folge der Lebersperre im Sinne von MAUTNER und PICK ist. Vielmehr haben gerade neuere Versuche gezeigt, daß die shockauslösende Seruminjektion in der Hundeleber histaminähnliche Stoffe frei macht, die in die Blutbahn gelangen und an dem Zustandekommen der Blutdrucksenkung in hervorragender Weise mitbeteiligt sind. Näheres über diese Versuche s. S. 497.

Die Wichtigkeit der Leber für die Blutdrucksenkung beim Hunde geht auch aus der langen Latenz nach Injektion des spezifischen Eiweißes hervor; die Senkung tritt erst etwa 40—45 Sekunden nach derselben ein. Beim Histamin- und Peptonshock beträgt die Latenz nur 10—15 Sekunden. Die lange Latenz bei der anaphylaktischen Blutdrucksenkung beruht darauf, daß das artfremde Eiweiß erst in der Leber wirksam wird, einmal in Form der mechanisch bedingten Lebersperre und weiter durch Freiwerden histaminähnlicher Stoffe (MANWARING).

Nach neueren Untersuchungen (über die Erythrocytenanaphylaxie) scheint die Hundeleber nicht für alle Arten des anaphylaktischen Shocks gleich wichtig zu sein. MANWARING, MARINO und BOONE[2] fanden, daß die Blutdrucksenkung des Hundes bei der Erythrocytenanaphylaxie schon 10 bis 15 Sekunden nach Injektion der Blutkörperchensuspension auftritt. Diese kurze Latenz weist auf extrahepatale Faktoren. Den Beweis dafür erbrachten BOONE und CHASE[3], die zeigten, daß sich auch am eviscerierten Hund oder nach Leberausschaltung durch Injektion der spezifischen Blutkörperchenemulsion prompt eine

[1] MANWARING, W. H., HOSEPIAN, V. M., O'NEILL, F. J. and H. B. MOY: J. of Immun. **10**, 575 (1925).

[2] MANWARING, W. H., MARINO, H. D. and T. H. BOONE: Proc. Soc. exper. Biol. a. Med. **24**, 651 (1927).

[3] BOONE, T. H. and E. M. CHASE: J. of Immun. **14**, 337 (1927).

Blutdrucksenkung auslösen läßt. Die Reaktion ist aber nicht so stark und die Erholung tritt früher ein als bei normalen Hunden.

*Die Bedeutung der Leber für den Pepton- und anaphylaktischen Shock der Katze* scheint ebenso gering zu sein wie für den Histaminshock der Katze. Denn aus den Pfortaderdruckmessungen an Katzen[1] bei intrajugularen und intraportalen Injektionen von histaminfreiem Pepton geht hervor, daß die Katzenleber gegen Pepton ebenso oder doch fast ebenso unempfindlich ist wie gegen Histamin. REID HUNT[2] fand weiter, daß das Lebervolumen nach kleinen blutdrucksenkenden Peptondosen abnahm, und EDMUNDS[3] zeigte, daß das Lebervolumen der Katze im Onkographen zu Beginn des anaphylaktischen Shocks abnimmt. Erst allmählich setzt dann eine langsame Volumenzunahme ein, die er aber auf sekundäre Faktoren zurückführt. Nach seinen Angaben kommt der Katzenleber für den Pepton- und anaphylaktischen Shock keine Bedeutung zu.

*Wirkung auf die Coronargefäße. Katze.* Für das Verhalten der Coronargefäße auf Histamin müssen andere Gesichtspunkte maßgebend sein als die, die wir bei der Histamingefäßerweiterung der übrigen Gefäße des Körpers besprochen haben. Eine einwandfreie Erweiterung ist von GUNN[4], CRUICKSHANK[5] und CRUICKSHANK und RAU[6] beobachtet worden. Es handelt sich dabei um Durchströmungen mit LOCKEscher und RINGERscher Lösung, also um Durchströmungsbedingungen, die sonst für den Nachweis einer Histaminerweiterung bei Katzen nicht ausreichen. Die Erweiterung trat bei allen untersuchten wirksamen Histaminkonzentrationen ein (s. Abb. 32 auf S. 222). Die niedrigste wirksame Konzentration betrug nach GUNN 1 : 20000000. Bei dieser Konzentration trat nur ein vermehrter Abfluß ohne gleichzeitige Veränderung der Herztätigkeit auf. GUNN nimmt an, daß die Erweiterung die Capillaren betrifft, denn er erhielt an kleinen isolierten Coronararterienringen der Katze mit 20fach so hoher Histaminkonzentration weder Erweiterung noch Verengerung.

---

1 FELDBERG, W.: Arch. f. exper. Path. **140**, 156 (1929).

2 HUNT, R.: Amer. J. Physiol. **45**, 197 (1917).

3 EDMUNDS, C. W.: Z. Immun.forschg **22**, 181 (1914).

4 GUNN, J. A.: J. of Pharmacol. **29**, 325 (1926).

5 CRUICKSHANK, E. W. H.: A contribution to the physiology of the coronay circulation. Cambridge 1926.

6 CRUICKSHANK, E. W. H. and A. S. RAU: J. of Physiol. **64**, 65 (1928).

Im Gegensatz hierzu stehen mehrere ältere Beobachtungen, nach denen der Coronarabfluß nach Histamin abnimmt[1,2]. RABE[3] hatte in zwei von drei durchströmten Katzenherzen eine Abnahme und in einem Falle eine Zunahme des venösen Abflusses gefunden.

*Hund, (Ochse, Pferd, Schwein, Mensch).* Unter denselben Durchströmungsbedingungen, unter denen der Abfluß der Coronargefäße bei Katzen nach Histamin zunimmt, nimmt er bei Hunden ab[4]. Durchströmungen mit arteigenem Blute sind noch nicht gemacht worden. Aber im Herz-Lungenpräparat des Hundes fand MATSUMOTO[5] und RÜHL[6] eine starke Zunahme der Ausflußmenge aus den Coronargefäßen. Abb. 52 zeigt die Wirkung von 1 mg Histamin. Die Zunahme war noch nach 10 Minuten nicht abgeklungen.

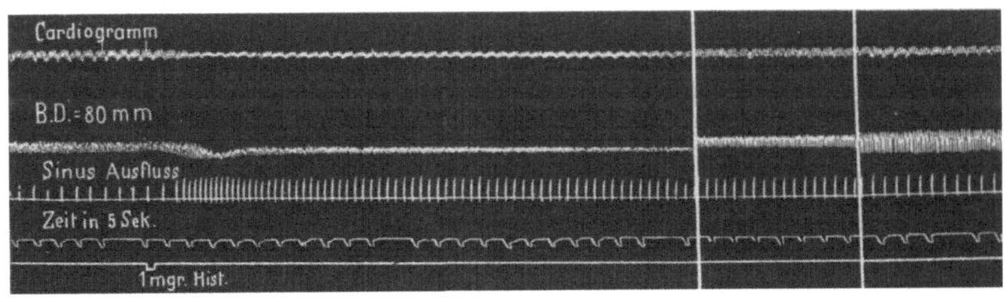


Abb. 52. Herzlungenpräparat des Hundes. Die Abbildung zeigt den vermehrten Abfluß aus dem Coronarsinus nach 1 mg Histamin; *b* nach 5 Minuten; *c* nach 10 Minuten. Der Abfluß ist noch nicht ganz wieder auf den normalen Wert zurückgegangen. (Nach MATSUMOTO.)

Die von RÜHL angedeutete Möglichkeit, daß die Erweiterung passiv bedingt sei „durch Nachlassen der Kontraktionsstärke des Herzmuskels infolge der Herzschädigung und dadurch verbesserte Bedingung für die Coronarzirkulation im Sinne von ANREP und HÄUSLER“[7], kann nach Versuchen, die wir gemeinsam mit SALOMON[8] ausgeführt haben, ausgeschlossen werden. Wir konnten nämlich zeigen, daß Herzlungenpräparate (Methode E. MÜLLER) auf kleine Histamindosen nur mit erhöhtem Abfluß aus dem

[1] DALE, H. H. and P. P. LAIDLAW: J. of Physiol. **41**, 318 (1910/11). [2] ABE, K.: Tohoku J. exper. Med. **1**, 398 (1920). [3] RABE, F.: Z. exper. Path. u. Ther. **11**, 175 (1912). [4] CRUICKSHANK, E. W. H. and A. S. RAU: J. of Physiol. **64**, 65 (1927). [5] MATSUMOTO, Y.: Collected papers in Physiology by T. NAKAGAWA (Osaka) **3** (1928/29). [6] RÜHL, A.: Arch. f. exper. Path. **145**, 255 (1929). [7] ANREP, G. V. and HÄUSLER: J. of Physiol. **65**, 357 (1928). [8] FELDBERG, W., SALOMON, H. und E. SCHILF (unveröffentlicht).

Coronarsinus reagierten, ohne daß es dabei zu Änderungen der Schlagfrequenz, des Minutenvolumens oder des Druckes in der Pulmonararterie kam. MEYER[1] beobachtete am ganzen Tier nach intrajugularer Histamininjektion auch einen verminderten Abfluß aus den Coronargefäßen, er führte dies aber mit Recht auf die Blutdrucksenkung zurück. Nach Erholung des Blutdruckes nahm der Abfluß wesentlich zu.

Der isolierte Coronararterienring vom Menschen, Ochsen, Pferd, Schwein und Hund kontrahiert sich immer auf Histamin[2, 3, 4].

*Kaninchen, Meerschweinchen.* Histamin bewirkt beim Kaninchen[4, 5, 6, 7, 8, 9] und beim Meerschweinchen[9] eine reine Verengerung der Coronargefäße (s. Abb. 33 auf S. 223). Nach GUNNS Durchströmungsergebnissen sind die Coronargefäße des Kaninchens gegen Histamin lange nicht so empfindlich wie die der Katze. Die niedrigste noch wirksame Konzentration war 1:100000. Bei hohen Konzentrationen nahm der Abfluß bis auf 20 vH des ursprünglichen ab. Histamin ist stärker wirksam als Tyramin und Phenyläthylamin[8]. GUNN fand, daß die Histaminwirkung sehr von der Temperatur abhängig war; sie war bei hoher Temperatur der Durchströmungsflüssigkeit (etwa 39°) am stärksten. KRAWKOW wies die Kontraktion der Coronararterien am isolierten, durch Sauerstoffmangel zum Stillstand gebrachten Herzen nach.

*Wirkung auf die Lungengefäße.* Bevor wir die Wirkung des Histamins auf die Lungengefäße besprechen, müssen wir auf einige methodische Besonderheiten eingehen, die sich daraus ergeben, daß 1. Histamin auch auf die Bronchialmuskulatur wirkt, daß sich 2. das Lungenvolumen bei der Ein- und Ausatmung ändert, und daß 3. die Lunge eine besondere Stellung im Kreislauf einnimmt.

1. Beginnen wir mit der Bronchokonstriktion. Es handelt sich zunächst darum, ob Verkürzung oder Verlängerung des Bronchialmuskelapparates mechanisch auf die Weite der Lungengefäße

---

[1] MEYER, F.: Arch. f. Anat. **1912**, 223.
[2] BARBOUR, H. G.: J. of Pharmacol. **4**, 245 (1913).
[3] ROTHLIN, E.: Biochem. Z. **111**, 299 (1920).
[4] CRUICKSHANK, E. W. H. and A. S. RAU: J. of Physiol. **64**, 65 (1927).
[5] DALE, H. H. und P. P. LAIDLAW: J. of Physiol. **41**, 318 (1910).
[6] KRAWKOW, N. P.: Pflügers Arch. **157**, 501 (1914).
[7] GUNN, J. A.: J. of Pharmacol. **29**, 325 (1926).
[8] LIHACHEWA, zitiert nach ANREP, G. V.: Physiologic, Rev. **6**, 596 (1926).
[9] VIOTTI, C.: C. r. Soc. Biol. Paris **91**, 1085 (1924).

einen Einfluß auszuüben vermögen. ABE[1] hält es z. B. für wahrscheinlich, daß eine Bronchokonstriktion eine Abnahme der aus den Lungen abfließenden Blutmenge bewirkt. Es ist aber schon von BRODIE und DIXON[2] darauf hingewiesen worden, daß zwischen Bronchokonstriktion und Durchströmungsmenge keine Beziehung vorhanden ist; das geht auch aus den Versuchen von LÖHR[3] hervor. Sehr eindeutig zeigen dies auch die Durchströmungsversuche an der isolierten Meerschweinchenlunge von BAEHR und PICK[4]. Die Lungengefäße dieses Tieres reagieren nicht auf Histamin, dagegen bewirkt das Histamin eine starke Bronchokonstriktion (Lungenstarre); dadurch wird aber der venöse Abfluß nicht vermindert. Wir werden also bei Durchströmungen der Lunge einen Einfluß der Bronchienverengerung auf die Lungengefäße nicht zu berücksichtigen haben.

2. Die Verhältnisse liegen bei volumetrischen Untersuchungen der Lunge verwickelter. Wird die Lunge im Plethysmographen künstlich beatmet, so werden die starken plethysmographischen Volumenschwankungen, die mit der Ein- und Ausatmung einhergehen, bei einer durch Histamin hervorgerufenen Konstriktion der Bronchien immer geringer werden, da die verengerten Bronchien weniger Luft in die Lungen einlassen. Die dadurch bedingte Änderung der Volumenkurve ist so stark, daß Volumenänderungen, die rein durch Änderungen der Blutfülle bedingt werden, nur in geringem Grade zur Geltung kommen können.

Andererseits dürften Änderungen in der Blutfülle leicht dadurch vorgetäuscht werden, daß die Atmung einmal mehr in Exspirations- und einmal mehr in Inspirationsstellung vor sich geht; die Atmungsexkursionen bleiben dabei unverändert. Ein solches Verhalten der Lunge kommt nach WEBER[5] bei länger dauernden Versuchen häufiger vor. Zur Überwindung dieser Schwierigkeiten gibt er folgendes einfaches Verfahren an: Man registriert das Volumen eines Lungenlappens, dessen Bronchus vorher unterbunden wurde, so daß der Lappen von der Atmung ausgeschaltet

[1] ABE, K.: Tohoku J. exper. Med. **1**, 398 (1920).
[2] BRODIE, T. G. and W. E. DIXON: J. of Physiol. **29**, 97 (1903).
[3] LÖHR, H. K.: Ztschr. f. ges. exper. Med. **39**, 67 (1924).
[4] BAEHR, G. und E. P. PICK: Arch. f. exper. Path. **74**, 65 (1913).
[5] WEBER, E.: Arch. f. Anat. **1914**, 63.

ist. Eine andere Methode haben ANDERES und CLOETTA[1] angewendet. Um die rhythmische Ventilation der Lungen aufzuheben, haben sie in die Trachea kontinuierlich Sauerstoff eingeleitet. Die Volumenänderungen der Lunge, die nach Histamin auftreten, sind bei beiden Methoden verschiedene. Nach H. STRAUB[2] soll die WEBERsche Methode die beste sein.

3. Die Lungengefäße nehmen deshalb eine besondere Stellung ein, weil sie den Gesamtwiderstand im kleinen Kreislauf darstellen: Widerstandsänderungen in den Lungengefäßen werden also den Blutdruck in der Arteria pulmonalis in genau derselben Weise beeinflussen wie Veränderungen des Gesamtwiderstandes im großen Kreislauf den allgemeinen Blutdruck erhöhen oder erniedrigen. Man kann darum aus dem Verhalten des Blutdruckes in der Arteria pulmonalis Schlüsse auf den Zustand der Lungengefäße ziehen. Dabei sind einige Vorsichtsmaßregeln notwendig, weil die Höhe des Blutdruckes in der Arteria pulmonalis natürlich nicht nur von dem Widerstand in den Lungengefäßen abhängt.

Bis zu einem gewissen Grade kann man auch aus den Druckänderungen im linken Vorhof Rückschlüsse auf die Lungengefäßwirkung des Histamins ziehen[3].

Die Wirkung auf die Lungengefäße ist an Katzen, Hunden, Schweinen, Kaninchen und Meerschweinchen untersucht worden. Mit Ausnahme des Meerschweinchens reagieren die Lungengefäße aller dieser Tiere auf Histamin.

*Ringpräparate.* Der isolierte Ring der Lungenarterie zieht sich auf Histamin zusammen. Das zeigte BARBOUR[4] für das Kaninchen, ROTHLIN[5] für das Pferd, Rind und Schwein. INCHLEY[6] hat eingehende Untersuchungen am Schwein angestellt; er fand, daß die kleinen Lungenvenchen, deren Durchmesser ungefähr 1,5 mm beträgt, sich auf Histamin kontrahierten, während die entsprechenden kleinen Arterien selbst auf sehr viel höhere Histaminkonzentrationen nicht ansprachen. Umgekehrt war das Verhalten bei den großen

[1] ANDERES, E. und M. CLOETTA: Arch. f. exper. Path. **76**, 124 (1914); **77**, 251 (1914); **79**, 291, 301 (1916).

[2] STRAUB, H.: Abderhaldens Handb. f. biol. Arbeitsmethoden, Abt. 4, Teil 4, H. 2.

[3] LUISADA, A.: Arch. f. exper. Path. **132**, 296 (1928).

[4] BARBOUR, H. G.: J. of Pharmacol. **4**, 219 (1914).

[5] ROTHLIN, E.: Biochem. Z. **111**, 229 (1920).

[6] INCHLEY, O.: J. of Physiol. **61**, 282 (1926).

Lungengefäßen von etwa 5 mm Durchmesser; hier kontrahierten sich nur die Arterien und nicht die Venen. TSUJI [1] fand eine starke Kontraktion der Lungenvene auf Histamin 1 : 10000000 und eine schwache Kontraktion der Lungenarterie auf 1 : 2500000. Die Präparate stammten vom Rinde; doch gibt er nichts über die Größenordnung der Gefäße an.

*Durchströmungsversuche.* Wird die Lunge von Katzen, Hunden und Kaninchen durchströmt, so nimmt der venöse Abfluß nach Histamin stark ab [2 3 4 5 6 7 8]. Die Lungen fühlen sich gummiartig und hart an, wie MANWARING und MONACO und MARINO bei ihren durchströmten Hundelungen fanden. OSAWA [8] hat in unserem Laboratorium Lungenlappen von Hunden und Katzen nach

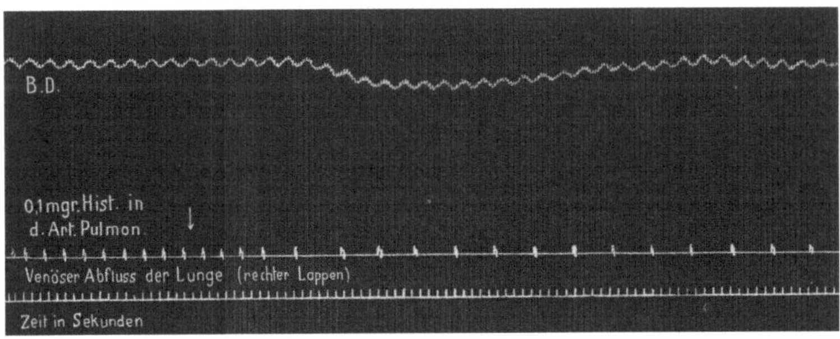


Abb. 53. Katze; zeigt die Abnahme des Abflusses aus dem rechten Lungenlappen (mittlere Kurve) nach Injektion von 0,1 mg Histamin in die Arteria pulmonalis. B. D.=Blutdruck. (Nach OSAWA.)

der von uns auf S. 229 angegebenen Methode am lebenden Tier durchströmt. Er fand Histamin bei direkter Injektion in die zuführende Lungenarterie erst bei 0,01—0,1 mg wirksam; es hatte dann immer eine Abnahme der aus der Lunge abfließenden Blutmenge zur Folge (s. Abb. 53). Die Lungengefäße sind somit sehr viel weniger empfindlich als die Gefäße des großen Kreislaufes. So

1 TSUJI, K.: Acta Scholae Medicinalis Kioto **12,** 119 (1929).

2 MAUTNER, H. und E. P. PICK: Münch. med. Wschr. **1915,** 1141.

3 DALE, H. H. and P. P. LAIDLAW: J. of Physiol. **41,** 318 (1910).

4 ABE, K.: Tohoku J. exper. Med. **1,** 398 (1920).

5 BEREZIN, W. J.: Pflügers Arch. **158,** 219 (1914).

6 MANWARING, W. H., MONACO, R. E. and H. D. MARINO: J. of Immun. 8, 217 (1923).

7 LÖHR, H.: Ztschr. f. ges. exp. Med. **39,** 67 (1924).

8 OSAWA, Y. (im Druck).

konnte OSAWA gelegentlich beobachten, daß Histamin beim Durchströmen durch die Katzenlunge keinerlei Veränderungen des Abflusses bewirkte; gelangte das histaminhaltige Blut dann in den Gesamtkreislauf, so trat eine deutliche Blutdrucksenkung auf. Das ist nur so zu erklären, daß sich die viel empfindlicheren Gefäße (Capillaren) des großen Kreislaufes schon auf Histaminmengen erweitern, die für die Lungengefäße unwirksam sind. Das ist nicht überraschend; bei der Lungengefäßwirkung handelt es sich um eine Kontraktion glattmuskeliger Gefäße (wahrscheinlich die Venen; s. S. 303), und es sind stets viel höhere Histaminkonzentrationen notwendig, um diese zur Kontraktion zu bringen, als um das Capillarendothel zu erschlaffen. Eine Beschleunigung des Abflusses konnte OSAWA bei direkter Injektion in die Lungenarterie nie beobachten. Die Vergrößerung des Abflusses aus der Lungenvene, die bei Injektionen in den linken Vorhof auftritt, beruht nicht auf einer Lungengefäßwirkung, sondern auf Veränderungen im Zufluß zur Lunge und wird auf S. 334 besprochen.

Die geringe Histaminempfindlichkeit der Lungengefäße der Katze in situ erklärt, warum GANTER und SCHRETZENMAYR[1] bei intravenöser Injektion keine Behinderung des Abflusses aus der Arteria pulmonalis erhielten. Sie verwendeten die von uns auf S. 230 beschriebene Methode von GANTER.

Wie bereits erwähnt, sind die Gefäße der Meerschweinchenlunge gegen Histamin (und gegen Pepton) unempfindlich. Die durchströmte Lunge zeigt nach Histamin zwar einen starken Krampf der Bronchialmuskulatur (Lungenstarre), aber keine Abnahme im venösen Abfluß[2].

*Onkometerversuche* wurden zuerst von WEBER[3] im wesentlichen an Katzen und zum Teil an Hunden vorgenommen. Er zeigte, daß das Volumen des Lungenlappens mit unterbundenem Bronchus nach intravenöser Histamininjektion stark zunahm. Dies wurde kürzlich von LUISADA[4] mit derselben Methode an Katzen und von MAUTNER und PICK[5] an Hunden bestätigt. Die Wirkung tritt auch nach Durchschneidung der Nervi vagi und des Halsmarkes ein.

---

[1] GANTER, G. u. A. SCHRETZENMAYR: Arch. f. exp. Path. **147**, 128 (1929).
[2] BAEHR, G. und E. P. PICK: Ebenda **64**, 75 (1913).
[3] WEBER, E.: Arch. f. Anat. **1912**, 393; **1914**, 63.
[4] LUISADA, A.: Arch. f. exper. Path. **132**, 296 (1928).
[5] MAUTNER, H. und E. P. PICK: Ebenda **142**, 271 (1929).

Aus der Zunahme des Volumens schloß WEBER, daß die Lungengefäße durch Histamin erweitert werden. Danach würden sich diese in situ ganz anders verhalten als bei künstlicher Durchströmung. Das wäre an und für sich nicht überraschend, da wir ähnliches bei den Gefäßen des großen Kreislaufes schon öfter angeführt haben. Dennoch ist der Schluß, daß die Volumenzunahme der Lunge auf Gefäßerweiterung beruht, nicht richtig. Wird Histamin intravenös injiziert, so steigt, wie LUISADA kürzlich im PICKschen Institut gezeigt hat, gleichzeitig mit der Volumenzunahme der Pulmonaldruck an. Eine Volumenzunahme eines Organes mit gleichzeitiger Erhöhung des Widerstandes in dem zuführenden Gefäß kann nur bedeuten, daß in den abführenden Gefäßen ein Hindernis vorhanden ist. LUISADA schloß darum mit Recht, daß das Histamin eine Kontraktion der kleinen Venchen verursacht. Die Volumenzunahme der Lunge wird also durch Stauung hervorgerufen, eine Erklärung, welche MAUTNER und PICK schon 1915 auf die WEBERschen Versuche angewendet haben. Ob die Volumenzunahme weiter noch durch aktive capillare Erweiterung bedingt ist, wissen wir nicht; es ist das nicht ganz unmöglich.

Bei der Beurteilung der Volumenszunahme der Lunge dürfen wir die möglichen indirekten Beeinflussungen nicht außer acht lassen. Bei narkotisierten Katzen nimmt z. B. nach kleineren intravenösen Histamininjektionen, bei denen wir nach GANTER und SCHRETZENMAYR eine Behinderung des Lungenkreislaufs ausschließen müssen, die Blutzufuhr zur Lunge zu (OSAWA). Dadurch werden auch die Durchblutung und das Volumen der Lunge zunehmen. Weiter können nach den Versuchen von RÜHL (s. S. 220) größere Histamindosen (vor allem beim Hunde) ein Versagen des linken Herzens herbeiführen; dadurch wird das Blut in der Lunge gestaut. Ein schönes Beispiel dafür, wieweit indirekte Einflüsse das Lungenvolumen nach Histamin verändern können, stellen auch die Beobachtungen von MAUTNER und PICK[1] an Hunden bei verschiedener Injektionsweise dar. Bei intrajugularer Injektion von 0,3 mg Histamin nahm das Lungenvolumen zu, bei intraportaler nahm es ab. Die Abnahme beruht darauf, daß das Histamin bei intraportaler Injektion die Lungen in sehr viel niedrigerer Konzentration erreicht, weil es vorher das große Capillarbett der Leber durchfließt, und

[1] MAUTNER, H. und E. P. PICK: Arch. f. exp. Path. **142**, 271 (1929).

weiter daß der Blutzufluß zum Herzen und folglich auch zur Lunge dabei durch die starke „Lebersperre" sehr herabgesetzt wird.

Aus den angeführten Onkometerversuchen sehen wir, daß das Histamin auf die Gefäße der Katzenlunge ebenso wirkt wie auf die der Leber beim Hunde. Die Lungengefäßwirkung ist bei diesem Tier wahrscheinlich nicht so ausgesprochen. Es ist darum möglich, daß man bei Katzen in den Lungenvenen eine stark ausgebildete Schicht glatter Muskeln vorfindet, wie wir sie an den Venae hepaticae des Hundes beschrieben haben.

Beim Kaninchen liegt bisher eine genaue Analyse der Histaminwirkung auf die Lungengefäße nicht vor.

Seltsamerweise erhält man mit der Methode von ANDERES und CLOETTA (s. S. 300) ganz andere Resultate. Das Volumen der Lunge (Katze, Kaninchen) nimmt nämlich nach Histamin stark ab[1]. Daß es sich hier wirklich nur um einen Unterschied in der Methode handelt, geht aus folgendem Versuch hervor[2]: Wurden die beiden Lungenlappen einer Katze mit den beiden Methoden untersucht, so zeigte die Lunge mit abgebundenem Bronchus eine Volumenzunahme, während die nach ihrer eigenen Methode durchströmte Lunge nach Histamin eine Volumenabnahme aufwies (Abb. 54). Das ist schwer erklärlich. Vieles, was WEBER einerseits und ANDERES und CLOETTA andererseits für ihre Methoden angeführt haben, ist heute wertlos, weil sie von der Annahme ausgegangen sind, daß die Volumenzunahme auf einer Gefäßerweiterung beruhe, während der Unterschied nur der ist, daß die Kontraktion in den WEBERschen Versuchen mehr nach der venösen Seite, in den Versuchen von ANDERES und CLOETTA mehr nach der arteriellen Seite des Gefäßsystems zu verlegt ist. WEBER wendete gegen die Methode von ANDERES und CLOETTA ein, daß die Volumenabnahme gar nicht die Folge einer Gefäßwirkung sei, sondern daß durch die gleichzeitige Bronchokonstriktion Luft aus der Lunge ausgepreßt würde, wodurch das Volumen abnehme. Um diesem Einwand zu begegnen, haben ANDERES und CLOETTA[3] ihre Methode dahin modifiziert, daß die Sauerstoffversorgung der Lunge durch ein geschlossenes System vor sich geht, in welchem der Gasdruck registriert wird. Ein Austreiben der Luft würde ein Ansteigen des Gasdruckes zur Folge

---

[1] CLOETTA, M. und E. ANDERES: Arch. f. exper. Path. **76**, 124 (1914).
[2] CLOETTA, M. und E. ANDERES: Ebenda **77**, 251 (1914).
[3] ANDERES, E. und M. CLOETTA: Ebenda **79**, 291 (1916).

haben. Ihre Kurven[1] zeigen aber, daß der Gasdruck nach Histamin gleichzeitig mit der Volumenabnahme der Lunge fällt; später

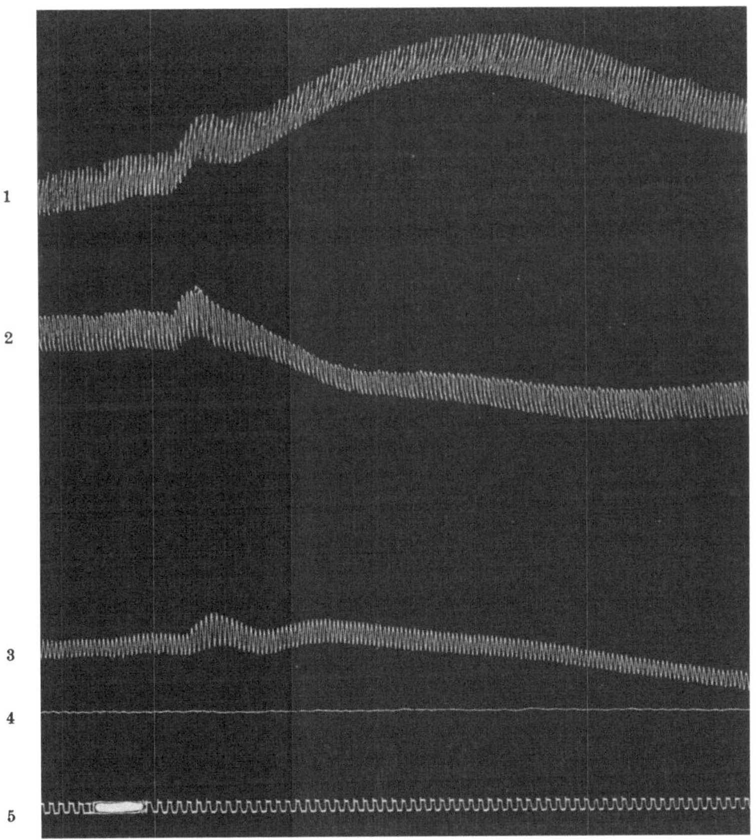


Abb. 54. Katze; zeigt die verschiedene Wirkung des Histamins auf das Lungenvolumen bei verschiedener Methodik. Beide Lungenteile stehen respiratorisch still. 1 Lungenlappen mit abgebundenem Bronchus nach WEBER zeigt eine Volumenzunahme nach Histamin. 2 Lungenlappen mit kontinuierlicher Sauerstoffdurchleitung nach CLOETTA und ANDERES zeigt eine Volumensabnahme nach Histamin. 3 Blutdruck in der Carotis. 4 Bronchialdruck. 5 Zeit in Sekunden. Beim Signal Injektion von 0,5 mg Histamin. (Nach CLOETTA und ANDERES.)

nimmt er zwar etwas zu, doch soll diese geringe Zunahme nicht durch Bronchokonstriktion hervorgerufen werden. Eine klare Deutung ihrer Kurven ist nicht möglich; die von ihnen gegebene

[1] ANDERES, E. und M. CLOETTA: Arch. f. exper. Path. **79**, 301 (1916).

Erklärung befriedigt nicht ganz. Gegen die Methodik von WEBER wenden sie ein, daß es sich bei derselben um anormale Bedingungen in der Lunge handele.

*Der Druck in der Arteria pulmonalis.* Der Druckanstieg in der Arteria pulmonalis nach Histamin ist besonders häufig an *Katzen* beobachtet worden[1 2 3 4 5 6 7 8]. ABE wies ihn auch am HERINGschen Herz-Lungen-Coronarkreislauf nach.

Nach den Versuchen von DALE und LAIDLAW[1] steigt der Pulmonaldruck nach intravenöser Injektion nur vorübergehend im Beginn der Blutdrucksenkung, nach ABE[2] dagegen läuft der Anstieg des Pulmonaldruckes hinsichtlich Dauer und Stärke oft der Blutdrucksenkung parallel, wenn auch in umgekehrter Richtung. Der Anstieg geht der Blutdrucksenkung um 2—3 Sekunden voraus. OSAWA fand sowohl vorübergehende, als auch lange andauernde Anstiege.

ABE nimmt an, daß das Abfallen des Pulmonaldruckes nach kurzer Zeit, wie es DALE und LAIDLAW beschreiben, auf einem Versagen der Pulmonalklappen infolge des plötzlichen enormen Druckanstieges beruht. Band er in diesen Fällen eine Kanüle in die Pulmonalarterie und ließ er in der Richtung zum Herzen Ringer durchfließen, so zeigte sich, daß die Klappen undicht waren. Nach unserer Ansicht beruht das Wiederabfallen des Pulmonaldruckes nach kurzer Zeit im wesentlichen darauf, daß infolge der allgemeinen Gefäßerweiterung im großen Kreislauf weniger Blut zum Herzen und somit zur Lunge gelangt. Darum ist der Anstieg auch am Herz-Lungenpräparat, wo der periphere Kreislauf ausgeschaltet ist, viel höher; MAUTNER und PICK zeigten, daß der Anstieg nach Histamin bei abgeklemmter Arteria thoracica bereits höher ausfällt.

MACDOWALL[5] hat den Einfluß der Narkose (s. dort) nach kleinen Histamindosen (0,01 mg) an Katzen untersucht und gezeigt,

---

[1] DALE, H. H. und P. P. LAIDLAW: J. of Physiol. **41**, 318 (1910).

[2] ABE, K.: Tohoku J. exper. Med. **1**, 398 (1920).

[3] MAUTNER, H. und E. P. PICK: Münch. med. Wschr. **1915**; Arch. f. exper. Path. **142**, 271 (1929).

[4] ANDERES, E. und M. CLOETTA: Arch. f. exper. Path. **76**, 124 (1914); **79**, 301 (1916).

[5] MAC DOWALL, R. J. S.: J. of Physiol. **57**, 146 (1923).

[6] LUISADA, A: Arch. f. exper. Path. **132**, 313 (1928).

[7] OSAWA, Y. (im Druck).

[8] RÜHL, A.: Arch. f. exper. Path. **145**, 255 (1929).

daß der Anstieg in tiefer Narkose verschwindet; der Pulmonaldruck kann bei lange dauerndem Versuch nach Histamin sogar sinken.

An *Hunden* ist ein Ansteigen des Druckes in der Arteria pulmonalis nach Histamin von LAMSON[1], MAUTNER und PICK[2] und von OSAWA[3] beobachtet worden. Nach LAMSON ist der Anstieg nicht so stark wie bei Katzen. Die Lungengefäße des Hundes gegen Histamin scheinen nicht so empfindlich zu sein wie die der Katze. Am Herz-Lungenpräparat des Hundes ist der Anstieg von STARLING und FÜHNER[4] und von RÜHL[5] beobachtet worden.

Außer der Lungengefäßverengerung können auch andere Faktoren den Pulmonaldruck beeinflussen. Es kommen dabei dieselben Möglichkeiten in Betracht, die wir für die Zunahme des Lungenvolumens besprochen haben (S. 303) und auf die wir darum hier verweisen.

CLOETTA und ANDERES[6] sowie SCHÄFER und MACDONALD[7] beschreiben bei *Kaninchen* einen Anstieg des Pulmonaldruckes nach Histamin; derselbe hält längere Zeit an. Da gleichzeitig der Blutdruck ansteigt, braucht die Erhöhung des Pulmonaldruckes aber nicht allein auf Konstriktion in den Lungengefäßen zu beruhen.

*Der Druck im linken Vorhof.* Nach kleinen Histamindosen wird der Druck sowohl bei Katzen als auch bei Hunden nur wenig verändert und zeigt ein geringes Sinken[2 3 8] (s. Abb. 57). Nach unserer Ansicht beruht diese Abnahme auf der Widerstandsverminderung im großen Kreislauf als Folge der allgemeinen Gefäßerweiterung und nicht auf der Lungengefäßverengerung. Daher kommt es auch, daß der Druck erst einige Zeit nach der Injektion zu sinken braucht, wie MAUTNER und PICK angeben. Besonders überzeugend geht dies aber aus den Abb. 57 und 58 von OSAWA hervor. In Abb. 57 wird der Katze 0,3 mg in die Femoralvene, in Abb. 58

[1] LAMSON, P. D., ABT, A. F., OOSTHUISEN, C. A. and S. M. ROSENTHAL: J. of Pharmacol. **21**, 401 (1923).
[2] MAUTNER, H. und E. P. PICK: Arch. f. exper. Path. **145**, 255 (1929).
[3] OSAWA, Y. (im Druck).
[4] STARLING, E. H. and H. FÜHNER: J. of Physiol. **47**, 286 (1913).
[5] RÜHL, A.: Arch. f. exper. Path. **142**, 271 (1929).
[6] CLOETTA, M. und E. ANDERES: Arch. f. exper. Path. **76**, 124 (1914).
[7] SHARPEY-SCHÄFER, E. and A. D. MACDONALD: Quart. J. exper. Physiol. **16**, 251 (1926).
[8] LUISADA, A.: Arch. f. exper. Path. **132**, 313 (1928).

dieselbe Menge in den Aortenbogen injiziert. Der Druck im linken Vorhof sinkt im letzteren Fall viel stärker, obgleich der Anstieg des Pulmonaldruckes bei intrajugularer Injektion größer ist.

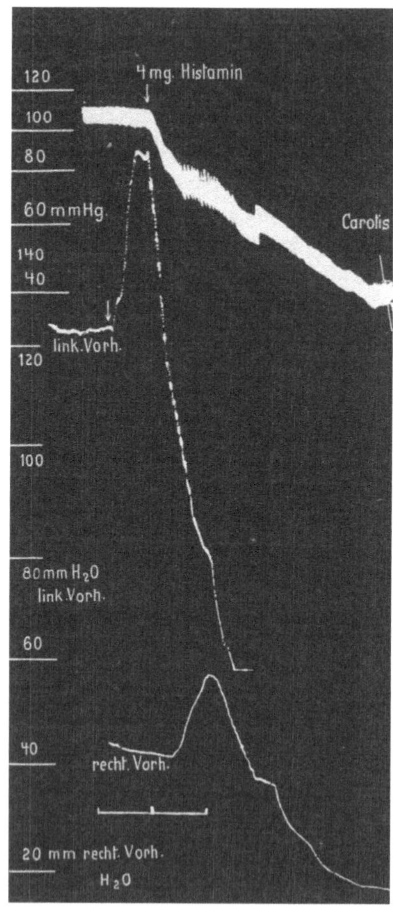


Abb. 55. Katze; Äthernarkose; künstliche Atmung. Zeigt die Wirkung von 4 mg Histamin auf den Druck im linken und rechten Vorhof. (Nach RÜHL.)

Bei größeren Histamindosen erhalten wir natürlich auch bei intrajugularer Injektion einen sehr viel stärkeren Druckabfall im linken Vorhof. Doch geht dann dem Absinken ein Anstieg voraus (s. Abb. 55), der nach RÜHL auf dem Versagen des linken Herzens beruht. Schaltet man den peripheren Widerstand aus, wie es beim Herz-Lungenpräparat der Fall ist, so steigt der Druck im linken Vorhof nach Histamin sehr viel stärker an, und die zweite Phase der Druckabnahme fällt fort. RÜHL hat das am Herz-Lungenpräparat des Hundes gezeigt. Würde die Lungengefäßverengerung den Druck im linken Vorhof bestimmen, so müßte man auch am Herz-Lungenpräparat eine Druckabnahme erhalten. Möglicherweise ist dies bei Katzen auch der Fall, für die wir eine geringere herzschädigende und eine stärkere lungengefäßverengernde Wirkung annehmen als bei Hunden.

*Die Bedeutung der Lungengefäßwirkung für die Blutdrucksenkung nach Histamin.* Bevor wir auf diese Frage im einzelnen eingehen, wollen wir ebenso wie beim Leberkreislauf einige Bemerkungen über die Folgen einer mechanischen Behinderung im Lungenkreislauf vorausschicken.

Wenn man einer Katze mit geöffnetem Thorax die Pulmonalarterie abklemmt, fällt der Blutdruck sofort steil ab und bleibt während der Zeit der Abklemmung niedrig. Läßt man die Pulmonalarterie wieder frei, so steigt der Blutdruck sofort wieder[1 2 3]. Eine andere Möglichkeit, um die Blutpassage in der Lunge zu erschweren, wendeten GANTER und SCHRETZENMAYR[4] an, die eine Kohlesuspen-

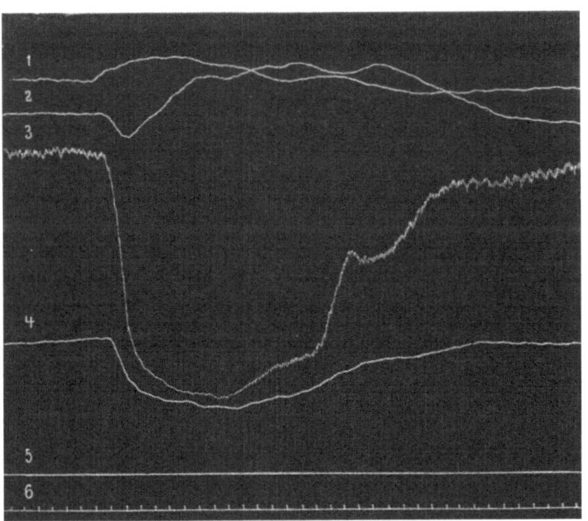


Abb. 56. Katze; zeigt die Volumenänderungen der Organe und die Blutdrucksenkung bei Abklemmen der Pulmonalarterie für über eine Minute. 1 Volumen der rechten Extremität; 2 Dünndarmvolumen; 3 Blutdruck in der Carotis; 4 Volumen der linken Niere; 5 Nullinie des Blutdruckes; 6 Zeit in 5 Sekunden. (Nach ABE.)

sion in die Jugularvene spritzten und so die Lungenarterien embolisierten. Die Folge davon war ebenfalls eine Blutdrucksenkung.

Gleichzeitig mit dem Abklemmen der Pulmonalarterie steigt, wie zu erwarten, der Venendruck[1]; läßt man die Abklemmung längere Zeit bestehen, so fällt er aber wieder bis nahezu auf die ursprüngliche Höhe[2]. Die Abb. 56, die der Arbeit von ABE entnommen ist, zeigt weiter das Verhalten verschiedener Organvolu-

---

1 FELDBERG, W. und E. SCHILF (unveröffentlicht).
2 RIML, O.: Arch. f. exper. Path. **139**, 231 (1928).
3 ABE, K.: Tohoku J. exper. Med. **1**, 398 (1920).
4 GANTER, G. und A. SCHRETZENMAYR: Arch. f. exper. Path. **147**, 128 (1929).

mina bei Abklemmen der Lungenarterie. Wir sehen, daß mit der Blutdrucksenkung eine Volumenzunahme der Extremitäten, eine kurzdauernde Schrumpfung des Dünndarmes mit nachfolgender Ausdehnung und eine reine Schrumpfung der Niere auftritt. Die gleichen Veränderungen beobachtet man im Histaminshock der Katze. Die „Sperre" im Lungenkreislauf kann also sehr wohl zahlreiche der beobachteten Shockerscheinungen hervorrufen; fraglich ist aber, inwieweit sie wirklich für den Shock verantwortlich ist.

Die Wirkung des Histamins auf die Lungengefäße ist von allen Autoren berücksichtigt und als ein möglicher Faktor zur Erklärung der Blutdrucksenkung herangezogen worden. Die Ansichten unterscheiden sich nur insofern voneinander, als die einen dieser Wirkung eine mehr sekundäre (DALE und LAIDLAW), andere eine mehr oder weniger entscheidende Bedeutung (MAUTNER und PICK, ABE, MACDOWALL) für das Zustandekommen der Histaminblutdrucksenkung zuschreiben.

Die meisten Versuche darüber sind an Katzen ausgeführt worden, bei denen die Lungengefäßwirkung des Histamins am stärksten ausgebildet ist. Wir wollen bei diesen Versuchen die Wirkung einer kleinen und einer großen Histamindosis und die am Herz-Lungenpräparat getrennt voneinander besprechen.

*Kleine Dosen.* DALE und RICHARDS[1] injizierten 0,01 mg Histamin einmal intravenös und das andere Mal intraarteriell in die Aorta einer Katze. Die Blutdrucksenkung setzte nach der intraarteriellen Injektion (Beginn der Blutdrucksenkung 2 Sekunden nach der Injektion) $2^1/_2$ Sekunden früher ein als nach der intravenösen Injektion (Beginn der Blutdrucksenkung $4^1/_2$ Sekunden nach der Injektion), obwohl in diesem Falle das Gift zuerst an die Lungengefäße gelangt. Weiter ist die Blutdrucksenkung bei intraarterieller Injektion nicht geringer als bei intravenöser, wie aus den Abb. 57 und 58 von OSAWA hervorgeht. Das beweist, daß die Blutdrucksenkung die Folge einer Gefäßerweiterung im großen Kreislauf ist. Im Gegensatz dazu schließt MAC DOWALL auf Grund seiner Versuche über den Venendruck (s. Narkose), „daß die Senkung des allgemeinen Blutdruckes nach kleinen Histamindosen bei einem Tier in *leichter* Narkose, hauptsächlich, wenn

[1] DALE, H. H. and A. N. RICHARDS: J. of Physiol. 52, 110 (1918).

nicht ausschließlich, auf Konstriktion der Pulmonalgefäße beruht, wodurch das Schlagvolumen des linken Ventrikels abnimmt. . . .“ Denn er findet in leichter Narkose nach der Histamininjektion ein Ansteigen des Druckes in der Pulmonalarterie. Er selber schreibt aber, daß die Blutdrucksenkung in tiefer Narkose gleichstark ausfällt, obgleich der Anstieg des Pulmonaldruckes dann ausbleibt. Wenn die Blutdrucksenkung in leichter Narkose auf einer Lungengefäßwirkung beruhen würde, und diese bei Vertiefung der Narkose abnimmt, so müßte aber auch die Blutdrucksenkung geringer werden, was nicht der Fall ist. Wir sind darum der Ansicht, daß die Bedeutung der Lungengefäßwirkung nach kleinen Histamindosen im Verhältnis zu der Bedeutung der allgemeinen Gefäßerweiterung zu gering ist, um für die Blutdrucksenkung in Erscheinung zu treten. Das ist einfach die Folge davon, daß die Lungengefäße in situ sehr viel weniger empfindlich gegen Histamin sind als die Gefäße des großen Kreislaufes.

*Große Dosen.* Die Erscheinungen nach großen Histamindosen sind schwieriger zu deuten.

Dale und Laidlaw nahmen an, daß nur der erste steile Abfall des Blutdruckes (die erste Phase) bei Katzen auf Lungengefäßwirkung beruhe, da der Druck in der Pulmonalarterie in ihren Versuchen nur im Beginn der Blutdrucksenkung anstieg. Nach den Versuchen von Rühl ist es aber möglich, daß diese erste Phase der Blutdrucksenkung überhaupt die Folge der Herzschädigung, vor allem des linken Ventrikels ist. (Siehe die starke initiale Druckerhöhung im linken Vorhof in Abb. 55 auf S. 308.)

Andererseits haben wir gesehen, daß der Pulmonaldruck bei Katzen nach großen Histamindosen während der ganzen Blutdrucksenkung hoch bleiben kann. Danach könnte man mit Mautner und Pick und Abe annehmen, daß die Behinderung des Lungenkreislaufes auch für die späteren Stadien der Blutdrucksenkung eine Rolle spielen müsse. Das ist auch sicher der Fall, doch ist es nicht wahrscheinlich, daß die Rolle eine große ist. Zum Beispiel hat Osawa[1] in unserem Institut an Katzen, denen kurz vor Injektion einer größeren Histamindosis die Lunge ausgeschaltet wurde, eine lange anhaltende Senkung erhalten. Der Behauptung, die Lungengefäßwirkung bedinge die Blutdrucksenkung, wider-

[1] Osawa, Y. (unveröffentlicht).

spricht auch die Beobachtung, daß der Blutdruck nach mehrmaligen großen Histamindosen steigt (s. S. 215); es sei denn, wir nähmen an, die Lungengefäße seien unempfindlich geworden. Weiter sind die Beobachtungen über den Einfluß der Narkose schwer mit der Annahme in Einklang zu bringen, daß die Histaminkreislaufwirkung von dem Verhalten der Lungengefäßwirkung beherrscht wird. Wir haben aus den Beobachtungen von MacDowall gesehen, daß in tiefer Äther- oder Äther-Chloroformnarkose die Wirkung auf die Lungengefäße abgeschwächt wird. Falls die Blutdrucksenkung wirklich auf der Lungengefäßwirkung beruhen würde, müßten wir erwarten, daß in tiefer Äther-oder Äther-Chloroformnarkose die Blutdrucksenkung auch abgeschwächt würde, wie das z. B. beim *Kaninchen* auch wirklich der Fall ist (s. Narkose). Bei Katzen jedoch hat die Äthernarkose, obgleich sie die Vasokonstriktion der Lungengefäße abschwächt, einen verstärkenden Einfluß auf die Gesamtkreislaufwirkung.

Eine starke Stütze findet die Theorie der „Lungensperre" durch die Versuche am *Herz-Lungenpräparat*. Abe hat an Katzen gezeigt, daß sich nach Histamin der Blutdruck genau umgekehrt verhält wie der Pulmonardruck. (Am Herz-Lungenpräparat des Hundes wurde von Starling und Fühner und von Rühl die Blutdrucksenkung und Pulmonardrucksteigerung beobachtet.) Eine allgemeine Gefäßerweiterung kann für die Blutdrucksenkung hierbei nicht in Frage kommen. Nach den neueren Untersuchungen von Rühl müssen wir aber eine Schädigung des Herzmuskels berücksichtigen. Der genaue Anteil dieser beiden Faktoren an der Blutdrucksenkung im Herz-Lungenpräparat der Katze muß darum untersucht werden. Wenn aber auch die Lungengefäßwirkung für die Blutdrucksenkung im Herz-Lungenpräparat von entscheidender Bedeutung sein sollte, so müßten wir mit Schlüssen auf den Gesamtkreislauf vorsichtig sein, weil es sich beim Herz-Lungenpräparat immer nur um ein künstliches Präparat und nicht um natürliche Kreislaufbedingungen handelt.

Die wirkliche Bedeutung der Lungengefäßwirkung für den Kreislaufshock der Katze läßt sich nur durch weitere Versuche feststellen. Mautner und Pick betonen neuerdings die besondere Bedeutung einer verminderten Füllung des linken Ventrikels. Wir glauben, daß auch dafür die Gefäßerweiterung im großen Kreislauf eine größere Rolle spielt (vgl. hierzu den Druck im linken Ventrikel). Über die Bedeutung der Lungengefäßwirkung für die Blutkörperchenkonzentration s. S. 330.

Für den *Hund* ist die Lungengefäßwirkung sicher noch unwesentlicher; bei diesem Tier ist der allgemeine gefäßerweiternde Effekt ausgeprägter als bei der Katze. Auf die Lungengefäßwirkung beim *Kaninchen* haben wir bereits hingewiesen. Siehe hierzu auch das Kapitel über Narkose.

### d) Die Wirkung von Histamin auf den Druck in den Venen und im rechten Vorhof.

Die Höhe des Venendruckes ist von verschiedenen Faktoren abhängig. Ändert sich der Druck in einer Vene, so muß dies nicht durch eine Änderung des arteriellen Blutdruckes bedingt sein, und umgekehrt kann man Veränderungen des Blutdruckes ohne entsprechende Änderungen des Venendruckes beobachten. Kommt es gleichzeitig mit einer arteriellen Blutdruckschwankung zu einer Venendruckänderung, so können für letztere verschiedene Faktoren verantwortlich sein. Neben den hämodynamischen Einflüssen können Drucke, die von außen auf den Venen lasten, den Druck in denselben erhöhen oder erniedrigen. Da diese Faktoren nicht auf alle Körpervenen einzuwirken brauchen, finden wir Druckveränderungen in einem Venengebiet, ohne daß diese gleichzeitig an anderen Venen auftreten. Vor allem muß man die im Thorax gelegenen Venen (zu diesen sind auch die Halsvenen zu rechnen, die in die Thoraxvenen einmünden) in ihrem Verhalten von den im Abdomen gelegenen Venen trennen. Schon unter normalen Bedingungen findet man, daß der auf den Venen lastende äußere Druck in diesen beiden Körperhöhlen verschieden ist. Ein Beispiel dafür bietet die Atmung. Während der Inspiration sinkt der Venendruck in den im Thorax gelegenen Venen als Folge der intrathorakalen Druckerniedrigung, er steigt dagegen in den im Abdomen gelegenen Venen durch die während der Einatmung entstehende intraabdominale Druckerhöhung. Schaltet man die Wirkung der Atmung auf den intraabdominalen Druck aus, indem man das Abdomen öffnet und die Eingeweide entfernt, so wird der Druck in den Venen der Bauchhöhle durch die Atmung im gleichen Sinne beeinflußt wie der Druck in den thorakalen Venen[1].

---

[1] FELDBERG, W. (unveröffentlicht).

Auch bei der Wirkung des Histamins auf den Venendruck müssen wir die thorakalen und abdominalen Venen getrennt betrachten. Das Histamin verändert den Venendruck aus verschiedenen hämodynamischen Ursachen. Diese Veränderungen lassen sich an den *thorakalen* Venen des normalen Tieres mit Leichtigkeit nachweisen; sie treten aber an den *intraabdominalen* Venen meist nicht ohne weiteres auf, weil der Druck in ihnen von nicht hämodynamischen Druckänderungen in der Bauchhöhle beeinflußt wird. Das ist bisher in der Literatur nicht berücksichtigt worden und erklärt die sich widersprechenden Resultate verschiedener Autoren.

Die Versuche über das Verhalten des Druckes in den thorakalen Venen nach Histamin sind an Katzen und Hunden ausgeführt worden. Beide Tierarten reagieren verschieden, deshalb müssen wir sie getrennt besprechen.

**1. Der Druck in den Hals- und Thorakalvenen und im rechten Vorhof.** a) *Katze*: MACDOWALL[1] hat den Druck in der Vena subclavia gemessen, indem er endständig eine Kanüle in die Brachial- oder Jugularvene einführte. Er fand, daß die Veränderungen des Venendruckes nach (0,01 mg) Histamin von der Tiefe der Narkose abhängig waren. In oberflächlicher Äthernarkose beobachtete er ein leichtes Ansteigen des Druckes; mit Vertiefung der Narkose wurde dieser Anstieg geringer und trat verzögert auf; wurde die Narkose noch weiter vertieft, so blieb derAnstieg vollständig aus und der Druck in der Vena subclavia konnte sogar fallen. MACDOWALL hatte dasselbe bei der Druckmessung in der Arteria pulmonalis beobachtet, und nahm darum an, daß der Anstieg des Venendruckes nach Histamin auf einer Widerstandserhöhung in den Lungengefäßen beruhe. FELDBERG[2] hat die Versuche an curaresierten Katzen wiederholt, fand aber, daß auch, wenn keine Narkose angeschlossen wurde, der Venendruckanstieg nach mehreren Injektionen von 0,01 mg Histamin kleiner wurde. Andererseits konnte er in vielen Fällen bei Katzen, die sich bereits sehr lange in tiefer Äther- oder Chloralosenarkose befanden, mit kleinen Histamindosen einen Anstieg des Venendruckes beobachten. Weiter fand er auch nach kleinen Adrenalindosen, die den Blutdruck der ätherisierten Katze in gleicher Weise wie Histamin senken, mit dem Sinken des Blutdruckes ein Ansteigen des Druckes in der Vena sub-

[1] MACDOWALL, R. J. S.: J. of Physiol. **57**, 146 (1923).
[2] FELDBERG, W. (unveröffentlicht).

clavia, obgleich dabei eine Kontraktion im Lungenkreislauf ausgeschlossen werden kann. Sehr überzeugend sind außerdem die Versuche, die OSAWA[1] auf unsere Veranlassung angestellt hat, und die zeigen, daß eine Widerstandserhöhung im Lungenkreislauf den Venendruck nicht zu beeinflussen braucht. Er injizierte eine gleiche Dosis Histamin einmal in gewöhnlicher Weise intravenös und einmal intraarteriell in den Aortenbogen. Bei der ersten Injektionsart gelangt das Blut vom rechten Herzen noch in ziemlich konzentriertem und unverbrauchtem Zustand an die Lungengefäße und bringt diese zur Kontraktion. Die Folge ist ein starkes Ansteigen des Druckes in der Arteria pulmonalis, wie dies Abb. 57 zeigt. Bei der zweiten Injektionsart gelangt das Histamin zuerst in das gesamte Capillargebiet des großen Kreislaufes und erst dann über das rechte Herz stark verdünnt und sicherlich schon teilweise zerstört an die Lungengefäße; in diesem Falle ist der Anstieg in der Arteria pulmonalis viel geringer, wie Abb. 58 zeigt. Ob dieser Anstieg überhaupt auf der Lungengefäßwirkung beruht, ist nicht mit

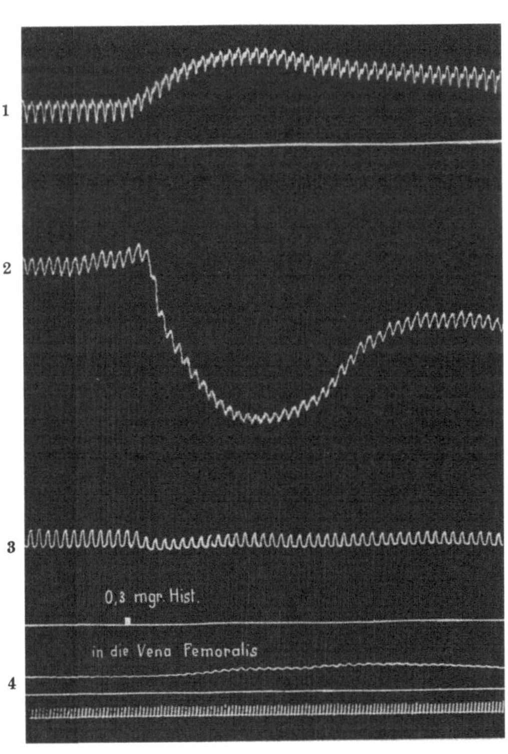


Abb. 57. Katze, Chloralosenarkose; zeigt die Wirkung einer *intravenösen Injektion* von 0,3 mg Histaminchlorhydrat auf den Druck in der Pulmonararterie (1), in der Carotis (2), im linken Vorhof (3) und in der Vena subclavia (4). Zeit in Sekunden. (Nach OSAWA.)

[1] OSAWA, Y. (im Druck).

Sicherheit zu sagen. Uns interessiert hier vor allem, daß trotz der verschieden starken Wirkung des Histamins auf die Lungengefäße und der dadurch bedingten verschieden hohen Druckanstiege in der Pulmonararterie der Anstieg der Venendrucke in beiden Fällen derselbe ist (vgl. Abb. 57 mit Abb. 58). Der Versuch beweist eindeutig, daß der Lungengefäßwirkung des Histamins eine ausschlaggebende Rolle für das Verhalten des Venendruckes nicht zukommen kann, wie MACDOWALL annimmt.

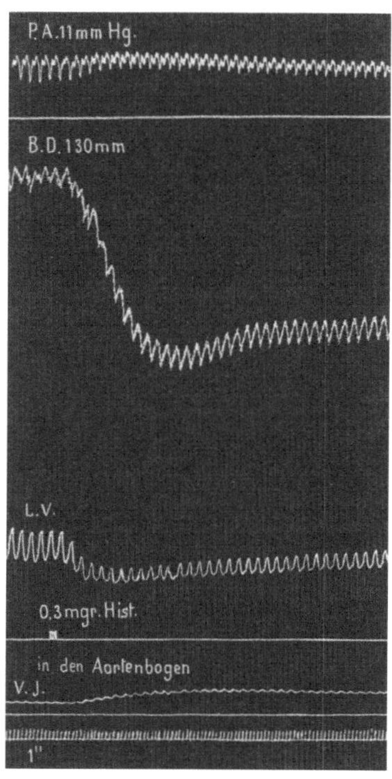


**Abb. 58. Fortsetzung von Abb. 57.** Die Abbildung wurde einige Minuten nach Abb. 57 erhalten, indem dieselbe Menge Histamin *in den Aortenbogen injiziert* wurde. Im Vergleich zur vorhergehenden Abbildung steigt der Druck in der Arteria pulmonalis kaum an, während der Druck in der Vena subclavia in beiden Abbildungen gleich stark steigt; der Druck im linken Vorhof sinkt stärker als nach intravenöser Injektion. (Nach OSAWA.)

Die Ursache, warum der Venendruck nach kleinen Histamindosen ansteigt, beruht nach unserer Ansicht darauf, daß mehr Blut zum rechten Herzen fließt.

Die Blutzufuhr zum rechten Herzen erklärt auch, warum der Druck in den thorakalen Venen[1] [2] und im rechten Vorhof[3] bei großen Histamindosen fällt. Nach großen Histamindosen nimmt nämlich die Blutzufuhr zum rechten Herzen ab (s. S. **334**). Man beobachtet aber nicht immer nach großen Histamindosen ein Sinken des Venendruckes. Dem Sinken kann entweder ein Anstieg vorausgehen, wie es die Abb. 55 von RÜHL[4] wiedergibt, oder der Druck zeigt überhaupt nur einen Anstieg, der erst mit der Erho-

[1] OSAWA, Y. (im Druck).
[2] CONNET, H.: Amer. J. Physiol. **54**, 96 (1920).
[3] KISCH, FR.: Klin. Wschr. **8**, 833 (1929).
[4] RÜHL, A: Arch. f. exper. Path. **145**, 255 (1929).

lung des arteriellen Blutdruckes wieder nachläßt. Beide Formen sind unabhängig voneinander von FELDBERG in der Vena subclavia und von RÜHL im rechten Vorhof beobachtet worden.

Auch LEE[1] hat eine Kurve veröffentlicht, die zeigt, daß nach 0,5 mg Histamin der Venendruck stark ansteigt. RÜHL führt den Anstieg stets auf ein Versagen des Herzens zurück. FELDBERG fand jedoch in einigen Fällen, daß das Herz kräftig und schnell weiter schlug. Es ist darum möglich, daß (bei Katzen) noch andere Möglichkeiten für den Venendruckanstieg in Betracht zu ziehen sind.

Bevor wir auf die Versuche an Hunden eingehen, wollen wir noch eine Beobachtung von MACDOWALL und WORSNOP[2] anführen, die gefunden haben, daß der Venendruck nach mehrmaligen kleinen Histamindosen kontinuierlich fällt, während sich der arterielle Blutdruck vollständig wieder erholt. Das gleiche beobachtet man auch nach kleinen Blutentziehungen, mit der die Wirkung kleiner Histamindosen verglichen wird.

b) *Hund*: Alle Autoren berichteten übereinstimmend, daß der Druck in der Vena jugularis oder subclavia nach Histamin für gewöhnlich sinkt[1, 3, 4, 5]. In einem Versuche von LEE ging der Senkung ein kurz dauernder Anstieg voraus.

Bevor wir auf die Ursachen für die Venendrucksenkung eingehen, wollen wir erwähnen, daß man auch beim Hunde nach Histamin gelegentlich starke Anstiege des Venendruckes beobachten kann[4]. Es handelt sich hier entweder um die Wirkung sehr großer Histamindosen oder um Tiere, die auf verhältnismäßig geringe Histamindosen starke Störungen der Herzaktion bis zum vollständigen Versagen des Herzens aufweisen. Der Druckanstieg in der Jugularvene ist somit durch einfache Stauung bedingt. Am Herz-Lungenpräparat, an dem die herzschädigende Wirkung des Histamins viel ausgesprochener ist, hat RÜHL[6] nach 0,5—2 mg stets eine starke Druckerhöhung im rechten Vorhof beobachtet.

Die Faktoren, welche dagegen die Senkung des Venendruckes verursachen, sind noch nicht klargestellt worden. Es ist naheliegend, anzunehmen, daß die Senkung auf einer verminderten Blut-

---

[1] LEE, F. C.: Amer. J. Physiol. **74**, 817 (1925). [2] MCDOWALL, R. J. S. and B. L. J. WORSNOP: J. of Physiol. 59, Proc. XXXVI (1924). [3] FELDBERG, W., SCHILF, E. und H. ZERNIK: Pflügers Arch. **220**, 738 (1928). [4] FELDBERG, W. (unveröffentlicht). [5] EPPINGER, H. und A. SCHÜRMEYER: Klin. Wschr. **7**, 777 (1928). [6] RÜHL, A.: Arch. f. exper. Path. **145**, 255 (1929).

zufuhr zum rechten Herzen beruht, oder darauf, daß durch das Histamin die Herztätigkeit so verstärkt wird, daß das Blut schneller als normal ins Herz abfließen kann. Wir zählten darum die Herzschläge vor und während der Venen- und Blutdrucksenkung. Die Frequenz war nahezu unverändert oder sogar um einige Schläge in der Minute verlangsamt, was eher zu einer Stauung und damit zu Steigerung des Venendruckes hätte führen müssen. Es wäre natürlich möglich, daß während jeder Systole mehr Blut aus dem rechten Herzen herausgepumpt wird. Untersuchungen hierüber haben wir nicht angestellt.

Eine Abnahme der Blutzufuhr zum rechten Herzen könnte bei Hunden durch die starke Lebersperre bedingt sein, die bei Katzen ja nahezu fehlt. Das ist aber nicht der Fall, da weder Abklemmen der Pfortader noch Evisceration die Venendrucksenkung nach Histamin verhindert. Daß die Senkung nach Evisceration geringer ausfallen kann, hat wenig zu sagen, weil sie auch sonst im Laufe des Versuches oft geringer wird. Leider liegen über die Strömungsgeschwindigkeit nach kleinen Histamindosen bei Hunden keinerlei Beobachtungen vor.

Auch der Versuch, die Venendrucksenkung mit intrathorakaler Druckverminderung als Folge einer Bronchokonstriktion zu erklären, hat sich als irrig erwiesen, weil der Venendruck auch am curaresierten Hunde bei künstlicher Atmung und bei offenem Thorax nach kleinen Histamindosen sinkt. Das Öffnen des Thorax verursacht aber oft eine deutliche Verringerung der Venendrucksenkung, so daß ein gewisser Einfluß intrathorakaler Druckänderungen auf den Venendruck nicht ganz ausgeschlossen ist, um so mehr, als FELDBERG am Hunde nach Histamin oft eine intrathorakale Druckabnahme beobachtet hat.

Eine endgültige Erklärung für die Venendrucksenkung des Hundes nach kleinen Histamindosen können erst weitere Versuche ergeben. Bei großen Dosen beruht die Senkung sicherlich ebenso wie bei Katzen auf der verminderten Blutzufuhr zum rechten Herzen.

c) Beim *Menschen* fällt der Venendruck bei intravenöser Dauerinfusion von 0,02—0,04 mg Histamin pro Minute im Mittel um 1,5 mm Hg[1].

**2. Der Druck in den Abdominalvenen bei Katzen und Hunden.** Am narkotisierten, in Rückenlage aufgebundenen Tier

[1] WEISS, S., ELLIS, L. B. and G. P. ROBB: Amer. J. Physiol. **90**, 551 (1929).

pflanzen sich die Druckänderungen, die wir in den Thorakalvenen nach Histamin auftreten sahen, nicht auf die Venen des Abdomens fort. Wäre das der Fall, so müßte der Druck in den Abdominalvenen bei Katzen steigen und bei Hunden fallen. Wir finden aber

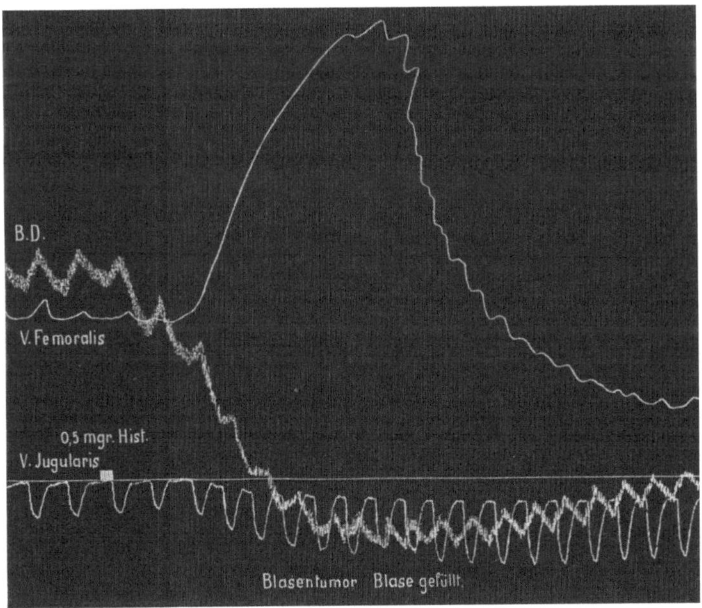


Abb. 59. Hund, Chloralosenarkose; zeigt den starken Anstieg des Druckes in der Vena iliaca (V. Femoralis) und die Senkung in der Vena subclavia (V. Jugularis) nach 0,5 mg Histamin. Während des Druckanstieges in der Vena iliaca wölbt sich die Blase tumorartig hervor, und man sieht durch die Bauchdecken hindurch deutliche Peristaltik der Därme. Der Druck sinkt dann, während der Blutdruck (B.D.) noch niedrig ist, bis unter das ursprüngliche Niveau. (Nach FELDBERG.)

nicht nur bei Katzen[1 2], sondern auch bei Hunden[3 4 5] ein Ansteigen des Druckes. Mißt man also bei Hunden gleichzeitig die Drucke in der Vena subclavia und iliaca, so zeigen sie, wie Abb. 59 wiedergibt, auf Histamin ein entgegengesetztes Verhalten. Der Druck

[1] FELDBERG, W., KATZ, G. und E. SCHILF (unveröffentlicht).

[2] FORBES, H. S., WOLFF, H. G. and ST. COBB: Amer. J. Physiol. **89**, 266 (1929).

[3] LAMSON, P. D., ABT, A. F.; OOSTHUISEN, C. A. and S. M. ROSENTHAL: J. of Pharmacol. **21**, 401 (1923).

[4] SMITH, M. J.: Ebenda **32**, 465 (1928).

[5] FELDBERG, W. (unveröffentlicht).

in der Iliaca wurde in der Weise gemessen, daß die Spitze der in die Femoralvene eingeführten Kanüle unter das Ligamentum Poupartii 1—1 $^1/_2$ cm in die Bauchhöhle vorgeschoben wurde. Der Anstieg in der Iliaca zeigte keinerlei Beziehung zum Blutdruck; er wies oft unregelmäßige Schwankungen oder sogar mehrere Gipfel auf; in einigen Fällen dauerte er nur kurz, und der Druck fiel dann bis unter das Anfangsniveau; bei Katzen konnte der Anstieg

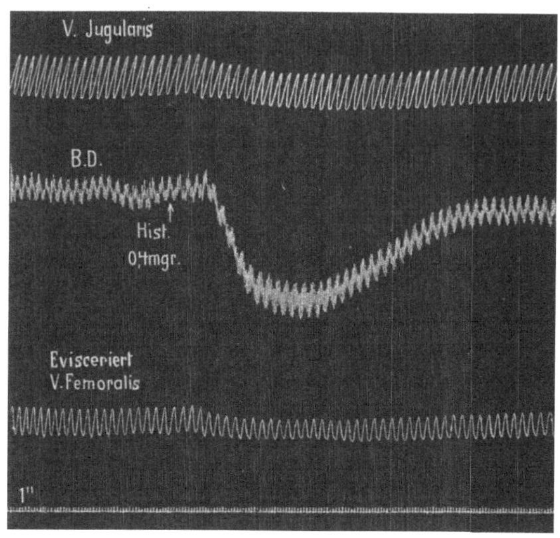


Abb. 60. Hund, Chloralose, Curare. Eviscreiert. Zeigt, daß am eviscerierten Hunde sowohl der Druck in der Vena subclavia als auch in der Vena iliaca nach Histamin sinkt. Vgl. Abb. 59 am nicht eviscerierten Hunde. (Nach FELDBERG.)

viel höher als der Anstieg in den Thorakalvenen sein und mehrere Gipfel aufweisen.

Dieser Anstieg in der Vena iliaca ist nicht durch Kreislauffaktoren verursacht. Das geht bereits aus seinem unregelmäßigen Verlauf hervor. Er beruht vielmehr auf intraabdominalen Veränderungen. Man beobachtet nämlich oft gleichzeitig mit dem Ansteigen des Venendruckes eine starke Peristaltik der Därme und ein Anspannen der Bauchdecken. Bei Hunden mit gefüllter Blase sieht man, wie die Blase sich tumorartig unter den gespannten Bauchdecken vorwölbt; sie drückt auf die Venen und führt zur Stauung in denselben. Darum findet man bei Hunden mit gefüllter Blase oft besonders hohe Anstiege nach Histamin. Aber auch bei leerer Blase können die Anstiege sehr hoch sein, sie werden durch Stauungen infolge Verlagerungen der sich kontrahierenden Eingeweideschlingen und durch intraabdominale Druckerhöhung infolge der Bauchdeckenspannung hervorgerufen. Das geht daraus hervor, daß der Venendruck in der Iliaca nach Öffnen der Bauchhöhle und Evisceration ebenso auf Histamin reagiert wie in der gleichzeitig gemessenen Subclavia (s. Abb. 60). Bei Katzen fanden wir meist einen geringen Anstieg, bei Hunden eine Senkung, die aber oft nur gering war. Doch war sie dann in den Thorakalvenen ebenfalls gering. Wie wir bereits erwähnt haben, ist das nach Evisceration häufig der Fall.

Die Beobachtungen der Druckänderungen in den Venae iliacae sind von allgemeinem Interesse, weil sie zeigen, daß Veränderungen dieser Venendrucke nicht für die übrigen Körpervenen maßgebend zu sein brauchen.

### e) Das Verhalten des Blutvolumens nach Histamin. Blutverteilung, Ursachen des Plasmaaustrittes (Blutkörperchenkonzentration s. S. 354).

*Methodik.* Die Messung des kreisenden Blutvolumens kann nach zwei Methoden ausgeführt werden: Die Plasmamethode beruht darauf, daß ein kolloidaler Farbstoff [1] (z. B. Vitalrot [2], Kongorot [3] oder andere) ins Blut injiziert wird, und daß man die zirkulierende Plasmamenge aus der Verdünnung des Farbstoffes errechnet: Je größer die strömende Plasmamenge, um so stärker die Verdünnung. Diese Methode mißt also nur die Menge des zirkulierenden Plasmas. Aus den Volumenprozenten der Blutkörperchen im Hämatokriten wird dann erst das Gesamtblutvolumen errechnet. Im Gegensatz hierzu mißt die Kohlenoxydmethode von GRÉHANT und QUINQUAUD [4] die Menge der zirkulierenden Blutkörperchen. Es wird eine bestimmte Menge Kohlenoxyd eingeatmet und aus der Konzentration des Kohlenoxydhämoglobins die Menge der kreisenden Blutkörperchen bestimmt. Diese Konzentration ist um so geringer, je mehr Blutkörperchen im Kreislauf vorhanden sind. Das Gesamtvolumen wird ebenfalls erst aus dem Hämato-

[1] GRIESBACH, W.: BETHES Handbuch der normalen und pathologischen Physiologie **6**, 2. Hälfte, S. 667. Berlin: Jul. Springer 1928. [2] KEITH, N. M., ROWNTREE, L. G. and J. T. GERAGHTEE: Arch. int. Med. **16**, 547 (1915). [3] GRIESBACH, W.: Dtsch. med. Wschr. **47**, 1289 (1921). [4] GRÉHANT, N. et E. QUINQUAUD: C. r. d. l'acad. d. séances **94**, 1450 (1883).

kriten errechnet. Auf die kritischen Einwände gegen diese Methoden[1] [2] wollen wir hier nicht eingehen.

Beide Methoden sind auf den Histaminshock angewendet worden und mit beiden erhält man eine Abnahme des kreisenden Blutvolumens. Das gilt aber nur für Histaminmengen, die eine Blutdrucksenkung hervorrufen. Z. B. erhält man beim Menschen nach intravenöser Dauerinfusion von 0,02—0,04 mg Histamin pro Minute meist keine Blutdrucksenkung und auch keine Änderung des Blutvolumens[3].

Für die Reduktion des kreisenden Blutvolumens kommen zwei Mechanismen in Betracht. Erstens können *in* den Gefäßen mehr oder minder beträchtliche Mengen Blut oder Blutkörperchen deponiert werden. Bei Besprechung der mikroskopischen Beobachtungen der Blutströmung werden wir zeigen, daß nach Histamin der Kreislauf in einigen Gefäßgebieten mit zusammengeballten Blutkörperchen ganz stillstehen kann. Es handelt sich dabei also um eine Ansammlung von nicht oder nur wenig kreisendem Blut oder Blutkörperchen *innerhalb* von Gefäßen. Zweitens kann Blut oder vielmehr Plasma aus den Gefäßen austreten, wodurch es zu einer Reduktion des Plasmavolumens kommt. Dieser Mechanismus des Plasmaaustrittes ist von der Ansammlung nicht kreisenden Blutes in den Gefäßen ganz verschieden und gehorcht, wie wir zeigen werden, ganz anderen Bedingungen; er führt zu einer Eindickung des Blutes: zur Blutkörperchenkonzentration. Zur Vermeidung von Wiederholungen verweisen wir auf das Kapitel Blutbild, in welchem die Blutkörperchenkonzentration ausführlich besprochen ist (s. S. 354).

*Die Bestimmungen des Blutvolumens.* DALE und LAIDLAW[4] wendeten die Vitalrotmethode bei Katzen an und fanden, daß das Plasmavolumen um 40—50 vH abnahm.

Wir wollen einen ihrer Versuche ausführlicher besprechen. Aus der folgenden Tabelle geht hervor, daß das Plasmavolumen um 36,2 cm³ (etwa 42 vH) abnimmt. Dagegen verringern sich die Erythrocyten nur um 3,1 cm³. Da aber dem Kreislauf zwischen den beiden Bestimmungen etwa 4 cm³ Blutkörperchen für die verschiedenen notwendigen Blutproben entnommen werden, kommt

[1] LAMSON, P. D. and T. NAGAYAMA: J. of Pharmacol. **15**, 331 (1920).
[2] LAMSON, P. D. and S. M. ROSENTHAL: Amer. J. Physiol. **63**, 358 (1923).
[3] WEISS, S., ELLIS, L. B. and G. P. ROBB: Amer. J. Physiol. **90**, 551 (1929).
[4] DALE, H. H. and P. P. LAIDLAW: J. of Physiol. **52**, 355 (1918/19).

| Katze | Hämatokrit | | Plasmamenge Best. | Hieraus errechnet sich die Blutkörperchenmenge |
|---|---|---|---|---|
| | Vol. proz. Erythr. | Vol. proz. Plasma | | |
| *vor dem Shock* . . | 40 | 60 | 87,2 cm³ | 58,1 cm³ |
| *im Shock* . . | 52 (Anstieg um 30 vH) | 48 | 51,0 cm³ | 55 cm³ |

es praktisch überhaupt nicht zu einer Verringerung der Blutkörperchen. Nach diesem Versuche findet nur eine Abnahme des Plasmas statt, d. h. die gesamte Reduktion des Blutvolumens besteht in diesem Falle in einem Austritt von Plasma.

Das ist aber nicht immer der Fall. Wir werden zeigen (s. S. 359), daß man gelegentlich Katzen findet, bei denen die Blutkörperchenkonzentration im Histaminshock sehr gering ist, und daß das sogar die Regel ist, wenn den Katzen das Histamin langsam (im Laufe von 20—30 Minuten) injiziert wird. Obwohl in diesen Fällen nur ein geringer Plasmaaustritt aus den Gefäßen stattgefunden haben kann, nimmt das Blutvolumen stark ab. Die Abnahme des Blutvolumens kann hier also nicht mit dem Plasmaaustritt erklärt werden. Weil es unwahrscheinlich ist, daß Erythrocyten die Gefäße im Histaminshock in größeren Mengen verlassen[1], kann man die Abnahme des Blutvolumens nur darauf zurückführen, daß sich Blut in irgendwelchen Gefäßgebieten ansammelt und dort mehr oder minder vollständig stagniert, so daß sich der injizierte Farbstoff nicht mit ihm vermischen kann. Ein solcher Stillstand von Blut innerhalb der Gefäße scheint beim Hunde nach Histamindosen, die nicht zum tödlichen Shock führen, viel häufiger vorzukommen. EPPINGER und SCHÜRMEYER[2] fanden z. B. bei einer Zunahme des

[1] Es wäre möglich, daß Erythrocyten die Blutgefäße in der Leber verlassen. Wirklich findet man z. B. im Pepton- und anaphylaktischen Shock des Hundes Erythrocyten außerhalb der Lebergefäße und in der aus der Leber abfließenden Lymphe. Beobachtungen über den Histaminshock liegen nicht vor. Bei der Katze kommt die Leberwirkung kaum in Frage, und auch beim Hunde kann dieser Austritt vereinzelter Erythrocyten nicht wesentlich sein. Dies geht auch aus dem gleich zu besprechenden Verhalten des Blutvolumens nach künstlich hervorgerufener Blutdrucksteigerung im Histaminshock hervor.

[2] EPPINGER, H. und A. SCHÜRMEYER: Klin. Wschr. 7, 777 (1928).

Hämoglobins von 7—12 vH eine Abnahme des zirkulierenden Blutvolumens um über 50 vH. Die beiden Versuche in der folgenden Tabelle sind ihrer Arbeit entnommen.

| | I. Versuch, Hund 26 kg | | II. Versuch, Hund 14 kg | |
|---|---|---|---|---|
| | Blutmenge | Hämoglobin | Blutmenge | Hämoglobin |
| *vor dem Shock* . . . | 1333 | 87 | 825 | 102 |
| *im Shock* . . . . . . | 635 | 98 | 380 | 109 |
| *nach dem Shock* . . | 1445 | 90 | 880 | — |

Die Bestimmungen wurden mit der Kohlenoxydmethode gemacht. Es werden also gerade die kreisenden *Blutkörperchen* erfaßt.

Lamson und dessen Mitarbeiter[1] haben im Histaminshock des Hundes das „Plasmavolumen" mit der Vitalrotmethode gemessen und gleichzeitig mit einem Anstieg des Hämoglobingehaltes eine Abnahme desselben feststellen können.

Bei den beiden Faktoren, die das zirkulierende Blutvolumen verkleinern, der Stagnation von Blut in den Gefäßen und dem Plasmaaustritt, handelt es sich um verschiedene Mechanismen. Der Plasmaaustritt ist für den Kreislaufshock charakteristisch und von der Blutdrucksenkung unabhängig, denn die Blutkörperchenkonzentration bleibt bestehen, wenn der Blutdruck im Histaminshock durch $BaCl_2$ und Pituitrin erhöht wird. Der Stillstand der Blutströmung in den Gefäßen dagegen ist eine Erscheinung, die man bei anderen Arten der Blutdrucksenkung auch beobachten kann und die nur durch die Blutdrucksenkung bedingt wird. Eppinger und Schürmeyer konnten z. B. zeigen, daß die gleiche Abnahme des zirkulierenden Blutvolumens eintritt, wenn der Blutdruck durch hohe Rückenmarksdurchschneidung zum Sinken gebracht wird, wodurch die Gefäße vom Vasomotorenzentrum getrennt und vorübergehend tonuslos und weit werden. Weiter zeigten sie, daß das Blutvolumen wieder anstieg, wenn der nach Histamin gesunkene Blutdruck des Hundes durch blutdrucksteigernde Mittel erhöht wird. Die Reduktion des Blutvolumens, die in diesen Fällen allein durch Stagnation von Blut bedingt ist, verschwindet also, wenn der Blutdruck wieder normal wird.

Die Blutansammlung in den Gefäßen und der Plasmaaustritt können sich entweder auf die Gefäße des ganzen Körpers verteilen

[1] Lamson, P. D., Abt, A. F., Oosthuisen, C. A. and S. M. Rosenthal: J. of Pharmacol. **21**, 401 (1923).

oder einzelne Gefäßgebiete besonders bevorzugen. Diese Möglichkeiten müssen wir für beide Mechanismen gesondert betrachten. Es handelt sich dabei einmal um die Blutverteilung im Histaminshock und weiter um die Lokalisation des Plasmaaustrittes.

*Die Blutverteilung im Histaminshock.* An einer im Histaminshock getöteten Katze läßt sich mit bloßem Auge keine größere Ansammlung von Blut in irgendwelchen Organen feststellen. DALE und LAIDLAW[1] gingen darum so vor, daß sie vor dem Versuch künstlich eine Blutfülle im ganzen Tier herstellten, indem sie einer Katze das gesamte Blut einer anderen zuführten, und dann einen Histaminshock hervorriefen. Post mortem waren die *Darmschlingen* stark bläulich injiziert, die Venen aber nicht ausgedehnt. Auffallend war die tiefrote Farbe der *quergestreiften Muskeln,* die offenbar sehr blutreich waren, so daß es den Anschein hatte, als ob sich das Blut besonders in ihnen angesammelt hätte. Auch die Tatsache, daß man nach Evisceration einen vollkommenen Histaminshock hervorrufen kann, spricht nach DALE und LAIDLAW dafür, daß sich wenigstens ein großer Teil des Blutes in den Gefäßen der quergestreiften Muskulatur ansammelt. Ihr weiterer Versuch — Auswaschen des Hämoglobins und Bestimmung desselben, wodurch sich die Blutmenge der einzelnen Organe vor und im Shock bestimmen läßt —, ließ eine bestimmte Schlußfolgerung nicht zu.

Die Lungen und die Leber interessieren vor allem deshalb, weil wir annehmen, daß diese Organe im Histaminshock die Blutströmung absperren. Bei Katzen ist die Lungensperre am ausgeprägtesten. Dennoch geben DALE und LAIDLAW[1] an, daß die Lungen nicht so aussehen, als sei in ihnen Blut gestaut, wenn man sie im Histaminshock kollabieren läßt.

Die „Lebersperre" ist bei Katzen nicht ausgebildet. Dagegen führt sie bei Hunden zu einer starken Leberschwellung. Vergleichende Untersuchungen über den Blutgehalt der Hundeleber vor und im Shock sind nicht gemacht worden. Man darf die Schwellung nicht ohne weiteres als einen Maßstab für die Ansammlung von Blut *in* den Gefäßen ansehen, da sie wahrscheinlich größtenteils auf Plasmaaustritt aus den Gefäßen beruht. Auf diesen Faktor kommen wir auf S. 329 noch zurück.

Die mikroskopischen Untersuchungen der im Pepton- und anaphylaktischen Shock herausgeschnittenen Leber (s. S. 288) zeigen,

[1] DALE, H. H. and P. P. LAIDLAW: J. of Physiol. **52**, 355 (1918/19).

daß die Capillaren und Venae hepaticae in den frühen Shockstadien mit zusammengeballten Erythrocyten angefüllt sind, die im Laufe der nächsten Minuten aus der Leber fortgeschwemmt werden. Es ist sehr leicht möglich, daß danach die Gefäße in der geschwollenen Leber weniger Blutkörperchen enthalten als normal. Aus diesen Angaben sind aber keine bündigen Schlüsse auf das Histamin zu ziehen, weil sich die Hundeleber nach Histamin etwas anders verhält als nach Pepton; die Endothelschädigung ist nach Histamin nicht so ausgesprochen wie nach den anderen Shockgiften (s. S. 290).

Wenn die Leberschwellung auch nicht als Maß für die Blutansammlung in den Lebergefäßen gelten kann, so ist doch sicher, daß die starke Behinderung des Pfortaderkreislaufes eine ausgesprochene Stagnation in allen Eingeweidegefäßen zur Folge haben wird. Deshalb kann das eingeatmete Kohlenoxyd auch nur in geringen Mengen in das Blut der Eingeweidegefäße gelangen. Die starke Verminderung der zirkulierenden Blutkörperchen könnte darum wohl teilweise durch dieses Hindernis erklärt werden (vgl. aber weiter unten).

Die Milz ist im Histaminshock kontrahiert[1] und kommt darum als Blutspeicher nicht in Frage; außerdem haben EPPINGER und SCHÜRMEYER[2] gezeigt, daß milzlose Hunde im Shock ebenfalls eine starke Abnahme des Blutvolumens aufweisen.

Für die Ansicht, daß die Blutansammlung mehr gleichmäßig in den Gefäßen aller Organe stattfindet, sprechen die von EPPINGER und SCHÜRMEYER beschriebenen Beobachtungen. Eine hohe Rückenmarksdurchschneidung, die eine *allgemeine* Gefäßerweiterung bewirkt, hat dieselbe Blutvolumenabnahme zur Folge wie die Injektion von Histamin. Wir sind mit EPPINGER und SCHÜRMEYER der Ansicht, daß alle Gefäße bei daniederliegendem Kreislauf Blut enthalten, welches gar nicht oder nur wenig strömt[3].

Die Ansammlung von Blut in den Gefäßen betrifft die peripheren Abschnitte des Gefäßstammes, die Capillaren und vor allem die kleinen Venen.

---

[1] BARCROFT, J.: Erg. Physiol. **25**, 818 (1926). [2] EPPINGER, H. und A. SCHÜRMEYER: Klin. Wschr. **7**, 777 (1928). [3] Hiervon wird die Funktion der Milz als Blutkörperchendepot nicht berührt, denn die Blutkörperchenmenge, die z. B. eine weite Hundemilz enthalten kann, ist ganz gewaltig. Sie beträgt das Mehrfache des Milzgewichtes in kontrahiertem Zustande (FELDBERG, W. und H. LEWIN: Pflügers Arch. **219**, 246 [1928]). Eine derartige Ansammlung von Blut kennen wir bei anderen Organen nicht.

Dale und Laidlaw[1] wiesen bereits darauf hin, daß die großen Venen der Brust- und Bauchhöhle im Histaminshock der Katze auffallend leer und schlaff waren. Sie bestimmten getrennt voneinander einmal den Blutgehalt der großen Mesenterialgefäße und weiter den Blutgehalt der Gefäße der dazugehörigen Darmschlingen, die im wesentlichen alle kleinen Gefäße enthalten. Sie fanden, daß sich das Blut im Histaminshock in den Capillaren und kleinen Gefäßen ansammelt, daß dagegen die großen Arterien und Venen verhältnismäßig blutleer sind. Das Verhältnis von:

$\frac{\text{Blut in großen Gefäßen (Mesenterium)}}{\text{Blut in kleinen Gefäßen (Darmschlingen)}}$ war normalerweise $\frac{0,79}{0,33} = 2,4$, im Histaminshock dagegen $\frac{0,33}{0,44} = 0,75$.

Hiermit stimmen die mikroskopischen Beobachtungen überein, die wir bei der Blutströmungsgeschwindigkeit beschreiben (s. S. 335).

Weiss, Ellis und Robb[2] geben an, daß Histaminmengen, die bei intravenöser Dauerinfusion noch keine Änderungen des Blutvolumens bewirken (s. S. 322), die Blutverteilung bereits in dem Sinne beeinflussen, daß eine Verschiebung des Blutes nach der venösen Seite zu eintritt, so daß das Blutvolumen auf der venösen Seite zu- und auf der arteriellen Seite abnimmt.

*Der Mechanismus und die Lokalisation des Plasmaaustrittes.* Je nach der Theorie, welche die verschiedenen Autoren für die Entstehung des Kreislaufshocks aufstellen, wird der Plasmaaustritt verschieden erklärt. Dale und Laidlaw[1] nehmen an, daß das Histamin eine direkte Permeabilitätserhöhung des Capillarendothels hervorruft. Inchley[3] ebenso wie Mautner und Pick[4] erklären die Endotheldurchlässigkeit mit passiver venöser Stauung. Allerdings beträfe die Kontraktion nach Mautner und Pick nicht alle Venen gleichmäßig, sondern die Venae hepaticae und die Venae pulmonales.

Dieselben Einwände (Einfluß der Narkose, mikroskopische Beobachtungen), die wir bereits bei den Theorien über die Entstehung der Blutdrucksenkung gegen die den Venen zugeschriebene Rolle gemacht haben, gelten in noch höherem Maße für den Plasmaaustritt. Wir sehen die Endotheldurchlässigkeit für Plasma als eine aktive

---

[1] Dale, H. H. and P. P. Laidlaw: J. of. Physiol. **52**, 355 (1918).
[2] Weiss, S., Ellis, L. B. and G. P. Robb: Amer. J. Physiol. **90**, 551 (1929).
[3] Inchley, O.: Ebenda **61**, 282 (1926). [4] Mautner, H. und E. P. Pick: Münch. med. Wschr. **1915**, 1141; Arch. f. exper. Path. **142**, 271 (1929). — Mautner, H.: Wien. Arch. inn. Med. **7**, 251 (1924).

Wirkung des Histamins auf das Capillarendothel an. Die Bedeutung der konstriktorischen Wirkung des Histamins auf die Lungen- und Lebervenen werden wir im folgenden noch gesondert besprechen.

An der Haut des Menschen und des Hundes läßt sich der Plasmaaustritt nach intradermalen Histamininjektionen leicht als Quaddel nachweisen. MANWARING, MONACO und MARINO[1] berichten als auffallendstes Symptom bei ihren *Durchströmungen* der Hundegefäße (Extremitäten, Darm, Lunge) die nach Histamin schnell eintretende Ödembildung. In dieser Form läßt sich der Plasmaaustritt aber nur bei ungünstigen Durchströmungsbedingungen nachweisen. Injiziert man einem narkotisierten Hunde mehrmals hintereinander größere Dosen Histamin (bis zu 2 mg) in die Arteria femoralis und mißt das Volumen der Extremität, so lassen sich keine Zeichen eines Plasmaaustrittes in das Gewebe nachweisen[2]. Die Volumenszunahme, die nach jeder Injektion durch die Gefäßerweiterung auftritt, geht stets vollständig wieder zurück, was nicht der Fall wäre, wenn Flüssigkeit ausgetreten wäre. RANSON, FAUBION und ROSS nehmen darum an, daß die Endotheldurchlässigkeit nicht durch eine direkte Wirkung des Histamins, sondern sekundär durch das Darniederliegen des Kreislaufs bedingt sei. Diesen Schluß darf man aber nicht aus dem Versuch ziehen. Das Histamin wirkt nur kurze Zeit auf die Extremität und gelangt dann in den Gesamtkreislauf, während der Extremität frisches Blut zufließt. Der Versuch zeigt nur, daß die Histaminwirkung bei Durchblutung mit frischem Blut schnell aufgehoben wird. Um einen Plasmaaustritt zu erhalten, sind gerade beim Hunde oft sehr große Histaminmengen notwendig (s. S. 356).

Auch im Histaminshock beobachtet man kein allgemeines Ödem. Nach DALE und LAIDLAW hatte nur das Pankreas der Katze ein ödematöses Aussehen, und der Darm sah feuchter aus als gewöhnlich. Es ist aber auch gar nicht möglich, daß im Histaminshock ein ausgeprägtes allgemeines Ödem auftritt, denn DRURY[3] konnte z. B. am Bein zeigen, daß ein deutliches Ödem des subcutanen Gewebes erst eintritt, wenn das Beinvolumen um ungefähr 10 vH zunimmt. „Würde auch das ganze Plasma des Blutes in die Gewebsspalten übergehen und sich dort gleichmäßig

---

[1] MANWARING, W. H., MONACO, R. E. and H. D. MARINO: J. of Immun. 8, 217 (1923). [2] RANSON, S. W., FAUBION, L. R. and C. R. ROSS: Amer. J. Physiol. **64**, 311 (1923). [3] DRURY, A. N. and N. W. JONES: Heart **14**, 55 (1927).

verteilen, so ließe sich durch Eindrücken des Gewebes doch kein Ödem feststellen, denn im Kreislauf ist nicht genügend Plasma vorhanden, um ein derartiges Ödem, welches sich nur durch langsames Ansammeln bilden kann, hervorzurufen" (TH. LEWIS S. 106). Auch bei Punktionen von Histamin in die menschliche Haut finden wir nur dann ein deutliches Ödem (Quaddel) an der Injektionsstelle, wenn die Blutzufuhr infolge der arteriolaren Erweiterung des umgebenden roten Hofes erhöht ist. Fehlt der rote Hof und damit die erhöhte Blutzufuhr, so ist die Quaddelbildung äußerst gering.

Wenn der Plasmaaustritt nach Histamin auch für die Bildung eines Ödems zu gering ist, so läßt er sich auf andere Weise an den peripheren Gefäßen nachweisen. Untersucht man das Beinvolumen eines Menschen in liegender Stellung mit dem Plethysmographen und bringt in eine auf den Oberschenkel gelegte Manschette einen Druck von 40 mm Hg, so nimmt das Beinvolumen in den ersten 10 Minuten schnell zu, nach 10 Minuten ist die Zunahme nur mehr eine ganz allmähliche. Von diesem Zeitpunkt ab steigert sich das Tempo der Zunahme, wenn die Gefäße durchlässig werden. Das war nach subcutanen Histamindosen der Fall. Wurde die Manschette nach $^1/_2$ Stunde entfernt und das Volumen $^1/_2$ bis 1 Minute später gemessen, so zeigte sich außerdem, daß es in den Fällen, in denen Histamin injiziert worden war, stets deutlich größer war als in den Kontrollfällen ohne Histamin. Das beruht ebenfalls auf der aus den Gefäßen ausgetretenen Gewebsflüssigkeit[1].

Auch an den Mesenterialgefäßen kann man Zeichen eines Plasmaaustrittes mikroskopisch erkennen. Z. B. fand FLOREY[2], daß die kleinen Venen nach intravenösen Histamininjektionen viel blutkörperchenreicher und die einzelnen Blutkörperchen dicht aneinander gepackt waren, obgleich der Blutstrom in den Capillaren eher zugenommen hatte (s. S. 333).

Die Wirkung auf die *Lebergefäße* der Katze ist, wie bereits öfter hervorgehoben wurde, äußerst gering; auch nach Ausschaltung der Leber kann man bei diesem Tier im Histaminshock eine starke Blutkörperchenkonzentration nachweisen[3]. Beim Hunde zeigt die starke Leberschwellung im Histaminshock einen Plasmaaustritt an; inwieweit für diesen Transsudationsprozeß außer der venösen

---

[1] HARMER, J. M. and K. E. HARRIS: Heart **13**, 381 (1926). [2] FLOREY, H. W. and H. M. CARLETON: Proc. Soc. exper. Biol. a. Med. **100**, 23 (1926).
[3] DALE, H. H. and P. P. LAIDLAW: J. of Physiol. **52**, 355 (1918).

Stauung eine direkte Wirkung des Histamins auf das Capillarendothel der Leber anzunehmen ist, ist noch strittig. Es ist weiter noch nicht untersucht worden, ob das im Shock aus der Leber abfließende Blut besonders hoch konzentriert ist. Derartige Versuche könnten den Anteil der Leber an der Blutkörperchenkonzentration klarstellen. Z. B. ist nach MAUTNER und PICK[1] die Leber „wohl hauptsächlich" für die Blutkörperchenkonzentration verantwortlich. In diesem Falle wäre der Mechanismus bei Hunden und Katzen ein verschiedener. Andererseits geht aber aus den Versuchen von LAMSON und seinen Mitarbeitern[2] hervor, daß die Blutkörperchenkonzentration auch beim Hunde mindestens nicht nur durch die Leber bedingt ist. Injizierten sie Hunden bestimmte Mengen Kochsalzlösung, so sank der Hämoglobingehalt des Blutes um etwa 15 vH; nach $^1/_2$ Stunde war der Hämoglobinwert wieder zur Norm zurückgekehrt. Anders verhielten sich leberlose Hunde. Bei diesen war selbst nach 2 Stunden der normale Hämoglobingehalt des Blutes noch nicht wieder erreicht. Wurde diesen Hunden aber gleichzeitig mit der Kochsalzlösung Histamin gegeben, so erreichte der Hämoglobinwert bereits nach 30 Minuten wieder die normale Höhe. Das ist nur so zu erklären, daß das Histamin eine Bluteindickung bewirkt, die der Blutverdünnung entgegenwirkt.

Sicherlich ist die Bedeutung der Leber für die Blutkörperchenkonzentration im Pepton- und anaphylaktischen Shock des Hundes größer als im Histaminshock.

Die Wirkung des Histamins auf die *Lungengefäße* der Katze wird wohl kaum von Bedeutung für die Blutkörperchenkonzentration sein. Wir finden nämlich bei mit Äther narkotisierten Katzen schon eine Blutkörperchenkonzentration nach so geringen Histamindosen, die bestimmt noch keine Verengerung der Lungengefäße machen. Die Wirkung des Histamins auf die Pulmonalgefäße ist gerade in tiefer Äthernarkose, in der die Blutkörperchenkonzentration am ausgesprochensten ist (s. Narkose S. 114), nur gering.

### f) Die Strömungsgeschwindigkeit des Blutes und das Minutenvolumen nach Histamin.

**1. Einleitung.** Die Strömungsgeschwindigkeit des Blutes ändert sich nach Histamin je nach der Art der Einführung und der Größe

[1] MAUTNER, H. und E. P. PICK: Arch. f. exper. Path. **142**, 271 (1929).

[2] LAMSON, P. D., ABT, A. F., OOSTHUISEN, C. A. and S. M. ROSENTHAL: J. of Pharmacol. **21**, 401 (1923).

der angewendeten Mengen. Wir wollen unsere Besprechungen nur auf den Menschen und auf die Tiere ausdehnen, bei denen Histamin den Blutdruck senkt. Die verschiedenen Ergebnisse, die erhalten werden, werden verständlich, wenn wir uns klar machen, wie eine Gefäßerweiterung die Strömungsgeschwindigkeit des Blutes beeinflussen kann.

Bringen wir Histamin an eine Nagelwallcapillare, so wird diese weit und das Blut fließt schneller durch sie hindurch. „Letzteres kann man nur durch eine gleichzeitige Erweiterung der Arteriolen erklären"[1].

Betrifft die Erweiterung dagegen ein größeres Gefäßgebiet, z. B. eine Extremität, indem man das Histamin in eine Femoralarterie injiziert und den venösen Abfluß nach der von uns auf S. 229 angegebenen Methode mißt, so kann dieser zunehmen. Das bedeutet aber nur, daß das Blut in den größeren zuführenden und abführenden Gefäßstämmen schneller fließt; in den kleinen erweiterten Capillaren und Venchen braucht es dabei nicht schneller zu fließen, sondern kann sogar langsamer strömen. Bei Katzen, bei denen sich die Arteriolen auf höhere Histaminkonzentrationen verengern, bewirken Injektionen größerer Histamindosen in die Femoralarterie auch ein langsameres Strömen in den großen Gefäßen; der venöse Abfluß nimmt darum ab (vgl. Abb. 36 u. 37, S. 237).

Bei lokaler Applikation einer Histaminlösung 1 : 10000 auf den Muskel der Katze hört die Strömung in den erweiterten kleinen Gefäßen auf[2]; das beruht darauf, daß das Histamin dabei in verhältnismäßig hoher Konzentration an die Gefäße gelangt.

Läßt man das Histamin auf den ganzen Kreislauf einwirken, so wird eine *geringe* allgemeine Gefäßerweiterung zu einem erhöhten Minutenvolumen und zu einem schnelleren Fließen des Blutes in den größeren Gefäßen führen. In den kleinen erweiterten Gefäßen kann die Strömungsgeschwindigkeit zunehmen, braucht es aber nicht und kann sogar abnehmen. Nach größeren Histamindosen, die zu einer *starken* Erweiterung der Capillaren und Venchen (zum Teil bei gleichzeitiger Kontraktion der Arteriolen) und zu einem Darniederliegen des Kreislaufs führen, wird das Blut auch in den größeren Gefäßen langsam fließen, und das Minutenvolumen nimmt ab.

---

[1] Carrier, E. B.: Amer. J. Physiol. **61**, 528 (1922).

[2] Hartman, F. A., Evans, J. J. and H. G. Walker: Ebenda **90**, 668 (1929).

Wir wollen die Versuche beim Einwirken von Histamin auf den Gesamtkreislauf noch im einzelnen betrachten.

**2. Nach kleinen Histamindosen.** *Mensch:* Bestimmt man den Sauerstoffgehalt des arteriellen und venösen Blutes, so ergibt die Differenz ein relatives Maß für die Blutgeschwindigkeit. Denn je langsamer das Blut die Capillaren passiert, um so mehr Sauerstoff wird es abgeben und umgekehrt. Diese Methode verwendeten EPPINGER, PAPP und SCHWARZ[1] an der oberen Extremität des Menschen. Einige Minuten nach der subcutanen Injektion von 1 mg Histamin floß das vorher nur tropfenweise abfließende Blut in hellrotem Strom aus einer in die abführende Armvene eingebundenen Kanüle heraus. Gleichzeitig wurde die Haut rot. Aus der Bestimmung des Sauerstoffgehaltes des arteriellen und venösen Blutes am Arme ging eindeutig hervor, daß das Blut beim Durchfließen des Capillargebietes viel weniger Sauerstoff abgegeben hatte. Daraus schlossen EPPINGER, PAPP und SCHWARZ, daß das Blut nach Histamin rascher durch die oberen Extremitäten fließt. In ähnlicher Weise zeigten WEISS, LENNOX und ROBB[2], daß nach langsamen intravenösen Injektionen von 0,1 mg Histamin der Sauerstoffgehalt in der Vena jugularis interna im Mittel um 20 vH, in der Vena jugularis externa um 12 vH und in der Vena basilica um 24 vH stieg, während der $CO_2$-Gehalt im Mittel um 9 vH abnahm. Der Sauerstoffgehalt des arteriellen Blutes stieg zwar auch etwas infolge der Hämoglobinkonzentration; doch war der Anstieg geringer (3 vH).

An den *Haut*gefäßen geht die erhöhte Blutströmungsgeschwindigkeit auch aus dem starken Anstieg der Hauttemperatur (1,2—3,4°) hervor. Sie läßt sich weiter folgendermaßen zeigen[3]: Mit einer Armmanschette wird auf den Oberarm ein Druck von 30 mm Hg ausgeübt, wodurch die Haut des Armes cyanotisch wird; dann wird das Histamin intravenös injiziert. Dabei wich bei der einen Versuchsperson die Cyanose einer hellen Rötung, bei der anderen wechselten helle Bezirke mit cyanotisch gebliebenen Flecken ab. Das Rotwerden der cyanotischen Haut ist ein Zeichen für die erhöhte Strömungsgeschwindigkeit in den Hautgefäßen. An der ganzen Extremität konnten HARMER und HARRIS dagegen mit der Methode

---

[1] EPPINGER, H., VON PAPP, L. und H. SCHWARZ: Asthma cardiale. Monographie. Berlin: Julius Springer 1924. [2] WEISS, S., LENNOX, W. G. and G. P. ROBB: Proc. Soc. exper. Biol. a. Med. **26**, 706 (1929). [3] HARMER, J. M. and K. E. HARRIS: Heart **13**, 381 (1926).

von HEWLETT und ZWALUWENBURG[1] eine erhöhte Blutzufuhr nicht nachweisen. Bei dieser Methode werden die Venen durch plötzliches Einlassen von Druck in eine um den Oberarm gelegte Manschette verschlossen und hierbei das Armvolumen plethysmographisch gemessen. Je größer die Strömungsgeschwindigkeit, um so steiler der Volumenanstieg.

Das Minutenvolumen des Menschen nahm nach EPPINGER und seinen Mitarbeitern bei denselben Histamindosen, die eine erhöhte Strömungsgeschwindigkeit in den Extremitätengefäßen ergaben, ab. Es sank z. B. bei einem Patienten von 13 auf 8 Liter. Es ist aber wahrscheinlich, daß die von EPPINGER angewendete Methode, die eine Modifikation der FICKschen Methode darstellt, nicht einwandfrei ist. Denn v. EULER und LILJESTRAND[2] fanden nach subcutanen kleinen Histamindosen (0,4—0,7 mg) eine Zunahme des Minutenvolumens, gemessen als Amplitudenfrequenzprodukt[3]. 30—40 Minuten nach der Injektion war das Minutenvolumen wieder fast normal. Diese Beobachtungen konnte KISCH[4] bestätigen, der seine Untersuchungen auch auf Kreislaufkranke ausdehnte und fand, daß das „Amplitudenfrequenzprodukt" bei Hyper- und Hypotonikern nicht in allen Fällen zunahm und bei Kreislaufinsuffizienten teilweise sogar abnahm. Bei intravenöser Dauerinfusion von 0,02—0,04 mg Histamin pro Minute finden WEISS, ELLIS und ROBB[5] ebenfalls eine Zunahme des Minutenvolumens von 7,2 auf 8,5 Liter. Diese beruht auf der großen Herzbeschleunigung, das Schlagvolumen nimmt sogar ab.

*Katze*: KISCH[4] fand nach intravenöser Injektion von 0,005 mg Histamin eine Zunahme des Herzminutenvolumens um 50—70 cm³. FLOREY[6] hat am Mesenterium beobachtet, daß Histamin nicht nur eine Erweiterung und ein Neuauftreten von Capillaren bewirkt, sondern „daß in ihnen offenbar auch ein viel größerer Blut-

[1] HEWLETT, A. W. and J. G. VAN ZWALUWENBURG: Heart **1**, 87 (1909).
[2] v. EULER, M. und G. LILJESTRAND: Skand. Arch. Physiol. (Berl. u. Lpz.) **55**, 1 (1929).
[3] Aus dem systolischen und diastolischen Blutdruck wird die Amplitude bestimmt. Dieser Wert, dividiert durch das arithmetische Mittel zwischen systolischem und diastolischem Druck, wird nach ZANDER reduzierte Amplitude genannt. Die reduzierte Amplitude, multipliziert mit der Pulsfrequenz, wird als „Amplitudenfrequenzprodukt" bezeichnet und ist ein gutes relatives Maß für die allgemeine Blutströmungsgeschwindigkeit (LILJESTRAND, G. und E. ZANDER: Z. exper. Med. **59**, 105 [1928]).
[4] KISCH, FR.: Klin. Wschr. 8, 1535 (1929); Z. exper. Med. **66**, 799 (1929).
[5] WEISS, S., ELLIS, L. B. and G. P. ROBB: Amer. J. Physiol. **90**, 551 (1929).
[6] FLOREY, H. W. and H. M. CARLETON: Proc. Soc. exper. Biol. a. Med. **100**, 23 (1926).

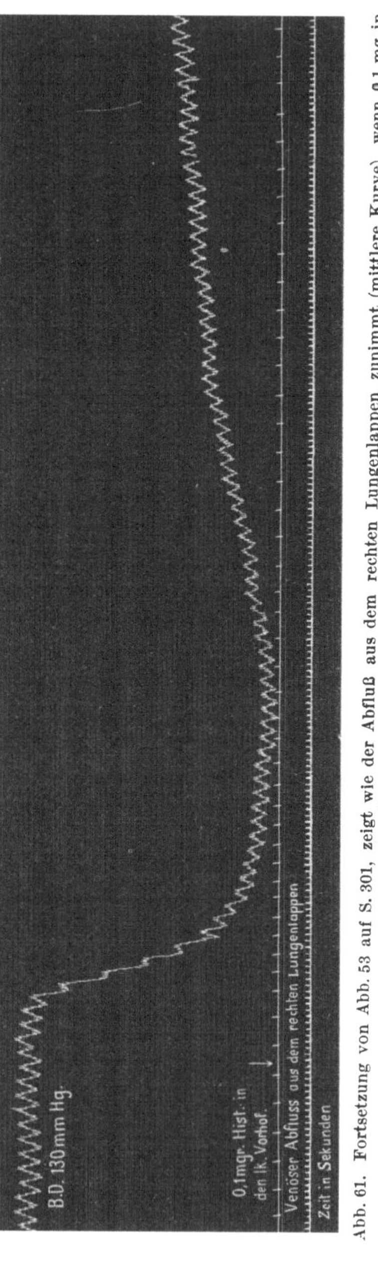


Abb. 61. Fortsetzung von Abb. 53 auf S. 301, zeigt wie der Abfluß aus dem rechten Lungenlappen zunimmt (mittlere Kurve), wenn 0,1 mg in den linken Vorhof injiziert werden. (Nach OSAWA.)

strom" floß. Es kann sich dabei nur um die Wirkung kleiner Histaminmengen handeln, weil große Dosen entgegengesetzt wirken (siehe S. 335). OSAWA[1] maß die aus einem Lungenlappen abfließende Blutmenge nach der von uns auf S. 229 angegebenen Methode. Bei Injektion von 0,1 mg Histaminchlorhydrat in den linken Vorhof erhielt er gleichzeitig mit der Blutdrucksenkung einen vermehrten Abfluß aus den Lungenvenen (s. Abb. 61). Da das Histamin die Lungengefäße nicht erweitert und bei Injektion derselben Menge in die Lungenarterie sogar eine Abnahme des Abflusses bewirkt (s. Abb. 53 auf S. 301), kann der erhöhte Abfluß nur darauf beruhen, daß mehr Blut der Lunge zugeführt wird, d. h. daß das Blut schneller fließt. Das beruht einmal, und zwar im wesentlichen, auf der Gefäßerweiterung im großen Kreislauf und weiter auf der geringen Herzbeschleunigung.

**3. Nach großen Histamindosen.** Große Histamindosen führen stets zu einer Abnahme der Blutströmungsgeschwindigkeit, und zwar

[1] OSAWA, K. (im Druck).

nicht nur in den Capillaren und Arteriolen, sondern auch in den großen Gefäßstämmen. Mißt man z. B. die aus einer Extremitätenvene der Katze abfließende Blutmenge, so sieht man, wie das Blut im Histaminshock viel langsamer herausfließt [1].

Bei mikroskopischer Beobachtung läßt sich die verminderte Blutströmung in den Haut- und Muskelgefäßen zeigen. HOOKER [2] beschreibt, daß die Capillaren und Venchen im Katzenohr wenige Minuten nach der Histamininjektion mit nicht zirkulierendem Blut gefüllt sind. EPPINGER [3] hat an Katzen die Muskelcapillaren in vivo mikroskopisch untersucht. Normalerweise „imponiert meist das Strömen des Blutes innerhalb der Capillaren wie Regen, der vor unseren Augen dicht zu Boden fällt; das Eilen innerhalb der Arteriolen und Venolen erfolgt so schnell, daß der einzelne Erythrocyt nicht zu sehen ist. Injiziert man eine passende Dosis Histamin, so stoppt meist momentan der Capillarfluß — als hätte der ‚Regen' plötzlich aufgehört; allmählich überträgt sich die Störung auf die größeren Gefäße; das Blut fließt langsamer, die Erythrocyten sind im Strom der Gefäße zu unterscheiden, und schließlich steht die Zirkulation völlig still; geht der Blutdruck wieder in die Höhe, so zeigt sich die Zirkulation allmählich wieder in den Arteriolen und Venolen ..." Ähnliche Beobachtungen haben kürzlich HARTMAN, EVANS und WALKER [4] gemacht. RICH [5] beobachtete eine Stauung in den erweiterten Capillaren und Venchen des im Histaminshock fixierten Netzes der Katze.

Mit diesen Beobachtungen stimmen die Befunde über das Minutenvolumen überein. Die folgende Tabelle über zwei Versuche an Hunden ist der Arbeit von EPPINGER und SCHÜRMEYER [6] entnommen und zeigt die starke Abnahme des Minuten- und Schlagvolumens nach Histamin.

| | Minutenvolumen $cm^3$ | | Schlagvolumen $cm^3$ | |
|---|---|---|---|---|
| | I. Versuch | II. Versuch | I. Versuch | II. Versuch |
| *vor dem Shock* . . . | 2800 | 2570 | 25 | 30 |
| *im Shock* . . . . . . | 650 | 470 | 10 | 8 |

[1] ABE, K.: Tohoku J. exper. Med. **1**, 398 (1920). [2] HOOKER, D. R.: Amer. J. Physiol. **54**, 30 (1920). [3] EPPINGER, T. H., LASZLO, D. und A. SCHÜRMEYER: Klin. Wschr. **7**, 2231 (1928). [4] HARTMAN, F. A., EVANS, J. J. and H. G. WALKER: Amer. J. Physiol. **90**, 663 (1929). [5] RICH, A. R.: J. of exper. Med. **33**, 287 (1921). [6] EPPINGER, H. und A. SCHÜRMEYER: Klin. Wschr. **7**, 777 (1928).

An Katzen fanden sie ebenfalls[1] eine starke Verminderung des Minutenvolumens.

**4. Anhang. Die Messung der Blutströmungsgeschwindigkeit am Menschen mittels der Histaminwirkung auf die kleinsten Gefäße der Haut.** Injiziert man Histamin (0,001 mg Histaminphosphat pro Kilogramm Körpergewicht) in eine Vene, so braucht es eine bestimmte Zeit bis es zum Herzen und von dort zu den Capillaren gelangt, die es erweitert. Diese Reaktionszeit ist ein Maß für die Strömungsgeschwindigkeit. WEISS, ROBB und BLUMGART[2] maßen mit einer Stoppuhr die Zeit von der Injektion bis zum Auftreten der Gesichtsröte, die im Mittel 23 Sekunden (13—30 Sekunden) war. Beim einzelnen Patienten schwankte sie nur um 2 Sekunden. Bei decompensierten Kreislaufkranken war die Reaktionszeit deutlich verlängert (bis zu 82 Sekunden); bei Patienten mit perniciöser Anämie und mit Basedow war sie dagegen sehr verkürzt.

## g) Anhang: Beziehung zu anderen Giften.

Wir haben gesehen, daß die blutdrucksenkende Eigenschaft des Histamins Anlaß zu einer großen Reihe von Arbeiten gewesen ist, welche diese Blutdruckerniedrigung erklären wollen. Zu diesen gehören auch die Untersuchungen, die feststellen wollen, durch welche Gifte sich die blutdrucksenkende Wirkung des Histamins verhindern oder eine Erholung aus dem Histaminkreislaufshock erreichen läßt. Es sind das vor allem die Untersuchungen über den Einfluß von Giften, welche unter gewöhnlichen Umständen den Blutdruck erhöhen und die Gefäße verengern. Die Untersuchungen sind teilweise am ganzen Tier, teilweise an isolierten Gefäßgebieten ausgeführt worden.

*Adrenalin, Pituitrin, Bariumchlorid usw.* SPOR[3] fand, daß sich die Histaminquaddel nach cutaner Injektion in die menschliche Haut durch Adrenalin aufheben läßt. Auch MOGENA und FERNANDEZ[4] beobachteten, daß keine Quaddel auftritt, wenn man gleichzeitig mit 1 mg Histamin 0,25—0,5 mg Adrenalin subcutan injiziert. Nach SOLLMANN und PILCHER[5] hebt Adrenalin aber die einmal entstandene Histaminquaddel nicht mehr auf; die Schwellung bleibt vielmehr bestehen, während die umgebende Haut weiß wird.

---

[1] EPPINGER, H., LASZLO, D. und A. SCHÜRMEYER: Klin. Wschr. **7**, 2231 (1928). [2] WEISS, S., ROBB, G. P. and H. L. BLUMGART: Amer. Heart J. **4**, 664 (1929). [3] SPOR: Diss. Breslau 1920; zitiert nach SCHENK, P.: Pflügers Arch. **89**, 332 (1921). [4] MOGENA, H. G. und A. L. FERNANDEZ: Arch. Verdgskrkh. **42**, 104 (1922). [5] SOLLMANN, T. and J. D. PILCHER: J. of Pharmacol. **9**, 309 (1916).

LAMSON[1] hat die Wirkung subcutaner Adrenalinmengen (0,3 mg), welche die Erscheinungen des Heufiebers und des Asthmas bei allergischen Patienten mildern, auf die lokale Histaminreaktion untersucht. Das Abklingen der Histaminquaddeln wird durch 0,3 mg subcutan injiziertes Adrenalin nicht oder nur wenig beeinflußt. Auch das Entstehen einer Quaddel wird nicht verhindert, doch fiel die Reaktion vor allem des roten Hofes oft geringer aus. Doppelt so große Adrenalininjektionen behindern die Quaddelbildung stärker.

SPOR[2] fand weiter, daß auch die Chemosis der Augenbindehaut, die nach Histamin eintritt, durch Adrenalin beseitigt wird.

TH. LEWIS[3] hat eingehende Untersuchungen über das Verhalten der lokalen Histaminröte an der menschlichen Haut angestellt, wenn Adrenalin und Pituitrin in diese Röte eingestochen werden.

Er fand, daß die lokale Histaminröte durch Adrenalin und Pituitrin nicht aufgehoben wird, während andererseits die Adrenalin- und Pituitrinblässe verschwindet, wenn Histamin in die blasse Haut gebracht wird. In dem weißen Adrenalin- oder Pituitrinbezirk tritt dann ein bläulicher oder roter Fleck auf; und zwar vernichtet das Histamin die Adrenalinblässe noch bis zu Verdünnungen von 1:300000 vollständig oder teilweise. SCHENK[4] fand, daß sich Histamin und Adrenalin bei gleichzeitiger subcutaner Injektion an verschiedenen Körperstellen in ihrer Wirkung auf den Kreislauf des Menschen weitgehend aufheben. Selbst nach großen Dosen tritt lediglich eine größere Benommenheit ein. Es halten sich ungefähr 12 mg Histamin und 1 mg Adrenalin die Waage. WEISS und seine Mitarbeiter[5] zeigten, daß ein Teil Adrenalinchlorid die Wirkung von zehn Teilen Histaminphosphat auf die Hirngefäße des Menschen aufhebt. In einer anderen Mitteilung geben sie an, das Verhältnis, bei dem die Wirkung kleiner intravenöser Histaminmengen auf Haut- und Hirngefäße durch Adrenalin aufgehoben wird, sei 1:30.

---

[1] LAMSON, R. W.: Proc. Soc. exper. Biol. a. Med. **26**, 612 (1929).

[2] SPOR: Diss. Breslau 1920; zitiert nach SCHENK, P.: Pflügers Arch. **89**, 332 (1921).

[3] LEWIS, TH.: Die Blutgefäße der menschlichen Haut. 1928.

[4] SCHENK, P.: Arch. f. exper. Path. **89**, 332 (1921).

[5] WEISS, S., LENNOX, W. G. and G. P. ROBB: Proc. Soc. exper. Biol. a. Med. **26**, 706 (1929); WEISS, S., ELLIS, L. B. and G. P. ROBB: Amer. J. Physiol. **90**, 551 (1929).

Bei ihren Durchströmungsversuchen an der Katzenextremität zeigten DALE und RICHARDS[1] und BURN und DALE[2], daß, wenn der Capillartonus, der für eine Histaminerweiterung notwendig ist (s. S. 227), verloren gegangen war, dieser durch Adrenalin und weniger gut durch Hypophysenextrakt wieder hergestellt werden konnte. DALE und seine Mitarbeiter[3] fanden, daß die nach Histamin auftretende Lebersperre durch Adrenalin aufgehoben wird. HASHIMOTO[4] gibt an, daß die Histaminkontraktion der Coronargefäße durch Adrenalin vollkommen aufgehoben werden kann.

LLOSA[5] hat die Wirkung von 1—1,5 cm³ einer Adrenalinlösung 1:100000 auf den Blutdruck des Hundes untersucht, wenn gleichzeitig Histamin in verschiedenen Konzentrationen injiziert wurde. Bei Injektion von 0,1—1 mg Histaminphosphat trat nur eine Senkung auf. Bei 0,04—0,1 mg beobachtete er anfängliche Senkung mit nachfolgendem Ansteigen des Blutdruckes, und 0,01 mg Histamin beeinflußte die Adrenalinblutdruckwirkung nicht mehr.

FRÖHLICH und PICK[6] fanden an Katzen, daß vorher blutdrucksteigernde Adrenalinmengen nach großen Histamindosen meist unwirksam waren; DALE und LAIDLAW[7] und POPIELSKI[8] stellten fest, daß die Adrenalinwirkung auf den Blutdruck nach Histamin abgeschwächt wird. Ebenso zeigte HOOKER[9], daß sich die erweiterten Ohrgefäße im Histaminshock der Katze nicht mehr auf Adrenalin (oder Sympathicusreizung) kontrahierten.

Eine *kleine* Histamindosis sensibilisiert dagegen sogar die Adrenalinwirkung am Blutdruck. Es handelt sich dabei um eine unspezifische Wirkung, die auch nach Amylnitrit auftritt[10]. Ähnliche Beobachtungen haben STEPPUHN und SARGIN[11] an den Kaninchenohrgefäßen angestellt. Am KRAWKOWschen Präparat wurden inaktive Adrenalindosen wirksam, wenn gleichzeitig inaktive Mengen

[1] DALE, H. H. and A. N. RICHARDS: J. of Physiol. **52**, 110 (1918).
[2] BURN, J. H. and H. H. DALE: Ebenda **61**, 185 (1926).
[3] DALE, H. H., BAUER, W. and W. RICHARDS jr. zitiert nach DALE, H. H.: Lancet **216**, 1179 (1929).
[4] HASHIMOTO, H.: Arch. int. Med. **35**, 609 (1925).
[5] LLOSA, J. B. et B. A. HOUSSAY: C. r. Soc. Biol. Paris **83**, 1358 (1920).
[6] FRÖHLICH, A. und E. P. PICK: Arch. f. exper. Path. **71**, 23 (1913).
[7] DALE, H. H. and P. P. LAIDLAW: J. of Physiol. **43**, 189 (1911/12).
[8] POPIELSKI, L.: Pflügers Arch. **178**, 214 (1920).
[9] HOOKER, D. R.: Amer. J. Physiol. **54**, 30 (1920).
[10] BÖRNER, H.: Arch. f. exper. Path. **79**, 218 (1916).
[11] STEPPUHN, O. und K. SARGIN: Ebenda **112**, 1 (1926).

von Histamin gegeben wurden. Es kann sich hier ebensogut wie um eine Adrenalin- um eine Histaminsensibilisierung handeln. Es werden einfach zwei die Ohrgefäße verengernde Gifte in Dosen gegeben, die bei einzelner Darreichung unwirksam sind. Werden sie zusammen gegeben, so tritt eine Addition oder sogar Potenzierung der Wirkung ein.

FUJI[1] nimmt an, daß die am nicht oder nur wenig narkotisierten Kaninchen beobachtete Histaminblutdrucksenkung von dem im Blute kreisenden Adrenalin abhängig ist. Nach Unterbindung der Nebennierenvenen wirkte Histamin blutdrucksteigernd. Wurde dann jedoch Adrenalin langsam in eine Vene infundiert, so wirkte es wieder blutdrucksenkend. Auch dies erinnert an die Durchströmungen der Katzenextremität von DALE und RICHARDS, in denen Adrenalin einen Tonus aufbaute, den Histamin verringern konnte. Es scheint uns jedoch sehr fraglich, ob die Umwandlung der Depressor- in eine Pressorwirkung tatsächlich darauf beruht, daß die Nebennieren ausgeschaltet sind, und nicht einfach die Folge des Freilegens der Eingeweide und der damit einhergehenden Abkühlung und Schädigung der Darmgefäße ist (vgl. S. **264**). In tiefer Äthernarkose konnte FELDBERG[2] nämlich die Pressorwirkung kleiner Histamindosen (0,02—0,05 mg) durch langsame intravenöse Adrenalininfusion nicht in einen Depressoreffekt umwandeln.

Der nach mittleren Histamindosen gesunkene Blutdruck der Katze zeigte nach Injektion einer kleinen Dosis Pituitrin einen steilen Druckanstieg[3]. Bei größeren Histamindosen war die Wirkung des Pituitrins weniger ausgesprochen. Nach FLOREY[4] kontrahieren sich die nach intravenösen Injektionen von Histamin (es handelt sich wahrscheinlich um kleinere Histaminmengen) erweiterten Capillaren im Mesenterium der Katze gut auf Pituitrin. ZAWADSKIJ[5] fand, daß der nach intravenöser Injektion von 1 mg Histamin gesunkene Blutdruck des Hundes nach Pituitrin schneller als normal wieder anstieg und daß der während der Blutdrucksenkung harte Puls verschwand.

[1] FUJI: J. Biophysics **1**, 42 (1924).

[2] FELDBERG, W. (unveröffentlicht).

[3] POULSSON, L. T. zitiert nach A. KROGH: Die Anatomie und Physiologie der Capillaren. 2. Aufl. 1929, S. 159.

[4] FLOREY, H. W. and H. M. CARLETON: Proc. Soc. exper. Biol. a. Med. **100**, 23 (1926).

[5] ZAWADSKIJ, S. P.: Berichte d. Gesellsch. russ. Physiologen **1929**, 44.

CHEN[1] fand, daß *Ephedrin* den Blutdruck im Histaminshock des Hundes wieder auf die normale Höhe brachte. Es handelte sich in seinen Versuchen um Histamindosen, die nicht zum tödlichen Shock führten. Die günstige Wirkung führt er auf das nach der Ephedrininjektion erhöhte Schlagvolumen zurück.

EPPINGER und SCHÜRMEYER[2] haben das Verhalten verschiedener Pharmaka im Histamin- und Peptonshock des Hundes untersucht. In den ersten Minuten nach der Peptoninjektion war nur Bariumchlorid wirksam, wie dies bereits BIEDL und KRAUS[3] festgestellt hatten. Dieses Refraktärstadium für andere periphere Gifte als Bariumchlorid dauerte 10 Minuten und länger an; danach erholte sich der Blutdruck gut, wenn Adrenalin, Pituitrin, Hexeton oder Strychnin gegeben wurden. Nicht nur der Blutdruck sondern auch die zirkulierende Blutmenge erreichte wieder normale Werte. Das gleiche wird auch für den Histaminshock angenommen. Bei den Versuchen von EPPINGER und SCHÜRMEYER werden verhältnismäßig geringe Mengen Pepton und Histamin gegeben, so daß die Blutkörperchenkonzentration sehr gering ist und die Zunahme der zirkulierenden Blutmenge nur darauf beruht, daß das in den Gefäßen stagnierende Blut, welches sich bei niedrigem Blutdruck immer in den weiten Gefäßen aufhält (s. S. 324), wieder in den Kreislauf gelangt.

Die durch Plasmaaustritt hervorgerufene Blutkörperchenkonzentration wird dagegen durch blutdrucksteigernde Pharmaka nicht beeinflußt. So zeigten UNDERHILL und RINGER[4], daß bei Hunden im Histaminshock auf Bariumchlorid nur der Blutdruck steigt, die Blutkörperchenkonzentration aber bestehen bleibt. Dasselbe fand M. SMITH[5] für Hypophysenextrakt.

Im Gegensatz hierzu kann die Blutkörperchenkonzentration, die nach kleinen Histamindosen auftritt, durch vorausgehende subcutane Adrenalininjektionen verhindert werden. Die Versuche wurden an normalen Katzen ausgeführt und an solchen mit mehr oder weniger vollständig zerstörtem Nebennierenmark[6]. Ähnliche Beobachtungen machten LAMSON und seine Mitarbeiter[7] mit

---

[1] CHEN, K. K.: J. of Pharmacol. **26**, 83 (1926). [2] EPPINGER, H. und A. SCHÜRMEYER: Klin. Wschr. **7**, 777 (1928). [3] BIEDL, A. und R. KRAUS: Wien. klin. Wschr. **1909**, Nr 11. [4] UNDERHILL, F. P. and M. RINGER: J. of Pharmacol. **19**, 463 (1922). [5] SMITH, M. J.: Ebenda **32**, 465 (1928). [6] KELLAWAY, C. H. and S. J. COWELL: J. of Physiol. **57**, 82 (1923). [7] LAMSON, P. D., ABT, A. F., OOSTHUISEN, C. A. and S. M. ROSENTHAL: J. of Pharmacol. **21**, 401 (1923).

Pituitrin an Hunden. Injiziert man normalen Hunden Histamin und Kochsalzlösung, so tritt eine starke Blutkörperchenkonzentration ein (s. S. **324**), injiziert man aber gleichzeitig noch Pituitrin, so entsteht eine ausgeprägte und lange anhaltende Senkung im Hämoglobingehalt des Blutes. Diese Senkung bleibt länger bestehen, als die durch Kochsalzlösung und Pituitrin allein hervorgerufene. Über die Blutkörperchenkonzentration nebennierenloser Katzen nach Adrenalin s. S. 201.

M. Smith[1] zeigte weiter, daß die Wirkung des Hypophysenextraktes auf den Blutdruck verschieden ist, je nachdem, ob er im primären oder sekundären Stadium des Histaminshocks injiziert wird; im primären Stadium stieg der Blutdruck sofort wieder an, die Reflexe ließen sich wieder auslösen, die Atmung wurde besser und eine allgemeine Erholung setzte ein. Dieser Zustand konnte mehrere Stunden anhalten. Wenn nicht der Hämoglobinanstieg bestehen bliebe, könnte man annehmen, es handele sich um eine Dauererholung. Der Hämoglobinanstieg ist aber höchstens etwas verzögert. Auch das normale Verhalten auf tiefe Äthernarkose und die schnelle Erholung nach Blutentziehung spräche für eine Dauererholung.

In einigen Fällen hielt die Erholung nur 2—3 Stunden an, danach begann der Blutdruck allmählich wieder zu sinken. Durch erneute Injektion von Hypophysenextrakt konnte man den Blutdruck nur vorübergehend wieder steigern.

Auch im sekundären Stadium des Histaminshocks wirkte Hypophysenextrakt stets nur vorübergehend erholend auf den Blutdruck.

Ebenso wie nach Hypophysenextrakt beobachtete Smith[2] auch nach Gummiarabicumlösung nur im primären Shockstadium eine Erholung; und zwar nahm dabei auch die Hämoglobinkonzentration ab, weil das Blut durch die injizierte Flüssigkeitsmenge verdünnt wurde. Im sekundären Shockstadium wurde durch die Blutverdünnung zwar die Hämoglobinkonzentration vermindert, der Blutdruck stieg aber wenig und nur vorübergehend. Im primären Shockstadium erwies sich auch Glucose in einigen Versuchen nützlich.

Nach Lio[3] wirkt 5 vH $CaCl_2$ der Histaminblutdrucksenkung bis zu einem gewissen Grade entgegen.

---

1 Smith, M. J.: J. of Pharmacol. **32**, 465 (1928).
2 Smith, M. J.: Ebenda **34**, 239 (1928).
3 Lio, G.: Arch. internat. Pharmacodynamie **33**, 409 (1928).

Nach *Ergotoxin* und *Ergotamin* bleibt die Blutdruck- und Gefäßwirkung des Histamins erhalten. Das haben GANTER und SCHRETZENMAYR[1] kürzlich für die Histaminerweiterung der Nierengefäße nach Gynergen gezeigt. Dagegen scheint die Histaminempfindlichkeit nach Ergotamin sogar zuzunehmen.

M. SMITH[2] zeigte, daß normale Hunde nach intravenöser Injektion von 10 mg Histaminphosphat pro Kilogramm im tödlichen Shock zugrunde gehen. Nach Ergotaminvorbehandlung, die zu einer teilweisen Umkehr der blutdrucksteigernden Wirkung des Adrenalins führt, genügen bereits 1—2 mg pro Kilogramm. Umgekehrt reichen bei Hunden im Histaminshock viel geringere Ergotamindosen aus als bei normalen Tieren, damit eine vollständige Umkehr der Adrenalinwirkung auf den Blutdruck entsteht. Aus diesen Versuchen schließt SMITH, daß der Histaminshock eine Schädigung des sympathischen Vasoconstrictorenmechanismus bedingt.

*Atropin.* REID HUNT[3] zeigte, daß die Histaminblutdrucksenkung der Katze von Atropin nicht beeinflußt wird. Hiermit stimmt überein, daß auch die Histamingefäßerweiterung von Atropin nicht verändert wird, wie dies RANSON, FAUBION und ROSS[4] und SCHILF[5] an der Hundeextremität, GANTER und SCHRETZENMAYR[1] und MACKAY[6] an der Submaxillardrüse der Katze zeigten.

Beim Kaninchen wird weder die Histaminblutdrucksteigerung noch Senkung vom Atropin beeinflußt, wie wir in zahlreichen Versuchen feststellen konnten[7].

Nach VIOTTI[8] hat Atropin beim Kaninchen und Meerschweinchen einen entschiedenen Einfluß auf die Histaminreaktionen am Herzen und an den Coronargefäßen. Die Wirkung scheint beim Meerschweinchen stärker zu sein. Histamindosen, die vorher eine Abnahme der Frequenz bewirken, verursachen nach Atropinisierung, wenn auch nicht regelmäßig, eine Zunahme der Frequenz.

---

[1] GANTER, G. u. A. SCHRETZENMAYR: Arch. f. exper. Path. **147**, 123 (1929).

[2] SMITH, M. J.: J. of Pharmacol. **34**, 239 (1928).

[3] HUNT, R.: J. of Physiol. **45**, 231 (1917).

[4] RANSON, S. W., FAUBION, L. R. and C. J. ROSS: Amer. J. Physiol. **64**, 311 (1923).

[5] SCHILF, E.: Arch. f. exper. Path. **126**, 37 (1927).

[6] MACKAY, M. E.: J. of Pharmacol. **32**, 147 (1928).

[7] FELDBERG, W. und E. SCHILF (unveröffentlicht).

[8] VIOTTI, C.: C. r. Soc. Biol. Paris **91**, 1085 (1924).

Es ist das aber nicht immer der Fall. Bei Dosen, die bereits eine Frequenzzunahme verursachen, kann die Wirkung nach Atropin verstärkt werden. Ebenso kann die Wirkung auf die Kontraktionshöhen, besonders beim Meerschweinchen, durch Atropin beeinflußt werden. VIOTTI spricht auf Grund seiner Atropinversuche von einer hemmenden vagotropen Wirkung des Histamins auf das Kaninchen- und Meerschweinchenherz, während er die erregende Wirkung für sympathicotrop hält. Nach VIOTTI kann die Verminderung des Abflusses aus den Coronarvenen dieser Tiere nach Histamin durch Atropin verringert oder (beim Meerschweinchen) nahezu verhindert werden.

Eine Beeinflussung der Histaminwirkung auf Herz und Coronargefäße durch Atropin scheint, wie z. B. auch für die Histaminreaktion der Bronchialmuskulatur, nur für die obengenannten Tiere zu gelten. CRUIKSHANK [1] fand keine Beeinflussung der Histaminkontraktion am Coronargefäßstreifen.

HASHIMOTO [2] zeigte, daß die verschlechterte Reizleitung beim Hunde durch Atropin nicht verhindert wird.

*Pilocarpin.* SPOR [3] fand, daß die Histaminquaddel der menschlichen Haut durch Pilocarpin (und Acetylcholin) etwas verstärkt wird.

Seltsam ist der Einfluß von Pilocarpin auf die Histamingefäßerweiterung der Submaxillardrüse [4]. Nach Pilocarpinisierung bewirkt Histamin nicht mehr eine Zunahme, sondern eine Abnahme der aus der Drüse abfließenden Blutmenge. Das läßt sich für die Katze leicht zeigen; beim Hunde sind sehr große Pilocarpinmengen notwendig. Wird nach dem Pilocarpin wieder Atropin gegeben, so wirkt Histamin wieder erweiternd.

*Cocain, Novocain* und *Nicotin.* Nach örtlicher Betäubung der menschlichen Haut tritt der rote Hof, der durch Erregung der sensiblen Nervenendigungen hervorgerufen wird, nicht mehr auf. Die Quaddelbildung, die von der erhöhten Blutzufuhr in gewisser Weise abhängig ist, wird darum nach Cocainisierung sehr viel geringer [5].

---

1 CRUIKSHANK, E. W. H.: Thesis for the degree of Doctor in Philosophy. Cambridge 1926

2 HASHIMOTO, H.: Arch. int. Med. **35**, 609 (1925).

3 SPOR, zitiert nach SCHENK, P.: Arch. f. exper. Path. **89**, 332 (1921).

4 MACKAY, M. E.: J. of Pharmacol. **32**, 147 (1928).

5 LEWIS, TH.: Die Blutgefäße der menschlichen Haut. S. 66. Berlin: S. Karger 1928.

Dagegen beobachtete SPOR[1], daß Cocain und Novocain auf die (bestehende) Histaminquaddel keinen Einfluß mehr haben.

Nach Nicotin bleibt die Gefäßwirkung erhalten[2 3].

*Amylnitrit.* DICKER[4] zeigte, daß Histamin und Amylnitrit auf die Nierengefäße des Hundes antagonistisch wirken. Der verminderte Abfluß, der selbst im Beginn der Durchströmung mit Histamin noch bestehen bleibt, wird durch Amylnitrit aufgehoben. Da der nach Histamin bestehen bleibende verminderte Abfluß nach DICKER auf perivasculärem Ödem beruht, soll Amylnitrit durch eine Gefäßerweiterung ein Rückströmen von Flüssigkeit ermöglichen.

GOLLWITZER-MEIER[5] fand, daß die normale *Kohlensäure*wirkung auf den Druck in der Pfortader und in der Vena cava des Hundes ausbleibt, wenn vorher Histamin intravenös injiziert worden war.

## V. Wirkung des Histamins auf den Kreislauf der Kaltblüter.

### a) Blutdruck.

Über die Wirkung des Histamins auf den Blutdruck des *Frosches* liegen mehrere Beobachtungen vor. DALE und LAIDLAW[6] banden eine Kanüle in einen Aortenbogen und beobachteten ein geringes, aber deutliches Ansteigen des Blutdruckes, wenn sie 0,1 mg Histamin in die vordere Bauchvene injizierten. DOI[7] fand nach 0,0001 mg eine geringe Senkung und nach 0,001 mg ein Ansteigen des Blutdruckes. Die Blutdrucksenkung scheint jedoch kein genuiner Histamineffekt zu sein, sondern darauf zu beruhen, daß die injizierte Histaminlösung vorher nicht neutralisiert worden war. Denn GRANT und JONES[8] haben kürzlich erneut eingehende Versuche mit neutralisierten Histaminlösungen angestellt und in keinem Fall eine Senkung beobachtet. Sie fanden sogar, daß der Blutdruck von R. esculenta durch Histamin in allen untersuchten Dosen vollständig unbeeinflußt blieb. Sie untersuchten

---

[1] SPOR, zitiert nach SCHENK, P.: Arch. f. exper. Path. **89**, 332 (1912).
[2] DALE, H. H. and A. N. RICHARDS: J. of Physiol. **52**, 110 (1918).
[3] GANTER, G. und A. SCHRETZENMAYR: Arch. f. exper. Path. **147**, 123 (1929).
[4] DICKER, E.: C. r. Soc. Biol. Paris **99**, 341 (1928).
[5] GOLLWITZER-MEIER, KL.: Z. exper. Med. **69**, 337 (1930).
[6] DALE, H. H. and P. P. LAIDLAW: J. of Physiol. **43**, 182 (1911/12).
[7] DOI, Y.: Ebenda **54**, 227 (1920/21).
[8] GRANT, R. T. and T. D. JONES: Heart **14**, 387 (1929).

neutralisierte Lösungen von 0,002—0,4 mg Histaminbase pro 100 g Körpergewicht. Bei R. temporaria fanden sie 0,0007—0,2 mg Histaminbase pro 100 g Körpergewicht ebenfalls wirkungslos; nach größeren Mengen stieg der Blutdruck dagegen um 4—6 mm Hg an und wies deutlich verstärkte Pulsschläge auf.

Bei der *Schildkröte* beobachtete SUMBAL[1] eine stärkere Blutdrucksenkung nach Histamin.

### b) Herz.

Die Ergebnisse über die Einwirkung des Histamins auf das *Froschherz* sind nicht ganz einheitlich. Das gilt wenigstens für die erregende Wirkung geringer Histaminkonzentrationen, denn diese äußern sich nach einigen Autoren nur in einer Frequenzzunahme; nach anderen nur in einer Verstärkung der einzelnen Kontraktionen; wieder andere haben überhaupt keine fördernde Wirkung gesehen. Es ist nicht ganz klar, worauf diese Unterschiede beruhen. Nach dem verschiedenen Verhalten des Blutdruckes von R. temporaria und R. esculenta auf Histamin (siehe vorher) könnte man daran denken, daß eine fördernde Wirkung nur am Temporarienherz eintritt. Leider ist in den verschiedenen Arbeiten die Froschart meist nicht mit angeführt worden. Es ist weiter möglich, daß die Jahreszeit eine Rolle spielt. Bei höheren Konzentrationen tritt eine reine Hemmung auf.

*In situ*: Wie bereits erwähnt, machen größere intravenöse Histamininjektionen eine Verstärkung der Pulsschläge[2], eine Beobachtung, die schon DALE und LAIDLAW am Frosch mit ausgebohrtem Rückenmark gemacht hatten[3]. ROTHLIN[4] stellte Untersuchungen am freigelegten Herzen von leicht curarisierten Fröschen an, denen 1—2 Tropfen einer 1proz. Histaminlösung auf den Ventrikel gebracht wurden, der mit einem Suspensionshebel verbunden war. Wie aus der Abb. 62 hervorgeht, tritt zuerst eine Tonusabnahme auf und die Herzkontraktionen werden in den ersten Sekunden schwächer; nach einigen Sekunden zeigen sie eine erhebliche Verstärkung der Hubhöhe und eine ganz geringe Verlangsamung.

---

[1] SUMBAL, J. J: Heart **11**, 285 (1924).
[2] GRANT, R. T. and T. D. JONES: Heart **14**, 387 (1929).
[3] DALE, H. H. and P. P. LAIDLAW: J. of Physiol. **43**, 182 (1911/12).
[4] ROTHLIN, E.: Pflügers Arch. **185**, 111 (1920).

Am *isolierten* Froschherzen fand BERESIN[1] auf eine Histaminverdünnung 1 : 10000000 eine Verstärkung des Herzschlags und bei höheren Konzentrationen eine Zunahme der Frequenz. EINIS[2] fand bei Zusatz einiger Tropfen Histamin 1 : 100000 zum Frosch-

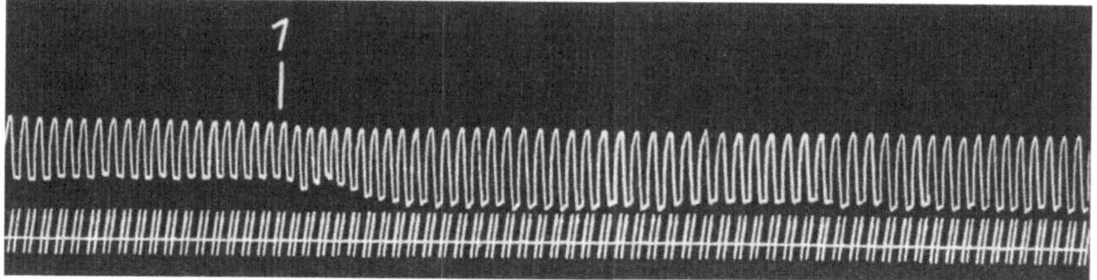

Abb. 62. Frosch curarisiert. Registrierung der Herztätigkeit nach ENGELMANN. Bei 1 Auftropfen von Histamin. Zeitmarkierung in Sekunden. (Nach ROTHLIN.)

präparat nur eine geringe Verstärkung der Herzkontraktionen und sogar eine Abnahme der Frequenz. Umgekehrt fand LIO[3], daß Histaminlösungen 1 : 100000 sofort die Frequenz erhöhten, während die Hubhöhen der Kontraktionen nach einigen Minuten etwas abnahmen (s. Abb. 63).

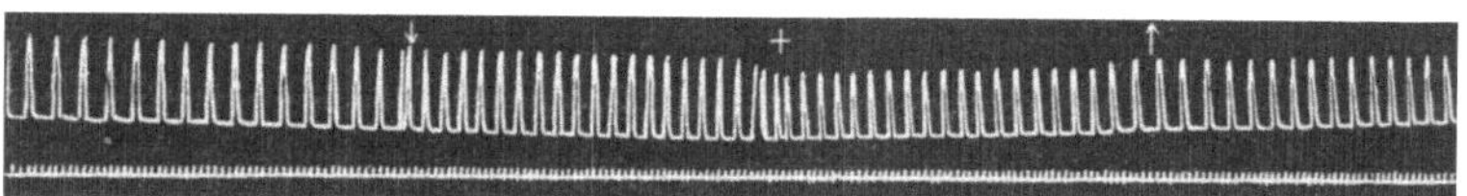

Abb. 63. Wirkung von Histamin auf das Froschherz. Unmittelbar nach Zusatz von Histamin (1 : 100 000) nimmt die Frequenz zu (↓). Die Hubhöhe nimmt erst nach 14 Minuten ab (+). Beim (↑) Entfernen des Histamins und Durchspülen mit Ringer. (Nach LIO.)

Kürzlich hat KRULL in unserem Laboratorium einige Versuche an Eskulenten- und Temporarienherzen angestellt; er konnte nur an einem Temporarienherz eine deutliche Beschleunigung feststellen. Bei allen anderen Herzen übten die geringsten noch wirksamen Dosen eine Hemmung aus.

Es erscheint uns möglich, daß die geringe hemmende Wirkung, die aus den Versuchen von ROTHLIN, EINIS, LIO und KRULL nach geringen Histaminkonzentrationen auftreten kann, gar nicht auf

[1] BERESIN, W.: Russki Wratsch **1913**, zitiert nach GUGGENHEIM, M.: Die biogenen Amine. 2. Aufl. S. 219. Berlin: Julius Springer 1924.

[2] EINIS, W.: Biochem. Z. **52**, 96 (1913).

[3] LIO, G.: Arch. int. de pharmacodyn. **33**, 409 (1928).

der Einwirkung des Histamins, sondern auf einer Abnahme des $p_H$ der Lösung beruht. Denn SALOMON und ZUELZER[1] fanden, „daß eine Veränderung der Ringerlösung nach der sauren Seite hin eine Verschlechterung der Herzaktion in Form von Kleinerwerden der Ausschläge mit einer leichten Verlangsamung der Pulsfrequenz herbeiführte". Dieselbe Angabe macht BARLOW[2].

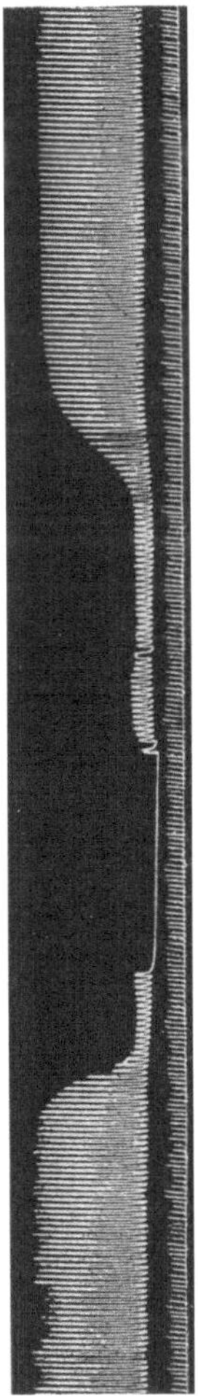

Bei Zusatz einiger Tropfen höherer Histaminkonzentrationen (von 1 : 10000 ab) zum Herzpräparat erhielt EINIS[3] periodischen Herzstillstand und Gruppenbildung. Das war besonders nach wiederholten Prüfungen mit Histamin der Fall. Dabei scheint die diastolische Erschlaffung der Herzmuskulatur vollständiger und schneller zu erfolgen. Nach GUGGENHEIM[4] wirken erst viel höhere Histaminkonzentrationen hemmend; er gibt als Schwellendosis Histaminlösungen von 1 :500 an. Bei Konzentrationen von 1:100 und 1:200 fand er eine bedeutende Verkleinerung, bis zum völligen Auslöschen der Herzpulse (Abb. 64). Die Frequenz nahm gleichzeitig ab. LIO[5] hebt ebenfalls hervor, daß höhere Histaminkonzentrationen die Herztätigkeit hemmen. Das konnte auch KRULL bestätigen.

Abb. 64. Wirkung von Histamin 1 : 100 auf das überlebende Froschherz. (Nach GUGGENHEIM.)

Über die Histaminwirkung (1:100000) auf das Froschherz bei Änderungen im Ionengehalt der Ringerlösung hat LIO[5] einige Versuche angestellt. Er fand, daß Histamin auch bei Ka-freier Ringerlösung positiv chronotrop und negativ inotrop wirkte, während bei Ca-freier Ringerlösung eine starke Verminderung und Verlangsamung der systolischen Tätigkeit auftrat, die bis zum diastolischen Stillstand führte. Am atropinisierten Herzen war die Wirkung nicht so akut. Ersetzte

[1] SALOMON, H. u. G. ZUELZER: Ztschr. f. exp. Med. **66**, 291 (1929).
[2] BARLOW, O. W.: Amer. J. Physiol. **91**, 47 (1929).
[3] EINIS, W.: Biochem. Z. **52**, 96 (1913).
[4] GUGGENHEIM, M.: Biochem. Ztschr. **51**, 369 (1913).
[5] LIO, G.: Arch. int. de pharmacodyn. **33**, 409 (1928).

man das Ca der Ringerlösung durch Strontium, so machte Histamin anfangs eine Beschleunigung und Abnahme der Herzkontraktionen; nach zwei Minuten konnte sich das Bild aber umkehren, und die Herzkontraktionen wurden langsamer und kräftiger. Ersetzte man das Ca durch Ba oder Mg, so bewirkte Histamin Tonusabnahme und Verlangsamung der Herzkontraktionen.

RIGLER und TIEMANN hatten in einer vorläufigen Mitteilung[1] angegeben, daß das durch Kaliumentzug zum Stillstand gebrachte Herz durch Histamin wieder zum Schlagen gebracht werden kann. Es gelang ihnen jedoch nur, wie sie mitteilen[2], gelegentlich „die durch beginnenden Kaliumentzug gesetzten Störungen der Herztätigkeit des Froschherzens zu beseitigen".

Die Herztätigkeit der *Schildkröte* wird durch Histamin so gut wie nicht beeinflußt, nur gelegentlich wird die Ventrikelsystole etwas verstärkt[3].

Unter den *Schnecken* wurde das Herz der Aplysia lunacina von HAYMANS[4] untersucht. Histamin bewirkte eine Tonussteigerung und Frequenzzunahme.

c) Gefäße.

Die Histaminwirkung auf die Froschgefäße ist sowohl in situ als auch in Durchströmungsversuchen isolierter Organe vielfach untersucht worden; doch stimmen die Versuchsresultate nicht überein.

Nach dem Verhalten des Blutdruckes auf Histamin könnte man beim Frosch höchstens eine Gefäßverengerung erwarten, wie sie in Durchströmungsversuchen von einigen Autoren auch beobachtet wird. Andererseits ist jedoch verschiedentlich eine erweiternde Wirkung festgestellt worden. Gegen einige dieser Versuche wird eingewendet, daß es sich um eine unspezifische Säurewirkung des Histaminsalzes handele. Von HERZOG[5] und von KROGH wird eine Wirkung des Histamins auf die Froschgefäße ganz abgelehnt. Diese Ansicht scheint durch die Beobachtungen von GRANT und WOOD[6]

[1] RIGLER, R. und F. TIEMANN: Med. Klin. **24**, 574 (1928); Klin. Wschr. **7**, 553 (1928).

[2] RIGLER, R. und F. TIEMANN: Pflügers Arch. **222**, 450 (1929).

[3] SUMBAI, J. J.: Heart **11**, 285 (1924).

[4] HAYMANS: Arch. internat. Pharmacodynamie **21**, 337 (1923).

[5] HERZOG, F.: Virch. Arch. **256**, 1 (1925).

[6] GRANT, R. T. and J. E. WOOD: Journ. of Path. and Bact. **31**, 1 (1928).

sowie GRANT und JONES[1] wenigstens für die Gefäße in situ sichergestellt zu sein.

Die einleitend angeführten Tatsachen sind im einzelnen folgende:

*In situ*: Im Gegensatz zu HERZOG[2], der weder bei lokaler Applikation noch nach intravenösen Injektionen eine Erweiterung erhielt, stellte DOI[3] eine Erweiterung der Schwimmhautgefäße nach intravenöser Histamininjektion fest. KILLIAN[4] beobachtete mikroskopisch die Wirkung aufgeträufelten, intravenös und subcutan injizierten Histamins auf die Zungengefäße von Wintertemporarien. Er fand Erweiterung der großen und kleinen Arterien, der Arteriolen, der arteriellen und besonders der venösen Capillaren. Wieweit die Erweiterung der Venen aktiv oder passiv war, ließ sich nicht entscheiden. Eine vorherige Adrenalin- oder Pituitrininjektion wurde durch Histamin aufgehoben. Bei örtlicher Anwendung träufelte KILLIAN Histamin in Lösung 1:2000 auf die Zunge; bei subcutanen und intravenösen Injektionen war es noch in Verdünnungen von 1:1000000 wirksam. Trotz dieser Angaben schreibt KROGH[5] aber, daß er „fest davon überzeugt ist, daß Histamin selbst in hohen Konzentrationen keine Wirkung auf die Froschcapillaren hat. Wir haben die Wirkung lokal an der Schwimmhaut, der Zunge und an den Muskeln untersucht, und zwar sowohl an der unversehrten Oberfläche als auch nach Einbringen unter die Epithelschicht in verschiedenen Konzentrationen, bis zu der, die man erhält, wenn man einen winzigen Krystall von Ergaminphosphat auf die Oberfläche bringt und mit feinen Nadelstichen umgibt, ... es gelang aber nicht, eine Wirkung zu erhalten".

FRASER[6] konnte nur in einem von sieben Versuchen an Rana pipiens eine Erweiterung nach Aufträufeln von Histamin auf die Zunge beobachten. Auch GRANT und WOOD[7] konnten am Frosch mit ausgebohrtem Rückenmark keinerlei Histamingefäßerweiterung der Peritonealgefäße finden. Das Histamin wurde auf die Eingeweide aufgeträufelt oder in den Lymphsack injiziert. Nur zu hohe Histaminphosphatkonzentrationen (1:100) bewirkten in-

[1] GRANT, R. T. and T. D. JONES: Heart **14**, 337 (1929).
[2] HERZOG, F.: Virch. Arch. **256**, 1 (1925).
[3] DOI, Y.: J. of Physiol. **54**, 227 (1920).
[4] KILLIAN, H.: Arch. f. exper. Path. **108**, 255 (1928).
[5] KROGH, A.: Anatomie und Physiologie der Capillaren. Übersetzt von W. FELDBERG. 2. Aufl., S. 170. Berlin: Julius Springer 1929.
[6] FRASER, L.: Quart. J. exper. Physiol. **19**, 285 (1929).
[7] GRANT, R. T. and J. E. WOOD: J. of Path. **31**, 1 (1928).

folge der hypertonischen Lösung eine deutliche Verlangsamung des Blutstromes und Konzentration der roten Blutkörperchen. Bei Konzentrationen von 1:60 trat vollständige Stase ein. GRANT und WOOD konnten weiterhin mikroskopisch keinerlei Veränderung im Kreislauf der Nickhaut beobachten, wenn den Fröschen mit ausgebohrtem Rückenmark Histamin in den Conjunctivalsack oder auf das Auge geträufelt wurde. Kürzlich haben GRANT und JONES[1] die Versuche von KILLIAN an der Froschzunge wiederholt. Gegen die Untersuchungen von KILLIAN führen sie den Einwand an, daß diese unter Bedingungen ausgeführt worden sind, die selber bereits zu einer Erweiterung der Gefäße führen. Im Gegensatz zu KILLIAN haben sie darum die Zunge immer nur für kurze Zeiten aus dem Maul herausgezogen und anstatt der mikroskopischen Beobachtung mit dem bloßen Auge auf Farbveränderungen geachtet. Dies Verfahren erwies sich als ebenso empfindlich, wenn nicht sogar noch empfindlicher, wie die mikroskopische Methode. GRANT und JONES konnten weder bei R. esculenta noch bei R. temporaria eine Zungengefäßerweiterung nach lokaler Applikation von neutralisierten und nicht neutralisierten Histaminlösungen beobachten. Es wurden bis zu 1proz. Lösungen untersucht. Die Versuche wurden an Fröschen in Äther- und Urethannarkose, sowie an decerebrierten und nicht narkotisierten Fröschen ausgeführt.

Die von KILLIAN und DOI beobachtete erweiternde Wirkung läßt sich auch nicht mit der sauren Reaktion des Histaminsalzes erklären, wie CLARK[2] das für die gefäßerweiternde Wirkung am Durchströmungspräparat (s. S. 352) annimmt. Denn HARROP[3] zeigte, daß erst stark saure Pufferlösungen ($p_H$ 2,96—1,94) beim Aufbringen auf die ventrale Oberfläche der Froschzunge eine capillare Erweiterung verursachen. Auch kann die Wirksamkeit bei subcutanen und intravenösen Histaminverdünnungen von 1:1000000 nicht durch Änderungen des $p_H$ erklärt werden.

Trotzdem können wir auf Grund der beschriebenen neueren Versuche nicht mehr annehmen, daß das Histamin auf die Froschgefäße *in situ* wirkt, sei es erweiternd oder verengernd. Wir sind darum auch gezwungen, die beobachtete Blutdrucksteigerung allein als Folge der erhöhten Herztätigkeit anzusehen.

---

[1] GRANT, R. T. and T. D. JONES: Heart **14**, 337 (1929).
[2] CLARK, A. J.: J. of Pharmacol. **23**, 45 (1924).
[3] HARROP, G. A., zitiert nach A. KROGH: Capillaren. 2. Aufl., S. 142.

*Durchströmungsversuche* sind in den verschiedensten Gefäßgebieten ausgeführt worden. Bei Durchströmung der *Extremitäten* mit RINGERscher Lösung fanden HANDOWSKY und PICK [1] Histamin meist unwirksam, in einigen Fällen beobachteten sie eine geringe Erweiterung. ROTHLIN [2] stellte nie eine Erweiterung, oft dagegen eine gute Histaminkontraktion fest. Die Präparate, die auf geringere Histaminkonzentrationen nicht ansprachen, kontrahierten sich auch auf höhere Konzentrationen nicht. Sofern die Froschextremität sich kontrahierte, genügte noch eine Dosis von 0,004 mg Histamin. Die Wirkung war sehr viel schwächer als die des Adrenalins. ROTHLIN beobachtete auch dann keine Erweiterung, wenn die Gefäße vorher durch Adrenalin oder Blutsera kontrahiert worden waren. HANDOWSKY und PICK hatten nämlich gefunden, daß durch Adrenalin oder Blut kontrahierte Gefäße des LÄWEN-TRENDELENBURGschen Präparates sich auf Histamin wieder erweitern. Sie wendeten allerdings sehr viel höhere Konzentrationen (1 mg) an als ROTHLIN.

KROGH und REHBERG wie auch DRINKER [3] fanden Histamin auch unwirksam, wenn statt Ringer Durchströmungsflüssigkeiten verwendet wurden, von denen bekannt war, daß sie den Capillartonus beim Warmblüter aufrecht erhalten.

Bei Durchströmung des *ganzen Frosches*, der *Splanchnicus-* und der *Lungengefäße* beobachtete ROTHLIN mit größeren Histamindosen in vielen Fällen eine gute Kontraktion. Bei kleinen Dosen stellte er in einigen Fällen, besonders im Beginn des Versuches, eine Erweiterung fest. Die Grenzdosis zwischen Erweiterung und Verengerung lag zwischen 0,001—0,0001 mg Histamin.

AMSLER und PICK [4] fanden eine deutliche Erweiterung der Splanchnicusgefäße bei Durchströmung mit Ringerlösung, der Histamin in einer Konzentration von 1:200000 zugesetzt worden war. ADLER [5] durchströmte die Lungen- und *Haut*gefäße des Frosches. Bei geringen Histaminkonzentrationen (1 $cm^3$ 1:100 Million Histaminchlorid) fand er an den Hautgefäßen immer, an den Lungengefäßen in 80 vH eine Erweiterung, bei stärkeren Kon-

[1] HANDOWSKY, H. und E. P. PICK: Arch. f. exper. Path. **71**, 89 (1913).
[2] ROTHLIN, E.: Biochem. Z. **111**, 257 (1920).
[3] KROGH, A.: Die Capillaren. 2. Aufl., S. 170. 1929.
[4] AMSLER, C. und E. P. PICK: Arch. f. exper. Path. **85**, 61 (1920).
[5] ADLER, L.: Ebenda **91**, 81 (1921).

zentrationen ($1\ cm^3$ 1:50000 Histaminchlorid) stets eine Verengerung.

MORITA[1] fand, daß die mit Ringer durchströmten *Leber*gefäße des Pfortaderkreislaufes, die beim Frosch pharmakologisch nur gering zu beeinflussen sind, auf Histamin mit einer geringen Erweiterung reagieren.

CLARK[2] ist der Ansicht, daß das Histamin immer eine Vasokonstriktion der durchströmten Froschgefäße veranlaßt, sofern der $p_H$ der Durchströmungsflüssigkeit konstant gehalten wird. Die beobachteten Gefäßerweiterungen beruhen nach ihm darauf, daß man die saure Reaktion der Histaminsalze vernachlässigt hat. Fügt man z. B. der Ringerlösung Histaminphosphat bis zu einer Konzentration von 1:20000 zu, so wird der $p_H$ von 8,5 auf 6,8 heruntergedrückt. Diese Veränderung kann natürlich eine Erweiterung der durchströmten Gefäße erklären.

Auffallend wäre demnach, daß Histamin auf die durchströmten Gefäße eine, wenn auch geringe, Verengerung macht, während es in situ wirkungslos ist. Die Frage, ob dieser Unterschied wirklich besteht, oder ob die Autoren recht haben, die wie KROGH annehmen, daß Histamin auch auf die durchströmten Froschgefäße gänzlich wirkungslos ist, ist noch unentschieden.

Eine Verengerung der Kiemengefäße des *Hechtes* beschrieb KRAWKOW[3]; doch war die verengernde Wirkung nicht sehr stark.

Für die *Schildkröten*gefäße nimmt SUMBAL[4] eine Histamingefäßerweiterung an, die die Ursache für die allgemeine Blutdrucksenkung sei. Versuche wurden nur an den Coronargefäßen ausgeführt. Diese erweiterten sich auf Histamin; die Erweiterung betraf Arterien jeder Größenordnung. Inwieweit Capillaren mit beteiligt waren, ließ sich nicht genau feststellen. Atropin hatte keinen Einfluß auf die Histaminerweiterung. Es ist zu bemerken, daß sich die Coronargefäße der Schildkröte auch auf Nervenreizung und andere Drogen[5] [6] anders, teilweise entgegengesetzt, verhalten wie die Coronargefäße der meisten Säugetiere.

---

[1] MORITA, S.: Arch. f. exper. Path. **78**, 232 (1915).
[2] CLARK, A. J.: J. of Pharmacol. **23**, 45 (1924).
[3] KRAWKOW, N. P.: Pflügers Arch. **151**, 383 (1918).
[4] SUMBAL, J. J.: Heart **11**, 285 (1924).
[5] DRURY, A. N. and F. M. SMITH: Ebenda **11**, 71 (1924).
[6] DRURY, A. N. and J. J. SUMBAL: Ebenda **11**, 267 (1924).

## VI. Das Verhalten der Blutkörperchen nach Histamin.

Bei Besprechung der Veränderungen, die das Blutbild nach Histamin erfährt, empfiehlt es sich, die Ergebnisse von Versuchen, in denen das Histamin über mehrere Tage in kleinen Mengen gegeben wird, wodurch keine oder nur geringere Allgemeinerscheinungen ausgelöst werden, gesondert von den Resultaten solcher Versuche zu besprechen, in denen Histamin in Dosen verabreicht wird, die zu einem ausgesprochenen Histaminshock führen. Denn es ist selbstverständlich, daß die Shockzustände, die zu schweren Kreislaufs- oder Atemstörungen führen, einen ganz anderen Einfluß auf das Blutbild haben werden als Histamindosen, die außer den Veränderungen im Blutbild keinerlei sichtbare Erscheinungen auslösen.

### a) Das Verhalten der Erythrocyten.

**1. Bei chronischer Histaminzufuhr:** Die Versuche wurden auf Grund von Überlegungen über die Entstehung und die Therapie der perniziösen Anämie ausgeführt. HESS und MÜLLER[1] versuchten durch Histamin eine Anämie hervorzurufen. Sie schlossen sich dabei der Vorstellung an, nach welcher die perniziöse Anämie durch Gifte intestinalen Ursprungs hervorgerufen wird. Wie gezeigt worden war, kommt Histamin in der Darmschleimhaut vor (s. S. 60). Sie injizierten Ratten und Meerschweinchen täglich kleine Mengen Histamin subcutan und fanden, daß die Erythrocytenzahl nach einigen Tagen auf der Höhe der Histaminwirkung von 5,6—6,4 Millionen auf 3,9 bis 5,3 fiel. Bei einer Ratte war die Abnahme noch größer. Ebenso fand SCHENK[2] bei Meerschweinchen nach täglichen subcutanen Injektionen von 0,5—0,8 mg Histamin eine geringe Abnahme der Erythrocyten und des Hämoglobins.

Neuerdings sind nun Versuche am Menschen angestellt worden, nicht um eine Verringerung, sondern um eine Zunahme der Erythrocyten zu erreichen. Man hatte gefunden, daß die Zufuhr von Leber- und anderen Organextrakten per os bei perniziöser Anämie therapeutisch sehr wirksam war. Da alle diese Extrakte Histamin enthalten, untersuchte PAL[3] und dessen Mitarbeiter HUTH[4], ob

---

[1] HESS, L. und H. MÜLLER: Wien. klin. Wschr. **1918**, S. 293.

[2] SCHENK, P.: Arch. f. exper. Path. **92**, 34 (1922).

[3] PAL, J.: Wien. klin. Wschr. **34**, 1216 (1928); Dtsch. med. Wschr. **37**, 1544 (1928). Med. Klin. **1928**, S. 1011.

[4] HUTH, E.: Wien. klin. Wschr. **42**, 739 (1929).

man mit diesem Gift denselben Effekt erzielen könne wie mit der Leberdiät. Sie gaben ihren Patienten per os 10—32 mg Histamin täglich; diese Dosen verursachen keinerlei unangenehme Allgemeinerscheinungen, weil das Histamin vom Magen aus nicht oder nur sehr schlecht resorbiert wird (s. S. 78). PAL beobachtete, daß die Histamintherapie bei sekundären Anämien, bei der Perniciosa und bei nicht anämischen Patienten zu einer starken Regeneration der roten Blutkörperchen führt. Bei schwer Ca-kachektischen Patienten beobachtete er gleichzeitig mit dem Ansteigen der Erythrocyten auch eine Besserung des Appetits, des Allgemeinzustandes und des Gewichtes. PAL schreibt: „Die Beobachtungen legen es nahe anzunehmen, daß dem Histamingehalt der Nahrung und der Gewebe in der Regulierung der Blutregeneration Bedeutung zukommt, und der Histaminmangel ein wesentlicher Faktor in der Entwicklung gewisser Formen der Kachexie ist."

VAS und BLASS[1] haben unter PALS Leitung Versuche angestellt, die es sehr wahrscheinlich machen, daß in dem „bei der perniziösen Anämie sehr wirksamen Leberextrakt Procythol, Cholin und Histamin enthalten sind". HUTH weist darauf hin, daß Histamin nicht der einzige wirksame Stoff bei der Organtherapie schwerer Anämien zu sein braucht.

Die Untersuchungen bedürfen der Bestätigung, bevor ein abschließendes Urteil möglich ist. Auf Grund der bisherigen Angaben muß man annehmen, daß die Zahl der Erythrocyten bei einigen Tieren nach chronischer subcutaner Histamindarreichung abnimmt, beim Menschen nach chronischer peroraler Histaminzufuhr zunimmt.

**2. Akute Versuche:** Wir beginnen mit den Tieren, bei denen Histamin zu einem Kreislaufshock führt, dabei beobachtet man gleichzeitig ein Ansteigen der Erythrocyten. (Über den Einfluß der Narkose auf die Blutkörperchenkonzentration s. S. 114; über die Beeinflussung durch Pharmaka s. S. 340.)

*Katze*: Der Erythrocytenanstieg wurde zuerst von DALE und LAIDLAW[2] beobachtet. Entnahmen sie einer Katze in Äthernarkose einmal vor der *intravenösen* Histamininjektion und einmal im Shock eine Blutprobe, so enthielt die zuletzt entnommene Probe im Durchschnitt um 30—50 vH mehr Erythrocyten als die vor der Injektion. Dies konnten sie im Hämatokriten, durch Hämoglobin-

[1] VAS und BLASS, zitiert nach HUTH: Wien. klin. Wschr. **42**, 739 (1929).
[2] DALE, H. H. and P. P. LAIDLAW: J. of Physiol. **52**, 355 (1919).

bestimmung und Blutkörperchenzählung feststellen (vgl. auch die Angaben auf S. 359). In eigenen unveröffentlichten Versuchen erhielten wir meist eine Zunahme um etwa 30 vH. In Äthernarkose konnten KELLAWAY und COWELL[1] noch nach Injektion von 0,05 mg Histamin eine Blutkörperchenkonzentration von 10 vH feststellen, die 15—20 Minuten anhielt; selbst nach 0,01—0,02 mg Histamin beobachteten sie manchmal noch einen geringen Anstieg. An der nicht narkotisierten Katze tritt die Blutkörperchenkonzentration erst nach sehr viel größeren Dosen auf (s. Narkose).

Nach großen *subcutanen* Dosen haben FLATOW und HÜTTEL[2] in unserem Laboratorium den Erythrocyten- und Hämoglobin-

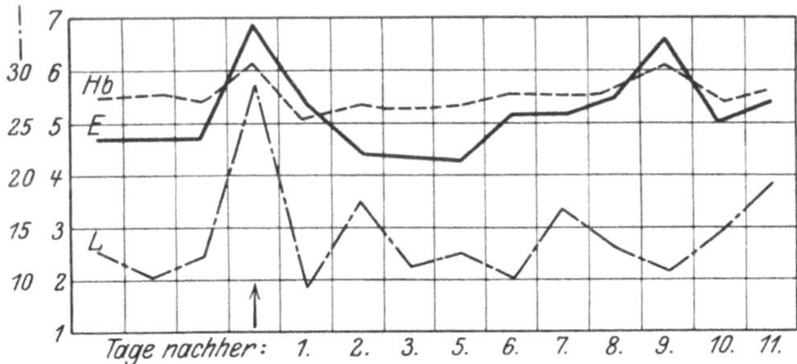


Abb. 65 zeigt die Wirkung einer großen subcutanen Injektion von Histamin auf das Blutbild der Katze. Die Erythrocyten, der Hämoglobinwert und die Leukocyten steigen an; die Werte sind nach 24 Stunden annähernd normal. Am 6. Tag nach der Injektion beginnt ein erneuter Anstieg der Erythrocyten und des Hämoglobinwertes (zweite Zacke). In dieser und den folgenden drei Abbildungen bedeutet (*Hb*) Hämoglobin, (*E*) Erythrocyten und (*L*) Leukocyten. Bei ↑ Injektion von Histamin. Die Ordinaten 1, 2, 3 usw. bedeuten mal 1 Million = Zahl der Erythrocyten, mal 10 = Prozentgehalt an Hämoglobin; die Ordinaten 10, 15, 20 usw. bedeuten mal 1000 = Zahl der Leukocyten. (Nach FLATOW und HÜTTEL.)

anstieg beobachtet. Sie haben weiter das Verhalten der Erythrocyten und des Hämoglobins über mehrere Tage nach dem Shock verfolgt (Abb. 65). 24 Stunden nach dem Shock waren beide Werte wieder annähernd normal. In den folgenden Tagen zeigten sich aber gewisse Schwankungen; die Werte waren lange nicht so gleichmäßig wie vor der Histamininjektion. In einigen Fällen trat etwa 5 bis 6 Tage nach dem Histaminshock ein erneutes Ansteigen zuerst nur der Erythrocyten und dann auch der Hämoglobinwerte auf („zweite Zacke"). Änderungen der Form und der Färbbarkeit der Erythrocyten wurden nicht beobachtet.

---

1 KELLAWAY, C. H. and S. J. COWELL: J. of Physiol. **57**, 82 (1923).

2 FLATOW, E. und H. HÜTTEL (unveröffentlicht).

*Im Shock* beobachteten sie mehrfach ein geringes Ansteigen der kernhaltigen Erythrocyten. So fanden sie bei einer Katze vor dem Shock bei vier Untersuchungen 1mal 0,3 vH (d. h. 1 Normoblast auf 300 Weiße). Im Shock stieg die Zahl auf 2,7 vH und bei einem zweiten Shock, der 1 Monat später hervorgerufen wurde, auf 4,3 vH. Bei der „zweiten Zacke" stiegen die kernhaltigen Erythrocyten nicht an.

Der Färbeindex war im Shock in der Regel unverändert, manchmal sank er etwas und konnte später sogar etwas über den Normalwert steigen. Doch handelte es sich in diesen Fällen nur um geringe Veränderungen.

An *Hunden* wurde der Erythrocytenanstieg nach *intravenösen* Histamininjektionen von vielen Autoren beobachtet[1 2 3 4 5 6 7 8]. Er beträgt nach HASHIMOTO 6—25 vH; wir erhielten ebenfalls meist einen Anstieg zwischen 10—15 vH; aus den Tabellen von EPPINGER und SCHÜRMEYER[5] geht hervor, daß der Anstieg bei ihren beiden Versuchen weniger als 10 vH betrug. Aus diesen Versuchen würde sich ergeben, daß die Blutkörperchenkonzentration bei Hunden nicht so ausgeprägt ist wie bei Katzen. Das liegt aber daran, daß sehr hohe Histaminkonzentrationen notwendig sind, wenn man eine ausgeprägte Blutkörperchenkonzentration erhalten will. Denn man kann bei Hunden selbst lang anhaltende Histaminblutdrucksenkungen beobachten, ohne daß es zu einer starken Blutkörperchenkonzentration kommt. Injiziert man jedoch Mengen, die zum ausgeprägten Shock führen, so kann man auch so große Anstiege des Hämatocritwertes wie bei Katzen feststellen. So erhielt M. SMITH[6] nach intravenöser Injektion von 10 mg Histaminphosphat (= $^1/_3$ Histaminbase) pro Kilogramm Körpergewicht Anstiege von 20 bis über 40 vH. Auch LAMSON und dessen Mitarbeiter[7] stellten Anstiege bis zu 30 vH fest, selbst wenn gleichzeitig noch große Mengen Kochsalzlösung injiziert wur-

[1] DALE, H. H. and P. P. LAIDLAW: J. of Physiol. **52**, 355 (1919).
[2] HASHIMOTO, H.: J. of Pharmacol. **25**, 381 (1925).
[3] UNDERHILL, F. P. and M. RINGER: Ebenda **19**, 463 (1922).
[4] HANZLIK, P. J. and F. DE EDS: Ebenda **29**, 485 (1926).
[5] EPPINGER, H. und A. SCHÜRMEYER: Klin. Wschr. **7**, 777 (1928).
[6] SMITH, M. J.: J. of Pharmacol. **32**, 465 (1928).
[7] LAMSON, P. D., ABT, A. F., OOSTHUISEN, C. A. and S. M. ROSENTHAL: Ebenda **21**, 401 (1923).
[8] KUSCHINSKY, G.: Ztschr. f. exper. Med. **64**, 563 (1929).

den, die ohne Histamin eine vorübergehende Senkung des Hämoglobinwertes um 15 vH bedingen würden.

Injiziert man das Histamin Hunden, die mehrere Tage kein Wasser erhalten haben, so tritt nur eine geringe Blutkörperchenkonzentration auf; das Blut ist jedoch bereits vor der Injektion blutkörperchenreicher als das normaler Tiere[1].

Bei *subcutanen* Dosen läßt sich ein Ansteigen des Hämoglobingehaltes und der Erythrocyten ebenfalls nur nach ganz großen Dosen beobachten. FLATOW und HÜTTEL[2] mußten bei großen Hunden über 100 mg Histaminchlorhydrat subcutan injizieren, um einen Anstieg zu erhalten. Doch konnten sie dann Anstiege bis über 60 vH feststellen (Abb. 66). Bei kleineren Dosen erhielten sie sogar eine Abnahme im Hämoglobin- und Erythrocytengehalt. Auch DRAKE und TISSDALL[3] beobachteten nach mehrmaligen und sogar noch verhältnismäßig großen, subcutanen Histamindosen eine Abnahme der Erythrocytenzahl.

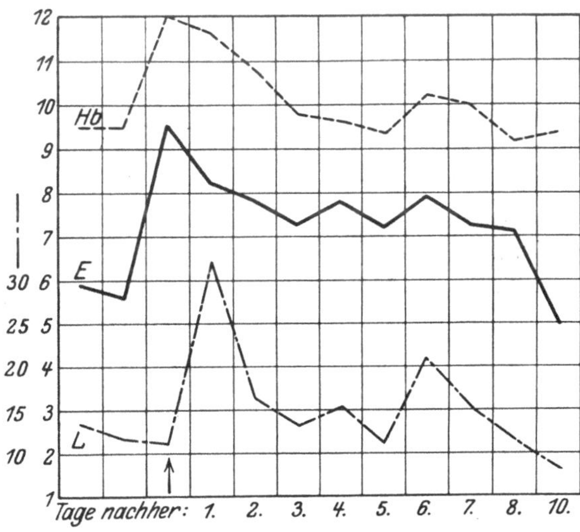


Abb. 66 zeigt die Wirkung einer großen subcutanen Injektion von Histamin auf das Blutbild des Hundes. Hämoglobin und Erythrocyten steigen nach der Injektion an und bleiben (vor allem die Erythrocyten) noch mehrere Tage ziemlich hoch. Die Leukocyten steigen im Gegensatz zu den Katzenversuchen (s. Abb. 65) erst am Tage nach der Injektion an. Die Bezeichnungen sind dieselben wie in Abb. 65. (Nach FLATOW und HÜTTEL.)

FLATOW und HÜTTEL[2] haben den Erythrocyten- und Hämoglobinanstieg nach großen subcutanen Histamindosen über mehrere

[1] UNDERHILL, F. P. and R. KAPSINOW: Amer. J. Physiol. **63**, 142 (1922).

[2] FLATOW, E. und H. HÜTTEL (unveröffentlicht); FLATOW, E.: Ber. Physiol. **50**, 301 (1929).

[3] DRAKE, T. G. H. and F. F. TISDALL: J. of biol. Chem. **67**, 91 (1926).

Tage verfolgt. Am nächsten Tage waren beide Werte meist wieder normal; nur in einem Falle blieben beide Werte noch mehrere Tage beträchtlich erhöht (s. Abb. 66). Der Hämoglobinwert kehrte in diesem Falle schneller wieder zur Norm zurück als die Erythrocytenzahl. Eine „zweite Zacke", wie bei der Katze, war meist nur angedeutet; Anisocytose und Polychromasie trat nie auf.

Kernhaltige rote Blutkörperchen, die vor dem Shock in der Mehrzahl der Fälle fehlten oder nur ganz vereinzelt auftraten, konnten bis zu 3 vH (d. h. 3 Normoblasten auf 100 Weiße) im Shock und am nächsten Tage ausgezählt werden. Die vitalgranulierten Erythrocyten (6—7 vH normal) erfuhren dagegen niemals eine Veränderung.

Von den Tieren, die auf Histamin für gewöhnlich mit einer Blutdrucksenkung reagieren, sind auch noch an Ratten Untersuchungen über das Verhalten der Erythrocyten angestellt worden.

*Ratte.* FLATOW[1] beobachtete nach intraperitonealen Injektionen einen Anstieg der Erythrocyten um 2000000 und des Hämoglobins um über 20 vH.

*Mensch.* Aus den klinischen Untersuchungen shockartiger Zustände kann man schließen, daß auch im Histaminshock des Menschen sehr wahrscheinlich eine Blutkörperchenkonzentration eintritt. Nach geringen subcutanen Dosen von 1 mg Histaminchlorhydrat beobachtet man[2] [3] keine Veränderung in der Erythrocytenzahl und im Hämoglobinwert. SCHENK[4] fand selbst nach subcutaner Injektion von 2—8 mg Histamin keine Zunahme der Erythrocyten. Dazu wären sicherlich viel höhere Dosen notwendig. Nach intravenösen Injektionen von 0,1 mg Histamin beobachteten WEISS, LENNOX und ROBB[5] einen Anstieg im Sauerstoffgehalt des arteriellen Blutes um 8 vH, den sie auf Hämoglobinkonzentration zurückführen.

Auch für den Histaminshock des *Affen* darf man wohl einen gleichen Anstieg voraussetzen.

Die Blutkörperchenkonzentration wird nicht nur nach Histamin, sondern auch bei anderen Formen des Kreislaufshocks (Wund- und Peptonshock) beobachtet. Dadurch unterscheidet sich der

---

1 FLATOW, E. (unveröffentlicht).

2 BERRI, P. e M. WEINBERGER: Giorn. Clin. med. **9**, 919 (1928).

3 GERLI, P.: Osp. magg. (Milano) **17**, 235 (1929).

4 SCHENK, P.: Arch. f. exper. Path. **89**, 332 (1920).

5 WEISS, S., LENNOX, W. G. and G. P. ROBB: Proc. Soc. exper. Biol. a. Med. **26**, 706 (1929).

Kreislaufshock von so vielen anderen Formen der Blutdrucksenkung; denn für gewöhnlich geht eine Blutdrucksenkung mit einer Abnahme im Erythrocytengehalt einher[1]. Z. B. beobachtet man nach Amylnitrit[2] oder Depressorreizung[3] eine vorübergehende und manchmal nur geringe Abnahme im Erythrocytengehalt des Blutes, woraus hervorgeht, daß zwischen Blutkörperchenkonzentration und Blutdrucksenkung im Histaminshock eine Abhängigkeit nicht besteht. Darum braucht eine starke Histaminblutdrucksenkung auch nicht gleichbedeutend mit einer starken Blutkörperchenkonzentration zu sein. DALE und LAIDLAW beobachteten z. B. vereinzelt Katzen, bei denen nach einer großen Histamindosis zwar eine starke Blutdrucksenkung, aber nur eine geringe Blutkörperchenkonzentration auftrat. Noch deutlicher geht diese Unabhängigkeit der Blutkörperchenkonzentration vom Blutdruck aus der auffälligen, von DALE und LAIDLAW festgestellten Erscheinung hervor, daß eine ausgesprochene Blutkörperchenkonzentration für gewöhnlich überhaupt ausbleibt, wenn das Histamin ganz langsam im Laufe von 20—30 Minuten in die Blutbahn von Katzen eingeführt wird. Der Shock dagegen ist auch bei langsamer Injektionsart stark ausgebildet. In seltenen Fällen beobachteten sie auch ein umgekehrtes Verhalten, nämlich geringe Shocksymptome mit nur vorübergehender Blutdruckwirkung, verbunden mit starker Blutkörperchenkonzentration. Weiter verschwindet der hohe Hämoglobingehalt des Blutes nach Histamin nicht, wenn der Blutdruck durch Bariumchlorid oder Pituitrin wieder auf die normale Höhe gebracht wird (s. S. 340). (Über den Einfluß der Nebennieren auf die Blutkörperchenkonzentration s. S. 201.)

Die Blutkörperchenkonzentration nach Histamin ist die Folge davon, daß Plasma aus den Gefäßen ausgetrieben wird, und beruht nicht etwa darauf, daß unreife Zellen aus dem Knochenmark in den Kreislauf gelangen. Denn FLATOW und HÜTTEL[4] fanden im Shock nur (und nicht einmal konstant) vereinzelte Erythroblasten. Die feinste Reaktion auf neugebildete rote Blutkörperchen, das Verhalten der vital granulierten Erythrocyten, war völlig negativ; denn eine Zunahme dieser Zellformen war im Shock niemals zu

[1] SCOTT, F. H.: Amer. J. Physiol. **44**, 298 (1917).

[2] DALE, H. H. and P. P. LAIDLAW: J. of Physiol. **52**, 355 (1914).

[3] FELDBERG, W.: Med. Welt **1**, 297, 342 (1927).

[4] FLATOW, E. und H. HÜTTEL (unveröffentlicht); FLATOW, E.: Ber. Physiol. **50**, 301 (1929).

beobachten. Eine vermehrte Neubildung kann demnach als Ursache für den Erythrocytenanstieg ausgeschlossen werden, wie auch die Vorstellung, daß dem kreisenden Blute Blutkörperchen zugeführt werden, die sich in irgendeinem von der Zirkulation abgeschlossenen Depot befunden haben. Auf Grund der Versuche von BARCROFT[1] denkt man hierbei zunächst an die Milz. Die Blutkörperchenkonzentration im Histaminshock ist jedoch von der Milz unabhängig. Das geht schon daraus hervor, daß die Versuche an Katzen meistens in Äthernarkose ausgeführt wurden, in welcher die Milz aber kontrahiert ist und ihr Blutkörperchendepot bereits in die Blutbahn entleert hat[2]. Der entscheidende Beweis ist aber der, daß an milzlosen Katzen nach Histamin eine genau so starke Blutkörperchenkonzentration wie an normalen Katzen eintritt[3 4]. Da die Blutkörperchenkonzentration auch nach Leberausschaltung auftritt[3], kann dieses Organ auch nicht als Blutkörperchendepot angesehen werden. Andere Organe kommen aber nicht in Frage. Die Blutkörperchenkonzentration kann deshalb nur die Folge einer Bluteindickung, d. h. eines Austrittes von Plasma aus den Gefäßen sein. Den Beweis dafür liefern die Bestimmungen des Plasmavolumens (s. S. 321).

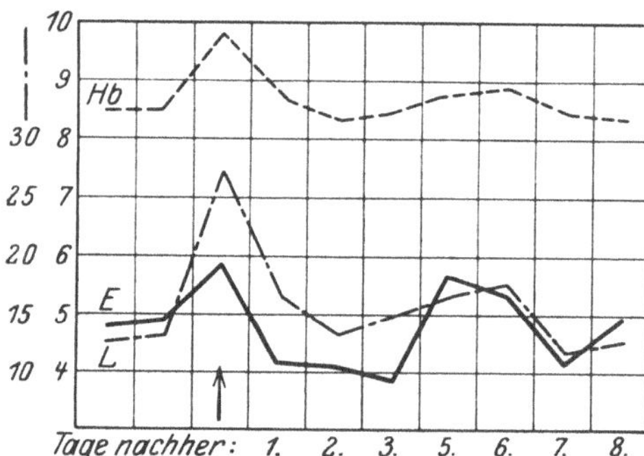


Abb. 67 zeigt die Wirkung einer großen subcutanen Histamininjektion auf das Blutbild des Meerschweinchens. Erythrocyten und Hämoglobingehalt steigen an. Eine zweite Zacke ist angedeutet. Geringe Leukocytose. Die Bezeichnungen sind dieselben wie in Abb. 65. (Nach FLATOW und HÜTTEL).

Über den genauen Mechanismus dieses Plasmaverlustes, sowie über die Frage, ob bestimmte Gefäße des Organismus besonders für diese Durchlässigkeit verantwortlich sind, sind wir in dem Ab-

[1] BARCROFT, J.: Erg. Physiol. **25**, 818 (1926).

[2] ABDERHALDEN, E. und G. ROSKE: Pflügers Arch. **216**, 308 (1927). FELDBERG, W. und H. LEWIN: ebenda **219**, 246 (1928).

[3] DALE, H. H. and P. P. LAIDLAW: J. of Physiol. **52**, 355 (1918/19).

[4] BARCROFT, J. und W. FELDBERG (unveröffentlicht).

schnitt über den Mechanismus und über die Lokalisation des Plasmaaustrittes ausführlich eingegangen.

*Meerschweinchen.* FLATOW und HÜTTEL machten die überraschende Feststellung, daß die Erythrocyten nach großen subcutanen Histamindosen ebenso ansteigen wie bei Katzen und Hunden, obwohl der Histaminshock beim Meerschweinchen kein Kreislaufshock ist, sondern auf dem Bronchospasmus beruht. Der Anstieg der Erythrocyten und des Hämoglobins betrug etwa 20 vH. Eine „zweite Zacke" kann ebenfalls mehrere Tage nach dem Shock auftreten (s. Abb. 67). Die kernhaltigen Erythrocyten und die vitalgranulierten Zellen nahmen nicht zu. Es kann sich also nicht um eine Reizung des Knochenmarkes und eine Anschwemmung jugendlicher Zellen handeln. Des weiteren zeigten FLATOW und HÜTTEL, daß der Anstieg auch bei Meerschweinchen auftrat, denen die Milz einige Tage vorher exstirpiert worden war. Nach diesen Versuchen beruht der Anstieg darum wahrscheinlich auch nicht darauf, daß außerhalb der Zirkulation befindliche Blutkörperchen aus den Blutspeichern in den Kreislauf gelangen. Die Erklärung für den Anstieg der Erythrocyten im Histaminshock des Meerschweinchens steht noch aus. Bestimmungen des Blut- und Plasmavolumens sind nicht ausgeführt worden, so daß wir nicht sagen können, ob es sich hier ebenfalls um eine Bluteindickung als Folge von Plasmaaustritt handelt. Bei Katzen und Hunden ist der Plasmaaustritt mit Gefäßerweiterung verbunden. Es ist bekannt, daß weite Capillaren leicht durchlässig werden, doch kann eine erhöhte Durchlässigkeit auch ohne gleichzeitige Erweiterung eintreten, wie Versuche von LANDIS [1]

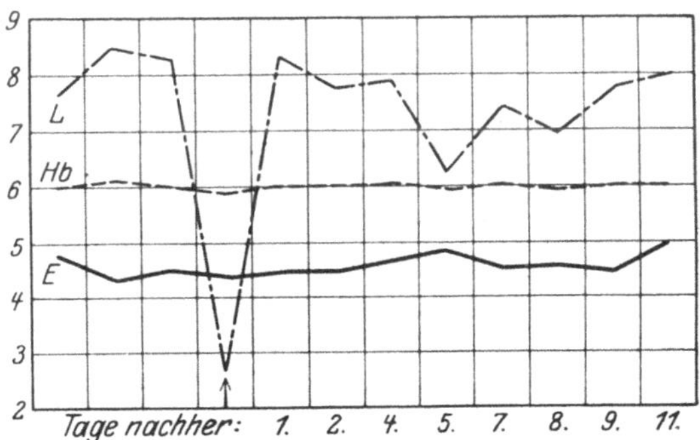


Abb. 68 zeigt die Wirkung einer großen subcutanen Injektion von Histamin auf das Blutbild des Kaninchens. Erythrocytenzahl und Hämoglobinwert bleiben unverändert. Die Leukocyten sinken stark ab; diese Leukopenie ist am folgenden Tage bereits verschwunden. Die Bezeichnungen sind dieselben wie in Abb. 65, nur daß die Ordinaten 2, 3, 4 usw. in diesem Falle auch für die Zahl der Leukocyten pro Tausend gelten. (Nach FLATOW und HÜTTEL.)

[1] LANDIS, E. M.: Amer. J. Physiol. 81, 124 (1927).

am Froschmesenterium zeigen. Auch KROGH[1] hält eine Capillardurchlässigkeit ohne gleichzeitige Erweiterung für möglich. Im Histaminshock des Meerschweinchens werden die Gefäße verengt. Es ist möglich, daß die Verengerung alle Gefäße des Körpers betrifft, so daß Plasma aus den engen Gefäßen ausgepreßt wird.

*Kaninchen.* Beim Kaninchen läßt sich nach großen subcutanen Histamindosen, die zu einem ausgeprägten Shock führen, keine Zunahme der Erythrocyten und des Hämoglobins feststellen[2] [3] (s. Abb. 68). UNDERHILL und ROTH beobachteten sogar eine geringe Abnahme des Hämoglobinwertes. Wir haben hier also einen Gegensatz zum Meerschweinchen, der um so ungeklärter ist, als der Histaminshock des Kaninchens dem des Meerschweinchens ähnlich ist. Die Ausnahmestellung, die das Kaninchen in bezug auf die Erythrocyten einnimmt, beobachten wir auch im weißen Blutbild (s. S. **364**).

b) Das weiße Blutbild. (Leukocyten und Lymphocyten.)

**1. Bei chronischer Zufuhr** (über 1 Woche) kleiner Histaminmengen tritt weder beim Meerschweinchen[4] [5] noch beim Kaninchen[6] [7] eine Veränderung im Verhalten der weißen Blutkörperchen auf. Vor allem tritt auch keine Vermehrung der Eosinophilen auf. Die Veränderungen im weißen Blutbild, wie sie bei der perniziösen Anämie auftreten, lassen sich also durch Histamin nicht hervorrufen.

An Patienten mit Anämien werden die Leukocyten nach HUTH[8] durch große, peroral verabreichte Histamindosen verschieden beeinflußt. MORETTI[9] beobachtete in einem Fall von chronischer myeloischer Leukämie nach mehrmaligen subcutanen Histamininjektionen im Laufe von 10 Tagen eine Abnahme der Leukocyten von 193000 auf 18400; auch die unreifen Zellformen nahmen ab. Gleichzeitig trat eine Besserung im Allgemeinbefinden ein, die Schwellung der Milz und der Lymphdrüsen ging zurück, und die harte Konsistenz der Leber und der Milz wurde deutlich geringer. Die Versuche bedürfen der Bestätigung.

---

[1] KROGH, A.: Anat. u. Physiol. d. Capillaren, 2. Aufl., S.278. Berlin 1929.
[2] FLATOW, E. und H. HÜTTEL (unveröffentlicht).
[3] UNDERHILL, F. P. and S. C. ROTH: J. of biol. Chem. **54**, 607 (1922).
[4] AHL, H. und A. SCHITTENHELM: Z. exper. Med. **1** (1913).
[5] SCHENK, P.: Arch. f. exper. Path. **92**, 34 (1922). [6] PAUL, J. R.: Hopkins Hosp. Rep. **32**, 20 (1921). [7] BACKMAN, E. L., EDSTRÖM, G., GRAHS, E. et G. HULTGREN: C. r. Soc. Biol. Paris **93**, 186 (1925). [8] HUTH, E.: Wien. klin. Wschr. **42**, 739 (1929). [9] MORETTI, P.: Minerva Medica **6**, 810 (1926).

**2. Akute Versuche:** Beim *Menschen* liegen verschiedene, sich teilweise widersprechende Ergebnisse vor. SCHENK[1] fand nach subcutanen Injektionen von 2—5 mg Histamin nur eine geringe Veränderung in der Zahl der Leukocyten. Das Blutbild blieb qualitativ fast unverändert; es entstand keine Eosinophilie.

Einige Autoren[2 3 4] fanden nach subcutanen Injektionen von 1 mg Histamin unregelmäßige Veränderungen in der Zahl der Leukocyten. Nach BERRI und WEINBERGER tritt die Leukopenie häufiger auf. MORETTI[5] erhielt eine lang anhaltende Leukopenie. 15 Minuten nach der Injektion hatten die Leukocyten von 6800 auf 2000 abgenommen; der normale Wert wurde erst nach 6 Stunden wieder erreicht. MOTTA[6] beobachtete dagegen meist eine Leukocytose, manchmal aber auch eine Abnahme. Seine Versuche wurden an Graviden ausgeführt. ANDREOLI und LUCCHI[7] erhielten ebenfalls eine Leukocytose. Diese ging in ihrer Stärke der Salzsäureausscheidung im Magensaft parallel und soll hierdurch hervorgerufen werden. Sie verglichen die Histaminleukocytose mit der Verdauungsleukocytose, die sie nach CIACCIO (zum Teil wenigstens) ebenfalls durch die Salzsäureabsonderung erklären. Gegen diese Ansicht sprechen die bereits angeführten Leukopenien sowie die Feststellung von ROLANDI RICCI[8], daß zwischen Histaminleukocythose und Magensaftabsonderung keine konstante Übereinstimmung besteht.

Im Blutbild beobachtet man anfangs eine geringe Abnahme der Neutrophilen, eine leichte Zunahme der Lymphocyten (Umkehr der Leukocytenformel) und gelegentlich Eosinophilie bis zu 6 vH[2 4 5]. Später nehmen nach BERRI und WEINBERGER die Neutrophilen wieder zu und gleichzeitig mit einer Linksverschiebung des neutrophilen Blutbildes treten unreife Zellformen, Myeloblasten und neutrophile Metamyelocyten auf.

Bei der *Katze* in Äthernarkose haben DALE und LAIDLAW[9] im

[1] SCHENK, P.: Arch. f. exper. Path. **89**, 332 (1920).

[2] BERRI, P. e M. WEINBERGER: Giorn. Clin. med. **9**, 919 (1928). — BERRI, P.: Gaz. intern. med.-chir., S. 427. Neapel 1927.

[3] GERIOLA zitiert nach BERRI, P. e M. WEINBERGER (2).

[4] GERLI, P.: Osp. magg. (Milano) **17**, 235 (1929).

[5] MORETTI, P.: Minerva Medica **6**, 810 (1926).

[6] MOTTA, G.: Arch. Ostetr. **16**, 66 (1929).

[7] ANDREOLI, G. e G. LUCCHI: Minerva Medica **7**, 1117 (1927).

[8] ROLANDI RICCI, P.: Rinasc. med. **6**, 76 (1929).

[9] DALE, H. H. and P. P. LAIDLAW: J. of Physiol. **52**, 355 (1919).

arteriellen Blut nach intravenösen Histamininjektionen eine ausgeprägte Leukopenie beobachtet. Die Abnahme betraf vor allem die Polymorphkernigen, die Eosinophilen nahmen weniger und die Lymphocyten so gut wie gar nicht ab. Eine gleichzeitige Leukopenie wird bei allen länger anhaltenden Blutdrucksenkungen (z. B. nach Ausbohren des Rückenmarkes, nach Acetylcholin) beobachtet, die zu einer Verlangsamung der Blutströmung führen. Es kommt dabei nämlich zu einem Haftenbleiben der „amöboiden" Blutkörperchen am Gefäßendothel, wodurch sie aus dem strömenden Blut gelangen. Im Gegensatz zu dieser Leukopenie im arteriellen Blut nach intravenösen Injektionen an narkotisierten Tieren fanden FLATOW und HÜTTEL[1] nach großen subcutanen Dosen bei nicht narkotisierten Katzen im venösen Blut eine Leukocytose. Am folgenden Tage war der Normalwert wieder erreicht. Ausdifferenzierung s. weiter unten.

Beim *Hunde* fanden sie aber nach großen subcutanen Dosen im Shock kein Ansteigen der Leukocyten. Diese stiegen erst am folgenden Tag stark an, um am nächsten Tage wieder auf den Normalwert abzufallen. Diesen zeitlichen Unterschied bei Katzen und Hunden zeigt ein Vergleich der Abb. 65 und Abb. 66. PORT und BRUNOW[2] und RUGGERI[3] haben andererseits kleinere Histaminmengen (1—2,2 mg) subcutan injiziert und eine deutliche Leukocytose beobachtet, die jedoch meist erst 1—2 Stunden nach der Injektion einsetzte und der sogar nach RUGGERI eine Leukopenie vorausgehen konnte. RUGGERI, der eine gleiche Leukocytose nach Einbringen von Salzsäure in den Magen beobachtet hat, vergleicht die Histaminleukocytose mit der Verdauungsleukocytose und führt beide auf die HCl-Absonderung im Magensaft zurück (vgl. aber S. 363). Ausdifferenzierung s. weiter unten.

Das Blutbild des *Meerschweinchens* im Shock ähnelt dem der Katze. FLATOW und HÜTTEL[1] erhielten nach großen subcutanen Histamindosen eine Leukocytose, die am folgenden Tage wieder verschwunden war. Ausdifferenzierung s. weiter unten.

Beim *Kaninchen* fand PAUL[4] nach kleinen und großen intravenösen Histamininjektionen keine wesentliche Änderung der Leukocytenzahl, in den folgenden Stunden trat nur regelmäßig eine ge-

---

[1] FLATOW, E. und H. HÜTTEL (unveröffentlicht), siehe auch FLATOW, E.: Ber. Physiol. **50**, 301 (1929). [2] PORT, F. und BRUNOW: Arch. f. exper. Path. **76**, 239 (1914). [3] RUGGERI, G.: Boll. Soc. ital. Biol. sper. **4**, 415 (1929). [4] PAUL, J. R.: Hopkins Hosp. Rep. **32**, 26 (1921).

ringe vorübergehende Leukocytose auf, welche aber die physiologischen Schwankungen nicht überschritt. Eine erneute Histamininjektion während dieser Zeit bewirkte einen starken Abfall der Leukocyten. GERIOLA[1] und ROLANDI RICCI[2] beobachteten nach kleinen subcutanen Histamindosen geringe unregelmäßige Veränderungen. FLATOW und HÜTTEL fanden nach großen subcutanen Shockdosen stets eine Leukopenie, die nach 24 Stunden bereits verschwunden war.

Bei keiner Tierart fanden sie während des Shockes unreife Zellformen. In der myeloischen Reihe fand nur eine geringe Zunahme der Stabkernigen bei der Katze, dem Hund und dem Meerschweinchen statt. Jugendformen oder gar unreife Zellformen traten nicht auf. In der lymphatischen Reihe wies nur das Meerschweinchen eine beträchtliche Zunahme der großen Lymphocyten auf, die SCHILLING[3] beim Menschen als Jugendformen anspricht, wogegen NÄGELI[4] keinen Unterschied zwischen großen und kleinen Lymphocyten macht. Das Auftreten großer Lymphocyten beim Meerschweinchen braucht nicht der Ausdruck einer Neubildung zu sein, sondern kann sehr wohl die Folge einer „Verschiebung" sein, bei der diese Zellen aus den Lymphdrüsen vor allem aus der Milz in den Kreislauf gelangen, weil die Milz durch Histamin kontrahiert wird.

Das Fehlen unreifer Zellformen weist darauf hin, daß es sich bei den beobachteten Leukocytosen nicht um sogenannte „echte" oder „Reizungsleukocytosen" handelt, sondern um einfache „Verschiebungsleukocytosen", die dadurch gekennzeichnet sind, daß lediglich eine veränderte Verteilung der in der Blutbahn oder in Depots vorhandenen reifen Zellformen vorliegt. Der genauere Mechanismus bei den verschiedenen Tierarten ist bisher nicht untersucht worden.

Nach FLATOW und HÜTTEL ändert sich das Verhältnis der neutrophilen Leukocyten zu den Lymphocyten im Shock bei Hunden und Katzen nach großen subcutanen Histamindosen nicht. Beim Meerschweinchen steigen die Lymphocyten auf Kosten der Leukocyten (vgl. Mensch S. 363) an, und umgekehrt nehmen beim Kaninchen während der Leukopenie sogar die Leukocyten im Verhältnis zu den Lymphocyten zu.

---

[1] GERIOLA zitiert nach BERRI, P. e M. WEINBERGER: Giorn. clin. med. **9**, 919 (1929). [2] ROLANDI RICCI, P.: Rinasc. med. **6**, 76 (1929).

[3] SCHILLING, V.: Das Blutbild und seine Verwertung. 5. u. 6. Aufl. Jena 1926.

[4] NÄGELI, O.: Blutkrankheiten und Blutdiagnostik. 4. Aufl. Berlin 1923.

Von den übrigen Zellformen stiegen die Monocyten beim Hund und bei der Katze und nur in einem Falle die Eosinophilen beim Kaninchen an. MAYEDA[1] beobachtete sogar manchmal eine Abnahme der Eosinophilen, bei anderen Kaninchen blieb die Zahl unverändert. PORT und BRUNOW[2] haben ebenfalls eine Abnahme der Eosinophilen gefunden, die aber erst nach 4 Stunden ausgeprägt war; wiederholten sie die Injektionen in den folgenden Tagen, so trat sie bereits nach $^1/_2$ Stunde ein.

FLATOW und HÜTTEL haben das weiße Blutbild bei den verschiedenen Tieren über mehrere Tage nach dem Shock verfolgt. Die auftretenden Veränderungen ähneln den nach zahlreichen anderen Schädigungen (Infektionskrankheiten) klinisch beobachteten außerordentlich. Es handelt sich also um unspezifische Reaktionen des Blutbildes auf eine Schädigung.

Sie fanden nämlich ganz einwandfrei bei allen Tieren am Tage nach den subcutanen Histamininjektionen eine Neutrophilie („neutrophile Kampfphase"). Die Stabkernigen nahmen in den Tagen nach dem Shock meist etwas zu (geringe Linksverschiebung). Bereits im Shock und am darauffolgenden Tage stiegen meistens die Monocyten etwas an („monocytäre Abwehr"). In den nächsten Tagen begann dann beim Hund, bei der Katze und beim Kaninchen ein stetiges Ansteigen der Lymphocyten („lymphocytäre Heilphase"). Beim Meerschweinchen zeigte sich diese langsame lymphocytäre Reaktion in einem Ansteigen der kleinen Lymphocyten, bei gleichbleibender Gesamtzahl der Lymphocyten. Allmählich setzte einige Tage nach dem Shock eine Eosinophilie ein, die bei den einzelnen Tierarten verschieden stark ausfiel. Diese Phase der Reaktion nach Infektionskrankheiten wird in der Klinik als „Morgenröte der Genesung" bezeichnet. Außer diesen ziemlich konstanten Veränderungen beobachtet man meistens 6—8 Tage nach dem Shock gelegentliche Schwankungen im Blutbild.

### c) Anhang 1. Die leukocytenanziehende Wirkung des Histamins.

Die Frage, ob Histamin eine positiv chemotaktische Wirkung auf die Leukocyten hat und somit zu einer Leukocytenauswanderung führen kann, ist theoretisch von Bedeutung. Denn Histamin stellt den Prototyp der H-Substanz dar (s. S. 408), die bei zahl-

[1] MAYEDA, zitiert nach K. TŠIYI: Acta Scholae med. Kioto 12, 199 (1992).
[2] PORT, F. und BRUNOW: Arch. f. exper. Path. 76, 239 (1914).

reichen Schädigungen im Gewebe frei wird und für die Anfangsstadien der Entzündung verantwortlich gemacht wird.

WOLF[1] fand in vitro eine starke positive chemotaktische Wirkung; das Histamin war noch in Konzentrationen von 0,000025 vH wirksam. Die Leukocyten von Hunde- und Menschenblut wurden chemotaktisch vom Histamin stärker angezogen als die von Kaninchen. WOLF fand weiter[2], daß konzentrierte Histaminlösungen bei Injektion in den Rückenlymphsack des Frosches und bei lokaler Applikation starke Entzündungserscheinungen am Mesenterium hervorriefen. Schon nach wenigen Minuten beobachtete er die Auswanderung der Leukocyten und Diapedesis der Erythrocyten. Bei Mäusen entwickelten sich die Entzündungserscheinungen nach intraperitonealen Injektionen sehr viel langsamer als beim Frosch. Diese Versuche von WOLF konnten jedoch nicht bestätigt werden.

BLOOM[3] gelang es bei Katzen weder in vitro noch in vivo eine positiv chemotaktische Wirkung des Histamins nachzuweisen. Ebensowenig fanden GRANT und WOOD[4], daß Histamin die Fähigkeit hat, eine Leukocytenauswanderung hervorzurufen, wenn es Fröschen intraperitoneal injiziert wird oder auf das freigelegte Mesenterium oder auf die Conjunctiva gebracht wird. Es verursachte auch beim Aufträufeln auf die Conjunctiva des Kaninchens und beim Punktieren in die menschliche Haut keine Auswanderung. Dabei wurde beim Kaninchen alle $^{3}/_{4}$ Stunden erneut Histamin auf die Conjunctiva gebracht, so daß die Gefäßerweiterung 24 Stunden anhielt. Die Nickhaut wurde danach ausgeschnitten und mikroskopisch untersucht. Die Versuche an der menschlichen Haut wurden ebensolange ausgedehnt. Die ausgeschnittene Histaminquaddel zeigte in mikroskopischen Schnitten keine besondere Leukocytenauswanderung. Die Haut war von normaler Haut ohne Quaddelbildung nicht zu unterscheiden. Das zeigt, daß Histamin in Konzentrationen, die eine Erweiterung und erhöhte Durchlässigkeit der kleinsten Gefäße hervorrufen, keine Leukocytenauswanderung bedingt und bedeutet theoretisch, daß das Freiwerden von Histamin aus verletztem Gewebe den Entzündungsvorgang nicht vollständig erklären kann.

---

[1] WOLF, E. P.: J. of exper. Med. **34**, 375 (1921).
[2] WOLF, E. P.: Ebenda **37**, 511 (1923).
[3] BLOOM, W.: Bull. Hopkins Hosp. **33**, 185 (1922).
[4] GRANT, R. T. and J. E. WOOD: J. of Path. **31**, 1 (1928).

d) Anhang 2. Die Wirkung auf Froschleukocyten.

Nach BAUER[1] zeigen Froschleukocyten nach Zusatz von Histamin breite lappige Pseudopodien statt der gewöhnlichen spitzen. Nach Adrenalin wurden die Leukocyten bewegungslos und rundeten sich ab.

e) Die Blutplättchen.

BACKMAN, EDSTRÖM, GRAHS und HULTGREN[2] beobachteten beim Kaninchen nach chronischer Darreichung von Histamin eine Zunahme der Blutplättchen. Bei zweimal täglichen subcutanen Injektionen von 0,45 mg Histamin pro Kilogramm Körpergewicht betrug die Zunahme bis zu 60 vH.

DALE und LAIDLAW[3] entnahmen Katzen im Histaminshock Blut und beobachteten in den gewöhnlichen Blutausstrichpräparaten eine starke Agglutination und Vermehrung der Blutplättchen. Quantitative Thrombocytenzählungen wurden nicht ausgeführt.

FLATOW und HÜTTEL[4] fanden, daß das Verhältnis der Erythrocyten zu den Blutplättchen nach großen subcutanen Histamindosen das gleiche bleibt. Das bedeutet, daß bei den Tieren, bei denen Histamin zu einer Zunahme der Erythrocyten führt, auch eine entsprechende Vermehrung der Thrombocyten stattfindet.

## VII. Blutchemie.

Im Gesamtblut findet nach Histamin eine Zunahme der festen Bestandteile statt, die aber durch die Blutkörperchenkonzentration bedingt ist[5] (Zunahme der festen Bestandteile 6—17 vH, des Hämoglobins 6—25 vH. Im Plasma selber fand HASHIMOTO mit Ausnahme eines einzigen Falles bei allen Hunden nach großen intravenösen Histamininjektionen eine Abnahme der festen Bestandteile. Das Plasma selber wird also verdünnt.

a) Viscosität.

DALE und LAIDLAW[3] nehmen an, daß die Viscosität des Blutes im Histaminshock durch die starke Blutkörperchenkonzentration

---

[1] BAUER, V.: Zool. Anz. Suppl. **2**, 172 (1926).

[2] BACKMAN, E. L., EDSTRÖM, G., GRAHS, E. et G. HULTGREN: C. r. Soc. Biol. Paris **93**, 186 (1925).

[3] DALE, H. H. and P. P. LAIDLAW,: J. of Physiol. **52**, 355 (1919).

[4] FLATOW, E. und H. HÜTTEL (unveröffentlicht).

[5] HASHIMOTO, H.: J. of Pharmacol. **25**, 381 (1925).

erhöht ist. Die Bedeutung dieser erhöhten Viscosität für den Histaminshock sehen sie darin, daß das Blut beim Durchgang durch die Capillaren einen größeren Widerstand bietet und darum den bereits daniederliegenden Kreislauf noch weiter schädigt.

Waud[1] hat die Viscosität bei Hunden untersucht und unmittelbar nach der Histamininjektion eine Abnahme derselben gefunden. Mit Erholung des Blutdruckes stieg auch die Viscosität wieder an. Wahrscheinlich waren die in diesen Versuchen injizierten Histaminmengen zu klein, um eine Blutkörperchenkonzentration zu bewirken. Waud nimmt an, daß die Viscositätsabnahme, die auch bei der Pepton- und anaphylaktischen Blutdrucksenkung stattfindet, ein wesentlicher Faktor für das Zustandekommen der Blutdrucksenkung sei. Dieser Ansicht können wir nicht beipflichten. Waud findet auch eine Abnahme der Blutviscosität bei urethanisierten Kaninchen, bei denen Histamin den Blutdruck auch erhöhen kann. Leider hat sie keine Versuche an Kaninchen in Äthernarkose angestellt, in welcher Histamin beinahe immer eine Blutdruckerhöhung bewirkt.

### b) Blutzucker und Zuckerstoffwechsel.

Wir haben auf S. 191 gezeigt, daß intravenöse Histamininjektionen bei der Katze eine Adrenalinabgabe aus den Nebennieren verursachen. Man sollte darum erwarten, daß das in den Kreislauf gelangende Adrenalin eine Hyperglykämie zur Folge hätte. Doch ist eine solche (erst sekundär nach Histamininjektionen zu erwartende) Hyperglykämie bisher noch nicht nachgewiesen worden. Das kann darauf beruhen, daß Histamin selber eine Erhöhung des Blutzuckerspiegels bewirkt. Und zwar handelt es sich dabei um eine periphere Wirkung des Histamins.

Beim *Menschen* fand Schenk[2] nach großen subcutanen Histamininjektionen keine Veränderung des Blutzuckerspiegels. Im Gegensatz dazu fand Fonseca und Carvalho[3] einen mäßigen Anstieg, der jedoch der Fehlergrenze der Methode sehr nahe lag. Motta[4] fand bei Graviden, Gerli[5] bei Patienten nach subcutanen Injektionen von 1 mg Histamin regelmäßig 5—15 Minuten nach der Injektion

[1] Waud, R. A.: Amer. J. Physiol. **81**, 160 (1928); **84**, 563 (1928).
[2] Schenk, P.: Arch. f. exper. Path. **89**, 332 (1921).
[3] Fonseca, F. et A. de Carvalho: C. r. Soc. Biol. Paris **96**, 875 (1927).
[4] Motta, G.: Arch. Ostetr. **16**, 66 (1929).
[5] Gerli, P.: Osp. magg. (Milano) **17**, 235 (1929).

eine Hyperglykämie um 25 vH, die dann rasch abklang und bis unter den Ausgangswert sinken konnte. MOTTA führt die negativen Befunde von FONSECA und CARVALHO darauf zurück, daß das Blut zu lange Zeit nach der Histamininjektion entnommen worden war. DE TONI[1] beobachtete bei Kindern nach 0,05 mg pro Kilogramm Histamin einen mäßigen Anstieg im Traubenzuckergehalt des Blutes.

Im Histaminshock des *Hundes* fanden CHAMBERS und THOMPSON[2] einen starken Anstieg des Blutzuckerspiegels. Der Blutzucker stieg während der ersten 30 Minuten um etwa 200 vH, d. h. bis über 0,4 vH, um dann nur allmählich abzufallen. Noch 1 Stunde nach der Histamininjektion betrug der Blutzucker 0,3 vH (vor der Injektion 0,12 vH).

Die Ergebnisse am *Kaninchen* sind nicht einheitlich. MENTEN und KRUGH[3] injizierten intravenös 1—4 mg Histamin pro Kilogramm Körpergewicht. Die danach auftretende Hyperglykämie war individuell sehr verschieden. Die Tiere, die nicht starben und keine Krämpfe bekamen, zeigten den höchsten Wert (wie beim Hunde) nach 30 Minuten; der Blutzuckerspiegel wurde im Laufe der folgenden 2—3 Stunden wieder normal. Von den Tieren, die unter Krämpfen zum Exitus kamen, zeigten viele eine Hyperglykämie bis über 300 vH, während der Blutdruck bei anderen normal blieb. AMELIO[4] erhielt nach 2 mg Histamin konstant eine Erholung um 0,40—0,50%.

SILBERSTEIN und KESSLER[5] fanden nach kleinen Histamindosen eine rasch vorübergehende Blutzuckersenkung, der ein kleiner, aber deutlicher und lange anhaltender Anstieg des Kohlehydratspiegels folgte. Nach größeren Dosen stellten sie dagegen 2—3 Stunden nach der Injektion eine mehrere Stunden anhaltende Senkung des Blutzuckerspiegels fest.

Insulin in Kombination mit kleinen Dosen Histamin senkte den Blutzucker sehr stark, ohne daß es zu hypoglykämischen Krämpfen kam; Insulin in Kombination mit großen Dosen Histamin bewirkte einen rasch letal ausgehenden Shock unter Krämpfen, sofern nicht sofort Traubenzucker infundiert wurde. Dabei lag der Blutzuckerspiegel noch weit über dem sonstigen Krampfniveau.

---

[1] DE TONI, G.: Boll. Soc. Biol. sper. **3**, 87 (1928) (ital.), zitiert nach RONAS Ber. **47**, 515 (1928). [2] CHAMBERS, E. K. and K. W. THOMPSON: J. inf. Dis. **37**, 229 (1925). [3] MENTEN, M. L. and H. M. KRUGH: Ebenda **43**, 117 (1928). [4] AMELIO, F.: Rinnov. med. **18**, (1928). [5] SILBERSTEIN, F. und S. KESSLER: Biochem. Z. **181**, 333 (1927).

Cannavo[1] untersuchte die Wirkung subcutaner Histamininjektionen an Kaninchen, die vorher 12—14 Stunden gehungert hatten. Der Blutzucker war 5—10 Minuten nach der Injektion sehr stark erhöht, erreichte aber nach 20 Minuten bereits wieder den Normalwert.

Beim *Meerschweinchen* (500 g) erhielt La Barre[2] nach intravenösen Injektionen von 0,5—1 mg Histamin eine vorübergehende starke Hyperglykämie, der eine Hypoglykämie folgte. Dasselbe trat bei intracardialen Injektionen ein[3]. Die folgende Tabelle über die Resultate an vier Meerschweinchen ist der Arbeit von La Barre entnommen:

| Zucker in Gramm pro Liter | | | |
|---|---|---|---|
| vor der Histamininjektion | nach der Histamininjektion | | |
| | 20 Sek. | 40 Sek. | 1—1½ Min. |
| 1,08 | 1,87 | 1,35 | 1,07 |
| 1,15 | 2,85 | 1,50 | 0,50 |
| 1,08 | 2,05 | 1,05 | 0,83 |
| 1,22 | 2,13 | 1,80 | 1,21 |

Das Verhalten ist bei Meerschweinchen und Kaninchen dasselbe wie im anaphylaktischen Shock[4] [5] [6] [7].

La Barre zeigte, daß das Abbinden der Nebennierenvenen beim Meerschweinchen die Hyperglykämie nicht verhindert; sie kann daher nicht auf Adrenalinabgabe aus den Nebennieren beruhen. Dasselbe beweisen seine Versuche mit Ergotamin; nach Injektion desselben bewirkt Adrenalin keine Hyperglykämie mehr. La Barre erhielt jedoch mit Histamin weiter den Anstieg des Blutzuckerspiegels. Vagusdurchschneidung blieb ebenfalls ohne Einfluß.

Die Hyperglykämie beruht im wesentlichen auf Glykogenabgabe aus der Leber; La Barre[8] fand, daß Abbinden der Pfortader die Histaminhyperglykämie verhindert; weiter beweisen vor allem

---

[1] Cannavo, L.: Arch. Farmacol. sper. **43**, 263, 273 (1927), zitiert nach Ronas Ber. **47**, 830 (1928).

[2] La Barre, J.: C. r. Soc. Biol. Paris **94**, 779 (1926).

[3] Katzenellenbogen, S. et E. Abrahamson: Ebenda **97**, 240 (1927).

[4] La Barre, J.: Arch. f. exper. Path. **113**, 368 (1926).

[5] McCullough, M. and F. J. O'Neill: J. inf. Dis. **37**, 225 (1925).

[6] Zunz, E. et J. La Barre: C. r. Soc. Biol. Paris **91**, 121 (1924).

[7] Zechwer, J. T. and H. Goodell: J. of exper. Med. **42**, 57 (1925).

[8] La Barre, J.: C. r. Soc. Biol. Paris **94**, 1021 (1926).

auch die Untersuchungen über den Glykogengehalt der Leber, daß letztere nach Histamin Glykogen frei macht. CHAMBERS und THOMPSON[1] fanden, daß der Glykogengehalt der Hundeleber in den ersten 15 Minuten des Histaminshocks sich um rund 80 vH verringert, aber auch der des Herzmuskels und der quergestreiften Muskulatur nahm um etwa 60 vH ab. LA BARRE[2] zeigte, daß der Glykogengehalt für 100 g Leber beim Meerschweinchen vor der Injektion zwischen 7,7—8,85 g betrug, nach der Injektion sank er auf 3,35—1,90 g. Die Werte vor und nach der Injektion stammten stets von demselben Tier. Durchschneidung der Nervi vagi hatte keinen Einfluß auf die Glykogenabnahme. AMELIO[3] beobachtete nach 2 mg Histamin eine Abnahme des Leberglykogens bis unter die Hälfte. Dasselbe zeigen die Untersuchungen an isolierten Lebern. Bei der Durchströmung der Kaninchenleber erhielt SCHENK[4] nach Histamin einen erhöhten Zuckergehalt der Durchströmungsflüssigkeit. Noch ausgesprochener war die erhöhte Zuckerbildung der überlebenden Froschleber nach Histamin.

*Beziehung zu anderen Giften.* Nach den Untersuchungen von LA BARRE[5] hebt Atropin sowohl die Hyperglykämie im Blut als auch die Glykogenabgabe aus der Leber vollkommen auf, und zwar injizierte er vorher 5 mg Atropin pro Kilogramm Körpergewicht. Histamin verursachte dann eine reine Hypoglykämie. Aus diesem Grunde sieht LA BARRE die Hyperglykämie im wesentlichen als eine starke Reizung der nervösen Vagusendigungen in der Leber an.

Ergotamin beeinflußt die Hyperglykämie nach Histamin nicht.

SCHENK[4], der annahm, daß das Histamin ein sympathicushemmendes Gift sei, untersuchte die Wirkung desselben auf die Adrenalinhyperglykämie des Menschen und des Kaninchens und fand keine hemmende Wirkung; ebensowenig hemmte Histamin die Wirkung des Adrenalins an der isolierten Leber. Die Glykogenmobilisation der durchströmten Kaninchenleber auf Zusatz von Adrenalin blieb nach Histamin erhalten. FRÖHLICH und POLLAK[6]

---

[1] CHAMBERS, E. K. and K. W. THOMPSON: J. inf. Dis. **37**, 229 (1925).
[2] LA BARRE, J. : C. r. Soc. Biol. Paris **94**, 1021 (1926).
[3] AMELIO, F.: Rinnov. med. **18** (1928).
[4] SCHENK, P.: Arch. f. exper. Path. **92**, 34 (1922).
[5] LA BARRE, J.: C. r. Soc. Biol. Paris **94**, 779, 1021 (1924).
[6] FRÖHLICH, A. und L. POLLAK: Arch. f. exper. Path. **77**, 298 (1914).

fanden, daß die Zuckerbildung der überlebenden durchströmten Froschleber nach Adrenalin durch vorhergehenden oder gleichzeitigen Zusatz von Histamin noch gesteigert wird. Da das Histamin, wie vorher ausgeführt wurde, selber eine Zuckerbildung bewirkt, handelt es sich um eine reine Summation.

### c) Milchsäure.

Im Histaminshock des Hundes nimmt der Milchsäuregehalt des Blutes in der ersten halben Stunde um 130 vH zu und beträgt noch nach 1 Stunde über 60 vH des normalen[1]. Daß EPPINGER und dessen Mitarbeiter[2] keine Vermehrung fanden, beruht sicher darauf, daß die von ihnen verwendeten Histaminmengen nicht groß genug waren. Sie fanden aber eine Zunahme im Milchsäuregehalt der Muskulatur, den sie auf eine gestörte Resynthese der Milchsäure in Glykogen zurückführten. Dieselbe Ursache können wir auch für die Vermehrung der Blutmilchsäure annehmen (vgl. Milchsäuregehalt im Muskel und Sauerstoffverbrauch).

ZUNZ und LA BARRE[3] fanden im anaphylaktischen Shock des Meerschweinchens im Anfangsstadium der Hyperglykämie (s. vorher) eine Zunahme im Milchsäuregehalt des Blutes, später im hypoglykämischen Stadium eine Abnahme der Milchsäure. Es ist wahrscheinlich, daß man dasselbe im Histaminshock des Meerschweinchens feststellen kann.

### d) Phosphor.

Der anorganische Phosphatgehalt des Plasmas zeigt ebenfalls einen Anstieg. CHAMBERS und THOMPSON[1] fanden bei Hunden in der ersten halben Stunde des Shocks eine Erhöhung um 50 vH, die am Ende der Stunde bis auf 60 vH gestiegen war.

### e) Natrium, Kalium, Calcium.

ALSINA[4] findet, daß der Natriumgehalt im Histaminshock des Hundes auf die Hälfte sinkt.

KUSCHINSKI[5] hat an Hunden nach großen intravenösen Hist-

---

[1] CHAMBERS, E. K. and K. W. THOMPSON: J. inf. Dis. **37**, 229 (1925).

[2] EPPINGER, H., LASZLO, D. und A. SCHÜRMEYER: Klin. Wschr. **7**, 2231 (1928).

[3] ZUNZ, E. et J. LA BARRE: C. r. Soc. Biol. Paris **91**, 121 (1924).

[4] ALSINA, F. D.: C. r. Soc. Biol. Paris **100**, 1098 (1929).

[5] KUSCHINSKI, G.: Z. exper. Med. **64**, 563 (1929).

amininjektionen regelmäßig eine Zunahme der Kaliumwerte und eine ganz geringe Zunahme der Calciumwerte im Plasma und Serum erhalten. Die Erhöhung war besonders ausgeprägt in dem aus der Pfortader entnommenen Blut, während der Anstieg im Blut der Vena jugularis und der Carotis geringer war. So betrug der Kaliumgehalt des Serums in der Jugularvene vor der Histamininjektion 18,6 mg/vH und stieg nach der Injektion auf 26,7 mg/vH, in der Pfortader dagegen auf 49,3 mg/vH; die entsprechenden Werte für Calcium waren 10,7 mg/vH, 11,8 mg/vH und 11,8 mg/vH. Im Gesamtblut fand sich nur eine geringe Erhöhung des Kaliumspiegels, der Calciumspiegel blieb gleich hoch oder nahm sogar ab. Die Befunde stimmen mit den im anaphylaktischen Shock erhaltenen im wesentlichen überein.

#### f) Eiweiß.

Schon DALE und LAIDLAW [1] haben gezeigt, daß sich der Eiweißgehalt des Katzenblutes nach großen Histamindosen nicht verändert. Dasselbe erwies KUSCHINSKI[2] für den refraktometrisch festgestellten Eiweißgehalt des Hundeserums nach großen intravenösen Histamininjektionen. GERLI[3] fand beim Menschen nach 1 mg Histamin unregelmäßige Veränderungen, meist ein Ansteigen des Eiweißgehaltes.

#### g) Reststickstoff und Harnstoff

(Eiweißstoffwechsel s. auch Veränderungen im Harn S. 383).

Der Reststickstoff und Harnstoff im Blute wurde an Hunden untersucht, um festzustellen, ob man nach Histamin die gleichen Veränderungen beobachten kann wie bei Intoxikationen durch hohen Darmverschluß, d. h. eine deutliche Erhöhung des Reststickstoffes und des Harnstoffes.

Am Hunde fand HASHIMOTO[4] nach intravenösen Histamininjektionen einen Anstieg des Reststickstoffes im Blutplasma um etwa 50—100 vH. Der Anstieg trat erst 3—5 Stunden nach der Histamininjektion auf.

Nur ein Hund zeigte schon einen Anstieg in der ersten Stunde; ein anderer dagegen erst nach 20 Stunden. Der Zustand des Shocks wurde teilweise durch mehrmalige Injektion von Histamin

---

1 DALE, H. H. and P. P. LAIDLAW: J. of Physiol. **52**, 355 (1919).

2 KUSCHINSKI, G.: Ztschr. f. exp. Med. **64**, 563 (1929).

3 GERLI, P.: Osp. magg. (Milano) **17**, 235 (1929).

4 HASHIMOTO, H.: J. of Pharmacol. **25**, 381 (1925).

aufrecht erhalten. Der Anstieg war verhältnismäßig klein, die Werte lagen teilweise noch im Bereich des Normalen. DRAKE und TISDALL [1] beobachteten ebenfalls einen Anstieg des Reststickstoffes im Plasma nach großen subcutanen Histamininjektionen. Nach ihren Versuchen war zwischen dem Grade der Vergiftung und der Konzentration des Reststickstoffes eine deutliche Beziehung festzustellen. Je schwerer die Vergiftung, um so höher der Anstieg des Reststickstoffes. Bei einem schwer vergifteten Hunde stieg er von 17,1 bis auf 85,7 mg pro 100 cm$^3$, also um beinahe 500 vH.

HILLER[2] fand an nicht narkotisierten Hunden nach subcutanen Histamininjektionen in den folgenden Stunden einen Anstieg im Harnstoffgehalt des Blutes. Der Anstieg war um so höher, je größer die injizierte Histamindosis war. Bei subcutaner Injektion von 0,1 mg Histaminbase pro Kilogramm Körpergewicht betrug er 8 vH; bei Injektion von 5,6—8,6 mg Histaminbase pro Kilogramm Körpergewicht 105—150 vH, und selbst nach 6 Stunden war der Normalwert noch nicht wieder erreicht. Die Veränderungen im Amino- und Peptidstickstoff des Blutes waren nur gering, meist trat nach der Injektion ein geringer, nur 2 Stunden anhaltender Anstieg beider Werte auf.

DE TONI[3] fand an Kindern nach 0,05 mg Histamin pro Kilogramm Körpergewicht eine Zunahme im Harnsäuregehalte des Blutes. MOTTA[4] konnte am Menschen nach subcutanen Injektionen von 1 mg Histamin keine Veränderungen im $NH_3$-Gehalt, GERLI[5] dagegen eine Erhöhung des Harnstoffstickstoffes des Blutes beobachten.

Die Ursache für den erhöhten Reststickstoff und Harnstoffgehalt des Blutes ist vor allem ein erhöhter Eiweißstoffwechsel. Hierzu kann eine Verminderung der Harnstoffausscheidung im Urin kommen. Zwar wird nach HASHIMOTO[6] der Harn in den ersten Stunden nach den intravenösen Histamininjektionen stark konzentriert ausgeschieden, doch ist die Menge so gering, daß sie trotz der hohen Konzentration die normale Menge an N-haltigen Substanzen nicht

---

[1] DRAKE, T. G. H. and F. F. TISDALL: J. of biol. Chem. **67**, 91 (1926).
[2] HILLER, A.: Ebenda **68**, 847 (1926).
[3] DE TONI, G., angeführt nach RONAS Ber. **47**, 515 (1928).
[4] MOTTA, G.: Arch. Ostetr. **16**, 66 (1929).
[5] GERLI, P.: Osp. magg. (Milano) **17**, 235 (1929).
[6] HASHIMOTO, H.: J. of Pharmacol. **25**, 381 (1925).

entfernen kann. Selbst wenn später der Harn wieder in normalen Mengen und weiter so hoch konzentriert ausgeschieden wird, daß mehr N-haltige Stoffe entfernt werden als normal, kann der hohe Gehalt im Plasma noch bestehen bleiben. Das spricht deutlich für einen erhöhten Eiweißzerfall. Nach subcutanen Histamininjektionen fand HILLER[1] sogar von Anfang an eine vermehrte Harnstoffausscheidung. Doch war sie im Verhältnis zur Bildung des Harnstoffes im Körper gering. Bei normalen Tieren würde ein so hoher Harnstoffgehalt des Blutes, wie wir ihn nach subcutanen Histamininjektionen finden, die Harnstoffausscheidung viel stärker vermehren (s. Harnstoffausscheidung nach Histamin, S. 384).

Man kann leicht berechnen, wieviel Harnstoff in einer bestimmten Zeit im Körper gebildet wird. Nehmen wir an, daß der Körper 700 cm³ Flüssigkeit pro Kilogramm Körpergewicht hat und der Harnstoff in der Flüssigkeit gleichmäßig verteilt ist[2], so können wir die Berechnung nach folgender von HILLER angegebenen Formel ausführen.

$$\underbrace{0{,}7 \cdot K(B_2 - B_1)}_{\text{Zunahme im Gesamtharnstoff des Körpers}} + \underbrace{\text{Harn-Harnstoff}}_{\text{während des Versuches ausgeschiedene Harnstoffmenge}} = \text{Menge des im Körper während des Versuches gebildeten Harnstoffes.}$$

In der Formel bedeutet K das Körpergewicht, $B_1$ Blutharnstoff pro Liter im Beginn und $B_2$ am Ende des Versuches. Nach dieser Formel wurde während 6 Stunden bei normalen Hunden im Mittel $^1/_2$ g Harnstoff im Körper gebildet. Nach subcutanen Histamininjektionen wurde in derselben Zeit die doppelte Menge, nämlich im Mittel 1 g, Harnstoff gebildet.

### h) Chloride.

Weiter wurden die Veränderungen der Chloride im Histaminshock untersucht, um festzustellen, ob sie ebenso wie bei Darmintoxikationen nach hohem Ileus stark abnehmen.

Nach großen intravenösen Histamininjektionen, die im Laufe von 3—5 Stunden mehrmals wiederholt wurden, um die Vergiftung während dieser Zeit aufrecht zu erhalten, beobachtete HASHIMOTO nur ausnahmsweise eine Abnahme der Chloride; ein Tier zeigte sogar eine geringe Zunahme. HASHIMOTO untersuchte das Blut bis

[1] HILLER, A.: J. of biol. Chem. 68, 847 (1926).

[2] MARSHALL, E. K. and D. M. DAVIS: Ebenda 18, 53 (1914).

zu 24 Stunden nach den Injektionen. Auch ALSINA[1] fand an Hunden keine oder nur eine geringe Abnahme 30 Minuten nach der Injektion.

Zu diesen Angaben stehen die Befunde von DRAKE und TISDALL[2] in gewissem Gegensatz, weil diese Autoren stets eine starke Abnahme der Plasmachloride feststellen konnten. Mit Recht erklären sie den Unterschied damit, daß sie in ihren Versuchen viel größere Histaminmengen gaben und die Vergiftung viel länger ausdehnten. Sie fanden auch ebenso wie HASHIMOTO in den ersten Stunden der Vergiftung noch keine Veränderungen im Chloridgehalt des Plasmas. Ihre Untersuchungen wurden auch an Hunden ausgeführt. Diesen wurden jedoch mehrmals im Laufe von 24 Stunden oder länger sehr große Histaminmengen *subcutan* injiziert. Im ganzen erhielten die Hunde 100—360 mg Histamin. Der mittlere Chloridgehalt betrug vor der Injektion 377 mg Cl pro 100 cm$^3$ Plasma, nach 12—30 Stunden anhaltender Vergiftung 334 mg. Die Größe der Abnahme stand in keinem Verhältnis zur Intensität der Vergiftung. Sie konnten zeigen, daß der Chloridverlust nicht durch Magensekretion und Erbrechen bedingt ist, eine Theorie, die für die Abnahme im Chloridgehalt bei Darmintoxikationen aufgestellt worden war. Sie maßen den Chloridverlust von dem erbrochenen und von dem gesamten Mageninhalt und verglichen ihn mit dem Chloridverlust bei Hunden, die durch mehrmalige Apomorphininjektionen zum Erbrechen gezwungen wurden. Der Verlust an Chloriden war in beiden Fällen annähernd gleich, eine Abnahme im Chloridgehalt des Plasmas trat aber nur bei den Histaminversuchen ein.

Nach subcutanen Histamininjektionen von 1 mg fanden MOTTA[3] und GERLI[4] beim Menschen keine wesentliche Veränderung im Chloridgehalt des Blutes. Nach GERLI ist häufiger eine geringe Zunahme vorhanden.

### i) Alkalireserve, Kohlensäurespannung und Wasserstoffionenkonzentration.

Die Veränderungen der Alkalireserve und der Wasserstoffionenkonzentration sind je nach der Histaminmenge und Art der Injektion verschieden. Nach kleinen subcutan injizierten Histaminmengen scheint meist eine Erhöhung des $p_H$ bei gleichzeitiger Zunahme

[1] ALSINA, F. D.: C. r. Soc. Biol. Paris **100**, 1098 (1929).
[2] DRAKE, T. G. H. and F. F. TISDALL: J. of biol. Chem. **67**, 91 (1926).
[3] MOTTA, G.: Arch. Ostetr. **16**, 66 (1929).
[4] GERLI, P.: Osp. magg. (Milano) **17**, 235 (1929).

des Bicarbonatgehaltes aufzutreten. Diese Veränderung wird wahrscheinlich indirekt durch die Magensaftsekretion bedingt (s. S. 379). Dagegen beruht die Abnahme der $CO_2$-Spannung und die Abnahme des $p_H$, die bei intravenösen oder größeren subcutanen Injektionen beobachtet wird, auf anderen Mechanismen; erhöhte Bicarbonatausscheidung im Urin, vermehrte Milchsäurebildung und Pankreassaftsekretion werden als Ursache angeführt. Doch scheint das Histamin außer diesen indirekten Mechanismen, die zur Acidosis führen, noch direkt auf das Blut einzuwirken. So fand PETOW[1], daß Zusatz von 1 mg Histamin in 40—50 $cm^3$ Blut in vitro die Kohlensäurebindungsfähigkeit so herabsetzt, „wie wir es nur bei Acidosen oder bei der Urämie zu sehen gewohnt sind“. Nur wenn die Kohlensäurebindungskurve eines Blutes an sich schon so tief liegt wie bei schwerem Asthma oder bei Urämie, hat das Histamin keinen oder nur einen geringen Einfluß. Auch auf das Blut Ikterischer ist Histamin ohne Einfluß auf die Kohlensäurebindungsfähigkeit. Dr. PETOW teilte uns freundlicherweise mit, daß es ihm in einer neueren Versuchsreihe nicht mehr gelungen sei, die Kohlensäurebindungsfähigkeit des Blutes in vitro durch Histamin herabzusetzen. Die Ursache ist ganz unklar.

Wenn der Kohlensäuregehalt des Blutes durch verschiedene Faktoren entgegengesetzt beeinflußt wird, so ergeben sich natürlich leicht unregelmäßige Resultate. So fand HASHIMOTO[2] nach ziemlich großen subcutanen Histamindosen inkonstante Veränderungen, die vor allem auch nicht mit dem Chloridverlust zusammenhängen konnten; denn er beobachtete nur in einem Falle eine Abnahme des Chloridgehaltes mit Zunahme der Alkalireserve. In den meisten der von HASHIMOTO angeführten Fälle waren die Histaminmengen so groß, daß sie bereits zu einer Abnahme der Kohlensäurekapazität führten. WALLACE und PELLINI[3] haben nach subcutanen Histamininjektionen eine Zunahme, nach intravenösen Injektionen eine Abnahme im Bicarbonatgehalt des Plasmas gefunden. UNDERHILL und RINGER[4], die große Histaminmengen injizierten, fanden eine Abnahme im $CO_2$-Gehalt des Blutes; doch

[1] PETOW, H.: Verh. dtsch. Ges. inn. Med., 39. Kongr. 1927, 392.

[2] HASHIMOTO, H.: J. of Pharmacol. **25**, 381 (1925).

[3] WALLACE, G. B. and E. J. PELLINI: Proc. Soc. exper. Biol. a. Med. **18**, 115 (1920/21).

[4] UNDERHILL, F. P. and M. RINGER: J. of biol. Chem. **48**, 533 (1921).

war sie nicht so groß wie bei anderen Arten von Kreislaufshock. ALSINA[1], der ebenfalls große Histamindosen injizierte, fand eine starke Abnahme der Alkalireserve im Histaminshock des Hundes 30 Minuten nach der Injektion. Er führt dies darauf zurück, daß der Natriumwert im Blut stark sinkt, während der Chlorwert sich kaum ändert (s. S. 373 u. S. 376).

GOLLWITZER-MEIER[2] beobachtete im arteriellen Blut von Kaninchen nach intravenösen Histamininjektionen eine Abnahme des Kohlensäurebindungsvermögens und eine Erhöhung der Kohlensäurespannung. Die Folge war eine starke Acidosis. Der $p_H$ sank in einem Falle von 7,38 auf 7,00.

Subcutane Histamininjektionen von über 1 mg pro Kilogramm scheinen beim Hunde meist eine Abnahme im $CO_2$-Gehalt des Plasmas zu verursachen. So fand HILLER[3] nach 1—3 mg pro Kilogramm eine Abnahme von 5—16,5 Volumenprozent $CO_2$; gleichzeitig sank der $p_H$ des Plasmas um 0,05—0,20. Dies konnten BODY und seine Mitarbeiter[4] bestätigen. Bei diesen Histamindosen tritt also eine leichte unkompensierte Acidosis ein. Dieselbe Abnahme des $p_H$ finden wir im Pepton- und anaphylaktischen Shock[5] [6]. BODY[4] zeigte weiter, daß bei subcutanen Histaminmengen von 0,06—0,08 mg Base pro Kilogramm sowohl im Harn (s. S. 385) als auch im Blut ein Anstieg im $p_H$ eintritt, der 1 bis 2 Stunden anhält. Hiermit stimmt überein, daß wir beim Menschen, bei dem wir nur geringe Mengen Histamin subcutan injizieren, eine deutliche Vermehrung der Alkalireserve im Blute beobachten[7]. Nach den Versuchen von DELHOUGHE[8] und von FONSECA und CARVALHO[7] bleibt diese bei Patienten mit Achylie aus, ist also sicherlich durch die gesteigerte Säuresekretion im Magen bedingt. Andererseits fand MOTTA[9] kürzlich bei Graviden, bei

---

[1] ALSINA, F. D.: C. r. Soc. Biol. Paris **100**, 1098 (1929).
[2] GOLLWITZER-MEIER, KL.: Z. exper. Med. **51**, 466 (1926).
[3] HILLER, A.: J. of biol. Chem. **63**, 833 (1926).
[4] BOYD, T. E., TWEEDY, W. R. and W. C. AUSTIN: Proc. Soc. exper. Biol. a. Med. **25**, 451 (1928).
[5] EGGSTEIN, A. A.: J. Labor. a. clin. Med. **6**, 481 (1921).
[6] BIGWOOD, E., COGNIAUX, J. P. and R. COLLORD: C. r. Soc. Biol. Paris **91**, 118 (1924).
[7] FONSECA, F. et A. DE CARVALHO: C. r. Soc. Biol. Paris **96**, 875 (1927).
[8] DELOUGHE, F.: Dtsch. Arch. klin. Med. **150**, 373 (1926).
[9] MOTTA, G.: Arch. Ostetr. **16**, 66 (1929).

denen bereits eine geringe Acidosis besteht, daß diese 30 Minuten nach einer subcutanen Injektion von 1 mg Histamin verstärkt war; der $CO_2$-Gehalt hatte im Mittel um 5,84 Vol. vH $CO_2$ abgenommen. Nach kleinen intravenösen Histamininjektionen nimmt er ebenfalls ab[1] (vgl. hierzu den Kohlensäuregehalt der Alveolarluft S. 390).

### k) Cholesterinstoffwechsel.

Histamin beeinflußt den Cholesteringehalt des Blutes in verschiedener Weise, je nach der Größe der injizierten Dosis.

*Kleine* subcutane Histaminmengen (1—3 mg) bewirken beim Hunde eine Abnahme des Cholesterins im Blut um 20—30 mg pro 100 cm³ Blut[2]. Um die Ursache dafür festzustellen, untersuchte CORNELL die Magenschleimhaut vor und nach der Injektion. Sie verlor während der Histaminmagensaftsekretion deutlich an Cholesterin, doch waren im Magensaft selber nur Spuren ($^1/_{10}$ mg pro 100 cm³ Saft) nachweisbar. CORNELL vermutet, daß das aus dem Blut verschwindende Cholesterin in die Leber geht. Doch gaben die Untersuchungen über den Cholesteringehalt der Leber vor und nach der Injektion keine eindeutigen Ergebnisse; auch der Cholesteringehalt der Galle nahm nicht zu. Andererseits blieb der Abfall im Blut ganz oder beinahe vollständig aus, wenn die Leber vor der Injektion aus dem Kreislauf ausgeschaltet worden war.

Nach *großen* subcutanen Histamininjektionen (100 mg) erhielten TANGL und RECHT[3] einen starken vorübergehenden Anstieg im Cholesteringehalt des Blutes; nach 1—2 Stunden war der Normalwert wieder erreicht. Bei entmilzten Hunden, die einen hohen Cholesteringehalt aufwiesen, nahm derselbe nach Histamin ab.

### l) Histamin und Blutgerinnung.

Die Gerinnbarkeit des Blutes wird von Histamin nur wenig beeinflußt. In ihren ersten Versuchen fanden DALE und LAIDLAW[4] überhaupt keine Beeinflussung. Später konnten sie[5], ebenso wie

---

[1] WEISS, S., LENNOX, W. G. and G. P. ROBB: Proc. Soc. exper. Biol. a. Med. **26**, 706 (1929).

[2] CORNELL, B. S.: J. Labor. a. clin. Med. **14**, 209 (1928).

[3] TANGL, H. and J. RECHT: Biochem. Z. **200**, 190 (1928); Magyorv. Arch. **30**, 146 (1929) (ung.).

[4] DALE, H. H. and P. P. LAIDLAW: J. of Physiol. **41**, 318 (1910/11).

[5] DALE, H. H. and P. P. LAIDLAW: Ebenda **43**, 182 (1911/12).

BIEDL und KRAUS[1] eine schwache gerinnungshemmende Wirkung beim Hunde feststellen. Das während der Blutdrucksenkung entnommene Blut gerann nach POPIELSKI[2] nur 2—3 Minuten später als sonst. ARONSON[3] und FRIEDBERGER und dessen Mitarbeiter[4 5] konnten beim Meerschweinchen nach Histamin ebenfalls eine verzögerte Blutgerinnung beobachten.

Dagegen fand MODRAKOWSKI[6], daß das Blut von Hunden nach mehrmaligen Histamininjektionen sogar schneller gerann. Auch HASHIMOTO[7] beobachtete nach großen intravenösen Histamindosen beim Hunde eine Abnahme der Gerinnungszeit. Nur bei einem schwer vergifteten Hunde blieb das Blut post mortem ungeronnen; ebenso fand SMITH[8] beim Kaninchen keine Verlängerung, sondern eher eine geringe Verkürzung der Gerinnungszeit nach Histamin.

BARGER und DALE[9] fanden, daß Histamin intravasculäre Gerinnungen hervorrufen kann.

Die geringe und teilweise fehlende gerinnungshemmende Wirkung des Histamins steht im Gegensatz zu der starken hemmenden Wirkung, die wir beim Pepton und bei der Anaphylaxie beobachten. Darin unterscheidet sich Histamin also vom Pepton und von der Anaphylaxie, denen es sonst so außerordentlich gleicht.

### m) Der Abbau von parenteral eingeführtem Eiweiß.

MANWARING und seine Mitarbeiter[10] haben gezeigt, daß artfremdes Serum, einem Hunde (Blutspender) intravenös injiziert, im Laufe von 4 Tagen so vollständig denaturiert wird, daß Injektionen dieses Blutes in die Blutbahn eines anderen Hundes (Emp-

---

1 BIEDL, A. und R. KRAUS: Dtsch. med. Wschr. **37**, 1300 (1911). — Z. Immun.forschg **15**, 447 (1912).

2 POPIELSKI, L.: Pflügers Arch. **178**, 214 (1920).

3 ARONSON, H.: Berl. klin. Wschr. **49**, 641 (1912).

4 FRIEDBERGER, E. und LURÀ: Ebenda **49**, 1007 (1912).

5 FRIEDBERGER, E. und H. LANGER: Z. Immun.forschg **15**, 528 (1912).

6 MODRAKOWSKI, G.: Arch. f. exper. Path. **69**, 67 (1912).

7 HASHIMOTO, H.: J. of Pharmacol. **25**, 381 (1925).

8 SMITH, M. J.: J. of Immun. **5**, 239 (1920).

9 BARGER, G. und H. H. DALE, zitiert nach DOERR, R.: Erg. Hyg. **5**, 71 (1922).

10 MANWARING, W. H., MARINO, D. H., MACCLEAVE, T. C. and T. H. BOONE: J. of Immun. **13**, 357 (1927).

fänger), der vorher mit dem spezifischen Eiweiß behandelt und überempfindlich gemacht wurde, keine anaphylaktischen Reaktionen auslöst. Dabei ist das Eiweiß, wie sich mit Hilfe der Präcipitinreaktion feststellen läßt, anscheinend noch quantitativ im Blute vorhanden. Es läßt sich sogar in den ersten 2—6 Stunden nach der Eiweißinjektion in den Kreislauf des Blutspenders mit dessen Blut ein stärkerer anaphylaktischer Shock hervorrufen als der Menge des mit dem Blute transfundierten spezifischen Eiweißes entspräche (Initialperiode erhöhter anaphylaktischer Giftigkeit). Injiziert man dem Blutspender gleichzeitig mit dem Eiweiß Histamin (3—5 mg/kg), so wird die Denaturierung stark verzögert [1]. Der Verlauf ist folgender. Die normale Initialperiode erhöhter anaphylaktischer Giftigkeit dauert statt 2—6 bis zu 48 Stunden. Die vollständige Denaturierung, die sonst innerhalb von 4 Tagen eintritt, bildet sich erst nach 10 Tagen aus.

„Da man weiß, daß Histamin die Wirkung bestimmter Gewebsenzyme hemmt, so ist dieser Befund mit der Hypothese [2] vereinbar, daß die anfängliche erhöhte Giftigkeit und die nachfolgende vollständige Entgiftung von parenteral eingeführten fremden Proteinen einer Enzymwirkung zuzuschreiben ist."

## VIII. Wirkung auf den Lymphfluß.

Dale und Laidlaw [3] haben zwei Versuche an Hunden ausgeführt und den Lymphstrom aus dem Ductus thoracicus nach intravenöser Injektion von 2 mg Histamin untersucht; sie fanden eine geringe Vermehrung, die Lymphe war etwas konzentrierter und gerann wie gewöhnlich.

Auffallend ist die geringe Wirkung des Histamins im Gegensatz zu der starken lymphagogischen Wirkung des Peptons, die bereits Heidenhain [4] beobachtet hat. Starling [5] bewies, daß die Leber bei dem erhöhten Lymphfluß der Peptonvergiftung die wesentliche Rolle spielt. Die von Dale und Laidlaw nach Histamin gefundene Erhöhung des Lymphflusses betrug nur das 2—3fache

[1] Manwaring, W. H., Marino, D. H. and T. H. Boone: J. of Immun. **14** 341 (1927).

[2] Manwaring, W. H.: Ebenda **12**, 177 (1926).

[3] Dale, H. H. and P. P. Laidlaw: J. of Physiol. **43**, 182 (1911).

[4] Heidenhain, R.: Pflügers Arch. **49**, 209 (1891).

[5] Starling, E. H.: Lancet **1**, 1267, 1407 (1896).

des Normalen. Einfaches Abklemmen der Lebervenen verursacht bereits eine mittlere Zunahme um das 5fache[1]. Die Konzentrationserhöhung der Lymphe nach Histamin beweist, daß sie außerdem nicht allein durch Stauung bedingt sein kann; die Stauungslymphe bei einfacher mechanischer Leberblockade (s. S. 289) ist nämlich weniger konzentriert als normale[2]. Die geringe Erhöhung des Lymphstromes ist ein weiterer Beweis dafür, daß die Histaminwirkung bei der Hundeleber nicht so ausgesprochen ist wie die des Peptons, und daß die Sperre nach Histamin nicht zu einem vollständigen Verschluß des Leberkreislaufes führt.

## IX. Wirkung auf den Druck der Cerebrospinalflüssigkeit.

Histamin erweitert bei zahlreichen Tieren und beim Menschen die Hirngefäße; die Folge davon ist ein Ansteigen des Liquordruckes. Er tritt aber nur nach kleinen Histamindosen auf. Bei großen Dosen überwiegt der Einfluß der starken arteriellen Blutdrucksenkung, die zu einem Sinken des Liquordruckes führt. Wir haben die einzelnen Versuche im Abschnitt über die Histaminwirkung auf die Hirngefäße (s. S. 258) besprochen.

## X. Harnabsonderung. Nieren. N-Stoffwechsel.

Die Harnsekretion ist im Histaminshock stark vermindert. Sie folgt nach den Katzenversuchen von DALE und LAIDLAW[3] dem Blutdruck. Dies ist aber keine genügende Erklärung, weil auch die isolierte, mit Adrenalin-Tyrodelösung durchströmte Hundeniere nach Histaminzusatz nicht nur eine Verminderung der aus den Nierengefäßen abfließenden Durchströmungsflüssigkeit aufweist, sondern auch eine verminderte Harnabsonderung[4]. HASHIMOTO[5] zeigte, daß Hunde nach großen Histamindosen nur $^1/_{10}$—$^1/_{20}$ der normalen Harnmenge ausscheiden, selbst wenn man dem Versuchstier große Mengen Kochsalzlösung beigebracht hat. Die Wasserausscheidung ist also stark gestört, dagegen scheint die Ausscheidung von Phenolphthalein wenig geschädigt zu sein, denn

[1] SIMONDS, J. P. and W. W. BRANDES: J. of Immun. **13**, 11 (1927).

[2] PETERSEN, W. F., JAFFÉ, R. H., LEVINSON, S. A. and T. P. HUGHES: Ebenda **8**, 361 (1923).

[3] DALE, H. H. and P. P. LAIDLAW: J. of Physiol. **41**, 318 (1910/11).

[4] DICKER, E.: C. r. Soc. Biol. Paris **99**, 341 (1928).

[5] HASHIMOTO, H.: J. of Pharmacol. **25**, 381 (1923).

der Farbstoff wird in hoher Konzentration ausgeschieden. Da die Harnmenge jedoch sehr gering ist, ist die in einer bestimmten Zeit ausgeschiedene Farbstoffmenge nur halb so groß wie bei normaler Harnausscheidung. Dasselbe gilt für die N-haltigen Substanzen. Im Laufe von 24 Stunden nimmt die Harnsekretion wieder zu, und es kann zu einer deutlich vermehrten Harnstoff- und Reststickstoffausscheidung kommen. MOLITOR und PICK[1] sowie AGNOLI[2] fanden, daß subcutan injiziertes Histamin bei Blasenfistelhunden sowohl die einfache Diurese wie die provozierte Diurese nach Einführen von Wasser in den Magen hemmt. Die hemmende Wirkung war teilweise nur mehr vorübergehend, erstreckte sich manchmal aber über mehrere Stunden; die Hemmung war viel geringer als die nach Pituitrin[1]. Seltsamerweise blieb die Wirkung bei Hunden mit ECKscher Fistel aus[1]. Daraus schlossen MOLITOR und PICK, daß die Diuresehemmung nach Histamin dadurch bedingt wird, daß sich die Venae hepaticae zusammenziehen, wodurch sich das hydrämische Blut in der Leber staut und nicht zur Niere gelangen kann. Diese Erklärung ist wenig wahrscheinlich, denn die Wirkung von 0,8 mg subcutan injiziertem Histamin auf die Lebervenen kann nur minimal sein, wenn sie bei diesen Dosen überhaupt schon auftritt. HILLER[3] fand nach subcutanen Histamindosen sogar eine vermehrte Diurese, die er auf den erhöhten Harnstoffgehalt des Blutes zurückführte. Weiter beobachtet man auch bei Katzen (s. vorher) eine Diuresehemmung, selbst nach subcutanen Dosen, obwohl diese Tiere keine oder nur eine geringe Lebersperrvorrichtung aufweisen (s. S. 277). Die Diuresehemmung bleibt aus, wenn gleichzeitig Harnstoff injiziert wird.

AGNOLI führt die Diuresehemmung mit darauf zurück, daß der Quellungszustand der Gewebe vom Histamin beeinflußt werden soll. Er hatte nämlich am Frosch-Gastrocnemius nach Histamin ein erhöhtes Wasserbindungsvermögen (nicht aber nach Insulin und Sekretin) gefunden.

Beim Menschen fand LESCHKE[4] die kleinen Dosen, die man ohne Gefahr subcutan injizieren kann, ohne Wirkung auf die Diurese.

---

[1] MOLITOR, H. und E. P. PICK: Arch. f. exper. Path. **101**, 198 (1924).

[2] AGNOLI, R.: Arch. Sci. med. **49**, 530 (1927) (ital.), zitiert nach RONAS Ber. **46**, 730 (1928).

[3] HILLER, A.: J. of biol. Chem. **68**, 833 (1926).

[4] LESCHKE, E.: Arch. f. exper. Path. **96**, 50 (1919).

Bei einem schweren Falle von Diabetes insipidus beobachteten GIBSON und MARTIN[1] nach 0,2 mg Histamin eine deutliche Abnahme der Harnmenge bei gleichzeitiger Konzentration des Urins. Die Wirkung war jedoch viel geringer als die von Pituitrin, und die Allgemeinwirkungen waren sehr unangenehm. Dagegen fanden WEIR, LARSON und ROWNTREE[2] so gut wie keine Wirkung des subcutan injizierten Histamins auf die Polyurie und die vermehrte Durstempfindung. Nur in einem von drei Fällen wurde ein geringer Einfluß beobachtet.

IWATSURU[3] untersuchte die Wirkung subcutaner Histamininjektionen auf die Stickstoffausscheidung des Kaninchens. Er fand, daß der Gesamtstickstoff und das spezifische Gewicht unabhängig von der Harnmenge abnehmen; beim hungernden Tier stellte sich nach anfänglicher Abnahme, nach 3 Tagen eine bedeutende Zunahme ein. Die Verminderung der N-Ausscheidung war unabhängig von den Zucker- und Fettdepots des Körpers. HILLER[4] fand nach subcutanen Histamininjektionen an Hunden sogar eine erhöhte Harnstoffausscheidung, die jedoch der vermehrten Harnstoffbildung im Körper nicht proportional ging. Bei normalen Tieren würden bei einer gleichen vermehrten Harnstoffbildung die Nieren noch weitaus größere Mengen Harnstoff als nach Histamin ausscheiden. Dies spricht dafür, daß diese Funktion der Niere durch Histamin gehemmt wird (vgl. hierzu Harnstoffgehalt des Blutes, S. 374).

Auf Grund der chemischen Veränderungen im Blut, die eine vermehrte Bildung saurer Stoffwechselprodukte anzeigen, müßte man normalerweise eine vermehrte Ausscheidung von titrierbarer Säure und Ammoniak erwarten. Es tritt aber nach subcutanen Histamininjektionen das Gegenteil ein. Versuche an Hunden wurden von HILLER[5] und von BOYD und seinen Mitarbeitern[6] angestellt. Der ausgeschiedene Urin war deutlich alkalischer als normal ($p_H$ 7,1—8,0 nach der Injektion gegenüber $p_H$ 5,4—6,9 vor

[1] GIBSON, R. B. and FR. T. MARTIN: Arch. int. Med. **27**, 351 (1921).

[2] WEIR, J., LARSON, E. E. and L. G. ROWNTREE: Ebenda **29**, 306 (1922).

[3] IWATSURU, R.: Bull. Soc. Chim. Biol. Paris **7**, 946 (1925).

[4] HILLER, A.: J. of biol. Chem. **68**, 847 (1926).

[5] HILLER, A.: Ebenda **68**, 833 (1926).

[6] BOYD, T. E., TWEEDY, W. R. and W. C. AUSTIN: Proc. Soc. exper. Biol. a. Med. **25**, 451 (1928).

der Injektion). Dies beweist, daß die Nieren nicht mit dem Säureüberschuß des Blutes in normaler Weise fertig werden.

ACKMAN [1] beobachtete am Menschen nach kleinen subcutanen Histamininjektionen gleichzeitig mit der Magensaftsekretion eine starke Zunahme im $p_H$ des Urins. Dasselbe fanden BOYD und dessen Mitarbeiter bei Hündinnen; die Zunahme des $p_H$ im Harne ging der HCl-Ausscheidung im Magen parallel.

HASHIMOTO [2] untersuchte die Nieren von Hunden 7 Tage nach dem Histaminshock. Er fand starke diffuse degenerative Veränderungen der Tubulusepithelien, aber keine sichtbaren Veränderungen in den Glomeruli. Dieselben Veränderungen haben HOFBAUER und GEILING [3] an der Katzenniere beobachtet.

## XI. Wirkung auf die quergestreiften Muskeln und ihre Nerven.

1. *Kaltblüter.* Nach DALE und LAIDLAW [4] hat Histamin beim *Frosch* praktisch keine Wirkung auf die quergestreifte Muskulatur und ihre Nerven. (Der Froschmuskel wurde über Nacht in einer Histamin-Ringerlösung 1:1000 aufgehoben.) Dagegen fand YOSHIMOTO [5] bei einer Konzentration von 0,1 vH Histaminphosphat eine geringe Erregbarkeitssteigerung der Nerven und eine geringe depressorische Wirkung auf den Muskel. Eine Tonusverminderung geben auch GASBARINI und FLARER [6] an. Weiter zeigte FERREIRA DE MIRA [7], daß Histamin ebenso wie Adrenalin [8] bei Injektion in den dorsalen Lymphsack des Frosches die Ermüdungsdauer des durch elektrische Reizung gänzlich ermüdeten Gastrocnemiusmuskels verkürzt. Die Wirkung hält über 2 Stunden an und wird auf Gefäßerweiterung im Muskel zurückgeführt. Diese Erklärung kann nicht richtig sein, weil Histamin die Froschgefäße nicht beeinflußt, wie neuere Versuche gezeigt haben.

---

[1] ACKMAN, F. D.: Canad. med. Assoc. J. **15**, 1099 (1925).

[2] HASHIMOTO, H.: J. of Pharmacol. **25**, 381 (1923).

[3] HOFBAUER, J. and E. M. K. GEILING: Bull. Hopkins Hosp. **38**, 143 (1926).

[4] DALE, H. H. and P. P. LAIDLAW: J. of Physiol. **41**, 318 (1910/11).

[5] YOSHIMOTO, M.: Quart. J. exper. Physiol. **13**, 5 (1922).

[6] GASBARINI e FLARER, zitiert nach BERRI, P.: Gazz. internaz. med.-chir., S. 427. Neapel 1927.

[7] FERREIRA DE MIRA: C. r. Soc. Biol. Paris **95**, 1589 (1926).

[8] FERREIRA DE MIRA: Ebenda **94**, 91 (1926); **95**, 1284 (1926).

BISHOP und KENDALL[1] haben den Kontraktionsablauf des quergestreiften Retractor penis der *Schildkröte* nach Histamin und Formaldehyd untersucht. Diese beiden Gifte verhalten sich in ähnlicher Weise antagonistisch wie an der glatten Muskulatur (s. S. 160). Der elektrisch gereizte Muskel zeigt im Formalinbade einen langsameren (veratrinähnlichen), im Histaminbade einen höheren und schnelleren Wirkungsverlauf als normal.

2. *Warmblüter.* Der quergestreifte Sphincter ani externus, der hinsichtlich seiner trophischen Innervation den glatten Muskeln nahesteht[2], reagiert nicht auf Histamin[3]. Auch der *denervierte* Muskel kontrahiert sich, im Gegensatz zum Acetylcholin, nicht auf Histamin, wie DALE und GASSER[4] am Gastrocnemius der Katze und wir[5] am Zungenmuskel des Hundes (nach Degeneration des Nervus Hypoglossus) nachgewiesen haben.

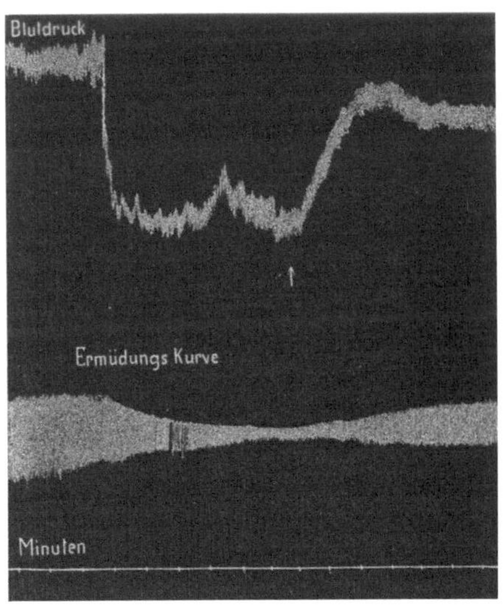


Abb. 69. Arterieller Blutdruck und Ermüdungskurve der quergestreiften Muskulatur beim Hunde. Zeigt die Ermüdung des Muskels nach Histamin. (Beginn der Blutdrucksenkung.) Nach Pituitrin (↑) tritt eine Besserung ein.
(Nach EPPINGER, LASZLO und SCHÜRMEYER.)

Die Wirkung auf den *arbeitenden* Skelettmuskel von Warmblütern wurde von WASTL[6] an der Katze und von EPPINGER, LASZLO und SCHÜRMEYER[7] am Hunde untersucht. Nach diesen Arbeiten reagiert der Muskel nach Injektion von Histamin weniger oder gar nicht mehr auf die Reize (s. Abb. **69**).

[1] BISHOP, G. H. and A. J. KENDALL: Amer. J. Physiol. **88**, 77 (1929).
[2] GOLTZ, FR. und J. R. EWALD: Pflügers Arch. **63**, 362 (1896).
[3] KURODA, S.: Z. exper. Med. **39**, 341 (1924).
[4] DALE, H. H. and H. S. GASSER: J. of Pharmacol. **29**, 53 (1926).
[5] FELDBERG, W. und E. SCHILF (unveröffentlicht).
[6] WASTL, H.: Pflügers Arch. **219**, 337 (1928).
[7] EPPINGER, H., LASZLO, D. und A. SCHÜRMEYER: Klin. Wschr. **7**, 2231 (1928).

Bei Katzen genügen bereits verhältnismäßig geringe Histamindosen (0,3 mg pro Kilogramm), um diese schädigende Wirkung auf den arbeitenden Muskel auszuüben; es tritt auch keine Erholung am Muskel ein, wenn der Blutdruck durch Adrenalin wieder künstlich erhöht wurde. Andererseits fanden EPPINGER und seine Mitarbeiter bei ihren Hundeversuchen dann eine Erholung des Muskels, wenn der Blutdruck anstieg, oder künstlich durch Bariumchlorid oder Pituitrin gesteigert wurde (s. Abb. 69). Erhöhten sie aber den Blutdruck durch Adrenalin, so trat eine Erholung des Muskels nicht ein. Das führt EPPINGER auf die durch Adrenalin bedingte starke Verengerung der kleinsten Gefäße zurück, wodurch die schlechte Blutversorgung des Muskels bestehen bleibt. Tatsächlich nimmt auch nach Adrenalin (ohne Histaminvorbehandlung) die Muskelkontraktion meist ab; doch fand WASTL dieselbe Wirkung nach Pituitrin, das nach EPPINGER auf die Ansprechbarkeit des Hundemuskels günstig einwirkt.

Es ist sehr wahrscheinlich, daß nach größeren Histamindosen auch am Hunde eine irreversible Muskelermüdung, wie sie z. B. beim Pepton gefunden wird, eintritt.

EPPINGER und seine Mitarbeiter haben den Vorgang der Muskelermüdung eingehender untersucht. Sie gingen von der Vorstellung aus, daß es ähnlich wie bei der physiologischen Ermüdung, auch auf der Höhe des Histaminshocks zu einer Milchsäurevermehrung im Muskel kommen könne, und daß diese Milchsäurevermehrung ganz besonders hoch ausfallen müsse, wenn der Muskel im Shock zur Arbeit gezwungen würde. Diese Vorstellung erwies sich als richtig.

Mit MEYERHOF nehmen wir an, daß im Augenblick der Muskelkontraktion Glykogen in Milchsäure zerfällt (anaerobe Phase). In der darauffolgenden oxydativen Phase verbrennt etwa $^1/_5$ der gebildeten Milchsäure unter Sauerstoffaufnahme. Die dadurch freiwerdende Energie dient zur Resynthese der übrigen $^4/_5$ Milchsäure zu Kohlehydrat. Diese Resynthese wäre nun im Histaminshock gestört. Im Shock fanden sie eine beträchtliche Zunahme an Milchsäure im Muskel, die dann mit dem Steigen des Blutdruckes allmählich wieder abnahm. Wurde auf der Höhe des Shockes gleichzeitig Arbeit geleistet, so wurde der Milchsäuregehalt noch mehr erhöht. Sobald der Muskel auf den elektrischen Reiz nicht mehr ansprach, also funktionell ermüdet war, war meist der höchste Milchsäurewert erreicht. (Über das Verhalten der Milchsäure im Blut s. S. 373.) Dasselbe beobachteten sie auch im Peptonshock und nach einfacher Unterbindung der Aorta. Sie kamen darum zu folgendem Schluß: „Da wir das Recht haben, in der Vermehrung der Muskelmilchsäure ein Kriterium einer mangelhaften Resynthese (zu Glykogen!) zu erblicken, so beweisen unsere Versuche, daß die verschiedensten Kreislaufstörungen den Muskelmechanismus im Sinne einer gestörten Resynthese ungünstig beeinflussen können; da Sauerstoff für die Umwandlung der Milchsäure die unbedingte Voraussetzung ist, ist das Wesentliche also der von uns gewählten Kreislaufstörungen in der beeinträchtigten Sauerstoffzufuhr zu sehen." Sie haben diese Anschauung mit Versuchen über den Sauerstoffverbrauch experimentell weitgehendst gestützt und können so auch erklären, warum im Histaminshock der Glykogengehalt der quergestreiften Muskulatur um 60 vH abnimmt [1]. Hierauf gehen wir im nächsten Kapitel ein.

Nach WASTL läßt sich die Muskelermüdung im Histaminshock nicht nur mit Zirkulationsstörungen erklären, sondern es muß sich noch um eine Schädigung des Muskels oder der motorischen Nervenendigungen handeln. Zum Beispiel beobachtet man unter dem Mikroskop nach Histamin für gewöhnlich dauernd geringe Zukkungen der Muskelfasern (Sartoriusmuskel der Katze), die außerdem durchsichtiger werden [2].

Dafür würde auch sprechen, daß nur nach Unterbinden der Aorta, nicht aber nach einfacher Unterbindung der Arteria oder Vena femoralis oder selbst der Vena cava entsprechende Änderungen im Milchsäurewert auftreten. Das wird zwar so erklärt, daß sich bei Unterbindung der Femoralgefäße oder der Vena cava ein ausreichender Kollateralkreislauf ausbilden kann, doch ist auch im Histaminshock noch eine gewisse Zirkulation vorhanden. Es ist weiter gut möglich, daß der Resyntheseprozeß im Muskel nicht nur während der gestörten Kreislauffunktion, sondern noch bei wiederhergestelltem Kreislauf eine Zeitlang gestört bleibt. Dafür würde sprechen, daß der Sauerstoffverbrauch nach dem Histaminshock noch lange erhöht ist (s. Tabelle auf S. 390).

[1] CHAMBERS, E. K. and K. W. THOMPSON: J. inf. Dis. **37**, 229 (1925).

[2] HARTMAN, F. A., EVANS, J. J. and H. G. WALKER: Amer. J. Physiol. **90**, 668 (1929).

in diesem Versuch einer Milchsäurespeicherung von fast 36 g entsprechen.

Die folgende derselben Arbeit entnommene Tabelle zeigt, daß ein noch größerer Sauerstoffverbrauch eintritt, wenn im Histaminshock Arbeit geleistet wird. Für eine Arbeit, die vor dem Shock 2 Liter Sauerstoff benötigte, waren nach dem Shock nahezu 9 Liter notwendig.

Hund 28 kg, Somnifennarkose. Einfluß der Arbeit vor und während des Histaminshockes auf den Sauerstoffverbrauch.

| | Versuchsdauer in Min. | Atemvol. pro Min. in l | $CO_2$ | $O_2$ | Bilanz | |
|---|---|---|---|---|---|---|
| | | | $cm^3$ pro Min. | | | |
| Vorher . . . . . . | 10 | 3,95 | 210 | 248 | — | — |
| Arbeit . . . . . . | 10 | 5,99 | 369 | 407 | + 1590 | + 1930 |
| I. Nachperiode . . | 17 | 4,30 | 241 | 268 | + 340 | $cm^3$ $O_2$ |
| II. „ . . | 20 | 4,10 | 220 | 248 | — | — |
| Vorher . . . . . . | 10 | 4,10 | 209 | 248 | — | — |
| Histaminblutdrucksenkung . . . . | 10 | 3,70 | 203 | 210 | − 370 | |
| I. Nachperiode . . | 18 | 5,10 | 210 | 234 | − 252 | + 638 |
| II. „ . . | 19 | 6,10 | 220 | 247 | — | $cm^3$ $O_2$ |
| III. „ . | 60 | 7,01 | 240 | 269 | + 1260 | |
| IV. „ . . | 17 | 6,56 | 220 | 247 | — | — |
| Vorher . . . . . . | 10 | 6,50 | 220 | 247 | — | — |
| Histaminblutdrucksenkung + Arbeit . | 10 | 7,90 | 430 | 457 | 2100 | |
| I. Nachperiode . . | 6 | 8,60 | 370 | 398 | 906 | 8760 |
| II. „ . . | 89 | 8,90 | 280 | 303 | 4984 | $cm^3$ $O_2$ |
| III. „ . . | 35 | 7,68 | 245 | 269 | 770 | |

Dasselbe ließ sich auch nach anderen Kreislaufstörungen beobachten. Z. B. wenn die Durchblutung des Muskulatur durch Ligatur der Aorta verschlechtert und der Muskel dann zur Arbeit gezwungen wurde. Es handelt sich also bei diesen Versuchen nicht um eine spezifische Wirkung des Histamins auf den Stoffwechsel, z. B. um eine celluläre Reizung, sondern allein um die Folge der Kreislaufschädigung.

Mehr noch als aus den Ergebnissen der Milchsäurewerte läßt sich aus den besprochenen Stoffwechselversuchen „der Schluß ableiten, daß der höchst ökonomische Resyntheseprozeß, der sonst ein Charakteristikum des ideal arbeitenden normalen Muskels darstellt, durch verschiedenerlei Kreislaufstörungen eine Hemmung erfährt, und daß dadurch der Ruhesauerstoffverbrauch und in noch viel stärkerem Maße der Energieverbrauch während der Arbeit zum Nachteile des Gesamtorganismus mächtig in die Höhe getrieben wird".

Die Wirkung großer *subcutaner* Dosen auf den Stoffwechsel haben KNIPPING und STEIGER[1] an Hunden untersucht. Es kam nach 15—30 mg zu einem großen Anstieg des Grundumsatzes, gemessen mit der von KNIPPING ausgearbeiteten Methode (s. Abb. 70). Dieser Anstieg war auch noch sehr deutlich nachweisbar, wenn das Tier nach der Injektion einschlief. Eine chronische Wirkung von Histamin in den der Injektion folgenden Tagen ließ sich nicht nachweisen. Kleine Histaminmengen (1 bis 3 mg) ließen eine nennenswerte Grundumsatzwirkung nicht erkennen. Wurde gleichzeitig 1 mg Adrenalin gespritzt, so trat eine Aufhebung der Stoffwechselwirkung nicht ein. Es kam vielmehr zu einer erheblichen Verstärkung bei großer Unruhe des Tieres (s. Abb. 70 Kurve IV).

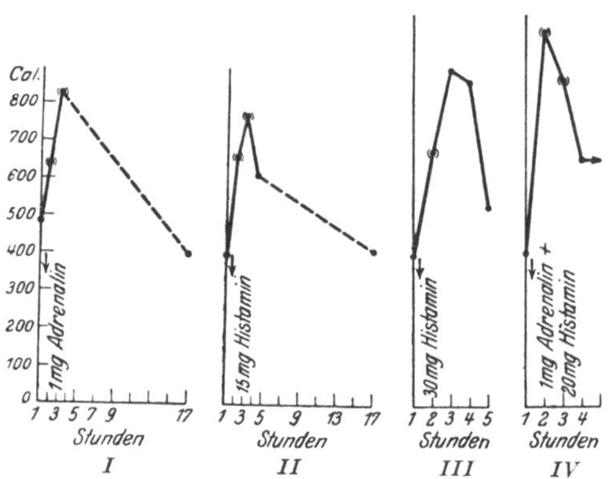


Abb. 70. Zeigt die Wirkung subcutaner Injektionen von Adrenalin (*I*), Histamin (*II* und *III*) und Histamin + Adrenalin (*IV*) auf den Grundumsatz des Hundes. (Nach KNIPPING und STEIGER.)

Die Histamin-Adrenalinergebnisse von KNIPPING und STEIGER entsprechen den Befunden von EPPINGER bei Muskelermüdung und Ansammlung von Milchsäure in der Muskulatur. Adrenalin hob weder die Muskelermüdung auf, noch senkte sich der Milchsäuregehalt.

Trotz der Adrenalinwirkung bleibt demnach der Resyntheseprozeß der Milchsäure im Muskel aus, und die Milchsäure muß weiter zu Wasser und $CO_2$ verbrannt werden, oder mit anderen Worten, der Sauerstoffverbrauch bleibt weiter hoch.

Auch am *Menschen* findet man eine längere Zeit anhaltende Steigerung des Ruhegrundumsatzes. GRAB[2] injizierte 2 mg Hist-

[1] KNIPPING, H. W. und J. STEIGER: Z. exper. Med. **64**, 594 (1929).
[2] GRAB, W.: Z. f. exper. Med. **63**, 360 (1928).

amin subcutan und erhielt einen Anstieg von 8—15 vH. Der Sauerstoffverbrauch bei einer bestimmten Arbeit wurde durch Histamin so gut wie nicht verändert. Er beobachtete nur, daß der Prozentwert der Sauerstoffschuld nach der Muskelarbeit (Oxygendebt) zum notwendigen gesamten Sauerstoffverbrauch (requirement) eine leichte Erhöhung aufweisen konnte. Wahrscheinlich würden wir bei stärkeren Histamindosen jedoch dieselben Veränderungen beobachten wie bei Hunden im Histaminshock. v. EULER und LILJESTRAND[1], die nur 0,4—0,7 mg Histamin subcutan injizierten, fanden eine Erhöhung des Sauerstoffverbrauches um 7 vH. JAHN[2] beobachtete nach subcutaner Injektion von 0,6 mg Histamin nur in einem Versuch bereits in der 1. Stunde nach der Injektion eine Erhöhung des Sauerstoffverbrauches, in zwei anderen Versuchen nahm er in den ersten 2—3 Stunden sogar stark ab und stieg erst dann bis über den Ausgangswert. Bei intravenöser Dauerinfusion von 0,02—0,04 mg Histamin pro Minute erhöhte sich das Respirationsvolumen, der Kalorienverbrauch und der Grundumsatz[3]. Der Sauerstoffverbrauch stieg im Mittel um 14 vH.

Nach GRAB nimmt der *respiratorische Quotient* zu, dies wird durch die vermehrte Lungenventilation erklärt. JAHN[2] fand ebenfalls ein Größerwerden des respiratorischen Quotienten. Er konnte in den Versuchen, die eine Abnahme des Sauerstoffverbrauches in den ersten 2—3 Stunden zeigten (s. vorher), sehr hohe Werte erreichen, weil die Kohlensäureausscheidung gleichzeitig erhöht war. In dem Versuch, wo der Sauerstoffverbrauch kurze Zeit nach der Injektion anstieg, war der respiratorische Quotient nur in den ersten 10 Minuten, in denen eine Mehrausscheidung von Kohlensäure stattfand, etwas erhöht; mit dem Ansteigen des Sauerstoffverbrauches sank außerdem die Kohlensäureausscheidung stark ab, und der respiratorische Quotient wurde darum sehr klein. Auch andere Autoren[3,4] geben an, daß der respiratorische Quotient nach Histamin kleiner wird. Es ist möglich, daß ihnen eine initiale Periode eines erhöhten respiratorischen Quotienten entgangen ist, da z. B. DAUTREBANDE seine erste Bestimmung erst

[1] v. EULER, M. und G. LILJESTRAND: Skand. Arch. Physiol. **55**, 1 (1929).

[2] JAHN, D.: Arch. klin. Med. **159**, 335 (1928).

[3] WEISS, S., ELLIS, L. B. and G. P. ROBB, Am. J. Physiol. **90**, 551 (1929).

[4] DAUTREBANDE, L.: Arch. des Mal. Appar. digest. **16**, 273 (1926).

30 Minuten nach der Injektion machte. Der $CO_2$-Gehalt der Alveolarluft war in seinen Versuchen sogar erhöht. Er erklärt das damit, daß durch die Magensaftabsonderung und die HCl-Ausscheidung das Blut alkalischer wird; die Atmung wird dadurch verlangsamt und die $CO_2$ in der Alveolarluft zurückgehalten.

Die widersprechenden Angaben über den respiratorischen Quotienten und die Kohlensäureausscheidung beim Menschen sind leicht verständlich, wenn man bedenkt, wieviele Faktoren einen Einfluß haben. Wir wollen noch erwähnen, daß LIM, MATHESON und SCHLAPP[1] auch bei Katzen nach subcutanen Histamininjektionen unregelmäßige Veränderungen in der $CO_2$-Spannung der Alveolarluft gefunden haben.

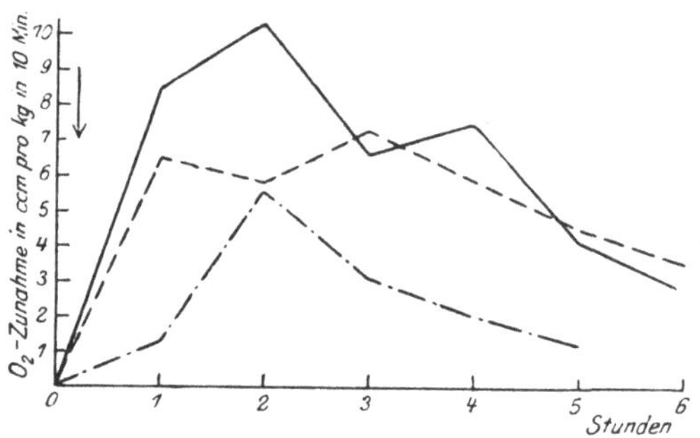


Abb. 71. Zeigt den Einfluß von Histamin (-·-·-) und Insulin (---) auf die spezifisch-dynamische Wirkung einer Probemahlzeit (—) beim Menschen. 40 Einheiten Insulin schwächen die erste Phase (s. Text) der spezifisch-dynamischen Wirkung ab; 1 mg Histamin hebt sie vollständig auf. (Nach JAHN.)

*Einfluß des Histamins auf die spezifisch-dynamische Wirkung einer Probemahlzeit.* An normalen Menschen lassen sich bei der Prüfung der spezifisch-dynamischen Wirkung nach einer stets gleichbleibenden Kost meist zwei Phasen[2] erkennen. „Die erste Phase zeigt in den ersten beiden Stunden die größte Steigerung des Sauerstoffverbrauches. Sie ist in der dritten Stunde in der Mehrzahl der Fälle beendet. Die vierte Stunde läßt gewöhnlich einen erneuten mehr oder weniger starken Anstieg des Sauerstoffverbrauches erkennen, dessen Rückgang sich in weiteren 2 bis 3 Stunden dem Ausgangswert annähert" (s. ausgezogene Kurve in Abb. 71). JAHN[3] nahm an, daß die erste Phase der spezifisch-dynamischen Wirkung durch Hormone mitbedingt sei. „Wenn man als Vertreter der stoffwechselsteigernden Hormone das durch

[1] LIM, R. K. S., MATHESON, A. R. and W. SCHLAPP: Quart. J. exper. Physiol. **13**, 361 (1923).
[2] JAHN, D.: Arch. klin. Med. **159**, 152 (1928).
[3] JAHN, D.: Ebenda **159**, 335 (1928).

viele Untersuchungen bekannte Adrenalin annimmt", so könnte das in mancher Hinsicht antagonistisch wirkende Histamin die erste Phase der spezifisch-dynamischen Wirkung abschwächen. Tatsächlich hebt eine subcutane Injektion von 0,6 mg Histamin die erste Phase „praktisch auf, solange seine Wirksamkeit andauert" (s. Abb. 70). Insulin hat viel geringere abschwächende Wirkung.

Bei *Ratten* fand ABELIN [1] nach subcutaner Injektion von 10 mg Histamin keinen Einfluß auf den Gaswechsel. Doch sind das noch sehr geringe und bei diesen Tieren nicht zum Kreislaufshock führende Histaminmengen; vielleicht würde bei höheren Dosen eine gleiche Beeinflussung wie bei Hunden zu beobachten sein.

*Beeinflussung der Farbstoffreduktion im extrahierten Muskelgewebe durch Histamin.* Man hat wiederholt nachgewiesen, daß gewisse Substanzen, die den Stoffwechsel des Gesamtorganismus beeinflussen, eine solche Wirkung auch auf die Oxydationsprozesse in isolierten Geweben haben. ADLER und LIPSCHITZ[2 3] fanden Histamin unwirksam, wenn sie die von ihnen ausgearbeitete Methode der Atmungsmessung mit Hilfe der Nitroreduktion anwendeten. AHLGREEN[4] stellte mit der Methylenblaumethode sogar eine gewisse Hemmung fest. v. EULER und LILJESTRAND[5] fanden unter Benutzung der THUNBERGschen Methode[6], daß Histamin die Entfärbungszeit erheblich verkürzt, d. h. der Sauerstoffverbrauch wird nach Zusatz von Histamin erhöht; das Wirkungsoptimum entsprach ungefähr derselben Konzentration, in der Adrenalin das Methylenblau am wirksamsten reduziert.

Wie wir sehen, sind die Versuchsresultate nicht einheitlich. Wahrscheinlich haben die Untersucher mit verschiedenen Histaminkonzentrationen gearbeitet, wodurch die entgegengesetzten Versuchsresultate vielleicht erklärt werden. Hinzu kommt, daß gegen die von den Autoren angewendeten Methoden „nicht unerhebliche Bedenken gelten"[7].

---

[1] ABELIN, J.: Biochem. Z. **129**, 1 (1922).

[2] ADLER, L. und W. LIPSCHITZ: Arch. f. exper. Path. **95**, 181 (1922).

[3] LIPSCHITZ, W.: Ztschr. f. physiol. Chem. **109**, 1 (1920).

[4] AHLGREEN, G.: Skand. Arch. Physiol. (Berl. u. Lpz.) Suppl. **47**, 247 (1925).

[5] v. EULER, M. und G. LILJESTRAND: Ebenda **55**, 1 (1929).

[6] THUNBERG, T.: Ebenda **35**, 163 (1917); **40**, 1 (1920).

[7] MEYERHOF, O.: Bethes Handb. 1. Hälfte, 1. Teil, 8, 457 (1925).

Anhang.

**1. Fettstoffwechsel der Leber.** OSHIMA[1] fand an Kaninchen 15—16 Stunden nach subcutaner Injektion von 6, 12, 24 und 100 mg Histamin eine Verringerung des absoluten Fettsäuregehaltes der Leber, bezogen auf Trockengewicht.

**2. Winterschlaf.** ADLER[2] fand, daß winterschlafende Igel ebenso wie durch Schilddrüsenextrakte durch Histamin + Tyramin vorübergehend erweckt werden können. Die Wirkung wird durch Pankreasextrakt gehemmt.

## XIII. Die Wirkung des Histamins auf die Körpertemperatur.

Histamin beeinflußt die Körpertemperatur bei den verschiedenen Tieren verschieden. Wir finden keine vollständige Übereinstimmung mit den Temperaturveränderungen bei der Anaphylaxie, während sonst die Symptomatologie der Histamin- und anaphylaktischen Reaktionen in vieler Hinsicht übereinstimmt. Bei der Anaphylaxie finden wir nach kleinen Antigendosen Fieber, nach großen Temperaturerniedrigung[3,4].

Beim Hunde und Meerschweinchen tritt auch nach großen Histamindosen eine starke Temperaturerniedrigung ein[5]. Beim Kaninchen verändert dagegen Histamin weder in großen (Shockdosen) noch in kleinen, keinerlei Symptome auslösenden Dosen die Körpertemperatur[4,6]. Bei Hunden und Meerschweinchen bewirken Histamingaben, die nicht zum Shock führen, Temperaturerniedrigungen geringeren Grades. Bei einigen Hunden waren noch am nächsten Tage subnormale Temperaturen zu beobachten[7]. In einigen Fällen ging der Senkung ein geringer Temperaturanstieg voraus. Auch beim Menschen kann man nach geringen subcutanen Histamindosen einen deutlichen Anstieg der Hauttemperatur und einen geringen der Rectaltemperatur (0,15—0,2° C) beobachten. Nach HARMER und HARRIS[8] beruhen diese Temperaturerhöhungen auf Gefäßerweiterungen in der Haut und im Rectum.

---

[1] OSHIMA, Z.: Z. exper. Med. **64**, 707 (1929).
[2] ADLER, L.: Arch. f. exper. Path. **86**, 159 (1920); **91**, 110 (1921).
[3] PFEIFFER, H. und MITA: Z. Immun.forschg **4**, 410 (1910).
[4] LESCHKE, E.: Z. exper. Path. u. Ther. **14**, 151 (1913).
[5] DALE, H. H. and P. P. LAIDLAW: J. of Physiol. **43**, 182 (1911/12).
[6] SMITH, M. J.: J. of Immun. **5**, 239 (1920).
[7] HASHIMOTO, H.: J. of Pharmacol. **25**, 381 (1925).
[8] HARMER, J. M. and K. E. HARRIS: Heart **13**, 381 (1926).

Beim Meerschweinchen, bei dem Histamin keine Gefäßerweiterung macht, erhält man noch nach Dosen, die keinerlei Allgemeinsymptome hervorrufen, eine geringe Temperaturerniedrigung. Mit noch geringeren Dosen erhielt PFEIFFER[1] primär ausschließlich Fieber, welches bei größeren Dosen nach der Erholung gleichfalls regelmäßig eintrat. Diese Beobachtungen würden mit dem Verhalten bei der Anaphylaxie übereinstimmen, sie werden jedoch von anderer Seite, wie DOERR[2] angibt, bestritten.

CHAHOVITCH[3] hat gefunden, daß die Rectaltemperatur von Ratten bei eintägigem Aufenthalt in einer Respirationskammer bei 30⁰ deutlich fiel. Diese Erniedrigung war nach 1—2 mg Histamin, also Dosen, die für Ratten gänzlich harmlos sind, geringer. Ebenso verminderte Histamin die Temperatursenkung sehr stark bei Tieren, die im Respirationsapparat niedrigen Temperaturen ausgesetzt waren. CHAHOVITCH nimmt hierfür eine spezifische Wirkung des Histamins auf die Wärmeregulation an.

## XIV. Wirkung auf die cyklischen Veränderungen und das Wachstum des Uterus.

ROBINSON und ZONDEK[4] hatten gefunden, daß der Uterus nicht geschlechtsreifer Meerschweinchen meist größer und hyperämisch wurde, wenn den Tieren Histamin in Mengen von 3—4 mg injiziert wurde. Da diese Veränderungen für die Zeit des Oestrus charakteristisch sind, wären die Befunde so zu deuten, daß das Histamin, ähnlich wie Follikelextrakte, den Oestrus herbeiführt. Die Beobachtungen konnten aber nicht bestätigt werden. FRANK[5] und seine Mitarbeiter haben gezeigt, daß der Uterus von nicht geschlechtsreifen Kaninchen nach Histamin nicht größer wird, und daß die Scheidenabstriche von kastrierten Ratten nicht die für den Oestrus charakteristischen Veränderungen aufweisen. Die Rattenversuche sind von LEWIN[6] wiederholt worden, der ebenfalls außer einer geringen Flüssigkeitsvermehrung keine Veränderungen im Vaginal-

---

1 PFEIFFER, H.: Z. Immun.forschg **11**, 133 (1911).
2 DOERR, R.: Erg. Hyg. **5**, 71 (1922).
3 CHAHOVITCH, X.: C. r. Soc. Biol. Paris **100**, 60 (1929).
4 ROBINSON, M. R. and B. ZONDEK: Amer. J. Obstetr. **8**, 83 (1924).
5 FRANK, R. T., GUSTAVSON, R. S., HOLLOWAY, J., HYNDMAN, D., KRUEGER, H. and J. WHITE: Endocrinology **10**, 260 (1926).
6 LEWIN, P. M.: Amer. J. Physiol. **32**, 19 (1927).

sekret feststellte. Gegen die Versuche von ROBINSON und ZONDEK läßt sich der Einwand machen, daß sie an nicht kastrierten Meerschweinchen ausgeführt wurden, bei denen eine spontan einsetzende Ovulation nicht ausgeschlossen werden kann.

## XV. Wirkung auf das Zentralnervensystem.

Die narkoseähnliche Wirkung des Histamins auf das Zentralnervensystem ist bei den allgemeinen Wirkungen auf die verschiedenen Tiere besprochen worden. Ebenso ist bereits auf den zentralen Ursprung der Pupillenverengerung bei nicht narkotisierten Katzen hingewiesen worden. Diese Pupillenverengerung nach subcutanen Histamininjektionen bleibt bei narkotisierten Katzen aus. Nach POPIELSKI[1] handelt es sich bei der depressiven Wirkung an der Katze nicht um eine narkotische Wirkung, die Aufregung ist nach seiner Ansicht die Folge der plötzlichen Blutdrucksenkung und Anämie und die Depression ein Erschöpfungszustand durch verminderte Stoffzufuhr in den Zentren. Im Histaminshock beobachtet man meist auch eine Depression des Atemzentrums. Die nach Histamin auftretenden Blasenkontraktionen, die zur Entleerung der Blase führen, soll auch zentral bedingt sein, weil sie nach Zerstörung des Sakralmarkes ausbleiben[2] (über eine periphere Kontraktion der Blase s. S. 185).

Nach WEBER[3] ist die bronchokonstriktorische Wirkung bei Katzen und Hunden größtenteils zentral bedingt, da sie am denervierten Lungenlappen viel geringer ausfällt als am nicht denervierten Lappen der anderen Seite (s. Abb. 22, S. 178). Auch das Ausbleiben der Histaminwirkung nach Nicotinisierung (Blockierung der Ganglien) führt er als Beweis an. Die Erregung wird vom Zentrum in der Medulla nicht nur über den Vagus geleitet, sondern verläuft auch teilweise zum Brustmark und von da direkt über den Grenzstrang durch die Rami pulmonales. Es genügt also nicht, daß man die Vagi durchschneidet, wenn man die zentrale Wirkung ausschalten will.

Es ist nicht untersucht worden, ob es sich bei der bronchokonstriktorischen Histaminwirkung, die nach Vagusdurchschneidung ausbleibt, wirklich um eine rein zentrale Wirkung handelt, oder

[1] POPIELSKI, L.: Pflügers Arch. **178**, 214 (1920).
[2] DALE, H. H. and P. P. LAIDLAW: J. of Physiol. **41**, 318 (1910/11).
[3] WEBER, E.: Arch. f. Anat. **1914**, S. 63.

ob das Histamin hier überhaupt an den Vagusendigungen in der Lunge angreift, die Erregungen dann zur Medulla verlaufen und dann erst zentrifugal eine Bronchokonstriktion bewirken. Die Möglichkeit muß offen gelassen werden, da BRODIE[1] ein derartiges Verhalten für die wirksamen Substanzen des defibrinierten Blutes und Serums fand. Es handelt sich dabei wahrscheinlich um die sogenannten „Frühgifte" von FREUND[2]. Die Ähnlichkeit der Blutgifte mit dem Histamin ist oft betont worden[3].

Nach Durchtrennung der Nervi vagi und des Halsmarkes kann das Histamin gelegentlich sogar eine geringe Erschlaffung der Bronchien bewirken. Nach WEBER handelt es sich nur um eine Wirkung auf ein bronchodilatatorisches Zentrum im Brustmark. Die Erregung soll über den Grenzstrang gehen und wird von Nicotin aufgehoben.

Über eine zentrale Wirkung auf die Melanophoren des Tintenfisches siehe das nächste Kapitel.

## XVI. Wirkung auf die Melanophoren.

Der Einfluß des Histamins auf die Melanophoren des *Frosches* ist von HOGBEN und WINTON[4] und von P. TRENDELENBURG[5] untersucht worden. Beide Autoren finden, daß Histamin selbst in toxischen Dosen keine Änderung der Melanophorenwirkung bedingt. Kürzlich hat HOFHEINZ[6] in unserem Institut erneut Versuche angestellt. Er fand, daß Injektionen von Histamin in dem dorsalen Lymphsack zu einer Zusammenballung der Melanophoren führten, ähnlich wie wir sie nach Adrenalin beobachten. Die Wirkung trat jedoch erst nach etwa einer halben Stunde ein und hielt längere Zeit an. In einigen Fällen konnte HOFHEINZ dieselben Veränderungen an ausgeschnittenen Hautstückchen beobachten, die in Histaminlösungen gebracht wurden. Das spricht dafür, daß es sich auch bei der in vivo beobachteten Zusammenballung nicht um eine Adrenalinwirkung handelt. Histamin könnte nämlich zu einer Adrenalinabgabe aus den Nebennieren geführt haben (s. S. 191).

[1] BRODIE, T. G.: J. of Physiol. **26**, 48 (1900).
[2] FREUND, H.: Arch. f. exper. Path. **86**, 266 (1920); **88**, 39.
[3] FELDBERG, W., FLATOW, E. und E. SCHILF: Ebenda **140**, 129 (1929).
[4] HOGBEN, L. TH. and FR. R. WINTON: Biochemic. J. **16**, 619 (1922); Proc. roy. Soc. Lond. (B) **95**, 15 (1923).
[5] TRENDELENBURG, P.: Arch. f. exper. Path. **114**, 225 (1926).
[6] HOFHEINZ (unveröffentlichte Versuche).

Während die Wirkung von Histamin auf die Melanophoren des Frosches nur wenig ausgesprochen ist, übt es beim *Chamäleon* einen stärkeren Einfluß aus. HOGBEN und MIRVISH[1] fanden, daß das Chamäleon nach intraperitonealer Injektion von 1 mg Histamin als Folge der Melanophorenkontraktion eine allgemeine ganz blasse Hautfarbe bekommt. Die Wirkung hält bis zu 12 Stunden an. Es kann sich hier nicht um eine indirekte Wirkung als Folge der Adrenalinausschüttung handeln, weil intracutane Injektion eine lokale Blässe auslöst. Diese tritt noch in hohen Histaminverdünnungen ein[2].

Die Melanophoren in den isolierten Schuppen der *Elritze* kontrahieren sich ebenfalls auf Histamin[3].

Bei *Cephalopoden* (Octopus und Eledone) bewirkt das in die Blutbahn injizierte Histamin ein Ausbreiten der Chromatophoren, welches im wesentlichen zentral bedingt ist[4]. Wir unterscheiden zwei Arten von Chromatophoren, braune und gelbe. Während die meisten anderen Pharmaka, die ein Ausbreiten hervorrufen, beide qualitativ gleich beeinflussen, breiten sich nach Histamin in der ersten Zeit nur die braunen aus, erst später, wenn diese sich bereits wieder etwas zusammenziehen, breiten sich auch die gelben etwas aus. Die braunen Chromatophoren breiten sich an der Iris nach Histamin nicht aus, deren blasse weiße Farbe von dem übrigen Tier stark absticht. An einem Tentakel, der mit dem Tintenfisch nur durch den Nerven verbunden ist (alles übrige Gewebe und Gefäße wird durchschnitten), bleibt das Ausbreiten der braunen Chromatophoren nach Histamin erhalten; wird andererseits nur der Nerv durchschnitten, so tritt nach Histamin anfangs überhaupt keine Farbveränderung ein; nach einer gewissen Zeit breiten sich die gelben Chromatophoren etwas aus und der Tentakel nimmt eine gelbe Farbe an. Die geringste wirksame Dosis ist 10 mg pro 100 g Körpergewicht.

## XVII. Farbstoffausscheidung.

FARKAS und TANGL[5] haben gefunden, daß subcutane Injektion von 1 mg Histamin die Farbstoffausscheidung aus dem Blut bei

[1] HOGBEN, L. T. and L. MIRVISH: Brit. J. exper. Biol. 5, 295 (1928).

[2] MIRVISH, L. (mündliche Mitteilung).

[3] KENDALL, A. J. and F. O. SCHMITT: J. inf. Dis. **39**, 250 (1926).

[4] SERENI, E.: Z. vergl. Physiol. 8, 488 (1929).

[5] FARKAS, G. und H. TANGL: Biochem. Z. **182**, 406, 411 (1927); Amer. J. Physiol. **90**, 537 (1929).

Hunden verzögert. Sie führen dies auf die Gefäßwirkung des Histamins zurück, nehmen aber fälschlicherweise eine Vasokonstriktion an. Ebenso wie Histamin wirkten Organextrakte.

Zur *Leberfunktionsprüfung* injiziert man verschiedene Farbstoffe in die Blutbahn, die durch die Leber in die Galle ausgeschieden werden. Im Histaminshock des Hundes ist diese Ausscheidung verzögert, und die injizierten Farbstoffe kreisen länger im Blut als bei normalen Hunden. Diese verminderte Durchlässigkeit der Leberzellen hängt mit der starken Kreislaufschädigung in der Leber nach Histamin zusammen[1].

## XVIII. Anhang. Die diagnostische und therapeutische Anwendung von Histamin in der Klinik.

Bei den einzelnen pharmakologischen Reaktionen haben wir die klinische Anwendung des Histamins verschiedentlich besprochen. Diese verstreuten Angaben sollen hier der Übersicht halber kurz zusammengefaßt werden.

In der Klinik wird das Histamin hauptsächlich zur Untersuchung der Magenfunktion angewendet. Die Histaminprobe ist auf S. 136 ausführlich beschrieben worden.

Therapeutisch ist das Histamin bei verschiedenen Krankheitszuständen versucht worden. Über die Anwendung bei Migräne siehe S. 260, bei Bronchialasthma S. 262, bei allergischen Erkrankungen S. 262, bei kachektischen Zuständen und Appetitlosigkeit S. 354, bei perniciöser Anämie und sekundären Anämien S. 354, bei chronischer Leukämie S. 362, bei Achylien S. 143, in der Augenheilkunde bei Glaukom S. 186 und in der Geburtshilfe S. 162 u. 163. Kisch[2] fand bei drei Patienten, daß subcutane Injektion von 0,05 mg Histamin Cheyne-Stokessches Atmen für über eine Stunde zum Verschwinden brachte.

Außer dieser diagnostischen und therapeutischen Anwendung hat das Histamin eine klinische Bedeutung, weil es für zahlreiche Reaktionen und Krankheitszustände verantwortlich gemacht wird. Dieses werden wir in den folgenden Kapiteln dieses Buches ausführlicher besprechen.

---

1 Hanzlik, P. J. and F. de Eds: J. of Pharmacol. **29**, 485 (1926).

2 Kisch, Fr.: Klin. Wschr. 8, 1534 (1929).

## D. Reaktionen des Organismus auf histaminähnliche Stoffe.

### I. Gewebshormone; Versuch einer Physiologie des Histamins.

Wenn wir mit diesem Abschnitt das Gebiet der Pharmakologie verlassen und Reaktionen des Organismus besprechen, die auf histaminähnlichen Stoffen beruhen, so begeben wir uns gleichzeitig in ein Forschungsgebiet, das zu den humoralphysiologischen Vorstellungen, die wir heute über Organregulationen besitzen, in engster Beziehung steht. Wir werden zeigen können, daß eine Anzahl von Regulationen im tierischen Organismus von chemischen Stoffen ausgelöst werden, die in ihrer Wirkungsweise dem Histamin sehr ähneln. Diese chemischen Stoffe werden augenscheinlich nicht von besonders differenzierten Organzellen gebildet, wie das z. B. bei den von den innersekretorischen Drüsen abgegebenen Substanzen der Fall ist, sondern sie können nahezu aus allen Zellen entstehen. In einigen Fällen scheint es so, als ob die hier in Frage kommenden histaminähnlichen Substanzen normale Stoffwechselprodukte sind; in andern Fällen hängt offenbar das Vorhandensein der chemischen Substanzen mit einem Zellzerfall zusammen. Jedenfalls wird in dieser Weise, wie EBBECKE[1] sich ausdrückt, die „innere Sekretion und ‚Hormonbildung' zu einer allgemeinen Eigenschaft der Gewebe erweitert, durch welche außer der nervösen Koordination eine chemische Korrelation der Teile hergestellt wird".

In der Einleitung haben wir für diese Stoffe den Ausdruck *Gewebshormone* angewendet. Unter diesen spielen histaminähnlich und acetylcholinähnlich wirkende Stoffe eine große Rolle. Die Physiologie dieser Stoffe ist nur wenig erforscht, erst in den letzten Jahren hat man ihre Bedeutung mehr und mehr erkannt. Eine systematische Untersuchung der Physiologie dieser Stoffe steht aber noch aus.

Während man die chemischen und histologischen Veränderungen in den Geweben und Organen bei den verschiedensten Zuständen schon seit langem feststellte und würdigte, wurde der

[1] EBBECKE, U.: Pflügers Arch. **169**, 1 (1917).

pharmakologisch wirksame Gehalt der Organe an Gewebsstoffen unter verschiedenen Bedingungen kaum untersucht. Die bisher angestellten vereinzelten Untersuchungen haben gezeigt, daß der Gehalt an histaminähnlichen Stoffen in jugendlichen Organen geringer, im Zustande der Nebenniereninsuffizienz und der Sensibilisierung durch Injektion von Eiweiß erhöht ist, daß Reizung motorischer Nerven zu einer Abnahme an histaminähnlichen Stoffen in den Muskeln und Reizung parasympathischer Nerven zu einer Zunahme acetylcholinähnlicher Stoffe in den Erfolgsorganen führt. Berücksichtigen wir, daß gerade diese Stoffe bei den einfachsten physiologischen Regulationen des Organismus wirksam und somit für das physiologische Geschehen überhaupt von ausschlaggebender Bedeutung sind, so wird es klar, daß sich hier ein ganz neues Arbeitsfeld pharmakologisch-physiologischer und pathologischer Forschung eröffnet, und es läßt sich nicht im voraus sagen, welche Erkenntnisse es zeitigen wird. Diese „*Gewebspharmakologie*", wie wir das Arbeitsgebiet einleitend (s. S. 8) definiert haben, ist bisher beinahe unberührt geblieben. Das hat einen doppelten Grund.

Einmal ist die Lehre von den Gewebshormonen erst jüngeren Datums. Die Humoralphysiologie hat in den Forschungen der inneren Sekretion oder der innersekretorischen Hormone, wie wir diese Stoffe im Gegensatz zu den Gewebshormonen in der Einleitung bezeichnet haben, in kurzer Zeit einen so gewaltigen Fortschritt gemacht, daß die Lehre von den Gewebshormonen ganz in den Hintergrund gedrängt und nur von vereinzelten Forschern und unter Gesichtspunkten untersucht worden ist, die die allgemein humoralphysiologische Bedeutung dieser Stoffe nicht hervortreten ließ.

Weiter ist die Methodik, auf der die *Gewebspharmakologie* aufgebaut ist, eine besondere. Nur in den wenigsten Fällen wird es möglich sein chemische Methoden anzuwenden, weil es sich teilweise um noch unbekannte Stoffe handelt, und weil die chemischen Methoden umständlich und für geringe Unterschiede im Gehalt dieser Stoffe, die noch in außerordentlich geringen Dosengrößen Reaktionen auslösen, viel zu grob sind. Die Gewebspharmakologie bedarf der biologischen Methoden des Nachweises, mit denen es möglich ist, chemisch nicht meßbare Mengen von Stoffen zu unterscheiden und mit ziemlicher Genauigkeit quantitativ zu bestimmen. Derartige Methoden haben wir auf S. 24 beschrieben, und es ist nicht schwer je nach den Anforderungen neue auszuarbeiten.

Während die Gewebspharmakologie noch in den Anfängen steckt, mehren sich in den letzten Jahren die Beobachtungen und Untersuchungen über die Funktionen und Regulationen der Gewebshormone.

Eine große Anzahl von Arbeiten ist den „Nervenreizstoffen" gewidmet worden. Es handelt sich dabei um die Beobachtung, daß bei den Nervenerregungsprozessen zunächst ein chemischer Stoff entsteht, der dann auf das Erfolgsorgan einwirkt. Auf diese Weise schiebt sich zwischen Nerv und Erfolgsorgan, z. B. glatter Muskel, eine chemische Substanz, die für die Wirkungen der Nervenreizung verantwortlich ist. In diesem Sinne spricht DALE[1] von einer „chemischen Übertragung von parasympathischen Wirkungen". Hierher gehören die Untersuchungen, nach denen Reizung des Vagus eine Vagussubstanz in der Peripherie freimacht, die nach DALE wahrscheinlich mit Acetylcholin identisch ist. Auf die einzelnen Untersuchungen am Froschherzen (siehe S. 475) von O. LOEWI, am Säugetierherzen (siehe S. 477) von PLATTNER und am Meerschweinchendarm (siehe S. 469) von HOET kommen wir in dem folgenden Kapitel noch kurz zurück: ausführlicher gehen wir auf diese Vorstellung bei Erörterung der antidromen Gefäßerweiterung (siehe S. 450) ein.

Bei Reizung sympathischer Nervenfasern scheinen ebenfalls Stoffe freizuwerden. Schon ELLIOTT[2] hatte die Vorstellung, daß Sympathicusreizung an den Gefäßen Adrenalin oder eine adrenalinähnliche Substanz freimacht, welche erst die Gefäßverengerung hervorruft. Diese Ansicht, die SCHILF[3] eingehend erörtert hat, findet durch die Beobachtungen von O. LOEWI eine starke Stütze. Er fand, daß Acceleransreizung am Froschherzen Stoffe freimacht, die die Tätigkeit eines anderen Froschherzens beschleunigen.

Wie DALE[1] aber hervorhebt, wissen wir über die chemische Natur der Sympathicussubstanz gar nichts, und es ist möglich, daß die sympathischen Nerven bei der Reizung außer einer adrenalinähnlichen Substanz noch einen sympathicomimetrischen Stoff frei-

[1] DALE, H. H.: Lancet **216** (Vol. I), 1285 (1929).

[2] ELLIOTT, H.: J. of Physiol. **31**. Proc. XX. (1904).

[3] SCHILF, E.: Das autonome Nervensystem. Leipzig: Thieme 1926.

machen können, welcher in einigen seiner Wirkungen eine gewisse Ähnlichkeit mit dem Histamin besitzt (siehe S. 477).

Die Vagussubstanz und die adrenalinähnliche hypothetische Sympathicussubstanz sind in ihren Wirkungen von den histaminähnlichen Stoffen ganz verschieden; wir werden darum in dem folgenden Kapitel nur soweit auf sie eingehen, als es für das allgemeinphysiologische Verständnis der Gewebshormone notwendig ist.

Das Freiwerden histaminähnlicher Stoffe scheint dagegen vor allem, wenn auch nicht ausschließlich, an Regulationen gebunden zu sein, die vom Zentralnervensystem unabhängig sind.

Weil das Histamin in teilweise sogar sehr großen Mengen in den Geweben nachgewiesen werden kann (siehe S. 45), ist es wahrscheinlich, daß es selber wenigstens für einen Teil dieser im folgenden zu besprechenden Regulationen verantwortlich ist. Eine solche Ansicht ist von verschiedenen Forschern geäußert worden. So meint RIGLER[1], daß es möglich ist, „daß Histamin ebenso wie Kohlensäure zum Ablauf gewisser Lebensvorgänge notwendig ist", und daß es „ähnlich wie Cholin auch eine physiologische Funktion zu erfüllen hat". Der endgültige Beweis dafür steht allerdings noch aus. Wenn wir im folgenden die physiologische Wirkungsweise des Histamins beschreiben, so kann es sich darum zurzeit wohl kaum um mehr als „um den Versuch einer Physiologie des Histamins" handeln.

Das Freiwerden von Histamin oder histaminähnlichen Stoffen spielt eine große Rolle bei den *lokalen Regulationen*, die bisher nur an der Haut systematisch untersucht worden sind. An der glatten, quergestreiften und Herzmuskulatur sind zwar auch einige Beobachtungen in diesem Sinne gemacht worden. Doch ist die allgemeine Bedeutung, wie diese Stoffe unter normalen Bedingungen wirken, noch wenig geklärt.

Die lokalen Regulationen der Haut hat EBBECKE[2] als erster in einer längeren und ideenreichen Arbeit beschrieben und die Ansicht vertreten, daß die „Reize zuerst auf die Gewebszellen wirken, durch deren veränderte Tätigkeit wieder die Blutgefäße beeinflußt werden"[3]. Es galt für EBBECKE schon damals als ausgemacht, daß die lokale vasomotorische Reaktion der

[1] RIGLER, R.: Med. Klin. **24**, 574 (1928).
[2] EBBECKE, U.: Pflügers Arch. **169**, 1 (1917).
[3] KROGH, A.: Die Capillaren. S. 172, 2. Aufl.

Haut und zahlreiche andere Reaktionen chemisch ausgelöst würden: EBBECKE spricht in seiner Arbeit direkt von „einer lokal wirkenden chemischen Regulierung der Blutverteilung, wofür die lokale vasomotorische Reaktion ein kleines Paradigma sein soll". Er erwähnt bereits neben anderen chemischen Stoffen auch das Histamin. EBBECKES Beobachtungen sind von TH. LEWIS[1] sowohl vom physiologischen als auch vom klinischen Gesichtspunkt aus erweitert und einem großen Gesichtspunkt untergeordnet worden. Die Auffassung von TH. LEWIS ist kurz folgende: den Gewebsspalten der Haut wird aus den Zellen ständig ein Stoffwechselprodukt zugeführt, das die kleinsten Gefäße erweitert. Das Freiwerden dieser Substanz wird zum Teil physiologisch durch Impulse reguliert, die in den hinteren Wurzeln in *efferenter* Richtung, also antidrom, verlaufen. Diese Substanz „dient dazu, Blut besonders zu den Teilen der Haut hinzuleiten, in denen eine überaus lebhafte Stoffwechseltätigkeit herrscht. Sie dient ferner dazu, den unnötig starken Blutstrom in den Teilen der Haut, die bereits ein Übermaß an Blut erhalten haben, zu verringern". Eine derartige Substanz wird auch frei, wenn die Zellen gereizt oder geschädigt werden. Das Freiwerden der Substanz wirkt dann nicht mehr als „Regulationsmechanismus", sondern als „Verteidigungsmechanismus" der Haut. Nach LEWIS ist es sehr wahrscheinlich, „daß diese Substanz freies oder lose gebundenes Histamin ist". Diese Behauptung würde dem Histamin eine große humoralphysiologische Bedeutung zuschreiben. Da der Beweis aber noch aussteht, spricht TH. LEWIS von histaminähnlich wirkenden Stoffen oder kurz von H-Substanz.

Die Vorstellung, daß das Freiwerden von Histamin oder H-Substanz als physiologischer Regulations- oder Verteidigungsmechanismus der Zellen anzusehen ist, bringt das Histamin mit verschiedenen anderen Zuständen in Beziehung. So besteht zum Beispiel die Möglichkeit, daß die im normalen Geschehen dauernd gebildeten histaminähnlichen Stoffe nicht genügend schnell entgiftet werden, so daß es zu einer Ansammlung im Blute kommt, oder daß die Gewebe gegen diese Stoffe unter bestimmten Bedingungen überaus empfindlich werden. Derartige Vorstellungen

[1] LEWIS, TH.: Die Blutgefäße der menschlichen Haut. Berlin: S. Karger 1929.

werden geäußert, um das Symptomenbild der Nebenniereninsuffizienz zu erklären.

Weiter kennen wir Reize, die die H-Substanz in einem so großen Bezirk von Zellen freimachen, daß es zu Folgen für den ganzen Organismus in Form schwerer shockartiger Erscheinungen kommt, welche denen der Histaminvergiftung gleichen. Hierher gehören die Allgemeinwirkungen auf den Blutdruck und die Magensekretion, die nach Streichen oder scharfes Bürsten größerer Hautpartien auftreten (siehe S. 413). Ein weiteres Beispiel stellt der anaphylaktische Shock dar. Die freiwerdenden Stoffe, die bei der Antigen-Antikörperreaktion aus den Zellen entstehen, können in so großen Mengen in die Gewebsspalten gelangen, daß sie in wirksamer Konzentration in den Kreislauf diffundieren und Fernwirkungen auslösen. Aber auch wenn sie nur in unmittelbarer Umgebung ihrer Entstehung wirken, kann es zu shockartigen Zuständen kommen. Beide Mechanismen kommen beim anaphylaktischen Shock vor.

Wir sehen somit, daß der Übergang von den einfachen lokalen Reaktionen zu den ausgebreiteten Allgemeinwirkungen nur ein allmählicher ist und nur auf quantitativen Unterschieden beruht.

Beim anaphylaktischen Shock ist die Wahrscheinlichkeit, daß er auf Freiwerden von Histamin aus den Gewebszellen beruht, außerordentlich groß im Gegensatz zu den meisten anderen Shockzuständen. Diese Feststellung gewinnt an Bedeutung, wenn wir an die nahe Beziehung der Anaphylaxie zu den allergischen Erkrankungen denken, auf die wir darum ebenfalls kurz eingehen werden.

Das Freiwerden von Histamin oder H-Substanz ist aber nur der Verteidigungsmechanismus auf Reizung oder leichte Schädigung der Zellen. Wir werden in den folgenden Abschnitten über die lokalen Regulationen an der menschlichen Haut mehrfach zeigen, daß, wenn es zu tiefer eingreifenden Schädigungen der Zellen oder zum Zelltod kommt, andere nicht histaminähnliche Stoffe freiwerden, die ebenfalls charakteristische Reaktionen auslösen. Es handelt sich dabei sicher um die Wirkung mehrerer Stoffe, die teilweise bereits als Zellzerfallsprodukte anzusehen sind.

Die Unterscheidung zwischen diesen Zellzerfallsprodukten, deren Freiwerden bereits in das Gebiet der Pathologie gehört, und dem Histamin oder der H-Substanz, die bei Reizung oder leichter

Schädigung der Zellen frei wird und somit nur für die physiologischen Regulationen maßgebend ist, räumt dem Histamin, wie DALE mit Recht hervorhebt, seine besondere *physiologische* Bedeutung ein.

Auch die Zellzerfallsprodukte können, wenn sie in größeren Mengen frei werden, Allgemeinerscheinungen hervorrufen. In der Pathologie spielt dieser Vorgang eine gewisse Rolle. Er wird zur Erklärung von zahlreichen shockartigen Zuständen [1] herangezogen, bei denen mit Sicherheit eine ausgedehnte Zellzerstörung oder ein größerer Zellzerfall anzunehmen ist.

Der Symptomenkomplex des Wundshockes, die shockartigen Zustände nach Verbrennungen und die Allgemeinerscheinungen, die auftreten, wenn größere Körperpartien Röntgen- oder Radiumstrahlen ausgesetzt werden, versucht man auf diese Weise zu erklären. Die Beziehung zum Histamin ist dabei nur eine lose; sie beruht im wesentlichen darauf, daß solche Vergiftungszustände dem Zustandsbild einer Histaminvergiftung gleichen. In allen Fällen handelt es sich nämlich um ein Daniederliegen des Gefäßapparates. Dieser Zustand ist aber nicht für das Histamin spezifisch.

Bei all den bisher erörterten Reaktionen gingen wir von der Voraussetzung aus, daß die chemisch wirksame Substanz aus den Zellen des Organismus stammt. Wir müssen aber noch eine andere Möglichkeit berücksichtigen, nämlich die, daß das Histamin oder eine histaminähnliche Substanz im Darm gebildet und resorbiert wird. Diese Möglichkeit wird für die bei Darmerkrankungen eintretenden Kollapse und Intoxikationen in Betracht gezogen. Doch ist auch hier die Beziehung zum Histamin nur eine lose.

In dem folgenden Kapitel werden wir auf alle die hier angedeuteten humoralphysiologischen und humoralpathologischen Reaktionen und Erscheinungen im einzelnen eingehen. Wir müssen aber nochmals wiederholen, daß es in keinem der Versuche gelungen ist, das Histamin bei einer physiologischen Tätigkeit *chemisch* nachzuweisen. Man darf aber die Bedeutung dieser Tatsache nicht

[1] Wieweit der Begriff des Wortes Shock die folgenden pathologischen Zustandsbilder umgreift, soll hier nicht erörtert werden (siehe hierüber H. H. DALE: Harvey Lectures 1920/21 und H. COENEN: Münch. med. Wschr. **73**, 1 [1926]); wir halten uns an den Sprachgebrauch.

überschätzen, denn dasselbe gilt für eine andere humoralphysiologische Substanz, dem Adrenalin, von dem man begründetermaßen eine physiologische Regulation annimmt.

## II. Lokale Gefäßregulationsmechanismen der Warmblüterhaut.

### a) Die dreifache Reaktion auf physikalische und chemische Reizung der Haut.

Wir haben gezeigt (S. 251), daß Punktion von Histamin in die menschliche Haut eine komplexe Reaktion auslöst. Diese setzt sich zusammen aus einer lokalen Röte an der Einstichstelle, einer Quaddel im Bezirke der lokalen Röte und einem umgebenden roten Hof. Diese Trias voneinander unabhängiger Erscheinungen, die TH. LEWIS als *dreifache Reaktion* bezeichnet, tritt nicht nur nach Histamin auf, sondern ist die typische Reaktion der menschlichen Haut auf die verschiedenen äußeren Reize. Sie tritt bei starker mechanischer Reizung, wie Streichen der Haut auf, nach Verbrennen, Gefrieren, und elektrischen Reizen, sowie auf chemische Reize wie Alkali, Säure, Silbernitrat, Quecksilberchlorid, Jod, Insektenstiche usw. In allen diesen Fällen liegt der komplexen Reaktion, die sich aus zwei Gefäßwandmechanismen und aus einem lokalen nervösen Mechanismus zusammensetzt, nach TH. LEWIS eine einfache Ursache zugrunde, nämlich das Freiwerden eines histaminähnlich wirkenden Faktors als Folge einer durch den Reiz entstandenen Gewebsverletzung. TH. LEWIS schreibt: „Hätte man eine Anzahl offensichtlich verschiedener Ursachen, die alle zu einem einfachen Endresultat führten, z. B. Rötung der Haut, so könnte man vielleicht daran denken, daß diese Röte in verschiedener Weise zustande gekommen sei; ist das Endresultat aber so zusammengesetzt, wie in unserem Falle, und tritt die vollständige Reaktion, wodurch sie auch immer hervorgerufen wird, mit einer Regelmäßigkeit auf, wie wir sie hier festgestellt haben, so genügt diese Erklärung nicht. Wir müssen einen gemeinsamen ursächlichen Faktor suchen, der sich zwischen Reiz und Reizerfolg einschiebt. Eine kurze Überlegung führt dazu, diesen gemeinsamen Faktor eng mit der Gewebsverletzung verbunden zu denken, denn alle angewendeten Reize vernichten bei einigermaßen stärkerem Einwirken die Zellen der Haut“. Ähnliches behauptet auch EBBECKE, wenn er äußert, daß in der

Haut eine Gewebsveränderung und lokale Stoffwechselstörung gesetzt werde, die nun ihrerseits auf die Gefäße einwirke.

EBBECKE und vor allem TH. LEWIS und seine Mitarbeiter haben diese Ansicht durch zahlreiche, bis ins kleinste durchgeführte Versuche bewiesen. Diese zeigen, daß die dreifache Reaktion bei Schädigung der Haut in vielen Einzelheiten mit der dreifachen Reaktion auf Histamin übereinstimmt (siehe aber S. 415).

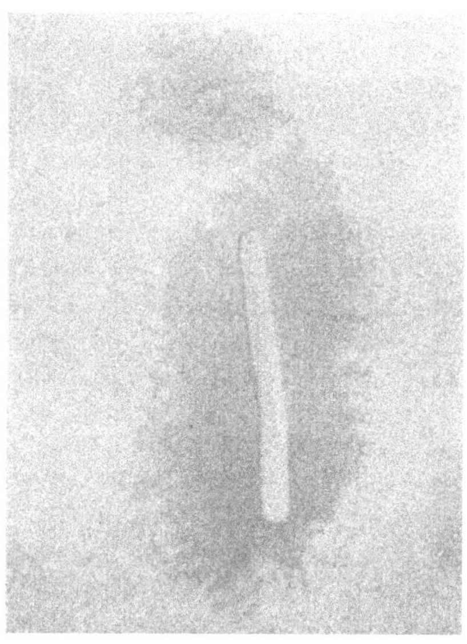

Abb. 72 zeigt die dreifache Reaktion $3^1/_2$ Minuten nach Punktion von Histamin (oben) und Streichen der Haut. In beiden Fällen ist der rote Hof deutlich ausgeprägt. Die Quaddeln haben nahezu ihre volle Stärke erreicht. (Nach TH. LEWIS.)

Vergleicht man z. B. den zeitlichen Ablauf der dreifachen Reaktion (s. Abb. 72), die auf Histamin einerseits, auf Streichen, Verbrennen, Gefrieren und chemische Stoffe andererseits entsteht, so findet man eine weitgehende zeitliche Übereinstimmung. Dazu gehört, daß auch der rote Hof nach Degeneration der sensiblen Nerven in allen obengenannten Fällen ausbleibt.

Eine weitere Ähnlichkeit bietet das Refraktärstadium. Es handelt sich dabei um folgendes: Wir haben gezeigt (siehe S. 255), daß Histaminpunktionen in die Haut bei aufgehobenem Kreislauf nur eine lokale Röte, nicht aber eine Quaddel auslösen; auch nach Wiederherstellen des Kreislaufes und erneutem Einstechen von Histamin in dieselbe Stelle bildet sich keine Quaddel. Der Bezirk der erweiterten Gefäße ist, was die Durchlässigkeit gegen Histamin anbelangt, refraktär. Dasselbe beobachtet man auch bei der Reaktion auf Streichen der Haut.

Man kann weiter zeigen, daß die Histaminröte nicht nur gegen Histamin, sondern auch gegen Strichreize refraktär ist, und daß sich umgekehrt auf die Strichröte, die bei aufgehobenem Kreislauf erhalten wird, keine Histaminquaddel erhalten läßt.

Diese Beobachtungen könnten vielleicht auch anders erklärt werden als damit, daß in allen diesen Fällen derselbe wirksame Stoff frei wird; doch sind die folgenden Beobachtungen ein überzeugender Beweis für die chemische Theorie, d. h., daß als Folge von Gewebsverletzung histaminähnliche Stoffe frei werden.

**1. Das Ausbreiten der lokalen Röte:** Wird Histamin bei aufgehobenem Kreislauf (Okklusionsversuch) in die Haut des Oberarmes punktiert, so bildet sich an der Einstichstelle eine lokale Röte. Diese nimmt in den folgenden Minuten langsam an Umfang zu, weil das in die Haut punktierte Histamin von der Einstichstelle aus in die Umgebung diffundiert. Diese einfache und natürliche Schlußfolgerung ist für die Fälle von Bedeutung, in denen kein Histamin injiziert wurde und dasselbe Ausbreiten der lokalen Röte zu beobachten ist. Das ist z. B. bei der Strichröte und bei der Röte nach thermischen, elektrischen und chemischen Reizen der Haut der Fall. Auch in diesen Fällen beobachtet man ein Ausbreiten der lokalen Röte, die somit auch hier auf Diffusion eines chemischen Stoffes zurückgeführt werden muß. Da ein solcher hier aber nicht in die Haut punktiert wurde, muß er infolge der Gewebsverletzung freiwerden.

**2. Das Bestehenbleiben der lokalen Röte bei aufgehobenem Kreislauf:** Diese Beobachtung wurde zuerst von EBBECKE[1] und später unabhängig von LEWIS und GRANT[2] gemacht. Die rote Linie, die durch einen Strichreiz am Arm hervorgerufen wird, blaßt bei aufgehobenem Kreislauf nicht ab, sondern bleibt in ihrer vollen Stärke bestehen, solange die Kreislaufunterbrechung anhält. Die Kreislaufunterbrechung wurde in einem Versuch auf 25 Minuten ausgedehnt. Bei erhaltenem Kreislauf würde die lokale Röte während dieser Zeit abblassen und meist gänzlich verschwunden sein. Wäre der Strichreiz die direkte Ursache für die lokale Röte, so wäre das verzögerte Abblassen nicht zu verstehen. Nehmen wie aber an, daß durch den Strichreiz ein chemischer Stoff freigeworden ist, der die lokale Röte hervorruft, so läßt sich das Bestehenbleiben derselben bei aufgehobenem Kreislauf leicht damit erklären, daß der Stoff nicht forttransportiert werden konnte solange der Kreislauf aufgehoben war,

[1] EBBECKE, U: Pflügers Arch. **199**, 197 (1923).
[2] LEWIS, TH. and R. T. GRANT: Heart **11**, 209 (1924).

sondern an Ort und Stelle liegen blieb bis der Kreislauf wieder hergestellt war und erst dann seine Wirkung entfaltete.

**3. Das verzögerte Abblassen des roten Hofes bei aufgehobenem Kreislauf:** In derselben Weise, wie bei aufgehobenem Kreislauf die lokale Röte bestehen bleibt, wird auch das Abblassen des roten Hofes um die Zeit der Kreislaufunterbrechung verschoben

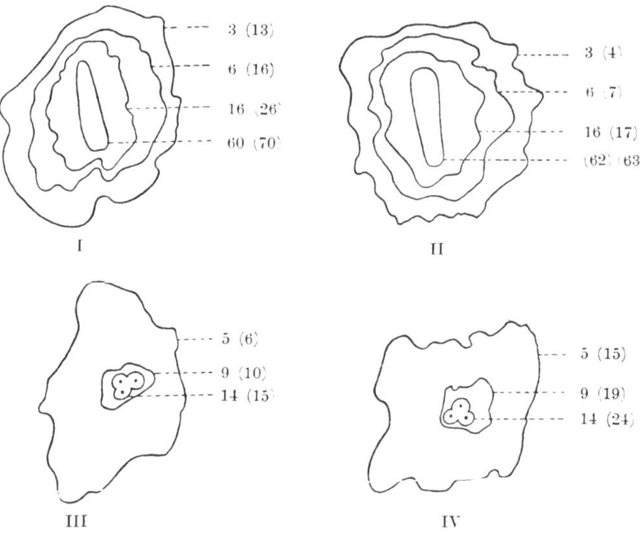


Abb. 73 zeigt das verzögerte Abblassen des roten Hofes nach Streichen der Haut (obere Umrisse) und Histamin (untere Umrisse) bei einer Versuchsperson mit Urticaria factitia, wenn der Kreislauf vorübergehend aufgehoben wird. Die beiden linken Figuren stellen Hautbezirke am linken, die rechten entsprechende Bezirke am rechten Vorderarm dar. Der Kreislauf wurde an beiden Armen aufgehoben. Eine Minute später wurde am linken Vorderarm ein Strichreiz gesetzt (I) und Histamin 1:3000 in die Haut punktiert (III). In der 10. Minute, oder 9 Minuten später wurde der rechte Vorderarm ebenso behandelt und in der 11. Minute der Kreislauf zu beiden Armen wieder hergestellt. Die roten Höfe wurden alle paar Minuten umrandet und die Zeit in Minuten seit dem Wiederherstellen des Kreislaufs nebenbei vermerkt (nicht eingeklammerte Zahlen). Die eingeklammerten Zahlen beziehen sich auf die Zeit in Minuten von dem Strichreiz und Histaminpunktion her. Bei den Strichreaktionen wurde das Abblassen solange verfolgt, bis die Röte nur noch die Quaddel betraf. (Nach LEWIS und GRANT.)

(LEWIS und GRANT). Wird Histamin bei erhaltenem Kreislauf in die Haut punktiert, so breitet sich der rote Hof für gewöhnlich im Laufe von 3—5 Minuten in die Umgebung der Einstichstelle aus und blaßt dann langsam von den Rändern her ab. Man kann dieses Abblassen ziemlich genau verfolgen (Abb. 73). Wird Histamin bei aufgehobenem Kreislauf in die Haut eines Armes punktiert und der Kreislauf erst nach 10 Minuten wieder hergestellt, so beginnt erst jetzt der rote Hof abzublassen. Diese Verzögerung ist mit einer einfachen reflektorischen Gefäßerweiterung nicht zu erklären, der Vorgang ist vielmehr auch hier so zu verstehen, daß das Histamin in der Haut zurückgehalten wurde solange der Kreislauf aufgehoben war und erst nach Wiederherstellen des Kreislaufes den nervös bedingten roten Hof auslöst. Auch hier erhält diese einfache Schlußfolgerung dadurch Bedeutung, daß das Abblassen des roten Hofes, der nach mechanischer, thermischer, elektrischer und chemischer Reizung der Haut auftritt, durch das Aufheben des Kreislaufes verzögert wird. Der physikalische Reiz, z. B. der Strichreiz, kann somit nicht die direkte Ursache des roten Hofes sein; durch den Reiz werden aber Zellen verletzt und ein histaminähnlicher Stoff wird frei; dieser wird während der Kreislaufunterbrechung in der Haut zurückgehalten und veranlaßt nach dem Wiederherstellen des Kreislaufs den lokalen Nervenmechanismus.

**4. Die Wirkung der freiwerdenden Stoffe auf den Gesamtorganismus bei Diffusion ins Blut:** Es ist bekannt, daß viele Menschen besonders stark auf mechanische Reizung der Haut reagieren (Urticaria factitia). Es genügt schon leichtes Streichen der Haut, damit eine ausgeprägte Reaktion ausgelöst wird. Das beruht nach TH. LEWIS nicht auf einer Überempfindlichkeit gegen die freiwerdenden histaminähnlichen Stoffe. Denn diese Menschen zeigen die Überempfindlichkeit nicht gegen Histamin, sondern nur gegen mechanische Reize. Die Überempfindlichkeit ist vielmehr durch eine geringere Resistenz der Zellen gegen mechanische Reize bedingt, so daß schon bei geringer mechanischer Reizung Zellen geschädigt und größere Mengen histaminähnlicher Stoffe freiwerden. Solchen Menschen reizten LEWIS und HARMER[1] mechanisch große Hautpartien am Rücken. Es gelang ihnen so, die Substanz in wirksamer Menge in den Kreislauf zu bringen. Die Folge war eine Rötung des Gesichtes, allgemeines Ansteigen der Hauttemperatur und gelegentlich eine geringe Blutdrucksenkung. Diese Erscheinungen stimmen genau mit den nach kleinsten intravenösen Histamininjektionen beobachteten Reaktionen überein.

[1] LEWIS, TH. and J. M. HARMER: J. of Physiol. 62, Proc. XI (1926); Heart **14**, 19 (1927).

KALK[1] hat diese Versuche von LEWIS und HARMER in der Form wiederholt, daß er die Wirkung der freiwerdenden Stoffe auf die Magensaftsekretion untersuchte. Auf S. 136 haben wir gezeigt, daß Histamin eine starke Magensaftsekretion bewirkt. KALK rieb Patienten mit Urticaria factitia 5 Minuten lang den Rücken oder nur den Oberschenkel mit einer harten Bürste. Die Folge war eine Magensaftsekretion, die in jeder Beziehung der nach Histamin auftretenden glich. Atropin, welches die Histaminsekretion unbeeinflußt läßt, unterdrückte auch nicht die Sekretion, die durch das Bürsten der Haut bedingt war. Bei Fällen mit Anacidität, bei denen nach Histamin keine freie HCl mehr auftrat, sondern nur noch eine vermehrte Sekretmenge, beobachtete er dieselbe Wirkung nach Bürsten der Haut.

Alle diese Versuche beweisen, daß die dreifache Reaktion, die auf die verschiedensten Reize hin auftritt, die Reaktion auf einen freiwerdenden Stoff ist, der in seiner Wirkung dem Histamin sehr ähnelt. Um die umständliche Bezeichnung „eine freigewordene Substanz oder Substanzen mit histaminähnlicher Wirkung zu vermeiden“, nennt LEWIS diesen Stoff oder diese Substanzen H-Substanz. Er stellt ganz allgemein die Regel auf, daß immer dann, wenn die Haut die dreifache Reaktion entfaltet, diese auf die Wirkung der H-Substanz zurückzuführen ist. Das Freiwerden der H-Substanz ist der „Verteidigungsmechanismus“ der Haut äußeren Reizen gegenüber.

Auf Grund mikroskopischer Untersuchungen nimmt TH. LEWIS an, daß die lebenden Epidermiszellen die für die freiwerdende H-Substanz verantwortlichen Gewebszellen sind. „Die Hornhautschicht kann ausgeschlossen werden, weil Nadelstiche, die nicht bis in die lebende Epidermis dringen, keine Gefäßreaktion bedingen. Sticht man andererseits bis in die lebenden Epidermiszellen, wobei es sich um einen gerade eben schmerzhaften Stich handelt, so folgt stets eine Reaktion.“ Die Verletzung bleibt dabei auf die Epidermis beschränkt. Die lebenden Epidermiszellen sind auch die ersten lebenden Zellen, die von den verschiedenen Reizen zuerst betroffen werden. Sie zeigen nach der Reizung oft Zeichen einer Schädigung. Andererseits können die freiwerdenden Substanzen nicht von den Endothelwänden der kleinsten Haut-

[1] KALK, H.: Klin. Wschr. 8, 64 (1929).

gefäße stammen, weil diese keinerlei Spuren einer Schädigung zeigen. Auch gelingt es nicht, „durch eine noch so kleine Verletzung eine langanhaltende Erweiterung der Kapillaren ohne gleichzeitige Mitbeteiligung der Venen des tieferliegenden geschützten subpapillären Plexus des Armes hervorzurufen". Das müßte aber der Fall sein, wenn die freiwerdenden Substanzen aus den Endothelzellen stammten. Es ist andererseits klar, „daß, wenn Schädigung der Epidermis die Ursache bildet, sich die freiwerdenden Substanzen gleichmäßig ausbreiten und auf Kapillaren und Venen einwirken können", wie dies der Fall ist. Wenn auch die freiwerdenden H-Substanzen hauptsächlich aus der Epidermis stammen, so ist es doch, wie TH. LEWIS ausdrücklich betont, unmöglich, die lebenden Zellen der Gefäße und Kutis ganz auszuschließen. „Die Epidermiszellen sind nur als hauptsächliche Ursprungsstätten der H-Substanz anzusehen".

Hiermit stimmen die Befunde über den Gehalt der verschiedenen Hautschichten an histaminähnlich wirkenden Stoffen gut überein. So fand HARRIS [1], daß die obere Epidermisschicht sechsmal mehr blutdrucksenkende Stoffe enthielt, als die darunter liegende Dermis. Bei diesen in den Hautextrakten nachgewiesenen Stoffen handelt es sich sicherlich um Histamin (vgl. hierzu Vorkommen von Histamin in der Haut), so daß es auch sehr wahrscheinlich ist, daß die H-Substanz, die die dreifache Reaktion bedingt, mit dem Histamin identisch ist.

Freilich haben kürzlich ROUS und GILDING [2] auf einen Unterschied zwischen Histaminreaktion und Reaktion der H-Substanz aufmerksam gemacht. Wird der Kreislauf zu einer Extremität aufgehoben, so kontrahieren sich die Gefäße nach kurzer Zeit. Der Vorgang geht zuerst fleckweise vor sich und wird als BIERsche Fleckenbildung (vgl. S. 435) bezeichnet. Während die BIERschen Flecke nicht in die lokale Histaminröte einwandern, überwindet die Gefäßkontraktion die lokale Gefäßerweiterung, die nach mechanischer Reizung der Haut (Strichreiz) entsteht. Dieser Versuch spricht dagegen, daß die H-Substanz und das Histamin miteinander identisch sind, und zeigt, daß eine lokale Gefäßerweiterung der menschlichen Haut durch verschiedene Stoffe hervorgerufen werden kann.

---

1 HARRIS, K. E.: Heart **14**, 161 (1927).

2 ROUS, P. and H. P. GILDING: J. of exper. Med. **51**, 27 (1930).

Wir werden im folgenden überhaupt zeigen, daß unter dem Begriff H-Substanz mehrere Stoffe zu verstehen sind, und zwar solche, die nicht nur die dreifache Reaktion, sondern auch andere Reaktionen der Hautgefäße bedingen. Diese Reaktionen gleichen der Histaminreaktion nicht, und können nicht mit dem Freiwerden von Histamin erklärt werden. Das gilt z. B. für die Reaktionen, die nach stärkerer Schädigung der Haut auftreten und eine Entzündung, Nekrose, Ulceration, Blasenbildung[1] und Gewebsthrombose herbeiführen, sowie für die Reaktionen, die nach Ultraviolett-, Röntgen- und Radiumbestrahlung auftreten. Hier kommen wahrscheinlich Zellzerfallsprodukte mit in Betracht, eine Möglichkeit, die auch TH. LEWIS zuläßt.

Als Beispiel einer dreifachen Reaktion können wir nach BETTMANN[2] auch die JARISCH-HERXHEIMERsche Reaktion ansehen. Hierbei handelt es sich darum, daß im Beginn einer spezifischen Syphilisbehandlung eine vorübergehende Veränderung des luetischen Exanthems auftritt. Die Zahl der Efflorescenzen nimmt zu, und die einzelne Efflorescenz wird erhabener, so daß sie mehr einer Urticaria oder Erythempapel gleicht. Der Ausschlag kann konfluieren. „Dazu kommt noch als etwas gänzlich fremdartiges die Farbe, die noch gestern schmutzig mattrot war und die heute frischrot ist. Die Papel wird ebenfalls insofern alteriert als sie hellrote Areola bekommt und zur Urticaria wird. Pusteln erhalten hochrote Höfe“[3]. Diese Veränderungen gehen im Laufe von 36—48 Stunden zurück. Nach BETTMANN[2] könnte es sich darum handeln, „daß der chemische Reiz des Behandlungsmittels zu einer Ausschüttung von Histamin oder histaminähnlicher Substanz führte, die an den Efflorescenzen eine dreifache Reaktion zur Folge hätte“. Diese Auffassung stützte er darauf, daß Einbringen von Histamin in eine syphilitische Roseola eine örtliche

[1] HAHN ([4] [5]) hat vor kurzem Versuche über Blasenbildung an der menschlichen Haut beschrieben, indem er Harnstoff intracutan injizierte. Die Blasen waren nicht von einem roten Hof umgeben, und im allgemeinen wirkten gerade die Bedingungen, die die Histaminquaddel begünstigten, auf die Blasenbildung hemmend und umgekehrt.

[2] BETTMANN: Klin. Wschr. **23**, 1060 (1929).

[3] HERXHEIMER, K. und KRAUSE: Dtsch. med. Wschr. **38**, 895 (1902).

[4] HAHN, H.: Dtsch. med. Wschr. **1930**, Nr. 9.

[5] HAHN, H. und E. SCHRÖDER: Z. klin. Med. **112**, 325 (1930).

Reaktion auslösen kann, „die durchaus wie eine JARISCH-HERXHEIMERsche Reaktion aussieht". Die Histaminreaktion am Herd unterscheidet sich von den gewöhnlichen Histaminreaktionen dadurch, daß sie auffallend lange, eventuell bis zu Stunden dauern kann. Die Vorstellung, daß es sich bei der JARISCH-HERXHEIMERschen Reaktion um einen allgemeinen Abwehrmechanismus handelt, gewinnt durch die Erklärung von BETTMANN an Beweiskraft.

Wir haben bereits darauf hingewiesen, daß einige Menschen besonders empfindlich gegen mechanische Reize sind, so daß schon kleine Reize größere Mengen H-Substanz freimachen und die dreifache Reaktion bedingen (Urticaria factitia). Hierzu ist zu bemerken, daß wohl auch der Zustand des Nervensystems berücksichtigt werden muß. Der eine von uns zeigt im Erregungszustand schon auf leichte Berührung der Gesichtshaut die dreifache Reaktion. In der Ruhe sind dafür viel stärkere Reize nötig. Die Berührung, die im Erregungszustand bereits zu einer Reaktion führt, ist zu gering um eine Zellschädigung hervorzurufen. Es kann auch keine Rede davon sein, daß Schmerzfasern gereizt wurden, wie KROGH[1] zur Erklärung des roten Hofes annimmt. Unsere Beobachtung spricht mehr für die Feststellung von TH. LEWIS[2], daß es Formen der Reizung gibt, die einen roten Hof verursachen, ohne daß diese Reize eine Empfindung auslösen.

Eine gewisse Abhängigkeit scheint auch von den Drüsen mit innerer Sekretion zu bestehen. NOTHHAAS[3] konnte kürzlich zeigen, daß die Zeit, die bis zum Auftreten der lokalen Röte nach dem Strichreiz vergeht, sich bei innersekretorischen Störungen ändert.

Zu erwähnen ist, daß der rote Hof eine Eigenart oberflächlicher Gebilde wie der Haut und Augenbindehaut[4 5] ist, doch scheint er auch an der Schleimhaut des Mundes und des Kiefers vorzukommen[6]. Bei organischen Erkrankungen des Zentralnervensystem sollen lokale Röte und roter Hof in veränderter Form auftreten[7].

[1] KROGH, A.: Capillaren, 2. Aufl. 1929, S. 111.

[2] LEWIS, TH.: Die Blutgefäße, S. 49.

[3] NOTHHAAS, R.: Klin. Wschr. **18**, 820 (1929).

[4] EBBECKE, U.: Pflügers Arch. **169**, 14 (1917).

[5] LEWIS, TH.: Die Blutgefäße der menschlichen Haut, S. 38. Berlin: Karger 1929.

[6] TRAUNER, FR. Z.: Stomatologia **26**, 969 (1928).

[7] SAPIRO und ZEJTLIN: Sovrem. Psichoneur. **6**, 546 (1928).

Bei chemischer Reizung der Haut finden wir, daß Säuren und Alkalien in bestimmter Konzentration die dreifache Reaktion hervorrufen. Bei direkter Wirkung auf die Gefäße, durch Einbringen in die zuführende Arterie wirken diese Lösungen nicht erweiternd sondern verengend. Schon EBBECKE[1] hat hierzu bemerkt: ,,Daran, daß die Gifte einmal von außen, das andere Mal von innen auf die Gefäßwand wirken, kann es wohl nicht liegen, denn von außen auf ein freigelegtes Gefäß gebrachte Säure macht ebenfalls Kontraktion. Sondern das Nächstliegende ist, daß durch die chemischen Stoffe in der Haut eine Gewebsveränderung und lokale Stoffwechselstörung gesetzt wird, die nun ihrerseits auf die Gefäße wirkt[2]''. Allerdings ist die Erklärung dafür, daß auf den chemischen Hautreiz histaminähnliche Stoffe frei werden, schwieriger, wenn es sich um Stoffe handelt, die bei direktem Einbringen in die Gefäße nicht verengend, sondern erweiternd wirken, und überhaupt pharmakologisch dem Histamin sehr ähneln, wie das z. B. beim Pepton der Fall ist. Hierauf kommen wir bei der Anaphylaxie (siehe S. 495) noch ausführlicher zurück.

### b) Die langsameren Reaktionen der Haut auf ultraviolettes Licht, Röntgenstrahlen, Radium und einige chemische Stoffe.

TH. LEWIS hat, wie wir eben ausgeführt haben, die Behauptung aufgestellt, daß immer dann, wenn die Haut die dreifache Reaktion zeige, dies auf Freiwerden von H-Substanz beruhe. Die in diesem Abschnitt zu besprechenden langsameren Reaktionen weisen jedoch gewisse Unterschiede gegen die dreifache Reaktion auf. Vor allen Dingen ist der rote Hof nur angedeutet oder fehlt. Nach TH. LEWIS ist der Grund dafür ,,in der langsamen Entwicklung der Reaktion zu suchen, denn diese bringt es mit sich, daß die wirksame, freigewordene Substanz in geringer Konzentration in die Gewebsspalten gelangt''. Die Konzentration bleibt darum dauernd zu niedrig, um die sensiblen Nervenendigungen zu erregen und den roten Hof hervorzurufen; denn dieser tritt im allgemeinen immer erst bei Konzentrationen der H-Substanz in den Gewebsspalten auf, die höher sind als die für die lokale Röte not-

[1] EBBECKE, U.: Pflügers Arch. **169**, 58 (1917).

[2] KROGH, A.: Die Capillaren, 2. Aufl. Berlin: Julius Springer 1929.

wendigen. Bei den akuten Reizen hingegen wird die H-Substanz augenblicklich in Konzentrationen frei, die ausreichen, um die Nervenendigungen zu erregen. Der Unterschied zwischen den akuten und langsameren Reaktionen beruht demnach nur auf einem quantitativen Unterschied im Freiwerden der H-Substanz.

Nach KROGH[1] läßt sich dieser Standpunkt nicht aufrecht erhalten. KROGH nimmt vielmehr an, daß bei den langsameren Reaktionen infolge der Gewebsschädigung außer der H-Substanz, die Histamin sein kann, noch andere, nicht diffusible, kolloidale Stoffe in hoher Konzentration in die Gewebsspalten gelangen und die Reaktionen bedingen. Diese von KROGH als H-Kolloide bezeichneten Stoffe erregen wahrscheinlich die sensiblen Nervenendigungen nicht. Dieser Ansicht von KROGH möchten wir uns anschließen.

Als Beispiel für die langsameren Reaktionen wollen wir die Reaktion auf ultraviolettes Licht betrachten. Doch gelten die Erörterungen auch für die Reaktion auf Röntgen- oder Radiumbestrahlung. Der wesentliche Unterschied in den lokalen Gefäßreaktionen ist die verschiedene Latenz. Bei ultraviolettem Licht tritt die Gefäßreaktion nach einer Latenz von Minuten oder Stunden ein, bei Röntgenbestrahlung nach einer Latenz von Tagen und bei Radium nach einer Latenz von Wochen.

Bei kurz dauernder Bestrahlung der menschlichen Haut mit ultraviolettem Licht tritt innerhalb einer Stunde in dem bestrahlten Bezirk eine Erweiterung der kleinsten Gefäße und eine geringe Erhöhung der Blutströmung auf. Diese Reaktion tritt auch an der denervierten Haut auf, obgleich hier infolge der fehlenden Nerven gewisse Änderungen beobachtet werden (s. TH. LEWIS, S. 115). Die örtliche Röte, die im Laufe der nächsten Stunden zunimmt, hält 1—2 Tage an; während dieser Zeit ist die Haut etwas geschwollen. Bei längerer Belichtung ist die Latenz kürzer, die Röte hält länger an, die Schwellung ist deutlicher und kann in Blasenbildung übergehen; außerdem kann man bei langanhaltenden Belichtungen Anhäufungen von Leukocyten in dem betroffenen Hautgebiet beobachten.

Während wir also die lokale Erweiterung und Durchlässigkeitssteigerung der Gefäße, nämlich die lokale Röte und Schwellung des bestrahlten Bezirkes beobachten, fehlt bei der Ultraviolett-

[1] KROGH, A.: Die Capillaren, 2. Aufl. Berlin: Julius Springer 1929.

reaktion der für die dreifache Reaktion charakteristische rote Hof. Nach der Ansicht von TH. LEWIS wird er jedoch „durch eine gelegentlich vorhandene undeutliche Veränderung der Hautfarbe dargestellt, die einen belichteten Bezirk im beträchtlichen Umfange umgeben kann". Die Farbe dieses umgebenden Bezirkes kann blaß rosa oder direkt blaß sein. Die Blässe beruht nach TH. LEWIS auf einer Ausgleichsreaktion. Immer dann nämlich, wenn eine

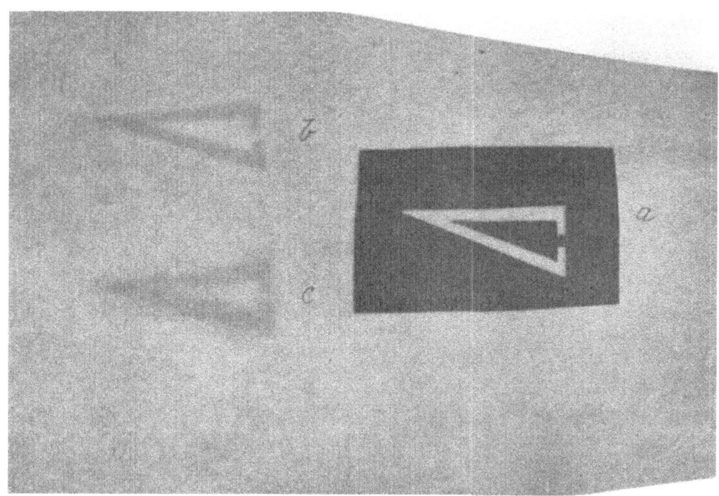


Abb. 74. Aufnahme des Vorderarmes. Zeigt die Diffusionsröte nach 6 Minuten langer Ultraviolettbelichtung der Haut durch eine Papierschablone (*a*); *b* 4 Stunden, *c* 28 Stunden nach der Belichtung. Erklärung siehe Text. (Nach LEWIS und ZOTTERMAN.)

Arteriolenerweiterung reflektorischen Ursprunges lange Zeit aufrechterhalten wird, sollen sich die kleinsten Gefäße in dem betreffenden Bezirk kontrahieren[1]. Diese Ausgleichsreaktion der kleinsten Gefäße geht bei den Reaktionen mit langer Latenzzeit nach LEWIS fast gleichzeitig mit dem Entstehen der arteriolaren

[1] Diese Erklärung des blassen Hofes ist nur möglich auf Grund der Vorstellung, die sich TH. LEWIS über den Mechanismus des roten Hofes gebildet hat, daß nämlich die Arteriolen reflektorisch erweitert werden. Nach der Auffassung, daß die durch Histamin erregten sensiblen Nervenendigungen im ganzen Bereich des roten Hofes histaminähnliche Stoffe (KROGH) oder Acethylcholin (DALE) freimachen, ist die Blässe als Ausgleichsreaktion schwer zu erklären (s. hierüber antidrome Erregung S. 458).

Rötung einher; daher stammt die Blässe des roten Hofes. Es soll nochmals erwähnt werden, daß dieser blasse rote Hof nur gelegentlich zu beobachten ist; in den meisten Fällen fehlt ein umgebender Hof vollständig [1].

Den Nachweis, daß es sich bei diesen langsameren Reaktionen ebenfalls um indirekte Gefäßreaktionen handelt, die dadurch zustande kommen, daß durch die Gewebsschädigung gefäßerweiternde Stoffe frei werden, haben LEWIS und ZOTTERMAN[2] erbracht. Sie zeigten, daß die Röte des bestrahlten Bezirkes sich von den Rändern her langsam in die nicht bestrahlten Hautpartien ausbreitet. Das kann nur die Folge von Diffusion gefäßerweiternder Stoffe sein. LEWIS und ZOTTERMAN bezeichneten diese Röte darum als *Diffusionsröte*. Diese gibt Abb. 74 wieder: *a* zeigt die schwarze Papierschablone, die zu den Belichtungen benutzt wurde; *b* zeigt den geröteten Bezirk 4 Stunden nach der Bestrahlung. Man sieht, daß die Ränder selbst an der Spitze des Dreiecks scharf abgegrenzt sind; *c* zeigt eine ebenso belichtete Hautstelle 28 Stunden nach der Bestrahlung. Man sieht deutlich, daß die Röte in das vor der Bestrahlung geschützte Dreieck eingewandert ist. Das Dreieck ist kleiner, sein Stiel schmäler und die roten Streifen der exponierten Haut sind breiter geworden. Bei längerer Belichtung wird die Diffusionsröte noch ausgesprochener und breitet sich anscheinend längs der Lymphbahnen aus. Man beobachtet dann lange Ausläufer, die von der belichteten Stelle des Armes nach oben zu verlaufen (s. Abb. 75).

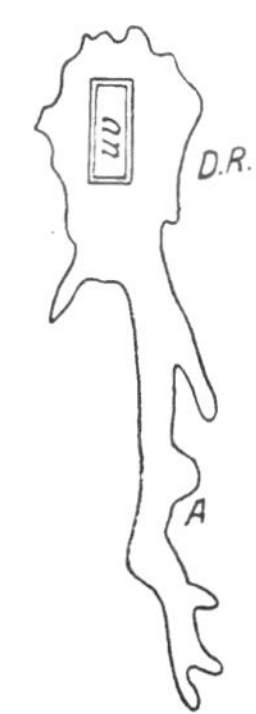


Abb. 75. Diffusionsröte (*D.R.*) und lymphatischer Ausläufer (*A*). Der rechteckige Bezirk (*uv*) am Unterarm wurde 26 Stunden vorher 20 Minuten mit Ultraviolettlicht bestrahlt. Der lymphatische Ausläufer erstreckt sich nach proximal von der belichteten Stelle aus. (Nach LEWIS und ZOTTERMAN.)

Die Diffusionsröte ist ein Zeichen dafür, daß sich die gefäßerweiternden Stoffe in hoher Konzentration in den Gewebsspalten ansammeln. Diese Tatsache verträgt sich aber nicht mit der

[1] Herr Dr. GOTTRON von der Hautklinik der Charité teilte uns kürzlich mit, daß man gelegentlich um den blassen Hof noch einen zweiten roten Hof beobachten kann.

[2] LEWIS, TH. und Y. ZOTTERMAN: Heart **13**, 203 (1926).

Vorstellung, daß es sich dabei um die Wirkung der histaminähnlichen H-Substanz handelt, und zwar aus folgenden Gründen:

1. Bei hoher Konzentration der H-Substanz in den Gewebsspalten müßten wir einen roten Hof beobachten. Wir haben jedoch darauf hingewiesen, daß dies nicht der Fall ist, oder daß er nur in Form eines blaß-rosa Hofes angedeutet ist.

Das Ausbleiben des roten Hofes trotz der hohen Konzentration gefäßerweiternder Substanzen in den Gewebsspalten könnte zwar darauf beruhen, daß sich nach der ultravioletten Bestrahlung die sensiblen Nervenendigungen gegen die H-Substanz oder das Histamin refraktär verhalten. Das ist aber nicht der Fall, wie wir gemeinsam mit CRAMER [1] an einer Versuchsperson zeigen konnten, die auf leichten Stichreiz die dreifache Reaktion zeigte. Nach Bestrahlung einer größeren Rückenpartie dieser Patientin mit Quecksilberdampflicht trat nur das lokale Erythem auf, ein roter Hof blieb aus. Setzten wir nun am Rande von bestrahlter und nichtbestrahlter Haut einen Stichreiz, so trat der rote Hof prompt auf. Das Ausbleiben desselben beruht also nicht auf refraktärem Verhalten der Gefäße oder der sensiblen Nervenendigungen; der gefäßerweiternde Stoff, der das Lichterythem und die Diffusionsröte bedingt, kann demnach nicht die H-Substanz sein, die durch den Nadelstich frei wird. Dieser Versuch spricht somit für die bereits erwähnte Auffassung von KROGH, daß es sich bei den Hautreaktionen um die Wirkung mehrerer Stoffe handeln muß.

2. „Würde in einem mit Licht bestrahlten Bezirk dauernd Histamin in geringer Menge gebildet," wie TH. LEWIS annimmt, „so müßte seine Konzentration in den Gewebsräumen äußerst niedrig bleiben, weil es durch die ungeheuere Oberfläche der erweiterten Blutgefäße hindurchdiffundieren und fortgeführt werden müßte" (KROGH). Es könnte die wirksame H-Substanz also nie die Konzentration in den Gewebsspalten erreichen, die zur Bildung der beobachteten Diffusionsröte mit seinen lymphatischen Ausläufern notwendig wäre. Die Diffusionsröte läßt sich darum nur so erklären, daß die wirksame Substanz „von Blutstrom nur außerordentlich langsam oder überhaupt nicht aufgenommen

[1] CRAMER, H., FELDBERG, W. und E. SCHILF: Nach Versuchen, die gelegentlich einer Diskussion in der Berliner physiologischen Gesellschaft 1928 veröffentlicht wurden.

wird" (KROGH). Die Substanz, die bei der ultravioletten Lichtreaktion die Diffusionsröte bedingt, kann also nur eine äußerst geringe Diffusionsfähigkeit haben und die Kapillarwände so gut wie gar nicht passieren. KROGH nennt die Substanz darum H-Kolloid.

Diese Beobachtungen beweisen, wie KROGH hervorhebt, ziemlich sicher das Vorhandensein von mindestens zwei Substanzen, eine, welche Histamin selber sein kann und eine andere viel kompliziertere, kolloidale Substanz, die bei der ultravioletten Lichtreaktion überwiegt und wahrscheinlich die sensiblen Nervenendigungen nicht reizen und darum keinen roten Hof hervorrufen kann.

Wir müssen bemerken, daß auch TH. LEWIS ausdrücklich die Möglichkeit anführt, daß es sich nicht nur bei den langsamen sondern auch bei den akuten Schädigungen um mehrere Stoffe handeln könne. So schreibt er, daß möglicherweise „die Abgabe der präformierten Stoffwechselprodukte" (hiermit ist die histaminähnliche H-Substanz gemeint) „später durch die Anwesenheit gleichartig wirkender Substanzen aus den absterbenden oder toten Zellen vervollständigt wird". Der Unterschied der KROGHschen Auffassung gegenüber ist der, daß es sich nach KROGH gar nicht um „gleichartig wirkende Stoffe" handelt, weil die Zellzerfallsprodukte keinen roten Hof bedingen und kolloidaler Natur sind. TH. LEWIS stützt seine Auffassung damit, daß es einige Menschen gibt, die gegen Licht überaus empfindlich sind. Bei diesen Menschen führt eine kurze Bestrahlung zur vollständigen dreifachen Reaktion. Dieser Befund läßt sich auch mit der KROGHschen Ansicht in Einklang bringen. Die Überempfindlichkeit betrifft hier eben nur das Freiwerden der präformierten H-Substanz, die bei der gewöhnlichen Lichtreaktion nur eine untergeordnete Rolle spielt.

TH. LEWIS nimmt an, daß die H-Substanz in den Zellen bereits vorgebildet ist. Es ist jedoch möglich, daß auch beim Zellzerfall aus Histidin Histamin entsteht. Dafür sprechen die Beobachtungen von ELLINGER[1], der zeigen konnte, daß aus Histidinlösungen bei Bestrahlung mit ultraviolettem Licht Histamin entsteht. Er fand weiter, daß die mit ultraviolettem Licht bestrahlte Meerschweinchenhaut mehr histaminähnlich Stoffe enthielt als die unbestrahlte Haut. Die $CO_2$-Abspaltung von Histidin scheint uns aber für die Ultraviolettreaktion nicht die maßgebende Rolle zu spielen,

[1] ELLINGER, FR.: Arch. f. exper. Path. **136**, 129 (1928).

die ihr ELLINGER zuschreibt. ELLINGER will die lange Latenz bei der ultravioletten Lichtreaktion damit erklären, daß das aus dem Histidin der Epidermiszellen entstehende Histamin längere Zeit, nämlich die Latenz, braucht, um bis zu den Gefäßen zu diffundieren. Wir halten das für wenig wahrscheinlich, besonders, wenn man die noch viel längere Latenz nach Röntgen und Radium in ähnlicher Weise erklären will.

H-Kolloide werden nach KROGH auch bei akuten Reizen frei, sofern es sich um starke Schädigungen handelt. Das erneute Auftreten einer lokalen Röte bei starker Schädigung der Haut, wie es TH. LEWIS gelegentlich beobachtete, führt KROGH darauf zurück. TH. LEWIS fand nämlich, daß nach dem Erblassen des roten Hofes und der roten Strichlinie, die nach kräftigem Streichen der Haut entsteht, die rote Linie später in voller Stärke wieder erscheinen und mehrere Stunden anhalten kann: ein roter Hof tritt aber nicht mehr auf.

Zwischen den akuten und den langsameren Reaktionen besteht somit kein prinzipieller Unterschied.

*Zusammenfassend* können wir vielleicht sagen, daß das Freiwerden der H-Substanz, die wahrscheinlich Histamin ist, den Verteidigungsmechanismus der menschlichen Haut auf *schwache* Reize, die vielleicht nur zur Zellreizung führen, darstellt. Bei stärkeren Reizen, die mit Schädigung oder Zerfall von Zellen einhergehen, werden H-Kolloide frei, die zwar auch die kleinsten Gefäße erweitern, aber sonst Reaktionen auslösen, wie sie durch Histamin nicht hervorgerufen werden können. Auf der Wirksamkeit dieser Stoffe kann die Leukocytenauswanderung, die Nekrose und Blasenbildung beruhen. TH. LEWIS sieht zwischen Blasen- und Quaddelbildung keinen prinzipiellen Unterschied. Dies scheint uns jedoch falsch. (Vergleiche hierzu die Anmerkung auf S. 416.)

Bisher haben wir nur die Ultraviolettreaktion an der menschlichen Haut betrachtet. Sie ist aber auch im Tierreich weit verbreitet und vielfach untersucht worden. Dabei ließen sich ebenfalls Unterschiede zwischen Histaminreaktion und Ultraviolettreaktion zeigen. Histamin bewirkt z. B. beim Meerschweinchen keine Gefäßerweiterung. Dennoch beobachtete ELLINGER[1] bei einigen Tieren nach Bestrahlung mit ultraviolettem Licht ein

[1] ELLINGER, FR.: Arch. f. exper. Path. **136**, 129 (1928).

Erythem. Dieses Erythem war jedoch nach seinen mündlichen Angaben sehr gering; und das Ausbleiben des Erythems bei einigen Tieren spricht sogar für die Histamintheorie. Über das Lichterythem beim Frosch siehe S. 460.

Verschiedene chemische Reize wie Bakteriengifte, Senfgas (Chloräthylsulfit), Canthariden usw. bewirken ebenfalls langsame Reaktionen, die in jeder Beziehung denen nach ultravioletter Bestrahlung gleichen. Auch hier müssen wir denselben Mechanismus wie bei der Lichtreaktion annehmen. Die Stoffe werden von den Gewebszellen aufgenommen und festgehalten und bewirken einen langsamen Zerfall der Zellen, indem H-Substanzen und H-Kolloide frei werden.

Obgleich wir bei den bisher angeführten Reizen stets nur die indirekte Wirkungsweise, nämlich über die Gewebszellen als Zwischensubstanz erörtert haben, müssen wir, wie KROGH betont, in Betracht ziehen, daß wir Reize kennen, die sowohl direkt als indirekt wirken können. KROGH (S. 200) schreibt: „Ich stimme mit HEUBNER vollkommen darin überein, daß gewisse Substanzen und Reize sowohl an den Gewebszellen als auch an den Nerven oder Capillaren oder an allen dreien angreifen.“ KROGH führt dafür mehrere Beispiele an.

Das Senföl ruft nach LEWIS einen unverhältnismäßig großen roten Hof hervor; dieser entsteht wahrscheinlich teilweise durch eine direkte Wirkung des Senföls auf die sensiblen Nervenendigungen. Ebenso führt galvanischer Reiz zur direkten Erregung der Schmerzorgane. Beim Gefrieren der Haut kann bereits während des Gefrierens ein roter Hof auftreten; da aber im gefrorenen Zustande wahrscheinlich H-Substanz von dem Gewebe nicht abgegeben werden kann, müssen wir auch hier eine direkte Erregung der sensiblen Nervenendigungen annehmen. Vergleiche auch die Bemerkungen über Pepton auf S. 495.

### c) Reaktionen auf erhöhte Temperaturen.

Wird ein Arm in ein Wasserbad von 40—42° C getaucht und einige Minuten im Bade gelassen, so rötet sich die eingetauchte Haut und grenzt sich scharf gegen die nicht gerötete normale Haut ab. Die niedrigste Badtemperatur, die bereits zur Röte führt, ist 38°; bei dieser nimmt die Haut eine Temperatur von 36° an. Durch zwei einfache und sinnreiche Versuchsanordnungen konnte

TH. LEWIS zeigen, daß die Röte im wesentlichen nicht die direkte Wirkung der erhöhten Temperatur auf die Hautgefäße ist, sondern daß sie auf dem Freiwerden einer gefäßerweiternden Substanz beruht. Es gelang ihm erstens, das Abklingen der Wärmeröte bei einem Arm mit aufgehobenem Kreislauf um die Zeit der Kreislaufunterbrechung hinauszuschieben. Weiter zeigte er, daß beim Eintauchen des geröteten Armes in kaltes Wasser von 20 bis 25° die Wärmehyperämie langsamer verschwand als beim Eintauchen desselben in warmes Wasser von 32—34°. An dem im warmen Wasser liegenden Arm klang die Röte in ungefähr 2 bis 3 Minuten, an dem im kälteren Wasser liegenden Arm erst in 5—8 Minuten ab. Wäre die Wärmehyperämie durch die Einwirkung der erhöhten Temperatur auf die Gefäße bedingt, so müßte das Verhalten ein umgekehrtes sein, und die Röte müßte durch das Eintauchen in das kältere Wasser schneller zum Verschwinden gebracht werden. Der Grund für das entgegengesetzte Verhalten ist nach TH. LEWIS der, daß die Haut in dem wärmeren Wasser stärker durchblutet wird, und daß darum die gefäßerweiternden Stoffe, die sich während der vorhergehenden Erhitzung angesammelt haben, schneller fortgeführt werden.

Da die gefäßerweiternden Stoffe bereits bei einer Hauttemperatur von 36°, bei der eine Zellschädigung nicht anzunehmen ist, frei werden, und die nur wenig über der normalen Hauttemperatur von etwa 31° liegt, nimmt TH. LEWIS an, daß es sich bei den frei werdenden Stoffen um normale Stoffwechselprodukte handeln müsse. Bei etwas höherer Hauttemperatur tritt die dreifache Reaktion auf: ein roter Hof bei 43—44° der Haut, Quaddel- und Blasenbildung bei 51—52°. Die dreifache Reaktion stellt somit nach LEWIS gegenüber der lokalen Röte nur einen graduellen Unterschied dar und es ist darum sehr wohl denkbar, daß die dreifache Reaktion auf demselben normalen Stoffwechselprodukt beruht. Das würde bedeuten, daß die H-Substanz ein normales Stoffwechselprodukt ist.

Nach KROGH handelt es sich hier dagegen nicht um ein normales, sondern wahrscheinlich um ein anormales Stoffwechselprodukt. Die Temperaturerhöhung bewirkt nach KROGH eine schnelle Oxydation und führt somit zu einem Sauerstoffmangel der Gewebe. Dieser ist die Ursache, warum das anormale Stoffwechselprodukt frei wird. Die gleiche Erklärung gibt er für die reaktive Hyperämie (siehe ausführlicher S. 430) nach Kreislaufunterbrechung, welche nach seiner Ansicht ebenfalls die Folge von Sauerstoffmangel ist.

Wir müssen auch bei dieser Reaktion berücksichtigen, daß bei stärkerer Einwirkung erhöhter Temperaturen Zellen geschädigt werden und Zellzerfallsprodukte frei werden. TH. LEWIS selber schreibt: „Es ist natürlich möglich, daß, wenn mit zunehmender Temperatur diese einen gewissen Grad erreicht, die Zusammensetzung der frei werdenden Substanzen sich zu ändern beginnt, und daß an die Stelle der normalen Stoffwechselprodukte die durch Schädigung entstehenden treten.“ Diese Stoffe wirken nach unserer Ansicht aber anders als Histamin und sind wahrscheinlich für die Blasenbildung und Leukocytenauswanderung verantwortlich, weil diese Erscheinungen durch Histamin nicht hervorgerufen werden können.

### d) Die reaktive Hyperämie.

Unter reaktiver Hyperämie verstehen wir die Hyperämie, die auftritt, wenn der Kreislauf zu Organen, deren Blutversorgung vorübergehend aufgehoben war, wieder hergestellt wird. Klemmt man z. B. an einem Arm die Arterie ab oder bringt in eine um den Oberarm gelegte Gummimanschette einen Druck, der den systolischen Blutdruck überschreitet und läßt die so hergestellte Kreislaufunterbrechung am Arm eine Zeitlang bestehen, so beobachtet man, wenn der Kreislauf wieder hergestellt wird, eine Rötung der vorher blutleeren Haut. Dieselbe reaktive Hyperämie tritt auf, wenn der Kreislauf nur durch venöse Stauung behindert wird. In beiden Fällen werden die Gewebe zeitweise ungenügend mit Sauerstoff versorgt. Einfacher Sauerstoffmangel bei freiem Blutstrom führt auch zu einer Hyperämie. Läßt man z. B. ein Kaninchen sauerstoffarme Luft atmen, so erweitern sich die (denervierten) Ohrgefäße (KROGH). Sauerstoffmangel ist nach KROGH in allen Fällen die Ursache dafür, daß eine reaktive Hyperämie zustande kommt.

Die reaktive Hyperämie betrifft nicht nur die Hautgefäße, auf die wir uns hier im wesentlichen beschränken wollen, sondern auch und vielleicht noch stärker die der Muskeln. Das geht aus den Volumenkurven hervor und aus den Kurven, die die Einströmungsmenge des Blutes nach wiederhergestelltem Kreislauf messen. Das Armvolumen nimmt nämlich so stark zu und die Menge des einströmenden Blutes kann den normalen Wert so überschreiten, daß eine alleinige Erweiterung der Hautgefäße keine genügende Erklärung wäre. Bei sehr kurzen Kreislaufunterbrechungen von z. B. 5 Sekunden, betrifft die reaktive Hyperämie wahrscheinlich überhaupt nur die Muskelgefäße, denn wir finden bereits plethysmographisch eine Volumenzunahme, aber noch keine Röte der Haut.

Stärke und Dauer der Hyperämie sind von der Länge der Kreislaufunterbrechung abhängig. Doch ist sie der Länge der Kreislaufunterbrechung nicht genau proportional; denn die Hyperämie ist nach längerem Aufheben der Blutzufuhr relativ kürzer. Bei sehr langanhaltenden Kreislaufunterbrechungen können wir eine vollständige dreifache Reaktion beobachten. Wird z. B. „ein 5 mm breites Gummiband fest um das Handgelenk gelegt und ungefähr 8 Stunden dort belassen, so zeigt die Haut, an der der Kreislauf durch den Druck aufgehoben worden ist, längs der Bandlinie Quaddelbildung. Ein umgebender roter Hof kann deutlich sichtbar werden“[1]. Weiter beobachtete TH. LEWIS in diesem Versuch für gewöhnlich eine Diffusionsröte, die oft sehr ausgesprochen war. Schon COHNHEIM[2] hatte bereits nach langanhaltender Kreislaufunterbrechung am Kaninchenohr Ödem beobachtet. TH. LEWIS berichtet von Fällen[1, 3], bei denen bereits nach kurzen Kreislaufunterbrechungen Blasenbildungen beobachtet werden. Es muß sich hierbei um Menschen handeln, deren Gewebe überaus empfindlich gegen mangelnde Blutversorgung sind.

Auf die älteren Theorien über den Mechanismus der reaktiven Hyperämie wollen wir hier nicht eingehen. KROGH gibt auf S. 180 seines Buches eine kurze Übersicht derselben.

Beginnen wir mit der Theorie von TH. LEWIS, da sie zu unserem Histaminproblem in enger Beziehung steht. Er nimmt an, daß die gesamte reaktive Hyperämie auf der Wirkung der H-Substanz beruht, die ein normales Stoffwechselprodukt darstelle.

Bereits die lange Dauer der reaktiven Hyperämie spricht nach TH. LEWIS dafür, daß sie auf der Wirkung gefäßerweiternder Stoffe beruht. Diese würden sich außerhalb der Gefäße in den Gewebsspalten ansammeln, weil sie sonst in den Gefäßen schnell

---

[1] LEWIS, TH.: Die Blutgefäße, S. 183.

[2] COHNHEIM, J.: Untersuchungen über die embolischen Prozesse. Berlin 1872.

[3] DUDGEON: Lancet 1, 78 (1902).

fortgespült würden. Da es aber LEWIS nicht gelang, die bei der Kreislaufunterbrechung in einem Hautgebiet des Armes frei werdenden Stoffe in ein benachbartes Gebiet zu übertragen, und dort nachzuweisen, nahm er an, daß es sich um eine schwer diffundierende Substanz handelt. Für die Behauptung, diese sei ein normales Stoffwechselprodukt, führt TH. LEWIS folgendes an:

1. Wie die Abb. 76 zeigt, ist die Reaktion bei höheren Temperaturen viel intensiver. Diese enge Beziehung zwischen Temperatur und Stärke der Reaktion „weist schon allein darauf hin, daß die Erweiterung von der Größe des Stoffwechsels in den Geweben abhängt".

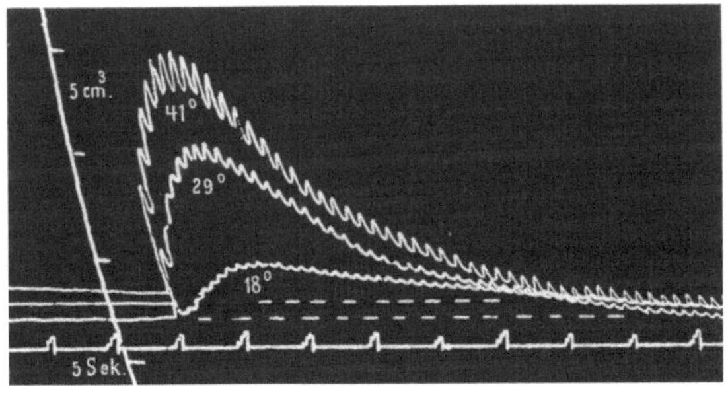


Abb. 76 zeigt die Abhängigkeit der reaktiven Hyperämie von der Temperatur. Die drei Volumenkurven des Vorderarmes wurden jedesmal nach dem Wiederherstellen des für 2 Minuten unterbrochenen Kreislaufs erhalten. Der Arm wurde vorher der entsprechenden Temperatur (18, 29 und 41° C) ausgesetzt. (Nach TH. LEWIS.)

2. Man kann bereits nach einer 5 Sekunden langen Kreislaufunterbrechung eine reaktive Hyperämie beobachten. Es ist schwer denkbar, daß sich das Wesen des Gewebsstoffwechsels in so kurzer Zeit ändert; es ist aber leicht vorstellbar, daß normale Stoffwechselprodukte weiter gebildet, aber nicht in der normalen Weise fortgeschafft werden.

Es ist nach TH. LEWIS weiter unwahrscheinlich, „daß zwischen den Mechanismen, die den Hyperämien nach einer kurzen und nach einer langanhaltenden Kreislaufunterbrechung zugrunde liegen, ein grundsätzlicher Unterschied besteht. Es ist einfacherer und sicherer, eine allmähliche Ansammlung einer einzigen gefäßerweiternden Substanz anzunehmen, um die allmähliche Zunahme der Reaktion zu erklären". Weil aber bei langanhaltenden Kreislaufunterbrechungen die vollständige dreifache Reaktion auftritt, müssen wir annehmen, daß die gefäßerweiternde Substanz unsere H-Substanz ist. Hierfür führt LEWIS auch an, daß Kreislaufunterbrechung eine relative Unerregbarkeit der Gefäße hervorruft. Die reaktive Hyperämie würde nach TH. LEWIS somit ebenso wie die Reaktion auf erhöhte Temperatur beweisen, daß die H-Substanz ein normales Stoffwechselprodukt ist.

Während KROGH ebenso wie TH. LEWIS die reaktive Hyperämie auf das Freiwerden gefäßerweiternder Stoffe zurückführt, ist er über die Natur dieser Stoffe anderer Meinung.

Wäre der gefäßerweiternde Stoff ein normales Stoffwechselprodukt, so müßte es nach KROGH bei freiem Blutstrom fortgeschafft werden. Es dürfte somit einfacher Sauerstoffmangel keine Hyperämie hervorrufen. Die Vorstellung, daß es sich um ein normales Stoffwechselprodukt handelt, steht weiter im direkten Widerspruch zu der Behauptung, daß es eine sehr schwer diffundierende Substanz ist.

Nach KROGH beruht die reaktive Hyperämie auf der Wirkung nicht normaler Stoffwechselprodukte, die leicht diffundieren. Mit Recht weist er darauf hin, daß der von LEWIS ausgeführte und mißlungene Übertragungsversuch wenig beweiskräftig ist; denn nehmen wir an, daß bei der Kreislaufunterbrechung eine leicht diffundierende Substanz frei wird und ins Blut gelangt, welches vom Experimentator in ein benachbartes Hautgebiet übertragen wird, so braucht die Konzentration doch nicht auszureichen, um eine Hyperämie zu *verlängern*. Weiter sprechen die Versuche über den Einfluß der Temperatur auf die reaktive Hyperämie direkt gegen die Vorstellung, daß es sich um eine schwer diffundierende Substanz handelt. Denn es ist „äußerst kennzeichnend, daß die Dauer der Hyperämie bei allen Temperaturen nahezu die gleiche ist (s. Abb. 76). LEWIS erklärt das mit dem erhöhten Blutstrom bei höheren Temperaturen. Die Diffusion einer Substanz hängt jedoch „im wesentlichen nicht vom Blutstrom, sondern von der Diffusionsgeschwindigkeit ab; diese wird durch die Temperatur wenig beeinflußt". Beim Wiederherstellen des Kreislaufs und Einlassen des Blutes wird nach KROGH diese Substanz vielmehr wahrscheinlich in großem Ausmaße in situ oxydiert werden und „die Oxydation wird bei höheren Temperaturen so beschleunigt, daß man sich leicht vorstellen kann, daß die Dauer der Hyperämie bei verschiedenen Temperaturen ungefähr die gleiche ist".

Weiter weist KROGH darauf hin, daß langanhaltende Kreislaufunterbrechungen von z. B. 8 Stunden sehr wohl die Zellen derart schädigen können, daß kolloidale gefäßerweiternde Zellzerfallsprodukte auftreten, die nur langsam vom Lymphstrom fortgeschafft werden und zu der beschriebenen ausgeprägten Diffusionsröte führen. Auf diese H-Kolloide sind wir bereits bei den langsameren Reaktionen näher eingegangen. Sie sind jedoch für die normalen Erscheinungen der reaktiven Hyperämie nicht verantwortlich. Bei dieser handelt es sich vielmehr um ein verhältnismäßig einfaches Stoffwechselprodukt. Dieses ist nach KROGH möglicherweise nicht mit der Substanz identisch, die die dreifache Reaktion bei akuter Schädigung der Haut hervorruft, und die Histamin oder mindestens in ihrer physiologischen Wirkungsweise dem Histamin sehr nahe verwandt ist. Denn der Beweis, daß das für die reaktive Hyperämie verantwortliche Stoffwechselprodukt Histamin sei, ist wenig gestützt. „Das Fehlen der charakteristischen, für gewöhnlich durch Histamin hervorgerufenen Empfindung, sowie das auffallende Fehlen einer Wirkung auf sensible Nerven, wodurch ein ‚reflektorischer' roter Hof hervorgerufen wird, machen es, wie ich glaube, ziemlich unwahrscheinlich, daß es sich um Histamin handelt." Gegen die Identität mit dem Histamin spricht nach KROGH auch, daß die Eingeweide auf Kreislaufunterbrechung keine reaktive Hyperämie zeigen, während sie auf Histamin normal reagieren. Wir meinen, daß die Wirkung der Kreislaufunterbrechung auf die Eingeweide ebensogut für die Identität mit Histamin sprechen kann; denn wie wir auf S. 264 gezeigt haben, erweitern sich die Eingeweidegefäße nach Histamin nicht mehr, wenn die normalen Kreislaufsverhältnisse irgendwie geschädigt sind; so würde eine Anämie, wie sie bei vorübergehender Kreislaufunterbrechung eintritt, genügen, damit die gefäßerweiternde Wirkung des Histamins aufgehoben wird.

Wir haben ebenfalls gemeinsam mit KRULL einige Versuche über die Frage ausführen lassen, ob die für die reaktive Hyperämie verantwortliche H-Substanz Histamin ist. Man kann die reaktive Hyperämie bei Katzen und Hunden am Blutdruck nachweisen[1]. Wir klemmten dazu die Bauchaorta oberhalb der Teilungsstelle der Arteriae iliacae ab, so daß die unteren Extremitäten nicht mehr

[1] FELDBERG, W., KRULL, G. und E. SCHILF (unveröffentlicht).

mit Blut versorgt wurden; öffneten wir dann nach 1, 2, 5, 10, 20 oder 30 Minuten die Klemme, so sank der Blutdruck stark ab. Das beruht darauf, daß die Extremitätengefäße weit geworden sind und sich das Tier vorübergehend in diese verblutet. Der Blutdruck blieb um so länger niedrig, je länger die vorausgehende Kreislaufunterbrechung bestanden hatte. Das zeigt, daß die Senkung nicht mechanisch zu erklären ist, sondern darauf beruht, daß sich gefäßerweiternde Stoffe in den Gewebsspalten ansammeln, oder mit anderen Worten, daß es sich um eine wirkliche reaktive Hyperämie handelt.

Wir haben dann denselben Versuch mit demselben Ergebnis an Kaninchen in tiefer Äthernarkose ausgeführt, bei denen Hist-

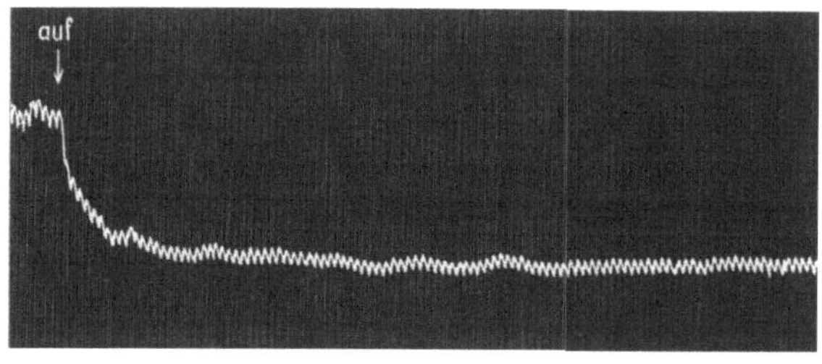


Abb. 77 zeigt, wie die reaktive Hyperämie an den unteren Extremitäten eines Kaninchens in tiefer Äthernarkose den Blutdruck senkt, während eine vorausgegangene Histamininjektion den Blutdruck erhöhte. Die Bauchaorta wurde oberhalb der Teilungsstelle der Arteriae iliacae 20 Minuten abgeklemmt. Bei (*auf*) wurde die Klemme entfernt. Der Blutdruck sinkt und bleibt mehrere Minuten niedrig. (Nach FELDBERG, KRULL, SCHILF.)

amin den Blutdruck erhöht. Abb. 77 zeigt eine Blutdrucksenkung, die nach 20 Minuten langer Unterbrechung der Blutversorgung zu den hinteren Extremitäten erhalten wurde. Nach Histamin stieg dagegen der Blutdruck an. Die als Folge der fehlenden Blutversorgung frei werdenden gefäßerweiternden Stoffe können darum nicht Histamin sein. Man kann auch nicht einwenden, daß der Unterschied darauf beruht, daß das injizierte Histamin von innen, der in die Gewebsspalten gelangende Stoff von außen auf die Gefäße wirkt. Denn auch das von außen iontophoretisch an die Kaninchenohrgefäße gebrachte Histamin (siehe S. 114) macht in tiefer Narkose keine Erweiterung (HOSOYA).

Der Versuch beweist somit, daß die bei fehlender Blutversorgung frei werdende H-Substanz beim Kaninchen nicht

Histamin ist. Für den Menschen dürfen wir daraus aber keine zu weitgehenden Schlüsse ziehen.

Es muß somit offen bleiben, ob die für die dreifache Reaktion verantwortliche Substanz dieselbe ist, wie die als Stoffwechselprodukt bei der reaktiven Hyperämie entstehende. Wenn wir einen Unterschied annehmen, hätten wir zum mindesten drei gefäßerweiternde Stoffe für den Regulationsmechanismus der Hautgefäßerweiterung in Betracht zu ziehen. Erstens eine histaminähnliche H-Substanz, zweitens H-Kolloide, die bei stärkerer Zellschädigung entstehen und drittens ein gefäßerweiterndes, abnormes Stoffwechselprodukt. KROGH schreibt über das letzte: „Diese Substanz ist für alle Reaktionen verantwortlich, die einer Unterbrechung der Blutzufuhr oder einer Stauung folgen, wenn dabei die Blutversorgung so vermindert ist, daß Sauerstoffmangel im Gewebe auftritt. Ich glaube auch, daß sie für die Reaktion bei erhöhter Temperatur, welche einen schnelleren Sauerstoffverbrauch bedingt, verantwortlich ist, möglicherweise verursacht sie auch das Öffnen und die Erweiterung der Muskelcapillaren während der Arbeit" (vgl. S. 465).

**1. Die Regulation auf mangelhafte und vermehrte Blutversorgung.** Die reaktive Hyperämie, die einer ungenügenden Blutversorgung der Gewebe folgt, ist ein Beispiel dafür, daß die Blutzufuhr zu den Geweben durch gefäßerweiternde Stoffwechselprodukte geregelt wird. Die Reaktion ist ein überaus empfindlicher lokaler Regulationsmechanismus, der praktisch von großer physiologischer Bedeutung ist. Dabei ist es gleich, ob es sich um normale oder anormale Stoffwechselprodukte handelt. TH. LEWIS schreibt: „Die Reaktion tritt täglich und stündlich in den verschiedenen Körperregionen in Tätigkeit. Bei jeder Ruhelage des Körpers stehen Teile desselben, die mit der Unterlage in Berührung sind, unter Druck. Im Schlaf werden große Partien der Haut und der darunter liegenden Gewebe derartig gedrückt, daß sie ganz oder teilweise blutleer werden. Dasselbe geschieht am Gesäß beim Sitzen. Beim aufrechten Stehen eines Menschen ist der Kreislauf an der Fußsohle teilweise aufgehoben. Diese Kreislaufunterbrechungen erstrecken sich augenscheinlich oft über längere Zeiten."

TH. LEWIS beschreibt auch einen entgegengesetzten Regulationsmechanismus, der durch eine den Bedarf der Zellen übertreffende Blutzufuhr ausgelöst wird. Es handelt sich um das unregelmäßige Abblassen von roten Höfen, die nach Punktion von sehr konzentrierter Histaminlösung entstehen. Das Abblassen geht vom Rande her vor sich; die blassen Bezirke sind deutlich weißer, als die normale Haut. Die Blässe ist durch aktive Kontraktion der kleinsten Gefäße bedingt und stellt eine Ausgleichsreaktion auf die erhöhte Blutzufuhr im Gebiet des roten Hofes dar. Denn ,,der rote Hof beruht nicht auf einer lokalen Anforderung der Gewebszellen, sondern ist die Reaktion auf einen entfernteren Reiz. Deshalb erhalten die Gewebszellen in diesem Gebiet, solange er besteht, eine ihren Bedarf übertreffende Blutzufuhr. Infolgedessen werden die Gewebszellen, wenn der rote Hof abklingt, eine verringerte Blutversorgung anstreben. Auf ein derartiges Bestreben der Zellen muß man das Ausbleichen zurückführen". Man kann feststellen, daß derartige blasse Zonen oder Schatten zahlreiche, gerötete Hautstellen umgeben. Das Auftreten oder Ausbleiben einer umgebenden Blässe wird nach LEWIS davon bestimmt, ob die Blutströmung in dem geröteten Bezirk erhöht ist oder nicht. Er erklärt die Blässe folgendermaßen. Den Gewebsspalten der Haut wird dauernd ein gefäßerweiternder Stoff zugeführt; die Konzentration dieses Stoffes in den Gewebsspalten wird durch den starken Blutstrom in den Gefäßen dieses Bezirkes erniedrigt. Das geschieht entweder, ,,weil sich die intracellulären Flüssigkeiten von dem Rande nach der Mitte des betreffenden Hautbezirkes zu bewegen, oder weil die in dieser Flüssigkeit enthaltenen gefäßerweiternden Stoffe beim Diffundieren in die Gefäße von den äußersten, erweiternden Gefäßen mit fortgenommen werden".

Diese Erklärung der Ausgleichsreaktion geht von der Vorstellung aus, daß nur die kräftigen Arteriolen, nicht aber die kleinsten Gefäße an der Erweiterung des roten Hofes beteiligt sind. Diese Ansicht wird von KROGH nicht geteilt (s. S. 254). Die Erklärung fußt weiter auf der Vorstellung von TH. LEWIS, daß die arteriolare Erweiterung auf einem lokalen Nervenreflex beruht, und daß die Arteriolen nicht durch gefäßerweiternde Stoffe erweitert werden. Nehmen wir aber an, daß die Erweiterung darauf beruht, daß die gereizten sensiblen Nervenendigungen über den ganzen Bezirk des roten Hofes die H-Substanz (KROGH) oder Acetylcholin (DALE) freimachen (s. S. 458), so verliert die LEWISsche Erklärung für die Ausgleichsreaktion viel an Beweiskraft.

**2. Anhang. Biersche weiße Flecke:** Nach längerer Kreislaufunterbrechung am Arm entstehen an der Hand und am Unterarm weiße Flecke, die allmählich größer werden und konfluieren können. TH. LEWIS nimmt an, daß diese auf gefäßverengernden Substanzen beruhen. STERNBERG[1] hat auf unsere Veranlassung untersucht, ob sie nicht vielleicht auch auf H-Substanzen zurückzuführen sind. Wir wissen nämlich, daß die gefäßerweiternde Wirkung des Histamins oder histaminähnlicher Stoffe unter ungünstigen Bedingungen wie Kälte, vorübergehende Anämie, vor allem bei hohen Konzentrationen, in eine Verengung umschlagen kann (siehe S. 227). Die Kreislaufunterbrechung stellt nun eine Anämie her. Wir wissen weiter, daß Kälte das Auftreten der weißen BIERschen Flecke begünstigt. Es wäre darum möglich, daß die Konzentration der gefäßerweiternden Stoffe, die während der Kreislaufunterbrechung immer weiter gebildet werden ohne fortgeschwemmt werden zu können, so zunimmt, daß sie bei den ungünstigen Kreislaufverhältnissen verengernd wirken. Falls diese Ansicht richtig ist, muß man ein gleiches Verhalten für das in die Haut punktierte Histamin erwarten.

STERNBERG fand aber, „daß in die BIERschen Flecke punktiertes Histamin eine Erweiterung der Hautgefäße bewirkt, und daß eine bestehende lokale Histaminrötung durch einen sich später bildenden weißen BIERschen Fleck nicht zum Verschwinden gebracht wird". Dieselbe Beobachtung haben ROUS und GILDING[2] gemacht. Das bedeutet, daß die Entstehung der weißen BIERschen Flecke nicht auf der Ansammlung von Histamin beruhen kann.

ROUS und GILDING haben aber gezeigt, daß sich die lokale Röte auf Histamin und auf H-Substanz verschieden verhält (siehe S. 415). Die BIERschen Flecke greifen nämlich auf die lokale Röte über, die nach Streichen der Haut entsteht; sie entstehen sogar zuerst in der Umgebung der Strichreize. Die lokale Röte verschwindet aber erst, wenn die Flecken bereits sehr ausgeprägt sind. Würden sie auf der Wirkung der H-Substanz beruhen, so müßte die lokal gerötete Stelle zuerst abblassen.

### e) Das Freiwerden gefäßerweiternder Stoffe durch nervöse Erregungen. Die antidrome Gefäßerweiterung.

In den bisher besprochenen Abschnitten sind wir auf rein lokale Regulations- oder Verteidigungsmechanismen eingegangen, die bis auf den roten Hof, auf den wir noch zurückkommen (siehe S. 458), unabhängig von der Tätigkeit von Nerven ablaufen. In diesem Abschnitt wollen wir einen Mechanismus erörtern, der darauf beruht,

[1] STERNBERG, W.: Z. Kreislaufforschg **20**, 665 (1928).
[2] ROUS, P. and H. P. GILDING: J. of exper. Med. **51**, 27 (1930).

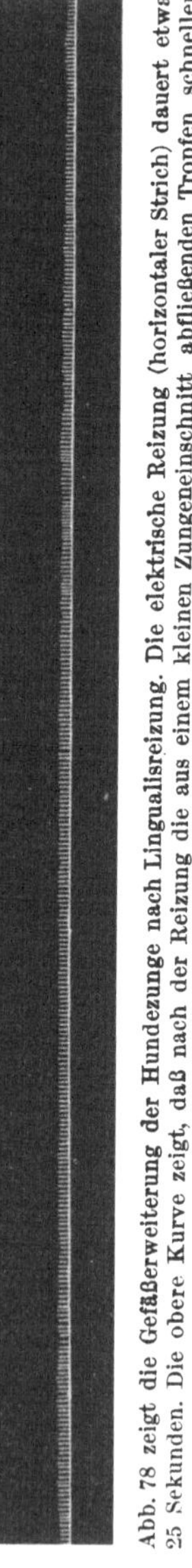

Abb. 78 zeigt die Gefäßerweiterung der Hundezunge nach Lingualisreizung. Die elektrische Reizung (horizontaler Strich) dauert etwa 25 Sekunden. Die obere Kurve zeigt, daß nach der Reizung die aus einem kleinen Zungeneinschnitt abfließenden Tropfen schneller abfließen. Erst $3^1/_2$—4 Minuten nach der Reizung ist der Abfluß wieder normal. (Nach MACHOL und SCHILF.)

daß durch Erregung von Nerven gefäßerweiternde „Nervenreizstoffe" frei werden.

Reizt man das distale Ende eines durchschnittenen sensiblen Nerven oder einer hinteren Wurzel, so tritt in dem Gebiet, das von diesen sensiblen Nerven versorgt wird, eine Gefäßerweiterung ein. Da die Erregung in einem zentripetalen, sensiblen Nerven peripherwärts verläuft, wurde auf LANGLEYS Vorschlag von einer antidromen Erregung bzw. von einer antidromen Gefäßerweiterung gesprochen. Doch ist die Frage, ob es sich dabei wirklich um sensible Fasern handelt, noch unentschieden (siehe S. 439).

Schon frühere Autoren hatten angenommen, daß die Gefäßerweiterung darauf beruhe, daß in der Peripherie gefäßerweiternde Stoffe frei werden. Diese Auffassung ist durch die Versuche von TH. LEWIS sehr wahrscheinlich geworden. Nur über die Natur dieser Stoffe gehen die Ansichten auseinander. TH. LEWIS nimmt histaminähnlich wirkende Stoffe an, wie sie auch für die vorher erörterten Hautreaktionen verantwortlich gemacht worden sind. Nach DALE handelt es sich dagegen um Acetylcholin. Wir werden auf diese beiden Ansichten ausführlicher eingehen.

Es gibt verschiedene Methoden, um die antidrome Gefäßerweiterung nachzuweisen: Messung der Hauttemperatur, Beobachtung der Hautfarbe, Plethysmographie und Messung der Gefäßweite mit Durchströmungsmethoden.

Als Reize kommen die üblichen elektrischen Reize in Betracht, die man eher stärker als zu schwach anzuwenden hat. Es hat sich aber nicht bestätigen lassen, daß mechanische Reize wirksamer seien als elektrische.

An der Erweiterung nehmen nicht nur die Arterien und Arteriolen teil, sondern auch und vielleicht in noch höherem Maße die Capillaren und kleinsten Gefäße[1 2 3 4]. Die antidrome Gefäßwirkung zeigt einen ganz charakteristischen Ablauf, der uns im folgenden Abschnitt eingehender beschäftigen wird. Die Erweiterung beginnt nach einer Latenz von 8—15 Sekunden nach Beginn der Reizung und hält mehrere Minuten an, um dann allmählich abzuklingen (siehe Abb. 78).

**1. Die nervenphysiologischen Tatsachen sind folgende:** STRIKKER[5] fand als erster an Hunden, daß Reizung des distalen Endes der durchschnittenen hinteren Wurzel von L 6 und 7 eine Gefäßerweiterung und Temperatursteigerung der Pfote ergab. Einige Jahre vorher hatte bereits GOLTZ[6] darauf aufmerksam gemacht, daß im Nervus ischiadicus von Hunden gefäßerweiternde Nerven vorhanden seien. Die Befunde von STRICKER, die von VULPIAN[7] und KUEHLWETTER[8] bestritten wurden, konnten von COSSY[9], BONUZZY[10], BORNEZZI[11], GAERTNER[12], MORAT[13], HASTERLIK und BIEDL[14] und WERZILOFF[15] bestätigt werden. BAYLISS[16] hat dann das Phänomen eingehender an Katzen und Hunden studiert. Er zeigte mit der plethysmographischen Methode, daß Reizung der hinteren Wurzeln der 5., 6., 7. Lumbal- und ersten Sacralnerven eine deutliche Erweiterung bewirkte. Weiter konnte er feststellen, daß die

1 LANGLEY, J. N.: J. of Physiol. **57**, 428 (1923).
2 FELDBERG, W.: Ebenda **61**, 518 (1926).
3 DOI, Y.: Ebenda **54**, 236 (1920).
4 KROGH, A.: Die Capillaren, 2. Aufl., S. 96. Berlin: J. Springer 1929.
5 STRICKER, S.: Sitzgsber. kgl. Akad. Wiss. Wien 74, Abtlg. III. 1876.
6 GOLTZ, FR.: Pflügers Arch. **9**, 11 (1874).
7 VULPIAN, A.: Arch. de Physiol. **338** (1878).
8 KUEHLWETTER: Eckhardts Beitr. **11**, 25 (1885).
9 COSSY: Arch. de Physiol. **1876**, 832.
10 BONUZZY: Med. Jahrbücher **1885**, 473.
11 BORNEZZI, P.: Bull. Accad. med. Roma **13**, 539; Abst. in Zbl. Physiol. 1, 801 (1887).
12 GAERTNER, G.: Wien. klin. Wschr. **2**, 980 (1889).
13 MORAT, J. P.: Arch. de Physiol. **1892**, 689.
14 HASTERLIK, P. und A. BIEDL: Wien. klin. Wschr. **6**, 43 (1893).
15 WERZILOFF, N. M.: Zbl. Physiol. **10**, 194 (1896).
16 BAYLISS, W. M.: J. of Physiol. **26**, 173 (1906).

gefäßerweiternden Nerven ihr trophisches Neuron im Spinalganglion haben mußten. Endlich zeigte LANGLEY[1] auf Grund anatomischer Studien an Hunden und Katzen, daß die antidromen Gefäßerweiterer in der Peripherie denselben Verlauf haben wie die sensiblen Nerven. Am Kaninchen wurde von FELDBERG[2] und von LEWIN und SCHILF[3], die antidrome Erweiterung beobachtet. Am Menschen hat O. FOERSTER[4] gelegentlich von Laminectomien das periphere Ende einer durchschnittenen, hinteren Wurzel gereizt und im betreffenden Segment die antidrome gefäßerweiternde Wirkung studiert.

Als Versuchstiere eignen sich am besten Hunde. Bei Katzen gelingt es nicht immer, die antidrome Gefäßerweiterung zu erhalten. BAYLISS hat mit der plethysmographischen Methode an Katzen nur zwei sichere Beobachtungen machen können. LANGLEY nimmt an, daß man mit der Methode der Besichtigung der Zehenballen kleinere Unterschiede leicht übersehen kann. Unser Mitarbeiter HARA[5] hat mit dieser Methode bei 12 Katzen nur viermal deutlich eine antidrome Erweiterung beobachtet. Sehr schön läßt sich nach FELDBERG diese Erweiterung am Kaninchenohr mit dem bloßen Auge verfolgen, wenn man die sensiblen Ohrnerven reizt, deren sympathische Fasern vorher durch Entfernung des Ganglion cervicale superior und stellatum zum Degenerieren gebracht wurden. An der hinteren Extremität des Meerschweinchens hat unser Mitarbeiter BENA[6] nach Reizung der zugehörigen hinteren Wurzel keine Gefäßerweiterung feststellen können (vgl. S. **449**).

Die antidrome Gefäßerweiterung ist nicht nur auf die Haut beschränkt, wie man aus Versuchen von BAYLISS an der enthäuteten Katzenextremität schließen könnte, sondern läßt sich auch am Muskel hervorrufen.

MACHOL und SCHILF[7] sowie MACHOL[8] haben beim Hund eine antidrome Gefäßerweiterung in der Zungenmuskulatur nach Reizung

---

[1] LANGLEY, J. N.: J. of Physiol. **57**, 428 (1923).

[2] FELDBERG, W.: Ebenda **61**, 518 (1926).

[3] SCHILF, E. und H. LEWIN, zitiert nach E. SCHILF: Das auton. Nervensystem, S. 103. Leipzig: Thieme 1926.

[4] FOERSTER, O.: Festschrift für ROSSOLIMO. **1924**, 145.

[5] HARA, K.: Pflügers Arch. **221**, 692 (1928).

[6] BENA, E.: Ebenda **224**, 258 (1930).

[7] MACHOL, G. und E. SCHILF: Mschr. Psychiatr. **68**, 413 (1928).

[8] MACHOL, G.: Dtsch. Z. Nervenheilk. **107**, 86 (1929).

des Nervus ligualis beobachtet. Die Zungenschleimhaut wurde cocainisiert oder mit Höllenstein zerstört, um eine reine Muskelwirkung zu erhalten. Um die Gefäßerweiterung zu beobachten, wurde ein kleiner Einschnitt in die Zungenspitze gemacht und die in der Zeiteinheit abfließenden Tropfen gezählt. Über entsprechende Versuche am Frosch (siehe S. 463).

**2. Die Nervenfasern, die bei der antidromen Gefäßerweiterung erregt werden.** Wie bereits erwähnt, haben die Nervenfasern, die die antidrome Gefäßerweiterung verursachen, ihr trophisches Zentrum im Spinalganglion, d. h. sie degenerieren, wenn die Spinalganglien entfernt, nicht aber, wenn die Wurzeln zwischen Ganglion und Rückenmark durchschnitten werden[1]. Aus diesem Grunde wurde angenommen, daß die Fasern, die bei antidromer Erregung zur Gefäßerweiterung führen, sensible seien. Gegen diese Ansicht haben kürzlich KURÉ und seine Mitarbeiter[2] [3] einige wesentliche Beobachtungen angeführt. KURÉ bringt die antidrome Gefäßerweiterung mit sehr feinen markhaltigen Fasern in Verbindung, die er bei Hunden in den hinteren Wurzeln feststellte. Mit Hilfe der Degenerationsmethode zeigte er, daß diese „antidrom" leitenden Fasern efferente Nerven seien. Der Ausdruck „antidrom" trifft danach also nicht mehr zu. Diese Nervenfasern, die den kleinen Durchmesser autonomer Nerven haben, haben ihr trophisches Neuron im Spinalganglion; im Rückenmark sollen die entsprechenden Kerne zwischen Vordersäule und Substantia gelatinosa liegen. KURÉ hält diese efferenten Fasern für parasympathische Nerven. Dies würde in das bekannte Schema von Sympathismus und Parasympathismus hineinpassen. Die gefäßverengernden Nerven wären sympathisch und die gefäßerweiternden Nerven parasympathisch. Die Annahme, der sensible Nerv sei gleichzeitig Gefäßerweiterer, wäre damit hinfällig.

Die Behauptung von KURÉ, daß die feinen markhaltigen Fasern die antidrome Gefäßerweiterung bedingen und parasympathischer Natur seien, würde sehr an Beweiskraft gewinnen, wenn es uns gelänge, einen sensiblen Nerven aufzufinden, dem die markhaltigen Fasern nicht erst bei seinem Austritt aus dem

---

[1] BAYLISS, W. M.: J. of Physiol. **26**, 173 (1900). [2] KURÉ, K., NITTA, Y., TSUJI, M., SHIRAISHI, K. und B. SUENAGA: Pflügers Arch. **218**, 573 (1928). [3] KURÉ, K., SAÉGUSA, G., KAWAGUCHI, K. and K. SHIRAISHI: Quart. J. exper. Physiol. **20**, 51 (1930).

Rückenmark beigemengt wären, sondern der diese erst in seinem Verlauf aufnimmt. Es wäre dann möglich, diese Fasern isoliert zu reizen und isoliert zu durchschneiden und zur Degeneration zu bringen. Die Reizung des sensiblen Nerven, dessen markhaltige Fasern degeneriert wären, dürfte dann keine Erweiterung mehr bedingen. Dieser Fall ist beim Nervus lingualis verwirklicht. Schon HEIDENHAIN[1] zeigte, daß Reizung des Nervus lingualis eine Gefäßerweiterung bedingt, die darauf beruht, daß die aus der Chorda tympani stammenden, im Lingualis verlaufenden Fasern gereizt werden. Denn Reizung der Chorda tympani macht dieselbe Erweiterung der Zungengefäße wie die Reizung des Nervus lingualis; und nach Chordadurchschneidung und Degeneration führt Reizung des sensiblen Nervus lingualis zu keiner Erweiterung mehr.

Obwohl diese Tatsachen seit langem bekannt sind, haben erst MACHOL und SCHILF[2] sowie DALE[3] die Erweiterung nach Reizung der Chorda tympani zu der antidromen Gefäßerweiterung in Beziehung gebracht. Sie sind der Ansicht, daß die Erweiterung der Zungengefäße, die durch Reizung der Chorda tympani auftritt, eine gleiche Erweiterung darstellt wie die bei Reizung sensibler Nerven, und sie sprechen direkt von einer antidromen Erweiterung der Zungengefäße. Für diese Auffassung führen MACHOL und SCHILF an, daß die Erweiterung bei Reizung der Chorda tympani genau denselben Verlauf zeigt wie eine antidrome Gefäßerweiterung. Die Erweiterung beginnt erst nach einer Latenz von mehreren Sekunden, hält mehrere Minuten an und klingt dann allmählich ab. Wir werden im folgenden zeigen, daß dieser charakteristische Ablauf, die lange Latenz und die lange Dauer durch einen spezifischen Mechanismus bedingt ist, nämlich durch Freiwerden gefäßerweiternder Stoffe in der Peripherie. Da wir bei der Wirkung des Chorda tympani denselben Mechanismus annehmen müssen, ist die Auffassung, daß es sich in beiden Fällen um dieselbe Erscheinung handelt, gerechtfertigt. Würde die antidrome Erregung auf Reizung sensibler Nervenfasern beruhen, so wäre es weiter nicht verständlich, warum eine Lingualisreizung nach Degeneration der Chordafasern keine Erweiterung mehr verursacht. Beruht aber die „antidrome" Erweiterung auf Reizung besonderer efferenter markhaltiger Fasern, so würde der

[1] HEIDENHAIN, R.: Arch. f. Anat. **1883**, Suppl.-Bd., S. 133.
[2] MACHOL, G. und E. SCHILF: Mschr. Psychiatr. **68**, 413 (1928).
[3] DALE, H. H.: Lancet **216**, 1285 (1929).

Lingualis sich nur darin von den anderen sensiblen Nerven unterscheiden, daß die gefäßerweiternden Fasern nicht schon beim Austritt aus dem Rückenmark den sensiblen Fasern beigemischt sind, sondern erst in seinem Verlauf in den sensiblen Nerven eintreten. Die Chorda besteht nämlich aus ebensolchen markhaltigen Fasern, deren Degeneration HEIDENHAIN[1] im Nervus lingualis verfolgt hat.

Für die Ansicht, daß es sich bei der Erweiterung der Zungengefäße um eine gleiche Wirkung handelt, wie bei der antidrom hervorgerufenen Erweiterung nach Reizung sensibler Nerven, und daß daher auch bei der letzteren spezifische Fasern die „antidrome" Erregung leiten, führen MACHOL und SCHILF[2] weiter an, daß beim Menschen Facialisparesen mit Herpes der Zungenschleimhaut einhergehen können. Wir werden im folgenden zeigen, daß der Herpes zoster auf antidromen Erregungen in sensiblen Nerven beruht. Bei dem Beispiel des Zungenherpes müssen die Erregungen in den Chordafasern des Facialis verlaufen.

Einen ganz anderen Gesichtspunkt, auf den wir noch mehrmals zurückkommen werden, hat kürzlich DALE[3] als Vergleich herangezogen. Es handelt sich darum, daß die sensiblen Nerven motorisch werden, wenn die motorischen Nerven degeneriert sind (SHERRINGTON-Phänomen), und daß die Chorda tympani oder der Nervus lingualis motorisch wird, wenn der Nervus hypoglossus degeneriert ist (VULPIAN-HEIDENHAINsches Phänomen).

SHERRINGTON[4] hatte die ventralen und dorsalen Wurzeln an einer Katzenextremität durchschnitten und einige Wochen nach Degeneration der motorischen Nerven eine langsame Kontraktion der Extremitätenmuskeln beobachtet, wenn er den Nervus Ischiadicus reizte. Dieser Versuch ist in der Folge mehrfach wiederholt und bestätigt worden[5 6 7 8]. Die Nervenfasern, in denen die Erregungen für die langsamen Kontraktionen verlaufen, haben ihr

---

1 HEIDENHAIN: Arch. f. Anat. **1883**, Suppl.-Bd., 133.

2 MACHOL, G. und E. SCHILF: Mschr. Psychiatr. **68**, 413 (1928).

3 DALE, H. H.: Lancet **216**, 1285 (1929).

4 SHERRINGTON, C. S.: J. of Physiol. **17**, 211 (1894).

5 SCHIFF, M., zitiert nach BREMER, F. und P. RYLANT ([6] S. 442).

6 VAN RYNBERK: Arch. néerl. Physiol. **1**, 257 (1917).

7 FRANK, E., NOTHMANN, M. und H. HIRSCH-KAUFFMANN: Pflügers Arch. **198**, 391 (1923).

8 HINSEY, J. C. and H. S. GASSER: Amer. J. Physiol. **87**, 368 (1928).

trophisches Zentrum ebenso wie die Nervenfasern für die antidromen erweiternden Impulse in den Spinalganglien und beim Trigeminus im Ganglion Gasseri [1], [2]. HINSEY und GASSER konnten weiter mit Hilfe des Aktionsstromes nachweisen, daß in beiden Fällen wahrscheinlich dieselben Fasern erregt werden. Es gelang ihnen zwar nicht die Fasern, die die Kontraktion hervorrufen, genau zu identifizieren, doch konnten sie feststellen, daß sie klein sind, und daß die Fasern, die die erweiternden Erregungen in den hinteren Wurzeln leiten, ebenfalls nur eine Größenordnung von 3—5 $\mu$ haben.

Die entsprechenden Beobachtungen an der Zungenmuskulatur sind schon länger bekannt. VULPIAN und PHILIPPEAUX [3] sowie HEIDENHAIN [4] hatten bereits gezeigt, daß Reizung des Nervus lingualis nach Degeneration des Nervus hypoglossus eine langsame Zungenkontraktion der motorisch denervierten Seite hervorruft. Die Versuche haben FRANK, NOTHMANN und HIRSCH-KAUFFMANN [5] sowie BREMER und RYLANT [6] in neuerer Zeit bestätigt. Wir selbst haben das Phänomen bei Ausführung von Versuchen, die wir zu anderen Zwecken an der motorisch denervierten Zungenmuskulatur ausführten, regelmäßig beobachtet [7]. Die Erregung verläuft hier in den Chordafasern des Lingualis ebenso wie die gefäßerweiternden Impulse, so daß dieselbe Erscheinung auch nach Chordareizung auftritt und bei Reizung des Lingualis ausbleibt, wenn die Chorda degeneriert ist. Es verschwindet gleichzeitig die gefäßerweiternde und pseudomotorische Wirkung.

Die Chorda tympani wird allgemein als parasympathischer Nerv angesehen. Der Lingualisversuch stützt darum auch die Ansicht von KURÉ [8], daß die antidromen, gefäßerweiternden Fasern in den sensiblen Nerven parasympathischer Natur seien. Diese Ansicht findet in der Theorie von DALE über die Natur der bei der

---

[1] SHERRINGTON, C. S.: J. of Physiol. **17**, 211 (1894).

[2] SCHIFF, M., zitiert nach BREMER, F. und P. RYLANT (6).

[3] VULPIAN, A. et PHILIPPEAUX: C. r. Acad. Sci. Paris **56**, 1009 (1863); VULPIAN, A.: Ebenda **76** (1873).

[4] HEIDENHAIN, R.: Arch. f. Anat. **1883**, Suppl.-Bd., 133.

[5] FRANK, E., NOTHMANN, M. und H. HIRSCH-KAUFFMANN: Pflügers Arch. **197**, 270 (1922).

[6] BREMER, F. et P. RYLANT: C. r. Soc. Biol. Paris **90**, 982 (1924).

[7] FELDBERG, W. und E. SCHILF (unveröffentlicht).

[8] KURÉ, K. und Mitarbeiter: Pflügers Arch. **218**, 573 (1928).

antidromen Erregung freiwerdenden Stoffe eine weitere Stütze (s. 449).

Gegen die Ansicht spricht allerdings die Tatsache, daß die parasympathischen Gefäßerweiterer sich Giften gegenüber anders verhalten, als wir es sonst von den parasympathischen Nerven gewohnt sind. Bestreicht man z. B. das Spinalganglion mit Nicotin, so wird die antidrome Gefäßerweiterung nach Reizung der hinteren Wurzeln nicht verhindert[1] [2]. Wir kennen bisher nur wenige zum autonomen Nervensystem gehörige Ganglienzellen, die nach Nicotinisierung die Erregung noch weiterleiten. Versuche über den Einfluß des Nicotins auf die Erweiterung der Zungengefäße bei Reizung der Chorda tympani sind nicht ausgeführt worden. Die Chordafasern müßten hierbei peripherisch und zentral vom Ganglion submaxillare gereizt werden. Würde in diesem Falle die Nicotinblockade nicht eintreten, so wäre die Ähnlichkeit mit der Erweiterung nach Reizung sensibler Nerven noch größer. Weiter finden wir, daß Atropin[3], [4], [5] und Scopolamin[6], welche in vielen Fällen die Reizwirkung der parasympathischen Nerven verhindern, auf die Gefäßerweiterung bei Reizung sensibler Nerven und der Chorda oder der Lingualis keinen Einfluß haben.

Hierauf kommen wir im Abschnitt über die bei der antidromen Erregung freiwerdenden Stoffe noch einmal zurück.

**3. Über den der antidromen Gefäßerweiterung zugrunde liegenden Mechanismus.** BAYLISS[7], der annahm, daß die gefäßerweiternden Nerven mit den sensiblen Nerven identisch seien, stellte sich vor, daß sich der sensible Ast in der Peripherie teile: ein Ast versorge das sensible Endorgan der Haut und des Muskels, während der andere in der Muskulatur des Gefäßes endige. Für diese Vorstellung hat WOOLLARD[8] gewisse histologische Grundlagen erbracht. Er konnte zeigen, daß wirklich ein und dieselbe sensible

[1] KURÉ, K. und Mitarbeiter: Pflügers Archiv **218**, 573 (1928).

[2] BAYLISS, W. M.: J. of Physiol. **26**, 193 (1900/01).

[3] HUNT, R.: Amer. J. Physiol. **45**, 197 (1918).

[4] MOSONY, J.: Pflügers Archiv **217**, 131 (1927).

[5] MACHOL, G. und E. SCHILF: Mschr. Psychiatr. **68**, 413 (1928).

[6] FRANK, E., NOTHMANN, M. und H. HIRSCH-KAUFFMANN: Pflügers Arch. **197**, 270 (1922).

[7] BAYLISS, W. M.: The vasomotor System **1923**, 39/40.

[8] WOOLLARD, H. H.: Heart **13**, 319 (1926).

Faser durch Teilung sowohl die sensorischen Nervenendigungen als auch die arteriolare Gefäßwand versorgt. An den Arterien und Arteriolen findet man also außer dem marklosen sympathischen Plexus noch einen markhaltigen sensiblen Plexus.

Die histologischen Befunde von WOLLARD können die antidrom hervorgerufene Gefäßerweiterung aber darum nicht erklären, weil an der Erweiterung nicht nur die muskulären Gefäße, sondern, und vielleicht in noch höherem Maße auch die endothelialen Gefäße, die Capillaren und „die kleinsten Gefäße der menschlichen Haut" teilnehmen. Die markhaltigen Fasern erstrecken sich aber nicht bis zu diesen Gefäßen. Bei Besprechung des roten Hofes werden wir auf den markhaltigen Plexus der Arterien und Arteriolen noch einmal zurückkommen.

Die Auffassung von BAYLISS erklärt vor allem auch nicht den charakteristischen Verlauf der antidromen Erweiterung, nämlich die lange Latenz und die lange Dauer. BAYLISS[1] dachte darum bereits an die Möglichkeit, daß durch die Reizung in der Peripherie Stoffwechselprodukte frei würden, die die Gefäßerweiterung bedingen. Auch LANGLEY[2] meinte, daß entweder eine besondere Verbindung von efferenten Fasern mit den Capillaren bestehe, oder daß die Gefäßerweiterung durch Stoffwechselprodukte hervorgerufen werde. Von anderen Autoren[3] [4] wurde vor allem an saure Stoffwechselprodukte gedacht, „da die Bildung saurer Stoffwechselprodukte eine Erweiterung der Blutgefäße der Haut verursachen würde". Nach EBBECKES[5] Ansicht brauchen wir keine besonderen Nervenverbindungen in den Hautgefäßen für die Vorstellung, „daß infolge der starken Reizung an den peripheren Nervenendigungen oder in den zugehörigen Zellen Zersetzungsprodukte gebildet werden, die ihrerseits wie bei der lokalen vasomotorischen Reaktion eine Erweiterung der Capillaren bewirken".

TH. LEWIS[6] kam unabhängig von diesen Vermutungen von

---

[1] BAYLISS, W. M.: The vasomotor system. London: Longmans, Green and Co. **1923**.

[2] LANGLEY, J. N.: J. of Physiol. **58**, 49 (1923).

[3] GASKELL, W. H.: The involuntary nervous system S. 97, 2. 1. Ausgabe. London: Longmans, Green and Co. **1920**.

[4] VON FREY: Vorlesungen über Physiol., S. 90. Berlin: J. Springer 1911.

[5] EBBECKE, U.: Pflügers Arch. **169**, 78 (1917).

[6] LEWIS, TH.: Die Blutgefäße, S. 210.

einem ganz anderen Gesichtspunkt aus auf den Gedanken, daß gefäßerweiternde Stoffe für die antidrome Gefäßerweiterung verantwortlich seien. Er ging von der Annahme aus, daß der Herpes zoster des Menschen in gleicher Weise wie die antidrome Gefäßerweiterung durch antidrome Erregungen hervorgerufen werde. Die lokale Röte und die Blasenbildung des Herpes zoster hängt nämlich nicht mit einer lokalen Schädigung der Haut, sondern mit einer Veränderung in den Spinalganglien zusammen (s. ausführlicher S. 455). Die weitere Überlegung war folgende: „Immer wenn eine scharf umschriebene Röte der Haut für sich oder in Verbindung mit einer Quaddel oder Blase beobachtet wird, zwingt die Erfahrung zu der Annahme, daß diese Reaktion die Folge davon ist, daß H-Substanz in der betroffenen Haut frei wird." Gemeinsam mit MARVIN[1] prüfte er darum die antidrome Gefäßerweiterung an der Katzenpfote unter dem Gesichtspunkt, daß dabei gefäßerweiternde Stoffe frei werden. Er benutzte dazu die Methoden, die er bei den lokalen Hautreaktionen angewendet hatte.

Neben der bereits erwähnten langen Latenz und langen Dauer fiel ihm das allmähliche Auftreten und das ganz allmähliche Abklingen der Reaktion auf, welches sehr an das Abblassen des roten Hofes nach Streichen der Haut oder der Röte nach vorübergehender Kreislaufunterbrechung erinnerte. Die allmähliche Abnahme der Erweiterung deute auf den allmählichen Abtransport einer gefäßerweiternden Substanz hin. LEWIS wies weiter darauf hin, daß die Dauer der antidromen Gefäßerweiterung „oft in deutlicher Abhängigkeit von der Reizdauer stand. Eine derartige Abhängigkeit ist ebenfalls mit dem Gedanken vereinbar, daß sich gefäßerweiternde Stoffe in der Haut anhäufen"[2].

Den entscheidenden Beweis aber lieferten LEWIS und MARVIN[1], indem sie zeigten, daß die antidrome Gefäßerweiterung durch Kreislaufunterbrechung hintangehalten wird. Diese Methode diente TH. LEWIS ja auch als ein Hauptbeweis dafür, daß bei dem Stichreiz gefäßerweiternde Stoffe frei werden. Genau das gleiche konnten LEWIS und MARVIN nun für die antidrome Gefäßerweiterung an der Katzenpfote beobachten. Sie reizten die peri-

[1] LEWIS, TH. und H. M. MARVIN: J. of Physiol. **62**, Proc. XIX (1926); Heart **14**, 27 (1927).

[2] LEWIS, TH.: Die Blutgefäße, S. 211. Berlin: Karger 1928.

pheren Äste des Nervus medianus, dessen sympathische Fasern vorher durch Herausnahme des Ganglion stellatum degeneriert waren. Die Reizung eines bestimmten peripheren Astes ruft nach einigen Sekunden in dem von diesem Ast versorgten Pfotenballen eine Röte hervor, die nach 5—10 Minuten abblaßt. LEWIS und MARVIN reizten nun denselben Nerven 20 Sekunden lang, unmittelbar nachdem der Kreislauf zur Pfote aufgehoben war. Sie ließen dann die Kreislaufunterbrechung über 10 Minuten bestehen. In dieser Zeit wäre die antidrome Gefäßerweiterung bei erhaltenem Kreislauf bereits abgeklungen. Stellten sie den Kreislauf wieder her, so wurden die Pfotenballen natürlich infolge der vorausgegangenen Kreislaufunterbrechung anfangs leuchtend rot. Diese reaktive Hyperämie klang im Laufe einiger Minuten ab. Danach zeigte sich, daß die Ballen, die vorher durch die antidrome Erregung gereizt worden waren, rot blieben, und daß diese Röte erst ganz allmählich abklang. „Die Dauer des Abblassens *von der Freigabe des Kreislaufes an gemessen*, entspricht für gewöhnlich mit auffallender Genauigkeit der Zeit, die das Abblassen sonst bei bestehendem Kreislauf vom Aufhören der Reizung an dauern würde. Sie entspricht auch, und dies ist eine vollkommene Kontrolle, der Dauer des Abblassens, wenn die Reizung am Ende einer gleichen Kreislaufunterbrechung gemacht wird.“ TH. LEWIS hat dieselbe Versuchsanordnung bei der nach Reizung der Nervi erigentes auftretenden Gefäßerweiterung und bei der Gefäßverengerung nach Sympathicusreizung ausgeführt. In diesen Fällen „kommt und geht die Reaktion in derselben Zeit, gleichgültig ob der Kreislauf in den in Betracht kommenden Gefäßen erhalten ist oder nicht“.

Mit Recht schließt LEWIS daraus, daß seine Beobachtungen nur mit einer Erklärung vereinbar sind, „nämlich der, daß die antidrome Erregung eine gefäßerweiternde Substanz in der Haut während der Kreislaufunterbrechung freimacht, daß diese bis zum Wiederherstellen des Kreislaufs an Ort und Stelle liegen bleibt und dann allmählich weggeschafft wird“. Der schlagendste Beweis, nämlich der chemische oder biologische Nachweis der frei werdenden Stoffe steht noch aus. LANGLEY[1] hat einige Blutübertragungsversuche nach dieser Richtung hin gemacht, jedoch keine eindeu-

[1] LANGLEY, J. N.: J. of Physiol. 58, 64 (1923/24).

tigen Resultate erhalten. Das ist nicht verwunderlich, wenn wir bedenken, daß diese Stoffe nur langsam ins Blut diffundieren, so daß die Konzentration im Blut für biologische Methoden wohl dauernd unterhalb der Schwellenwerte bleibt. Das Verhalten der antidromen Erweiterung bei Kreislaufunterbrechung genügt aber um zu beweisen, daß hier ein besonderer chemischer Mechanismus angenommen werden muß, der sich zwischen Nervenerregung und Erregungserfolg einschiebt.

Wenden wir uns nun der Frage zu, um was für Stoffe es sich hier handeln könnte.

**4. Über die Natur der bei antidromer Nervenerregung frei werdenden Stoffe.** Nach TH. LEWIS kommt für die antidrome Gefäßerweiterung dieselbe H-Substanz in Frage wie für die lokalen Hautreaktionen, während DALE annimmt, daß die Gefäßerweiterung durch Acetylcholin hervorgerufen wird. Wir wollen zuerst in der gleichen Weise, wie bei den lokalen Reaktionen untersuchen, welche Tatsachen für und welche gegen die Annahme sprechen, daß die antidrome Gefäßerweiterung auf der Wirkung der H-Substanz beruht, und wieweit diese mit dem Histamin identisch ist.

*H-Substanz* (TH. LEWIS): Wir können annehmen, daß die freiwerdende Substanz besonders aus den Epidermiszellen stammt, die mit zahlreichen sensorischen Nervenfibrillen versorgt werden (RANVIER). Diese Epidermiszellen sind auch besonders reich an Histamin oder vielmehr histaminähnlichen Stoffen; der chemische Nachweis dieser Stoffe ist bisher noch nicht ausgeführt worden. In Histaminwerten ausgedrückt entsprechen diese histaminähnlichen Stoffe einem Gehalt von 24 mg Histamin pro Kilogramm menschlicher Epidermis (s. Vorkommen in der Haut). Es ist also danach wohl möglich, daß der in der Haut frei werdende Stoff Histamin ist.

TH. LEWIS führt für die Histaminähnlichkeit den Herpes zoster an, der auch auf antidromen Erregungen beruht. Beim Herpes beobachten wir außer der Röte auch Blasenbildung, die nach TH. LEWIS das zweite Symptom der Histaminwirkung, nämlich die Capillardurchlässigkeit darstellt. Wir sind jedoch nicht der Ansicht, daß die Blasenbildung durch Histamin hervorgerufen wird. Sie zeigt aber, daß die chronischen antidromen Impulse nicht nur histaminähnliche Stoffe frei machen, sondern wahrscheinlich auch stärkere Veränderungen und Schädigungen der Zellen hervorrufen. Es erscheint uns sehr wohl möglich, daß dabei auch H-

Kolloide frei werden, wie wir sie für die langsam verlaufenden lokalen Hautreaktionen annehmen (siehe S. 423). Durch einfache Reizung der sensiblen Nerven ist es bisher noch nicht gelungen, beim Warmblüter eine erhöhte Durchlässigkeit, nämlich Ödem oder Blasenbildung hervorzurufen.

Für die Histaminähnlichkeit ließe sich noch das Verhalten Pharmaca gegenüber anführen. Sowohl die Histamingefäßerweiterung als auch die antidrome Gefäßerweiterung werden durch Atropin nicht beeinflußt (s. S. 443). Weiter hatte O. FOERSTER[1] die interessante Beobachtung gemacht, daß Patienten in den Hautteilen, deren Gefäße antidrom erweitert sind, auf eine Sympathicusreizung nicht schwitzen. Diese Beobachtung konnte unser Mitarbeiter HARA[2] an Katzen bestätigen; er zeigte außerdem, daß auch nach Histamin die durch Sympathicusreizung hervorgerufene Schweißsekretion der Pfotenballen herabgesetzt war. Eine vollständige Hemmung fand er nach Histamin nicht, doch müssen wir bedenken, daß das Histamin bei Injektionen in die Femoralarterie lange nicht so anhaltend wirken kann, wie die bei der antidromen Erregung frei werdenden Stoffe. HARA wies weiter daraufhin, daß sich die Gefäße während der antidromen Erweiterung auch gegen Sympathicusreizung refraktär verhalten. Ein gleiches Verhalten finden wir im Histaminshock, in welchem Sympathicusreizung unwirksam ist (HOOKER). Doch lassen sich aus diesen Versuchen keine weitgehende Schlüsse ziehen.

Wesentlich für die Frage, ob Histamin mit dem bei der antidromen Erweiterung frei werdenden Stoffe identisch ist, ist ein Vergleich der Reaktion bei den verschiedenen Tierarten. Hier finden wir vor allem ein entgegengesetztes Verhalten zwischen Histamin und antidromer Wirkung beim Kaltblüter (s. S. 463). Aber auch beim Warmblüter bedürfen verschiedene Einzelheiten noch besonderer Erörterungen. Es handelt sich hier um das Verhalten der Nagetiere. Am Kaninchenohr erweitert sich bei langanhaltender Reizung der sensiblen Nerven auch die Zentralarterie[3]. FELDBERG[4] hatte gefunden, daß diese sich auf intravenöse Histamininjektionen verengert. Diesen Unterschied erklärte TH. LEWIS

[1] FOERSTER, O.: ROSSOLIMO-Festschrift **1924**, 145.
[2] HARA, K.: Pflügers Arch. **221**, 692 (1928).
[3] FELDBERG, W.: J. of Physiol. **61**, 518 (1926).
[4] FELDBERG, W.: Ebenda **63**, 211 (1927).

damit, daß die Erweiterung der Zentralarterie vielleicht durch einen Axonreflex (wie beim roten Hof) ausgelöst würde. Die bei der antidromen Erweiterung frei werdenden H-Substanzen würden die sensiblen Nervenendigungen reizen und so reflektorisch eine Erweiterung der Zentralarterie hervorrufen. Neuerdings hat FLATOW[1] aber gezeigt, daß sich bei einigen Kaninchen auch die Zentralarterie auf intravenös injiziertes Histamin erweitert, so daß die Annahme eines Axonreflexes nicht notwendig ist. Andererseits wirkt Histamin bei Kaninchen in tiefer Äthernarkose nicht mehr erweiternd auf die Ohrgefäße wie unser Mitarbeiter HOSOYA[2] gefunden hat (siehe S. **113**), während FELDBERG auch in diesem Falle eine antidrome Erweiterung erhielt.

Einige theoretisch interessante Probleme bietet die Frage des Histamins bei Meerschweinchen, Ratten und Mäuse. Beim Meerschweinchen ließ sich eine Histaminerweiterung nicht nachweisen, ebensowenig konnte unser Mitarbeiter BENA[3] eine antidrome Erweiterung an den Extremitätengefäßen beobachten. Er betrachtete die Farbe der Zehenballen mit dem bloßen Auge und plethysmographierte die Extremität. In diesem Zusammenhang wollen wir nochmals darauf hinweisen, daß auch Ultraviolettbestrahlung beim Meerschweinchen kein, oder nur ein geringes Erythem der Haut bewirkt. Überhaupt scheinen die gefäßerweiternden Regulationen bei diesem Tier nur eine untergeordnete Rolle zu spielen (vgl. hierzu die Bemerkungen auf S. 246).

Die Schwierigkeit, eine antidrome Erweiterung bei Ratten und Mäusen auf Histamin zurückzuführen, liegt darin, daß Histamin bei diesen Tieren erst in sehr hohen Konzentrationen wirksam ist. Die antidrome Erweiterung ist bei diesen Tieren noch nicht untersucht worden.

*Acetylcholin* (DALE)[4]. Den Ausgangspunkt für die DALEsche Ansicht stellen seine mit DUDLEY[5] angestellten Untersuchungen dar, in welchen er in der Pferdemilz Acetylcholin nachweisen konnte. Diese Versuche zeigen zum erstenmal, daß das Acetylcholin ,,ein natürlicher im Organismus vorkommender Stoff ist.

[1] FLATOW, E.: Arch. f. exper. Path. **141**, 161 (1929).
[2] HOSOYA, K. (unveröffentlicht).
[3] BENA, E.: Pflügers Arch. **224**, 258 (1930).
[4] DALE, H. H.: Lancet **216**, 1285 (1929).
[5] DALE, H. H. und H. W. DUDLEY: J. of Physiol. **68**, 97 (1929).

Wenn man somit im tierischen Organismus einen Stoff findet, der in allen untersuchten Merkmalen dem Acetylcholin gleicht, aber in Mengen oder unter Bedingungen vorkommt, die es sehr unwahrscheinlich machen, daß er chemisch zu isolieren ist, so scheint es mir durch diese neue Erkenntnis sehr naheliegend, daß es sich um das Acetylcholin selber handelt und nicht um einen unbekannten Stoff mit gleichen Eigenschaften."

Die pharmakologische Wirkung von Acetylcholin gleicht in sehr vielen Einzelheiten einer Vaguserregung. Zahlreiche Untersuchungen haben nun gezeigt, daß bei Reizung der Vagusfasern im Herzen und im Darm ein Stoff frei wird, der wie Acetylcholin wirkt. Am bekanntesten sind die Untersuchungen von O. LOEWI[1] über das Freiwerden einer Vagussubstanz im Froschherzen bei Reizung der hemmenden Vagusfasern. Wir verweisen weiter auf die von uns auf S. 470 beschriebenen Versuche aus dem MAGNUSschen Institut über das Vorkommen von Cholin im Darm. HOET[2], der bei DALE arbeitete, hat gezeigt, daß die spontanen Bewegungen des isolierten Dünndarms, die durch Atropin aufzuheben sind, sehr viel intensiver werden, wenn der Vagus post mortem, aber vor Herausnahme des Darmstückchens gereizt wird. „Alle diese Befunde sind mit der Möglichkeit vereinbar, daß dieser Stoff Acetylcholin ist, und einige weisen sogar direkt auf einen Cholinester mit gleichen Eigenschaften hin."

DALE geht nun noch einen Schritt weiter: „nehmen wir die Zwischenwirkung von Acetylcholin bei den Vaguswirkungen an, so kann man sich schwer vorstellen, daß andere parasympthaische Wirkungen, wie z. B. die gefäßerweiternden Wirkungen des Chorda Tympani durch andere Mechanismen hervorgerufen werden." Wir haben auf S. 440 auf die Ähnlichkeit zwischen der Erweiterung nach Chordareizung und der antidromen Erweiterung hingewiesen. Auch DALE nimmt für beide denselben Mechanismus an und führt somit beide auf Freiwerden von Acetylcholin zurück.

Alles dieses wäre eine weitere Stütze für die Ansicht, nach der die bei der antidromen Erweiterung erregten Nervenfasern dem parasympathischen Nervensystem zuzuordnen seien. Die antidrome Erweiterung würde keine physiologische Besonderheit mehr darstellen, sondern zu der großen Gruppe von Erscheinungen ge-

[1] LOEWI, O. (s. Literatur 1—5 auf S. 475).

[2] HOET, J. C.: J. of Physiol. **60** Proc. X. (1925).

hören, die darauf beruhen, daß Reizung parasympathischer Nervenfasern in der Peripherie Acetylcholin freimacht, welches am Herzen eine Hemmung, am Darm Kontraktionen und an den Gefäßen eine Erweiterung verursacht.

Die Vorstellung, daß bei antidromer Erregung und bei Reizung der Chorda Tympani Acetylcholin frei wird, würde nicht nur die Gefäßerweiterung erklären, sondern auch die Erscheinung, daß Reizung dieser Nervenfasern in den Muskeln eine langsame Kontraktion hervorruft, wenn die motorischen Nerven degeneriert sind. Wir haben diese Erscheinung, das SHERRINGTONsche und das VULPIAN-HEIDENHAINsche Phänomen, auf S. 441 beschrieben, und bereits angeführt, was dafür spricht, daß für die Gefäßerweiterung und für die Kontraktion dieselben Nervenfasern erregt werden. „Wir kennen im Organismus einen Stoff, und zwar nur einen, welcher diese beiden Wirkungen hervorrufen könnte, und das ist das Acetylcholin" (DALE). Histamin wirkt nicht auf den denervierten Muskel (siehe S. 387).

Ein Freiwerden von Acetylcholin könnte somit alle Erscheinungen, die nach antidromer Erregung der sensiblen Nerven auftreten, erklären.

Wir haben bei dem der antidromen Erweiterung zugrundeliegenden Mechanismus Versuche beschrieben (siehe S. 445), die eindeutig zeigen, daß die Erweiterung nur humoral zu erklären ist. Für die Ansicht, daß das Kontraktionsphänomen durch Vermittlung eines chemischen Stoffes entsteht, lassen sich ebenfalls einige Überlegungen und Beobachtungen anführen.

Schon HEIDENHAIN nahm eine indirekte Wirkung der Nervenerregung an, doch erst BREMER und RYLANT[1] sprechen von einer humoralen Wirkungsweise. Für diese Ansicht führen HINSEY und GASSER[2] einige histologische Tatsachen an. HINSEY[3] hat in den Extremitätenmuskeln[4] nach sympathischer und motorischer De-

---

[1] BREMER, F. et P. RYLANT: C. r. Soc. Biol. Paris **90**, 982 (1924).

[2] HINSEY, J. C. and H. S. GASSER: Amer. J. Physiol. **87**, 368 (1928).

[3] HINSEY, J. C. zitiert nach ([2]).

[4] An der Zunge liegen die Verhältnisse anders. BOEKE ([5]) hat feine akzessorische Nervenendigungen in den Muskelfasern nach Degeneration des Hypoglossus beobachtet. Doch weisen HINSEY und GASSER ([3]) sowie GASSER ([6]) darauf hin, daß die Annahme, diese Fasern seien für die Kontraktion verantwortlich, auf Schwierigkeiten stößt.

[5] BOEKE: II. Verhand. d. Kon. Acad. v. Amsterdam **19**, 1 (1917).

[6] GASSER, H. S.: Physiologic. Rev. **10**, 35 (1930).

nervation kleine markhaltige und marklose Nervenfasern gefunden, die aus den hinteren Wurzeln kommen und die wahrscheinlich bei der antidromen Reizung erregt werden. Diese Fasern endigen aber nicht in den Muskeln, sondern an den Blutgefäßen und in dem zwischen den Muskelfasern liegenden Bindegewebe. Wenn eine Erregung dieser Fasern das Kontraktionsphänomen auslöst, „—und auf Grund der Aktionsstromkurven können schwerlich andere Fasern in Betracht kommen —" so kann die Kontraktion nur indirekt also humoral hervorgerufen werden.

Hierfür gibt auch der Kontraktionsablauf einige Hinweise. Die Kontraktion setzt nicht sofort, sondern erst nach einer Latenz ein und überdauert die Reizung um einige Sekunden. Nach HEIDENHAIN spricht die Zunge bei Hypoglossusreizung bereits nach 0,02, bei Lingualisreizung erst nach 0,1—1 Sekunden an. Die Latenz ist aber ebenso wie bei den antidromen Erregungen von der Reizstärke abhängig. FRANK, NOTHMANN und HIRSCH-KAUFFMANN[1] zeigten, daß zwei Induktionsschläge pro Sekunde „nach einer Latenzzeit von etwa 25 Sekunden eine deutliche Ablösung der Zunge vom Gaumen" bewirken, bei 3 Reizen pro Sekunde setzte die Abhebung schon nach 10 Sekunden ein. In diesem Fall war die Kontraktion erst 30 Sekunden nach Beendigung der Reizung (Dauer 1 $^1/_2$ Minuten) vollständig abgeklungen.

Diese Beobachtungen sind mit der Vorstellung einer humoralen Wirkung gut vereinbar. Auch das elektrische Verhalten der Muskelkontraktion entspricht vollkommen dem einer humoralphysiologisch hervorgerufenen Kontraktur. Sowohl bei der Acetylcholinkontraktion[2 3], als auch bei der Kontraktion nach Reizung der sensiblen Nerven[4 5] fehlen die bekannten diskontinuierlichen Saitenoszillationen. FRANK, NOTHMANN und HIRSCH-KAUFFMANN haben weiter an der Hundezunge untersucht, wie Adrenalin und Scopolamin auf die Acetylcholin- und Lingualiskontraktion wirken. Sie konnten zeigen, daß beide Kontraktionen in gleicher Weise nach Adrenalin und Scopolamin ausbleiben. Seltsamerweise hob

---

[1] FRANK, E., NOTHMANN, M. und H. HIRSCH-KAUFFMANN: Pflügers Arch. **197**, 270 (1922).

[2] RIESSER, O. und W. STEINHAUSEN: Ebenda **197**, 288 (1922).

[3] SCHAFFER, H. und H. LICHT: Arch. f. exper. Path. **115**, 196 (1926).

[4] SCHAFFER, H. und H. LICHT: Ebenda **115**, 181 (1926).

[5] HINSEY, J. C. and H. S. GASSER: Amer. J. Physiol. **87**, 368 (1928).

Atropin (bis 0,01 g intravenös untersucht) das Zungenphänomen nach Lingualisreizung nicht auf; entsprechende Versuche an der Acetylcholinkontraktion sind nicht ausgeführt worden, so daß wir nicht sagen können, ob die Übereinstimmung auch für diesen Fall zutrifft. Die bisherigen übereinstimmenden Versuche können sehr wohl als eine weitere Stütze dafür angesehen werden, daß die Kontraktion auf Acetylcholin beruht.

Die Übereinstimmung fehlt aber bei der Gefäßerweiterung. Während die Acetylcholinerweiterung nach Atropin und Scopolamin ausbleibt, haben diese Gifte keinen Einfluß auf die antidrome Erweiterung und auf die Erweiterung nach Chorda- oder Lingualisreizung. Diesen Unterschied erkennt DALE an; er bezweifelt aber, daß ihm eine entscheidende Bedeutung zukommt. Wir wissen nicht, wie das Atropin die Wirkung von Acetylcholin verhindert; ,,es ist möglich, daß es in einigen Fällen, in denen es in der Peripherie durch Nervenerregungen frei wird, in so naher Beziehung zu den reagierenden Elementen frei wird, daß das Atropin seine hemmende Wirkung nicht ausüben kann".

Diese Erklärung stößt beim Scopolamin auf Schwierigkeiten. Wir haben gesehen, daß die Muskelkontraktion durch Scopolamin verhindert wird; wir müssen somit annehmen, daß es die Wirkung des freiwerdenden Acetylcholins auf den Muskel verhindert. Warum sollte es dann nicht auch die Gefäßerweiterung verhindern können?! Diese Schwierigkeit ließe sich leicht durch eine Verbindung der DALEschen Ansicht mit der von TH. LEWIS erklären.

Nehmen wir an, daß antidrome Erregungen für gewöhnlich H-Substanzen aus den Zellen frei machen. Hierfür würde sprechen, daß der Herpes zoster, den wir als eine Wirkung antidromer Erregungen ansehen müssen, bestimmt mit Zellschädigung einhergeht, und daß der erste Verteidigungsmechanismus der geschädigten oder gereizten Zellen, wie wir mehrfach erörtert haben, der ist, daß H-Substanzen abgegeben werden. Diese H-Substanzen erweitern die Gefäße. Am Muskel machen dieselben Erregungen außerdem nach Acetylcholin frei, welches degenerierte Muskel kontrahieren kann. Diese Wirkung wird vom Scopolamin aufgehoben, während die Gefäßwirkung der H-Substanz erhalten bleibt. Man kann sich somit vorstellen, daß bei antidromer Erregung mehrere Stoffe frei werden. Hierfür läßt sich noch eine andere Beobachtung anführen.

Beruht die Gefäßerweiterung bei Lingualisreizung und bei Reizung der hinteren Wurzeln auf Acetylcholin, so muß man auf Grund der langen Nachwirkung annehmen, daß es noch mehrere Minuten nach der Reizung in dem betroffenen Gebiet in wirksamer Konzentration vorhanden ist; man sollte erwarten, daß auch das Muskelphänomen eine entsprechend lange Nachwirkung aufwiese. Das ist aber nicht der Fall. Die Kontraktion klingt stets bereits einige Sekunden nach der Reizung ab und ist nach spätestens 30 Sekunden vollständig abgeklungen, zu einer Zeit, wo die Gefäße noch weit sind. Dieser Unterschied ist leicht erklärlich, wenn man die Wirkung zweier Stoffe annimmt, zumal Acetylcholin schneller zerstört werden könnte als die histaminähnliche H-Substanz.

Man muß aber zugeben, daß der Unterschied in der Dauer der Nachwirkung auch bei Annahme von Acetylcholin allein zu erklären ist. DALE und GASSER[1] haben nämlich, im Gegensatz freilich zu FRANK, NOTHMANN und HIRSCH-KAUFFMANN (siehe weiter unten) gezeigt, daß die Muskelwirkung auch nach Acetylcholin immer nur kurzdauernd ist, auch in den Fällen, in denen das Gift kontinuierlich längere Zeit intravenös injiziert wird. Die kurzdauernde Wirkung ist nach DALE und GASSER durch eine Eigentümlichkeit der denervierten Muskeln bedingt. Es braucht somit auch das bei Nervenerregungen freiwerdende Acetylcholin nicht zerstört werden, und es kann trotzdem die Gefäße noch erweitern, wenn die Muskelwirkung schon lange abgeklungen ist.

Gegen diese zweite Erklärung kann man einwenden, daß die Muskelwirkung bei langdauernder Nervenreizung während der ganzen Dauer der Reizung anhält, was der kurzen Kontraktionsdauer von DALE und GASSER widersprechen würde. Diese wurde auch von FRANK, NOTHMANN und HIRSCH-KAUFFMANN nicht gefunden. Diese Autoren konnten die Muskelwirkung vielmehr „beliebig lange erhalten, wenn man eine Acetylcholinlösung langsam in die Vene einlaufen läßt".

Es besteht geringe Aussicht, das Problem ohne neue Versuche weiter zu bringen. Der Befund, daß Atropin und Scopolamin die antidrome Gefäßerweiterung nicht beeinflussen, bedarf weiterer Untersuchungen.

[1] DALE, H. H. and H. S. GASSER: J. of Pharmacol. **29**, 53 (1926).

Zum Schluß wollen wir noch erwähnen, daß die DALEsche Ansicht die Schwierigkeiten vermeidet, die sich der antidromen Gefäßerweiterung am Kaninchen entgegenstellen, wenn man die LEWISsche Theorie vertritt.

**5. Die Bedeutung der antidromen Gefäßerweiterung (Herpes zoster).** Über die Frage, ob die antidromen Erregungen physiologisch überhaupt wirksam sind, herrscht bisher keine Übereinstimmung. Nach KROGH[1] scheint es „äußerst zweifelhaft, ob die antidrome Gefäßreaktion über die sensiblen Bahnen funktionell überhaupt in dem Sinne in Frage kommt, daß Erregungen vom Zentralnervensystem die Peripherie direkt durch die hinteren Wurzeln erreichen". Im Gegensatz dazu nimmt TH. LEWIS an, daß der Stoffwechsel in den Hautzellen durch antidrome Impulse reguliert wird. Wir geben hier seine interessante Beschreibung wörtlich wieder[2]: „Nach meiner Meinung wird die Abgabe unserer H-Substanz zum Teil physiologisch durch Erregungen reguliert, die antidrom in den sensiblen Nerven verlaufen. Ob diese Nerven wirklich diese Stoffwechseltätigkeit in den Zellen oder direkt die Durchlässigkeit der Zellgrenzen beeinflussen, muß im wesentlichen eine Mutmaßung bleiben, obwohl die erste von beiden wahrscheinlicher klingt. Es ist klar, daß der Verlust der sensorischen Nervenerregung die Haut jeglicher Kontrolle beraubt, die sonst von diesen Nerven ausgeübt werden kann. Es erscheint möglich, daß gewisse Hautkrankheiten, z. B. Glanzhaut, die mit Degeneration der sensorischen Nerven einhergeht, und die man als Zeichen für einen ‚trophischen' Vorgang ansieht, aus diesem Verlust herrühren." TH. LEWIS denkt weiter an die Möglichkeit, daß die antidrome Regulierung „mit den Anforderungen einer schnellen und häufigen Epidermiserneuerung durch Zellvermehrung zusammenhängt".

Für die Physiologie der antidromen Erregung lassen sich nur wenig positive Beobachtungen anführen. Nach BAYLISS[3] kommt ein Teil der Gefäßerweiterung beim Depressorreflex durch antidrome Erregung zustande. Es handelt sich dabei aber nur um vereinzelte Beobachtungen von BAYLISS. Er selber fordert eine ausführlichere Wiederholung seiner Versuche. Ob das emotionelle

---

[1] KROGH, A.: Die Capillaren. 2. Aufl., **1929**, S. 99.

[2] LEWIS, TH.: Die Blutgefäße. Berlin: S. Karger 1928, S. 235.

[3] BAYLISS, W. M.: J. of Physiol. **28**, 267 (1902); ASHER-SPIRO: Erg. Physiol. **5**, 230 (1906).

Erröten auf antidromen Erregungen beruht, ist noch unbewiesen. Gelegentlich beobachtet man dieses bei Frauen am Hals und oberen Brustteil; es erinnert in seinem unregelmäßigen und teilweise fleckenförmigen Aussehen sehr an den roten Hof. Wir haben selbst gelegentlich einige Frauen auf dieses Erröten hin beobachtet. Wir können dabei die Beobachtung von TH. LEWIS nicht ganz bestätigen, daß die Röte, die sich über das Gesicht und den Hals ergießt, genau den V-förmigen Bezirk betrifft, „der durch unseren modernen Hals und Brust freilassenden Kleiderausschnitt dem Sonnenlicht ausgesetzt ist und darum bereits vorher gerötet oder pigmentiert ist". Vielmehr ist die Rötung fleckweise und nicht scharf begrenzt. Es finden sich auch leicht gerötete normale Hautstellen in der Rötung vor und die Rötung kann sich bis zur Schulter hinziehen. Das Abblassen der Röte geschieht in derselben Weise wie beim roten Hof. Man hat nicht den Eindruck, daß es sich bei diesem emotionellen Erröten um einen direkten nervösen Vorgang handelt. Der Verlauf gleicht vielmehr den Rötungen, die wir auf Freiwerden von H-Substanzen zurückführen konnten. Andererseits spricht gegen die Vorstellung, daß es sich beim emotionellen Erröten um antidrome Erregungen handelt, die Tatsache, daß Trigeminusentfernung das emotionelle Erröten des Gesichtes nicht beeinflußt[1].

Eine Beobachtung, die möglicherweise ebenfalls auf antidromen Erregungen beruht, kann einer von uns an sich selber feststellen. Wir haben schon angeführt, daß bei dem einen von uns im Erregungszustand roter Hof und Quaddel durch außerordentlich geringe Stichreize ausgelöst werden können. Es gelingt weiter, durch psychische Einstellung den roten Hof und die Quaddel in ihrem Auftreten zu verhindern oder doch abzuschwächen. Im gleichen Sinne können hier auch die Beobachtungen erwähnt werden, daß Menschen auf Suggestion Röte oder sogar Blasenbildung aufweisen. „Es wäre nicht gerechtfertigt, wollte man das Vorhandensein einiger dieser beschriebenen außergewöhnlichen Erscheinungen leugnen, um so mehr als die antidrome Leitung anscheinend die Wege angibt, auf denen die entsprechenden Erregungen direkt vom Gehirn zur Haut verlaufen können"[2].

---

[1] KROGH, A., zitiert nach TH. LEWIS: Die Blutgefäße. **1928**, S. 205.
[2] LEWIS, TH.: Die Blutgefäße. S. 214.

Wir sehen, daß die positiven Tatsachen für die Theorie, daß die antidrome Erregung physiologisch wirksam ist, noch sehr wenig beweiskräftig sind. Andererseits zeigen einige pathologische Beobachtungen, daß die antidrome Gefäßerweiterung nicht nur ein Kunstprodukt der Physiologen ist. Der Herpes zoster dürfte ein Beispiel dafür sein, daß von dem Spinalganglion aus antidrome Erregungen zur Haut verlaufen. Wie HEAD und CAMPBELL[1] zuerst gezeigt haben, ist der Sitz der Erkrankung im Spinalganglion. Die Erkrankung beruht auf einer akuten, hämorrhagischen Entzündung und fängt zuerst mit starken Schmerzen an. Bald darauf kommt es zu einer abgegrenzten Rötung und Schwellung der Haut in dem zugehörigen Dermatom. Einen roten Hof hat man offenbar nicht beobachtet. Die Erscheinung geht dann in Blasenbildung über. Ob beim Herpes zoster wirklich nur das Spinalganglion erkrankt ist, und die Haut als (weiterer) Sitz der Erkrankung ausgeschlossen werden darf, ist bis jetzt mit Sicherheit nicht entschieden worden.

Es ist weiter bekannt, daß auch Tumoren, die auf die Hinterwurzelganglien einwirken, ferner Schußverletzungen, die das Ganglion verletzt haben, Tabes dorsalis und heftige Neuritiden, Herpes zoster-artige Symptome hervorrufen können. Es ist sehr wahrscheinlich, daß die glänzend rote, straffe und haarlose Haut bei Causalgien durch antidrome Nervenerregungen zustande kommt.

Anhang: Eine sonst ungeklärte Angabe von O. FOERSTER[2], daß nämlich nach Reizung des distalen Endes eines durchschnittenen Hautnervens die Versuchsperson im zugehörigen Hautgebiet Schmerzen empfindet, könnte vielleicht auch mit dem Freiwerden von histaminähnlichen Stoffen durch die Reizung erklärt werden. „Durchschneidet man beim Menschen den Cutaneus surae lateralis und reizt das distale Ende mit dem elektrischen Strom, so fühlt die betreffende Person Schmerz in der Gegend des äußeren Knöchels. Durchschneidet man auch noch den Cutaneus surae medialis und wiederholt die Reizung des Cutaneus surae lateralis, so tritt kein Schmerz mehr auf." FOERSTER meint, daß „das nur so zu erklären ist, daß bei Reizung des distalen Stumpfes des Cutaneus surae lateralis der Reiz antidrom zur Peripherie, das heißt in die Haut in der Umgebung des äußeren Knöchels geleitet wird, sich hier in

[1] HEAD, H. and A. W. CAMPBELL: Brain **23**, 353 (1900).

[2] FOERSTER, O.: Die Leitungsbahnen des Schmerzgefühls usw. S. 20. Wien-Berlin: Urban und Schwarzenberg 1927; ROSSOLIMO-Festschrift, **1924**, S. 145.

dem geschlossenen sensiblen Netzwerk ausbreitet und aus diesem letzteren durch den Cutaneus surae medialis, der sich bekanntlich ebenfalls an der Versorgung der Haut in der Gegend des Malleolus externus beteiligt und in der Formation des geschlossenen Nervennetzes eintritt, wieder herausgeleitet dem Zentralnervensystem zugeführt wird und so zum Schmerz führt". Dies wäre eine mögliche Erklärung. Eine andere wäre die, den Schmerz mit dem Freiwerden einer H-Substanz in Verbindung zu bringen: die Substanz erregt dann beim Diffundieren in die Gewebe Receptoren, deren Nervenleitung zum Gehirn noch nicht durchschnitten sind. Für diese Erklärung spräche vor allem, daß der Schmerz „ungewöhnlich lange" anhält. Die H-Substanz würde die sensiblen Endorgane so lange reizen, bis sie weggeschafft würde.

Bevor wir den Abschnitt der antidromen Gefäßerweiterung verlassen, müssen wir noch auf die Beziehung derselben zum Axonreflex des roten Hofes eingehen.

**6. Die Beziehung der antidromen Erregung zum Axonreflex.** TH. LEWIS[1] ist der Ansicht, daß der lokale Axonreflex des roten Hofes eine rein reflektorische Erweiterung der Arteriolen darstellt. Wir haben auf S. 443 die histologischen Befunde von WOOLLARD erwähnt, nach denen die sensiblen Nerven sich in der Peripherie teilen, indem ein Ast in die sensiblen Endorgane der Haut geht (sensible Kollateralen) und sich dort aufspaltet, ein anderer zu den Arterien und Arteriolen zieht (arteriolare Kollateralen). WOOLLARD hat die arteriolaren Kollateralen bis zu einer Länge von 2,5 cm verfolgen können. Sie mögen in Wirklichkeit natürlich noch länger sein, doch werden sie sich histologisch nur schwer über eine größere Entfernung verfolgen lassen.

Der rote Hof entsteht nach der Vorstellung von TH. LEWIS in der Weise, daß das in die Haut punktierte Histamin oder die frei gewordene H-Substanz in den Gewebsspalten die sensiblen Endigungen der Haut reizt. Die Erregung wird in einer sensiblen Kollateralen aufwärts geleitet und verläuft in einer arteriolaren Kollateralen zur Arteriole (siehe Abb. 79). TH. LEWIS[1] hält es weiter für unwahrscheinlich, daß die Arterien durch antidrome Erregung direkt erweitert werden können, wie das der punktierte Pfeil des Schemas andeutet. Beobachten wir bei antidromer Reizung eines sensiblen Nerven eine Erweiterung der Arterien (z. B. der Zentralarterie am Kaninchenohr), so soll diese Erweiterung auch durch einen Axonreflex hervorgerufen werden (siehe S. 448). Nach TH.

[1] LEWIS, TH.: Die Blutgefäße. S. 223. Berlin: S. Karger 1928.

LEWIS handelt es sich also um ganz verschiedene Nervenfasern, die die antidrome Erweiterung und den Axonreflex hervorrufen, und zwar um Fasern, die nur chemisch durch H-Substanzen gereizt werden können, und deren Erregung zur spezifischen Juckempfindung führt[1]. Des weiteren handelt es sich um einen ganz verschiedenen Mechanismus; die antidrome Erweiterung beruht auf Freiwerden von H-Substanz, die Erweiterung im Axonreflex auf einer reflektorischen Erweiterung.

Diese Ansicht wird nicht von KROGH geteilt. Wir haben bereits auf S. 254 gezeigt, daß nach KROGH nicht nur die kräftigen Arteriolen, sondern auch die kleinsten Gefäße (Capillaren und Venchen) im roten Hof aktiv erweitert sind. Nach KROGH handelt es sich beim roten Hof um denselben Vorgang wie bei der antidromen Erregung. Er schreibt[2]: „Das Natürlichste scheint mir zu sein, wenn man *eine* Art von Fasern — die schmerzleitenden — annimmt; diese machen bei geeigneter Reizung entweder vom Spinalganglion aus (Herpes zoster) oder in ihrem Verlauf (antidrom) oder in der Peripherie (den reflektorischen roten Hof hervorrufend) die H-Sub tanz frei". Im Gegensatz zu TH. LEWIS nimmt KROGH also an, „daß im reflektorischen roten Hof der menschlichen Haut über den ganzen beteiligten Bezirk des Hofes H-Substanz in derartiger Menge frei wird, daß sie eine Erweiterung von Arteriolen, Capillaren und Venchen verursacht".

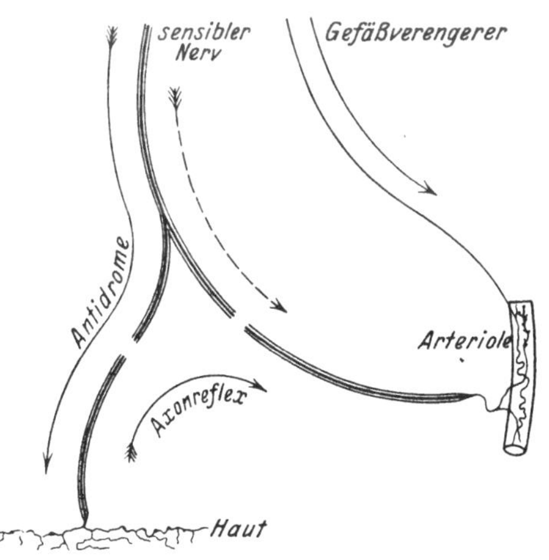

Abb. 79. Schema zur Erklärung des Axonreflexes beim roten Hof. Erklärung siehe Text. (Nach TH. LEWIS.)

Auch DALE[3] nimmt an, daß über den ganzen Bezirk des roten Hofes ein gefäßerweiternder Stoff frei wird, der aber ebenso wie

[1] LEWIS, TH. and H. M. MARVIN: Heart **14**, 139 (1927).
[2] KROGH, A.: Die Capillaren. 2. Aufl., **1929**, S. 111.
[3] DALE, H. H.: Lancet **216**, 1285 (1929).

der für die antidrome Erweiterung verantwortliche nicht die H-Substanz, sondern Acetylcholin ist, so daß die dreifache Reaktion auf einem pharmakodynamischen Zusammenwirken verschiedener Stoffe beruht. Wir geben die Ausführungen von DALE wieder: „Wir haben zuerst das Freiwerden von Histamin aus den unmittelbar betroffenen Zellen, welches die kleinsten Gefäße, mit denen es in Berührung kommt, direkt erweitert, und die sensiblen Endigungen der terminalen Axon-Verzweigung ständig reizt. So weit schließen wir uns LEWIS und seiner ‚H-Substanz' an. Wir müssen uns weiter vorstellen, daß die so erzeugten Nervenerregungen über die Teilungsstelle an die Endigungen der arteriolaren Kollateralen gelangen und dort als wirksamen Erweiterer Acetylcholin freimachen. Diese Auffassung, die vielleicht kompliziert erscheint, ist in Wirklichkeit eine Vereinfachung, indem sie eine Anzahl zusammengehöriger aber getrennter Erscheinungen zueinander in Beziehung setzt. Die Auffassung entspricht außerdem der allgemeinen Richtung neurologischen Denkens, sich immer dann die Zwischenwirkung eines chemischen Mittels vorzustellen, wenn die in den Nervenfasern verlaufenden Impulse in Erregung oder Hemmung einer Zelle umgewandelt werden, selbst an den Synapsen der grauen Substanz des zentralen Nervensystems (SHERRINGTON)."

Eindeutige und entscheidende Beweise für die Richtigkeit der einen oder der anderen hier angeführten Ansicht fehlen.

## III. Die lokalen Gefäßregulationen beim Frosch.

Auf S. 348 haben wir gezeigt, daß Histamin die Froschgefäße nicht erweitert. Trotzdem finden wir, daß diese auf Schädigungen mechanischer, thermischer, elektrischer und chemischer Art, auf Ultraviolett- und Röntgenbestrahlung sowie auf Unterbrechung der Blutzufuhr ähnlich reagieren wie die Gefäße der menschlichen Haut. Auf dieses unterschiedliche Verhalten der Froschgefäße auf Histamin einerseits und auf verschiedenartige Schädigungen andererseits hat KROGH[1] zuerst aufmerksam gemacht. Die Frage ist dann kürzlich von GRANT und JONES[2] in Angriff genommen worden. Ihre Versuche bestätigen die Annahme von KROGH, daß

[1] KROGH, A., Die Capillaren. Berlin: Julius Springer **1929**. 2. Aufl. S. 199 und 277.

[2] GRANT, R. T. and T. D. JONES: Heart **14**, 337 (1929).

für die gefäßerweiternden Reaktionen beim Frosch andere Stoffe als beim Menschen in Frage kommen.

Grant und Jones zeigten zuerst, daß die Gefäßreaktion der Froschzunge auf verschiedenste Reize der dreifachen Reaktion an der menschlichen Haut sehr ähnelt. Wir sehen eine lokale, vom Nervensystem unabhängige, aktive Erweiterung der kleinsten Gefäße, die der lokalen Röte der menschlichen Haut entspricht. Wir beobachten weiter in der Umgebung eine sekundäre, nach kurzer Zeit abklingende Erweiterung, die nach vollständiger Degeneration der Zungennerven ausbleibt und somit auf einem lokalen Axonreflex beruht. Diese Röte entspricht dem roten Hof. Die dritte Erscheinung der dreifachen Reaktion, die Schwellung, ist ebenfalls vorhanden aber nicht immer deutlich ausgeprägt.

Grant und Jones zeigten weiter, daß die Gefäßreaktionen nicht auf einer direkten Wirkung des schädigenden Agens beruhen, sondern die Folge davon sind, daß aus den geschädigten Geweben Stoffe frei werden, die auf Gefäße und Nerven einwirken. In gleicher Weise wie an der menschlichen Haut beobachteten sie nämlich, daß sich die lokale Röte bei aufgehobenem Kreislauf langsam um einige Millimeter ausbreitet, und daß das Abblassen der sekundären umgebenden Röte um die Zeit einer Kreislaufunterbrechung hintangehalten wird.

Als nächstes stellten sie alkoholische Extrakte aus der Froschhaut her, die (nach Abdestillieren des Alkohols, Entfernen des Fettes durch Äther und Eindicken) den Blutdruck des Frosches senkten und bei lokaler Applikation die Zungengefäße erweiterten. Es zeigte sich aber, daß in gleicher Weise hergestellte Extrakte von Ochsenlungen oder menschlicher Haut ebenso wirkten, und daß diese Wirkung auf den hohen Gehalt der Lösungen an anorganischen Salzen beruhte, denn die nach Veraschung aufgenommenen Rückstände hatten ebenfalls eine ausgesprochene Wirkung auf den Kreislauf des Frosches. Weiter zeigte sich beim Aufarbeiten dieser Extrakte aus Säugetiergewebe, daß die Kreislaufwirkung auf den Frosch in dem Maße abnahm, wie der Salzgehalt geringer wurde, während die Wirkungen auf den Blutdruck der Katze und auf die menschliche Haut erhalten blieben. Die von anorganischen Salzen befreite Histidin-Argininfraktion wirkte auf den Kreislauf des Frosches nicht mehr.

Es bestand somit der Verdacht, daß die Wirksamkeit der Froschhautextrakte ebenfalls nur auf ihren Salzgehalt beruhe. Das ist aber nicht der Fall. Die Extrakte wirkten auch noch nach Entfernen der anorganischen Salze, wenn auch in abgeschwächter Form. Bei lokaler Applikation auf die Froschzunge trat eine lokale Röte und ein schwacher umgebender roter Hof auf; intravenöse Injektionen senkten den Blutdruck (siehe Abb. 80). Die Wirkung entsprach einem Achtel der ursprünglichen blutdrucksenkenden Wirkung am atropinisierten Frosch. Die Atropinisierung ist darum notwendig, weil der Extrakt noch einen cholinartigen Stoff enthält, der beim Aufarbeiten in die Lysinfraktion übergeht.

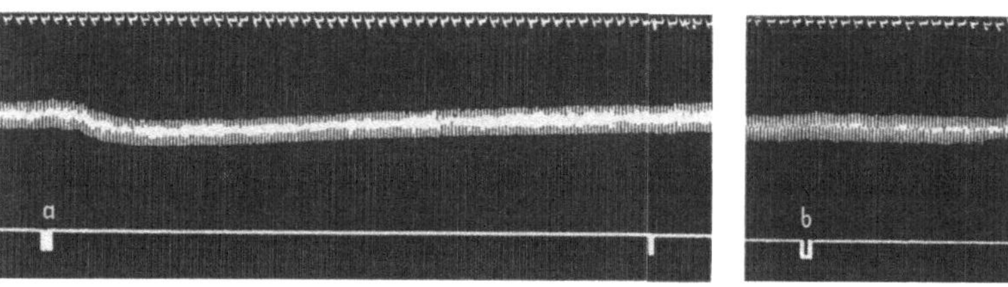


Abb. 80. Wirkung von Froschhautextrakt und Histamin auf den Blutdruck des Frosches (R. Esculenta). a Injektion der salzfreien Histidin-Argininfraktion macht eine Blutdrucksenkung, b Injektion von 0,1 cm Histamin 1 : 3000 verändert den Blutdruck nicht. (Nach GRANT und JONES.)

Der in der Histinin-Argininfraktion wirksame Stoff ist nach GRANT und JONES sicherlich für die Gefäßreaktionen am Frosch nach Schädigung des Gewebes verantwortlich. Dieser Stoff, der wahrscheinlich ein basischer Körper der Histidin-Argininfraktion ist, kann nicht Histamin sein, weil dieses auf die Froschgefäße nicht wirkt. Im übrigen wirkt der Stoff aber ähnlich wie Histamin, er kontrahiert den Meerschweinchenuterus, senkt den Blutdruck der atropinisierten Katze und bewirkt die dreifache Reaktion bei Punktion in die menschliche Haut.

GRANT und JONES versuchten die Wirksamkeit des Stoffes in Histaminwerten auszudrücken. Das gelang nicht, weil dieselbe Lösung, die in ihrer Blutdruckwirkung einer Histaminkonzentration von nur 1 : 100 000 entsprach, bei Auswertung am Meerschweinchenuterus einer Konzentration von etwa 1 : 30 000 entsprach und an der menschlichen Haut sogar einer Konzentration von 1 : 6700 äquivalent war.

*Antidrome Erweiterung und Reflexerythem beim Frosch.* Am Frosch kann man ebenso wie beim Warmblüter eine antidrome Gefäßerweiterung nachweisen; sie ist von zahlreichen Autoren[1 2 3 4 5] beschrieben worden und kann auch im Durchströmungspräparat nachgewiesen werden. Sie ist nicht nur auf die Haut beschränkt, sondern betrifft auch die Muskelgefäße. Zwar hatte Doi, der bei Langley arbeitete, mit der plethysmographischen Methode gefunden, daß sich fast nur die Hautgefäße erweiterten, während die Muskelgefäße wenig oder gar nicht an der Erweiterung teilnahmen. Unser Mitarbeiter Mettalinos[3] konnte aber an der durchströmten enthäuteten Froschextremität eine sehr schöne antidrome Erweiterung erhalten und Bayliss[6] beobachtete mikroskopisch bei einem curaresierten Frosch eine Erweiterung der Gefäße des Musculus mylohyoideus bei Reizung des betreffenden Muskelnerven. Diese Beobachtung von Bayliss konnte Feldberg[7] bestätigen. Bruck beobachtete an der Froschzunge nach Reizung des Glossopharyngeus nicht nur Erweiterung, sondern auch Ödem.

Wir nehmen an, daß die antidrome Erweiterung ebenso wie beim Warmblüter darauf beruht, daß die Erregungen gefäßerweiternde Stoffe in der Peripherie frei machen. Es wären dies nach der Vorstellung von Th. Lewis die Stoffe, die Grant und Jones aus der Froschhaut extrahieren konnten (H-Substanz des Frosches). In dieser Beziehung ist die Beobachtung bemerkenswert, die Karlik[8] in unserem Laboratorium machte. Er fand, daß sich im Gegensatz zu den vorher besprochenen Katzenversuchen von Hara (siehe S. 448) die antidrom erweiterten Froschgefäße auf eine Sympathicusreizung hin zusammenziehen. Die H-Substanz des Frosches würde sich von der des Warmblüters somit darin unterscheiden, daß sie die Gefäße gegen Nervenreize nicht refraktär macht.

Nach der Theorie von Dale müßten wir annehmen, daß die

---

1 Doi, Y.: J. of Physiol. **54**, 236 (1920).

2 Krogh, A., G. A. Harrop und P. B. Rehberg: Ebenda **56**, 179 (1922).

3 Metallinos: Inaug.-Diss. Berlin 1925.

4 Krogh, A.: Die Capillaren, 2. Aufl., S. 96.

5 Bruck, C.: Arch. f. Dermat. **96**, 241 (1909).

6 Bayliss, W. M.: The vasomotor System, S. 33. Longmans, Green and Co. 1923.

7 Feldberg, W. (unveröffentlichte Versuche).

8 Karlik, L.: Pflügers Arch.: **222**, 356 (1929).

antidrome Erweiterung auf Freiwerden von Acetylcholin beruht. Es ist in diesem Zusammenhang bedeutungsvoll, daß Acetylcholin auch am nicht denervierten Froschmuskel eine Kontraktion bewirkt, die sogar durch Denervierung nicht sensibilisiert wird. Man sollte darum erwarten, daß eine antidrome Erregung sensibler Fasern sowohl am normalen als auch am denervierten Frochmuskel eine Kontraktion hervorriefe. Eine solche ist bisher aber nicht beobachtet worden. Doch hat BREMER[1] kürzlich eine Erscheinung beschrieben, die vielleicht mit den antidromen Erregungen zusammenhängt. Er fand bei bestimmter Form der Reizung des Ischiadicus nach einer Kontraktion eine von ihm als „neuromuskuläre" bezeichnete Nachkontraktur des Froschgastrocnemius die durch Atropin und Scopolamin aufzuheben war. Sie beruht nach seiner Ansicht aber nicht auf Freiwerden von Acetylcholin. Er durchströmte die hinteren Glieder von Fröschen, deren Gastrocnemien eine starke neuromuskuläre Kontraktur zeigten, und prüfte die Durchströmungsflüssigkeit am Froschherzen auf Acetylcholin; doch konnte er weder während noch unmittelbar nach der Kontraktur eine Wirkung erzielen (vgl. hierzu aber die anders ausgefallenen Durchströmungsversuche auf S. 467 und S. 468).

Zum Schluß wollen wir noch darauf hinweisen, daß wir die für den roten Hof an der menschlichen Haut erörterten Ansichten auch auf die entsprechende sekundäre reflektorische Röte der Froschzunge anwenden können. Sie beruht somit entweder auf einer einfachen reflektorischen Erweiterung, oder der Axonreflex macht in dem betroffenen Bezirke die H-Substanz des Frosches oder das Acetylcholin frei (vgl. S. 458).

## IV. Das Freiwerden von Gewebshormonen in der quergestreiften Muskulatur

THORPE[2] hat Histamin in der quergestreiften Muskulatur chemisch isoliert. Es ist deshalb wahrscheinlich, daß dieser Stoff für bestimmte, erweiternde Regulationen der Muskelgefäße verantwortlich ist. THORPE gibt ferner an, daß kein Anhaltspunkt dafür vorhanden sei, daß „frisches Muskelgewebe irgendeinen anderen organischen blutdrucksenkenden Stoff als Histamin enthält." Er

---

[1] BREMER, F.: C. r. Soc. Biol. Paris **98**, 601, 607 (1928).
[2] THORPE, W. V.: Biochemic. J. **22**, 94 (1928).

konnte im frischen Muskelextrakt weder chemisch noch physiologisch Cholin nachweisen.

Die Befunde von THORPE, der mit Warmblütermuskeln arbeitete, stehen im Gegensatz zu den Beobachtungen über den Nachweis von Cholin im Kaltblütermuskel. Für physiologische Regulationen ist das Acetylcholin von größerer Bedeutung als das Cholin. Es ist unwahrscheinlich, daß Cholin und Acetylcholin nur im Kaltblüter- und nicht auch im Warmblütermuskel vorkommen sollten. THORPE hat die Möglichkeit, daß Acetylcholin im Warmblütermuskel vorhanden ist, nicht berücksichtigt; dagegen halten es DALE und DUDLEY aber für wahrscheinlich, daß Acetylcholin für bestimmte Reaktionen am Warmblütermuskel verantwortlich ist (siehe antidrome Erregung S. 449).

Es ist darum notwendig, bei den folgenden Erörterungen sowohl Histamin und histaminähnliche Stoffe als auch Acetylcholin und acetylcholinähnliche Stoffe für die verschiedenen Regulationen in Betracht zu ziehen.

Bei den Reaktionen der Hautgefäße haben wir bereits einige Beobachtungen über das Freiwerden histaminähnlicher und acetylcholinähnlicher Stoffe in der quergestreiften Muskulatur beschrieben, nämlich bei der reaktiven Hyperämie und bei der antidromen Gefäßerweiterung. Diese Reaktionen betreffen nicht nur die Haut, sondern auch die Muskeln. Um Wiederholungen zu vermeiden sei auf diese Abschnitte verwiesen.

Den gleichen Mechanismus wie für diese Reaktionen nehmen zahlreiche Autoren auch für die Gefäßerweiterung an, die im tätigen Muskel auftritt. So hält MACLEOD [1] es für möglich, „daß Histamin oder ein ähnlicher Stoff die Capillarerweiterung während Muskelarbeit verursacht.“ LEWIS und GRANT [2] machen in diesem Zusammenhang auf die lange Dauer und das langsame Abklingen der Gefäßerweiterung aufmerksam. „Zwei Minuten lange Kontraktion des Unterarmes geht mit einer 12—16 Minuten lang anhaltenden vermehrten Blutströmung in der Gliedmaße einher. Es läßt sich schwer annehmen, daß so leicht diffusible Substanzen wie Milchsäure eine derartig lange Zeit zu ihrem Abtransport gebrauchen sollten. Ich

[1] MACLEOD, J. J. R.: Physiology and Biochemistry in modern medicine. London: H. Kimpton 1925, 413.

[2] LEWIS, TH. und R. T. GRANT: Heart 12, 73 (1924).

glaube, daß vielmehr auch hierfür die H-Substanz als sehr wesentlicher Faktor in Betracht zu ziehen ist“ [1]. Auch FLEISCH [2] denkt daran, daß das Histamin wenigstens zum Teil für die Gefäßerweiterung im tätigen Muskel in Betracht zu ziehen sei. Vergleiche auch die Bemerkung von KROGH auf S. 433.

Um diese Frage näher zu untersuchen, veranlaßten wir unseren Mitarbeiter SCHULTE [3], den Gastrocnemiusmuskel einer Katze einmal in Ruhe und einmal nach längerer Arbeit auf histaminähnlich wirkende Stoffe zu untersuchen. Wir gingen dabei von der Voraussetzung aus, daß die gefäßerweiternden Stoffe während der Kontraktion in die Gewebsspalten gelangen, langsam ins Blut diffundieren und forttransportiert werden, so daß es bei genügend langer Kontraktion zu einer Abnahme dieser Stoffe im Muskel kommen müsse. Das scheint, wie aus der folgenden Tabelle hervorgeht, wirklich der Fall zu sein. Die Versuche sind in der Weise ausgeführt worden, daß der Muskel zerkleinert, im Soxhletapparat 5 Stunden mit 96%igem Alkohol bei 80—83° extrahiert, der Alkohol darauf im Vakuum verdampft und der Rückstand mit Tyrodelösung aufgenommen wurde. Die frisch hergestellten Extrakte wurden dann sofort am Dünndarm des Meerschweinchens untersucht und die kontrahierende Wirkung gegen Histaminchlorhydrat geeicht.

Gehalt des Musculus gastrocnemius der Katze an darmkontrahierenden Stoffen in Milligramm Histaminchlorhydrat pro Kilogramm Muskelgewebe ausgedrückt.

| I. Ruhender Muskel | | II. Nach 30—50 Minuten langer Reizung | |
|---|---|---|---|
| 7,5 | Mittelwert 5,25 mg | 2 | Mittelwert 1,5 mg |
| 5 | | 2 | |
| 3,3 | | 1,5 | |
| 6,7 | | 0,6 | |
| 5 | | 0,5 | |
| 5 | | 0,5 | |
| 5 | | 1 | |
| 5 | | 1,7 | |
| 5 | | 2 | |
| 5 | | 2 | |
| | | 1 | |

[1] LEWIS, TH.: Die Blutgefäße der menschlichen Haut 1928, S. 233.
[2] FLEISCH, A.: Z. Biol. **88**, 573 (1929).
[3] SCHULTE, H.: Arbeitsphysiologie (im Druck).

Die erste Spalte zeigt den Gehalt eines ruhenden Muskels an darmkontrahierenden Stoffen, die im Mittel 5,25 mg Histaminchlorhydrat pro Kilogramm Muskelgewebe entsprechen würden. Die Werte in der zweiten Spalte wurden an Muskeln erhalten, die vorher 30—50 Minuten mit maximalen tetanischen Induktionsreizen bis zur vollständigen Ermüdung gereizt wurden. Diese Muskeln enthielten dreieinhalbmal weniger darmkontrahierende Stoffe als die ruhenden Muskeln; der Mittelwert entsprach 1,5 mg Histaminchlorhydrat pro Kilogramm Muskelgewebe.

Die Natur dieser Stoffe hat SCHULTE nicht weiter untersucht. Nach THORPE, der annimmt, daß die gesamte blutdrucksenkende Wirkung frischer alkoholischer Muskelextrakte auf Histamin beruht, könnte man den Unterschied in dem Gehalt des ruhenden und tätigen Muskels an darmkontrahierenden Stoffen auf Unterschiede im Histamingehalt zurückführen. Dagegen läßt sich zweierlei sagen.

Einmal ist der Gehalt des ruhenden Katzenmuskels nach THORPE viel niedriger; er entspricht nur 1 mg Histaminbase pro Kilogramm Gewebe. Das wäre ungefähr der Wert, den SCHULTE am gereizten Muskel fand. Weiter sind Versuche am Froschmuskel bekannt, in denen ähnliche Veränderungen des ruhenden und tätigen Muskels beschrieben worden sind, für die aber vor allem cholin- und acetylcholinähnlich wirkende Stoffe verantwortlich gemacht werden. Um mit Sicherheit festzustellen, um was für Stoffe es sich bei der darmkontrahierenden Wirkung der alkoholischen Extrakte des Katzenmuskels handelt, sind somit weitere Versuche notwendig.

Die Versuche am Frosch hat HESS[1] zuerst ausgeführt. Er fand, daß die aus einem Froschpräparat abfließende Durchströmungsflüssigkeit auf den isolierten Meerschweinchen- und Rattendarm ähnlich wirkt, wie stark verdünnte Acetylcholinlösungen. Nach länger dauernder Durchströmung nahm der Effekt ab; nach Tetanisieren der Muskeln nahm er zu. Dieses Ergebnis, welches BREMER[2] nicht erhalten konnte, haben BRINKMAN und RUITER[3] sowie SHIMIDZU[4] mit etwas anderen Versuchsanordnungen bestätigen und erweitern können.

[1] HESS, W. R.: Verh. internat. Physiol.-Kongr., Edinburgh 1923.

[2] BREMER, F.: C. r. Soc. Biol. Paris. **98**, 601, 607 (1928).

[3] BRINKMAN, R. und M. RUITER: Pflügers Arch. **204**, 766 (1924); **208**, 58 (1925).

[4] SHIMIDZU, K.: Ebenda **211**, 403 (1926).

Brinkman und Ruiter ließen die aus einem Froschpräparat abfließende Flüssigkeit direkt in die Bauchaorta eines zweiten hintergeschalteten Froschpräparates fließen, welches noch die Blase und den Enddarm enthielt. Tetanische Ischiadicusreizung am ersten Präparat führte am hintergeschalteten zweiten zu Tonussteigerungen und Bewegungen der Blase und Kloake. Die humorale Übertragung gelang nicht nur bei direkter und indirekter Reizung, sowie bei intensiven passiven Beinbewegungen, sondern auch bei vollständiger Curarelähmung, so daß die Reizung keine Kontraktion mehr auslöste. Es ist sehr leicht möglich, daß das Freiwerden der Stoffe im letzteren Falle auf antidromer Erregung sensibler Fasern beruht.

Shimidzu hat die Versuche in dem Sinne erweitert, daß er nicht nur einfach die aus dem Froschpräparat abfließende Flüssigkeit, sondern auch alkoholische Extrakte derselben untersucht hat. Als Testobjekte verwendete er den Froschdarm und das Froschherz. Er fand in der abfließenden Flüssigkeit und in den Extrakten mehrere, zum mindestens aber zwei verschiedenartig wirkende Stoffe, welche beide nach Muskelreizung in der abfließenden Flüssigkeit angereichert waren. Ein Stoff hatte eine cholinartige Wirkung: Erregung des Darmes; Hemmung der Herztätigkeit; Verstärkung beider Wirkungen durch Acetylieren und Aufhebung durch Atropin. Shimidzu nimmt an, daß es sich dabei möglicherweise um Cholin und Acetylcholin handelt.

Weil aber nach Atropin noch eine geringe darmerregende sowie eine herzfördernde Wirkung vorhanden bleibt, nimmt Shimidzu noch die Wirkung eines anderen Stoffes an und denkt dabei an das Histamin. Es kann sich aber kaum um Histamin handeln. Während es vielleicht die herzfördernde Wirkung erklären würde, kann es für die darmerregende Wirkung nicht in Betracht kommen, weil Histamin den Froschdarm hemmt (siehe S. 176). Es ist überhaupt fraglich, ob Histamin, welches die Froschgefäße nicht beeinflußt, im Froschgewebe vorkommt. Im vorhergehenden Kapitel haben wir gezeigt, daß sich aus der Froschhaut ein Stoff extrahieren läßt, der den Blutdruck dieses Tieres senkt und seine Gefäße erweitert; diesen Stoff haben wir als H-Substanz des Frosches bezeichnet. Es ist möglich, daß derselbe Stoff für die herzfördernde und durch Atropin nicht aufzuhebende darmerregende Wirkung der Durchströmungsflüssigkeit verantwortlich ist.

Während die bisher besprochenen Froschversuche mit den Beobachtungen SCHULTEs gut übereinstimmen, lassen sich die Befunde von GEIGER und LOEWI[1] schwer mit ihnen in Einklang bringen. Diese Autoren haben gezeigt, daß Extrakte aus den bis zur vollständigen Ermüdung (etwa 1 Stunde) gereizten Froschmuskeln eine 5—10mal so starke Cholinwirkung haben wie die Extrakte der ungereizten Muskeln.

## V. Das Freiwerden von Gewebshormonen in der glatten Muskulatur.

Wir wollen in diesem Kapitel die sogenannten „Kontraktionshormone" des Darmes und des Uterus besprechen. Es handelt sich um die Beobachtung, daß in Tyrode- oder Ringerlösung aufgehängte Uterus- oder Darmstücke spontane Kontraktionen zeigen, hervorgerufen durch freiwerdende kontraktionsauslösende Stoffe, welche in die Badflüssigkeit diffundieren. Es liegen, vor allem für den Darm, einzelne Beobachtungen vor, die dafür sprechen, daß diese Stoffe auch in situ wirksam sind, so daß man von Hormonen der Darmbewegung und der Uteruskontraktionen spricht.

Die Untersuchungen aus dem MAGNUSschen Institut haben gezeigt, daß das Hormon der Darmbewegung Cholin (und höchstwahrscheinlich auch das wirksamere Acetylcholin) ist, dessen Wirkung durch Atropin aufgehoben wird. Das Darmhormon wäre demnach wahrscheinlich identisch mit dem „Nervenerregungsstoff" oder der „Vagussubstanz", die bei Reizung von Vagusfasern am Erfolgsorgan frei wird, und den Reizerfolg hervorruft (siehe S. 450 u. 475). Dafür spricht z. B. die Beobachtung von HOET[2], daß der in Tyrode aufgehängte Meerschweinchendarm sehr viel intensivere Spontankontraktionen macht, wenn der Vagus post mortem, aber vor Herausnahme des Darmes, gereizt worden war. Das beweist eine enge Beziehung zwischen der Innervation und dem Hormon der Darmbewegung. Der Zusammenhang wird noch eindrucksvoller, wenn wir die Beobachtungen auf das Uterushormon ausdehnen.

Reizung parasympathischer Nerven bewirkt am Uterus keine Erregung[3]. Der Uterus wird nur von sympathischen Fasern innerviert. Damit stimmt überein, daß das kontraktionsauslösende Prinzip des

---

[1] GEIGER, E. und O. LOEWI: Biochem. Z. **127**, 174 (1922).
[2] HOET, J. C.: J. of Physiol. **60**, Proc. X (1925).
[3] Siehe in E. SCHILFS Buch: Das autonome Nervensystem. Leipzig: Thieme 1926.

isolierten Uterus nicht Cholin oder Acetylcholin ist, sondern ein Stoff, dessen Wirkung durch Atropin nicht beeinflußt wird. Über die Natur desselben ist man sich noch nicht klar. Wir werden zeigen können, daß wahrscheinlich mehrere Stoffe in Betracht kommen, von denen einer vielleicht Histamin oder histaminähnlich ist. In diesem Zusammenhang wollen wir auf die in der Einleitung zu den Gewebshormonen (S. 405) angedeutete Möglichkeit zurückkommen, daß Sympathicusreizung auch einen histaminähnlichen Stoff freimachen kann.

Wir gehen jetzt auf die Untersuchungen im einzelnen ein.

1. *Darm.* WEILAND[1] machte als erster die Beobachtung, daß eine Ringer- oder Tyrodeflüssigkeit, in die eine Darmschlinge längere Zeit aufgehängt war, die Fähigkeit hat, eine andere Darmschlinge zu erregen. Es muß also aus dem Darm ein Stoff in die Außenflüssigkeit diffundieren, der Darmbewegungen auslöst. LE HEUX[2] konnte den Nachweis erbringen, daß dieser Stoff Cholin sei, welches in sehr großen Mengen in die Außenflüssigkeit diffundiert. Nach einer Stunde konnte er in der Außenflüssigkeit eines Kaninchendünndarms etwa 3 mg Cholin nachweisen. Wahrscheinlich diffundiert auch das wirksame Acetylcholin in die Tyrodelösung. LE HEUX zeigte weiter, daß der Cholingehalt des Darmes einige bis dahin unverständlich gewesene pharmakologische Eigenarten erklärt[3,4]. Hierauf brauchen wir hier nicht näher einzugehen.

Das in die Außenflüssigkeit diffundierende Cholin wirkt auf den AUERBACHschen Nervenplexus und löst so die Bewegungen aus. Atropin hebt diese Cholinwirkung auf.

Nach den älteren Untersuchungen von MAGNUS[5] wären die automatischen Bewegungen von der Anwesenheit des AUERBACHschen Plexus abhängig, auf die das Cholin wirken soll. Ringmuskelpräparate ohne Nervenzentren zeigten keine spontanen Bewegungen. Neuere Untersuchungen mit verbesserter Technik haben aber gezeigt, daß diese Ansicht falsch ist, und daß sich auch an plexusfreien Ringpräparaten nahezu immer spontane Kontraktionen entwickeln[6,7]. Auch diese

1 WEILAND, W.: Pflügers Arch. **147**, 171 (1912).

2 LE HEUX, J. W.: Ebenda **173**, 8 (1918).

3 LE HEUX, J. W.: Ebenda **179**, 177 (1919); **190**, 280 (1921).

4 MAGNUS, R.: Naturwiss. 8, 383 (1920).

5 MAGNUS, R.: Pflügers Arch. **102**, 349, 515, 525 (1904).

6 GUNN, J. A. and S. W. F. UNDERHILL: Quart. J. exper. Physiol. **8**, 275 (1914).

7 ALVAREZ, W. C. and L. J. MAHONEY: Amer. J. Physiol. **59**, 421 (1922).

könnten durch das Cholin erklärt werden, obgleich Cholin und Acetylcholin erst in hohen Dosen auf plexusfreie Präparate wirken[1,2]. Es wäre aber auch möglich, daß außer Cholin noch ein histaminähnlicher Stoff in die Außenflüssigkeit diffundiert, entsprechend dem Verhalten am Uterus, und die glatte Muskulatur erregt. Die Wirkung dürfte dann durch Atropin nicht aufgehoben werden. Nach dieser Richtung sind noch keine Versuche ausgeführt worden.

In neuerer Zeit haben KENDALL und BISHOP[3] am Meerschweinchendarm mit etwas anderer Methode die Beobachtungen von WEILAND und LE HEUX erneut gemacht, ohne deren Arbeiten zu kennen. KENDALL und BISHOP durchspülten Stückchen eines Meerschweinchendarmes von der Mucosa aus mit Tyrodelösung. Nach kurzer Zeit stellten die Darmstückchen ihre rhythmische Tätigkeit ein und wurden gegen elektrische Reize unerregbar. Wurde mit der Durchspülung aufgehört, so wurden die Darmstückchen wieder erregbar und zeigten spontane Kontraktionen. Da durch Zusatz von geringen Histaminkonzentrationen zur Durchspülungsflüssigkeit die normale rhythmische Tätigkeit wieder hergestellt werden konnte, dachten sie daran, daß das Phänomen auf der Wirkung eines histaminähnlichen Stoffes beruhe. Hierfür führen sie auch die Beobachtungen am Darm eines gegen Eiweiß sensibilisierten Meerschweinchens an. Sie fanden nämlich, daß Zusatz des spezifischen Eiweißes (Antigen) zur Flüssigkeit ebenfalls die Automatie und elektrische Erregbarkeit des sensibilisierten Darmes wieder herstellt. Die Erklärung hierfür ist die, daß bei der Antigen-Antikörperreaktion histaminähnliche Stoffe frei werden. Hierauf gehen wir im Abschnitt über Anaphylaxie ausführlicher ein (siehe S. 485).

Es ist aber auf Grund der Versuche von WEILAND und LE HEUX wahrscheinlicher, daß das Einsetzen der Darmkontraktionen beim Aufhören der Durchspülung auf Freiwerden von Cholin oder Acetylcholin beruht.

2. *Uterus.* Die ersten Beobachtungen hierüber stammen von ENGELHARD[4], der zeigte, daß der Uterus in die umgebende Salzlösung einen kochbeständigen, alkohollöslichen Stoff abgibt, welcher

---

[1] GASSER, H. S.: J. of Pharmacol. **27**, 395 (1926).
[2] VAN ESVELD, W. L.: Arch. f. exper. Path. **134**, 347 (1928).
[3] KENDALL, A. J. and G. H. BISHOP: Amer. J. Physiol. **85**, 561 (1928).
[4] ENGELHARD, J. C. B.: Nederl. Tijdschr. Verloskde **27**, 11 (1919), zitiert nach MAGNUS, R.: Naturwiss. **8**, 383 (1920).

imstande ist die Uterusbewegungen anzuregen. BACKMANN[1] zeigte, dann kurze Zeit später, daß aus dem isolierten Kaninchenuterus Stoffe in die Ringerflüssigkeit diffundieren (Biodialysat), die in ihrem biologischen Verhalten dem Histamin gleichen und weder Cholin noch die bei der Blutgerinnung entstehenden Substanzen sind. Unabhängig hiervon machte HOLSTE[2] am isolierten Meerschweinchenuterus die Beobachtung, daß die Intensität der automatischen Bewegungen im Verlauf eines längeren Versuches zunimmt und führte dies darauf zurück, daß während der Tätigkeit des Muskels Stoffe frei werden — HOLSTE spricht direkt von Stoffwechselprodukten —, die in die Badeflüssigkeit diffundieren, „und durch ihre Anhäufung die Steigerung der Lebenstätigkeit bedingen". Dies bewies er durch folgende Versuche. Wenn er die Badeflüssigkeit, in der der Uterus längere Zeit gelebt hatte, durch frische Ringerlösung ersetzte, so wurden die spontanen Bewegungen wieder geringer. Über den frei werdenden Stoff schreibt HOLSTE nur, daß es nicht Cholin sein könne, da Cholin sich am überlebenden Uterus als unwirksam erwiesen habe und daß vielleicht die $CO_2$ verantwortlich sei.

Die Beobachtungen von BACKMANN und HOLSTE sind kürzlich von VÖGEL und MARGOLINA[3] bestätigt worden. Diesen Autoren, denen die Arbeit von HOLSTE unbekannt war, haben am Kaninchenuterus gearbeitet. Sie zeigten, daß nach frischem Ringer die Spontanbewegungen nicht geringer werden, sondern daß die Verstärkung überhaupt ausbleibt, wenn der Uterus in einem Gefäß aufgehängt ist, durch das dauernd frische Ringerlösung fließt. Nach VÖGEL und MARGOLINA haben wir es nicht nötig, ein besonderes „Kontraktionshormon" anzunehmen, sondern können die Ursache in den komplizierten chemischen Veränderungen der Badeflüssigkeit erblicken. Sie fanden nämlich, daß in den Fällen, wo die Ringerlösung verstärkend auf die Spontanbewegungen wirkte, die Lösung saurer war, weniger Glukose und mehr Calcium enthielt. Die Möglichkeit, daß diese Veränderungen das ganze Phänomen erklären, erscheint uns wenig wahrscheinlich. Wir selber haben das Phänomen auch erhalten, wenn die Suspensionsflüssigkeit keine Glukose enthielt, so daß eine Konzentrationsab-

[1] BACKMANN, L.: Pflügers Arch. **189**, 261 (1921).
[2] HOLSTE, A.: Arch. f. exper. Path. **96**, 1 (1923).
[3] VÖGEL, J. und N. MARGOLINA: Arch. Gynäk. **135**, 478 (1928).

nahme derselben in der Suspensionsflüssigkeit als Ursache bereits ausgeschlossen werden kann. Vor allem spricht dagegen aber die Angabe von ENGELHARD, daß es sich um einen kochbeständigen und alkohollöslichen Stoff handelt.

Für die Annahme, daß es sich um die Wirkung von Histamin oder histaminähnlichen Stoffen handelt, spricht die Beobachtung[1], daß die Präparate, die auf ihre Biodialysate nur mit einer Tonuszunahme reagieren, auch auf die kleinsten wirksamen Histaminkonzen-

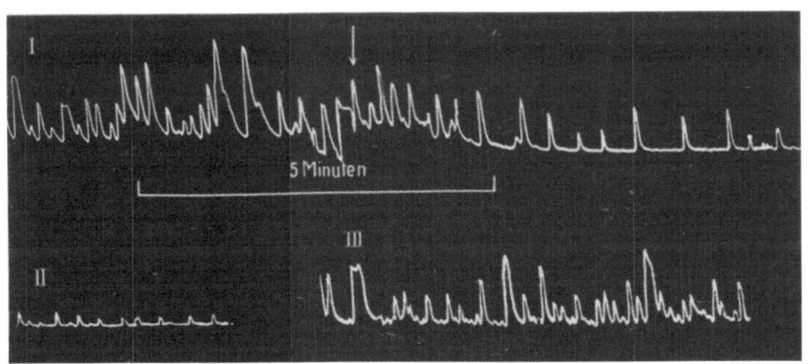


Abb. 81. Wirkung von Kaninchenuterusbiodialysat auf den Kaninchenuterus. I Ein Stück des Kaninchenuterus befindet sich seit 1 Stunde in 20 $cm^3$ Tyrodelösung und macht starke und häufige Rhythmen. Beim ↓ wird er in ein 1000 $cm^3$ frische Tyrodelösung enthaltendes Gefäß gebracht. Der Tonus nimmt ab und die Spontankontraktionen werden geringer und seltener. II zeigt die Wirkung 10 Minuten später. III Der Uterus ist einige Minuten vorher wieder in die 20 $cm^3$ Thyrode gebracht worden, in welcher er bereits 1 Stunde gewesen war (Uterusbiodialysat). Er macht jetzt wieder stärkere und häufigere Spontankontraktionen. (Nach FELDBERG und SCHILF.)

trationen mit einer Tonuserhöhung antworten. Andererseits zeigen die Präparate, die auf ihre Biodialysate im wesentlichen eine Zunahme der Spontankontraktionen aufweisen, wie z. B. der Uterus von Abb. 81, ein gleiches Verhalten auf kleinste Histaminkonzentrationen.

Die Möglichkeit aber, daß Histamin oder ein histaminähnlicher Stoff die rhythmischen Zusammenziehungen bewirkt, hat für die Uteri einiger Tierarten wenig Wahrscheinlichkeit. Zum Beispiel ist die erregende Wirkung des Histamins auf den Rattenuterus außerordentlich gering. Dennoch fanden wir, daß derselbe in Tyrode oder Ringer besonders kräftige und häufige Kontraktionen ausführt.

---

[1] FELDBERG, W. und E. SCHILF (unveröffentlicht).

Wir müssen wahrscheinlich überhaupt die Wirkung mehrerer Stoffe berücksichtigen. Das geht aus den Versuchen hervor, die M. S. COHEN[1] kürzlich in unserem Institut angestellt hat. Er arbeitete an Kaninchen-, Katzen- und Meerschweinchenuteri und prüfte sowohl deren alkoholische Extrakte als auch deren Biodialysate auf die Uteri aller drei Tierarten. Er fand einen Unterschied in der Wirkung der Extrakte und der Biodialysate. Während die Extrakte der verschiedenen Uteri auf alle Uteri erregend wirkten, war das bei

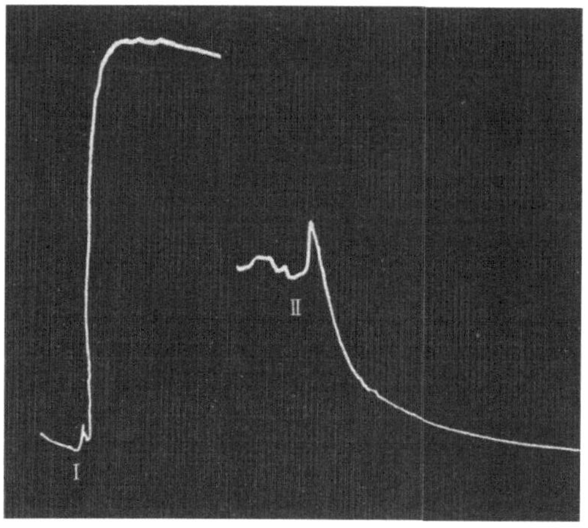


Abb. 82. Katzenuterus. I Biodialysat von Katzenuterus wirkt tonuserhöhend. II Biodialysat von Meerschweinchenuterus wirkt tonusvermindernd. (Nach M. S. COHEN.)

den Biodialysaten nicht der Fall. Diese konnten auf den einen Uterus erregend, auf den anderen hemmend wirken. Zum Beispiel bewirkte ein Meerschweinchenuterusbiodialysat eine Erregung am Meerschweinchenuterus, aber eine Hemmung auf den Kaninchen- und Katzenuterus, und umgekehrt konnte ein Kaninchenuterusbiodialysat auf den eigenen Uterus erregend, auf den Meerschweinchenuterus hemmend wirken. Die Biodialysate von Katzen- und Kaninchenuteri konnten sogar die Uteri der eignen Tierart erregen und hemmen. Die Abb. 82, die uns M. S. COHEN freundlicherweise zur Verfügung gestellt hat, zeigt die Wirkung von Katzenuterusbiodialysat (I) und Meerschweinchenuterusbiodialysat (II) auf den Katzenuterus.

[1] COHEN, M. S. (unveröffentlicht).

Die Beobachtungen von M. S. COHEN sind im einzelnen noch nicht zu erklären. Sie zeigen aber, daß wir sowohl hemmende als auch erregende Stoffe annehmen müssen, und daß vielleicht dasselbe Prinzip den Uterus der einen Tierart erregen, den der anderen hemmen kann.

Bevor wir dieses Kapitel verlassen, wollen wir noch auf einige allgemeine Gesichtspunkte hinweisen. Es wäre zu untersuchen, wieweit der Gehalt an histaminähnlichen Stoffen für den Grad der Spontankontraktionen bei den verschiedenen Uteri verantwortlich ist. Zum Beispiel zeigt der junge virginelle Meerschweinchenuterus keine oder nur geringe Rhythmen und ist darum als Testobjekt viel brauchbarer als ältere Tiere, deren Uteri starke Rhythmen aufweisen. Es erscheint nicht unwahrscheinlich, daß die geringe Eigenschaft der jugendlichen Meerschweinchenuteri zu Spontankontraktionen damit zusammenhängt, daß sie wenig histaminähnliche Stoffe enthalten. Denn es liegen vereinzelte Beobachtungen an anderen Geweben, z. B. der Meerschweinchenlunge, vor, daß der jugendliche Organismus viel weniger histaminähnliche Stoffe enthält als das ausgewachsene Tier.

## VI. Das Freiwerden von Gewebshormonen im Herzen.

Auf diesem Gebiet sind zahlreiche Untersuchungen angestellt worden, die wir in zwei Gruppen einteilen können, einmal in die Versuche, nach Reizung der hemmenden und fördernden Herznervenfasern „Nervenerregungsstoffe" nachzuweisen, und weiter in die Versuche über die Bildung von Stoffen bei den einzelnen Herzkontraktionen. Wir werden im folgenden zeigen, daß es sich wahrscheinlich um dieselben Stoffe handelt.

O. LOEWI[1] hat als erster gezeigt, daß bei Reizung der hemmenden Vagusfasern zum Froschherzen eine „Vagussubstanz" in die Spülflüssigkeit gelangt, die, auf ein anderes Froschherz übertragen, wie eine Vagusreizung wirkt, und daß bei Reizung der fördernden Fasern eine „Acceleranssubstanz" frei wird, die ebenfalls auf ein anderes Froschherz übertragen werden kann. Diese Versuche sind in der Folgezeit von O. LOEWI[2] und seinen Mitarbeitern[3 4 5], sowie von

---

[1] LOEWI, O.: Pflügers Arch. **189**, 239 (1921); **193**, 201 (1922). Naturwiss. **10**, 52 (1922).

[2] LOEWI, O.: Ebenda **203**, 408 (1924); **204**, 361, 629 (1924); **212**, 695 (1926).

[3] LOEWI, O. und E. NAVRATIL: Ebenda **206**, 123, 135 (1924); **214**, 678, 689 (1926).

[4] NAVRATIL, E.: Ebenda **210**, 550 (1925); 217. 610 (1927).

[5] WITANOWSKI, W. R.: Ebenda **208**, 694 (1925).

anderen Autoren[1 2 3 4 5] wiederholt und erweitert worden. Die meisten Untersuchungen galten der Vagussubstanz, deren Freiwerden auch beim Warmblüter durch humorale Übertragung nachgewiesen werden konnte[6 7 8 9].

O. LOEWI nimmt an, daß der Vagusstoff ein Cholinester ist. Er schreibt: „Bei der außerordentlich starken Wirksamkeit des Vagusstoffes könnte sogar daran gedacht werden, daß er Acetylcholin ist". Gemeinsam mit NAVRATIL[10] zeigt er, daß nicht nur das pharmakologische Verhalten beider Stoffe dasselbe ist, sondern daß sie auch durch die verschiedensten physikalischen und biologischen Eingriffe in gleicher Weise beeinflußt werden. Kürzlich zeigten PLATTNER und BAUER[11], daß beide Stoffe durch Säugetier- und Froschblut schnell zerstört werden. Die Annahme, daß es sich beim Vagusstoff um Acetylcholin handelt, ist vor allem deshalb wahrscheinlich, weil Acetylcholin im Organismus vorkommt[12 13]. Der Nachweis ist bisher freilich nur beim Warmblüter geführt worden. Nach VIALE und SONCINI[14] ist es nicht wahrscheinlich, daß die Vagussubstanz mit Acetylcholin identisch ist.

Für unsere Betrachtungen, die sich im wesentlichen auf das Histamin und die histaminähnlichen Gewebsstoffe beschränken, hat der Acceleransstoff eine größere Bedeutung, weil er eine gewisse Ähnlichkeit mit dem Histamin hat. Doch sind über den Acceleransstoff wenig Versuche angestellt worden. ATZLER und MÜLLER[2] halten es sogar für möglich, daß der Effekt nur auf $p_H$-Änderungen in

---

1 BRINKMAN, R. und E. VAN DAM: Pflügers Arch. **196**, 66 (1922).

2 ATZLER, E. und E. MÜLLER: Ebenda **207**, 1 (1925).

3 KAHN, R. H.: Ebenda **214**, 482 (1926).

4 SAMOJLOFF, A., MELNIKOWA, E., PANINA, A. und J. SSOKOLOWA: Ebenda **217**, 582 (1927).

5 LAMBERT, M., HENNEQUIN, L. et L. MERKLEN: C. r. Soc. Biol. Paris **97**, 630 (1927).

6 JENDRASSIK, L.: Biochem. Z. **144**, 520 (1924).

7 BRINKMAN, R. und J. v. D. VELDE: Pflügers Arch. **207**, 489 (1925).

8 PLATTNER, F.: Ebenda **214**, 112 (1926).

9 DUSCHL, L. und F. WINDHOLZ: Z. exper. Med. **38**, 261, 268 (1928).

10 LOEWI, O. und E. NAVRATIL: Pflügers Arch. **214**, 678, 689 (1926).

11 PLATTNER, F. und R. BAUER: Ebenda **220**, 180 (1928).

12 DALE, H. H. and W. H. DUDLEY: J. of Physiol. (1929).

13 DALE, H. H.: Lancet **216**, 1285 (1929).

14 VIALE, S. und J. M. SONCINI: Pflügers Arch. **221**, 594 (1929); siehe auch VIALE, G.: Soc. ital. Biol. sper. **3**, 16 (1928).

der Spülflüssigkeit beruht. Doch konnten BRINKMAN und VAN DAM[1] die Wirkung des Acceleransstoffes auch auf den Froschmagen, NAVRATIL[2] auf ein anderes Froschherz übertragen; weiter kann der Stoff auch mit Alkohol extrahiert werden[2 3].

Sowohl bei dem Vagusstoff als auch bei dem Acceleransstoff handelt es sich sehr wahrscheinlich um dieselben Substanzen, die auch beim gewöhnlich schlagenden Herzen in die Spülflüssigkeit gelangen und aus dem Herzgewebe extrahiert werden können.

Durch die Nervenreizung werden sie nur in erhöhtem Maße gebildet. Wir haben bereits am Darm einzelne Versuche beschrieben, welche für diese Vorstellung sprechen (siehe die Versuche von HOET S. 469). Aber auch für das Herz liegen mehrere Beobachtungen nach dieser Richtung hin vor. DIXON[4] beobachtete bereits 1906, als das Acetylcholin noch nicht bekannt war, daß Extrakte aus dem Säugetierherzen einen alkohollöslichen Stoff abgaben, welcher das Froschherz hemmte. Er zeigte, daß die Ausbeute an diesem Stoff nach vorausgehender Vagusreizung größer war. Kürzlich hat PLATTNER[5], ohne Kenntnis der DIXONschen Arbeit, die Versuche wiederholt und bestätigt. Er nimmt an, daß der Stoff nicht Cholin ist; doch kann es sich sehr wohl um Acetylcholin handeln. Am Froschherzen haben NAVRATIL[2] und WITANOWSKI[3], die bei O. LOEWI arbeiten, gezeigt, daß sowohl der Vagus- als auch der Acceleransstoff in der Spülflüssigkeit des nicht gereizten Herzens nachgewiesen sowie aus den Herzmuskeln mit Alkohol extrahiert werden kann.

Diese Versuche machen es sehr wahrscheinlich, daß der Acceleransstoff mit dem HABERLANDTschen und DEMOORschen Herzhormon identisch ist. HABERLANDT führt dagegen an, daß sein Sinus- und Kammerhormon im Gegensatz zum Acceleransstoff auch noch nach Ergotaminvorbehandlung des Herzens wirksam ist. Dieser Einwand ist durch neuere Untersuchungen von NAVRATIL hinfällig geworden, der gezeigt hat, daß Ergotamin die Wirkung des Acceleransstoffes nicht in allen Fällen beeinflußt, daß die Beeinflussung erst nach langer Einwirkung des Ergotamins (20 Min.)

[1] BRINKMAN, R. und E. VAN DAM: Pflügers Arch. **196**, 66 (1922).
[2] NAVRATIL, E.: Ebenda **217**, 160 (1927).
[3] WITANOWSKI, W. R.: Ebenda **208**, 694 (1925).
[4] DIXON: Brit. med. J. **2**, 1807 (1906); Med. Mag. **1907**, August, zitiert nach DALE, H. H.: Lancet **216**, 1285 (1929).
[5] PLATTNER, F.: Pflügers Arch. **214**, 112 (1926).

in Erscheinung tritt und daß nur die Wirkung niedriger Konzentrationen des Acceleransstoffes aufgehoben wird, während die Wirkung hoher Konzentrationen nur abgeschwächt wird. Weiter hat er nachgewiesen, daß auch die Wirkung von Herzmuskelextrakten in gleicher Weise durch Ergotamin beeinflußt werden. Wir können aber keinen Unterschied in dem Acceleransstoff der Herzmuskelextrakte und in dem aus dem Herzgewebe extrahierten Kammer- und Sinushormon finden. Aus diesem Grunde dürfen die Überlegungen, die wir im folgenden über die Natur des HABERLANDTschen Herzhormons anstellen, auch auf den Acceleransstoff angewendet werden.

DEMOOR[1] und HABERLANDT[2] schreiben dem spezifischen Herzgewebe eine besondere chemische Leistung zu, „nämlich die Bildung eines Herzhormons, dessen Gegenwart im spezifischen Muskelsystem und Verbreitung auf die benachbarten Herzteile die Ursache des rhythmisch-koordinierten Herzschlages sein soll“[3]. Nach DEMOOR geschieht die Übertragung der Erregungswelle vom rechten auf den linken Vorhof und deren koordiniertes Zusammenspiel nicht durch ein morphologisch besonders differenziertes System, sondern dadurch, daß im Sinusknoten Stoffe gebildet werden, die in das Herzgewebe diffundieren. Diese Stoffe nennt DEMOOR „substances actives“. „Also nicht Reizleistung, sondern Diffusion (!) ist das Schlagwort“, wie RIGLER und TIEMANN diese Theorie kurz charakterisieren. Bevor wir auf die Natur dieser „substances actives“ eingehen, wollen wir mit RIGLER und TIEMANN hervorheben, daß keine Veranlassung vorliegt, „den Ablauf der Herzrevolution nicht wie bisher durch Erregungsleitung, sondern durch Übertragung der Substances actives auf dem Diffusionsweg zu erklären“. Gegen die Diffusionstheorie sprechen vor allem die Versuche von EPPINGER und ROTHBERGER[4], die zeigen, daß nach Durchschneidung der beiden Schenkel des HISschen Bündels vollständiger Herzblock eintritt.

[1] DEMOOR, J.: Arch. internat. Physiol. **20**, 29, 446 (1922/23); **23**, 1 (1924); DEMOOR, J. and P. RYLAND: Ebenda **27**, 1 (1926); Bull. Acad. Med. Belg. **5**, 553 (1926).

[2] HABERLANDT: Klin. Wschr. **3**, 1631 (1924); **4**, 1778 (1925); Z. Biol. **82**, 536 (1925); **83**, 53 (1925); **84**, 143 (1926); Pflügers Arch. **212**, 587 (1926); **214**, 471 (1926); **215**, 608 (1927); **216**, 778 (1927); **221**, 546 (1929).

[3] RIGLER, R. und F. TIEMANN: Pflügers Arch. **222**, 450 (1929).

[4] EPPINGER, H. und J. ROTHBERGER: Med. Klin. **70**, 1 (1910).

Die Lehre von den HABERLANDT- und DEMOORschen Herzhormonen stützt sich im wesentlichen darauf, daß Auszüge des Herzgewebes oder die Flüssigkeit, in die ein schlagendes Herz gebracht wird, physiologisch wirksame Stoffe für das Herz enthalten. DEMOOR zeiget z. B., daß Auszüge des Vorhofs, des Endocards, des subendocardialen Gewebes und vor allem des Sinusknotens Hubhöhe und Schlagfolge des Herzens verbessern. Außerdem sollen die Sinusknotenauszüge noch die Fähigkeit haben, ,,Teile des Herzens, deren Automatie durch bestimmte Eingriffe auf ein Mindestmaß herabgesetzt wurde, zur Entfaltung ihrer ursprünglichen Tätigkeit zurückzuführen". Selbst die Angaben von DEMOOR und seinen Mitarbeitern über die kontraktionsauslösende Eigenschaft der ,,Substances actives" sind aber bereits widersprechend[1 2] und RIGLER und TIEMANN[3] konnten ,,trotz monatelanger eingehender Prüfung" diese Wirkung mit Sinusknotenauszügen nicht erhalten. Für die verstärkende Wirkung auf Hubhöhe und Herzkraft brauchen wir jedoch nicht spezifische Sinusknotenstoffe anzunehmen. Diese Fähigkeit ist vielmehr auch Auszügen aus anderen Organen, wie z. B. der Milz[4], der Leber[5] und der quergesreiften Muskulatur[6] eigentümlich. Da diese Auszüge sicher teilweise sogar große Mengen Histamin enthalten, liegt die Vermutung nahe, daß auch der Hauptträger der Substances actives ein unspezifischer, in allen Organen vorkommender Stoff ist, der wahrscheinlich zur Histamingruppe gehört. Diese Vermutung haben RIGLER und TIEMANN gestützt, indem sie zeigten, daß die biologische Wirkung der Sinusknotenauszüge am Blutdruck der Katze, am Meerschweinchen- und Rattenuterus sowie am lebenden Meerschweinchen der Histaminwirkung gleicht und daß die Auszüge eine PAULYsche Reaktion ergeben. In Histaminwerten ausgedrückt enthält 1 kg Sinusgeswebe 20 mg pharmakologisch wirksame Substanz.

Andererseits behauptet HABERLANDT, der sich jedoch teilweise auf die Versuche von DEMOOR stützt, daß sein Herzhormon nicht mit dem Histamin identisch sei[7]. Wir sind ebenfalls der Ansicht,

---

[1] DEMOOR, J.: Arch. internat. Physiol. **21**, 3 (1923). [2] HOEBAERS, M.: C. r. Soc. Biol. Paris **98**, 1242 (1928). [3] RIGLER, R. und F. TIEMANN: Pflügers Arch. **222**, 450 (1929). [4] ROTHLIN, E.: Ebenda **185**, 111 (1920). [5] ZUELZER, G.: Med. Klin. **24**, 571 (1928). [6] PAWLENKO: Verh. vom 3. Kongreß russ. Physiologen, Moskau 1928; zitiert nach VÖGEL und MARGOLINA: Arch. Gynäk. **135**, 478 (1928). [7] HABERLANDT: Münch. med. Wschr. **25**, 1079 (1928); Pflügers Arch. **221**, 576 (1929).

daß das Froschherzhormon nicht Histamin ist, weil es noch sehr zweifelhaft ist, ob Histamin überhaupt im Froschgewebe vorkommt. Wir haben vielmehr bei den Gefäßregulationen des Frosches gezeigt (siehe Abschnitt III, S. 460), daß diese nicht auf Histamin, sondern auf einen anderen ähnlichen Stoff zurückzuführen sind, der ebenfalls auch der Histidin-Argininfraktion angehört. Diesen Stoff haben GRANT und JONES H-Substanz des Frosches genannt. Es ist möglich, daß dieser Stoff mit dem Hormon identisch, oder zum mindesten nahe verwandt ist (vgl. hierzu die Schlußsätze dieses Kapitels).

Es gelang RIGLER und TIEMANN (entgegen ihren früheren Angaben[1]) nicht, mit Histamin die gleiche Wirkung am Froschherz zu beobachten, wie ZWARDEMAKER mit seinem als Automatin bezeichneten Herzhormon, welches die Ursache für die Herzkontraktionen sein soll. Das Automatin hat die Fähigkeit, das durch weitgehenden Kaliumentzug zum Stillstand gebrachte Froschherz wieder zum Schlagen zu bringen. Mit Histamin gelang es nur gelegentlich, die durch *beginnenden* Kaliumentzug gesetzten Störungen am Froschherzen zu beseitigen[2]. In anderer Weise dagegen glichen sich Automatin und Histamin außerordentlich.

Die Frage über die Natur des Herzhormons ist noch nicht gelöst. Wir sind aber der Ansicht von RIGLER und TIEMANN, daß die besonderen Eigenschaften des Reizleitungssystems nicht mit der Bildung eines spezifischen Herzhormons zusammenzuhängen brauchen. „Es ist wohl kein Zweifel, daß die Erregung im Sinus durch autochthone Stoffwechselprodukte erfolgt. Deshalb aber, weil das Sinusgewebe mit dem Epitheton spezifisch belegt wurde, *zwangsläufig* anzunehmen, daß auch seine Stoffwechselprodukte spezifisch (im chemischen Sinne) sein müssen, entbehrt wohl jeder Logik. Es ist ebenso möglich, daß die zur Erregung des Sinus führenden Stoffwechselprodukte die gleichen sind wie in anderen Zellen"[2]. Nehmen wir das aber an, so müssen wir bei den Untersuchungen über die Natur dieses Stoffes zwischen denen des Kaltblüter- und des Warmblüterherzens in derselben Weise unterscheiden, wie wir es bei den Stoffen getan haben, die für die Hautregulationen der Warmblüter und des Frosches verantwortlich sind.

---

[1] RIGLER, R. und F. TIEMANN: Klin. Wschr. 7, 553 (1928).
[2] RIGLER, R. und F. TIEMANN: Pflügers Arch. **222**, 450 (1929).

## VII. Nebenniereninsuffizienz und Histamin.

Auf die Beziehungen des Histamins zur Nebenniere sind wir bereits ausführlich in dem Kapitel „Histamin und Nebennieren“ auf S. 191 eingegangen. In diesem Kapitel soll nur erörtert werden, ob die Erscheinungen, die nach Entfernung beider Nebennieren eintreten, auf einer Vergiftung durch Histamin oder histaminähnliche Stoffe beruhen. Diese Erscheinungen sind einem langsam verlaufenden Histaminshock nicht unähnlich. Hunde, Katzen, Kaninchen und Meerschweinchen gehen im Laufe von einigen Tagen nach der Entfernung der Nebennieren zugrunde; und zwar ist die Rinde der für das Leben wesentliche Bestandteil, da Entfernung der Rinde allein genügt, das Tier zu töten.

Schon seit langem vertreten verschiedene Autoren die Ansicht, daß die Nebennierenrinde im Organismus eine entgiftende Tätigkeit ausübe. Nach dieser Vorstellung könnte der Zustand der Rindeninsuffizienz darauf beruhen, daß Histamin oder H-Substanzen, die im Organismus entstehen, nicht ausreichend entgiftet werden. Z. B. nimmt KISCH [1] an, daß die Rinde dem Blutstrom normalerweise einen Stoff liefere, der die oxydative Zerstörung giftiger Stoffwechselprodukte beschleunige.

Gegen eine derartige Entgiftungstheorie macht WYMANN [2] gewisse Einwände; er denkt daran, daß die Nebennierenrinde vielleicht die Aufgabe hat, die Bildung oder das Freiwerden der von LEWIS als H-Substanzen bezeichneten normalen Stoffwechselprodukte im Organismus zu regulieren. Eine solche Regulation könnte erregend oder hemmend wirken. So würde z. B. eine Hemmung so zustande kommen, daß die Peripherie von den Nebennieren aus Erregungen erhält, die die Bildung oder das Freiwerden dieser Stoffe verhindern. Diese Hemmung würde bei fehlenden Nebennieren ausbleiben. Die dann übermäßig frei werdenden H-Stoffe würden die Gewebe und vor allem die Capillaren vergiften. WYMANN hält diese Auffassung von der Tätigkeit der Nebennieren deshalb für wahrscheinlicher als die Entgiftungstheorie, weil die frei werdenden H-Stoffe zuerst in die Gewebsspalten gelangen. Sie kommen dort mit den kleinsten Gefäßen in Berührung und wirken auf diese ein, so daß die Vergiftung der Gefäße schneller eintritt, als eine Entgiftung (z. B. durch

---

[1] KISCH, B.: Pflügers Arch. **219**, 426 (1928).

[2] WYMANN, L. C. (Aus einer uns freundlicherweise zur Verfügung gestellten noch unveröffentlichten Arbeit.)

Oxydation) der Stoffe vom Blute aus möglich wäre. „Eine Funktion, die darauf gerichtet ist, die Bildung oder das Freiwerden dieser Stoffe zu verringern, würde eine wirksamere Vorrichtung darstellen, als ein Mechanismus, der erst die frei gewordenen Stoffe entgiftet." Nach dieser Ansicht hätte die Rinde die Aufgabe, den Capillartonus und die Größe des Blutvolumens dauernd aufrecht zu erhalten, während das Mark durch seine Adrenalinabgabe plötzlichen Anforderungen, wie sie z. B. bei einer akuten Histaminvergiftung oder dem anaphylaktischen Shock auftreten, durch Abgabe von Adrenalin entgegenwirke. Diese Annahme von WYMANN kann natürlich, was Capillartonus und Blutvolumen anbetrifft, nur für Tiere wie Katzen, Hunde und Ratten gelten, bei denen Histaminshock und Nebenniereninsuffizienz in Form eines Versagens des Kreislaufs auftreten.

So interessant derartige Annahmen auch sind, so sind die Beweise, auf die man sich stützen könnte, bisher nur sehr mangelhaft und wenig sicher. Für diese Ansichten werden einmal die anatomischen und histologischen Veränderungen der Rindenzellen angeführt, die man bei Infektionskrankheiten und experimentellen Intoxikationen mit bakteriellen Giften und bei Verbrennungen (vgl. S. 519) findet [1], und weiter die bereits beschriebene Überempfindlichkeit nebennierenloser Tiere gegen zahlreiche Gifte. Für die Entgiftungstheorie spricht auch die Beobachtung von BELDING und WYMANN [2], daß das Diphtherietoxin im Blute nebennierenloser Ratten lange nicht so schnell entgiftet wird wie in dem normaler Tiere. Doch können alle diese Befunde auch anders erklärt werden. Wichtig für die Intoxikationstheorie wäre, daß toxische Stoffe im Blute nebennierenloser Tiere nachgewiesen würden; doch haben dahingehende Versuche keine einheitlichen Ergebnisse gezeitigt. Die ersten positiven Versuche stammen von französischen Forschern. ABELOUS und LANGLOIS [3] fanden, daß Frösche, denen man kurz vorher beide Nebennieren entfernt hatte, durch Injektion von Blut nebennierenloser Frösche curareartig gelähmt waren. LANGLOIS [4] beobachtete, daß die Überlebenszeit

[1] Literatur siehe bei A. BIEDL: Innere Sekretion. 3. Aufl., 2. Teil 1916, S. 65. Literatur über Nebennierenrinde und Verbrennungen siehe dieses Buch S. 519.

[2] BELDING, D. L. and L. C. WYMANN: Amer. J. Physiol. **78**, 50 (1926).

[3] ABELOUS, J. E. et P. LANGLOIS: Arch. de physiol. **1892**, 269; C. r. Soc. Biol. Paris **1891**; 792; **44**, 165 (1892).

[4] LANGLOIS, P.: C. r. Soc. Biol. Paris **50**, 444 (1893); Arch. de physiol. nom. et path. **50**, 488 (1893).

nebennierenloser Hunde durch Injektion von Serum oder Blut, das von an Nebenniereninsuffizienz gestorbenen Hunden stammte, verkürzt wurde. Serum von anderweitig getöteten normalen Hunden war unwirksam. BROWN-SEQUARD[1] erhielt gleiche Resultate. LOEWI und GETTWERT[2] zeigten dann, daß das Blut nebennierenloser Frösche für das Froschherz giftig ist und eine hochgradige Verlangsamung des Rhythmus verursacht, die durch Atropin aufgehoben wird. Diese Beobachtungen konnte KELLAWAY[3] aber nicht bestätigen.

In neuerer Zeit haben BANTING und GAIRNS[4] beobachtet, daß 80 cm³ Serum eines Hundes, der am 16. Tage nach Nebennierenentfernung starb, einem anderen Hunde injiziert, Diarrhöe, Erbrechen und 6—8 Stunden anhaltendes allgemeines Unbehagen hervorrief. Dagegen war das Serum von Hunden, die 24 Stunden nach der Nebennierenentfernung gestorben waren, für normale Hunde nicht giftig. P. TRENDELENBURG und EHRISMANN[5] haben andererseits gefunden, daß Hundeserum, welches auf der Höhe der Nebenniereninsuffizienz entnommen wird, keine toxische Wirkung auf das isolierte Froschherz und den Kaninchendarm hat. VIALE[6] konnte sogar feststellen, daß das Serum und die Lymphe nebennierenloser Hunde auf das Herz, die Pupille und die Gefäße von Kröten weniger toxisch wirkte als das Serum normaler Hunde. Von den Sera nebennierenloser Hunde waren die Sera am wirksamsten, bei denen die Hunde die Operation nur kurze Zeit überlebt hatten (also das Gegenteil von BANTING und GAIRNS' Versuchen).

Die von den verschiedenen Autoren beobachtete Serumgiftigkeit nebennierenloser Tiere beruht nach VIALE auf sekundären Intoxikationen, hervorgerufen vor allem durch Darmschädigungen, wodurch intestinale Toxine resorbiert werden; die Rindenentfernung stehe mit der Giftigkeit von Serum nebennierenloser Tiere direkt nicht in Zusammenhang. Für diese Ansicht spricht auch eine Beobachtung von BANTING und GAIRNS[4]. Zwei Hunden, denen eine Nebenniere entfernt und das Mark der anderen zerstört worden

[1] BROWN-SEQUARD, zitiert nach BIEDL: Innere Sekretion. 2. Aufl. 1913.
[2] LOEWI, O. und W. GETTWERT: Pflügers Arch. **158**, 29 (1914).
[3] KELLAWAY, C. H.: J. of Pharmacol. **18**, 399 (1922).
[4] BANTING, F. G. and S. GAIRNS: Amer. J. Physiol. **77**, 100 (1926).
[5] TRENDELENBURG, P. und O. EHRISMANN, zitiert nach P. TRENDELENBURG: Die Hormone. Berlin: Julius Springer 1929.
[6] VIALE, G.: C. r. Soc. Biol. Paris **98**, 178 (1928); Riv. Biol. **10**, 99 (1926); zitiert nach Ber. Physiol. **47**, 467 (1928).

waren, lebten monatelang in gutem Zustande weiter, bis sie auf hohe Eiweißkost gesetzt wurden. Danach starben sie im Laufe einer Woche. Die Erklärung wäre die, daß die eine Nebennierenrinde nicht für die Entgiftung der großen Mengen resorbierter Eiweißspaltprodukte ausgereicht hätte. Es ist unwahrscheinlich, daß unter ihnen Histamin eine Rolle spielt (siehe Ecksche Fistel, S. 102).

Der Nachweis giftiger Stoffe im Blut und Serum nebennierenloser Tiere ist somit, wie wir gesehen haben, alles andere als sichergestellt. Doch müssen wir uns darüber klar sein, daß selbst ein negativ ausfallendes Versuchsergebnis nicht gegen die Intoxikationstheorien zu sprechen braucht. Es wäre z. B. sehr gut möglich, daß die Toxine im Blut nur in sehr geringer nicht nachweisbarer Konzentration kreisten, und daß die Vergiftung vielmehr die Gewebe beträfe und sich dort in großen Mengen ablagerten. Diesbezügliche Versuche gibt es nur sehr wenige. Erni[1] fand, daß Muskelpreßsaft nebennierenloser Ratten, die vorher Muskelarbeit geleistet hatten, für nebennierenlose Ratten schädlich war. Das weist zunächst, wie Kühl[2] mit Recht bemerkt, nur erst auf schwere Störung im intermediären Stoffwechsel hin. Banting und Gairns[3], die Versuche über die Giftigkeit von Lymphdrüsenextrakten normaler und nebennierenloser Hunde angestellt hatten, erhielten keine eindeutigen Ergebnisse. Dagegen fand Lukas[4], daß die Leber nebennierenloser Hunde einen teilweise sogar sehr viel höheren (bis über das Dreifache) Histamingehalt aufwies als die normaler Hunde.

In dieser Richtung sind weitere Untersuchungen unbedingt notwendig. Bis dahin bleibt die Theorie, die die Erscheinungen der Nebenniereninsuffizienz durch eine Intoxikation mit Histamin oder histaminähnlichen Stoffen erklärt, nur eine Vermutung oder eine Arbeitshypothese. Als solche jedoch hat sie entschieden ihren Wert, und zwar nicht nur dadurch, daß sie den Zustand der Nebenniereninsuffizienz unter einem neuen Gesichtspunkt betrachtet, sondern vor allem auch darum, weil sie uns ermöglicht, Histaminreaktionen zur Untersuchung der Nebenniereninsuffizienz mit heranzuziehen, wie dies bei anderen Zuständen, z. B. beim Wundshock, Verbrennungen, anaphylaktischem Shock und bei Darmintoxikationen bereits vielfach getan worden ist.

---

[1] Erni, M.: Z. Biol. 78, 315 (1923). [2] Kühl, G.: Pflügers Arch. **215**, 277 (1927). [3] Banting, F. G. and S. Gairns: Amer. J. Physiol. 77, 100 (1926).
[4] Lukas, G. H. W.: Ebenda 77, 114 (1926).

## VIII. Histamin und Anaphylaxie.

Wir wollen zunächst einleitend und kurz anführen, was unter Anaphylaxie verstanden wird. Anaphylaxie bezeichnet einen Zustand von Überempfindlichkeit, „der durch Injektion eiweißartiger Stoffe bei Tieren hervorgerufen wird und sich durch eine Spezifität in dem Sinne auszeichnet, daß einige Zeit nach der Einverleibung das vorbehandelte Tier auf für gesunde Tiere unschädliche Mengen derselben Substanz mit Vergiftungserscheinungen reagiert" (BIEDL und KRAUS). Eine genaue Begriffsbestimmung und einfache kurze Beschreibung der Kriterien, die für den anaphylaktischen Shock gelten, findet man bei DOERR[1] und WELLS[2].

Den anaphylaktischen Erscheinungen nahe verwandt sind allergische Zustände und Idiosyncrasien. So gibt es Personen, die bereits auf eine *erstmalige* Injektion einer eiweißartigen Substanz mit Vergiftungserscheinungen reagieren, die wir bei normalen Menschen erst bei der zweiten Injektion antreffen. Da man vielfach annimmt, daß der Mechanismus, der zu den allergischen Zuständen und zur Idiosyncrasie führt, dem für die Anaphylaxie verantwortlichen gleicht, wollen wir auch diese teilweise mit in den Bereich unserer Erörterungen ziehen (vgl. außerdem das folgende Kapitel IX).

Unsere heutige Vorstellung von dem Wesen der Anaphylaxie beruht auf der Annahme, daß die anaphylaktischen Erscheinungen mit einer Antigen-Antikörperreaktion zusammenhängen, die an oder in bestimmten Zellen gebunden ist und nicht im Blute zustande kommt. SCHULTZ[3], COCA[4] und vor allem DALE[5] haben zuerst eindeutig gezeigt, daß die reagierenden Gewebszellen der Ort der Vergiftung sind.

Es sind besonders zwei Ansichten, welche die Vergiftung zu erklären versuchen. Die eine sieht die Antigen-Antikörperreaktion als eine rein physikalische und zwar kolloidale Veränderung (Präcipitation) in den Zellen an; die andere Theorie nimmt an, daß bei der Antigen-Antikörperreaktion ein Stoff, und zwar ein histaminähnlicher frei wird, und daß dieser erst die Erscheinungen bewirkt.

---

[1] DOERR, R.: Erg. Hyg. **5**, 71 (1922).

[2] WELLS, H. G.: Die chemischen Anschauungen über Immunitätsvorgänge. Ins Deutsche übertragen von R. WIGAND. Jena: Fischer 1927.

[3] SCHULTZ, W. H.: J. of Pharmacol. **5**, 49 (1910).

[4] COCA, A. F.: Z. Immun.forschg **20**, 622 (1914).

[5] DALE, H. H.: J. of Pharmacol. **4**, 167 (1912/13).

Doerr[1], der die physikalische Theorie vertritt, schreibt in einer Zusammenfassung, daß die Theorie, der Shock sei durch ein neu auftretendes Gift bedingt, überflüssig werde, wenn man die Antigen-Antikörperreaktion in das Innere oder an die Oberfläche der durch ihre Reaktion den Shock bedingenden Zellen verlegt.

Wohl würde die bei der Antigen-Antikörperreaktion stattfindende Präcipitation, wie man sie z. B. in vitro beobachten kann, wenn man Antigen und Antikörper mischt, ein harmloses Ereignis darstellen, sofern sie im Blut stattfindet; sie könnte aber sehr wohl Zellen reizen oder schädigen, ,,wenn sie im Cytoplasma oder an der Zellmembran zustande kommt und zwar auch dann, wenn bei der Präcipitation kein Gift entsteht". Nach Doerr ist es darum unwahrscheinlich, daß ein anaphylaktisches Gift an der anaphylaktischen Reaktion beteiligt ist; wäre das der Fall, so wären einige Tatsachen nur schwer erklärlich. Das Gift könnte nur aus der Reaktion zwischen Antikörper und Antigen, eventuell unter Beteiligung von Komplement entstehen; ,,aus diesen Komponenten entsteht aber eben kein Gift". An Beispielen, die zur Anaphylaxie in engster Beziehung stehen, zeigt Doerr, ,,daß das unentwegte Suchen nach dem ,anaphylaktischen Gift' ein falscher Weg sein kann".

Nun sind in neuerer Zeit aber Beobachtungen beschrieben worden, die beweisen, daß bei der Antigen-Antikörperreaktion ein anaphylaktisches Gift, und zwar ein histaminähnlicher Stoff frei wird.

Nach dieser Theorie stellt der anaphylaktische Shock eine Vergiftung mit einem histaminähnlichen Körper dar. Damit ließe sich erklären, warum der anaphylaktische Symptomenkomplex bei den verschiedenen Tieren dem des Histaminshocks so außerordentlich gleicht. Wir haben nämlich sowohl im Histamin als auch im anaphylaktischen Shock beim *Meerschweinchen* als überwiegendes Shocksymptom den Bronchialmuskelkrampf mit der geblähten, starren Lunge, beim *Kaninchen* eine starke Verengerung der Pulmonargefäße, und beim *Hunde* und bei der *Katze* einen Kreislaufshock[2].

[1] Doerr, R.: Erg. Hyg. 5, 71 (1922).

[2] *Affen* und *Menschen* sollen im allgemeinen nicht zur Anaphylaxie neigen, zum mindesten zeigen sie keine ausgesprochenen Reaktionen, wenn wir von den Hautveränderungen absehen([3]).

[3] Wells, H. G.: Die chemischen Anschauungen usw. Jena: Fischer 1927, 221.

Will man diese Übereinstimmung der beiden Shockarten mit der physikalischen Theorie erklären, so müßte man annehmen, daß die kolloidalen Veränderungen, die bei der Antigen-Antikörperreaktion eintreten, auch durch das Histamin hervorgerufen werden.

Bevor wir die Versuche besprechen, die zeigen, daß Histamin oder histaminähnliche Stoffe im anaphylaktischen Shock frei werden, wollen wir die Übereinstimmung zwischen anaphylaktischen und Histaminreaktionen eingehender betrachten, und auf die Ausnahmen eingehen, in denen die beiden Shockarten voneinander abweichen. Weiter wollen wir erörtern, wie das Histamin bei der Antigen-Antikörperreaktion entstehen kann.

Die ersten Angaben gehen noch bis auf eine Zeit zurück, in der die Pharmakologie des Histamins unbekannt war. So wurde von BIEDL und KRAUS 1909 [1] auf die Ähnlichkeit des anaphylaktischen Symptomenkomplexes mit dem Vergiftungsbild des Pepton WITTE hingewiesen. Tatsächlich ist die Wirkung von Histamin und Pepton in zahlreichen Reaktionen die gleiche, obgleich es sich um zwei verschiedene Gifte handelt (siehe später). BIEDL und KRAUS haben gezeigt, daß nicht nur die Erscheinungen des Pepton- und anaphylaktischen Shocks die gleichen sind, sondern daß auch im Zustand der Antianaphylaxie WITTE-Pepton (im Gegensatz zum Histamin, siehe S. 491) und Serum in gleicher Weise unwirksam sind. Dies haben PFEIFFER und MITA [2] bestätigt. BIEDL und KRAUS schließen, „daß die anaphylaktische Intoxikation durch ein Gift hervorgerufen wird, welches physiologisch als identisch zu betrachten ist mit dem WITTE-Pepton". Das Pepton stellt chemisch keine einheitliche Substanz dar, darum ließen sie offen, welche Stoffe im Pepton WITTE sowohl für die Anaphylaxie als auch für den Peptonshock in Frage kämen. Auf Grund der Versuche von POPIELSKI, der fälschlich annahm, das wirksame Prinzip im Pepton sei Vasodilatin, dachten sie daran, daß das anaphylaktische Gift mit dem Vasodilatin identisch sei. Kurze Zeit danach veröffentlichten DALE und LAIDLAW [3] ihre ersten Untersuchungen über das Histamin. Sie meinten, daß das Vasodilatin POPIELSKIs mit dem Histamin identisch sei, eine Ansicht, der

[1] BIEDL, A und R. KRAUS: Wien. klin. Wschr. **22**, 363 (1909).

[2] PFEIFFER, H. und MITA: Z. Immun.forschg **4**, 410 (1910); **11**, 550 (1911).

[3] DALE, H. H. and P. P. LAIDLAW: J. of Physiol. **41**, 313 (1910).

auch später POPIELSKI zustimmte. Sie, sowie BARGER und DALE[1], wiesen gleichzeitig auf die Ähnlichkeit zwischen den Histaminwirkungen und den Erscheinungen der Anaphylaxie hin. In späteren Arbeiten haben DALE und LAIDLAW[2] und DALE[3] die Ähnlichkeit noch besonders hervorgehoben.

Auf Grund der ersten Arbeiten von DALE und LAIDLAW zogen bereits BIEDL und KRAUS[4] und ARONSON[5] das Histamin als die Substanz in Betracht, die im anaphylaktischen Shock wirksam wird. Neuerdings haben dann HARE[6], THOMAS LEWIS[7], MANWARING und seine Mitarbeiter[8], SIMONDS und BRANDES[9] und DALE[10] die Anaphylaxie durch die Wirkung von Histamin oder vielmehr von histaminähnlichen Stoffen zu erklären versucht.

Nur darüber, wie diese Stoffe bei der Anaphylaxie entstehen, sind die Meinungen geteilt. ARONSON[5] nahm, wie auch die meisten anderen Autoren seinerzeit, als „Muttersubstanz" des anaphylaktischen Giftes das Antigen an. Da alle Anaphylaktogene Eiweißkörper sind, und weiter alle höhermolekularen Eiweißkörper Histidin enthalten, stellte sich ARONSON vor, daß das Antigen bei der Reinjektion nicht nur durch Proteolyse in seine Bausteine zerschlagen würde, sondern daß das Histidin bei dieser „Eiweißexplosion" auch noch decarboxyliert und in Histamin verwandelt würde. ARONSON stützte seine Ansicht auf Versuche, in denen aus Histidin durch Einwirkung von normalem Serum nach Art des Anaphylatoxins von FRIEDBERGER Histamin gebildet werden sollte. Diese Versuche konnten FRIEDBERGER und LANGER[11] aber nicht bestätigen. FRIEDBERGER[11 12] hat weiter darauf hingewiesen, daß schon eine einfache Betrachtung der quantitativen Verhältnisse beweise, daß

---

[1] BARGER, G. and H. H. DALE: J. of Physiol. **41**, 449 (1910).

[2] DALE, H. H. and P. P. LAIDLAW: Ebenda **52**, 355 (1918/19).

[3] DALE, H. H.: Bull. of Hopkins Hosp. JOHNS **31**, 373 (1920).

[4] BIEDL, A. und R. KRAUS: Dtsch. med. Wschr. **37**, 1300 (1911); Z. Immun.forschg **15**, 447 (1912).

[5] ARONSON, H.: Berl. klin. Wschr. **49**, 642 (1912).

[6] HARE, R.: Heart **13**, 227 (1926).

[7] LEWIS, TH.: Die Blutgefäße der menschlichen Haut. Berlin: S. Karger 1929.

[8] MANWARING, W. H. und Mitarbeiter: J. of Immun. **10**, 567, 575 (1925).

[9] SIMONDS, J. P. und W. W. BRANDES: Ebenda **13**, 1 (1927).

[10] DALE, H. H.: Lancet **216**, 1285 (1929).

[11] FRIEDBERGER, E. und H. LANGER: Z. Immun.forschg **15**, 528 (1912).

[12] FRIEDBERGER, E.: Berl. klin. Wschr. **49**, Nr 21 (1912).

aus dem Antigen beim anaphylaktischen Shock nicht genug Histamin frei werde; das Antigen könne unmöglich soviel Histidin enthalten, daß Histamin in wirksamer Dosis entstehe.

DOERR[1] hat die Richtigkeit dieses Einwandes ausführlich gewürdigt.

Eine andere Entstehungsmöglichkeit für das anaphylaktische Gift stellen die Eiweißstoffe des Blutes dar. Doch haben die hierüber angestellten negativ ausgefallenen Versuche darum keine Bedeutung mehr, weil heute die celluläre Theorie im Gegensatz zur früher angenommenen humoralen Theorie allgemein anerkannt wird.

Die celluläre Theorie verlangt als Entstehungsort des anaphylaktischen Giftes das Gewebe oder die Zelle. Nimmt man als Gift das Histamin an, so könnte es einmal aus dem Histidin des Zelleiweißes entstehen; doch hält DOERR[1] den plötzlich verlaufenden Abbau von Zelleiweiß bis zum Histamin ohne Vernichtung der Zellen für unmöglich. Es könnte weiter in den Zellen bereits, vielleicht in einer unwirksamen Vorstufe, vorhanden sein (vgl. hierzu das Kapitel Vorkommen von Histamin in den Organen). Diese Ansicht vertritt THOMAS LEWIS. Das Vorkommen von Histamin in teilweise außerordentlich großen Mengen in den Geweben würde für diese Annahme sprechen. Sie erfährt eine besondere Stütze durch die von unserem Mitarbeiter WATANABE angestellten Versuche, in denen er den Gehalt der Gewebe an histaminähnlichen Stoffen vor, im Zustande der Sensibilitation, und nach dem Shock verglichen hat (siehe S. 501).

Die Anaphylaxie stellt somit eine Reaktion auf eine Zellschädigung dar, wie sie THOMAS LEWIS ganz allgemein für Hautreaktionen beschrieben hat. Dieser Vergleich läßt sich vor allem bei der lokalen Anaphylaxie der menschlichen Haut in allen Einzelheiten durchführen. Bei der Haut bedingen alle Zellschädigungen, seien sie chemischer oder physikalischer Art, die dreifache Reaktion, die nach TH. LEWIS im Freiwerden der H-Substanz ihre Ursache hat (siehe S. 409).

Die Annahme, daß es sich bei dem anaphylaktischen Gift um Histamin handelt, gründet sich auf die bereits erwähnte auffallende Ähnlichkeit zwischen dem Histamin und dem anaphylaktischen Shock. Die Übereinstimmung gilt nicht nur für die Symptomatologie beider Shockarten, sondern auch für den Einfluß zahlreicher Pharmaka und Narcotika auf den Histamin- und anaphylaktischen

[1] DOERR, R.: Erg. Hyg. 5, 71 (1922).

Shock. Weiter ist es erstaunlich, wie sehr die Empfindlichkeit der Tierarten gegen Histamin (siehe die Tabelle auf S. 82) im allgemeinen mit der Eignung für anaphylaktische Versuche parallel geht. Allerdings gibt es auch Ausnahmen. SCHMIDT und STÄHELIN[1] weisen darauf hin, daß die Stellung des Kaninchens in der Histaminskala durchaus nicht seinem Verhalten im anaphylaktischen Versuch entspricht, und daß zwischen Maus und Ratte in der Histamintoleranz nur ein geringer, mit Beziehung auf Anaphylaxie dagegen ein bedeutender Unterschied besteht.

Andererseits finden wir nicht nur eine große Übereinstimmung in der Toleranz, sondern auch in der Konstanz der Empfindlichkeit (DOERR). Die Regelmäßigkeit, mit der sich beim Meerschweinchen eine anaphylaktische Reaktion auslösen und quantitativ auswerten läßt, finden wir bei diesem Tier auch dem Histamin gegenüber, während sich beim Kaninchen andererseits „ganz unberechenbare individuelle Resistenzen" für beide Shockarten ergeben. Wir finden weiter, daß Ratten, die gegen Histamin und Anaphylaxie sehr wenig empfindlich sind, nach Nebennierenentfernung eine erhöhte Empfindlichkeit für beide Shockarten aufweisen. Jedoch zeigen gerade diese Versuche, wie wenig wir aus solchen Analogien schließen dürfen, da die Empfindlichkeit nebennierenloser Ratten auch gegen andere Gifte zunimmt. Freilich soll die Überempfindlichkeit gegen Histamin und Anaphylaxie auf einem Mangel an Nebennierenmark beruhen, während sie bei den meisten anderen Giften auf einen Mangel an Rinde zurückzuführen ist (siehe S. 200). DOERR betont, daß man in der Bewertung der Übereinstimmung anaphylaktischer Erscheinungen mit Histaminreaktionen überaus vorsichtig sein muß. Ein Beispiel dafür ist die Peptonvergiftung.

Durch die Untersuchungen von HANKE und KOESSLER[2], die von verschiedenen Seiten bestätigt worden sind[3 4 5], wissen wir, daß Histamin- und Peptonvergiftung zwei verschiedene Erscheinungsformen darstellen, und daß die Peptonvergiftung nicht auf

[1] SCHMIDT, G. W. und A. STÄHELIN: Z. Immun.forschg 60, 222 (1929).

[2] HANKE, H. T. and K. K. KOESSLER: J. of biol. Chem. 48, 567 (1920).

[3] ABEL, S. J. and E. M. K. GEILING: J. of Pharmacol. 23, 1 (1924).

[4] GEILING, E. M. K. and A. C. KOLLS: Ebenda 23, 29 (1924).

[5] FELDBERG, W., SCHILF, E. und H. ZERNIK: Pflügers Arch. 220, 738 (1929).

Beimengungen von Histamin beruht. Die Tatsache, daß zwei verschiedene Gifte nahezu gleich verlaufende Erscheinungen bedingen, nimmt der auf Analogien gegründeten Vorstellung der Identität von Histamin- und anaphylaktischem Shock viel an Beweiskraft. Ebenso wie zwei Gifte dieselben Angriffspunkte haben, können andere Gifte und ebenso die anaphylaktische Noxe dieselben Angriffspunkte haben. Dieser Einwand ist von verschiedenen Seiten gemacht worden.

Schon FRIEDBERGER[1] [2] hat betont, daß das anaphylaktische Symptomenbild beim Meerschweinchen durch zahlreiche Gifte hervorgerufen werden kann. Doch zeigen die von ihm angeführten Gifte bei anderen Tierarten nicht die gleiche Symptomatologie eines Histamin-, Pepton- und anaphylaktischen Shockes. Die Gleichheit dieser drei Shockarten ist einfach erklärt, wenn man annimmt, daß alle eine Erregung der glatten Muskulatur bewirken, die bei den verschiedenen Tierarten verschieden verteilt ist und bei den verschiedenen Tierarten an bestimmten Stellen besonders angehäuft ist, und daß weiter bei einigen Tieren mehr das Capillarendothel, bei anderen mehr die glatte Muskulatur gereizt wird; es handelt sich eben um verschiedene Gifte mit gleichen Angriffspunkten. Auf Gleichheit der Angriffspunkte können wir auch zurückführen, daß beim sensibilisierten Meerschweinchen eine synergische Beziehung zwischen spezifischem Antigen und Histamin besteht[3]. Diese äußert sich z. B. darin, daß eine halbe letale Histamindosis plus einer halben letalen Antigenmenge einen tödlichen Shock hervorrufen.

Andererseits dürfen wir auch, wie DOERR mit Recht hervorhebt, Abweichungen zwischen beiden Shockformen nicht übertrieben oder gar falsch bewerten. Der desensibilisierte Muskel, der gegen das Antigen unempfindlich geworden ist, kontrahiert sich noch auf Histamin und umgekehrt tritt durch Histamin keine Desensibilisierung ein[3] [4] [5] [6]. Nehmen wir aber an, daß durch die Antigen-Antikörperreaktion das in den Zellen vorgebildete Histamin oder die H-Substanz frei wird, so kann die Desensibilisierung damit zusammenhängen, daß das Antigen im desensibilisierten Muskel keine für

---

[1] FRIEDBERGER, E. und A. MORESCHI: Berl. klin. Wschr. **49**, 741 (1912).
[2] FRIEDBERGER, E. und H. LANGER: Z. Immun.forschg **15**, 528 (1912).
[3] SMITH, M. J.: J. of Immun. **5**, 239 (1920).
[4] LURÀ, A.: Z. Immun.forschg **14**, 403 (1912).
[5] DALE, H. H.: J. of Pharmacol. **4**, 167 (1913).
[6] MASSINI, R.: Z. Immun.forschg **25**, 179 (1916).

den Muskel wirksame (histaminähnliche) Substanz mehr frei macht (SCHMIDT und STÄHELIN). Die Desensibilisation braucht also kein Zeichen dafür zu sein, daß der Muskel für das anaphylaktische Gift unempfindlich geworden ist.

Weitere Unterschiede können unserer Meinung nach dadurch entstehen, daß das bei intravenösen oder subcutanen Injektionen in den Kreislauf gelangende Histamin schnell an alle Organe gelangt, während bei der Anaphylaxie das Gift in bestimmten Organen gebildet wird, in denen es zuerst wirkt, und von wo nur verhältnismäßig geringe Mengen in den Kreislauf zu diffundieren brauchen.

Für zahlreiche Abweichungen hat DALE[1] eine sehr überzeugende Erklärung gegeben. Das Freiwerden von Histamin stellt nur die Reaktion auf leichte Schädigung der Zellen dar, wie wir bereits häufiger betont haben. Die Antigen-Antikörperreaktion führt aber zu einer tiefgreifenden und langanhaltenden Schädigung der Zellen; es wird dabei nicht nur Histamin frei, sondern wahrscheinlich auch andere Stoffe; vor allem finden außerdem zahlreiche direkte Veränderungen in den Zellen statt. Das ist z. B. bei der Leber des Hundes, die bei diesem Tier das Shockorgan darstellt, sehr deutlich. Im anaphylaktischen Shock entstehen in den Leberzellen außer den histaminähnlichen Stoffen (siehe später) gerinnungshemmende, die bewirken, daß das Blut nicht gerinnt. Nach Histamin dagegen ist die Gerinnung nicht aufgehoben. Weiter erhöht Histamin beim Hunde den Lymphfluß aus dem Ductus thoracicus nur wenig; im anaphylaktischen Shock ist eine solche Vermehrung viel ausgesprochener. Auch das beruht auf der stärkeren Beteiligung der Leber. Diese finden wir übrigens auch im Peptonshock, welcher dem anaphylaktischen Shock in mancher Beziehung mehr ähnelt als dem Histaminshock. Man könnte darum daran denken, daß das anaphylaktische Gift mit dem Pepton identisch sei. Nach SIMONDS und BRANDES[2] können aber die beim anaphylaktischen Shock in der Hundeleber frei werdenden Stoffe (siehe später) keine Peptone sein, weil die Zunahme des Lymphflusses beim Pepton noch viel größer ist als beim anaphylaktischen Shock.

Eine andere Abweichung besteht darin, daß man durch Histamin keine richtige Entzündung (Leukocytenauswanderung) und Ne-

---

[1] DALE, H. H.: Lancet **216**, 1285 (1929).

[2] SIMONDS, J. P. and W. W. BRANDES: J. of Immun. **13**, 1 (1927).

krose der Haut hervorrufen kann, während die Antigen-Antikörperreaktion zur Nekrose führt[1,2]. Die Nekrose ist ein weiteres Beispiel dafür, daß die Zellschädigung bei der Antigen-Antikörperreaktion sehr eingreifend und langanhaltend ist und zu einer direkten Veränderung an den Zellen führt. Die capillaren Blutungen, die im anaphylaktischen Shock, nicht aber nach Histamin auftreten, sprechen ebenfalls dafür, daß das Gefäßendothel nicht nur durch die aus anderen Zellen freiwerdenden histaminähnlichen Stoffe beeinflußt wird, sondern durch das Antigen sensibilisiert und durch die Antigen-Antikörperreaktion selber direkt geschädigt wird (DALE). Auch das Fieber, welches bei der Anaphylaxie im Gegensatz zum Histamin auftreten kann (siehe S. 396), läßt sich leicht durch Zellzerfallsprodukte erklären.

Es ist weiter aber auch verständlich, daß einige Verschiedenheiten bisher noch ganz ungelöst sind. Z. B. fand SMITH[3], daß Chinin die Histaminwirkung nicht steigert, aber die Empfindlichkeit sensibilisierter Meerschweinchen und Kaninchen gegen die Reinjektion des Antigens um das drei- und zehnfache erhöht. Nicht zu erklären ist auch, warum der Histamin-Bronchospasmus des lebenden Meerschweinchens nicht wie bei der Anaphylaxie von Atropin aufgehoben wird[4].

Die Abweichungen zwischen Histamin- und anaphylaktischem Shock (siehe auch WELLS[5]) bedürfen alle einer besonderen Erklärung, wie wir sie teilweise bereits gegeben haben; sie können aber nicht die Theorie umstoßen, daß die Antigen-Antikörperreaktion nur eine besondere Form einer Zellschädigung darstellt, bei der Histamin oder histaminähnlich wirkende Stoffe frei werden. Das beweisen die folgenden Versuche, in denen die Wirkung der freiwerdenden Stoffe an anderen Organen oder an benachbarten Zellen nachgewiesen wird, und in denen gezeigt wird, daß das „Shockorgan“ nach Auslösen des Shockes weniger histaminähnliche Stoffe enthält als normal.

**1. Der biologische Nachweis der histaminähnlichen Stoffe bei der Anaphylaxie.** Die celluläre Reaktion macht den Nachweis des

[1] FRIEDBERGER, E. und H. LANGER: Z. Immun.forschg **15**, 528 (1912).
[2] ARONSON, H.: Berl. klin. Wschr. **49**, 251 (1912).
[3] SMITH, M. J.: J. of Immun. **5**, 329 (1920).
[4] KOESSLER, K. K. and J. H. LEWIS: Arch. int. Med. **39**, 163 (1927).
[5] WELLS, H. G.: Die chemischen Anschauungen über Immunitätsvorgänge. Deutsch von R. WIGAND. Jena: G. Fischer 1927, S. 235.

anaphylaktischen Giftes überaus schwierig. Würde die Antigen-Antikörperreaktion im Blut vor sich gehen und dort das anaphylaktische Gift freimachen, so müßte das Gift an die Gewebe herangetragen werden. Dazu wäre eine gewisse Konzentration im Blute notwendig, und es wäre darum wahrscheinlich nicht allzu schwierig, dieses Gift biologisch durch Übertragungsversuche nachzuweisen. Da aber das Gift an den Zellen frei wird, genügen natürlich schon ganz geringe Mengen, um eine starke Reaktion des Gewebes auszulösen. Diffundieren diese freiwerdenden Gifte ins Blut, so wird ihre Konzentration im Blute so gering sein, daß sie selbst mit biologischen Methoden nicht mehr nachzuweisen sind, um so mehr als sie dann schnell entgiftet werden können (siehe S. 95).

Der Nachweis des anaphylaktischen Giftes wäre wahrscheinlich mit den gewöhnlichen Übertragungsmethoden überhaupt nicht geglückt, wenn das „Shockgewebe" gleichmäßig über den ganzen Organismus verteilt wäre, so daß aus allen Organen nur ganz geringe Mengen in das abfließende Blut gelangen würden. Das ist aber nicht der Fall. Bei den verschiedenen Tierarten ist immer ein Organ das dominierende „Shockorgan".

Dadurch ist es möglich (wenigstens bei einigen Tierarten), die freiwerdenden Stoffe an anderen Organen desselben Tieres nachzuweisen, oder die Übertragungsmethoden so auszuarbeiten, daß das Blut unmittelbar aus den Venen des Shockorganes entnommen wird, bevor es sich mit dem Gesamtblut mischt. Solche Versuche sind mit Erfolg beim Hunde ausgeführt worden, bei dem die Leber das Shockorgan darstellt.

Einen weiteren Beweis für ein anaphylaktisches Gift stellen die Beobachtungen an der Haut von Menschen dar, die eine sogenannte Eiweißüberempfindlichkeit aufweisen. Wir wollen diese Versuche zuerst besprechen.

*α*) Das Freiwerden histaminähnlicher Stoffe bei den Erscheinungen der Eiweißüberempfindlichkeit[1]. LEWIS und GRANT[2] verglichen bei einem Patienten, der eine ausgespro-

[1] LEHNER, E. und E. RAJKA (Klin. Wschr. 8, 1724 [1929]) haben gezeigt, daß es mit Hilfe von Begleitstoffen (Schleppersubstanzen) gelingt, auch eine Sensibilisierung mit Histamin hervorzurufen, so daß das Histamin selber als Allergen wirkt. Diese Beobachtungen brauchen aber in keiner Weise die Vorstellungen über das Freiwerden histaminähnlicher Stoffe zu beeinträchtigen.

[2] LEWIS, TH. and R. T. GRANT: Heart 13, 219 (1926).

chene Idiosyncrasie gegen Fleisch hatte, die Wirkung von Histaminpunktionen mit denen von verdünntem Fischextrakt. „Die Reaktion auf Histamin und Fischextrakt war in jeder Beziehung die gleiche. Beide riefen eine lokale Gefäßerweiterung, einen umgebenden roten Hof und eine genau gleiche Quaddel hervor. Die beiden Reaktionen traten fast gleichzeitig auf und zeigten denselben Verlauf“[1]. Nur verlief die Eiweißreaktion etwas langsamer. HARE[2] hat an Patienten, die gegen Pferdeserum und Pollenextrakt überempfindlich waren, unabhängig von LEWIS und GRANT die gleichen Beobachtungen gemacht.

Das Auftreten einer dreifachen Reaktion ist, wie wir auf Seite 409 gezeigt haben, nach LEWIS immer die Reaktion auf H-Substanzen. LEWIS weist darauf hin, daß es sehr schwer fallen würde, diese Reaktion, die der Histaminreaktion so vollständig gleicht, auf eine direkte Wirkung des Eiweißes zurückzuführen. Würde es sich nur um eine lokale Erweiterung und Durchlässigkeitssteigerung der kleinsten Gefäße handeln, so könnte man vielleicht noch annehmen, daß Histamin und Eiweiß zufällig beide zu einer und derselben kolloidalen Veränderung des Zellinhaltes führen. „Wenn wir aber gezwungen sind, zu diesen Wirkungen noch eine Reizung der Nervenfasern eines lokalen Reflexbogens hinzuzufügen, wobei es sich um ein ganz anderes Gewebe handelt, dann läßt sich die Ansicht, daß zwei besondere Reizformen diesen gemeinsamen und komplexen Vorgang hervorrufen, schwer verteidigen.“ Dieses Argument von LEWIS hat viel für sich.

Andererseits wissen wir, daß kolloidale Substanzen, wie Albumosen und Pepton ebenfalls die dreifache Reaktion hervorrufen. Nach LEWIS müssen wir für diese Reaktionen denselben Mechanismus, nämlich Freiwerden von H-Substanzen, annehmen, obgleich die Albumosen und Peptone pharmakologisch nahezu genau so wirken wie Histamin. Pepton macht wie Histamin z. B. eine Blutdrucksenkung, eine Gefäßerweiterung und eine Kontraktion der glatten Muskulatur. Warum sollte es darum nicht auch dieselbe Wirkung auf die menschliche Haut ausüben wie Histamin? Diese Möglichkeit läßt auch KROGH[3] zu. DALE[4] betont ebenfalls, daß es

[1] LEWIS, TH.: Die Blutgefäße der menschlichen Haut. S. 109.
[2] HARE, R.: Heart **13**, 227 (1926).
[3] KROGH, A.: Die Capillaren. 2. Aufl., S. 201. Berlin: Julius Springer 1928.
[4] DALE, H. H.: Lancet **126**, 1285 (1929).

schwierig ist „zu entscheiden, wieweit sie (die künstlichen Peptone!) direkt und wieweit sie indirekt durch Zellschädigung wirken". Man vergleiche hierzu die Anmerkung auf S. 292.

Bei einer direkten Wirkung könnte die langsamere Diffusion der Peptone die Ursache dafür sein, daß die Quaddeln kleiner ausfallen als beim Histamin. Es wäre somit auch denkbar, daß die Eiweißreaktion bei überempfindlichen Patienten eine direkte Wirkung des in die Haut gebrachten Eiweißes ist. Die langsame Diffusion des Eiweißes würde erklären, warum die Reaktion langsamer als beim Histamin abläuft. Dies wurde sowohl von GRANT und LEWIS als auch von HARE beobachtet.

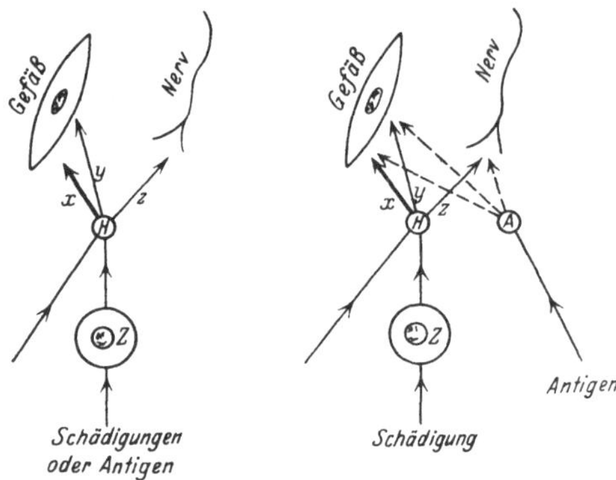


Abb. 83. Schematische Darstellung der beiden Ansichten über die anaphylaktische Reaktion an der menschlichen Haut in Beziehung zu den Reaktionen auf Schädigung. Die Schädigungen wirken auf die Zellen ($Z$) der Haut. Diese machen H-Substanz ($H$) frei, welche die dreifache Reaktion auslöst: die H-Substanz erweitert die kleinsten Gefäße (Wirkung $x$), erhöht die Durchlässigkeit ($y$) und wirkt auf den lokalen Nervenmechanismus, der den reflektorischen roten Hof hervorruft (Wirkung $z$). Nach der ersten von uns erörterten Ansicht wird die anaphylaktische Reaktion ebenfalls durch Schädigung der Hautzellen hervorgerufen. Dadurch wird die H-Substanz frei, die dann in der gewöhnlichen Weise wirkt (linkes Schema). Nach der zweiten Ansicht würde das Antigen, oder bei der Eiweißüberempfindlichkeit das Eiweiß, die dreifache Reaktion $x$, $y$, $z$ in allen Einzelheiten direkt hervorrufen, wie es das rechte Schema zeigt. (Nach TH. LEWIS.)

In dem beistehenden Schema hat TH. LEWIS die direkte und indirekte Wirkungsweise bei der dreifachen Reaktion der menschlichen Haut für die anaphylaktische Reaktion und die auf Eiweißüberempfindlichkeit wiedergegeben.

HARE hat den Vergleich zwischen Eiweißreaktion bei überempfindlichen Patienten und Histaminreaktion noch weiter ausgedehnt. Er konnte zeigen, daß die Quaddelbildung sowie das Abblassen des roten Hofes nach Eiweißpunktion in die Haut ebenso wie beim Histamin um die Zeit der Kreislaufunterbrechung verschoben werden kann, daß die lokale Röte bei aufgehobenem Kreislauf langsam an Durchmesser zunimmt, und daß sich beim Erwärmen des Armes und der dadurch bedingten besseren Durchblutung die Eiweißquaddel nur in reduzierter Form ausbildet. Diese Beobachtungen sind aber nicht alle so beweisend dafür, daß H-Substanzen frei werden, wie dieselben Beobachtungen, die man nach physikalischen Schädigungen der Haut macht, bei denen der Reiz nur kurze Zeit anhält. In unserem Falle bleibt das schädigende Agens, nämlich das Eiweiß, ja dauernd in der Haut. Auch aus der Beobachtung, daß die mit Eiweiß vorbehandelte Stelle gegen Histamin und die mit Histamin vorbehandelte Stelle gegen das Eiweiß refraktär wird, lassen sich keine weitgehenden Schlüsse ziehen. Dagegen läßt die oben angeführte Beobachtung, daß bei der durch Erwärmen stärker durchbluteten Haut die Eiweißquaddel nur in reduzierter Form auftritt, schwerlich eine andere Erklärung zu, als daß die leicht diffusible H-Substanz vom Blutstrom fortgeschwemmt wird; das Eiweiß wird nicht fortgeschwemmt, denn nach einer gewissen Zeit erreicht die Quaddel die normale Größe.

**Bei den Versuchen an allergischen Patienten müssen wir berücksichtigen, daß die Erscheinungen der sogenannten Eiweißüberempfindlichkeit nicht von allen Autoren als identisch mit den anaphylaktischen Reaktionen angesehen werden. Die Schlußfolgerungen, die wir aus den angeführten Beobachtungen für die Anaphylaxie ableiten, können natürlich, falls die Mechanismen der Reaktionen sich als verschiedene erweisen sollten, nur für die Eiweißüberempfindlichkeit gelten (Th. Lewis).**

**β) Das Freiwerden histaminähnlicher Stoffe in der Leber beim anaphylaktischen Shock des Hundes. Manwaring[1] nahm bereits 1911 an, daß bei der Reinjektion in der** Leber des Hundes gefäßerweiternde Stoffe frei würden, die in den Kreislauf gelangten. Der Nachweis dieser Stoffe ist ihm aber erst in letzter Zeit gelungen.

Nolf[2] und Weil[3] konnten zwar schon früh gerinnungshemmende Stoffe in der mit den spezifischen Eiweißkörpern durchströmten anaphylaktischen Leber nachweisen, doch mißlang ihnen der Nachweis von gefäßerweiternden und blutdrucksenkenden Substanzen. Weil spritzte einem narkotisierten gesunden Hunde das Blut eines im anaphylaktischen Shock sterbenden Hundes ein und konnte an ersterem nach dem Aufwachen aus der Narkose keine anaphylak-

1 Manwaring, W. H.: Z. Immun.forschg 8, 1 (1911).
2 Nolf, P.: Arch. internat. Physiol. 10, 37 (1910).
3 Weil, R.: J. of Immun. 2, 525 (1917).

tischen Erscheinungen beobachten. Natürlich mußten ihm bei dieser Versuchsanordnung vorübergehende Symptome entgehen. Ebenso mißlang der Nachweis blutdrucksenkender Stoffe, wenn einem Hunde Blut injiziert wurde, das vorher mit dem spezifischen Serum durch eine anaphylaktische Leber geschickt worden war[1].

Demgegenüber stehen neuere positive Versuche. MANWARING und seine Mitarbeiter[2] zeigten, daß im anaphylaktischen Shock des Hundes 45—75 Sekunden nach der Injektion Kontraktionen des Uterus, der Harnblase und der Magen-Darmmuskulatur einsetzen. Bei einer einfachen Blutdrucksenkung, z. B. nach Entbluten, beobachtet man diese Erscheinungen nicht. Sie fehlen ebenso, wenn Darm und Leber vor dem anaphylaktischen Shock herausgenommen werden. Tritt dabei freilich ein verzögerter Shock (siehe S. 294) ein, so beobachtet man mit der gleichen Verzögerung auch die geringen Wirkungen auf die glatte Muskulatur. Nach MANWARING beruhen diese Kontraktionen auf der Wirkung histaminähnlicher Stoffe, die beim gewöhnlichen anaphylaktischen Shock des Hundes in der Leber gebildet oder dort frei werden. Diese Ansicht beweist er durch folgende Versuche[2,3]: Wird die untere Körperhälfte (mit Harnblase und Rectum) eines normalen Hundes mit dem Kreislauf des vorbehandelten Tieres verbunden, so treten nach der Eiweißinjektion typische, wenn auch geringe Kontraktionen der Harnblase und des Rectumstumpfes auf. Ebenso zeigt eine in den Kreislauf eines vorbehandelten Hundes eingeschaltete Darmschlinge eines normalen Hundes nach der Eiweißinjektion Kontraktionen.

Noch beweisender sind die Lebertransplantationsversuche. Wird die Leber eines vorbehandelten Hundes in den Kreislauf eines normalen Hundes eingeschaltet, so tritt nach einer spezifischen Seruminjektion nicht nur eine Blutdrucksenkung ein, die mechanisch erklärt werden könnte, sondern auch eine Kontraktion der glatten Muskulatur der Harnblase (Abb. 84) und des Darmes.

Für das Entstehen histaminähnlicher Stoffe sprechen weiter die Blutübertragungsversuche. Es gelang MANWARING allerdings ebensowenig wie WEIL, durch einfache Übertragung großer Mengen Blut,

---

[1] WEIL, R. and C. EGGLESTON: J. of Immun. **2**, 571 (1917).

[2] MANWARING, W. H., HOSEPIAN, V. M., ENRIGHT, J. R. and D. F. PORTER: Ebenda **10**, 567 (1925).

[3] MANWARING, W. H., HOSEPIAN, V. M., O'NEILL, F. J. and H. B. MOY: Ebenda **10**, 575 (1925).

die aus der Carotis eines im anaphylaktischen Shock befindlichen Hundes entnommen wurden, Shockerscheinungen bei einem normalen unbehandelten Hund auszulösen. Injizierte er aber das aus der Leber im Shock abfließende Blut (100—200 cm), so erhielt er alle für denselben charakteristischen Erscheinungen wie Blutdrucksenkung, Kontraktion der Magen- und Blasenmuskulatur (Abb. 85), und das Blut wurde ungerinnbar.

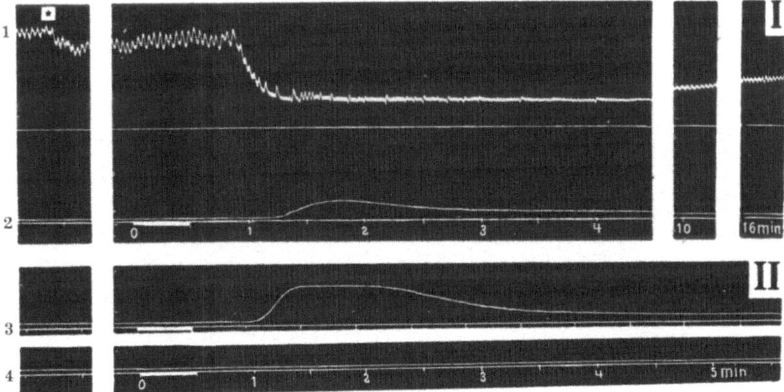


Abb. 84. Lebertransplantationen in den Kreislauf eines Hundes. Bei 0 werden stets 1 $cm^3$ Pferdeserum pro Kilo Körpergewicht intravenös injiziert. I Eine sensibilisierte Leber ist in den Kreislauf eines normalen Hundes eingeschaltet. Beim Stern (*) werden die Klemmen zur Leber geöffnet. Die Folge ist eine geringe Blutdrucksenkung. Der Blutdruck in der Arteria femoralis (1) sinkt nach einer Latenz von mehreren Sekunden nach der Injektion; der Druck in der Harnblase (2) steigt nach Beginn der Blutdrucksenkung. II In diesem Versuch ist die sensibilisierte Leber in den Kreislauf eines normalen eviscerierten Hundes eingeschaltet. Die Blasenkontraktion (3) fällt dadurch stärker aus. Kurve (4) zeigt den Druck in der Blase bei einem Kontrollversuch, in dem eine normale Leber in den Kreislauf eines normalen Hundes eingeschaltet worden ist. Es tritt keine Blasenkontraktion nach der Injektion auf. (Nach MANWARING, HOSEPIAN, O'NEILL und MOY.)

Neuerdings haben SIMONDS und BRANDES[1] eine andere Methode angewendet, um die im anaphylaktischen Shock in der Leber entstehenden Stoffe nachzuweisen. Sie klemmen die Venae hepaticae eines mit Serum vorbehandelten Hundes ab. Dadurch fällt der Blutdruck und bleibt längere Zeit auf einem konstanten niedrigen Niveau. Auch eine Seruminjektion während der Sperre bewirkt für gewöhnlich kein weiteres Fallen des Blutdruckes. Wird die Sperre aber nach der Seruminjektion vorübergehend nur für 15 bis 20 Sekunden aufgehoben, so fällt der Blutdruck um weitere 10 bis

[1] SIMONDS, I. P. and W. W. BRANDES: J. of Immun. **13**, 1 (1927).

30 mm. Das kann nur so erklärt werden, daß blutdrucksenkende Stoffe aus der Leber in den Kreislauf gelangen.

Hiermit stimmen Beobachtungen überein, die kürzlich unser Mitarbeiter WATANABE[1] angestellt hat. Er fand, daß die Hundeleber (im Gegensatz zur Lunge) nach Auslösen des anaphylaktischen Shockes sehr viel weniger alkohollösliche Stoffe enthält, die den Meerschweinchendarm kontrahieren. Vgl. hierzu die Beobachtungen beim Meerschweinchen auf S. 501.

Wir haben auf S. 294 gezeigt, daß die Leber beim Hunde das entscheidende Organ für den anaphylaktischen Shock darstellt, weil

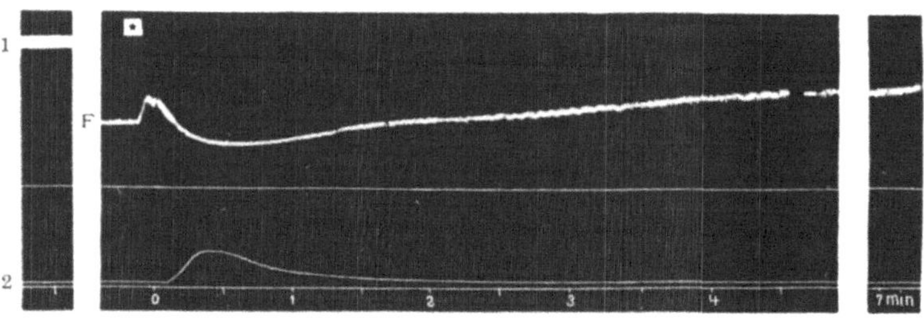


Abb. 85. Einem 9 kg schweren Hunde werden beim Stern (*) 110 cm³ Blut transfundiert, die einem anderen Hunde während des anaphylaktischen Shockes aus den Venae hepaticae entnommen worden sind. (1) Blutdruck in der Arteria femoralis. Bei F ist der Blutdruck durch eine vorausgegangene Blutentziehung von 110 cm³ Blut gesunken. Bei der Blutübertragung steigt er anfangs vorübergehend an (Volumeneffekt!) und zeigt dann eine langanhaltende Senkung. (2) Druck in der Harnblase steigt nach der Blutübertragung an. (Nach MANWARING, HOSEPIAN, O'NEILL und MOY.)

sich nach Ausschaltung der Leber unter gewöhnlichen Bedingungen keine Shockreaktionen auslösen lassen. Wir haben in dem erwähnten Abschnitt jedoch nur die dynamische Bedeutung der „Lebersperre“ für das Zustandekommen der Blutdrucksenkung in Betracht gezogen. Wir sehen nun, daß die charakteristische arterielle Blutdrucksenkung wenigstens zum Teil auf Anaphylatoxinen der Leber beruht, die in den allgemeinen Kreislauf gelangen. Da aber die Blutdrucksenkung bei den Blutübertragungs- und Lebertransplantationsversuchen nur eine vorübergehende ist (Dauer bis zu 30 Minuten), können die frei werdenden Stoffe nur einen Teil des Shockes erklären. Es sind also zwei grundverschiedene Mechanismen, mit Hilfe derer die Leber den Blutdruck im anaphylaktischen Shock senkt; sie kann einmal blutdrucksenkende Stoffe abgeben

[1] WATANABE, K. (unveröffentlicht).

und kann weiter durch Kontraktion der abführenden Lebervenen das zum rechten Herzen strömende Blut in sich aufnehmen und dadurch dem Kreislauf entziehen.

Die an Hunden erhaltenen Befunde gelten nicht für alle Tierarten. Beim Hunde läßt sich unter gewöhnlichen Bedingungen nach Ausschalten der Leber kein anaphylaktischer Shock mehr hervorrufen. „Die spezifische anaphylaktische Sensibilisierung durch Antikörper ist nahezu auf die Leberzellen beschränkt.“ Die isolierte glatte Muskulatur wird z. B. nur wenig vom Antigen beeinflußt[1]. Beim Meerschweinchen dagegen betrifft die Sensibilisierung zahlreiche Organe, wenn auch der Tod durch die Bronchokonstriktion bedingt wird. Die isolierte glatte Muskulatur reagiert noch auf das Antigen in hohen Verdünnungen. Es ist darum nach DALE nicht wahrscheinlich, daß beim Meerschweinchen größere Mengen histaminähnlicher Stoffe aus einem Shockorgan (wie der Leber beim Hunde) in den allgemeinen Kreislauf gelangen und Reaktionen an Zellen auslösen, die selber gegen das Antigen unempfindlich sind; sondern die Stoffe werden beim Meerschweinchen wahrscheinlich nur „in den reagierenden Zellen oder in deren unmittelbarer Umgebung“ frei[1]. Ob der Unterschied aber wirklich ein vollständiger ist, ist noch fraglich. Es ist möglich, daß auch aus der Meerschweinchenlunge, die bei diesem Tier das Shockorgan ist, histaminähnliche Stoffe wirksamer Konzentration in den Kreislauf gelangen und sich bei geeigneter Versuchsanordnung in Übertragungsversuchen nachweisen lassen würden (vgl. dazu den folgenden Abschnitt).

$\gamma$) **Der Gehalt der Meerschweinchenlunge (und Leber) an histaminähnlichen Stoffen bei normalen und sensibilisierten Tieren sowie nach Auslösen des anaphylaktischen Shockes.** Die Vorstellung, daß beim anaphylaktischen Shock histaminähnliche Stoffe aus den Gewebszellen frei werden, führt zu gewissen Überlegungen darüber, wie groß der Gehalt dieser Stoffe in den Organen ist. Zunächst haben SCHMIDT und STÄHELIN[2] darauf aufmerksam gemacht, daß die geringe Histaminempfindlichkeit der Mäuse (siehe die Tabelle auf S. 82) zu der Annahme führen muß, „daß eine Maus von 20 g Körpergewicht im anaphylaktischen Shock Histaminmengen produzieren soll, die sich

---

[1] DALE, H. H.: Lancet **216**, 1285 (1929).

[2] SCHMIDT, G. W. und A. STÄHELIN: Z. Immun.forschg **60**, 222 (1929).

Tabelle.

| I. Normale Meerschweinchen | | | II. Sensibilisierte Meerschweinchen | | | III. Meerschweinchen nach Auslösen des Shocks | | |
|---|---|---|---|---|---|---|---|---|
| Lungengewicht in g | Gehalt an histaminähnlichen Stoffen pro g Lungengewebe in mg Histamin ausgedrückt | | Lungengewicht in g | Gehalt an histaminähnlichen Stoffen pro g Lungengewebe in mg Histamin ausgedrückt | | Lungengewicht in g | Gehalt an histaminähnlichen Stoffen pro g Lungengewebe in mg Histamin ausgedrückt | |
| 3,6 | 0,024 | | 4,5 | 0,081 | | 3,5 | 0,004 | |
| 5,0 | 0,030 | | 4,3 | 0,070 | | 3,8 | 0,004 | |
| 2,4 | 0,025 | | 4,5 | 0,081 | **Mittelwert 0,080 mg** | 4,1 | 0,003 | |
| 2,5 | 0,020 | | 4,7 | 0,094 | | 3,7 | 0,002 | **Mittelwert 0,003 mg** |
| 1,7 | 0,028 | | 3,8 | 0,073 | | 4,7 | 0,003 | |
| 3,5 | 0,012 | | — | 0,080 | | 6,0 | 0,003 | |
| 3,0 | 0,022 | | | | | 4,6 | 0,003 | |
| 4,1 | 0,011 | | | | | | | |
| 2,9 | 0,018 | | | | | | | |
| 3,5 | 0,015 | **Mittelwert 0,022 mg** | | | | | | |
| 2,9 | 0,027 | | | | | | | |
| 6,5 | 0,018 | | | | | | | |
| 4,1 | 0,025 | | | | | | | |
| 4,0 | 0,014 | | | | | | | |
| 4,5 | 0,032 | | | | | | | |
| 4,4 | 0,023 | | | | | | | |
| 5,7 | 0,028 | | | | | | | |
| 5,0 | 0,030 | | | | | | | |
| 3,8 | 0,013 | | | | | | | |

jedenfalls auf mehrere Milligramme belaufen müßten". Dasselbe gilt in noch höherem Maße für Ratten, die noch weniger empfindlich für Histamin sind als Mäuse. Doch läßt sich bei Ratten im Gegensatz zu den Mäusen auch nur schwer ein anaphylaktischer Shock hervorrufen. Befunde über den Histamingehalt von Ratten- und Mäusegewebe liegen bisher nicht vor. Sie wären jedoch für die Histamintheorie sehr wichtig.

Eine weitere Überlegung ist die, ob die Organe im Stadium der Sensibilisierung mehr, nach dem Auslösen des Shockes, wenn die Stoffe die Zellen verlassen haben, dagegen weniger histaminähnliche Stoffe enthalten als normal. RIGLER[1] hat einige Untersuchungen nach dieser Richtung hin angestellt. Er fand, daß die Meerschweinchenlunge und -leber im Stadium der Sensibilisierung, in dem die Reinjektion einen Shock auslösen würde, nicht mehr, sondern eher sogar etwas weniger histaminähnliche Stoffe enthielt als normal. Doch hat er keine genauen quantitativen Untersuchungen angestellt. Seine Ergebnisse stehen in Widerspruch zu den Befunden von WATANABE[2], der auf unsere Veranlassung die Meerschweinchenlunge von normalen Tieren, im Stadium der Sensibilisierung und nach Auslösen des Shockes auf ihren Gehalt an histaminähnlichen Stoffen untersucht hat.

Er prüfte die Wirkung alkoholischer Lungenextrakte (Methode siehe S. 32) auf den Meerschweinchendarm und verglich die Stärke der Kontraktion mit Histamin. In einigen Versuchen überzeugte er sich, daß die Extrakte den Blutdruck der Katze senkten, daß die Senkung nach Atropinisierung nicht schwächer wurde — ein Zeichen dafür, daß cholinartige Stoffe nicht die Wirksamkeit der Extrakte bedingen —, und daß der Blutdruck des Kaninchens in tiefer Äthernarkose erhöht wurde.

Die Versuche wurden nur an mittelgroßen, nicht zu jungen Meerschweinchen angestellt, weil junge Tiere bereits unter normalen Bedingungen einen geringen Gehalt an histaminähnlichen Stoffen aufweisen (siehe Vorkommen von Histamin in der Lunge).

In Histaminwerten ausgedrückt enthielt die Meerschweinchenlunge pro Gramm Gewebe zwischen 0,011 und 0,032 mg histaminähnliche Stoffe. Der Mittelwert war 0,022 mg. Dies gibt die Spalte I

[1] RIGLER, R.: Wien. klin. Wschr. 41, 484 (1928).

[2] WATANABE, K. (unveröffentlicht).

der Tabelle auf S. 502 wieder. Um zu zeigen, daß der Bronchialmuskelkrampf als solcher keinen Einfluß auf den Gehalt der Lunge an histaminähnlichen Stoffen hat, injizierte WATANABE einem Meerschweinchen intravenös 0,5 mg Histamin und tötete es während des Shockes. In Histaminwerten ausgedrückt enthielt die Lunge 0,024 mg histaminähnliche Stoffe pro Gramm Gewebe.

In der II. Spalte sind die Ergebnisse von 6 Meerschweinchen wiedergegeben, denen 12 Tage vorher Pferdeserum injiziert worden war. Eine Reinjektion würde einen anaphylaktischen Shock auslösen. Die Lunge enthielt im Mittel nahezu das 4fache an histaminähnlichen Stoffen wie normal. Die Werte schwankten zwischen 0,070 und 0,094 mg Histamin pro Gramm Gewebe. Der Mittelwert war 0,080 mg.

Diese hohen Werte werden erst im Zustand der Sensibilisierung erhalten. Unmittelbar nach der ersten Seruminjektion sinkt der Gehalt sogar stark ab. Unser Mitarbeiter HOSOYA [1] fand z. B. in den ersten 24 Stunden nach der sensibilisierenden Injektion Werte von 0,002 mg. Das ist etwa ein Zehntel des normalen Wertes eines unvorbehandelten Tieres. Eine Seruminjektion bewirkt also zuerst eine Abnahme und erst später eine Zunahme bis weit über den Ausgangswert.

In der III. Spalte sind die Befunde von 7 Meerschweinchen nach Auslösen des anaphylaktischen Shockes wiedergegeben. Die Werte schwanken zwischen 0,002 und 0,004 mg (Mittelwert 0,003 mg) pro Gramm Gewebe.

In der oberen Reihe der folgenden Tabelle haben wir den Gehalt an histaminähnlichen Stoffen in Milligramm für ein mittleres Lungengewicht von 4 g berechnet. Die untere Reihe gibt den Gehalt pro Kilogramm Lungengewebe an.

Tabelle.
Mittlerer Gehalt der Meerschweinchenlunge an histaminähnlichen Stoffen in Milligramm Histamin ausgedrückt.

| | Normal | Sensibilisierung | Shock |
|---|---|---|---|
| pro Lunge (mittleres Gewicht von 4 g) . | 0,088 | 0,32 | 0,012 |
| pro Kilogramm Lungengewebe . . . . | 22 | 80 | 3 |

[1] HOSOYA, K. (unveröffentlicht).

Die Lunge enthält im Stadium der Überempfindlichkeit 4mal so viel oder 0,232 mg mehr Histamin als normal. Im Shock enthält die Lunge ein Siebentel des Wertes einer normalen oder ein Fünfundzwanzigstel des Wertes einer sensibilisierten Lunge; sie verliert 0,308 mg Histamin. Welche Mengen hiervon direkt in den Kreislauf gelangen, wissen wir nicht.

Die Hundelunge, welche nicht das Shockorgan des Hundes ist, zeigt weder während der Sensibilisierung eine Zunahme noch nach Auslösen des Shockes eine Abnahme an histaminähnlichen Stoffen. WATANABE konnte dagegen kürzlich dieselben Veränderungen, die wir bei der Meerschweinchenlunge beschrieben haben, bei der Hundeleber, welche bei diesem Tier das Shockorgan darstellt, beobachten. Die Unterschiede waren aber nicht so ausgesprochen wie an der Meerschweinchenlunge.

Übersteht ein Meerschweinchen einen anaphylaktischen Shock, so ist es gegen eine erneute Injektion des Antigens (in diesem Falle Pferdeserum) immun (Antianaphylaxie); dieser Zustand hält mehrere Wochen an. WATANABE fand ebenfalls, daß bei Meerschweinchen, die einen Shock überstanden und am folgenden Tage erneut Pferdeserum injiziert bekommen hatten, eine Reinjektion nach 12 Tagen unwirksam war. Untersuchte er die Lunge, entweder vor oder nach der wirkungslosen Reinjektion, so fand er, daß die Extrakte nicht mehr und nicht weniger histaminähnliche Stoffe enthielten als normal. Die Versuche zeigen somit, daß die Anreicherung mit histaminähnlichen Stoffen, die bei der Sensibilisierung eintritt, dann ausbleibt, wenn die Sensibilisierung nicht zustande kommt; oder mit anderen Worten, daß die Zunahme — wenn wir von der Verringerung kurz nach der Injektion absehen — im Histamingehalt der Lunge ein Zeichen der Sensibilisierung ist.

WATANABE hat die Untersuchungen auch auf die Leber ausgedehnt. Die kontrahierende Wirkung der Leberextrakte auf den Meerschweinchendarm beruht nicht nur wie bei den Lungenextrakten auf histaminähnlichen Stoffen. Das geht daraus hervor, daß die Blutdrucksenkung an der Katze nach Atropin viel schwächer ausfällt.

Die Kontraktion der Leberextrakte am Meerschweinchendarm entsprach sowohl bei normalen als auch bei sensibilisierten Tieren sowie nach Auslösen des Shockes 0,001 mg Histamin pro Gramm Meerschweinchenleber. Die an der Lunge beobachteten Veränderungen traten an der Leber nicht auf.

Nach DALE und seinen Mitarbeitern beruht die histaminähnliche Wirkung von Lungenextrakten ausschließlich auf Histamin. Das ist aber nur für die Rinder- und Pferdelunge erwiesen. Beim Meerschweinchengewebe ist der chemische Nachweis bisher vielmehr negativ ausgefallen (siehe S. 57); die Lunge ist freilich nicht untersucht worden. Der chemische Nachweis ist aber notwendig, bevor man mit absoluter Sicherheit sagen kann, ob es sich hier wirklich um Histamin handelt. Wie vorsichtig man bei pharmakologischen Ähnlichkeiten sein muß, zeigen gerade die Versuche über eine histaminähnliche Substanz in der Froschhaut, die mit dem Histamin nicht identisch ist (siehe S. 460).

Dennoch ist die Wahrscheinlichkeit sehr groß, daß die histaminähnliche Wirkung des Warmblütergewebes stets auf Histamin beruht[1]. In diesem Falle würden die Versuche von WATANABE nicht nur ein weiterer Beweis für die Theorie sein, daß beim anaphylaktischen Shock ein Gift frei wird, sondern auch dafür, daß dieses Gift mit dem Histamin identisch ist.

Zum Schluß wollen wir noch die Versuche über die Erschlaffung der anaphylaktischen Kontraktion des Meerschweinchendarmes durch Formalin und einige andere Aldehyde anführen. KENDALL[2,3] zeigte, daß die anaphylaktische Kontraktion durch Formalin genau so beeinflußt wird wie die Histaminkontraktion. Wie wir auf S. 158 ausführlich erörtert haben, handelt es sich dabei aber wahrscheinlich um eine chemische Reaktion zwischen der Aldehydgruppe des Formalins und der Amingruppe des Histamins[4]. Die $NH_3$-Gruppe, die den Träger der pharmakologischen Wirkung darstellt, wird in die pharmakologisch unwirksame $N:CH_2$-Gruppe verwandelt. Falls diese Anschauung zu Recht besteht, so ist anzunehmen, daß ein gleicher chemischer Vorgang für die Erschlaffung der anaphylaktischen Kontraktion durch Aldehyde die Ursache darstellt. Das

[1] Es ist aber notwendig, die biologische Prüfung auch auf den Blutdruck des Kaninchens in tiefer Äthernarkose auszudehnen, wie WATANABE es getan hat.

[2] KENDALL, A. J., ALEXANDER and J. A. HOLMES: J. inf. Dis. **41**, 137 (1927).

[3] KENDALL, A. J. and P. L. VARNEY: Ebenda **41**, 156 (1927).

[4] KENDALL, A. J.: Ebenda **40**, 689 (1927); Proc. Soc. exper. Biol. a. Med. **24**, 316 (1927).

würde bedeuten, daß die anaphylaktische Kontraktion durch einen aminartigen Stoff hervorgerufen wird. Unter diesem Gesichtspunkte stellen die Versuche von KENDALL eine weitere Stütze für die chemische Theorie der Anaphylaxie dar, wenn sie auch vorerst kein bindender Beweis sind, wie KENDALL mit Recht betont.

*Zusammenfassend* können wir sagen, daß die akuten Erscheinungen der Anaphylaxie im wesentlichen darauf beruhen, daß aus den Zellen histaminähnliche Stoffe frei werden. Den Beweis dafür geben die folgenden Beobachtungen:

$\alpha$) Die dreifache Reaktion der Haut eiweißempfindlicher Menschen.

$\beta$) Der biologische Nachweis der aus der Hundeleber frei werdenden Stoffe. Diese gelangen ins Blut und wirken auf entfernt liegende Organe. Hiermit kommt die frühere Vorstellung eines auf humoralem Wege wirkenden anaphylaktischen Giftes wieder zu einem gewissen Recht, freilich in einer ganz anderen Form.

$\gamma$) Die Veränderungen in der Wirksamkeit von Extrakten der Meerschweinchenlunge während der Sensibilisierung und nach Auslösen des Shockes. Diese Beobachtungen sind beinahe auch ein Beweis dafür, daß das histaminähnliche anaphylaktische Gift mit dem Histamin identisch ist.

## IX. Allergische Erkrankungen[1].

**(Bronchialasthma, Heufieber, Migräne, Epilepsie.)**

„Es gibt eine Reihe von Krankheitszuständen, für die das paroxysmale Auftreten eines rudimentär, teilweise aber völlig ausgebildeten allergischen Symptomenkomplexes charakteristisch ist, bei denen insbesondere Wirkungen auf die Capillaren und die glattmuskeligen Organe im Vordergrund stehen. Die Abhängigkeit dieser Erscheinungen von einem Allergen läßt sich in manchen Fällen nachweisen, ist in anderen Fällen wahrscheinlich“[2]. Diese von KÄMMERER stammende Definition der allergischen Erkrankungen zeigt ihre nahe Verwandtschaft zur echten experimentellen Anaphylaxie, welche nach KÄMMERER nur „ein Sonderfall der Allergie“ ist. „Auch für v. PIRQUET und DOERR ist die echte Ana-

[1] Die in diesem Kapitel erörterten Erkrankungen werden in dem Buch von H. KÄMMERER: Allergische Diathese und allergische Erkrankungen. München: J. F. Bergmann 1926 ausführlich behandelt.

phylaxie eine der wesentlichsten oder vielleicht die wesentlichste Untergruppe der Allergie"[1].

Wir sind darum berechtigt, die im vorigen Abschnitt für die Anaphylaxie gezogenen Schlüsse zu einem gewissen Grade auch auf die Allergie anzuwenden; aber nur bis zu einem gewissen Grade, denn die Definition der allergischen Erkrankungen ist so allgemein gehalten, daß sie auch Krankheitszustände umfaßt, die mit der Anaphylaxie kaum, wenn überhaupt verwandt sind. Würden wir die für die Anaphylaxie gültigen Schlüsse ohne weiteres auf allergische Zustände anwenden, so kämen wir zu dem Ergebnis, daß alle diese Erkrankungen auf dem Freiwerden histaminähnlicher Stoffe aus den Zellen beruhen, welche je nach der Erkrankung einen verschiedenen Sitz inne hätten. Beim Bronchialasthma kämen dafür die Bronchialmuskelzellen, bei der Urticaria die Hautzellen, beim Heufieber die Schleimhäute, bei der Migräne und Epilepsie die Hirngefäße usw. in Betracht. Diese Schlußfolgerung gilt aber nur bedingt. Abgesehen davon, daß bei den allergischen Erkrankungen außer einer indirekten Giftwirkung, wie bei der Anaphylaxie, auch noch direkte Intoxikationen zu berücksichtigen sind, sind die Beziehungen der verschiedenen Zustände zur Anaphylaxie ganz verschiedene; das gilt selbst für verschiedene Formen derselben Erkrankung.

Wir wollen mit dem *Bronchialasthma* beginnen, welches KÄMMERER nach seiner Entstehung in verschiedene Formen einteilt. Das allergische Asthma, welches durch alle möglichen Allergene hervorgerufen wird, ist der Anaphylaxie ähnlich oder mit ihr identisch[1]. Die Allergene wirken meist nicht direkt, sondern indirekt auf die Zellen der Bronchialmuskulatur, welche sie nach der bei der Anaphylaxie entwickelten Vorstellung reizen oder schädigen, indem sie histaminähnliche Stoffe in Freiheit setzen. Wir müssen aber berücksichtigen, daß einige Allergene auch direkt wirken können. Z. B. gibt STORM VAN LEEUWEN an, „daß vor allem zersetztes, eiweißhaltiges oder auch anderes kolloidales Material in Frage kommt", und KÄMMERER denkt daran, „daß hier histaminartige Substanzen beteiligt sein könnten"[2]. Einen derartigen Übergang von indirekter zur direkten Giftwirkung haben wir bereits bei den

[1] KÄMMERER, H.: Allergische Diathesen, S. 5 (1926). München: J. F. Bergmann 1926.

[2] KÄMMERER, H.: Ebenda S. 122, 131 u. 132.

Idiosynkrasien auf Eiweiß beschrieben und offen gelassen, wieweit z. B. die dreifache Reaktion der menschlichen Haut auf Albumosen und Peptone als direkt oder als indirekt anzusehen ist.

Der Übergang vom allergischen zum toxischen Asthma mit direkter Giftwirkung, „z. B. durch im Körper entstehende histaminartige Substanzen (Shockgifte), durch urämisches Gift usw.", ist somit nur ein allmählicher.

Die Ähnlichkeit des Asthma bronchiale, sowie überhaupt allergischer Zustände mit der Anaphylaxie geht unter anderem auch aus folgenden Betrachtungen hervor. In Frischblutextrakten von Patienten, die an Asthma (Urticaria, Migräne oder Epilepsie) leiden, konnten STORM VAN LEEUWEN und ZEYDNER[1] darmkontrahierende Stoffe nachweisen. Ebenso fand WATANABE[2], daß Frischblutextrakte, welche von Hunden im Stadium der Sensibilisierung (vor Reinjektion des spezifischen shockauslösenden Eiweißes) stammten, Stoffe enthielten, die den Meerschweinchendarm kontrahierten.

Wir müssen aber beim Bronchialasthma außer den bisher angeführten Formen noch andere berücksichtigen, die KÄMMERER nach ihrer Entstehung als „unspezifisches Reflexasthma" und „konstitutionell psychopathisches Asthma" bezeichnet, und die keine Beziehung zur Anaphylaxie zeigen.

Über die therapeutische Anwendung von Histamin beim Bronchialatshma siehe S. 262.

Außer dem Bronchialasthma haben die *Urticaria* oder *Nesselsucht* sowie das *Heufieber* eine sehr nahe Beziehung zur Anaphylaxie. Auf die Urticaria sind wir bereits bei der Anaphylaxie eingegangen.

Das *Heufieber* ist eine Krankheit, bei der die Pollen „als echte Anaphylaktogene wirken und die Kranken sensibilisieren". KÄMMERER[3] schreibt darüber: „Nicht ganz einwandfrei gelöst sind indes immer noch die Fragen, ob die eigentlich wirksamen Substanzen Eiweißkörper sind, und ob echte Eiweißanaphylaxie vorliegt. Nach BLACK[4] ist die wirksame Substanz der Pollen kein

---

[1] STORM VAN LEEUWEN, W. and ZEYDNER: Brit. J. exper. Path. **3**, 232 (1922).

[2] WATANABE, K. (unveröffentlicht).

[3] KÄMMERER, H.: Allergische Diathese, S. 139. München: J. F. Bergmann 1926.

[4] BLACK, J. H.: J. Labor. a. clin. Med. **10**, 378 (1925).

Protein, wahrscheinlich auch kein Ferment, auch sprechen seine Tierversuche nicht für einen anaphylaktischen Vorgang. Über die Frage echter postuteriner Sensibilisierung mit Pollensubstanz im Sinne der Anaphylaxie ist in der Tat schwer zu einer sicheren Anschauung zu kommen. Immerhin ist es denkbar, daß sich Individuen mit leicht durchlässigen Schleimhäuten — vielleicht gerade für Polleneiweiß leicht durchlässig — in der Kindheit sensibilisieren, um schließlich von einem gewissen Alter ab auf das Antigen mit echter Anaphylaxie zu reagieren.“ Das würde aber bedeuten, daß die Erscheinungen des Heufiebers im wesentlichen mit dem Freiwerden histaminähnlicher Stoffe zu erklären sind.

Weniger deutlich ist die Beziehung der *Migräne* und der *Epilepsie* zur Anaphylaxie. So schreibt KÄMMERER in seinem Buch über allergische Erkrankungen[1]: „Die Auffassung der Migräne, oder besser gewisser Migränefälle als allergische Zustände, bietet der pathogenetischen Erkenntnis nicht geringe Schwierigkeiten“, und über die Epilepsie schreibt er: „Es mag als Kühnheit erscheinen, wenn ich ein Kapitel Epilepsie in diesem Buch bringe bei unserer absoluten Unsicherheit der Pathogenese dieser Krankheit überhaupt und den mehr wie dürftigen Anhaltspunkten einer etwaigen allergischen Entstehung.“

Dennoch sind in der Literatur Fälle bekannt, in denen die allergische Natur der Migräne und der Epilepsie eindeutig erbracht ist. Man findet weiter ebenso wie für das Bronchialasthma Theorien, welche die Migräne und die Epilepsie mit toxischen Stoffwechselprodukten der körpereigenen Zellen oder mit im Darm entstehenden Eiweißabkömmlingen erklären wollen. Eine eingehende Würdigung und Literatur dieser Fälle gibt KÄMMERER; wir weisen selber nur kurz auf diese Erkrankungen hin, weil ihre Beziehung zum Histamin nur eine sehr gewagte ist. Über die Migräne haben wir außerdem auf S. 260 ausführlich, aber zum Teil von einem anderen Gesichtspunkt aus berichtet.

Wir wollen zum Schluß noch einmal erwähnen, daß Frischblutextrakte von Migränikern und Epileptikern darmkontrahierende Stoffe enthalten (STORM VAN LEEUWEN und ZEYDNER). Es wird weiter angegeben, daß das Epileptikerserum die normalen

[1] KÄMMERER, H.: Allergische Diathese, S. 158 u. 167. München: J. F. Bergmann 1926.

Rhythmen des isolierten Gefäßstreifens hemmt[1] und daß defibriniertes Blut von Epileptikern für Meerschweinchen giftig ist[2][3].

## X. Schwangerschaftsintoxikosen.

(Eklampsie, vorzeitige Placentarlösung.)

Man hat versucht die Schwangerschaftsintoxikationen auch als allergische Erkrankungen aufzufassen, so daß wir sie eigentlich im vorigen Kapitel hätten besprechen können. Der Grund, warum wir ihnen ein besonderes Kapitel widmen, liegt darin, daß in den letzten Jahren verschiedentlich versucht worden ist, direkte Beweise dafür zu erbringen, daß einige von ihnen als Vergiftung mit Histamin oder histaminähnlichen Stoffen anzusehen sind.

Wenn auch für die vorzeitige Lösung der normal inserierten Placenta sowie für die Eklampsie die rein anaphylaktische Theorie von den meisten Autoren abgelehnt wird, so läßt sich nach KÄMMERER[4] für die „kleineren" Symptome der Gestationstoxikose, wie Urticaria, Erytheme, Magen-Darmstörungen, die allergisch-anaphylaktische Genese nicht mit Sicherheit ausschließen, „mag es sich nun um Sensibilisierung mit dem blutfremden Placentareiweiß oder um primär wirkende Toxine vom Charakter der Shockgifte handeln". Weiter erwähnt KÄMMERER eine kleine Gruppe von Dysmenorrhöen und Schwangerschaftstoxikosen, „die unter dem Bilde des allergischen Symptomenkomplexes verlaufen".

Die Eklampsie und die vorzeitige Placentarlösung stellen sicherlich reine Intoxikationen dar, bei denen aber wahrscheinlich „keine einheitliche Giftwirkung" vorliegt. Das blutdrucksenkende Histamin kann nicht die alleinige Ursache sein, weil der Blutdruck in den meisten Fällen von Eklampsie und vorzeitiger Placentarlösung erhöht ist[4][5], doch machen neuere Befunde es wahrscheinlich, daß es bei diesen Erkrankungen mit eine Rolle spielt.

---

1 MEYER, O. B., zitiert nach MOSSNER, F.: Klin. Wschr. 5, 2398 (1926).

2 KRAÏNSKY: Allg. Z. Psychiatr. **54**, 612.

3 MEYER, M.: Mschr. Psych. u. Neur. **31**, 56 (1912).

4 KÄMMERER, H.: Allergische Diathese, S. 178. München: J. F. Bergmann 1926.

5 MOTTA, G.: Arch. Ostetr. **16**, 66 (1929).

Als erste haben HOFBAUER und GEILING[1] das Histamin als ursächlichen Faktor für die vorzeitige Placentarlösung in Betracht gezogen. Sie zeigten, daß intravenöse oder intracardiale Histamininjektionen bei trächtigen Meerschweinchen eine vorzeitige Placentarlösung herbeiführen. Bei Katzen liefen die Versuche dagegen negativ aus; doch ist zu berücksichtigen, daß die Meerschweinchenplacenta der menschlichen sehr ähnelt, während der Bau der Katzenplacenta von der der Menschen erheblich abweicht. Es ist möglich, daß sehr großen Histamidosen auch bei Katzen zur Placentarlösung führen, wofür ein Versuch von DALE und LAIDLAW spricht, den wir auf S. 164 angeführt haben.

Die Placentarlösung beim Meerschweinchen zeigt sich erst bei mikroskopischer Beobachtung; dabei findet man sowohl bei Katzen als auch bei Meerschweinchen weitere Veränderungen in der Placenta und in anderen Organen, wie sie für die Eklampsie charakteristisch sind. HOFBAUER und GEILING sahen reichliche Thrombenbildung in den Venen der Decidua, Blutungen in der Uterusschleimhaut und Ödeme der Uterusmuskulatur. In einigen Versuchen enthielt die Bauchhöhle freie Flüssigkeit. In den Katzenlebern fanden sie hyaline Thromben und solche aus zusammengeballten Blutkörperchen, Zeichen von Gallenstauung und Niederschlag von Gallepigment in den Leberzellen. Die Nieren zeigten degenerative Veränderungen der Epithelien der Tubuli contorti. Ähnliche Veränderungen haben wir bei den Hundenieren beschrieben (siehe S. 386).

Die Meerschweinchenversuche hat REVOLTELLA[2] wiederholt. Er fand zwar keine hämorrhagischen Verletzungen im Uterus und keine freie Flüssigkeit in der Bauchhöhle, doch konnte er mikroskopisch ebenso wie HOFBAUER und GEILING die Placentarlösung feststellen. Makroskopisch war die Placenta nicht vom Uterus gelöst, doch wurden die Feten geboren, wenn die Tiere die Histamininjektion überlebten. Die Erscheinungen der Placentarlösung waren bei den Tieren am ausgesprochensten, bei denen die Histaminwirkung auf die Bronchien durch gleichzeitige Injektion von Adrenalin abgeschwächt wurde, so daß die Tiere länger lebten und das Histamin länger wirken konnte.

---

[1] HOFBAUER, J. and E. M. K. GEILING: Bull. Hopkins Hosp. **38**, 143 (1926). [2] REVOLTELLA, G.: Atti Soc. ital. Ost. e Gin. Bd. **26**, Kongreß in Rom, Dez. 1927 (zwei Mitteilungen).

Bei einem Meerschweinchen fand er periportale Blutungen und Ödem der Leber.

In weiteren Arbeiten untersuchte REVOLTELLA[1 2] den Histamingehalt der menschlichen Placenta sowie der mütterlichen und fetalen Organe nach der Methode von HANKE und KOESSLER. Am Ende der normalen Schwangerschaft enthielt die Placenta in 8 von 12 Fällen kein Histamin, während die Reaktion von 28 eklamptischen Placenten nur zweimal negativ ausfiel. Ebenso fand er in einem Fall von vorzeitiger Lösung der normal inserierten Placenta eine positive Histaminreaktion in der nicht mit Salzlösung durchspülten Placenta, während die Reaktion der durchspülten Placenta negativ war. Daraus geht hervor, daß das Histamin im Blut und nicht im Placentargewebe enthalten war.

Das normale mütterliche und fetale Blut sowie die fetalen Organe enthielten kein Histamin. Diese Angabe können wir[3] für die eine von uns untersuchte fetale Lunge eines Affen bestätigen, welche nämlich keine alkohollösliche darmkontrahierende Stoffe enthielt. Dagegen gibt REVOLTELLA an, daß im eklamptischen und präklamptischen Zustand nicht nur die Placenta, sondern auch das mütterliche und fetale Blut, der mütterliche Urin sowie die fetalen Organe Histamin enthalten sollen. Diese bemerkenswerten Befunde bedürfen der Bestätigung.

REVOLTELLA nimmt als Ursache dieser Intoxikationen an, daß vom Fet über die Placenta stark giftige Stoffe in den mütterlichen Kreislauf gelangen, oder daß die Placenta selber toxische Amine, vor allem Histamin bildet.

## XI. Durch Zellzerfall oder Zellzerstörung hervorgerufene Intoxikationserscheinungen.

(Wundshock, Verbrennungen und Röntgenstrahlenintoxikation.)

Der Wundshock, der Verbrennungstod und die Röntgenstrahlenintoxikation haben das gemeinsam, daß sie shockartige Zustände darstellen, die man in der Weise zu erklären versucht, daß aus den verletzten, verbrannten oder bestrahlten Zellen Stoffe in

---

[1] REVOLTELLA, G.: Atti Soc. ital. Ost. e Gin. **26**, Kongreß in Rom, Dez. 1927 (zwei Mitteilungen).

[2] Herr Professor REVOLTELLA war so freundlich, uns eine Zusammenfassung einer demnächst erscheinenden Arbeit für dieses Buch zu überlassen.

[3] FELDBERG, W., SCHILF, E. und K. WATANABE (unveröffentlicht).

den Kreislauf gelangen, welche die Allgemeinerscheinungen hervorrufen. Diese ähneln mehr oder weniger den Symptomen einer Histaminvergiftung, so daß man verschiedentlich die Theorie aufgestellt hat, es handele sich um eine Vergiftung mit Histamin oder histaminähnlichen Stoffen.

Wir haben aber bereits in dem Kapitel über Gewebshormone sowie in den Abschnitten über die lokalen Reaktionen der menschlichen Haut und über die Anaphylaxie mehrfach betont, daß das Freiwerden von Histamin nur der Verteidigungsmechanismus der Zellen auf Reizung und leichte Schädigung ist, daß bei tiefer eingreifenden Zellschädigungen, wie sie z. B. den in diesem Kapitel zu erörternden Zuständen zugrunde liegen, Zellzerfallsprodukte frei werden, die nur in gewisser Weise mit dem Histamin zu vergleichen sind. Für die „toxische Theorie" der folgenden Krankheitsbilder müssen diese Stoffe an erster Stelle berücksichtigt werden.

*1. Wundshock.* Es würde zu weit führen, wollten wir auf die verschiedenen Theorien über den Wundshock auch nur in kürzerer Form eingehen. Wir verweisen dafür auf die ausführliche Monographie von W. B. CANNON über den traumatischen Shock. Ebensowenig können wir hier den Begriff Shock näher erörtern, der keine eindeutig definierte Krankheit, sondern verschiedene Zustände verschiedenen Ursprunges umfaßt (vgl. dazu DALE [1]). Unsere Erörterungen beschränken sich nur auf die von verschiedenen Seiten [1 2 3 4 5] vertretene Anschauung, daß eine toxische Komponente einen großen Anteil an bestimmten Formen von Wundshock hat. Als toxisches Gift wird vor allem an Histamin oder histaminähnlich wirkende Stoffe gedacht, weil die Erscheinungen der Shockkranken in mancher Hinsicht eine Parallele zur Histaminvergiftung darstellen. Diese Vorstellung wurde zuerst von englischen und amerikanischen Autoren vertreten (BAYLISS, CANNON, DALE); dieselbe Auffassung vertritt KLEINSCHMIDT: „Bestehen große Weichteilwunden, die durch gleichzeitige Gefäßverletzung gewisse Organabschnitte außer Ernährung gesetzt haben,

[1] DALE, H. H.: Harvey lectures 1920/21; Brit. J. exper. Med. **1**, 103 (1920).

[2] v. GAZA, W.: Bruns' Beitr. **110**, 347 (1918).

[3] KLEINSCHMIDT, O.: Arch. klin. Chir. **117**, 569 (1921).

[4] BAYLISS, W. M.: Brit. Med. Res. Com., Spec. Rep. **26**, 23 (1919).

[5] CANNON, W. B.: J. amer. med. Assoc. **73**, 174 (1919); Traumatic Shock. NewYork, London: Appleton and Comp. 1923.

so muß man mit der Resorption von den Histaminen nahestehenden Eiweißspaltprodukten rechnen, die eine stark blutdrucksenkende Wirkung durch Gefäßdilatation ausüben. Ist eine solche Wunde, wie das die Regel ist, infiziert, so kommen noch die Toxine aus solchen Herden hinzu, um diese Wirkung zu verstärken." Ähnliche Gesichtspunkte finden wir bereits bei v. GAZA, der die Möglichkeit erörtert, daß vielleicht die Abwehrkräfte nicht genügen, um „den Körper vor der Überschwemmung mit fremdartigen, oder wie hier fremdgewordenen Eiweißstoffen und ihren unvollständigen Abbauprodukten zu bewahren".

Die Erscheinungen des Wundshockes sind folgende: Die Haut ist blaß und feucht und fühlt sich kalt an; die Pupillen sind weit; das Bewußtsein bleibt erhalten, doch besteht eine allgemeine Teilnahmslosigkeit. Der Stickstoffgehalt des Blutes ist vermehrt, der Alkaligehalt vermindert. Der arterielle und venöse Blutdruck sind stark gesunken, der Puls ist beschleunigt, das Blutvolumen vermindert, die Zahl der Erythrocyten ist normal oder ebenfalls vermindert. DALE weist darauf hin, daß der starke Blutverlust, der vielen Zuständen von Wundshock vorausgegangen ist, einen Anstieg der Erythrocytenzahl durch Bluteindickung, wie man es im Histaminshock beobachtet, verdecken kann.

DALE hat die große Ähnlichkeit, die in der Beeinflussung des Histamin- und des Wundshockes durch die Narkose besteht, hervorgehoben. Shockkranke vertragen die Äthernarkose sehr schlecht, sie kann sogar zum Einsetzen des Shockes führen; dagegen verschlechtert Stickoxydulnarkose den Shockzustand nicht, noch begünstigt sie sein Auftreten. Dasselbe Verhalten haben wir für die Histaminempfindlichkeit von Katzen auf S. 125 ausführlich beschrieben.

Eine weitere Ähnlichkeit zwischen Histamin- und Wundshock besteht darin, daß man bei Ratten, die gegen Histamin sehr wenig empfindlich sind, durch starke Gewebsverletzungen, selbst in tiefer Äthernarkose, keinen traumatischen Shock hervorrufen kann[1], was doch bei Katzen, Hunden und Kaninchen immer gelingt (siehe später).

Aus allen diesen Ähnlichkeiten dürfen wir jedoch, sowohl was die toxische Theorie überhaupt, als auch was die Natur des Shockgiftes anbelangt, keine zu weitgehenden Schlüsse ziehen. Die toxi-

---

1 VOEGTLIN, C. and H. DYER: J. of Pharmacol. **24**, 102 (1925).

sche Theorie gründet sich aber noch auf zahlreiche andere experimentelle Beobachtungen.

Als erstes wollen wir die Beobachtungen von LEWIS und HARMER und von KALK anführen, die an Patienten mit Urticaria factitia durch einfaches Bürsten größerer Körperpartien Allgemeinreaktionen am Kreislauf und an den Magendrüsen hervorriefen. Die Reaktionen müssen in der Weise erklärt werden, daß Histamin oder histaminähnliche Stoffe in den Kreislauf gelangen. Wir sind auf S. 413 ausführlich auf diese Befunde eingegangen, die eine starke Stütze für die toxische Theorie des Wundshockes sind, aus denen wir aber nicht schließen dürfen, daß auch der Wundshock auf dem Freiwerden von histaminähnlichen Stoffen beruht. Denn bei den Versuchen mit Bürsten der Haut handelt es sich nur um eine Reizung oder leichte Schädigung der Hautzellen, während die Gewebsverletzungen, die mit einem Wundshock einhergehen, viel eingreifender sind.

CANNON[1] führt einige Beispiele an, die beweisen sollen, daß auch von einer Wunde aus giftige Stoffe in den Kreislauf gelangen und den Wundshock bedingen. „Ein Beispiel war besonders schlagend; eine feste Binde war eine Zeitlang um den Oberarm gelegt worden. Jedoch war die Wunde am Handgelenk so unbedeutend, daß der Arzt sie reinigte und die Binde am Oberarm entfernte. Kurze Zeit darauf verfiel der Verwundete in einen tiefen Shock und starb."

Ähnliche Beobachtungen hat man an Katzen gemacht[1]: Die Extremität wird abgebunden; darauf werden stärkere Wunden gesetzt und nach einiger Zeit der Kreislauf wieder hergestellt. Eine starke Blutdrucksenkung ist die Folge. Allerdings kommt es nicht immer zu Shockerscheinungen, sondern nur dann, wenn gleichzeitig die zertrümmerte Extremität anschwillt oder vorher das gesamte Blutvolumen um 15% verringert worden ist[2]. JOER und HAGGART[3] änderten die Versuchsanordnungen in der Weise ab, daß sie die untere Rumpfhälfte einer Katze A von einer Katze B durch Verbindung der beiden Aorten und der Vena cavae inf. durchströmen ließen. Sie klemmten dann die Zufuhr zu A ab und setzten an der unteren Extremität von A Verletzungen. Stellten sie die

[1] CANNON, W. B.: Traumatic Shock, S. 144 u. 155 (1923).
[2] BAYLISS, W. M.: Brit. Med. Res. Comp., Spec. Rep. **26**, 23 (1919).
[3] MCJOER, M. A. and W. W. HAGGART: Surg. etc. **36**, 542 (1923).

Blutzufuhr nach kurzer Zeit wieder her, so sank der Blutdruck der Katze B erheblich.

Diese Katzenversuche beweisen aber keineswegs eindeutig, daß Stoffe von der Wunde aus in den Kreislauf gelangen und den Shock verursachen.

Darauf hat M. SMITH[1] hingewiesen. Er zeigte nämlich, daß die beobachteten Blutdrucksenkungen nicht darauf beruhen, daß aus den zertrümmerten Geweben toxische Stoffe in den Kreislauf gelangen, sondern darauf, daß nur das zertrümmerte Gefäßgebiet weit und durchlässig wird, weil sich in seinen Gewebsspalten toxische Stoffe ansammeln. Der Organismus verblutet sich gewissermaßen in diese weiten durchlässigen Gefäße. Seine Versuchsanordnung war folgende: Einem Hunde wurden die Gefäße einer hinteren Extremität abgeklemmt und die Extremität zertrümmert. Wurde die Gefäßklemme entfernt, so sank der Blutdruck ab; wurde nun aber das aus dem Gefäßgebiet abfließende Blut einem anderen Hunde intravenös injiziert, so reagierte es nicht mit einer Blutdrucksenkung, wie es nach der toxischen Theorie zu erwarten wäre. Wurde aber als Kontrollversuch Histamin in die Arteria femoralis einer Extremität injiziert, deren Gefäße vorher abgeklemmt waren, die Arterienklemmen dann geöffnet, das aus der Vena femoralis abfließende Blut gesammelt und einem anderen Hunde intravenös injiziert, so trat bei diesem eine starke Blutdrucksenkung ein, weil das venöse Blut das Gift, nämlich das Histamin, enthielt.

Unabhängig von M. J. SMITH haben wir gemeinsam mit KRULL[2] zeigen können, daß eine einfache Gefäßerweiterung einer oder beider hinteren Extremitäten von Katzen oder Kaninchen den Blutdruck senkt. Klemmt man z. B. die Aorta kurz vor ihrer Teilung in beide Iliacae ab und öffnet nach einigen Minuten die Klemme, so sinkt der Blutdruck in derselben Weise, wie es BAYLISS und CANNON beschrieben haben. Die Abb. 77 auf S. 432 zeigt eine derartige Senkung nach 1—10 Minuten langer Unterbrechung der Blutzufuhr zu den hinteren Extremitäten eines Kaninchens. Die Senkung beruht in diesem Falle darauf, daß die Unterbrechung der Blutzufuhr zu einer Ansammlung von gefäßerweiternden Stoffen in den Gewebsspalten führt und die Extremitätengefäße

[1] SMITH, M. J.: J. of Pharmacol. **32**, 465 (1928).

[2] FELDBERG, W., KRULL, G. und E. SCHILF (unveröffentlicht).

erweitert, in die sich das Kaninchen beim Öffnen der Klemme gewissermaßen verblutet. Diese auf der reaktiven Hyperämie beruhende Blutdrucksenkung haben wir auf S. 431 ausführlich beschrieben. Es ist nicht anzunehmen, daß dabei Stoffe in wirksamer Konzentration in den Kreislauf diffundieren. Diese Versuche sprechen vielmehr dafür, daß auch die Beobachtungen in den zertrümmerten Gefäßgebieten in gleicher Weise durch eine lokale Wirkung zu erklären sind, um so mehr, als die Extremitäten dabei stets längere Zeit abgeklemmt werden und eine Übertragung dieses Giftes auf ein anderes Tier mißlungen ist (SMITH). Im gleichen Sinne muß auch die Feststellung von BAYLISS gedeutet werden, daß nur dann ausgeprägte Blutdrucksenkungen auftreten, wenn die verletzte Extremität anschwillt oder wenn dem Tier vor Beginn des Versuches Blut entzogen wird[1].

Die von uns vertretene Ansicht, daß die Blutdrucksenkung in den „Shockexperimenten" an Katzen auf einer lokalen Gefäßerweiterung und Durchlässigkeitssteigerung beruht, erklärt auch folgende weitere Beobachtungen. Ist der Blutdruck einer Katze nach Entfernen der Gefäßklemmen zur verletzten Extremität gesunken, so kann man ihn wieder ansteigen lassen, wenn man die Arterienklemmen erneut anlegt. Diesen Versuch erklärte man bisher in der Weise, daß nach dem erneuten Anlegen der Klemme keine Gifte mehr aus den zertrümmerten Geweben in den Kreislauf gelangen. Auch dieser Versuch läßt sich anders erklären, denn wir beobachteten dasselbe nach einfacher Unterbrechung der Blutzufuhr zu den Extremitäten. Werden die Klemmen erneut angelegt, so steigt der gesunkene Blutdruck wieder an. Das gibt Abb. 86 wieder. Das Ansteigen beruht nach unserer Ansicht darauf, daß sich das Blut aus dem erweiterten Gefäßgebiet wieder in den Gesamtkreislauf ergießt. Diese Möglichkeit muß auch bei den entsprechenden Shockversuchen berücksichtigt werden. Nach neueren Versuchen von HOET[2] soll Zertrümmerung der Extremitäten nur dann zu einer fortschreitenden Blutdrucksenkung führen, wenn die Innervation erhalten ist.

Die Versuche von M. SMITH und uns nehmen den experimentellen Beweisen dafür, daß der Wundshock darauf beruht, daß von der Wunde aus toxische Stoffe in den Kreislauf gelangen, viel an

[1] Vgl. hierzu aber die Anmerkung auf S. 528.

[2] HOET, J. C.: Amer. J. Physiol. **90**, 392 (1929).

überzeugender Kraft. Auch HOET schreibt, daß keine experimentellen Beweise dafür vorhanden sind, daß der experimentelle traumatische Shock auf einer Toxämie beruht (vgl. S. 520). Wir meinen aber nicht, daß die „toxische" Theorie darum ungültig ist, sondern nur, daß die häufig zu ihren Gunsten angeführten *tierexperimentellen* Beweise unzureichend sind.

Zum Schluß wollen wir noch einmal hervorheben, daß zur Erklärung des traumatischen Shockes noch ganz andere Faktoren herangezogen werden, die aber mit dem Histaminproblem nichts zu tun haben.

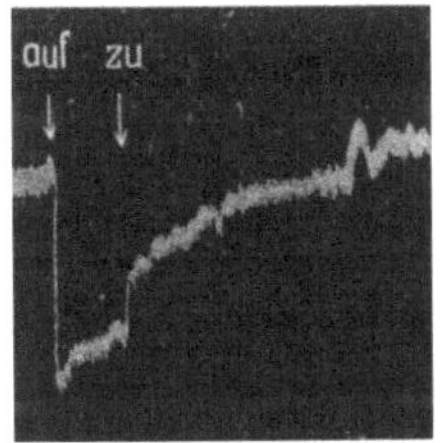

Abb. 86. Kaninchen; die Aorta ist oberhalb der Teilungsstelle der Arteriae iliacae 20 Min. abgeklemmt gewesen; beim ↓ (auf) wird die Klemme entfernt. Nach einigen Minuten wird sie beim ↓ (zu) wieder angelegt. Der Blutdruck steigt danach an. Vgl. dazu die Abb. 77 auf S. 432. (Nach FELDBERG, KRULL und SCHILF.)

2. *Verbrennung.* „Die Annahme, es handle sich beim Verbrennungstod um die Wirkung eines im verbrannten Gewebe freiwerdenden Giftes, kann gegenwärtig als allgemein anerkannt betrachtet werden, obwohl es bisher nicht gelungen ist, die Natur desselben festzustellen"[1]. Auch die tierexperimentellen Versuche sprechen für eine Toxämie. Der „Shock" bei verbrannten Tieren und der „experimentelle traumatische Shock" nach Gewebszertrümmerung (s. vorher) sind somit zwei gänzlich verschiedene Kreislaufzustände (HOET). Es liegt natürlich sehr nahe bei diesen „an histaminähnliche Substanzen zu denken"[1], um so mehr, als der Verbrennungsshock einer Histaminvergiftung sehr ähnelt. Beide Zustände lassen sich durch Adrenalin, Hypophysenextrakte oder Traubenzuckerlösungen nur wenig und nur vorübergehend günstig beeinflussen. Diese Übereinstimmungen sind aber nicht besonders spezifisch, so daß „es vorläufig offen bleiben muß, ob es sich um das Freiwerden einer histaminartigen Base aus den verbrannten Geweben handelt".

Bemerkenswert ist, daß man sowohl an Menschen, die den Verbrennungstod erlitten, als auch an Tieren, denen man experimentell Hautbrandwunden setzte, Veränderungen der Nebenniere, besonders der Rinde, festgestellt hat[2,3]. Diese Beobachtung

[1] RIEHL, G. jr.: Arch. f. exper. Path. **135**, 369 (1928). [2] NAKATA, T.: Beitr. path. Anat. **73**, 439 (1925). [3] HARTMANN, F. A., ROSE, W. J. and E. P. SMITH: Amer. J. Physiol. **78**, 47 (1926).

führt zu der Überzeugung, daß das „Verbrennungsgift" mit den Nebennierenveränderungen im Zusammenhang steht. Wir verweisen auf die schon auf S. 481 vorgetragene Meinung, daß der Nebennierenrinde eine Entgiftungsfunktion zukommt. NAKATA denkt daran, daß die Nebenniere „ein Regulationsorgan gegenüber einem sich in der Haut entwickelnden ‚Gift' darstellt", und „daß bei Verbrennungen mit deutlichen Veränderungen der Nebennieren durch Zusammenwirken des Verbrennungsgiftes und des Abbauproduktes der Haut der Tod beschleunigt werden dürfte".

Die Vorstellung, daß nicht die Wunden an und für sich, sondern starke Gifte wie das Histamin bei Verbrennungen den Tod herbeiführen, ist der Ausgangspunkt einer von DAVIDSOHN[1] angegebenen Therapie. Er versucht die Giftstoffe durch Tannin zu binden und in den festen Zustand überzuführen, indem er eine 2,5%ige Tanninlösung durch einen Zerstäuber auf die Brandwunde spritzt und dann durch die Luft trocknen läßt. Das wird mehrmals wiederholt, bis sich eine feste braune Kruste gebildet hat, welche die Resorption der Gifte verhindern soll.

3. *Röntgenstrahlenintoxikation* („*Röntgenkater*"). Intensivere Bestrahlung des Organismus mit Röntgenstrahlen bedingt Zustände, die, wenn sie in milder Form auftreten, als Röntgenkater bezeichnet werden. Es kommt zur Blutdrucksenkung, Veränderung in der Gerinnbarkeit des Blutes, das weiße Blutbild ändert sich; die Darmperistaltik ist erhöht, es können Durchfälle auftreten.

Man stellt sich vor, daß es durch die Bestrahlung zur Bildung von Zellzerfallsprodukten kommt, die resorbiert werden und auf den Organismus toxisch wirken. Diese Theorie, die von HOLTHUSEN vertreten wird, gewinnt durch die Versuche von ZACHERL[2] an Sicherheit. Parabiotisch vereinigte weiße Ratten wurden 14 Tage nach der Operation so behandelt, daß nur der eine Partner von den Röntgenstrahlen getroffen wurde; eine Wirkung der Röntgenstrahlen auf das andere Tier wurde dadurch verhindert, daß dieses mit Bleigummiplatten abgedeckt wurde. Das unbestrahlte parabiotisch vereinigte Tier zeigte dieselbe Reaktion im weißen Blutbilde wie das bestrahlte. „Auch der beim Einzeltier zur Beobachtung gelangte Temperatursturz tritt dabei in gleicher Weise auf. In allen Fällen, wo die Bestrahlungsdosis der-

[1] DAVIDSOHN, E. C., zitiert nach der Chemikerzeitung **100**, 969 (1929).
[2] ZACHERL, H.: Strahlenther. **23**, 272 (1926).

art hoch gewählt war, daß das bestrahlte Tier an derselben zugrunde ging, war auch der Tod des unbestrahlten Tieres fast gleichzeitig, spätestens eine Stunde später eingetreten. Der einzige Umstand, der bei der klinischen Beobachtung auffiel und festgehalten zu werden verdient, war der, daß das unbestrahlte Tier im Gegensatz zum bestrahlten keine Diarrhöen und keinerlei Darmsymptome aufwies."

Was die Art der Eiweißzerfallsstoffe anbetrifft, so sind hierüber nur Vermutungen geäußert worden. Man verglich aber die Symptome mit anderen Erscheinungen, die ebenfalls bei Eiweißzerfallsvergiftungen auftreten, so bei der Verbrennung, beim photodynamischen Lichttod, der Hämolysinvergiftung und der Anaphylaxie. Einige Autoren haben an Spaltprodukte des Lecithins gedacht, und das Cholin als Ursache für den Röntgenkater angesehen. LEHNER und RAJKA [1] finden im Blut von mit Ultraviolettlicht bestrahlten Patienten entzündungserregende und hemmende Stoffe.

THOMAS LEWIS vermutet, daß die Röntgenstrahlen und auch das Radium die H-Substanz in ähnlicher Weise mobilisieren wie mechanische Reize. CRAMER [2] hat unabhängig von dieser Ansicht die Meinung geäußert, daß zwischen Röntgenintoxikation und Histaminwirkung auf den Organismus Ähnlichkeiten bestehen, „an denen wir unmöglich vorübergehen können".

Wir haben aber bereits bei den lokalen Reaktionen der menschlichen Haut auf Röntgen- und Ultraviolettbestrahlung gezeigt, daß wahrscheinlich verschiedene Stoffe an der Reaktion beteiligt sind (siehe S. 418). Wir sind der Ansicht, daß das Histamin bei der Röntgenstrahlenintoxikation keine größere Rolle spielt, sondern daß dafür andere Stoffe in Frage kommen müssen. In diesem Zusammenhang wollen wir erwähnen, daß z. B. das Ungerinnbarwerden des Blutes nicht auf Histamin beruhen kann.

Auch die Therapie des Röntgenkaters ist nur in gewissen Grenzen dieselbe, wie die, welche man gegen Histamin anwendet. KROETZ [3] empfiehlt Kochsalz- und Calciumchloridinjektionen, sowie hypertonische Zuckerlösung und Adrenalin, um der Alkalose im Röntgenkater zu begegnen. Diese Therapie entspräche der, die auch auf den Histaminshock anzuwenden wäre, obwohl es nach

[1] LEHNER, E. u. E. RAJKA: Klin. Wschr. 8, 1724 (1929).
[2] CRAMER, H.: Strahlenther. 28, 431 (1928).
[3] KROETZ, CH.: Mündliche Mitteilung.

großen Histamindosen zur Acidosis kommt (siehe S. 379). Dagegen gibt SCHÖNING[1] an, daß Morphium und Äther ein „zuverlässiges Schutzmittel" gegen den Röntgenkater seien. Wir nehmen aber gerade an, daß Äther die Histaminwirkung sensibilisiert, wie DALE es an der Katze nachgewiesen hat (siehe S. 125). Ebenso haben wir beim Wundshock die schädliche Einwirkung des Äthers auf die Shockkranken damit erklärt, daß die aus der Wunde resorbierten histaminähnlichen Shockgifte in Äthernarkose stärker wirken.

## XII. Histamin und Darmileus

(sowie einige andere vom Darm ausgehende Intoxikationen).

**1. Darmileus.** Hoher Dünndarmverschluß führt zu einem sich schnell entwickelnden Shockzustand mit charakteristischen Veränderungen in den chemischen Bestandteilen des Blutes. Es kommt zu einer Abnahme der Chloride, später zu einer Zunahme des Reststickstoffes und des Harnstoffes, sowie zu einer Zunahme der Kohlensäurebindungsfähigkeit des Blutes. Zahlreiche Versuche sprechen dafür, daß dieser Symptomenkomplex, der zum Tode führt, durch Resorption von Toxinen aus den verschiedenen Darmpartien bedingt ist. Über die Natur dieser Toxine sind die Meinungen geteilt, doch nehmen einige Autoren an, daß es Histamin sei. Aus diesem Grunde gehen wir auf diese klinisch wichtige Erkrankung näher ein.

Die Annahme, daß der Darmileus durch Toxine bedingt sei, ist schon sehr alt. Sie wurde bereits 1839 von AMUSSANT[2] aufgestellt und ist in der Folge von HUMBERT[3], BOUCHARD[4] und ALBU[5] vertreten worden. Folgende Versuche haben dieser Theorie eine weitere Stütze verschafft. Schaltet man ein Darmstück aus, so daß es, an beiden Enden verschlossen, sonst unversehrt in der Bauchhöhle verbleibt, und stellt man gleichzeitig die Kontinuität des Darmes wieder her, so kommt es zu dem Symptomenkomplex

[1] SCHÖNING, A.: Strahlenther. **33**, 55 (1929).

[2] AMUSSANT: Relation de la maladie de Broussais. Paris 1893.

[3] HUMBERT: Etude sur la septicémie intestinale. Paris 1873.

[4] BOUCHARD: Leçons sur les autointoxications dans les maladies. Paris 1887.

[5] ALBU: Über die Autointoxikationen des Intestinaltractus. Berlin 1895.

des Ileus. Diese Beobachtung ist schon von HERMANN[1] und anderen[2 3] gemacht worden, doch hatten erst WHIPPLE und seine Mitarbeiter[4 5] sie mit der Intoxikationstheorie in Verbindung gebracht, und ihre Methode ist seitdem zu zahlreichen Untersuchungen über die Frage der Darmintoxikationen beim Ileus herangezogen worden. Es ließ sich weiter zeigen, daß normale Hunde unter den Intoxikationserscheinungen des Darmileus zugrunde gehen, wenn ihnen Darminhalt von der geschlossenen Schlinge intravenös injiziert wird. Über das Entstehen dieser toxischen Stoffe und ihre Resorption vom Darme aus sind Versuche angestellt worden, die kürzlich C. A. DRAGSTEDT[6] zusammengefaßt hat. Die Beobachtungen mit kongenitalen Dünndarmatresien zeigen, daß die toxischen Stoffe sich bilden, wenn Nahrung und Bakterien in den Darmkanal gelangen. Denn die Intoxikationsscheinungen entwickeln sich erst nach der Geburt. Hierauf hat L. R. DRAGSTEDT hingewiesen, der mit seinen Mitarbeitern[7 8] die bakterielle Herkunft der Toxine durch verschiedene Versuche weiter klargelegt hat. Schaltet man eine obere Dünndarmschlinge aus dem Darm aus und schließt sie, so tritt der Tod in 3—4 Tagen ein. Schließt man sie nicht, sondern wäscht sie aus und bringt sie dann, ohne sie an beiden Enden zu schließen, in die Bauchhöhle zurück, so überleben die Hunde, die keine Peritonitis bekommen, den Eingriff gut. Wird die Schlinge dann nach einigen Wochen, nachdem sie vollständig steril geworden ist, geschlossen, so entwickeln sich keine Intoxikationserscheinungen mehr, selbst wenn die Schlinge gedehnt oder die mesenteriale Blutversorgung unterbunden wird.

---

1 HERMANN, L.: Pflügers Arch. **46**, 93 (1890).

2 EHRENTHAL, W.: Ebenda **48**, 74 (1891).

3 BERNSTEIN, M.: Ebenda **53**, 52 (1893).

4 STONE, H. B., BERNHEIM, B. M. and G. H. WHIPPLE: Bull. Hopkins Hosp. **23**, 159 (1912).

5 WHIPPLE, G. H., STONE, H. B. and B. M. BERNHEIM: J. of exper. Med. **25**, 421 (1917).

6 DRAGSTEDT, C. A.: Northwest Medicine. September 1928.

7 DRAGSTEDT, L. R., MOORHEAD, J. J. and F. W. BURCKY: J. of exper. Med. **25**, 421 (1917).

8 DRAGSTEDT, L. R., DRAGSTEDT, C. A., MCCLINTOCK, J. T. and C. S. CHASE: Ebenda **30**, 109 (1919).

Ähnliche Versuche sind an der Gallenblase gemacht worden; wird diese unterbunden und mit sterilem Blut prall gefüllt, so treten keine Vergiftungserscheinungen auf, während dies da der Fall ist, wenn dem sterilen Blut etwas Jejunalflüssigkeit zugesetzt wird[1]. Während der Blaseninhalt der steril gebliebenen Blase bei Injektion in den Kreislauf eines normalen Hundes keine Erscheinungen hervorruft, wirkt der nicht sterile Blaseninhalt stark toxisch. Ähnlich sind auch entsprechende Beobachtungen zu erklären, die YAMAUCHI[2] in unserem Institut am kleinen PAWLOWschen Magen des Hundes angestellt hat. Schloß er ihn sofort, so starb der Hund innerhalb von 2 Tagen, schloß er ihn erst nach Wochen, so blieb der Hund am Leben.

Das Entstehen der toxischen Stoffe allein erklärt aber nicht, warum Intoxikationserscheinungen auftreten; maßgebend für dieselben ist die Resorption dieser Stoffe. Denn wir müssen annehmen, daß die toxischen Stoffe auch im normalen Darminhalt vorkommen, welcher z. B. bei parenteraler Einverleibung ebenso toxisch wirkt wie der Inhalt einer geschlossenen Darmschlinge. Letzterer ruft andererseits keine Intoxikationserscheinungen hervor, wenn er in eine normale Darmschlinge gebracht wird[1 3].

Auf die Bedingungen der Resorption beim Darmileus müssen wir näher eingehen, weil wir später untersuchen wollen, ob dieselben Bedingungen auch die Resorption von Histamin begünstigen.

Die Resorption soll erst dann auftreten, wenn der Darm stark gedehnt wird, wodurch die Blutversorgung gestört und die Darmschleimhaut geschädigt wird[4 5]. Für diese Vorstellung führten L. R. DRAGSTEDT und seine Mitarbeiter zahlreiche Versuche an. Wird die isolierte Darmschlinge, bevor sie geschlossen wird, mit Äther, Alaun oder Tannin gewaschen, so bleiben die Intoxikationserscheinungen aus, obgleich der Inhalt der Darmschlinge nicht steril und stark toxisch ist. Die Erklärung dieser Beobachtung soll

---

[1] MURPHY, F. T. and B. BROOKS: Arch. internat. Med. **15**, 392 (1915).

[2] YAMAUCHI, M.: Pflügers Arch. **204**, 169 (1924).

[3] CHENUT, A.: Rev. de Chir. **45**, 474 (1926).

[4] DRAGSTEDT, L. R. and C. A. DRADSTEDT: J. amer. med. Assoc. **79**, 612 (1922).

[5] STONE, H. B. and W. H. FIROR: Ebenda **84**, 141 (1925).

die sein, daß die adstringierenden Chemikalien das Verhältnis von Sekretion zu Resorption so verändern, daß eine Ausdehnung ausbleibt. Bringt man andererseits $MgSO_4$ in die Darmschlinge, so wird sie schnell gedehnt und es kommt zu einer akut verlaufenden Toxikämie mit tödlichem Ausgang. Überzeugender noch sind die folgenden Versuche, in denen DRAGSTEDT die geschlossene Darmschlinge des oberen Jejunums vor die Bauchwand verlagerte und als Grad der Intoxikation die Veränderungen im Blut bestimmte. Er fand, daß die eingangs erwähnten charakteristischen Veränderungen in der chemischen Zusammensetzung des Blutes auftraten, sowie die Schlinge gedehnt war; wurde ein Teil des Darminhaltes dann aspiriert, so gingen die Veränderungen im Blut zurück. Das konnte er an demselben Hunde mehrmals wiederholen.

Es läßt sich leicht zeigen, daß ein erhöhter Druck in der Darmschlinge die Blutzufuhr behindert, doch wirkt die Ausdehnung bei den verschiedenen Darmabschnitten verschieden stark: „Organe wie der Dickdarm und der Magen, die zum Teil eine Aufnahmefunktion ausüben, können sehr stark gedehnt werden, ohne daß es infolge ihrer Blutgefäße zu einer Schädigung kommt. Andererseits ist der Dünndarm und besonders der Zwölffingerdarm praktisch keiner Dehnung fähig. Durch die Anordnung seiner ernährenden Gefäße, die parallel zur Längsachse angeordnet sind und durch die feste fibröse Hülle, in die das Duodenum eingeschlossen ist, muß jede Ausdehnung sofort zu einer Schädigung der Blutversorgung führen“[1]. Diese Unterschiede erklären, warum die Tiere um so schneller eingehen, je höher am Darm der Verschluß sitzt.

SCHILF[2] hat gezeigt, daß außer dem Sitz auch die Länge der vom Darm ausgeschalteten Darmschlinge von Bedeutung ist. Je länger das abgebundene Darmstück ist, um so schneller treten die Intoxikationserscheinungen auf. Das ist nach der Intoxikationstheorie leicht zu erklären: das längere Darmstück stellt eine größere Resorptionsfläche dar.

Zahlreiche Versuche sind ausgeführt worden, um festzustellen, welche Toxine beim Darmileus entstehen und resorbiert werden.

---

1 DRAGSTEDT, L. R. and C. A. DRAGSTEDT: J. amer. med. Assoc. **79**, 612 (1922).

2 SCHILF, E., unveröffentlichte Versuche, die YAMAUCHI, M. in Pflügers Arch. **204**, 169 (1924) angeführt hat.

GERARD[1] und HASHIMOTO[2] geben eine Übersicht der älteren Versuche, auf die wir hier nicht einzugehen brauchen.

GERARD sowie C. A. DRAGSTEDT vertreten die Ansicht, daß das für die Intoxikationserscheinungen verantwortliche Toxin, welches beim Darmileus resorbiert wird, das Histamin ist. Diese Ansicht stützt sich darauf, daß zahlreiche Bakterien des Darmkanales aus Histidin Histamin abspalten können (siehe S. 34), und daß das Histamin zum Teil in größeren Mengen in der Darmschleimhaut (siehe S. 60), im Darminhalt und in den Faeces (siehe S. 39) nachgewiesen werden konnte.

Man hat weiter untersucht, ob sich während der Intoxikation im Blut oder im Serum histaminähnlich wirkende Stoffe nachweisen lassen. Das ist aber kaum zu erwarten, weil die Stoffe verhältnismäßig langsam resorbiert, aber schnell zerstört werden[3]. Die positiv ausgefallenen Versuche[4,5] sind darum mit großer Reserve zu bewerten, um so mehr, als die negativ ausgefallenen[3,6,7] mit derselben Versuchsanordnung erhalten werden.

Für die Histamintheorie wird weiter angeführt, daß die Erscheinungen der Histaminvergiftung denen des Ileus in vielen Einzelheiten gleichen. Das gilt für die chemischen Veränderungen im Blute nur bis zu einem gewissen Ausmaße (vgl. Blutchemie S. 368). Wir müssen außerdem bedenken, daß der Symptomenkomplex der Histaminvergiftung nur wenig spezifisch ist.

INGVALDSEN, WHIPPLE, BAUMAN und SMITH[8] nehmen an, daß das Haupttoxin des Darminhaltes einer verschlossenen Darmschlinge nicht Histamin, sondern ein Nucleoproteid ist. Sie schreiben: „Obgleich Histamin in geringen Mengen im Inhalt einer verschlossenen Darmschlinge vorkommt, ist die Menge zu gering, um

[1] GERARD, R. W: J. of biol. Chem. **52**, 111 (1922); J. amer. med. Assoc. **79**, 1581 (1922).

[2] HASHIMOTO, H.: J. of. Pharmacol. **25**, 381 (1925).

[3] WHIPPLE, G. H., STONE, H. B. and B. M. BERNHEIM: J. of exper. Med. **17**, 286, 387 (1913).

[4] SUGITO, S.: Mitt. a. d. med. Fak. d. k. Univ. Kynshu u. Fukuoka **9**, 229 (1924); zitiert nach WANGENSTEEN, O. H. and S. S. CHUNN: Arch. Surg. **16**, 1242 (1928).

[5] GUREWITSCH, N. A.: Arch. klin. Chir. **154**, 584 (1929).

[6] MCLEAN, A. and R. C. ANDRIES: J. amer. med. Assoc. **59**, 1614 (1912).

[7] WILKIE, D. P. D.: Lancet **1**, 1135 (1922).

[8] INGVALDSEN, T., WHIPPLE, A. O., BAUMAN, L. and B. C. SMITH: J. of exper. Med. **39**, 117 (1924).

für seine toxische Eigenschaft maßgebend zu sein.“ An und für sich darf man die Menge der im Darminhalt vorhandenen Toxine nicht ohne weiteres als Maßstab dafür ansehen, wieweit sie für die Intoxikation verantwortlich sind. Dafür ist die Resorptionsgeschwindigkeit sicherlich wesentlich mitbestimmend. Wir wollen diese darum für das Histamin besprechen.

Vom normalen Dünndarm wird Histamin nur sehr langsam resorbiert (siehe S. 79) und das resorbierte Histamin ist außerdem lange nicht so giftig, wie wenn dieselbe Menge in derselben Zeiteinheit intravenös injiziert würde (siehe S. 77). Wir haben aber betont, daß die Intoxikation beim Ileus erst durch eine erhöhte Resorption entsteht, die durch die besonderen Bedingungen des Darmverschlusses geschaffen wird.

Diese Bedingungen beschleunigen aber nicht die Resorption von Histamin. Wird z. B. in die geschlossene Darmschlinge $MgSO_4$ gebracht, so wird, wie wir gezeigt haben, das Auftreten der Intoxikationserscheinungen beschleunigt, die Resorption von Histamin aber wird dadurch gehemmt[1] (siehe S. 80).

Als maßgebenden Faktor für die beschleunigende Resorption beim Ileus haben wir die Dehnung des Darmes und die dadurch bedingte Störung der Blutversorgung beschrieben. Beide Faktoren aber begünstigen die Resorption von Histamin nicht. WANGENSTEEN und LOUCKS[2] haben in eine Histamin enthaltende Darmschlinge Wasser und Luft eingeführt, bis die Schlinge prall gedehnt und unter einem Druck von 80 mm Hg stand; sie konnten keine Zeichen für eine erhöhte Histaminresorption am Blutdruck feststellen. Weiter zeigten sie, daß der Blutdruck von Hunden, denen zwei Tage vorher das Duodenum verschlossen worden war, nach Öffnen des Abdomens langsam und stetig fiel. Die Senkung wurde nicht ausgeprägter, wenn sie 50 oder 100 mg Histamin in das verschlossene Duodenum brachten, wie es bei einer schnellen Resorption der Fall sein müßte.

Auch Unterbindung der Blutzufuhr zur abgebundenen Darmschlinge beschleunigt die Histaminresorption nicht. MEAKINS und HARRINGTON[3] fanden sogar, daß die Resorption nach kurzer Zeit vollständig aufhörte, wenn die Blutzufuhr vorher 5—15 Minuten

---

1 MELLANBY, E.: Quart. J. Med. **9**, 165 (1915/16).

2 WANGENSTEEN, O. H. and M. LOUCKS: Arch. Surg. **16**, 1090 (1928).

3 MEAKINS, J. and C. R. HARRINGTON: J. of Pharmacol. **20**, 45 (1923).

unterbrochen war. WANGENSTEEN und LOUCKS haben ähnliche Beobachtungen gemacht. Sie klemmten die Gefäße zu einem Darmabschnitt ab; öffneten sie dann nach einer Zeit die Klemme, so sank der Blutdruck[1]. Die Senkung war jedoch nicht ausgesprochener, wenn größere Mengen von Histamin vor oder nach Öffnen der Klemme in die Darmschlinge gebracht wurden.

Alle diese Resorptionsversuche sind ein starker Einwand gegen die Histamintheorie, und beweisen, daß die Erscheinungen des Darmileus kaum durch Resorption von Histamin erklärt werden können. WANGENSTEEN lehnt darum diese Theorie sowie überhaupt die Intoxikationstheorie des Ileus ab[2]. Es wäre jedoch notwendig, daß dieselben Resorptionsversuche auch mit den anderen in Betracht zu ziehenden Toxinen des Darminhaltes gemacht werden.

Außerdem müssen wir uns klar sein, daß die beschriebenen Resorptionsversuche den Bedingungen des Darmileus nur unvollständig angepaßt sind. Die Versuche dehnten sich nur über Stunden aus und wurden an narkotisierten Tieren gemacht. Eine ideale Methode zur Untersuchung der Histaminresorption wäre vielmehr die, eine sterile Darmschlinge (die Schlinge wird erst nach Wochen geschlossen, siehe vorher S. 523) herzustellen, vor die Bauchwand zu verlagern und zu untersuchen, ob Einbringen von Histamin zu den Intoxikationserscheinungen führt, wenn die Schlinge gedehnt wird, und ob die Erscheinungen wieder nachlassen, wenn ein Teil

---

[1] Die Ursache für diese Blutdrucksenkung ist noch nicht vollständig geklärt. WANGENSTEEN und LOUCKS nehmen an, daß die Unterbrechung der Blutzufuhr eine Autolyse der Darmschleimhaut bewirkt, wobei histaminähnliche Stoffe frei werden. Sie beobachteten nämlich keine Blutdrucksenkung, wenn anstatt des Darmes der Milz- oder Nierenstiel oder die Aorta und Vena cava für mehrere Stunden abgeklemmt worden war, und die Klemme dann entfernt wurde. Dies widerspricht den Versuchen an Katzen und Kaninchen, die wir bei der reaktiven Hyperämie und beim Wundshock beschrieben haben. Denn wir fanden auch eine Blutdrucksenkung, wenn nach Abklemmen der Gefäße die Blutzufuhr zu den hinteren Extremitäten wieder hergestellt wurde (siehe Abb. 77); erneutes Abklemmen der Gefäße bewirkte ein Ansteigen des Blutdruckes (siehe Abb. 86). Dasselbe haben WANGENSTEEN und LOUCKS am Darm beobachtet.

Es ist aber möglich, daß es sich bei den Versuchen dieser Autoren um ein anderes Phänomen handelt, da sie die Blutzufuhr viel länger als wir, nämlich mehrere Stunden, aufhoben.

[2] WANGENSTEEN, D. H. and S. S. CHUNN: Arch. Surg. **16**, 1242 (1928).

des Darmschlingeninhalts aspiriert wird. Bei der allgemeinen Bedeutung des Darmileus wäre es wünschenswert, daß derartige mehr chronische Versuche ausgeführt würden. Wir müssen aber berücksichtigen, daß die Intoxikationstheorie nicht alle Einzelheiten erklären kann. Z. B. schreibt JENKINS[1] neuerdings der Pankreas- und Duodenalsekretion sowie der Galleabsonderung eine sehr große Rolle bei dem acut verlaufenden Darmileus zu.

**2. Andere vom Darm ausgehende Intoxikationen:** Bei zahlreichen Darmerkrankungen finden wir Allgemeinerscheinungen, die an einen Zusammenhang zwischen Intoxikation und Darmstörung denken lassen. Zahlreiche Versuche sind angestellt worden, um darüber Klarheit zu schaffen. Man hat an die verschiedenen Amine, unter anderem auch an das Histamin gedacht, welche unter pathologischen Bedingungen entweder schneller gebildet oder schneller resorbiert werden sollten. Wir können nur kurz auf diese Arbeiten eingehen, und nur soweit sie mit dem Histamin in Beziehung gebracht worden sind. Wir bewegen uns auf einem sehr wenig gesicherten und wahrscheinlich komplexen Gebiet, und die Beweise, daß Histamin eine Rolle dabei spielt, sind nicht sehr überzeugend.

EPPINGER und GUTMANN[2] haben den Stuhl daraufhin untersucht, ob der Gehalt an Stickstoff, der aus den Aminen stammt (Basen-N), bei Darmerkrankungen verändert ist, und haben „eine entschiedene Vermehrung gegenüber den normalen Fällen gefunden".

Sie fanden dagegen keine Vermehrung bei Patienten mit Bronchialasthma und Urticaria factitia, Erkrankungen, für deren Entstehung auch die Möglichkeit einer Intoxikation vom Darm aus in Betracht gezogen wird (Darmasthma). Über diese in das Gebiet der allergisch-anaphylaktischen Darmstörungen gehörenden Erkrankungen berichtet KÄMMERER[3] ausführlicher im Kapitel XIII seines Buches. Er verweist dabei auch auf die akuten Magen-Darmstörungen, die mit Idiosynkrasien in Zusammenhang gebracht werden und schreibt: „STORM VAN LEEUWEN und andere haben beobachtet, daß anscheinend ein gewisser Alterungs- und Zersetzungszustand der Nahrungsmittel sie zur Auslösung allergischer Symptome besonders geeignet macht. Hier dürften *histaminartige*

[1] JENKINS, H. P.: Proc. Soc. exper. Biol. a. Med. **26**, 464 (1929).

[2] EPPINGER, H. und J. GUTMANN: Z. klin. Med. 78, 399 (1913).

[3] KÄMMERER, H.: Allergische Diathese und allergische Erkrankungen, S. 155 u. ff. München: J. F. Bergmann 1926.

*Substanzen* eine Rolle spielen. Aber von der Güte der Nahrungsmittel abgesehen ist es denkbar, daß im Darm manches Menschen abnorm starke bakterielle Zersetzungen vor sich gehen, deren Produkte durch eine vielleicht konstitutionell oder erworben gestörte Entgiftungsfunktion der Leber ungenügend abgebaut werden. So könnten dem Histamin ähnliche Substanzen ihre Wirkungen entfalten . .“ In diesem Zusammenhang weisen wir auf die Beobachtungen bei Fleischfütterung von Hunden mit ECKscher Fistel hin (siehe S. 100; vgl. auch S. 532). Wir glauben aber nicht, daß es sich um Histamin selber handeln kann, da dieses Amin von der Leber kaum entgiftet wird.

Eine erhöhte bakterielle Zersetzung könnte bei Patienten mit Urticaria durch eine besondere Anaerobenflora des Darmes bedingt werden, doch fand KAHN[1] keine Anhaltspunkte dafür. Weiter könnte das gesamte Bakteriengemisch des Darmes eine höhere Decarboxylierungsfähigkeit haben. KÄMMERER[2] hat einige Untersuchungen darüber angestellt. „Setzt man einem flüssigen Nährboden, der außer Salzen nur Histidin enthält, Stuhlbakteriengemische zu, so tritt bei einem Teil der Gemische keine oder sehr langsame, bei einem anderen mehr oder weniger reichliche Histaminbildung ein.“

MUTSCH[3], der bei Patienten mit chronischer Obstipation, niedrigem Blutdruck und toxämischen Erscheinungen im Ileus einen Bacillus fand, der Histidin in Histamin verwandelte, nahm an, daß die Bildung und Resorption von Histamin für den niedrigen Blutdruck verantwortlich sei. Dieser Vorstellung stehen jedoch, wie bereits MELLANBY[4] hervorhob, zahlreiche Schwierigkeiten entgegen. Z. B. würde Histamin eine erhöhte Entleerung und keine Obstipation bewirken.

MELLANBY hat selber einige Versuche angestellt, ob Histamin oder ein histaminähnlicher Stoff, der vom Darm aus resorbiert wird, für den sommerlichen Brechdurchfall der Kinder verantwortlich ist. Wenn seine Versuche auch nicht beweisen, daß die Erkrankung auf Resorption von Histamin beruht, so haben sie

---

[1] KAHN, M. C.: J. inf. Dis. **35**, 423 (1924).

[2] KÄMMERER, H.: Allergische Diathese und allergische Erkrankungen, S. 155 u. ff. München: J. F. Bergmann 1926.

[3] MUTSCH, M.: Quart. J. Med. **7**, 427 (1914).

[4] MELLANBY, E.: Ebenda **9**, 165 (1915/16).

doch gezeigt, daß der Zustand, in dem diese Kinder sich befinden (leerer, wasserfreier Magen-Darmkanal; Verlust an Körperflüssigkeit und Galle), die besten Bedingungen für eine Resorption von Histamin darstellen, und daß der Organismus in diesem Zustand außerdem gegen das resorbierte Histamin wenig widerstandsfähig ist. Das epidemische Auftreten in heißen Sommermonaten erklärt MELLANBY damit, daß die Kinder durch Hitze viel Wasser verlieren, wodurch sie in einen gefährlichen Zustand kommen, in welchem toxische Stoffe des Darmkanals leichter resorbiert werden und giftiger wirken als unter normalen Umständen. In diesem Zusammenhang sind die Beobachtungen von SCHLOSS[1] bemerkenswert, der im Blut von Kindern, die an akuten Darmintoxikationen leiden, histaminähnliche Stoffe findet.

Auf S. 35 haben wir gezeigt, daß zahlreiche, im Darmkanal vorkommende Bakterien spastische Stoffe bilden, die nicht Histamin sind, aber in ihrer Wirkung dem Histamin ähneln. KOESSLER, HANKE und SHEPPARD[2] erörtern die mögliche Bedeutung dieser Stoffe für vom Darm ausgehende Intoxikationen. „Es ist nicht einzusehen, warum die spastischen Stoffe unbekannter Natur die Darmwand leichter passieren sollten als das Histamin. Ob zwischen den Diarrhöen, die mit Infektionen gewisser Arten der Colon-Typhoidgruppe einhergehen und der Fähigkeit dieser Gruppe, spastische Stoffe zu bilden, eine kausale Beziehung besteht, kann zur Zeit nur eine Mutmaßung sein."

Wir haben auf S. 36 gesehen, daß im Darme Gasbrandbazillen vorkommen, die eine Carboxylase bilden, welche Aminosäuren decarboxyliert und so histaminähnlich wirkende Stoffe frei macht. Möglich, daß dieser Vorgang die Ursache für den niedrigen Blutdruck in Fällen ist, in denen Kohlehydrate schlecht vertragen werden[3]. Man findet nämlich bei diesen Zuständen die Gasbrandbazillen besonders reichlich. Die günstige Beeinflussung der Erkrankung durch Reduktion der Kohlehydrate und Ernährung mit Buttermilch fände so eine einleuchtende Erklärung[4].

---

1 SCHLOSS, O. M.: Proc. Soc. exper. Biol. a. Med. **18**, 101 (1921).

2 KOESSLER, K. K., HANKE, M. T. and M. S. SHEPPARD: J. inf. Dis. **43**, 363 (1928).

3 KENDALL, J. A.: J. amer. med. Assoc. **86**, 737 (1926).

4 KENDALL, J. A. and F. O. SCHMIDT: J. inf. Dis. **39**, 250 (1926).

Zum Schluß wollen wir noch auf eine andere Beobachtung eingehen, die ebenfalls mit der Resorption von histaminähnlich wirkenden Stoffen in Beziehung gebracht wird. Es sind das die Veränderungen an den Capillaren bei reiner Fleischkost. GÄNSSLEN[1] ernährte 2 Studenten 10 Tage lang täglich mit 3 Pfund Fleisch und 30 g Weißbrot und beobachtete capillarmikroskopisch, daß die Capillaren weiter wurden und später Zeichen einer Schädigung und erhöhten Durchlässigkeit aufwiesen, während der arterielle Blutdruck etwas anstieg. Nach GÄNSSLEN erscheint die Annahme nicht unbegründet, daß es sich um eine Histaminwirkung handelt. Dagegen spricht aber bereits die Blutdruckerhöhung.

Außerdem scheinen gerade bei der Eiweißverdauung Stoffe resorbiert zu werden, die zwar auch wie das Histamin schwere Kreislaufstörungen bedingen, die aber nicht Histamin sind, wie aus den Versuchen an Hunden mit ECKscher Fistel hervorgeht. Solche Hunde vertragen die Wirkung großer Mengen Histamin, die in den Magen gebracht und zum großen Teil resorbiert werden, ebenso symptomlos wie normale Hunde (siehe S. 102), während die gleichen Hunde bei eiweißreicher Nahrung eingehen (siehe S. 100). Möglich, daß bei reiner Fleischkost die entgiftende Wirkung der Leber für diese Stoffe nicht ausreicht. Die Frage, ob es sich bei den Versuchen von GÄNSSLEN um eine Histaminwirkung handelt, wäre übrigens experimentell leicht zu beantworten, wenn man untersucht, ob die gleichen Veränderungen bei eiweißarmer Kost auftreten, wenn gleichzeitig größere Mengen Histamin per os gegeben werden.

Die hier beschriebenen Beobachtungen geben eine Vorstellung von der Beziehung des Histamins zu den Darmintoxikationen. Dieses klinisch so überaus interessante Gebiet, welches noch sehr wenig erforscht ist, dürfte in der Histamintheorie eine Arbeitshypothese finden, welche es ermöglicht auf diesem Gebiet überhaupt weiter zu kommen.

---

[1] GÄNSSLEN, M.: Klin. Wschr. **17**, 736 (1927).

# Namenverzeichnis.

# Sachverzeichnis.

Druck von Breitkopf & Härtel in Leipzig.